Claus Garbe

Management des Melanoms

Claus Garbe

Management des Melanoms

Mit 213 Abbildungen und 72 Tabellen

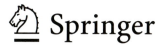

Prof. Dr. med. Claus Garbe
Universitätsklinikum Tübingen
Sektion Dermatologische Onkologie
Liebermeisterstr. 25
72076 Tübingen

ISBN-10   3-540-28987-9   Springer Medizin Verlag Heidelberg
ISBN-13   978-3-540-28987-6   Springer Medizin Verlag Heidelberg

Bibliografische Information der Deutschen Bibliothek
Die Deutsche Bibliothek verzeichnet diese Publikation in der Deutschen Nationalbibliografie;
detaillierte bibliografische Daten sind im Internet über http://dnb.ddb.de abrufbar.

Dieses Werk ist urheberrechtlich geschützt. Die dadurch begründeten Rechte, insbesondere die der Übersetzung, des Nachdrucks, des Vortrags, der Entnahme von Abbildungen und Tabellen, der Funksendung, der Mikroverfilmung oder der Vervielfältigung auf anderen Wegen und der Speicherung in Datenverarbeitungsanlagen, bleiben, auch bei nur auszugsweiser Verwertung, vorbehalten. Eine Vervielfältigung dieses Werkes oder von Teilen dieses Werkes ist auch im Einzelfall nur in den Grenzen der gesetzlichen Bestimmungen des Urheberrechtsgesetzes der Bundesrepublik Deutschland vom 9. September 1965 in der jeweils geltenden Fassung zulässig. Sie ist grundsätzlich vergütungspflichtig. Zuwiderhandlungen unterliegen den Strafbestimmungen des Urheberrechtsgesetzes.

Springer Medizin Verlag
springer.com
© Springer Medizin Verlag Heidelberg 2006

Printed in Germany

Die Wiedergabe von Gebrauchsnamen, Warenbezeichnungen usw. in diesem Werk berechtigt auch ohne besondere Kennzeichnung nicht zu der Annahme, dass solche Namen im Sinne der Warenzeichen- und Markenschutzgesetzgebung als frei zu betrachten wären und daher von jedermann benutzt werden dürften.

Produkthaftung: Für Angaben über Dosierungsanweisungen und Applikationsformen kann vom Verlag keine Gewähr übernommen werden. Derartige Angaben müssen vom jeweiligen Anwender im Einzelfall anhand anderer Literaturstellen auf ihre Richtigkeit überprüft werden.

Planung: Dr. Sabine Höschele
Projektmanagement: Lindrun Weber
Einbandgestaltung: deblik Berlin

SPIN 10708244
Satz: TypoStudio Tobias Schaedla, Heidelberg
Druck: Stürtz GmbH, Würzburg

Gedruckt auf säurefreiem Papier   2111 – 5 4 3 2 1 0

Vorwort

Das Melanom ist der Tumor mit der schnellsten Zunahme der Inzidenz unter allen soliden Tumoren in weißen Bevölkerungen westlicher Industrienationen. In der Bundesrepublik Deutschland erkranken jährlich ca. 12.000 Patienten an diesem Tumor. Aktuelle Schätzungen laufen darauf hinaus, dass im Verlauf von ca. 15 Jahren eine weitere Verdopplung der Inzidenzraten zu erwarten ist. Das Melanom ist für ca. 90% der Mortalität der Hauttumoren verantwortlich, und seine Diagnose und Therapie stellen daher das wichtigste Aufgabenfeld der dermatologischen Onkologie dar.

Für die Entstehung des Melanoms ist in erster Linie UV-Exposition verantwortlich. Eine besondere Rolle spielt dabei die UV-Strahlenbelastung in Kindheit und Jugend. Das Risiko für die Melanomentwicklung wird zum allergrößten Teil in der Lebensperiode bis zum 20. Lebensjahr angelegt. In dieser Altersperiode werden gutartige melanozytäre Nävi am gesamten Integument durch UV-Exposition induziert. Je mehr melanozytäre Nävi eine Person hat, desto höher ist das Melanomrisiko. Als zusätzlicher Risikofaktor tritt das atypische Nävussyndrom auf, bei dem größere und unregelmäßigere melanozytäre Nävi vorliegen. Bei etwa 5–10 % aller Melanompatienten kann eine familiäre Veranlagung gefunden werden. Keimbahnmutationen in den Genen CDKN2A und CDK4 wurden in einem Teil der Melanomfamilien beschrieben. Weiterhin sind besondere Varianten der Allele des Melanocortin-1-Rezeptorgens (MC1R) mit einem erhöhten Melanomrisiko verbunden.

Die Früherkennung des Melanoms spielt für die weitere Prognose eine wesentliche Rolle. Das Melanom eignet sich in besonderer Weise für die Früherkennung, da es sich in den meisten Fällen bereits klinisch eindeutig erkennen lässt. Für die frühe klinische Diagnose wurden Merkmale wie die ABCD-Regel herausgestellt, bei der Pigmentmale mit den Merkmalen Asymmetrie (A), unregelmäßige Begrenzung (B), Coloration variierend (C) und Durchmesser >5 mm (D) als malignitätsverdächtig definiert werden. Weiterhin spielt die Auflichtmikroskopie und Computerdermatoskopie für die Früherkennung eine wichtige Rolle. Als Regel gilt, dass heute nahezu alle Melanome bereits in der In-situ-Wachstumsphase diagnostiziert werden können und so im Prinzip niemand mehr an einem Melanom sterben müsste. In der Tat hat bei steigender Inzidenz in den letzten Jahrzehnten die Mortalität des Melanoms tendenziell abgenommen.

Wichtige Veränderungen in der Behandlung des Melanoms gibt es beim Sicherheitsabstand bei primärer Exzision. Während in vergangenen Jahrzehnten mit Sicherheitsabständen von 3–5 cm operiert worden ist, laufen die heutigen Empfehlungen darauf hinaus, alle primären Melanome bis zu 2 mm Tumordicke mit 1 cm Sicherheitsabstand und größerer Dicke mit 2 cm Sicherheitsabstand zu operieren. So kann die primäre Exzisionswunde in der Regel direkt verschlossen werden, und die Operationsnarben bleiben vergleichsweise klein.

Bei Tumoren mit mehr als 1 mm Tumordicke wird heute die Wächterlymphknotenbiopsie empfohlen. Anhand der Wächterlymphknoten wird untersucht, ob bereits eine Mikrometastasierung in den Lymphknoten vorliegt. Dies hat v. a. prognostische Konsequenzen und führt bei einem Teil der Patienten zur Empfehlung einer adjuvanten Therapie. Bisher ist nicht geklärt, ob auch das gesamte Überleben durch diese Maßnahme und eine evtl. folgende elektive Lymphadenektomie verbessert wird.

Bei Patienten mit 1,5 mm Tumordicke und mehr wird heute eine adjuvante Therapie mit Interferon-α empfohlen. Dies gilt ebenfalls im Stadium der Lymphknotenmetastasierung. Die

Behandlung sollte für 18–24 Monate durchgeführt werden. Nach wie vor ist nicht eindeutig geklärt, welche Dosierung und Dauer dieser Behandlung für den Patienten optimal ist. Hier bleiben weitere Studienergebnisse abzuwarten. Daher wird empfohlen, eine derartige Behandlung, wenn möglich, in klinischen Studien durchzuführen.

Im Stadium der Fernmetastasierung ist die Behandlung vorwiegend palliativ, Heilungen sind selten. In jedem Einzelfall sollte geprüft werden, ob eine operative Metastasektomie möglich ist. Hierzu sind v. a. die neuen bildgebenden Verfahren der PET-CT und der Ganzkörper-MRT besonders geeignet, um eine exakte Indikationsstellung zu ermöglichen. Als systemische Therapien kommen Monochemotherapien, evtl. in Kombination mit Interferon-α, in Betracht. Primär aggressivere Polychemotherapien oder Biochemotherapien verbessern zwar die Remissionsraten, tragen aber bisher nicht sicher zu einem verlängerten Überleben bei.

Im vorliegenden Band wird ausführlich auf neue, zielgerichtete molekulare Therapien und Vakzinationsstrategien eingegangen. Von vielen Experten wird erwartet, dass auf diesem Gebiet in den nächsten Jahren entscheidende Fortschritte erzielt und die Behandlungsmöglichkeiten insbesondere beim fernmetastasierten Melanom verbessert werden können. Zielgerichtete molekulare Therapien werden wahrscheinlich mit klassischen Chemotherapien kombiniert werden. Das Spektrum der Immuntherapien wird durch Vakzinationskonzepte erweitert werden. Es ist davon auszugehen, dass sich vor diesem Hintergrund die therapeutischen Strategien in den nächsten Jahren nachhaltig ändern werden.

Eine besondere Rolle in der Patientenbetreuung spielt die strukturierte Nachsorge bei Melanompatienten, die zur Früherkennung von Rezidiven sowie zur Frühdiagnose von Zweitmelanomen geeignet ist. In diesem Zusammenhang ist auch die psychosoziale Betreuung von großer Bedeutung. Die aktuellen Konzepte auf diesem Gebiet werden in diesem Band ebenfalls dargestellt.

Der vorliegende Band beschäftigt sich mit allen Aspekten der Ätiologie, der Epidemiologie, der Diagnostik, Therapie und Nachsorge des Melanoms. Nahezu alle Experten auf dem Gebiet des Melanoms im deutschsprachigen Raum haben Manuskripte im Bereich ihrer Spezialdisziplinen für diesen Band verfasst. Insofern finden sich hier für alle relevanten Fragestellungen aktuelle Handlungsanleitungen zum Management des Melanoms. Das wichtigste Ziel dieses Bandes besteht darin, die behandelnden Ärzte umfassend zu informieren und so für alle unsere Patienten die bestmögliche Diagnostik und Therapie des Melanoms zu ermöglichen.

Tübingen, im Mai 2006   Prof. Dr. med. Claus Garbe

Inhaltsverzeichnis

Teil I   Ätiologie, Tumorbiologie und Epidemiologie

1   Genetik des familiären Melanoms 3
Ketty Peris und Maria Concetta Fargnoli
1.1   Einleitung... 4
1.2   Melanomsuszeptibilitätsgene..................... 4

2   Biologie des Melanoms: Signaltransduktionsmoleküle als Zielstrukturen für die Melanomtherapie 13
Birgit Schittek, Tobias Sinnberg und Friedegund Meier
2.1   Einleitung.. 14
2.2   Der RAS-RAF-MEK-ERK (MAPK)-Signaltransduktionsweg beim Melanom........... 14
2.3   Der PI3K-AKT-Signalweg beim Melanom........... 19
2.4   Der β-Cateninsignalweg beim Melanom.......... 22
2.5   Schlussfolgerungen und Zukunftsperspektiven 26

3   Die Bedeutung der Apoptosekontrolle für das Melanom 31
Christoph Geilen und Jürgen Eberle
3.1   Einleitung.. 32
3.2   Regulation der Apoptose 32
3.3   Apoptoseregulation und Melanomzellen 33
3.4   Zielstrukturen für neue Therapieansätze........... 34

4   Immunologie des Melanoms 37
Benjamin Weide
4.1   Die Rolle des Immunsystems im Krankheitsverlauf 38
4.2   Prinzipien der Immunantwort gegen Melanomzellen.................................. 38
4.3   Mechanismen der unspezifischen Tumorzellabwehr................................. 39
4.4   Angriffspunkte der humoralen Immunantwort..... 39
4.5   Melanomassoziierte Antigene 40
4.6   Strategien spezifischer Immuntherapien 42
4.7   Immunescapemechanismen 42

5   Epidemiologie des Melanoms der Haut 49
Claus Garbe und Konstantinos G. Lasithiotakis
5.1   Einleitung... 50
5.2   Steigende Inzidenzraten des Melanoms in Deutschland und bei weißen Bevölkerungen weltweit 51
5.3   Stabilisierung der Mortalitätsraten des Melanoms 54
5.4   Klinische Epidemiologie des Melanoms........... 55
5.5   Prognose 59

Teil II   Vorsorge und Früherkennung

6   Risikofaktoren des Melanoms 65
Jürgen Bauer
6.1   Einleitung... 66
6.2   Umweltfaktoren.................................. 66
6.3   Pigmentsystem und Melanomrisiko 68
6.4   UV-Licht und melanozytäre Nävi 74

7   Prävention von Hautkrebs 83
Eckhard Wilhelm Breitbart, Beate Volkmer, Sabine Voss, Rüdiger Greinert
7.1   Einleitung... 84
7.2   Epidemiologie 84
7.3   Primäre Prävention von Hautkrebs 85
7.4   Sekundäre Prävention von Hautkrebs 91

8   Früherkennung des Melanoms 97
Andreas Blum
8.1   Einleitung... 98
8.2   Klinisches Vorgehen.............................. 98
8.3   Früherkennung in Abhängigkeit vom Melanomtyp 99
8.4   Früherkennung durch die Dermatoskopie (Auflichtmikroskopie)............................ 99
8.5   Aktivitäten zur Verbesserung der Früherkennung im internationalen Vergleich 99

Teil III Diagnostik, Pathologie und Stadieneinteilung

9 Klinik des primären Melanoms 105
Günther Sebastian und Andreas Herrmann
9.1 Einleitung..106
9.2 Klinische Diagnose 106
9.3 Klinische Melanomwuchsformen................108
9.4 Differenzialdiagnose der Melanomhaupttypen ...116
9.5 Seltene Melanomformen 122

10 Dermatoskopische Diagnose pigmentierter Hauttumoren............................... 127
Ulrike Weigert und Wilhelm Stolz
10.1 Einleitung..128
10.2 Physikalische Grundlagen und Geräte 128
10.3 Unterscheidung von melanozytären und nicht melanozytären Hautveränderungen....129
10.4 Wichtige dermatoskopische Strukturkomponenten.............................136

11 Histopathologie des Melanoms 139
Claus Garbe, Lorenzo Cerroni und Helmut Kerl
11.1 Einleitung..140
11.2 Melanoma in situ................................140
11.3 Invasives Melanom 140
11.4 Klinisch-histologische Subtypen des Melanoms...142
11.5 Seltene Melanomvarianten 144
11.6 Hautmetastasen des Melanoms..................150
11.7 Melanome mit unbekanntem Primärtumor.......150
11.8 Histopathologische Befundung des primären Melanoms 150

12 Bildgebende Diagnostik beim Melanom 157
Anna Christina Pfannenberg
12.1 Einleitung..158
12.2 Bildgebende Diagnostik in verschiedenen Stadien der Erkrankung.........................158
12.3 Bildgebende Diagnostik spezifischer Organe bzw. Regionen 161

13 Kosten und Nutzen der Ausbreitungsdiagnostik beim Melanom 171
Michael Weichenthal, Dirk Schadendorf, Claus Garbe
13.1 Einleitung..172
13.2 Sinn und Nutzen von Ausbreitungsdiagnostik 172
13.3 Kosten der Ausbreitungsdianostik................176
13.4 Stadiengerechte Empfehlungen zur Ausbreitungsdiagnostik 177

14 Prognosefaktoren und Stadieneinteilung 181
Jens Ulrich
14.1 Einleitung..182
14.2 Prognosefaktoren bei Primärtumoren 182
14.3 Prognosefaktoren im Stadium der Metastasierung 184
14.4 Stadieneinteilung................................185

15 Melanomassoziierte Retinopathie als Prognosefaktor........................... 191
Claudia Pföhler
15.1 Einleitung..192
15.2 Therapie...194
15.3 Prognostische Relevanz 194

Teil IV Stadiengerechte Therapie (chirurgische Therapie, Strahlentherapie)

16 Operative Therapie des primären Melanoms................................... 197
Axel Hauschild, Friederike Egberts und Roland Kaufmann
16.1 Einleitung..198
16.2 Inzisionsbiopsie in Melanome....................198
16.3 Problembegriff »Lokalrezidive«..................198
16.4 Sicherheitsabstände.............................199
16.5 Faszienexzision..................................202
16.6 Topographische Besonderheiten 202
16.7 Empfehlungen zu Sicherheitsabständen in nationalen Leitlinien 202

17 Chirurgie des Melanoms in akraler und fazialer Lokalisation mit 3D-Histologie (mikrographische/ histographische Chirurgie).................. 207
Matthias Möhrle und Helmut Breuninger
17.1 Einleitung..208
17.2 3D-Histologie bei subungualen Melanomen...... 209
17.3 3D-Histologie bei Melanomen des Gesichts.......211

18	**Behandlung von Melanomen der Schleimhäute und Meningen** 215		**23**	**Strahlentherapie des Melanoms**..............261
	Adina Figl, Axel Hauschild und Dirk Schadendorf			*Rolf-Dieter Kortmann, Thomas Hehr, Johannes Claßen, Frank Paulsen, Michael Bamberg*
18.1	Einleitung..216		23.1	Einleitung..262
18.2	Schleimhautmelanome der Kopf-Hals-Region.....217		23.2	Primäres Melanom 262
18.3	Melanome der weiblichen Genitalien.............217		23.3	Regionäre Lymphknotenstationen 262
18.4	Melanome der Harnwege........................218		23.4	Melanome der Mukosa 265
18.5	Ösophagusmelanome 218		23.5	Melanome der Uvea.............................266
18.6	Melanome der Gallenblase und Gallenwege 218		23.6	Fernmetastasierung 266
18.7	Anorektale Melanome...........................218		23.7	Fraktionierungsschemata........................269
18.8	Meningeale Melanome 219		23.8	Thermoradiotherapie............................269

19	**Therapie des Aderhautmelanoms** 223
	Gerasimos Anastassiou und Norbert Bornfeld
19.1	Einleitung..224
19.2	Grundprinzipien der Therapie des primären Tumors 224
19.3	Möglichkeiten der Therapie des primären Tumors ..224
19.4	Nachsorge 229
19.5	Therapie des metastasierten Aderhautmelanoms 230

Teil V   Adjuvante Therapie, systemische Therapie und mutimodale Therapiekonzepte

24	**Adjuvante medikamentöse Therapie des Melanoms**................................275
	Axel Hauschild, Matthias Volkenandt, Claus Garbe
24.1	Einleitung..276
24.2	Adjuvante Chemotherapie.......................277
24.3	Adjuvante Immuntherapie.......................277

20	**Wächterlymphknotenbiopsie** 233
	Rudolf Stadler und Peter M. Schlag
20.1	Einleitung..234
20.2	Bisherige Ergebnisse zur Wächterlymphknotenbiopsie (SNB) 235
20.3	Generelle Empfehlungen zur Wächterlymphknotenbiopsie 240
20.4	Risiken der SNB und Lymphadenektomie.........243

25	**Systemische Therapie des metastasierten Melanoms**......................................285
	Dirk Schadendorf und Ulrich Keilholz
25.1	Einleitung..286
25.2	Monotherapie...................................286
25.3	Kombinationschemotherapie 288
25.4	Kombinationstherapien mit Tamoxifen ohne wesentlichen klinischen Effekt.............289
25.5	Zytokine in der Therapie des metastasierten Melanoms 290
25.6	Chemotherapie mit Zytokin-kombinationen: Chemoimmuntherapie 291

21	**Nachweis okkulter Melanomzellen im Wächterlymphknoten**......................245
	Anja Ulmer und Gerhard Fierlbeck
21.1	Einleitung..246
21.2	Neue Strategien zur Erfassung des Wächterlymphknotenstatus..................247
21.3	Weitere Methoden zum Nachweis okkulter Melanomzellen..................................250
21.4	Klinische Bedeutung okkulter Melanomzellen im Wächterlymphknoten 250

26	**Vakzinierungstrategien mit Hilfe der Gentherapie**..............................297
	Reinhard Dummer und Dirk Schadendorf
26.1	Einleitung..298
26.2	Gentherapieansätze..............................298
26.3	Virale Vektoren..................................299
26.4	Retrovirale Vektoren.............................299
26.5	Adenovirale Vektoren............................300

22	**Operative Therapie des metastasierten Melanoms**......................................253
	Jonas Göhl und Thomas Meyer
22.1	Einleitung..254
22.2	Lokoregionäre Metastasen.......................254
22.3	Fernmetastasen..................................258

26.6	Pockenviren	301		
26.7	Adenoassoziierte Viren (AAV)	301		
26.8	Weitere virale Vektoren	302		
26.9	Replizierende onkolytische Viren	302		
26.10	Perspektive	302		

27 Vakzinationskonzepte: Offene Fragen und Perspektiven 305
Gerold Schuler

27.1	Einleitung	306
27.2	Immunologische Basis der Tumorvakzination	306
27.3	Fähigkeit des Immunsystems, auch große Tumormassen zu eliminieren	307
27.4	Roadmap zur Entwicklung einer effektiven Tumorvakzine	308

28 Neue Therapiekonzepte mit molekularen Strategien 315
Jürgen C. Becker, David Schrama, Eva-Bettina Bröcker

28.1	Einleitung	316
28.2	Inhibitoren des RAS-MAPK-Signaltransduktionsweges	316
28.3	Inhibitoren des PI3K/AKT-Signaltransduktionsweges	319
28.4	Proteasominhibitoren	320
28.5	Derepression von Tumorsuppressorgenen	322
28.6	Antiangiogenese	323
28.7	Ausblick	326

29 Therapie bei Haut- und Weichteilmetastasen .. 329
Peter Radny

29.1	Einleitung	330
29.2	Chirurgie	330
29.3	Kryochirurgie	330
29.4	Laserchirurgie	331
29.5	Photodynamische Therapie (PDT)	331
29.6	Radiotherapie	331
29.7	Lokoregionale Immun-/Chemotherapien	331

30 Therapie von Lungenmetastasen 335
Helmut Näher und Alexander Enk

30.1	Epidemiologie	336
30.2	Klinik	336
30.3	Verteilungsmuster	336
30.4	Diagnostik	337
30.5	Prognose	337
30.6	Therapie	338

31 Therapie bei Lebermetastasen 343
Thomas K. Eigentler

31.1	Epidemiologie	344
31.2	Chirurgische Metastasenresektion	344
31.3	Hepatische intraarterielle Chemotherapie	344
31.4	Hepatische intraarterielle Chemoembolisation	344
31.5	Isolierte hepatische Perfusion	345
31.6	Thermoablationsverfahren	345
31.7	Systemische Therapien	346
31.8	Leberkapselschmerzen	346

32 Therapie bei Hirnmetastasen 349
Peter Mohr

32.1	Einleitung	350
32.2	Epidemiologie und Prognosefaktoren	350
32.3	Diagnostik	351
32.4	Klinische Symptomatik und allgemeine medikamentöse Therapiemaßnahmen	351

33 Therapie bei Knochenmetastasen 363
Anne Kamin

33.1	Einleitung	364
33.2	Strahlentherapie	364
33.3	Operative Therapie	365
33.4	Bisphosphonate	366
33.5	Medikamentöse Schmerztherapie	368

Teil VI   Nachsorge und palliative Therapie

34 Melanomnachsorge: Welche Untersuchungen sind sinnvoll? 373
Claus Garbe

34.1	Epidemiologische Entwicklungen und neue Anforderungen an die Nachsorge	374
34.2	Relevanz der Früherkennung von Rezidiven für die Prognose des Melanoms	374
34.3	Nachsorgestrategien beim Melanom	375
34.4	Bedeutung technischer Untersuchungsmethoden für die Entdeckung von Metastasen	375
34.5	Stellenwert von Blutuntersuchungen für die Diagnostik von Metastasen	377
34.6	Neue bildgebende Untersuchungen	378
34.7	Nachsorgestudie des Zentralregisters Malignes Melanom	378
34.8	Aktuelle Empfehlungen zur Nachsorge	379

35	**Serummarker des Melanoms** 383
	Selma Ugurel
35.1	Einleitung........................384
35.2	Klassifikation....................384
35.3	Klinische Einsatzgebiete 385
35.4	S100β............................386
35.5	MIA..............................389
35.6	LDH..............................390
35.7	Empfehlungen zur Serummarkerdiagnostik......391
35.8	Diskussion und Ausblick 391

36	**Psychische Belastung bei der Melanomdiagnose und in der Nachsorge** 395
	Andreas Blum und Dorothea Blum
36.1	Einleitung........................396
36.2	Hornheider Fragebogen 396
36.3	Empfehlungen zum Vorgehen bei der Betreuung von Melanompatienten 397

37	**Sozialmedizinische Maßnahmen nach Melanomdiagnose** 401
	Ulrike Leiter und Waltraud Stroebel
37.1	Einleitung........................402
37.2	Rehabilitation 402

38	**Nachsorge und Behandlung des Melanoms in der dermatologischen Praxis**............. 405
	Uwe Reinhold
38.1	Einleitung........................406
38.2	Onkologie-Vereinbarung........406
38.3	Onkologisch verantwortlicher Arzt 406
38.4	Fachliche Befähigung des onkologisch verantwortlichen Arztes 407
38.5	Intravasale zytostatische Chemotherapie.........407
38.6	Onkologische Behandlung......407
38.7	Organisatorische Maßnahmen 408
38.8	Onkologische Kooperationsgemeinschaft, onkologischer Arbeitskreis bzw. Qualitätszirkel ..408
38.9	Dokumentation 409
38.10	Bedarf an onkologisch verantwortlichen Dermatologen...................409

39	**Management von Nebenwirkungen und supportive Therapiemaßnahmen**........ 411
	Peter Brossart
39.1	Einleitung........................412
39.2	Therapieinduzierte Übelkeit und Erbrechen........................412
39.3	Therapie der tumor- und therapieassoziierten Anämie 414
39.4	Therapie mit hämatopoetischem Wachstumsfaktor G-CSF (»granulocytes colony stimulating factor«).....................416
39.5	Bisphosphonate in der Therapie von Osteolysen und tumorbedingter Hyperkalziämie 417

40	**Komplementäre und alternative Therapien...** 421
	Ulrich R. Kleeberg
40.1	Evidenzbasierte Medizin versus komplementäre und alternative Therapien......................422
40.2	Mistelpräparate 422
40.3	Wann muss eine Methode als Quacksalberei angesehen werden? 423

41	**Das Melanom im Internet** 425
	Charis Papavassilis
41.1	Einleitung........................426
41.2	Das Melanom: Informationen für Fachleute 426
41.3	Das Melanom: Informationen für Laien 427
41.4	Folgen der neuen Informationsmöglichkeiten....427

Stichwortverzeichnis........................ 429

Mitarbeiterverzeichnis

Anastassiou, Gerasimos, Priv.-Doz. Dr. med.
Augenklinik, Universitätsklinikum Essen
Hufelandstr. 55, 45122 Essen

Bamberg, Michael, Prof. Dr. med.
Universitätsklinik für Radioonkologie
Hoppe-Seyler-Str. 3, 72076 Tübingen

Bauer, Jürgen, Priv.-Doz. Dr. med.
UCFS Cancer Center, Room N 461
2340 Sutter Street, San Francisco
CA94143, USA

Becker, Jürgen C., Prof. Dr. med.
Universitäts-Hautklinik Würzburg
Josef-Schneider Str. 2, 97080 Würzburg

Blum, Andreas, Priv.-Doz. Dr. med.
Seestraße 3a, 78464 Konstanz

Blum, Dorothea, Dr. rer. soc.
Seestraße 3a, 78464 Konstanz

Bornfeld, Norbert, Prof. Dr. med.
Univ.-Augenklinik Essen,
Zentrum für Augenheilkunde
Hufelandstr. 55, 45122 Essen

Breitbart, Eckhard, Prof. Dr. med.
Krankenhaus Buxtehude,
Dermatologisches Zentrum
Am Krankenhaus 1, 21614 Buxtehude

Breuninger, Helmut, Prof. Dr. med.
Eberhard-Karls-Universität
Liebermeister-Str. 25, 72076 Tübingen

Bröcker, Eva Bettina, Prof. Dr. med.
Klinik u. Poliklinik für Haut- und
Geschlechtskrankheiten der
Universität Würzburg
Josef-Schneider-Straße 2,
97080 Würzburg

Brossart, Peter, Prof. Dr. med.
Eberhard-Karls-Universität,
Medizinische Klinik
Otfried-Müller-Straße 10,
72076 Tübingen

Cerroni, Lorenzo, Prof. Dr. med.
Universitätsklinik für Dermatologie
und Venerologie, Landeskrankenhaus
Auenbrugger Platz 8, A-8036 Graz

Claßen, Johannes, Priv.-Doz. Dr. med.
St. Vincentius-Kliniken
Klinik für Strahlentherapie und
Radiologische Onkologie,
Steinhäuserstr. 18, 76135 Karlsruhe

Dummer, Reinhard, Prof. Dr. med.
Dermatologische Klinik,
Universitätsspital Zürich
Gloriastr. 31, CH-8091 Zürich

Eberle, Jürgen, Priv.-Doz. Dr. rer. nat.
Charité, Universitätsmedizin Berlin,
Dermatologie, Venerologie, Allergologie,
Dermatologisches Forschungslabor,
Campus Benjamin Franklin
Hindenburgdamm 30, 12200 Berlin

Egberts, Friederike, Dr. med.
Klinik für Dermatologie, Venerologie
und Allergologie, Universitätsklinikum
Schleswig-Holstein, Campus Kiel
Schittenhelmstr. 7, 24105 Kiel

Eigentler, Thomas, Dr. med.
Universitäts-Hautklinik Tübingen
Liebermeister-Str. 25, 72076 Tübingen

Enk, Alexander, Prof. Dr. med.
Klinikum der Ruprecht-Karls-Universität,
Haut- und Poliklinik
Voßstr. 2, 69115 Heidelberg

Fargnoli, Maria Concetta, Dr. med.
University of l'Aquila, Department of
Dermatology
Via Vetoio, Coppilo 2, I-76100 l'Aquila,
Italien

Fierlbeck, Gerhard, Prof. Dr. med.
Universitäts-Hautklinik Tübingen
Liebermeister-Str. 25, 72076 Tübingen

Figl, Adina, Dr. med.
Klinische Kooperationseinheit für
Dermatoonkologie des Deutschen
Krebsforschungsinstituts (DKFZ) an der
Klinik für Dermatologie, Allergologie
und Venerologie
Theodor-Kutzer-Ufer 1–3,
68135 Mannheim

Garbe, Claus, Prof. Dr. med.
Universitäts-Hautklinik Tübingen
Liebermeister-Str. 25, 72076 Tübingen

Geilen, Christoph, Prof. Dr. med.
Privatärztliche Praxisgemeinschaft,
Dermatologie am Kurfürstendamm
Kurfürstendamm 45, 10719 Berlin

Göhl, Jonas, Prof. Dr. med.
Universitätsklinikum Erlangen,
Chirurgische Klinik mit Poliklinik
Krankenhausstr. 12, 91054 Erlangen

Greinert, Rüdiger, Dr. rer. nat.
Elbe Klinikum Buxtehude,
Dermatologisches Zentrum Buxtehude
Am Krankenhaus 1, 21614 Buxtehude

Hauschild, Axel, Prof. Dr. med.
Klinik für Dermatologie, Venerologie
und Allergologie, Universitätsklinikum
Schleswig-Holstein, Campus Kiel
Schittenhelmstr. 7, 24105 Kiel

Hehr, Thomas, Priv.-Doz. Dr. med.
Marienhospital Stuttgart,
Strahlentherapie
Böheimstr. 37, 70199 Stuttgart

Herrmann, Andreas
Krankenhaus Nabburg, Innere Abteilung
Krankenhausstr. 25, 92507 Nabburg

Kamin, Anne, Dr. med.
Universitäts-Hautklinik Tübingen
Liebermeister-Str. 25, 72076 Tübingen

Kaufmann, Roland, Prof. Dr. med.
Zentrum der Dermatologie und
Venerologie, Klinikum der
Johann-Wolfgang-Goethe-Universität
Theodor-Stern-Kai 7,
60590 Frankfurt am Main

Keilholz, Ulrich, Prof. Dr. med.
Charite-Universitätsmedizin Berlin,
Campus Benjamin Franklin,
Medizinische Klinik III
Hindenburgdamm 30, 12200 Berlin

Kerl, Helmut, Prof. Dr. med.
Universitätsklinik f. Dermatologie
und Venerologie, Medizinische
Universität Graz
Auenbrugger Platz 8, A-8036 Graz

Kleeberg, Ulrich R., Prof. Dr. med.
Hämatologisch-onkologische
Praxis Altona
Struenseehaus, Mörkenstr. 47
22767 Hamburg

**Kortmann, Rolf-Dieter,
Prof. Dr. med.**
Klinik für Radioonkologie und Strahlentherapie, Universitätsklinikum Leipzig
Stephanstr. 9, 04103 Leipzig

**Lasithiotakis, Konstantinos,
Dr. med.**
Universitäts-Hautklinik Tübingen
Liebermeister-Str. 25, 72076 Tübingen

Leiter, Ulrike, Dr. med.
Universitäts-Hautklinik Tübingen
Liebermeister-Str. 25, 72076 Tübingen

**Meier, Friedegund, Priv.-Doz.
Dr. med.**
Universitäts-Hautklinik Tübingen
Liebermeister-Str. 25, 72076 Tübingen

Meyer, Thomas, Priv.-Doz. Dr. med.
Universitätsklinikum Erlangen,
Chirurgische Klinik mit Poliklinik
Krankenhausstr. 12, 91054 Erlangen

**Möhrle, Matthias, Priv.-Doz.
Dr. med.**
Universitäts-Hautklinik Tübingen
Liebermeister-Str. 25, 72076 Tübingen

Mohr, Peter, Dr. med.
Krankenhaus Buxtehude,
Dermatologisches Zentrum
Am Krankenhaus 1, 21614 Buxtehude

Näher, Helmut, Prof. Dr. med.
Klinikum der Ruprecht-Karls-Universität,
Haut- und Poliklinik
Voßstr. 2, 69115 Heidelberg

Papavassilis, Charis, Dr. med.
Klinik für Dermatologie, Venerologie
und Allergologie, Universitätsklinikum
Würzburg
Josef-Schneider-Straße 2,
97080 Würzburg

Paulsen, Frank, Dr. med.
Universitätsklinik für Radioonkologie
Hoppe-Seyler-Straße 3, 72076 Tübingen

Peris, Ketty, Prof. Dr. med.
University of l'Aquila, Department of
Dermatology
Via Vetoio, Coppilo 2, I-76100 l'Aquila,
Italien

**Pfannenberg, Anna Christina,
Dr. med.**
Abteilung für Radiologische Diagnostik
Hoppe-Seyler-Straße 3, 72076 Tübingen

Pföhler, Claudia, Dr. med.
Universitätsklinikum des Saarlandes,
Klinik für Dermatologie, Venerologie
und Allergologie
Kirrberger Straße,
66421 Homburg/Saar

Radny, Peter, Dr. med.
Universitäts-Hautklinik Freiburg
Hauptstr. 7, 79104 Freiburg

Reinhold, Uwe, Prof. Dr. med.
Medizinisches Zentrum Bonn Friedensplatz, Fachbereich Dermatologie, Allergologie, Dermatologische Onkologie
Friedensplatz 16, 53111 Bonn

Schadendorf, Dirk, Prof. Dr. med.
Klinische Kooperationseinheit für
Dermatoonkologie des Deutschen
Krebsforschungsinstituts (DKFZ) an der
Klinik für Dermatologie, Allergologie
und Venerologie
Theodor-Kutzer-Ufer 1–3,
68135 Mannheim

Schittek, Birgit, Priv.-Doz. Dr. rer. nat.
Universitäts-Hautklinik Tübingen
Liebermeister-Str. 25, 72076 Tübingen

Schlag, Peter, Prof. Dr. med.
Klinik für Chirurgie und Chirurgische
Onkologie, Robert-Rössle-Klinik
Charité – Universitätsmedizin Berlin
Lindenberger Weg 80, 13125 Berlin

Schrama, David, Dipl. Biol.
Klinik und Poliklinik für Haut- und
Geschlechtskrankheiten
Josef-Schneider-Straße 2,
97080 Würzburg

Mitarbeiterverzeichnis

Schuler, Gerold, Prof. Dr. med.
Dermatologische Klinik mit Poliklinik,
Universitätsklinikum Erlangen
Hartmannstraße 14, 91052 Erlangen

Sebastian, Günther, Prof. Dr. med.
Universitätsklinikum an der TU Dresden,
Klinik und Poliklinik für Dermatologie
Fetscherstr. 74, 01307 Dresden

Sinnberg, Tobias, Dipl. Biochem.
Universitäts-Hautklinik Tübingen
Liebermeister-Str. 25, 72076 Tübingen

Stadler, Rudolf, Prof. Dr. med.
Klinikum Minden, Hautklinik,
Akademisches Lehrkrankenhaus
der WWU
Portastr. 7–9, 32423 Minden

Stolz, Wilhelm, Prof. Dr. med.
Städtisches Klinikum München GmbH,
Krankenhaus München Schwabing
Kölner Platz 1, 80804 München

Stroebel, Waltraud, Dr. rer. nat.
Universitäts-Hautklinik Tübingen
Liebermeister-Str. 25, 72076 Tübingen

Ugurel, Selma, Priv.-Doz. Dr. med.
Klinische Kooperationseinheit für
Dermatoonkologie des Deutschen
Krebsforschungsinstituts (DKFZ) an der
Klinik für Dermatologie, Allergologie
und Venerologie
Theodor-Kutzer-Ufer 1–3,
68135 Mannheim

Ulmer, Anja, Priv.-Doz. Dr. med.
Universitäts-Hautklinik Tübingen
Liebermeister-Str. 25, 72076 Tübingen

Ulrich, Jens, Priv.-Doz. Dr. med.
Klinik für Dermatologie und Allergologie,
Akademisches Lehrkrankenhaus
der Otto-von-Guericke-Universität
Magdeburg
Ditfurter Weg 24, 06484 Quedlinburg

Volkenandt, Matthias, Prof. Dr. med.
Dermatologische Klinik und Poliklinik
der Ludwigs-Maximilians-Universität
Frauenlobstr. 9–11, 80337 München

Volkmer, Beate, Dr. rer. nat.
Krankenhaus Buxtehude,
Dermatologisches Zentrum
Am Krankenhaus 1, 21614 Buxtehude

Voss, Sabine
Krankenhaus Buxtehude,
Dermatologisches Zentrum
Am Krankenhaus 1, 21614 Buxtehude

Weichenthal, Michael, Priv.-Doz. Dr. med.
Universitäts-Hautklinik der
Christian-Albrechts-Universität
Schittenhelmstr. 7, 24105 Kiel

Weide, Benjamin, Dr. med.
Universitäts-Hautklinik Tübingen
Liebermeister-Str. 25, 72076 Tübingen

Weigert, Ulrike, Dr. med.
Abt. für Dermatologie, Allergologie und
Umweltmedizin, Städtische Kliniken
München GmbH
Kölner Platz 1, 80804 München

Teil I   Ätiologie, Tumorbiologie und Epidemiologie

Kapitel 1   **Genetik des familiären Melanoms** – 3
Ketty Peris und Maria Concetta Fargnoli

Kapitel 2   **Biologie des Melanoms: Signaltransduktionsmoleküle als Zielstrukturen für die Melanomtherapie** – 13
Birgit Schittek, Tobias Sinnberg und Friedegund Meier

Kapitel 3   **Die Bedeutung der Apoptosekontrolle für das Melanom** – 31
Christoph Geilen und Jürgen Eberle

Kapitel 4   **Immunologie des Melanoms** – 37
Benjamin Weide

Kapitel 5   **Epidemiologie des Melanoms der Haut** – 49
Claus Garbe und Konstantinos G. Lasithiotakis

Genetik des familiären Melanoms

Ketty Peris und Maria Concetta Fargnoli

1.1 Einleitung – 4

1.2 Melanomsuszeptibilitätsgene – 4
1.2.1 CDKN2A – 4
1.2.2 CDK4 – 7
1.2.3 MC1R – 8
1.2.4 Andere Loci – 9

1.1 Einleitung

Genetische, umweltbedingte und Wirtsfaktoren tragen zur Ätiopathogenese der komplexen und heterogenen Erkrankung des Melanoms bei. Etwa 5–12 % aller Melanome treten als familiäre Melanome auf (Goldstein u. Tucker 2001a), und Segregationsanalysen weisen auf eine autosomal dominante Vererbung mit unvollständiger Penetranz (Greene et al. 1983) oder auf einen komplexeren genetischen Mechanismus der Vererbung des Melanoms hin (Risch u. Sherman 1992).

Das familiäre Melanom wird durch das Vorhandensein von zumindest 2 Fällen bei Verwandten 1. Grades definiert. Weltweite Studien an großen Familien mit erblichen Melanomen haben anfangs über eine Verbindung (Linkage) zu Chromosom 1p36 (Bale et al. 1989; Goldstein et al. 1993) und später zu 9p21 (Cannon-Albright et al. 1992; Nancarrow et al. 1993) berichtet. Die Verbindung zum 1p36-Lokus wurde zuerst in einigen nordamerikanischen Familien beschrieben (Bale et al. 1989; Goldstein et al. 1993), konnte aber in anderen Kohorten nicht bestätigt werden (van Haeringen et al. 1989; Cannon-Albright et al. 1990). Auf der anderen Seite wurde eine Verbindung zu 9p21 in etwa 50% aller Melanomfamilien entdeckt (Cannon-Albright et al. 1992; Nancarrow et al. 1993) und eine positionale Cloning-Strategie konnte eine genomische Region bei 9p21 identifizieren, die das *CDKN2A* (»cyclin-dependent kinase inhibitor 2A«) Tumorsuppressorgen enthält, das als das erste Melanomsuszeptibilitätsgen mit hoher Penetranz beschrieben wurde (Kamb et al. 1994; Nobori et al. 1994). Keimbahnmutationen des *CDKN2A*-Gens wurden bei etwa 1/3 aller Familien mit einem Linkage zu der 9p21-Region beschrieben.

Später wurde das Onkogen der cyclinabhängigen Kinase 4 (*CDK4*) als das 2. Melanomsuszeptibilitätsgen mit hoher Penetranz beschrieben, obwohl bisher nur wenige Keimbahnmutationen in Melanomfamilien entdeckt worden sind (Wölfel et al. 1995).

Neben den zwei Hauptsuszeptibiltätsgenen, d. h. *CDKN2A* und *CDK4*, wurde gezeigt, dass besondere Varianten der Allele des Melanocortin-1-Rezeptorgens (*MC1R*) die Penetranz von *CDKN2A*-Mutationen bei Melanomfamilien modifizieren (van der Velden et al. 2001; Box et al. 2001).

Bei einem großen Teil der Melanomfamilien sind die prädisponierenden genetischen Veränderungen nach wie vor unbekannt. Es besteht daher die Möglichkeit, dass zusätzliche bisher unbekannte Mutationen in melanomprädisponierenden Genen mit hoher Penetranz noch identifiziert werden können. Eine kürzliche Linkage-Analyse bei Familien mit erblichen Melanomen, die keine Mutationen in *CDKN2A*- und *CDK4*-Genen aufweisen, hat zur Beschreibung eines möglichen Kandidatengens auf Chromosom 1p22 geführt (Gillanders et al. 2003).

1.2 Melanomsuszeptibilitätsgene

1.2.1 CDKN2A

Das CDKN2A-Tumorsuppressorgen (MIM 600160), lokalisiert auf der chromosomalen Region 9p21, ist das hauptsächliche Melanomsuszeptibilitätsgen mit hohem Risiko, das bisher entdeckt wurde. Das Gen, das früher auch als *MTS*, *INK4a* und *CDK4I* bezeichnet wurde, bevor die derzeitige internationale Nomenklatur eingeführt wurde, besteht aus 4 Exons: Exons 1α und 1β, Exon 2 und Exon 3 (Kamb et al. 1994; Mao et al. 1995; Quelle et al. 1995; ◘ Abb. 1.1). Das *CDKN2A*-Gen kodiert durch alternatives Splicing über zwei verschiedene Leserahmen der gemeinsamen Exons 2 und 3 für zwei unterschiedliche Tumorsuppressoren.

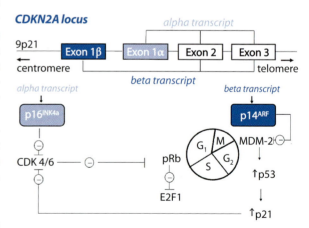

◘ **Abb. 1.1.** Schematische Organisation des *CDKN2A* Locus. Das *CDKN2A*-Gen kodiert 2 verschiedene zellzyklusregulierende Proteine, p16^{INK4A} und p14^{ARF}: Die Exone 1α, 2 und 3 (α-Transkript) kodieren das p16^{INK4A}-Protein, während die Exone 1β, 2 and 3 (β-Transkript) das p14^{ARF}-Protein kodieren. p16^{INK4A} bindet spezifisch an CDK4/6 und inhibiert dadurch die Phosphorylierung des Rb-Proteins, wodurch eine Blockade des Zellzyklus in der G$_1$-Phase induziert wird. p14^{ARF} hält den Zellzyklus in der G$_1$- oder der G$_2$-Phase an durch die Unterbindung der MDM2-induzierten p53-Proteindegradation

Das α-Transkript, das die Exone 1α, 2 und 3 mit 156 Aminosäuren umfasst, kodiert das p16^{INK4A}-Protein, einen negativen Regulator des Zellzyklusses, das an CDK4 und CDK6 bindet und dadurch ihre Fähigkeit inhibiert, das Retinoblastomaprotein zu phosphorylieren und in der Konsequenz die Freisetzung des E2F1-transkritionsaktivierenden Proteins blockiert, wodurch die Progression des Zellzyklusses durch die G$_1$-Phase inhibiert wird (Serrano et al. 1993; ◘ Abb. 1.1). Daher führen Mutationen im *CDKN2A*-Gen zu einer Aufhebung der Blockade des Zellzyklus in der G$_1$-Phase mit der Folge der unkontrollierten Proliferation und des Wachstums.

Das kleinere β-Transkript wird kodiert durch die Exone 1β – lokalisiert annähernd 20 Kb zentromerisch zu Exon 1α – sowie durch die Exone 2 und 3 und stellt das alternative Produkt p14^{ARF} dar (auch genannt p19^{ARF} bei Mäusen). Das p14^{ARF}-Protein beeinflusst die Blockade des Zellzyklus in der G$_1$- und G$_2$-Phase durch seine Interaktion mit MDM-2, einem Protein, das an p53 bindet (Zhang et al. 1998; Pomerantz et al. 1998). p14^{ARF} bindet an MDM-2 und verhindert die Degradation des p53-Proteins, die durch MDM2 induziert wird. Daraus resultiert eine Stabilisierung und Akkumulation des p53-Proteins und seines Downstream-Zieles p21, eines inhibitorischen Proteins nicht nur für CDK4 und CDK6, sondern auch für andere CDK (◘ Abb. 1.1).

Zusätzlich zu der Rolle von p16^{INK4A} und p14^{ARF} als negative Regulatoren des Zellzyklus führt der Verlust des INK4A/ARF-Lokus zu einer Verringerung der Reparaturleistung der UV-induzierten DNA-Schädigung und einer vermehrten Bildung von Mutationen und trägt dadurch zusätzlich zur Melanomentwicklung bei (Sarkar-Agrawal et al. 2004).

Keimbahnmutationen des *CDKN2A*-Gens verbunden mit dem Melanom wurden bei 20–40% der Melanomfamilien aus Nordamerika, Europa und Australien beschrieben (Piepkorn et al. 2000; Goldstein 2004). Die meisten Mutationen von *CDKN2A* kommen in den Leserahmen der Exone 1α und 2 vor und sind vom Missense-Typ, aber andere betreffen die Splicing-Regionen oder die Promoter-Region (Loo et al. 2003; ◘ Abb. 1.2).

Etwa 70% aller Mutationen wurden nur einmal beschrieben, während die übrigen mehrfach in verschiedenen Familien beschrieben wurden. Die häufigsten wiederkehrenden *CDKN2A*-Mutationen in Familien aus geographisch unterschiedlichen Regionen waren: c.34G>T, p.R24P (c.71G>C), p.M53I (c.159G>C), p.P75fs (c.225_243del19), p.G101W (c.301G>T), p.R112_L113insR (c.337_336insGTC) und p.V126D (c.377T>A; ◘ Abb. 1.2). Haplotypanalysen zeigten, dass die Mehrzahl dieser wiederkehrenden *CDKN2A*-Mutationen von einem einzigen genetischen Ursprung abstammen, d. h. von einem gemeinsamen Vorfahren oder Ahnen (Gruis et al. 1995a, b; Borg et al. 1996; Platz et al. 1997; Pollock et al. 1998; Liu et al. 1999; Ciotti et al. 2000; Goldstein et al. 2000, 2001b; Auroy et al. 2001; Hashemi et al. 2001) und dass nicht

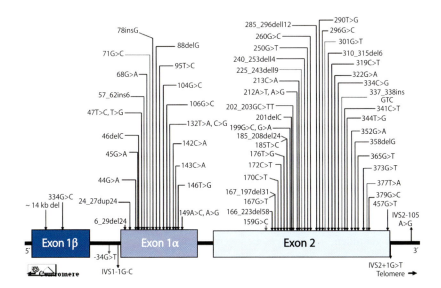

◘ **Abb. 1.2.** Publizierte Keimbahn-*CDKN2A*-Mutationen bei Melanomfamilien weltweit. Die meisten Mutationen des *CDKN2A*-Gens kommen im Leserahmen der Exone 1α und 2 vor und sind vom Missense-Typ, aber einige betreffen auch die Splicing-Region oder die Promoter-Region. Spezifische Keimbahnmutationen der Exone 1β des *CDKN2A*-Gens wurden aus zwei Familien berichtet. Die häufigsten wiederkehrenden *CDKN2A*-Mutationen sind *rot* dargestellt

Prädilektionsstellen für Mutationen im *CDKN2A*-Gen selbst vorliegen. Bisher wurde nur für eine wiederkehrende Mutation (c.24_47dup24) gezeigt, dass sie multiple Ursprünge haben muss, und es wurde angenommen, dass sie aufgrund eines ungleichen Crossovers von zwei 24-bp-Wiederholungen entstanden ist, die natürlich in der Wildtypsequenz vorkommen, und aufgrund der inhärenten Instabilität dieser Tandemwiederholungen besteht dafür eine erhöhte Wahrscheinlichkeit (Pollock et al. 1998).

Einige der *CDKN2A*-Mutationen kommen im Exon 2 vor, das von den CDKN2Aα- und -β-Transkripten gleichermaßen genutzt wird. Für diese Mutationen konnte gezeigt werden, dass sie die Funktion sowohl des p16^{INK4A}-Proteins als auch des p14^{ARF}-Proteins beeinflussen (Rizos et al. 2001). Besondere Keimbahnmutationen des Exon 1β des *CDKN2A*-Gens wurden dagegen aus einer Melanomfamilie (Hewitt al. 2002) und von einer Familie mit Melanomen und ZNS-Tumoren berichtet (Randerson-Moor et al. 2001).

Die Häufigkeit von *CDKN2A*-Mutationen bei Melanomfamilien nimmt zu mit:
- der Zahl der betroffenen Verwandten;
- frühem Alter bei Melanomdiagnose im Vergleich zu sporadischen Fällen;
- Vorhandensein multipler primärer Melanome (MPM) beim gleichen Patienten;
- einer positiven Familienanamnese für Pankreaskarzinome.

> ! Keimbahn-*CDKN2A*-Mutationen wurden am häufigsten in großen, dichten Melanomfamilien entdeckt, die mehr als 6 familiäre Melanomfälle aufwiesen (Newton-Bishop et al. 1999). Das Vorkommen multipler Melanomfälle auf derselben Seite der Familie gilt als der stärkste Prädiktor für *CDKN2A*-Mutationen (Holland et al. 1999).

Familiäre Melanomfälle haben offenbar auch ein jüngeres Alter bei Diagnose (<40 Jahre) als sporadische Fälle (Goldstein et al. 1994), und die Inzidenz von *CDKN2A*-Mutationen ist höher in Familien mit jungem Alter bei der Diagnose (Holland et al. 1999; Kefford et al. 1999; Mantelli et al. 2004). Mitglieder von Melanomfamilien entwickeln häufiger MPM, und 8–24% der MPM-Patienten haben eine positive Familienanamnese für Melanome (Monzon et al. 1998). Keimbahnmutationen des *CDKN2A*-Gens wurden bei MPM-Patienten gefunden, und eine positive Familienanamnese wurde in vielen dieser Fälle dokumentiert (MacKie et al. 1998; Monzon et al. 1998; Hashemi et al. 2000; Auroy et al. 2001; Peris et al. 2004; Soufir et al. 2004).

Die Penetranz der *CDKN2A*-Mutationen in Melanomfamilien, d. h. die Wahrscheinlichkeit, dass eine Person mit *CDKN2A*-Mutationen bis zu einem gewissen Alter ein Melanom entwickeln wird, zeigt eine deutliche Variation in Abhängigkeit von der geographischen Region (Bishop et al. 2002). Bis zum Alter von 50 Jahren erreicht die Penetranz von *CDKN2A*-Mutationen 13% in Europa, 50% in den Vereinigten Staaten von Amerika und 32% in Australien; bis zum Alter von 80 Jahren sind es 58% in Europa, 76% in den Vereinigten Staaten von Amerika und 91% in Australien. Diese Unterschiede der Penetranz mögen durch Umweltfaktoren wie UV-Strahlung oder auch durch Unterschiede in der Wirkung von Mutationen in modifizierenden Genen bei geographisch definierten ethnischen Bevölkerungen bedingt sein.

Eine hohe Inzidenz von Pankreaskarzinomen in Melanomfamilien mit *CDKN2A*-Mutationen und eine Assoziation zwischen Pankreaskarzinomen und dem *CDKN2A*-Mutationsstatus wurden berichtet (Bergman et al. 1990; Goldstein et al. 1995; Bergman u. Gruis 1996; Ghiorzo et al. 1999, Borg et al. 2000; Vasen et al. 2000; Rulyak et al. 2003). Es wurde vorgeschlagen, dass diese Assoziation als ein neues erbliches Krebssyndrom angesehen werden kann, da diese beiden Malignome so häufig bei Patienten mit *CDKN2A*-Mutationen zusammen auftreten (Lynch et al. 2002). Eine Schätzung der Penetranz für das Pankreaskarzinom bei Patienten mit *CDKN2A*-Mutation ist bisher nicht gut gesichert, aber eine niederländische Studie schätzte eine Penetranz von 17% bis zum Alter von 75 Jahren in Familien mit dem »familial atypical multiple-mole melanoma syndrome« (FAMMM) mit der p16-Leiden-19-bp Deletion (Vasen et al. 2000).

Eine neuere Analyse zum Verhältnis zwischen familiärem Melanom, Pankreaskarzinomen und Keimbahn-*CDKN2A*-Mutationen auf der Grundlage publizierter Daten zu 42 Familien mit Pankreaskarzinomen unter 189 Melanomfamilien zeigte, dass es bisher nicht möglich ist, sicher vorauszusagen, welcher Genotyp oder Phänotyp für Pankreaskarzinome in diesen Familien prädisponiert (Goldstein 2004). Eine besondere Überwachung im Hinblick auf Pankreaskarzinome wird für Familienangehörige mit *CDKN2A*-Mutationen zwar empfohlen, bisher ist aber unklar, welche Screening-Methoden dafür als optimal angesehen werden können (Foley Parker et al. 2003). Prospektive klinische Studien sind erforderlich, um die Sensitivität und die Spezifität von Screening-Methoden für die frühe Erkennung von Pankreaskarzinomen zu testen wie beispielsweise die Messung von Serumspiegeln des Tumormarkers CA19.9 und/oder der endoskopischen Sonographie, der endoskopischen retrograden Cholangiopankreatographie, der Computertomographie etc. Das Ziel dieser Untersuchungen muss darin bestehen, die Wirksamkeit dieser Screening-Methoden und gleichermaßen ihre Morbidität und Letalität zu definieren.

Neben der Suszeptibilität für das Pankreaskarzinom wurde vermutet, dass in *CDKN2A*-Mutations-positiven Melanomfamilien auch eine erhöhte Suszeptibilität für andere solide Tumoren wie Brustkrebs, Lungenkrebs, Sarkome und gastrointestinale Tumoren bestehe (Nielsen et al. 1998; Borg et al. 2000; Rulyak et al. 2003). Allerdings müssen noch größere prospektive, bevölkerungsbasierte Studien durchgeführt werden, die den individuellen Mutationsstatus statt der pauschalen Angabe der familären *CDKN2A*-Mutation zugrundelegen, um das Risiko für andere Krebsarten bei Personen mit *CDKN2A*-Mutationen genauer zu bestimmen (Goldstein et al. 2004).

Obwohl Keimbahn-*CDKN2A*-Mutationen eng mit der Krankheitsmanifestation in Melanomfamilien verbunden sind, bleibt der Nachweis funktioneller Defekte im p16^{INK4A}-Protein klinisch relevant, um zwischen krankheitsassoziierten Mutationen und Polymorphismen in der Bevölkerung zu unterscheiden. In der Tat wurde allerdings für die meisten melanomassoziierten mutanten p16^{INK4A}-Proteine mit Hilfe verschiedener CDK-Bindungs- und Kinase-Assays oder durch Expressionstudien in transfizierten Zellen gezeigt, dass eine funktionelle Schädigung vorliegt (Ranade et al. 1995; Becker et al. 2001).

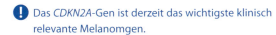

> Das *CDKN2A*-Gen ist derzeit das wichtigste klinisch relevante Melanomgen.

Klinisch-genetische Testungen für Mutationen im *CDKN2A*-Gen können jetzt durch mehrere zertifizierte Laboratorien in den USA durchgeführt werden. Das Internationale Melanom-Genetik Konsortium empfiehlt allerdings, dass genetische Tests für *CDKN2A*-Mutationen nur innerhalb gezielter klinischer Studien durchgeführt werden sollten (Kefford et al. 1999). Zuerst sollte nur ein betroffenes Mitglied einer Familie getestet werden und, wenn eine pathogene *CDKN2A*-Mutation bestätigt wird, sollten alle Verwandten 1. Grades ebenfalls getestet werden, unabhängig vom Vorhandensein von Krebserkrankungen. Vor einer Testung sollten allerdings mit den betroffenen Personen die zu erwartenden Vorteile und Nachteile genetischer Testungen für *CDKN2A*-Mutationen eingehend erörtert werden (Kefford et al. 1999; Hansen et al. 2004).

Mögliche Vorteile eines positiven Testergebnisses (Mutation vorhanden) des *CDKN2A*-Screenings umfassen eine erhöhte Motivation für Vorsorge und Überwachung, eine herabgesetzte Schwelle für die Entnahme von Biopsien zur histopathologischen Abklärung verdächtiger Läsionen und eine verbesserte Früherkennung primärer Melanome. Als mögliche Nachteile kommen Risiken beim Abschluss von Versicherungen oder auch berufliche Diskriminierung, das Zerbrechen familiärer Bande und auch die Entnahme zu vieler Biopsien in Frage. Ein negatives Testergebnis kann sich positiv durch eine Reduzierung von Ängsten auswirken, als negative Auswirkung kann ein falsches Gefühl der Sicherheit mit Vernachlässigung der Prävention und Überwachung eintreten. Deshalb ist eine angemessene genetische Beratung unbedingt zu fordern, in der der Zweck des genetischen Tests, die Interpretation der zu erwartenden Ergebnisse und das Verständnis der gegenwärtigen wissenschaftlichen und technischen Limitationen eingehend von einem qualifizierten Experten mit dem Patienten besprochen werden soll.

Es wird geschlossen, dass Keimbahn-*CDKN2A*-Mutationen die das p16^{INK4A}-Protein betreffen, bei etwa 40% der Melanomfamilien mit einem Linkage zu 9p21 vorkommen, und dass bisher nur wenige Fälle beschrieben sind, in denen ausschließlich das Exon 1β alteriert war. Diese Daten weisen darauf hin, dass **zusätzliche Gene** für die familiäre Melanomprädisposition mit verantwortlich sein müssen.

1.2.2 CDK4

Das *CDK4*-Onkogen (MIM 12892), lokalisiert in der chromosomalen Region 12q13, spielt eine wichtige Rolle am G_1/S-Checkpoint des Zellzyklus, und es wurde deshalb anfänglich als zusätzliches Melanomsuszeptibilitätsgen angesehen (Wölfel et al. 1995). Jedoch wurde insgesamt nur eine geringe Häufigkeit von Keimbahn-*CDK4*-Mutationen bei Melanomfamilien entdeckt, sodass *CDK4* nur als seltene Ursache für eine erbliche Suszeptibilität für das Melanom angesehen werden kann (Newton-Bishop 1999; Tsao et al. 2000; Della Torre et al. 2001; Goldstein et al. 2002). Bis heute wurden nur 2 Keimbahnmutationen für *CDK4* weltweit in 3 *CDKN2A* mutationsnegativen Melanomfamilien beschrieben, 2 in den USA und 1 in Frankreich (Zuo et al. 1996, Soufir et al. 1998; Holland et al. 1999).

Interessanterweise kamen alle diese Mutationen im Codon 24 in Exon 2 des *CDK4*-Gens vor. Bei 2 Familien wurde die Substitution eines Arginins mit Cystein (R24C) (Zuo et al. 1996) und in einer anderen des Arginins mit Histidin (R24H) beschrieben (Soufir et al. 1998). Die Konzentration der Mutationen auf das Codon 24, das unter den Mitgliedern der CDK Familie und bei anderen Proteinkinasen konserviert ist, zeigt die Bedeutung dieses Residuums in der Funktion von CDK4. Funktionelle Analysen haben in der Tat gezeigt, dass die Substitution von Arginin im Codon 24 die Bindung von CDK4 an p16^{INK4A} beeinträchtigt mit der Folge einer fehlenden Inaktivierung von CDK4 (Zuo et al. 1996). Die bis heute publizierten Daten zeigen, dass *CDK4*-Mutationen nicht so häufig in Melanomfamilien vorkommen, wie ursprünglich vermutet wurde.

1.2.3 MC1R

Das *MC1R-Gen* (MIM 155555) ist auf Chromosom 16q24.3 lokalisier und kodiert einen G-proteingekoppelten Rezeptor mit einer hohen Affinität für das α-melanozytenstimulierende Hormon (αMSH; Chhajlani et al. 1992; Mountjoy et al. 1992). Die Bindung von αMSH an MC1R, der auf der Oberfläche von Melanozyten exprimiert wird, stimuliert die cAMP-induzierte Tyrosinaseaktivität und damit die Eumelaninsynthese. Mehrere Studien belegen, dass das *MC1R*-Gen eine entscheidende Rolle in der Genetik der konstitutiven kutanen Pigmentierung spielt (Rees 2004). Das *MC1R*-Gen ist hoch polymorph in weißen Bevölkerungen, und besondere *MC1R*-Allelvarianten (R142H, R151C, R160W und D294H) sind signifikant assoziiert zum rothaarigen Phänotyp (RHP), der durch rote Haare, helle Haut, Sommersprossen und besondere Sonnenempfindlichkeit charakterisiert ist (Valverde et al. 1995; Healy et al. 2000; Bastiaens et al. 2001).

Funktionelle Studien haben die verschlechterte Funktion der Rezeptorvarianten R142H, R151C, R160W und D294H bestätigt (Schiöth et al. 1999; Robinson et al. 2002; Ringholm et al. 2004). Eine beträchtliche Variation in der Verteilung der Allelvarianten wurden für Bevölkerungen in unterschiedlichen geographischen Regionen beschrieben (Rana et al. 1999; Harding et al. 2000). Die Allelvarianten bei Europäern verbunden mit rotem Haar und heller Haut sind in anderen Bevölkerungen selten, und in ähnlicher Weise finden sich seltene Allelvarianten in Europa wie R163Q sehr gehäuft bei Personen in Nordamerika und in Südostasien. Die geringste Häufigkeit von *MC1R*-Allelvarianten fand sich in der schwarzen Bevölkerung von Südafrika, wahrscheinlich als Ausdruck des starken Evolutionsdruckes in Afrika gegen Abweichungen von der Eumelaninproduktion (Harding et al. 2000).

Das MC1R-Gen wird als ein Melanomsuszeptibilitätsgen mit niedriger Penetranz angesehen, da MC1R Allelvarianten in Verbindung mit einem erhöhten Risiko für die Entwicklung sporadischer kutaner Melanome gefunden wurden (Valverde et al. 1996; Palmer et al. 2000; Kennedy et al. 2001; Matichard et al. 2004). Weiterhin modifizieren MC1R-Allelvarianten das Melanomrisiko bei Patienten mit familiärem Melanom, die Keimbahn-CDKN2A-Mutationen aufweisen (Box et al. 2001; van der Velden et al. 2001).

Die Assoziation der R151C-, R160W- und D294H MC1R-Allelvarianten mit einem erhöhten Risiko für die Melanomentwicklung wurde ursprünglich in einer australischen Studie an familiären und sporadischen Melanompatienten gezeigt (Palmer et al. 2000). In einer Kohorte holländischer Patienten mit sporadischem Melanom prädisponierten MC1R-Allelvarianten (V60L, V92M, R142H, R151C, R160W, R163Q und H260P) am stärksten für die Melanomentwicklung unabhängig vom Hauttyp und der Haarfarbe, und das D84E-Allel wies das höchste Risiko auf (Kennedy et al. 2001). In einer französischen Studie, die in der Mehrzahl Patienten mit Verdacht auf eine hereditäre Prädisposition für das Melanom einschloss, wurde eine starke Assoziation zwischen funktionellen MC1R-Allelvarianten, zumeist V60L-, R151C- und R160W-Allele, und der Melanomentwicklung gefunden, unabhängig von klinischen oder UV-Expositionsrisikofaktoren (Matichard et al. 2004).

In australischen Melanomfamilien mit *CDKN2A*-Mutationen zeigten Träger von beidem, *MC1R*-Allelvarianten und *CDKN2A*-Mutationen, eine deutliche Erhöhung der Penetranz von 50% auf 83,8% und eine Herabsetzung des mittleren Alters bei Diagnose von 58,1 auf 37,8 Jahre im Vergleich zu Familienmitgliedern, die nur die *CDKN2A*-Mutation allein trugen (Box et al. 2001). In dieser Studie war der Einfluss von *MC1R*-Allelvarianten auf das Melanomrisiko im Wesentlichen auf die RHP-Allele zurückzuführen.

In einer ähnlichen Studie zeigten Keimbahnträger der *CDKN2A* p16-Leiden-Deletionsmutation ebenfalls ein erhöhtes Risiko für die Melanomentwicklung, wenn sie *MC1R*-Allelvarianten aufwiesen (mit dem R151C-Allel verantwortlich für das größte Risiko; van der Velden et al. 2001).

1.2.4 Andere Loci

Ein neues Melanomsuszeptibilitätsgen wurde kürzlich auf der chromosomalen Region 1p22 lokalisiert. In diese Studie gingen 82 Melanomfamilien weltweit ein, die zumindest 3 betroffene Mitglieder umfassten und die keine Mutationen für *CDKN2A* und *CDK4* aufwiesen und die keinen Nachweis eines Haplotypes für die Regionen 9p21-9p22 besaßen. Je jünger das Alter bei erster Diagnose war, desto stärker war der Linkage zu diesem Gen (Gillanders et al. 2003).

> **Fazit**
>
> Das familiäre Melanom ist genetisch heterogen. Zwei Melanomsuszeptibilitätsgene mit hoher Penetranz, *CDKN2A* und *CDK4*, und eines mit niedriger Penetranz, *MC1R*, wurden bisher identifiziert. Allerdings bleiben die prädisponierenden Gene bei einem Großteil der Melanomfamilien unbekannt.
> International kooperierende Projekte streben gegenwärtig die Identifikation zusätzlicher Melanomsuszeptibilitätsgene an.

Literatur

Auroy S, Avril MF, Chompret A, Pham D, Goldstein AM, Bianchi-Scarra G, Frebourg T, Joly P, Spatz A, Rubino C, Demenais F, Bressac-de Paillerets B; French Hereditary Melanoma Study Group (2001) Sporadic multiple primary melanoma cases: CDKN2A germline mutations with a founder effect. Genes Chromosomes Cancer 32: 195–202

Bale SJ, Dracopoli NC, Tucker MA, Clark WH Jr, Fraser MC, Stanger BZ, Green P, Donis-Keller H, Housman DE, Greene MH (1989) Mapping the gene for hereditary cutaneous malignant melanoma-dysplastic nevus to chromosome 1p. N Engl J Med 320: 1367–1372

Bastiaens M, ter Huurne J, Gruis N, Bergman W, Westendorp R, Vermeer BJ, Bouwes Bavinck JN (2001) The melanocortin-1 receptor is the major freckle gene. Hum Mol Genet 10: 1701–1708

Becker TM, Rizos H, Kefford RF, Mann GJ (2001) Functional impairment of melanoma-associated $p16^{INK4a}$ mutants in melanoma cells despite retention of cyclin-dependent kinase 4 binding. Clin Cancer Res 7: 3282–3288

Bergman W, Gruis N (1996) Correspondence: familial melanoma and pancreatic cancer. N Engl J Med 334: 471

Bergman W, Watson P, deJong J, Lynch HT, Fusaro RM (1990) Systemic cancer and the FAMMM syndrome. Br J Cancer 61: 932–936

Bishop DT, Demenais F, Goldstein AM, Bergman W, Bishop JN, Bressac-de Paillerets B, Chompret A, Ghiorzo P, Gruis N, Hansson J, Harland M, Hayward N, Holland EA, Mann GJ, Mantelli M, Nancarrow D, Platz A, Tucker MA; Melanoma Genetics Consortium (2002) Geographical variation in the penetrance of CDKN2A mutations for melanoma. J Natl Cancer Inst 94: 894–903

Borg A, Johannsson U, Johannsson O, Johannsson S, Westerdahl J, Masback A, Olsson H, Ingvar C (1996) Novel germline p16 mutation in familial malignant melanoma in southern Sweden. Cancer Res 56: 2497–2500

Borg A, Sandberg T, Nilsson K, Johannsson S, Westerdahl J, Masback A, Olsson H, Ingvar C (2000) High frequency of multiple melanomas and breast and pancreas carcinomas in CDKN2A mutation-positive melanoma families. J Natl Cancer Inst 92: 1260–1266

Box NF, Duffy DL, Chen W, Stark M, Martin NG, Sturm RA, Hayward NK (2001) MC1R genotype modifies risk of melanoma in families segregating CDKN2A mutations. Am J Hum Genet 69: 765–773

Cannon-Albright LA, Goldgar DE, Wright EC, Turco A, Jost M, Meyer LJ, Piepkorn M, Zone JJ, Skolnich MH (1990) Evidence against the reported linkage of the cutaneous melanoma-dysplastic nevus syndrome locus to chromosome 1p36. Am J Hum Genet 46: 912–918

Cannon-Albright LA, Goldgar DE, Meyer LJ, Lewis CM, Anderson DE, Fountain JW, Hegi ME, Wiseman RW, Petty EM, Bale AE, Olopade OI, Diaz MO et al. (1992) Assignment of a locus for familial melanoma, MLM, to chromosome 9p13-p22. Science 258: 1148–1152

Chhajlani V, Wikberg JE (1992) Molecular cloning and expression of the human melanocyte stimulating hormone receptor cDNA. FEBS Lett 309: 417–420

Ciotti P, Struewing JP, Mantelli M, Chompret A, Avril MF, Santi PL, Tucker MA, Bianchi-Scarra G, Bressac-de Paillerets B, Goldstein AM (2000) A single genetic origin for the G101W CDKN2A mutation in 20 melanoma-prone families. Am J Hum Genet 67: 311–319

Della Torre G, Pasini B, Frigerio S, Donghi R, Rovini D, Delia D, Peters G, Huot TJ, Bianchi-Scarra G, Lantieri F, Rodolfo M, Parmiani G, Pierotti MA (2001) CDKN2A and CDK4 mutation analysis in Italian melanoma-prone families: functional characterization of a novel CDKN2A germ line mutation. Br J Cancer 85: 836–844

Foley Parker J, Florell SR, Alexander A, DiSario JA, Shami PJ, Leachman SA (2003) Pancreatic carcinoma surveillance in patients with familial melanoma. Arch Dermatol 139: 1019–1025

Ghiorzo P, Ciotti P, Mantelli M, Heouaine A, Queirolo P, Rainero ML, Ferrari C, Santi PL, De Marchi R, Farris A, Ajmar F, Bruzzi P, Bianchi-Scarrà G (1999) Characterization of Ligurian melanoma families and risk of occurrence of other neoplasia. Int J Cancer 83: 441–448

Gillanders E, Juo SH, Holland EA, Jones M, Nancarrow D, Freas-Lutz D, Sood R, Park N, Faruque M, Markey C, Kefford RF, Palmer J, Bergman W, Bishop DT, Tucker MA, Bressac-de Paillerets B, Hansson J, Stark M, Gruis N, Bishop JN, Goldstein AM, Bailey-Wilson JE, Mann GJ, Hayward N, Trent J; Lund Melanoma Study Group; Melanoma Genetics Consortium (2003) Localization of a novel melanoma susceptibility locus to 1p22. Am J Hum Genet 73: 301–313

Goldstein AM (2004) Familial melanoma, pancreatic cancer and germline CDKN2A mutations. Hum Mutat 23: 630

Goldstein AM, Tucker MA (2001a) Genetic epidemiology of cutaneous melanoma: a global perspective. Arch Dermatol 137: 1493–1496

Goldstein AM, Dracopoli NC, Ho EC, Fraser MC, Kearns KS, Bale SJ, McBride OW, Clark WH Jr, Tucker MA (1993) Further evidence for a locus for cutaneous malignant melanoma-dysplastic nevus (CMM/DN) on chromosome 1p, and evidence for genetic heterogeneity. Am J Hum Genet 52: 537–550

Goldstein AM, Fraser MC, Clark WH Jr, Tucker MA (1994) Age at diagnosis and transmission of invasive melanoma in 23 families with cutaneous malignant melanoma/dysplastic nevi. J Natl Cancer Inst 86: 1385–1390

Goldstein AM, Fraser MC, Struewing JP, Hussussian CJ, Ranade K, Zametkin DP, Fontaine LS, Organic SM, Dracopoli NC, Clark WH Jr (1995) Increased risk of pancreatic cancer in melanoma-prone kindreds with p16INK4A mutations. N Engl J Med 333: 970–974

Goldstein AM, Struewing JP, Chidambaram A, Fraser MC, Tucker MA (2000) Genotype-phenotype relationships in American melanoma-prone families with CDKN2A and CDK4 mutations. J Natl Cancer Inst 92: 1006–1110

Goldstein AM, Liu L, Shennan MG, Hogg D Tucker MA, Struewing JP (2001b) A common founder for the V196D CDKN2A mutation in seven North American melanoma-prone families. Br J Cancer 85: 527–530

Goldstein AM, Chidambaram A, Halpern A, Holly EA, Guerry IV D, Sagebiel R, Elder DE, Tucker MA (2002) Rarity of CDK4 germline mutations in familial melanoma. Melanoma Res 12: 51–55

Goldstein AM, Struewing JP, Fraser MC, Smith MW, Tucker MA (2004) Prospective risk of cancer in CDKN2A germline mutation carriers. J Med Genet 41: 421–424

Greene MH, Goldin LR, Clark WH Jr, Lovrien E, Kraemer KH, Tucker MA, Elder DE, Fraser MC, Rowe S (1983) Segregation analysis of cutaneous melanoma: autosomal dominant trait possibily linked to the Rh locus. Proc Natl Acad Sci USA 80: 6071–6075

Gruis NA, van der Velden PA, Sandkuijl LA, Prins DE, Weaver-Feldhaus J, Kamb A, Bergman W, Frants RR (1995a) Homozygotes for CDKN2 (p16) germline mutations in Dutch familial melanoma kindreds. Nat Genet 10: 351–353

Gruis NA, Sandkuijl LA, van der Velden PA, Bergman W, Frants RR (1995) CDKN2a explains part of the clinical phenotype in Dutch familial atypical multiple-mole melanoma (FAMMM) syndrome families. Melanoma Res 5: 169–177

Hansen CB, Wadge LM, Lowstuter K, Boucher K, Leachman SA (2004) Clinical germline genetic testing for melanoma. Lancet Oncol 5: 314–319

Harding RM, Healy E, Ray AJ, Ellis NS, Flanagan N, Todd C, Dixon C, Sajantila A, Jackson IJ, Birch-Machin MA, Rees JL (2000) Evidence for variable selective pressures at MC1R. Am J Hum Genet 66: 1351–1361

Hashemi J, Patz A, Ueno T, Stierner U, Ringborg U, Hansson J (2000) CDKN2A germline mutations in individuals with multiple cutaneous melanomas. Cancer Res 60: 6864–6867

Hashemi J, Bendahl PO, Sandberg T, Platz A, Linder S, Stierner U, Olsson H, Ingvar C, Hansson J, Borg A (2001) Haplotype analysis and age estimation of the 113insR CDKN2A founder mutation in Swedish melanoma families. Genes Chromosomes Cancer 31: 107–116

Healy E, Flannagan N, Ray A, Todd C, Jackson IJ, Matthews JN, Birch-Machin MA, Rees JL (2000) Melanocortin-1 receptor gene and sun sensitivity in individuals without red hair. Lancet 355: 1072–1073

Hewitt C, Wu CL, Evans G, Howell A, Elles RG, Jordan R, Sloan P, Read AP, Thakker N (2002) Germline mutation of ARF in a melanoma kindred. Hum Mol Genet 11: 1273–1279

Holland EA, Schmid H, Kefford RF, Mann GJ (1999) CDKN2A (p16 (INK4a)) and CDK4 mutation analysis in 131 Australian melanoma probands: effect of family history and multiple primary melanomas. Genes Chromosomes Cancer 25: 339–348

Kamb A, Gruis NA, Weaver-Feldhaus J, Liu Q, Harshman K, Tavtigian SV, Stockert E, Day RS 3rd, Johnson BE, Skolnick MH (1994) A cell cycle regulator potentially involved in genesis of many tumor types. Science 264: 436–440

Kefford RF, Newton-Bishop JA Bergman W, Ticker MA on Behalf of the Melanoma Genetics Consortium (1999) Counseling and DNA testing for individuals perceived to be genetically predisposed to melanoma: a consensus statement of the Melanoma Genetics Consortium. J Clin Oncol 17: 3245–3251

Kennedy C, ter Huurne J, Berkhout M, Gruis N, Bastiaens M, Bergman W, Willemze R, Bavinck JN (2001) Melanocortin 1 receptor (MC1R) gene variants are associated with an increased risk for cutaneous melanoma which is largely independent of skin type and hair color. J Invest Dermatol 117: 294–300

Liu L, Dilworth D, Gao L, Monzon J, Summers A, Lassam N, Hogg D (1999) Mutation of the CDKN2A 5′UTR creates an aberrant initiation codon and predisposes to melanoma. Nat Genet 21: 128–132

Loo JC, Liu L, Hao A, Gao L, Agatep R, Shennan M, Summers A, Goldstein AM, Tucker MA, Deters C, Fusaro R, Blazer K, Weitzel J, Lassam N, Lynch H, Hogg D (2003) Germline splicing mutations of CDKN2A predispose to melanoma. Oncogene 22: 6387–6394

Lynch HT, Brand RE, Hogg D, Deters CA, Fusaro RM, Lynch JF, Liu L, Knezetic J, Lassam NJ, Goggins M, Kern S (2002) Phenotypic variation in eight extended CDKN2A germline mutation familial atypical multiple mole melanoma-pancreatic carcinoma syndrome. Cancer 94: 84–96

MacKie RM, Andrew N, Lanyon WG, Connor JM (1998) CDKN2A germline mutations in UK patients with familial melanoma and multiple primary melanomas. J Invest Dermatol 111: 269–272

Mantelli M, Pastorino L, Ghiorzo P, Barile M, Bruno W, Gargiulo S, Sormani MP, Gliori S, Vecchio S, Ciotti P, Sertoli MR, Queirolo P, the Italian Melanoma Intergroup, Goldstein AM, Bianchi-Scarrà G (2004) Early onset may predict G101W founder mutation carrier status in Ligurian melanoma patients. Melanoma Res 14: 443–448

Mao L, Merlo A, Bedi G, Shapiro GI, Edwards CD, Rollins BJ, Sidransky D (1995) A novel p16^{INK4A} transcript. Cancer Res 55: 2995–2997

Matichard E, Verpillat P, Meziani R, Gerard B, Descamps V, Legroux E, Burnouf M, Bertrand G, Bouscarat F, Archimbaud A, Picard C, Ollivaud L, Basset-Seguin N, Kerob D, Lanternier G, Lebbe C, Crickx B, Grandchamp B, Soufir N (2004) Melanocortin 1 receptor (MC1R) gene variants may increase the risk of melanoma in France independently of clinical risk factors and UV exposure. J Med Genet 41: e13

Monzon J, Liu L, Brill H, Goldstein AM, Tucker MA, From L, McLaughlin J, Hogg D, Lassam NJ (1998) CDKN2A mutations in multiple primary melanomas. N Engl J Med 338: 879–887

Mountjoy KG, Robbins LS, Mortrud MT, Cone RD (1992) The cloning of a family of genes that encode the melanocortin receptors. Science 257: 1248–1251

Nancarrow DJ, Mann GJ, Holland EA, Walker GJ, Beaton SC, Walters MK, Luxford C, Palmer JM, Donald JA, Weber JL (1993) Confirmation of chromosome 9p linkage in familial melanoma. Am J Hum Genet 53: 936–942

Newton Bishop JA, Harland M, Bennett DC, Bataille V, Goldstein AM, Tucker MA, Ponder BA, Cuzick J, Selby P, Bishop DT (1999) Mutation testing in melanoma families: INK4A, CDK4 and INK4D. Br J Cancer 80: 295–300

Nielsen GP, Burns KL, Rosenberg AE, Louis DN (1998) CDKN2A gene deletions and loss of p16 expression occur in osteosarcomas that lack RB alterations. Am J Pathol 153: 159–163

Nobori T, Liura K, Wu DJ, Lois A, Takabayashi K, Carson DA (1994) Deletions of the cyclin-dependent kinase 4 inhibitor gene, CDK4I, in melanoma. Cancer Res 54: 5269–5272

Literatur

Palmer JS, Duffy DL, Box NF, Aitken JF, O'Gorman LE, Green AC, Hayward NK, Martin NG, Sturm RA (2000) Melanocortin-1 receptor polymorphism and risk of melanoma: is the association explained solely by pigmentation phenotype? Am J Hum Genet 66: 176–186

Peris K, Fargnoli MC, Pacifico A, Surrenti T, Stolz W, Wolf P, Soyer HP, Chimenti S (2004) CDKN2A and MC1R mutations in patients with sporadic multiple primary melanoma. J Invest Dermatol 122: 1327–1330

Piepkorn M (2000). Melanoma genetics: an update with focus on CDKN2A (p16)/ARF tumor suppressors. J Am Acad Dermatol 42: 705–722

Platz A, Hansson J, Mansson-Brahme E, Lagerlof B, Linder S, Lundqvist E, Sevigny P, Inganas M, Ringborg U (1997) Screening of germline mutations in the CDKN2A and CDKN2B genes in Swedish families with hereditary cutaneous melanoma. J Natl Cancer Inst 89: 697–702

Pollock PM, Spurr N, Bishop T, Newton-Bishop J, Gruis N, van der Velden PA, Goldstein AM, Tucker MA, Foulkes WD, Barnhill R, Haber D, Fountain J, Hayward NK (1998) Haplotype analysis of two recurrent CDKN2A mutations in 10 melanoma families: evidence for common founders and independent mutations. Hum Mutat 11: 424–431

Pomerantz J, Schreiber-Agus N, Liegeois NJ, Silverman A, Alland L, Chin L, Potes J, Chen K, Orlow I, Lee HW, Cordon-Cardo C, DePinho RA (1998) The Ink4a tumor suppressor gene product, p19 (Arf), interacts with MDM2 and neutralizes MDM2's inhibition of p53. Cell 92: 713–723

Quelle DE, Zindy F, Ashmun RA, Scherr CJ (1995) Alternative reading frames of the INK4a tumor suppressor gene encode two unrelated proteins capable of inducing cell cycle arrest. Cell 83: 993–1000

Rana BK, Hewett-Emmett D, Jin L, Chang BH, Sambuughin N, Lin M, Watkins S, Bamshad M, Jorde LB, Ramsay M, Jenkins T, Li WH (1999) High polymorphism at the human melanocortin 1 receptor locus. Genetics 151: 1547–1557

Ranade K, Hussussian CJ, Sikorski RS, Varmus HE, Goldstein AM, Tucker MA, Serrano M, Hannon GJ, Beach D, Dracopoli NC (1995) Mutations associated with familial melanoma impair p16^{INK4a} function. Nat Genet 10: 114–116

Randerson-Moor JA, Harland M, Williams S, Cuthbert-Heavens D, Sheridan E, Aveyard J, Sibley K, Whitaker L, Knowles M, Bishop JN, Bishop DT (2001) A germline deletion of p14^{ARF} but not CDKN2A in a melanoma-neural system tumor syndrome family. Hum Mol Genet 10: 55–62

Rees JL (2004) The genetics of sun sensitivity in humans. Am J Hum Genet 75: 739–751

Ringholm A, Klovins J, Rudzish R, Phillips S, Rees JL, Schioth HB (2004) Pharmacological characterization of loss of function mutations of the human melanocortin 1 receptor that are associated with red hair. J Invest Dermatol 123: 917–923

Risch N, Sherman S (1992) Genetic analysis workshop 7: summary of the melanoma workshop. Cytogenet Cell Genet 59: 148–158

Rizos H, Darmanian AP, Holland EA, Mann GJ, Kefford RF (2001) Mutations in the INK4a/ARF melanoma susceptibility locus functionally impair p14ARF. J Biol Chem 276: 41424–41434

Robinson SJ, Healy E (2002) Human melanocortin 1 receptor (MC1R) gene variants alter melanoma cell growth and adhesion to extracellular matrix. Oncogene 21: 8037–8046

Rulyak SJ, Brentnall TA, Lynch HT, Austin MA (2003) Characterization of the neoplastic phenotype in the familial atypical multiple-mole melanoma-pancreatic carcinoma syndrome. Cancer 98: 798–804

Sarkar-Agrawal P, Vergilis I, Sharpless NE, DePinho RA, Rünger TM (2004) Impaired processing of DNA photoproducts and ultraviolet hypermutability with loss of p16INK4a or p19ARF. J Natl Cancer Inst 96: 1790–1793

Schiöth HB, Phillips SR, Rudzish R, Birch-Machin MA, Wikberg JE, Rees JL (1999) Loss of function mutations of the human melanocortin 1 receptor are common and are associated with the red hair. Biochem Biophys Res Commun 260: 488–491

Serrano M, Hannon GJ, Beach D (1993) A new regulatory motif in cell-cycle control causing specific inhibition of cyclin D/CDK4. Nature 366: 704–707

Soufir N, Avril MF, Chompret A, Demenais F, Bombled J, Spatz A, Stoppa-Lyonnet D, Benard J, Bressac-de Paillerets B (1998) Prevalence of p16 and CDK4 germline mutations in 48 melanoma-prone families in France. The French Familial Melanoma Study Group. Hum Mol Genet 7: 209–216

Soufir N, Lacapere JJ, Bertrand G, Matichard E, Meziani R, Mirebeau D, Descamps V, Gerard B, Archimbaud A, Ollivaud L, Bouscarat F, Baccard M, Lanternier G, Saiag P, Lebbe C, Basset-Seguin N, Crickx B, Cave H, Grandchamp B (2004) Germline mutations of the INK4a-ARF gene in patients with suspected genetic predisposition to melanoma. Br J Cancer 90: 503–509

Tsao H, Zhang X, Kwitkiwski K, Finkelstein DM, Sober AJ, Haluska FG (2000) Low prevalence of germline CDKN2A and CDK4 mutations in patients with early-onset melanoma. Arch Dermatol 136: 1118–1122

Valverde P, Healy E, Jackson I, Rees JL, Thody AJ (1995) Variants of the melanocyte-stimulating hormone receptor gene are associated with red hair and fair skin in humans. Nat Genet 11: 328–330

Valverde P, Healy E, Sikkink S, Haldane F, Thody AJ, Carothers A, Jackson IJ, Rees JL (1996) The Asp84Glu variant of the melanocortin 1 receptor (MC1R) is associated with melanoma. Hum Mol Genet 5: 1663–1666

van der Velden PA, Sandkuijl LA, Bergman W, Pavel S, van Mourik L, Frants RR, Gruis NA (2001) Melanocortin-1 receptor variant R151C modifies melanoma risk in Dutch families with melanoma. Am J Hum Genet 69: 774–779

van Haeringen A, Bergman W, Nelen MR, van der Kooij-Meijs E, Hendrikse I, Wijnen JT, Khan PM, Klasen EC, Frants RR (1989) Exclusion of the dysplastic nevus syndrome (DNS) locus from the short arm of chromosome 1 by linkage studies in Dutch families. Genomics 5: 61–64

Vasen HF, Gruis NA, Frants NN, van der Velden PA, Hille ETM, Bergman W (2000) Risk of developing pacreatic carcinoma in families with familial atypical multiple mole melanoma associated with a specific 19 deletion of p16 (p16-Leiden). Int J Cancer 87: 809–811

Wölfel T, Hauer M, Schneider J, Serrano M, Wolfel C, Klehmann-Hieb E, De Plaen E, Hankeln T, Meyer zum Buschenfelde KH, Beach D (1995) A p16INK4a-insensitive CDK4 mutant targeted cytolytic T lymphocytes in a human melanoma. Science 269: 1281–1284

Zhang Y, Xiong Y, Yarbrough WG (1998) ARF promotes MDM2 degradation and stabilizes p53: ARF-INK4a locus deletion impairs both the Rb and p53 tumor suppressor pathways. Cell 92: 725–734

Zuo L, Weger J, Yang Q, Goldstein AM, Tucker MA, Walker GJ, Hayward N, Dracopoli NC (1996) Germline mutations in the p16^{INK4A} binding domain of CDK4 in familial melanoma. Nat Genet 12: 97–99

Biologie des Melanoms: Signaltransduktionsmoleküle als Zielstrukturen für die Melanomtherapie

Birgit Schittek, Tobias Sinnberg und Friedegund Meier

2.1 Einleitung – 14

2.2 Der RAS-RAF-MEK-ERK (MAPK)-Signaltransduktionsweg beim Melanom – 14

2.3 Der PI3K-AKT-Signalweg beim Melanom – 19

2.4 Der β-Cateninsignalweg beim Melanom – 22

2.5 Schlussfolgerungen und Zukunftsperspektiven – 26

2.1 Einleitung

Das Melanom ist ein hochaggressiver Tumor der pigmentproduzierenden Zellen der Haut mit rasch ansteigender Inzidenz und schlechter Prognose für Patienten im fortgeschrittenen Stadium. Da viele Patienten auf die derzeit zur Verfügung stehenden Therapiekonzepte nicht ansprechen, ist die Entwicklung innovativer Strategien für die Behandlung des Melanoms von großer Bedeutung. Beim malignen Melanom sind sowohl der RAS-RAF-MEK-ERK (MAPK)- als auch der PI3K-AKT (AKT)-Signaltransduktionsweg über mehrere Mechanismen konstitutiv aktiviert und haben daher Schlüsselfunktionen bei der Melanomentwicklung und -progression (Meier et al. 2005).

Umgekehrt werden eine Reihe von Molekülen wie z. B. die Adhäsionsmoleküle E-/N-Cadherin, MelCAM und αvβ3-Integrin, die in der Entwicklung und Progression des Melanoms eine wichtige Rolle einnehmen, durch diese Signalwege reguliert bzw. aktivieren dieselben. Die bisher vorliegenden Forschungsergebnisse sprechen dafür, dass die MAPK und AKT-Signaltransduktionswege vielversprechende Zielstrukturen für die wirksame Melanombehandlung bieten.

Daneben gibt es in den letzten Jahren immer mehr Hinweise darauf, dass der β-Cateninsignaltransduktionsweg beim Melanom konstitutiv aktiviert ist. Die Mechanismen, die zur Aktivierung dieses Signalwegs bei der Progression des Melanoms führen, sind noch unklar. Dieses Kapitel gibt eine Übersicht über die neuesten Erkenntnisse der Biologie des Melanoms, wobei insbesondere molekulare Zielstrukturen beschrieben werden, von denen wir in naher Zukunft einen Transfer in die klinische Anwendung erwarten dürfen.

2.2 Der RAS-RAF-MEK-ERK (MAPK)-Signaltransduktionsweg beim Melanom

Der RAS-RAF-MEK-ERK (MAPK)-Signaltransduktionsweg vermittelt die Weiterleitung eines extrazellulären Signals, z. B. Bindung eines Wachstumsfaktors an seinen Rezeptor oder Zell-Zell-Adhäsion, an zytoplasmatische und nukleäre Effektoren. Auf diesem Wege werden essenzielle Zellfunktionen wie Proliferation, Differenzierung und Überleben bzw. Apoptose reguliert. Der MAPK-Signalweg setzt sich aus einer Kaskade signalübertragender Proteine zusammen (Abb. 2.1).

Ein extrazellulärer Faktor, z. B. ein Wachstumsfaktor, interagiert mit seiner Rezeptortyrosinkinase. Dies führt dazu, dass Grb2 (»growth-factor-receptor-bound protein 2 adapter protein«) über eine SH2-Domäne spezifische autophosphorylierte Tyrosinreste des Rezeptors erkennt und dieser über zwei SH3-Domänen mit dem Guaninnukleotidfreisetzungsprotein SOS (»son of sevenless«) interagiert. Ein weiteres Protein, RAS, setzt unter dem Einfluss von SOS das gebundene GDP frei, bindet GTP und leitet in der aktivierten Form das Signal weiter. Einer dieser RAS-aktivierten Signalwege ist eine Familie von Serin/Threonin-Kinasen, die MAPKs (»mitogen acitvated protein kinases«) genannt werden. Aktiviertes RAS bindet mit hoher Affinität an die Serin/Threonin-Kinase RAF und induziert deren Translokation zur Zellmembran und damit deren Aktivierung (Meier et al. 2005; Hilger et al. 2002).

Beim Menschen besteht die RAF-Familie aus drei Serin/Threonin-Kinasen: A-RAF, B-RAF und C-RAF (RAF-1). Während B-RAF allein durch die Bindung an RAS aktiviert wird, sind für die Aktivierung von A-RAF und C-RAF zusätzliche Signale erforderlich. Alle drei RAF-Isoformen haben aber RAS als Aktivator und MEK als Effektor gemeinsam. Aktiviertes RAS aktiviert die beiden Serin/Threonin-Kinasen MEK1 und MEK2 durch Phosphorylierung von zwei Serinresten. Aktiviertes MEK aktiviert die Serin/Threonin-Kinasen ERK1 und ERK2 durch Phosphorylierung eines Thr-Glu-Tyr-Motivs in der Aktivierungsschleife. ERK ist der Endpunkt des RAS-RAF-MEK-ERK-Signalweges und hat mehr als 50 Substrate. Phosphoryliertes ERK kann in den Nukleus translozieren und reguliert über die Phosphorylierung und Aktivierung verschiedener Transkriptionsfaktoren die Genexpression.

Der RAS-RAF-MEK-ERK-Signaltransduktionsweg ist in Melanomen über verschiedene Mechanismen aktiviert. Aktivierende Mutationen des RAS-Gens wurden in 9–15% der Melanome gefunden, wobei die meisten das N-RAS-Gen betreffen (Carr u. MacKie 1994; van Elsas et al. 1995). Mutationen des N-RAS-Gens stabilisieren das N-RAS-Protein, wenn es an GTP gebunden ist, und führen somit zur konstitutiven Aktivierung von N-RAS. Aktiviertes N-RAS-Protein phosphoryliert B-RAF, C-RAF und die PI3-Kinase (»phosphatidylinositol-3 kinase«).

Vor kurzem entdeckten Davies et al. (2002) in 66% der Melanome somatische Mutationen des B-RAF-Gens. Sämtliche Mutationen befanden sich innerhalb der Kinasedomäne, wobei in 80% der Fälle eine singuläre Substitution (T→A) mit Austausch der Aminosäure Valin durch die Aminosäure Glutamat (V599E) vorlag. Das mutierte

2.2 · Der RAS-RAF-MEK-ERK (MAPK)-Signaltransduktionsweg beim Melanom

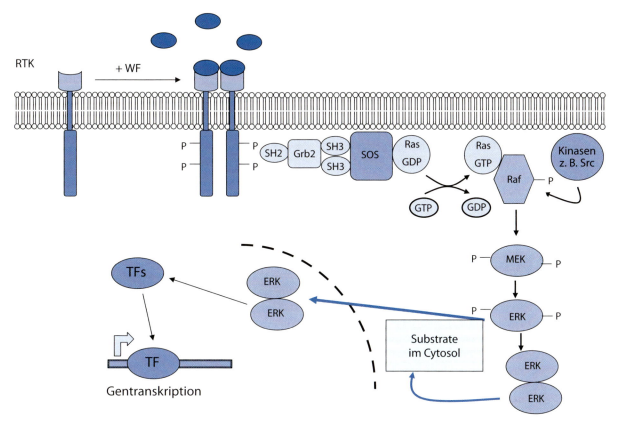

Abb. 2.1. Schematische Darstellung des RAS-RAF-MEK-ERK (MAPK)-Signaltransduktionsweges. Ein extrazellulärer Faktor, wie z. B. ein Wachstumsfaktor *(WF)* interagiert mit seiner Rezeptortyrosinkinase *(RTK)* und führt zur Dimerisierung des Rezeptors und Autophosphorylierung der Tyrosinreste. Die phosphorylierten Tyrosinreste fungieren als Andockstellen für das Adapterprotein Grb2, das bewirkt, dass der GDP/GTP-Austauschfaktor SOS zur Zellmembran transloziert. SOS induziert die Umschaltung der GTPase RAS vom inaktiven GDP-gebundenen Status zum aktiven GPT-gebundenen Status. Aktiviertes RAS bindet an die Serin/Threonin-Kinasen A-RAF, B-RAF und C-RAF/RAF-1 und rekrutiert sie zur Zellmembran. Die Aktivierung von B-RAF wird allein durch Bindung an RAS erreicht, während die Aktivierung von A-RAF und C-RAF zusätzliche Signale erfordert. Die Aktivierung von C-RAF ist ein Mehrschrittprozess, der u. a. die Phosphorylierung durch andere Kinasen (z. B. Src) erfordert. Aktiviertes RAF phosphoryliert und aktiviert MEK, das wiederum ERK phosphoryliert und aktiviert. Aktiviertes ERK hat zahlreiche Substrate im Cytosol und kann auch in den Kern eintreten und die Genexpression durch Phosphorylierung von Transkriptionsfaktoren *(TFs)* regulieren

B-RAF-Protein hatte eine erhöhte Kinaseaktivität, stimulierte die Aktivierung von endogenem ERK, transformierte Zellen und machte die Zellen unabhängig von der RAS-Funktion. Dabei führt die B-RAF-Mutation dazu, dass eine aktive Konformation stabilisiert wird (Wan et al. 2004). Aktivierende B-RAF-Mutationen in Melanomen werden besonders häufig dort gefunden, wo die Haut nur gelegentlich der Sonne ausgesetzt ist, während Melanome in den Hautarealen, die dauernd oder gar nicht der Sonne ausgesetzt sind, selten aktivierende B-RAF-Mutationen aufweisen (Maldonado et al. 2003; Edwards 2004).

Diese Daten sprechen trotz Abwesenheit der klassischen UV-induzierten C→T- oder CC→TT-Mutationen dafür, dass **UV-Exposition** eine Rolle in der Ätiologie der B-RAF-Mutationen spielt. Kürzlich publizierte Daten legen nahe, dass die Überexpression von Wildtyp B-RAF in Folge von Genamplifikationen ein weiterer Mechanismus sein könnte, der der konstitutiven Aktivierung des MAPK-Signalweges zugrunde liegt (Edwards et al. 2004).

In nachfolgenden Studien wurden überraschenderweise in 82% der melanozytären Nävi (kongenitale Nävi, erworbene Compound- und dermale Nävi, dysplastische

Nävi) B-RAF-Mutationen nachgewiesen (Pollock et al. 2003). Diese Ergebnisse deuten darauf hin, dass die B-RAF-Mutation ein frühes Ereignis darstellt, jedoch für die maligne Transformation nicht ausreicht.

Interessanterweise findet sich in frühen radial wachsenden und fortgeschrittenen vertikal wachsenden Primärmelanomen aktiviertes ERK, dagegen nicht in atypischen Nävi (Cohen et al. 2002). Dies deutet darauf hin, dass eine aktivierende B-RAF-Mutation nicht notwendigerweise zu einer Aktivierung der Signalkaskade führt und dass noch weitere den Signalweg aktivierende Faktoren bei der Entstehung eines Melanoms eine Rolle spielen.

Dagegen kann es in melanozytären Nävi Faktoren geben, die zu einer Inhibition der Aktivierung des MAPK-Signalwegs führen. **RKIP** (»RAF kinase inhibitor protein«) ist z. B. ein inhibitorisches Molekül, welches die Effekte des MAPK-Signalweges herunterreguliert. Interessanterweise zeigten gutartige melanozytäre Nävi eine deutliche zytoplasmatische Färbung für RKIP, während Primärmelanome und Melanommetastasen eine geringgradige oder keine RKIP-Expression aufwiesen (Schuierer et al. 2004). Übereinstimmend mit den In-vivo-Beobachtungen wurde die Invasionskompetenz von Melanomzellen nach Überexpression von RKIP deutlich inhibiert.

Ein weiteres Protein, das die Effekte einer MAPK-Aktivierung unterdrückt, ist das den Zellzyklus inhibierende Protein **p16INK4A**. Spitz-Nävi sind gutartige melanozytäre Nävi und zeigen eine Aktivierung des MAPK-Signalweges (Maldonado et al. 2004). Allerdings haben Spitz-Nävi aufgrund einer erhöhten Expression des p16INK4A-Proteins eine niedrige Proliferationsrate. Maldonado et al. zogen daraufhin die Schlussfolgerung, dass das den Zellzyklus inhibierende Protein p16INK4A in gutartigen melanozytären Nävi mit konstitutiver Aktivierung des MAPK-Signalweges eine Arretierung des onkogeninduzierten Zellzyklus bewirkt und somit die Progression zum malignen Melanom verhindert.

Als weiteres inhibitorisches Protein wurde das Enzym **MAP-Kinase-Phosphatase** vorgeschlagen (Arbiser 2003). Atypische Nävi gelten als Melanomvorläufer und weisen meist Mutationen im p16INK4A-Gen und aktivierende B-RAF-Mutationen auf. Für die Entwicklung von Melanomen auf dem Boden atypischer Nävi scheint zusätzlich ein Verlust des defensiven Enzyms MAP-Kinase-Phosphatase erforderlich zu sein.

Wachstumsfaktoren aktivieren den MAPK-Signalweg über Stimulierung ihrer Rezeptortyrosinkinasen. Für das Überleben, die Proliferation und Migration normaler Melanozyten sind parakrine Wachstumsfaktoren wie FGF-2 (»fibroblast growth factor-2«), HGF (»hepatocyte growth factor«) und IGF-1 (»insulin-like growth factor-1«) essenziell. Melanomzellen hingegen können auch ohne exogene Wachstumsstimulation mit Hilfe **autokriner Mechanismen** überleben. So exprimieren Melanomzellen sowohl FGF-2 als auch den FGF-Rezeptor 1 (Rodeck et al. 1991). Inhibition dieser autokrinen Schleife führt zur Inhibition der Phosphorylierung von ERK (Kinkl et al. 2001).

Weiterhin sezernieren Melanomzellen HGF und exprimieren den dazugehörigen Rezeptor c-Met (Li et al. 2001). Aktivierung von c-Met durch HGF induziert die Phosphorylierung von ERK. Die Phosphorylierung von ERK kann durch neutralisierende HGF-Antikörper inhibiert werden. Diese Beobachtungen wurden von einer kürzlich publizierten Studie bestätigt (Satyamoorthy et al. 2003). Melanommetastasenzellen wurden mit »antisense« FGF-2 exprimierenden Adenoviren infiziert bzw. mit neutralisierenden HGF-Antikörpern behandelt. Eine deutliche Inhibition der ERK-Phosphorylierung war die Folge.

> Zusammenfassend sprechen diese Daten dafür, dass neben aktivierenden B-RAF-Mutationen die Wachstumsfaktoren FGF-2 und HGF zur Stimulierung der ERK-Phosphorylierung beitragen.

Darüber hinaus spielt beim Melanom im Gewebekontext wahrscheinlich auch die exogene Stimulation durch **parakrine Mechanismen** und **adhäsionsrezeptorvermittelte Signalübertragungsprozesse** eine Rolle. Beispielsweise produzieren Melanomzellen den Wachstumsfaktor PDGF, der in zwei Formen vorkommt, PDGF-A oder PDGF-B, exprimieren jedoch nicht den Rezeptor für PDGF- B (Herlyn u. Shih 1994). PDGF-B wird scheinbar nur für die parakrine Stimulation von Fibroblasten im umliegenden Tumorstroma produziert, die ihrerseits den Wachstumsfaktor IGF-1 (»insulin-like growth factor-1«) sezernieren. **IGF-1** oder sein Substitut Insulin sind essenzielle Wachstumsfaktoren, die für das Wachstum von Melanozyten, Nävuszellen und Melanomzellen der radialen und frühen vertikalen Wachstumsphase in Kulturmedien erforderlich sind (Herlyn et al. 1985). Der Rezeptor für IGF-1, IGF-1R wird von allen melanozytären Zellen exprimiert (Kanter-Lewensohn et al. 1998). Satyamoorthy et al. untersuchten die Interaktion zwischen Fibroblasten und Melanomzellen mit Hilfe eines adenoviralen Vektors zur Überexpression von IGF-1 in Melanomzellen (Satyamoorthy et al. 2001). IGF-1 förderte über die Aktivierung sowohl des MAPK- als auch des AKT-Signaltransduktionsweges das Überleben, die Proliferation und die Migration radial wachsender Melanomzellen.

Der MAPK-Signaltransduktionsweg spielt eine relevante Rolle bei der Kontrolle des Übergangs der Zellen von der G1- in die S-Phase des Zellzyklus. ERK reguliert die Expression von Cyclin D1 (Welsh et al. 2001). Weiterhin ist eine anhaltende ERK-Aktivierung erforderlich, um den G1-Restriktionspunkt zu passieren (Pages et al. 1993).

Die **Proliferation** humaner Melanomzelllinien kann durch MEK-Inhibitoren inhibiert werden, d. h. aktiviertes ERK ist an der Proliferation von Melanomzellen beteiligt (Smalley u. Eisen 2000, 2002; Kortylewski et al. 2001). Die Inhibition von konstitutiv aktiviertem ERK führt bei Melanomzellen zur Arretierung des Zellzyklus in der G1-Phase einerseits durch Herunterregulation der CDK2-Aktivität und der Phosphorylierung des Retinoblastomproteins und andererseits durch Hochregulation des CDK-Inhibitors p27/Kip1 (Kortylewski et al. 2001). Mehrere neue Studien zeigen, dass mutiertes ^{V599E}B-RAF beim Melanom konstitutiv ERK aktiviert und die Zellproliferation fördert (Karasarides et al. 2004; Sumimoto et al. 2004; Hingorani et al. 2003; Huntington et al. 2004). In vitro blockierten sowohl B-RAF siRNA als auch der RAF-Inhibitor Bay 43-9006 die RAF-Aktivität und inhibierten die DNA-Synthese von Melanomzelllinien (Karasarides et al. 2004). In vivo reduzierte der RAF-Inhibitor Bay 43-9006 die MEK-Aktivität und verzögerte das Wachstum von Melanomxenotransplantaten (Karasarides et al. 2004). RNA-Interferenz (RNAi) für Wildtyp B-RAF bzw. für ^{V599E}B-RAF reduzierte die ERK-Phosphorylierung und inhibierte das Wachstum der meisten Melanomzelllinien in vitro und in vivo (Sumimoto et al. 2004).

Goodall et al. zeigten experimentell, dass der Transkriptionsfaktor **Brn-2** an der durch aktiviertes B-RAF geförderten Melanomzellproliferation beteiligt ist (Goodall et al. 2004). Goodall et al. beobachteten, dass
- Brn-2 nicht von Melanozyten, jedoch stark von Melanomzellen exprimiert wird,
- die Überexpression von Brn-2 in Melanozyten zur gesteigerten Proliferation führt,
- der Brn-2-Promotor durch aktivierende B-RAF-Mutanten stimuliert wird und
- Brn-2 siRNA die Proliferation derjenigen Melanomzellen inhibiert, die aktiviertes B-RAF exprimieren.

Die Inhibition des MAPK-Signalweges führt zur **Apoptose** von Melanomzellen in vitro (Karasarides et al. 2004; Sumimoto et al. 2004). Hingorani et al. (2003) berichteten, dass die Suppression der ^{V599E}B-RAF-Expression durch RNA-Interferenz in kultivierten Melanomzellen die MAPK-Kaskade inhibiert, das Zellwachstum arretiert und die Apoptose fördert. Karasarides et al. zeigten, dass sowohl B-RAF siRNA als auch der RAF-Inhibitor Bay 43-9006 die ERK-Aktivität blockieren, die DNA-Synthese inhibieren und Apoptose in Melanomzelllinien induzieren (Karasarides et al. 2004). Mehrere Faktoren, die das Überleben von Melanomzellen beeinflussen, werden durch den MAPK-Signalweg reguliert.

ERK moduliert z. B. die Aktivität von **MITF** (»microphthalmia-associated transcription factor«; Smalley 2003). MITF wird als das Schlüsselgen für das Überleben melanozytärer Zellen diskutiert. In einer Studie von King et al. (1991) war MITF in allen getesteten Melanomproben exprimiert. MITF reguliert die Expression des antiapoptotischen Proteins Bcl-2 und moduliert hierdurch das Zellüberleben (McGill et al. 2002). Dominant negatives MITF-Protein induzierte Apoptose in Melanomzellen, wobei die Überexpression von Bcl-2 die Melanomzellen vor Apoptose schützte.

Die 90-kDa **RSK** (»serine/threonine ribosomal S6 kinase«) ist ein Downstream-Effektor des MAPK-Signaltransduktionsweges. RSK phosphoryliert das der Bcl-2-Familie zugehörige, proapoptotische Protein Bad, wodurch Bad durch Bindung an das Chaperonprotein 14-3-3 und Sequestrierung im Cytosol inaktiviert wird. In Melanomzellen ist das MAPK/RSK-Signaltransduktionsmodul konstitutiv aktiviert, d. h. Bad wird in seinem inaktivierten Zustand gehalten, wodurch das Überleben der Melanomzellen gefördert wird. Inhibition des MAPK/RSK-Signalweges durch einen MEK-Inhibitor induziert Apoptose.

> Zusammengefasst zeigen diese Beobachtungen, dass die konstitutive Aktivierung des MAPK/RSK-Signalweges und anhaltende Bad-Inaktivierung einen tumorspezifischen Überlebensmechanismus für Melanomzellen darstellt (Eisenmann et al. 2003).

TRAIL (»TNF-related apoptosis-inducing ligand«) induziert Apoptose in Melanomzellen, indem es Smac/DIABLO aus den Mitochondrien in das Cytosol entlässt. Aktiviertes ERK schützt Melanomzellen vor TRAIL-induzierter Apoptose, indem es die Freisetzung von Smac/DIABLO aus den Mitochondrien inhibiert. Inhibition des MAPK-Signalweges durch den MEK-Inhibitor U0126 macht Melanomzellen für TRAIL-induzierte Apoptose empfindlich. In der Gegenwart von U0126 wurde eine vermehrte Translokation des proapoptotischen Proteins Bax vom Cytosol in die Mitochondrien beobachtet. Dies führte zu einer Permeabilitätsänderung der mitochondrialen Membran und vermehrten Freisetzung von Smac/DIABLO in das Cytosol. Diese Beobachtungen legen nahe, dass der MAPK-Signalweg Melanomzellen vor TRAIL-induzierter Apoptose schützt, indem er die Rückkehr von Bax vom Cytosol in die Mitochondrien inhibiert und hierdurch die TRAIL-induzierte Freisetzung von Smac/DIABLO reduziert und somit Apoptose hemmt (Zhang et al. 2003).

Es gibt mehrere Hinweise dafür, dass die anhaltende Aktivierung des MAPK-Signalweges an der Expression des Adhäsionsmoleküls **β3-Integrin** beteiligt ist (Woods et al. 2001). Petitclerc et al. (1999) zeigten experimentell, dass das Überleben und die Proliferation von Melanomzellen in der dermalen Umgebung durch die Interaktion von β3-Integrin mit denaturiertem Kollagen reguliert wird. Übereinstimmend mit dieser Beobachtung demonstrierten Hsu et al. (1998), dass die Überexpression von αvβ3-Integrin in radial wachsenden Melanomzellen das Wachstum in Monolayer-Kultur und in Soft-Agar begünstigt, die invasiv wachsenden Melanomzellen vor Apoptose schützt und das Tumorwachstum in vivo fördert.

In-vitro- und In-vivo-Studien zeigten, dass β3-Integrin-vermittelte Signaltransduktionsprozesse die Expression und Aktivierung von MT-MMP-1 (»membrane-type matrix metalloproteinase-1«) sowie von MMP-2 (»matrix metalloproteinase-2«) induzieren und somit die Degradierung extrazellulärer Matrix und Invasion der Tumorzellen ermöglichen (Hofmann et al. 2000). Darüber hinaus scheint der MAPK-Signaltransduktionsweg in die Expression des Adhäsionsmoleküls **β1-Integrin** involviert zu sein (Sumimoto et al. 2004). RNA-Interferenz mit HIV-lentiviralen Vektoren spezifisch für ^{V599E}B-RAF inhibierte die Invasion von Melanomzellen in Matrigel, die Expression von β1-Integrin sowie die MMP-2-Aktivität.

In normaler Haut interagieren Melanozyten mit den benachbarten Keratinozyten über das Adhäsionsmolekül **E-Cadherin**. Während der Melanomentwicklung wird eine Herunterregulation von E-Cadherin mit gleichzeitig stattfindender Hochregulation von N-Cadherin beobachtet (Hsu et al. 1996). Der Wechsel der Cadherinsubtypen entzieht die Melanomzellen der Kontrolle durch die Keratinozyten und befähigt sie, mit anderen N-Cadherin-exprimierenden Zellen wie umgebende Melanomzellen, Fibroblasten und Endothelzellen zu interagieren und beeinflusst somit die Tumorzelladhäsion, -invasion, -migration und -genexpression (Hsu et al. 2002).

Die Herunterregulation von E-Cadherin während der Melanomentwicklung scheint durch den autokrinen Wachstumsfaktor HGF (»hepatocyte growth factor«) vermittelt zu werden (Li et al. 2001). Im Gegensatz zu Melanozyten exprimieren Melanomzellen HGF. Der HGF-Rezeptor c-Met wird hingegen von allen melanozytären Zellen exprimiert. In Melanomzellen induziert der autokrine Wachstumsfaktor HGF sowohl die konstitutive Aktivierung des MAPK-Signalweges als auch des PI3K (»phosphatidylinositol-3 kinase«)-AKT-Signalweges. Beide Signalwege scheinen daher in der Herunterregulation von E-Cadherin involviert zu sein.

Für die Regulierung der Expression von **Proteasen** verwenden nicht alle Melanomzelllinien die gleichen Signaltransduktionswege. Manche Melanomzellen regulieren die Expression von MMP-1 (»matrix metalloproteinase-1«) sowohl über ERK als auch über die p38 MAP-Kinase, während andere Melanomzellen die MMP-1-Expression nur über ERK regulieren (Benbow et al. 1905). Die Behandlung von Melanomzellen mit den MEK-Inhibitoren U0126 und PD98059 beeinträchtigte die Invasion in Matrigel (Ge et al. 2002), reduzierte die Expression von uPA (»urokinase plasminogen activator«) und MMP-9 (»matrix metalloproteinase-9«) und reduzierte die Transkription des MMP-1-Promotors (Tower et al. 2002). Weiterhin kann die Behandlung von Melanomzellen mit dem MEK-Inhibitor U0126 die Matrigelinvasion sowie die Expression und Aktivität von MMP-2 inhibieren (Bedogni et al. 2004).

Eine Herunterregulation von ^{V599E}B-RAF mittels siRNA beeinträchtigte die Invasion von Melanomzellen in Matrigel, eine verminderte MMP-2-Aktivität sowie eine reduzierte Expression von β1-Integrin, d. h. ^{V599E}B-RAF scheint eine bedeutende Rolle bei der Melanominvasion zu spielen (Sumimoto et al. 2004). In Übereinstimmung hiermit zeigten Huntington et al., dass in vier getesteten Melanomzelllinien ERK konstitutiv aktiv war und die konstitutive Expression von MMP-1 induzierte (Huntington et al. 2004). Die Blockade der MEK/ERK-Aktivität inhibierte nicht nur die Proliferation, sondern auch den Kollagenabbau. Somit fördert die konstitutive Aktivierung von ERK nicht nur die Proliferation der Melanomzellen, sondern auch die Ausbildung eines invasiven Phänotyps. Dahingegen hatte die Inhibition von MEK keinen Effekt auf die Invasion von MeWo-Melanomzellen. Stattdessen wurde die Invasionskompetenz von MeWo-Melanomzellen durch die Aktivierung der p38 MAP-Kinase gefördert (Denkert et al. 1905).

2.3 Der PI3K-AKT-Signalweg beim Melanom

PI3Ks (»phosphatidylinositol-3 kinases«) sind Lipidkinasen. Lipidkinasen können die 3'-OH-Gruppe des Inositolrings von Inositolphospholipiden phosphorylieren. PI3Ks der Klasse I sind Heterodimere, die aus einer katalytischen Untereinheit (p110) und einer Adapteruntereinheit (p85) bestehen. PI3Ks der Subklasse IA werden durch Rezeptortyrosinkinasen (RTKs), PI3Ks der Subklasse IB durch G-Protein-gekoppelte Rezeptoren aktiviert. Das Substrat der PI3Ks der Klasse I ist PIP2 (»phosphatidylinositol-4,5-biphosphate«). Die Aktivierung der RTKs führt zur Autophosphorylierung von Tyrosinresten. Daraufhin transloziert PI3K zur Zellmembran und bindet über eine oder zwei SH2-Domänen ihrer Adapteruntereinheit an Phosphortyrosinkonsensusreste der RTKs. Dies führt zur allosterischen Aktivierung der katalytischen Untereinheit. Die Aktivierung der katalytischen Untereinheit führt zur Produktion von PIP3 (»phosphatidylinositol-3,4,5-triphosphate«).

PTEN (»phosphatase and tensin homologue deleted from chromosome 10«) ist eine PIP3-Phosphatase und ein Inhibitor des PI3K-AKT-Signalweges. PIP3 rekrutiert Signalproteine mit PH (»pleckstrin homology«) – Domänen zur Zellmembran. Mehrere Proteine haben PH-Domänen, einschließlich AKT, auch PKB (»protein kinase B«) genannt, und die Serin/Threonin-Kinase PDK1 (»3'-phosphoinositide-dependent kinase 1«; Fresno et al. 2004; ◘ Abb. 2.2).

Die AKT/PKB-Familie umfasst drei Isoformen, AKT1, AKT2 und AKT3, mit einer Aminosäurehomologie bis zu 80%, obwohl AKT1, AKT2 und AKT3 von verschiedenen Genen produziert werden. Die N-terminale Region enthält eine PH-Domäne mit ca. 100 Aminosäuren. Die Kinasedomäne ist ähnlich den Kinasedomänen der Proteinkinase A und Proteinkinase C und enthält eine regulatorische Phosphorylierungsstelle (T308 in AKT1). Die C-terminale Region enthält eine zweite regulatorische Phosphorylierungsstelle (S473 in AKT1). Die Phosphorylierung von T308 und S473 ist für die maximale Aktivierung von AKT erforderlich. PIP3 interagiert mit der PH-Domäne von AKT. Diese Interaktion führt wahrscheinlich zu Konformationsänderungen in AKT, wodurch die beiden Hauptphosphorylierungsstellen exponiert werden. PDK1, von der angenommen wird, dass sie konstitutiv aktiv ist, phosphoryliert AKT bei T308. Die Phosphorylierung von T308 stabilisiert die Aktivierungsschleife in einer aktiven Konformation und ist Voraussetzung für die Aktivierung der Kinase. Die Phosphorilierung von S473 ist für die volle Aktivierung der Kinase erforderlich.

Die verantwortliche AKT S473-Kinase/PDK2 wurde bisher nicht identifiziert. Aktiviertes AKT transloziert in den Nukleus, in dem viele Substrate lokalisiert sind. AKT aktiviert und inhibiert zahlreiche Zielmoleküle, die das Überleben und die Proliferation der Zelle fördern (Fresno et al. 2004).

Überexpression oder Aktivierung von AKT wurde in zahlreichen humanen malignen Tumoren beschrieben (Nicholson u. Anderson 2002). So wurde auch in den meisten Melanomzelllinien und Melanomproben verschiedener Progressionsstadien konstitutiv aktiviertes AKT gefunden (Li et al. 2003; Dhawan et al. 2002). Vor kurzem zeigten Dai et al. (2005), dass die erhöhte Expression von aktivem

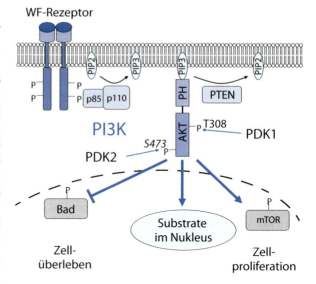

◘ Abb. 2.2. Schematische Darstellung des PI3K-AKT (AKT)-Signaltransduktionsweges (Stahl et al. 2004). Ein extrazellulärer Faktor wie z. B. ein Wachstumsfaktor interagiert mit seiner Rezeptortyrosinkinase (RTK). Die Interaktion führt zur Autophosphorylierung der Tyrosinreste. PI3K (»phosphatidylinositol-3 kinase«), bestehend aus der Adapteruntereinheit p85 und der katalytischen Untereinheit p110, transloziert zur Zellmembran und bindet über seine Adapteruntereinheit an Phosphotyrosine der RTK. Dies führt zur allosterischen Aktivierung der katalytischen Untereinheit, die zur Produktion von PIP3 führt. PIP3 rekrutiert Signalproteine wie AKT zur Zellmembran. PTEN ist eine PIP3-Phosphatase und inhibiert den PI3K-AKT-Signalweg. Die Interaktion von PIP3 mit AKT induziert wahrscheinlich Konformationsänderungen von AKT, wodurch die beiden essenziellen Phosphorylierungsstellen T308 und S473 exponiert werden. Aktiviertes AKT transloziert in den Nukleus und vermittelt die Aktivierung und Inhibition verschiedener Substrate, die Zellüberleben, -wachstum und -proliferation regulieren

AKT mit der Melanomprogression und verkürzter Überlebenszeit von Melanompatienten assoziiert ist.

PTEN (»phosphatase and tensin homologue deleted from chromosome 10«) dephosphoryliert PIP3 und fungiert als negativer Regulator der PI3K-vermittelten Signaltransduktion. Aktivitätsverlust von PTEN führt zur permanenten Aktivierung des PI3K-AKT-Signalweges. PTEN liegt häufig mutiert in fortgeschrittenen Stadien verschiedener humaner Malignome vor (Simpson u. Parsons 2001). Es wurde berichtet, dass in 30–60% sporadischer Melanome der Verlust von Tumorsuppressorgenen auf Chromosom 10 zur Tumorentwicklung beiträgt (Bastian et al. 1998).

Neue experimentelle Daten sprechen dafür, dass PTEN eines der Gene auf Chromosom 10 ist, deren Verlust eine bedeutende Rolle bei der Melanomentwicklung spielt (Stahl et al. 2003). Weiter berichteten Stahl et al., dass in 43–60% der sporadischen Melanome eine selektive Aktivierung von **AKT3** vorliegt. Die selektive Aktivierung von AKT3 resultiert aus einer verminderten PTEN-Aktivität aufgrund eines Verlustes oder einer Haploinsuffizienz des PTEN-Gens und einer erhöhten AKT3-Expression aufgrund vermehrter Kopien des AKT3-Gens (Stahl et al. 2004).

Eine permanente Aktivierung des PI3K-AKT-Signalweges wird auch in Tumorzellen gefunden, die konstitutiv aktives **RAS** exprimieren (Rodriguez-Viciana et al. 1997; Kauffmann-Zeh et al. 1997).

Die ligandabhängige Aktivierung von Tyrosinkinaserezeptoren, G-Protein-gekoppelten Rezeptoren oder Adhäsionsmolekülen (z. B. Integrine) führt zur Aktivierung von PI3K. Da bei vielen humanen Malignomen Zelloberflächenrezeptoren permanent aktiv oder überexprimiert sind, sind auch ihre Signaltransduktionswege aktiv. Beim Melanom induziert der autokrine Wachstumsfaktor **HGF** (»hepatocyte growth factor«) eine konstitutive Aktivierung sowohl des MAPK- als auch des PI3K-AKT-Signalweges und führt zur Herunterregulation des Adhäsionsmoleküls E-Cadherin. Der Verlust von E-Cadherin geht mit einem Kontrollverlust der Keratinozyten über die Melanomzellen einher und begünstigt die Dissemination der Melanomzellen (Li et ak. 2001).

Eine experimentelle Untersuchung von Gralles et al. legt eine autokrine Schleife zwischen **VEGF**$_{165}$ (»vascular endothelial growth factor$_{165}$«) und seinem Rezeptor VEGFR-2 nahe, die über den MAPK- und den PI3K-Signalweg Überleben und Wachstum der Melanomzellen fördert (Graells et al. 2004). Ebenso fördert der Wachstumsfaktor **IGF-1** (»insulin-like growth factor-1«), der von Fibroblasten im umgebenden Tumorstruma produziert wird, über den MAPK- und den AKT-Signalweg das Überleben, das Wachstum und die Migration radial wachsender Melanomzellen (Satyamoorthy et al. 2001).

Zahlreiche In-vitro- und In-vivo-Studien haben die bedeutende Rolle der Adhäsionsmoleküle **N-Cadherin, MelCAM und αvβ3-Integrin** bei der Progression des Melanoms belegt (Hsu et al. 1998, 2000, 2002; Li et al. 2001, 2003; Satyamoorthy et al. 2001; Sturm et al. 2002). Neue experimentelle Ergebnisse zeigen, dass die Adhäsionsmoleküle N-Cadherin und MelCAM den AKT-Signalweg aktivieren (Li et al. 2001, 2003) und dass das Adhäsionsmolekül αvβ3-Integrin sowohl den AKT- als auch den MAPK-Signalweg aktiviert (Testa u. Bellacosa 2001).

AKT aktiviert zahlreiche antiapoptotische Signalwege (Testa u. Bellacosa 2001). AKT phosphoryliert und aktiviert den Transkriptionsfaktor **CREB** (»cyclic AMP response element-binding protein«) sowie die IκB-Kinase, die den Transkriptionsfaktor **NF-κB** (»nuclear factor-κB«) aktiviert. Sowohl CREB als auch NF-κB regulieren die Expression von antiapoptotischen Genen. Weiterhin inaktiviert AKT durch Phosphorylierung die proapoptotischen Faktoren **Bad** und **Procaspase-9** sowie die Familie der Forkhead-Transkriptionsfaktoren, die die Expression proapoptotischer Faktoren (z. B. Fas-Ligand) induziert. Außerdem vermittelt AKT Resistenz gegenüber **TRAIL** (»TNF-related apoptosis-inducing ligand«)/APO-2L-induzierter Apoptose (Kandasamy u. Srivastava 2002; Wang et al. 2002; Yuan u. Whang 2002).

Die GTPase **RhoB** gilt als ein Suppressor maligner Transformation sowie als Suppressor von invasivem Tumorwachstum und Metastasierung. Eine kürzlich publizierte Studie identifizierte die Herunterregulation von RhoB als einen Mechanismus, mit dessen Hilfe der RAS-PI3K-AKT-Signalweg das Überleben von Tumorzellen vermittelt (Jiang et al. 2004). Adenovirale Expression einer kinasenegativen AKT-Mutante trieb selektiv Tumorzellen in Apoptose und supprimierte das Tumorwachstum in Mäusen (Jetzt et al. 2003).

Mehrere Studien belegen, dass beim Melanom der PI3K-AKT-Signalweg eine bedeutende Rolle bei der Vermittlung von Apoptoseresistenz spielt (Krasilnikov et al. 2003; Murakami et al. 2003; Stewart et al. 2002). So inhibierte der adenovirale Transfer von PTEN in Melanomzellen die Phosphorylierung von AKT und führte zur Induktion tumorspezifischer Apoptose sowie zur Wachstumshemmung (Stewart et al. 2002). Dhawan et al. bestätigten, dass AKT in humanen Melanomen konstitutiv aktiviert ist, und belegten, dass AKT über die Aktivierung

2.3 · Der PI3K-AKT-Signalweg beim Melanom

von **NF-κB** (p50/65) das Überleben von Melanomzellen fördert (Dhawan et al. 2002).

Eine vor kurzem publizierte Studie zeigte, dass der P3K-AKT-Signalweg humane Melanozyten vor TRAIL-induzierter Apoptose schützt (Larribere et al. 2004). **TRAIL** induzierte Apoptose in humanen Melanozyten. Der Melanozytenwachstumsfaktor SCF (»stem cell factor«), der sowohl den PI3K-AKT- als auch den MAPK-Signalweg aktiviert, schützte die Melanozyten vor TRAIL-induzierter Apoptose. Inhibition von PI3K oder AKT hob komplett den antiapoptotischen Effekt von SCF auf, während Inhibition von ERK nur einen mäßigen Effekt hatte. Weiterhin hemmte die anhaltende Aktivierung des PI3K-AKT-Signalweges durch forcierte Expression einer aktivierten katalytischen Untereinheit der PI3K die TRAIL-induzierte Apoptose in Melanozyten. Hingegen beeinträchtigte die anhaltende Aktivierung von ERK durch Expression eines aktiven B-RAF-Konstrukts nicht die TRAIL-induzierte Apoptose von Melanozyten.

> ❗ Diese Beobachtungen verdeutlichen die Schlüsselrolle des PI3K-AKT-Signalweges für das Überleben von Melanozyten, wodurch Wachstum und maligne Transformation von Melanozyten begünstigt werden.

Es konnte experimentell gezeigt werden, dass die **N-Cadherin**-vermittelte Aktivierung von AKT das Überleben von Melanomzellen fördert (Li et al. 2001). N-Cadherin-vermittelte Zelladhäsion aktivierte AKT und inaktivierte somit das proapoptotische Protein Bad und stabilisierte das antiapoptotische Protein β-Catenin. Die Unterbindung von N-Cadherin-vermittelter interzellulärer Interaktion durch N-Cadherin-spezifische Antikörper erhöhte die Anzahl apoptotischer Zellen. Vor kurzem zeigte eine experimentelle Studie, dass das Adhäsionsmolekül **MelCAM** und der PI3K-AKT-Signalweg reziprok reguliert werden (Li et al. 2003). Diese Studie demonstrierte, dass in Melanomzellen
- der PI3K-AKT-Signalweg konstitutiv aktiviert ist,
- die Aktivierung des PI3K-AKT-Signalweges die Expression des Adhäsionsmoleküls MelCAM hochreguliert,
- die Expression des Adhäsionsmoleküls MelCAM den PI3K-AKT-Signalweg aktiviert und somit das proapoptotische Protein Bad inaktiviert und das Überleben der Zellen fördert.

Weiterhin führte die Herunterregulation von MelCAM in einer Melanommetastasenzelllinie zu einer erhöhten Apoptoserate in humanen Hautrekonstrukten sowie zur Suppression des Tumorwachstums in Mäusen (Satyamoorthy et al. 2001; Mills et al. 2002).

> ❗ Diese Ergebnisse sprechen dafür, dass das Adhäsionsmolekül MelCAM den AKT-Signalweg aktiviert, das proapoptotische Protein Bad inhibiert und somit ein bedeutender Überlebensfaktor für Melanomzellen ist.

AKT moduliert die Funktion einer Reihe von Substraten, die in die Regulation des Zellzyklus und Zellwachstums involviert sind (Fresno et al. 2004). Ein Schlüsselmechanismus, über den AKT die Aktivität seiner spezifischen Substrate moduliert, ist die Regulation ihrer zytoplasmatischen oder nukleären Lokalisation durch Phosphorylierung. So hemmt AKT **GSK3** (»glycogen synthase kinase-3«). Die Hemmung der katalytischen Aktivität von GSK3 verhindert die Phosphorylierung des zytoplasmatischen Signalmoleküls β-Catenin und inhibiert dessen Degradierung. β-Catenin transloziert in den Nukleus, bindet an verschiedene Transkriptionsfaktoren und induziert die Expression einer Reihe von Genen wie Cyclin D1, das den Zellzyklus vorantreibt.

Die Inhibition der GSK3-Aktivität durch AKT führt auch zu einer verminderten Phosphorylierung von Cyclin D1 und stabilisiert es (Diehl et al. 1998). Weiterhin phosphoryliert AKT die CDK-Inhibitoren **p21** und **p27**, hält diese im Zytoplasma zurück und hemmt ihre antiproliferativen Effekte (Zhou et al. 2001; Liang et al. 2002). AKT phosphoryliert auch **Mdm2**, das in den Nukleus transloziert. Die Folge ist eine Inhibition p53-regulierter Prozesse (Sherr u. Weber 2000). Außerdem stimuliert AKT Zellwachstum durch Phosphorylierung des Tumorsuppressors **TSC2** (»tuberous sclerosis complex 2«) und Hemmung der Bildung des TSC1: TSC2-Komplexes. Der TSC1: TSC2-Komplex inhibiert die S6K1 (»p70 ribosomal protein S6 kinase 1«), einen Aktivator der Translation, und aktiviert 4E-BP1 (»eukaryotic initiation factor 4E binding protein 1«), einen Inhibitor der Translation. Diese Funktionen des TSC1: TSC2-Komplexes werden über die Inhibition von mTOR (»mammalian target of rapamycin«) vermittelt (Tee et al. 2002; Potter et al. 2002; Inoki et al. 2002; Manning et al. 2002).

Die Blockade des AKT-Signalweges durch Infektion von Tumorzellen mit Adenoviren, die eine kinasenegative Mutante von AKT exprimieren, führte in vitro zur Proliferationshemmung und in vivo zur Inhibition des Tumorwachstums (Jetzt et al. 2003).

AKT trägt zur Invasionskompetenz von Tumorzellen bei, indem es die Sekretion von Matrixmetalloproteinasen stimuliert und Anoikis inhibiert (Fresno et al. 2004). Anoikis ist eine Form der Apotose, die durch Adhäsionsverlust oder Adhäsion an ungeeignete extrazelluläre Matrix ausgelöst wird. Die Behandlung von Melanomzellen mit dem PI3K-Inhibitor Ly294002 inhibierte die Invasion dieser Zellen in vitro und in vivo. Die reduzierte Invasionskompetenz korrelierte mit der verminderten Expression und Aktivität von MMP-2 (Bedogni et al. 2004).

Vor kurzem wurde die Herunterregulation der GTPase RhoB, eines Tumorsuppressors, als ein Mechanismus beschrieben, über den der RAS-PI3K-AKT-Signaltransduktionsweg Überleben, Invasion und Metastasierung von Tumorzellen fördert (Jiang et al.2004). Jiang et al. demonstrierten, dass RAS die Expression von RhoB über den PI3K-AKT-Signalweg, jedoch nicht über den MAPK-Signalweg herunterreguliert. Inhibition des PI3K-AKT-Signalweges führte zur Hochregulation der RhoB-Expression. Ektopische RhoB-Expression inhibierte RAS-, PI3K- und AKT-induzierte Tumorzellmigration und -invasion, induzierte Apoptose und Anoikis und inhibierte die Entwicklung pulmonaler Metastasen in Mäusen.

PI3K-Blockade durch Überexpression von PTEN in Melanommetastasenzellen inhibierte die Migration von Melanomzellen und erhöhte die Expression des Adhäsionsmoleküls E-Cadherin (Stewart et al. 2002). Diese Beobachtungen lassen vermuten, dass der PI3K-AKT-Signalweg in die Regulation der cadherinvermittelten Zelladhäsion und -migration involviert ist. Übereinstimmend mit diesen Beobachtungen berichteten Li et al. (2001), dass in Melanomzellen der autokrine Wachstumsfaktor HGF (»hepatocyte growth factor«) sowohl den PI3K-AKT- als auch den MAPK-Signalweg konstitutiv aktiviert und die Expression von E-Cadherin herunterreguliert. Die Herunterregulation von E-Cadherin während der Melanomentwicklung geht einher mit einer Hochregulation von N-Cadherin. Li et al. zeigten, dass die N-Cadherin-vermittelten interzellulären Interaktionen den PI3K-AKT-Signalweg aktivieren und das Überleben der Melanomzellen sowie die Migration der Melanomzellen über dermale Fibroblasten fördern (Li et al. 2001).

> Diese Ergebnisse legen nahe, dass die Umschaltung des Cadherinsubtyps von E- nach N-Cadherin während der Melanomentwicklung nicht nur die melanozytären Zellen der Keratinozytenkontrolle entzieht, sondern den Melanomzellen auch wachstums- und metastasierungsfördernde Eigenschaften verleiht.

Das Adhäsionsmolekül MelCAM und der PI3K-AKT-Signalweg werden reziprok reguliert (Karasarides et al. 2004). MelCAM wird in der Regel nicht in benignen melanozytären Tumoren exprimiert (Holzmann et al. 1987). Hingegen wird MelCAM stark in Melanomen exprimiert, wobei die Expressionslevel mit Tumordicke und Metastasierungspotenzial korrelieren (Xie et al. 1997). MelCAM-transfizierte Melanomzellen weisen eine erhöhte MMP-2-Aktivität auf (Shih et al. 1997). MelCAM-negative, geringgradig tumorigene Melanomzellen wurden nach Transfektion mit MelCAM hochgradig tumorigen und metastasierten (Satyamoorthy et al. 2001; Mills et al. 2002; Xie et al. 1997). Die Inhibition von MelCAM in einer hochmalignen Melanommetastasenzelllinie reduzierte das invasive Tumorwachstum in humanen Hautrekonstrukten und Mäusen.

> Die bisherigen Forschungsergebnisse sprechen dafür, dass das Adhäsionsmolekül MelCAM eine multifunktionale Rolle bei der Melanominvasion und -metastasierung spielt.

2.4 Der β-Cateninsignalweg beim Melanom

β-Catenin kann mit verschiedenen Proteinen interagieren und liegt in der Zelle in zwei zellulären Pools vor, die unterschiedliche Funktionen erfüllen. Während ein Proteinkomplex in der E- und auch N-Cadherin-vermittelten Zelladhäsion involviert ist, mediiert der andere Komplex die transkriptionelle Aktivierung von Zielgenen über den Wnt-Signalweg (Morin 1999). Die Bindung von β-Catenin an E-Cadherin erfolgt an der zytoplasmatischen Region von E-Cadherin und verbindet über α-Catenin den zytoplasmatischen Zelladhäsionskomplex mit dem Aktinzytoskelett (Ozawa et al. 1990). Dieser Proteinkomplex spielt daher eine wichtige Rolle in der Zell-Zell-Adhäsion. Der zweite Proteinkomplex übt eine Signaltransduktionsfunktion aus und wird u. a. über die löslichen Wnt-Proteine, die an die Frizzled-Membranrezeptoren binden, aktiviert (Morin 1990; McCrea et al. 1991; ◘ Abb. 2.3).

Ob es eine Verbindung zwischen der Funktion von β-Catenin im Zelladhäsionskomplex einerseits und beim β-Cateninsignalweg andererseits gibt, ist nicht geklärt. Die strukturelle und funktionelle Integrität des Cadherin-Catenin-Komplexes wird über Phosphorylierung reguliert (Lilien et al. 2002). Allgemein führt eine Aktivierung

2.4 · Der β-Cateninsignalweg beim Melanom

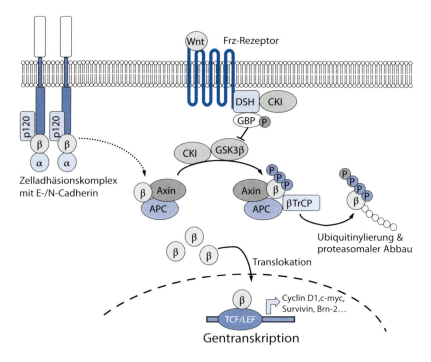

Abb. 2.3. Der Wnt-/β-Cateninsignalweg und seine mögliche Verbindung zum zytoplasmatischen Zelladhäsionskomplex mit E-Cadherin. B-Catenin hat zwei wesentliche Funktionen. Zum einen ist es für die Integrität des die Zell-Zell-Adhäsion vermittelnden zytoplasmatischen Zelladhäsionskomplexes mitverantwortlich. Zum anderen hat es zusammen mit TCF/LEF die Funktion eines Kotranskriptionsfaktors. Um transkribierend aktiv werden zu können, muss zytoplasmatisches β-Catenin stabilisiert werden, da es sonst über den β-Catenindegradierungskomplex abgebaut wird. Dies geschieht entweder über ein Wnt-Signal oder durch Mutationen im Degradierungskomplex beteiligte Proteine (*α* α-Catenin; *β* β-Catenin)

von Tyrosinkinasen zu einem Verlust an cadherinabhängiger Zell-Zell-Adhäsion und einem Anstieg an zytoplasmatischem β-Catenin. Ein Beispiel hierfür ist die Rezeptortyrosinkinase **c-Met**, die nach Aktivierung durch ihre Liganden HGF (»hepatocyte growth factor«) und SF (»scatter factor«) zu einer Herunterregulation von **E-Cadherin** führt (Li et al. 2001).

Ebenso konnte ein Anstieg des zytoplasmatischen β-Catenin-Levels bei dem während der Melanomprogression stattfindenden Cadherinwechsel von E-Cadherin zu N-Cadherin festgestellt werden. Dabei scheint aber β-Catenin offenbar keine wesentliche Rolle in der E-Cadherin-vermittelten Zell-Zell-Adhäsion zwischen Melanomzellen und Keratinozyten zu spielen (Li et al. 2004). Daher scheint die Rolle von β-Catenin in der Signaltransduktion gegenüber der Rolle in der Zelladhäsion in der Melanomentstehung und Progression zu dominieren (Morin 1999).

Eine entscheidende Rolle von β-Catenin im Signaltransduktionskomplex konnte auch in Keratinozyten nachgewiesen werden, da nach Überexpression von β-Catenin die Zellproliferation ansteigt und dies unabhängig von der interzellulären Adhäsion ist (Zhu u. Watt 1996, 1999).

Zentraler Punkt im Wnt-/β-Cateninsignalweg ist ein **Multiprotein-β-Catenin-Abbaukomplex** (Abb. 2.3). Dieser besteht aus Axin, Glykogensynthasekinase 3 (GSK-3β), APC (»adenomatous polyposis coli«), Caseinkinase I (CKI, Isoformen α/ε) und β-Catenin. Dieser Abbaukomplex ist ohne vorhandenes Wnt-Signal dafür verantwortlich, dass zytoplasmatisches β-Catenin dem proteasomalen Abbauweg zugeführt wird und keine Signalweiterleitung in den Zellkern erfolgt. Dabei ist die Phosporylierung der Aminosäurereste Ser 33, 37, 45 und Thr 41 durch die Kinasen CKI und GSK3 essenziell. Phosphoryliertes β-Catenin wird anschließend von der E3-Ubiquitinligase β-TrCP erkannt, die wiederum die Ubiquitinylierung initiiert, welche β-Catenin für den Abbau im 26S-Proteasom markiert (Nelson u. Nusse 2004; Willert u. Nusse 1998).

In Anwesenheit eines Wnt-Signals wird der proteasomale Abbau von β-Catenin verhindert: Aktiviertes Dishellved (Dsh) inhibiert über das GSK-3-bindende Protein GBP die Phosphorylierung von β-Catenin durch GSK-3β, indem die GSK-3-Assoziation mit Axin verhindert wird. Dadurch wird zytoplasmatisches, nicht phosphoryliertes β-Catenin stabilisiert, akkumuliert im Zytoplasma und wandert in den Zellkern. Nach der Translokation in den Zellkern bindet β-Catenin an Mitglieder der **TCF (»T-cell** factor«)/ LEF (»lymphoid enhancer factor«)-Familie, von denen beim Menschen vier bekannt sind, und bildet dadurch einen dreiteiligen Transkriptionsfaktorkomplex. TCF/LEF besitzt eine DNA-Bindungsdomäne, β-Catenin steuert die Transaktivierungselemente bei (Nelson u. Nusse 2004; Willert u. Nusse 1998). TCF/LEF-Transkriptionsfaktoren allein können die Transkription nicht aktivieren, sondern wirken entweder durch direkte Bindung an die Promotoren der Zielgene oder über Bindung an andere Proteine wie Groucho als transkriptionelle Repressoren.

Es ist unklar, wie die nukleäre Translokation von β-Catenin reguliert wird. β-Catenin enthält keine Signalsequenz für die Kernlokalisation und wandert wahrscheinlich über die Assoziation mit TCF bereits im Zytoplasma in den Zellkern. Es konnte aber auch kürzlich gezeigt werden, dass ein aktiver Transport von β-Catenin in den Zellkern über einen Importin-β-abhängigen Mechanismus stattfindet (Morin 1999; Fagotto et al. 1998).

β-Catenin-Proteinstabilität wird über eine Reihe von Faktoren bzw. Interaktion mit anderen Proteinen reguliert. β-Catenin-interagierende Proteine sind z. B. Brg-1, CBP und Pin1, die die Aktivität positiv beeinflussen, und ICAT, die es negativ beeinflusst. Erst kürzlich wurden weitere Interaktionspartner in 293 Zellen identifiziert, darunter das 14-3-3ζ-Protein. 14-3-3ζ verstärkt die β-Catenin-abhängige Transkription durch die Stabilisierung von β-Catenin im Zytoplasma. Daneben ermöglicht 14-3-3ζ die Aktivierung von β-Catenin durch AKT. AKT phosphoryliert β-Catenin, das zur 14-3-3ζ-Bindung und somit zur Stabilisierung von β-Catenin führt (Tian et al. 2004).

Der »hepatocyte growth factor«/«scatter factor« (HGF/SF) reguliert β-Cateninmengen hoch. Ebenso konnte gezeigt werden, dass AKT in den β-Cateninabbaukomplex rekrutiert wird und GSK3-β phosphoryliert und damit inaktiviert. Dies führt dazu, dass vermehrt freies β-Catenin vorliegt und damit der β-Cateninsignalweg aktiviert wird (Morin 1999). Daneben reguliert aber auch β-Catenin die Expression von AKT in kolorektalen Tumorzellen (Morin 1999; Dihlmann et al. 2005). Dies zeigt, das Wachstumsfaktoren, die den AKT-Signalweg stimulieren, ebenso den β-Cateninsignalweg aktivieren, einerseits über eine Stabilisierung von freiem β-Catenin und andererseits über ein positives Feedback über eine Steigerung der Transkription von AKT. Es gibt darüber hinaus Evidenz, dass die Menge und Aktivität an β-Catenin durch die Serin-Threonin-Phosphatase 2A reguliert wird (Morin 1999). Einige Studien zeigen weiterhin, dass die β-Cateninaktivität nicht nur über eine Serin/Threonin-Phosphorylierung reguliert wird, sondern auch durch eine Tyrosinphosphorylierung über einige Wachstumsfaktorrezeptoren (Dihlmann u. von Knebel 2005).

Der β-Catenin-TCF/LEF-Komplex steuert die Transkription einer Reihe von Genen. Eine komplette Liste der β-Cateninzielgene ist zu finden unter: www.stanford.edu/~rnusse/pathways/targets.html. Darunter befinden sich u. a. zellzyklusregulatorische Proteine wie das Protoonkogen c-Myc (He et al. 1998). Des Weiteren wird die Transkription von Cyclin D1 initiiert (Shtutman et al. 1999). Dadurch kann TCF/β-Catenin wahrscheinlich den Zellzyklus vorantreiben und über die c-Myc Expression, die p21 reprimiert, einen Zellzyklusarrest aufheben.

Darüber hinaus haben noch weitere Protoonkogene wie c-Jun und Frau-1 TCF-Erkennungsstellen, sodass β-Catenin auch auf diese Zielgene aktivierend wirken könnte. Weiterhin konnte durch Wnt-Signale beim Kolonkarzinom eine verstärkte Expression des proangiogenetischen Proteins VEGF (»vascular endothelial growth factor«; Zhang et al. 2001) und der Matrixmetalloproteasen Matrilysin, MMP7 und MMP26, die alle TCF-Bindungsstellen enthalten, gefunden werden (Brabletz et al. 1999; Crawford et al. 1999; Marchenko et al. 2002). Diese stellen wichtige Proteine für die Tumorinvasion dar. Außerdem enthält der Promotor des Nr-CAM-Gens mehrere TCF/LEF-Bindungstellen, und es konnte gezeigt werden, dass Nr-CAM in Kolon- und Melanomzelllinien durch eine Überexpression von β-Catenin induziert werden kann, was das Zellwachstum förderte und die Zellmotilität erhöhte (Zhang et al. 2002). Außerdem konnten der Transkriptionsfaktor ITF-2 (Immunglobulintranskriptionsfaktor-2; Kolligs et al. 2002), der in verschiedenen Tumoren hochreguliert ist, sowie das Multidrug-resistance 1-Gen (Yamada et al. 2000) neben weiteren als Zielgene für β-Catenin identifiziert werden. Daneben reguliert β-Catenin ebenso die Expression von AKT in kolorektalen Tumorzellen (Dihlmann et al. 2005).

Ein weiteres Zielgen von β-Catenin ist der Transkriptionsfaktor Brn-2 dessen Expression zusätzlich noch über BRAF, einen zentralen Spieler des MAPK-Signalwegs, induziert wird (Goodall et al. 2004). Beide Signalwege agieren in einer kooperativen Weise, indem sie zusammen die Expression von Brn-2 deutlich mehr steigern als jede Signalkomponente allein. Dies zeigt, dass hier zwei Signalwege, die beide bei der Induktion und auch der

Progression von Melanomen beteiligt sind, einen Verknüpfungspunkt aufweisen.

Darüber hinaus scheint das **Slug**-Gen ein Ziel für den TCF-β-Catenin-Komplex zu sein (Conacci-Sorrell et al. 2003) und der Promotor von **E-Cadherin** durch den Komplex reprimiert zu werden (Jamora et al. 2003). Die Zinkfingerproteine der Slug/Snail-Familie sind Repressoren des E-Cadheringens (Nelson u. Nusse 2004). Die Expression resultiert in einer verminderten Adhäsion und erhöhten Zellmigration sowie in einer Anhäufung von β-Catenin. Erst kürzlich konnte gezeigt werden, dass das Adhäsionsmolekül **L1** und der Transkriptionsfaktor **MITF** durch den β-Cateninsignalweg reguliert werden (Gavert et al. 2005; Widlund et al. 2002).

In Melanomzelllinien wurden **Mutationen** im Exon 3 des β-Cateningens (CTNNB1) sowie verändertes APC gefunden (Rubinfeld et al. 1997). Es zeigte sich aber, dass diese Mutationen in den meisten Melanomzelllinien und auch in Primärtumoren eher selten vorkommen (Omholt et al. 2001; Pollock u. Hayward 2002; Reifenberger et al. 2002). Trotzdem zeigten immunhistologische Expressionsanalysen, dass zytoplasmatisches und nukleäres β-Catenin in Melanomen häufig (etwa zu 30%) hochreguliert ist (Rimm et al. 1999), was die Signifikanz dieses Signalwegs beim Melanom widerspiegelt. Sanders et al. (1999) fanden häufig eine hohe Expression von β-Catenin in dysplastischen Nävi und metastatischen Melanomen. Eine **Hochregulation von β-Catenin** dürfte folglich eine andere Ursache als Mutationen des APC-Gens oder von β-Catenin haben. In einigen Arbeiten wurde aber auch eine Herunterregulation von β-Catenin in Melanomen beobachtet, und eine hohe β-Cateninexpression wird mit einer guten Prognose in Verbindung gebracht (Osborne 2002; Kielhorn et al. 2003).

β-Catenin reguliert die Transkription einer Reihe von Onkogenen, darunter MITF, L1, Brn2 (s. oben). Widlund et al. (2002) konnten zeigen, dass der Melanozytendifferenzierungsfaktor **MITF** (mikrophtalmieassoziierter Transkriptionsfaktor) in Melanozyten und auch in Melanomen exprimiert wird und durch β-Catenin reguliert wird. Die β-Catenin-regulierte MITF Expression zeigte einen positiven Einfluss auf das Wachstum und das Überleben der Zellen.

Brn-2 ist ein Transkriptionsfaktor, der auf Melanozyten und Melanomzellen proliferierend und überlebensfördernd wirkt. Brn-2 wird in Melanozyten und in weitaus stärkerem Ausmaß in Melanomzellen exprimiert (Eisen et al. 1995). Brn-2 ist damit ein kritischer Faktor im Melanomwachstum und Überleben. Brn-2-Expression wird sowohl über den MAP-Kinase- als auch über den β-Cateninsignalweg reguliert, wobei hier eine synergistische Wirkung erzielt wird (Goodall et al. 2004). Brn-2 kann mit verschiedenen Proteinen dimerisieren, u. a. mit Sox10 und Pax3 (Smit et al. 2000).

Erst kürzlich konnte gezeigt werden, dass der Transkriptionsfaktor **Pax3** zusammen mit **Sox10** die Expression von MITF aktiviert, aber gleichzeitig die Transkription von weiteren Zielgenen, die im Pigmentstoffwechsel eine Rolle spielen, unterdrückt. Damit werden Melanozytenvorläuferzellen in einem undifferenzierten Zustand gehalten. Eine Aktivierung des β-Cateninsignalwegs dagegen löst diesen Differenzierungsblock und führt dazu, dass β-Cateninzielgene aktiviert werden (Lang et al. 2005). Pax3 scheint aber nicht essenziell für die Melanomentstehung bzw. Progression zu sein, da nicht alle Melanomzellen Pax3-positiv sind (Scholl et al. 2001).

Überexpression von β-Catenin in Keratinozyten von Mäusen oder dominant negatives LEF-1 in der Epidermis von transgenen Mäusen führt zu Hauttumoren, insbesondere Haarfollikeltumoren (Niemann et al. 2002, 2003). Bislang gab es aber kein Tiermodell, das die Effekte einer Überexpression von β-Catenin in Melanozyten untersucht hat.

> ❗ Es bleibt festzuhalten, dass die Mechanismen, die zur Aktivierung des β-Cateninsignalwegs im Melanom führen, noch nicht entschlüsselt wurden. Dabei scheint der β-Cateninsignalweg wichtig zu sein für den Erhalt von Stammzellcharakteristika, einschließlich Langlebigkeit. Aktivierung von β-Catenin scheint zu einer Inhibition der Differenzierung und zur Tumorprogression zu führen. Die Entwicklung von Inhibitoren, die den β-Cateninsignalweg blockieren, ist daher eine wichtige Strategie in der Krebsbehandlung.

Es konnte bereits gezeigt werden, dass verschiedene Inhibitoren effektiv in der Tumortherapie sind (Goodall et al. 2004). Interessant sind dabei Inhibitoren, die spezifisch aktives β-Catenin inhibieren, d. h. β-Catenin/TCF-vermittelte Transkription verhindern. Dazu gehören kleine molekulare Antagonisten (Emami et al. 2004; Lepourcelet et al. 2004) sowie RNA-Aptamere (Park et al. 2005; Park et al. 2005). Die Verwendung dieser erst kürzlich publizierten Inhibitoren ermöglicht es, den Einfluss des β-Cateninsignalwegs auf die Proliferation, Invasion und Metastasierung von Tumorzellen zu untersuchen.

2.5 Schlussfolgerungen und Zukunftsperspektiven

> **Fazit**
>
> Die RAS-RAF-MEK-ERK (MAPK)-, PI3K-AKT (AKT)- und β-Cateninsignaltransduktionswege modulieren die Funktion zahlreicher Substrate, die Zellüberleben, -proliferation, und -invasion regulieren. Beim malignen Melanom sind alle drei Signaltransduktionswege über multiple Mechanismen konstitutiv aktiviert und üben Schlüsselfunktionen bei der Melanomentwicklung und -progression aus. Interessanterweise aktiviert eine Reihe von Molekülen, wie z. B. die Adhäsionsmoleküle E-/N-Cadherin, MelCAM und αvβ3-Integrin, deren essenzielle Rolle bei der Melanomentwicklung und -progression bekannt ist, diese Signalwege und/oder wird durch dieselben reguliert.
> Zusammengefasst sprechen die bisherigen Forschungsergebnisse dafür, dass beim malignen Melanom eine effektive Therapiestrategie alle drei Signalwege berücksichtigen muss.

Diese Hypothese wird durch die kürzlich berichtete Beobachtung unterstützt, dass BAY 43-9006, ein potenter RAF-Kinaseinhibitor, nicht potent genug ist, um als Monotherapie einen ausreichenden Effekt zu erzielen. Karasarides et al. (2004) zeigten, dass BAY 43-9006 sowohl in vitro als auch in vivo den RAF-Signalweg inhibiert und eine deutliche Wachstumsverzögerung humaner Melanomxenotransplantate in Mäusen bewirkt. Jedoch führte der RAF-Kinaseinhibitor BAY 43-9006 keine komplette Heilung herbei. Weiterhin zeigte eine Phase-II-Studie, dass der RAF-Kinaseinhibitor BAY 43-9006 als Monotherapie bei Patienten mit metastasiertem Melanom versagt (Ahmad et al. 2004). Interessanterweise demonstrierte die Zwischenauswertung einer Phase-I/II-Studie mit BAY 43-9006 in Kombination mit Carboplatin und Paclitaxel, dass diese Kombinationstherapie beim metastasierten Melanom wirksam ist und ein günstiges Sicherheitsprofil besitzt (Flaherty et al. 2004).

Die biologischen Eigenschaften von Tumorzellen werden als das Resultat der Aktivierung mehrerer Gene angesehen. Dennoch gibt es möglicherweise Schlüsselmoleküle, die Vulnerabilitätspunkte von Tumorzellen und somit Zielstrukturen für kurative Therapien darstellen.

> Trotz der komplexen genetischen und epigenetischen Veränderungen maligner Tumorzellen berechtigen neue Forschungsergebnisse zu der Hoffung, dass die gezielte Ausschaltung eines oder möglicherweise mehrerer kritischer Moleküle ausreichend sein kann, um signifikante klinische Effekte zu erzielen.

So bewirkte die Behandlung von Patienten mit CML (»chronic myelogenous leukemia«) oder GIST (»gastrointestinal stromal tumor«) mit Imatinib, einem kleinmolekularen Inhibitor der ABL- und KIT-Tyrosinkinasen, dramatische Remissionen mit minimaler Toxizität (Druker et al. 2001; Demetri et al. 2002). Die therapeutischen Effekte bei CML und GIST sind hochmotivierend und lassen hoffen, dass auch bei anderen malignen Tumoren essenzielle Signalwege existieren. Die bisherigen Forschungsergebnisse legen nahe, dass beim Melanom die MAPK-, AKT- und β-Cateninsignaltransduktionswege therapeutische Zielstrukturen analog zu ABL und KIT bieten.

Literatur

Ahmad T, Marais R, Pyle L et al. (2004) BAY 43-9006 in patients with advanced melanoma: The Royal Marsden Experience

Arbiser JL (2003) Activation of B-raf in non-malignant nevi predicts a novel tumor suppressor gene in melanoma (MAP kinase phosphatase). J Invest Dermatol 121: xiv

Bastian BC, LeBoit PE, Hamm H, Brocker EB, Pinkel D (1998) Chromosomal gains and losses in primary cutaneous melanomas detected by comparative genomic hybridization. Cancer Res 58: 2170–2175

Bedogni B, O'Neill MS, Welford SM et al. (2004) Topical treatment with inhibitors of the phosphatidylinositol 3′-kinase/Akt and Raf/mitogen-activated protein kinase kinase/extracellular signal-regulated kinase pathways reduces melanoma development in severe combined immunodeficient mice. Cancer Res 64: 2552–2560

Benbow U, Tower GB, Wyatt CA, Buttice G, Brinckerhoff CE (1905) High levels of MMP-1 expression in the absence of the 2G single nucleotide polymorphism is mediated by p38 and ERK1/2 mitogen-activated protein kinases in VMM5 melanoma cells. J Cell Biochem 86: 307–319

Brabletz T, Jung A, Dag S, Hlubek F, Kirchner T (1999) β-Catenin regulates the expression of the matrix metalloproteinase-7 in human colorectal cancer. Am J Pathol 155: 1033–1038

Carr J, MacKie RM (1994) Point mutations in the N-ras oncogene in malignant melanoma and congenital naevi. Br J Dermatol 131: 72–77

Cohen C, Zavala-Pompa A, Sequeira JH et al. (2002) Mitogen-actived protein kinase activation is an early event in melanoma progression. Clin Cancer Res 8: 3728–3733

Conacci-Sorrell M, Simcha I, Ben-Yedidia T et al. (2003) Autoregulation of E-cadherin expression by cadherin-cadherin interactions: the roles of β-Catenin signaling, Slug, and MAPK. J Cell Biol 163: 847–857

Conacci-Sorrell ME, Ben-Yedidia T, Shtutman M et al. (2002) Nr-CAM is a target gene of the β-Catenin/LEF-1 pathway in melanoma and colon cancer and its expression enhances motility and confers tumorigenesis. Genes Dev 16: 2058–2072

Crawford HC, Fingleton BM, L.A. et al. (1999) The metalloproteinase matrilysin is a target of β-Catenin transactivation in intestinal tumors. Oncogene 18: 2883–2891

Dai DL, Martinka M, Li G (2005) Prognostic significance of activated Akt expression in melanoma: a clinicopathologic study of 292 cases. J Clin Oncol 23: 1473–1482

Davies H, Bignell GR, Cox C et al. (2002) Mutations of the BRAF gene in human cancer. Nature J 417: 949–954

Demetri GD, von Mehren M, Blanke CD et al. (2002) Efficacy and safety of imatinib mesylate in advanced gastrointestinal stromal tumors. N Engl J Med 347: 472–480

Denkert C, Siegert A, Leclere A, Turzynski A, Hauptmann S (1905) An inhibitor of stress-activated MAP-kinases reduces invasion and MMP-2 expression of malignant melanoma cells. Clin Exp Metastasis 19: 79–85

Dhawan P, Singh AB, Ellis DL, Richmond A (2002) Constitutive activation of Akt/protein kinase B in melanoma leads to up-regulation of nuclear factor-kappaB and tumor progression. Cancer Res 62: 7335–7342

Diehl JA, Cheng M, Roussel MF, Sherr CJ (1998) Glycogen synthase kinase-3beta regulates cyclin D1 proteolysis and subcellular localization. Genes Dev 12: 3499–3511

Dihlmann S, Kloor M, Fallsehr C, von Knebel DM (2005) Regulation of AKT1 expression by β-Catenin/Tcf/Lef signaling in colorectal cancer cells. Carcinogenesis 26: 1503–1512

Dihlmann S, von Knebel DM (2005) Wnt/β-Catenin-pathway as a molecular target for future anti-cancer therapeutics. Int J Cancer 113: 515–524

Druker BJ, Sawyers CL, Kantarjian H et al. (2001) Activity of a specific inhibitor of the BCR-ABL tyrosine kinase in the blast crisis of chronic myeloid leukemia and acute lymphoblastic leukemia with the Philadelphia chromosome. N Engl J Med 344: 1038–1042

Edwards RH, Ward MR, Wu H et al. (2004) Absence of BRAF mutations in UV-protected mucosal melanomas. J Med Genet 41: 270–272

Eisen T, Easty DJ, Bennett DC, Goding CR (1995) The POU domain transcription factor Brn-2: elevated expression in malignant melanoma and regulation of melanocyte-specific gene expression. Oncogene 11: 2157–2164

Eisenmann KM, VanBrocklin MW, Staffend NA, Kitchen SM, Koo HM (2003) Mitogen-activated protein kinase pathway-dependent tumor-specific survival signaling in melanoma cells through inactivation of the proapoptotic protein bad. Cancer Res 63: 8330–8337

Emami KH, Nguyen C, Ma H et al. (2004) A small molecule inhibitor of β-Catenin/CREB-binding protein transcription [corrected]. Proc Natl Acad Sci USA 101: 12682–12687

Fagotto F, Gluck U, Gumbiner BM (1998) Nuclear localization signal-independent and importin/karyopherin-independent nuclear import of β-Catenin. Curr Biol 8: 181–190

Flaherty KT, Brose M, Schuchter L et al. (2004) Phase I/II trial of BAY 43-9006, carboplatin (C) and paclitaxel (P) demonstrates preliminary antitumor activity in the expansion cohort of patients with metastatic melanoma. [Abstr]. J Clin Oncol 22: 7507

Fresno VJ, Casado E, de Castro J et al. (2004) PI3K/Akt signalling pathway and cancer. Cancer Treat Rev 30: 193–204

Gavert N, Conacci-Sorrell M, Gast D et al. (2005) L1, a novel target of β-Catenin signaling, transforms cells and is expressed at the invasive front of colon cancers. J Cell Biol 168: 633–642

Ge X, Fu YM, Meadows GG (2002) U0126, a mitogen-activated protein kinase kinase inhibitor, inhibits the invasion of human A375 melanoma cells. Cancer Lett 179: 133–140

Goodall J, Martinozzi S, Dexter TJ et al. (2004) Brn-2 expression controls melanoma proliferation and is directly regulated by β-Catenin. Mol Cell Biol 24: 2915–2922

Goodall J, Wellbrock C, Dexter TJ et al. (2004) The Brn-2 transcription factor links activated BRAF to melanoma proliferation. Mol Cell Biol 24: 2923–2931

Goodall J, Wellbrock C, Dexter TJ et al. (2004) The Brn-2 transcription factor links activated BRAF to melanoma proliferation. Mol Cell Biol 24: 2923–2931

Graells J, Vinyals A, Figueras A et al. (2004) Overproduction of VEGF concomitantly expressed with its receptors promotes growth and survival of melanoma cells through MAPK and PI3K signaling. J Invest Dermatol 123: 1151–1161

He TC, Sparks AB, Rago C et al. (1998) Identification of c-MYC as a target of the APC pathway. Science 281: 1509–1512

Herlyn M, Shih IM (1994) Interactions of melanocytes and melanoma cells with the microenvironment. Pigment Cell Res 7 7: 81–88

Herlyn M, Thurin J, Balaban G et al. (1985) Characteristics of cultured human melanocytes isolated from different stages of tumor progression. Cancer Res 45: 5670–5676

Hilger RA, Scheulen ME, Strumberg D (2002) The Ras-Raf-MEK-ERK pathway in the treatment of cancer. Onkologie 25: 511–518

Hingorani SR, Jacobetz MA, Robertson GP, Herlyn M, Tuveson DA (2003) Suppression of BRAF(V599E) in human melanoma abrogates transformation. Cancer Res 63: 5198–5202

Hofmann UB, Westphal JR, Van Kraats AA, Ruiter DJ, Van Muijen GN (2000) Expression of integrin alpha(v)beta(3) correlates with activation of membrane-type matrix metalloproteinase-1 (MT1-MMP) and matrix metalloproteinase-2 (MMP-2) in human melanoma cells in vitro and in vivo. Int J Cancer 87: 12–19

Holzmann B, Brocker EB, Lehmann JM et al. (1987) Tumor progression in human malignant melanoma: five stages defined by their antigenic phenotypes. Int J Cancer 39: 466–471

Hsu MY, Wheelock MJ, Johnson KR, Herlyn M (1996) Shifts in cadherin profiles between human normal melanocytes and melanomas. J Invest Dermatol Symp Proc 1: 188–194

Hsu MY, Shih DT, Meier FE et al. (1998) Adenoviral gene transfer of beta3 integrin subunit induces conversion from radial to vertical growth phase in primary human melanoma. Am J Pathol 153: 1435–1442

Hsu MY, Meier FE, Nesbit M et al. (2000) E-cadherin expression in melanoma cells restores keratinocyte-mediated growth control and down-regulates expression of invasion-related adhesion receptors. Am J Pathol 156: 1515–1525

Hsu MY, Meier F, Herlyn M (2002) Melanoma development and progression: a conspiracy between tumor and host. Differentiation 70: 522–536

Huntington JT, Shields JM, Der CJ et al. (2004) Overexpression of collagenase 1 (MMP-1) is mediated by the ERK pathway in invasive melanoma cells: role of BRAF mutation and fibroblast growth factor signaling. J Biol Chem 279: 33168–33176

Inoki K, Li Y, Zhu T, Wu J, Guan KL. (2002) TSC2 is phosphorylated and inhibited by Akt and suppresses mTOR signalling. Nat Cell Biol 4: 648–657

Jamora C, DasGupta R, Kocieniewski P, Fuchs E (2003) Links between signal transduction, transcription and adhesion in epithelial bud development. Nature (London) 422: 317–322

Jetzt A, Howe JA, Horn MT et al. (2003) Adenoviral-mediated expression of a kinase-dead mutant of Akt induces apoptosis selectively in tumor cells and suppresses tumor growth in mice. Cancer Res 63: 6697–6706

Jiang K, Sun J, Cheng J et al. (2004) Akt mediates Ras downregulation of RhoB, a suppressor of transformation, invasion, and metastasis. Mol Cell Biol 24: 5565–5576

Kandasamy K, Srivastava RK (2002) Role of the phosphatidylinositol 3′-kinase/PTEN/Akt kinase pathway in tumor necrosis factor-related apoptosis-inducing ligand-induced apoptosis in non-small cell lung cancer cells. Cancer Res 62: 4929–4937

Kanter-Lewensohn L, Dricu A, Wang M et al. (1998) Expression of the insulin-like growth factor–1 receptor and its anti-apoptotic effect in malignant melanoma: a potential therapeutic target. Melanoma Res 8: 389–397

Karasarides M, Chiloeches A, Hayward R et al. (2004) B-RAF is a therapeutic target in melanoma. Oncogene 23: 6292–6298

Kauffmann-Zeh A, Rodriguez-Viciana P, Ulrich E et al. (1997) Suppression of c-Myc-induced apoptosis by Ras signalling through PI(3)K and PKB. Nature (London) 385: 544–548

Kielhorn E, Provost E, Olsen D et al. (2003) Tissue microarray-based analysis shows phospho-β-Catenin expression in malignant melanoma is associated with poor outcome. Int J Cancer 103: 652–656

King R, Weilbaecher KN, McGill G et al. (1999) Microphthalmia transcription factor. A sensitive and specific melanocyte marker for MelanomaDiagnosis. Am J Pathol 155: 731–738

Kinkl N, Sahel J, Hicks D (2001) Alternate FGF2-ERK1/2 signaling pathways in retinal photoreceptor and glial cells in vitro. J Biol Chem 276: 43871–43878

Kolligs FT, Nieman MT, Winer I et al. (2002) ITF-2, a downstream target of the Wnt/TCF pathway, is activated in human cancers with β-Catenin defects and promotes neoplastic transformation. Cancer Cell 1: 145–155

Kortylewski M, Heinrich PC, Kauffmann ME et al. (2001) Mitogen-activated protein kinases control p27/Kip1 expression and growth of human melanoma cells. Biochem J 357: 297–303

Krasilnikov M, Ivanov VN, Dong J, Ronai Z (2003) ERK and PI3K negatively regulate STAT-transcriptional activities in human melanoma cells: implications towards sensitization to apoptosis. Oncogene 22: 4092–4101

Lang D, Lu MM, Huang L et al. (2005) Pax3 functions at a nodal point in melanocyte stem cell differentiation. Nature (London) 433: 884–887

Larribere L, Khaled M, Tartare-Deckert S et al. (2004) PI3K mediates protection against TRAIL-induced apoptosis in primary human melanocytes. Cell Death Differ 11: 1084–1091

Lee SK, Park MW, Yang EG, Yu J, Jeong S (2005) An RNA aptamer that binds to the β-Catenin interaction domain of TCF–1 protein. Biochem Biophys Res Commun 327: 294–299

Lepourcelet M, Chen YN, France DS et al. (2004) Small-molecule antagonists of the oncogenic Tcf/β-Catenin protein complex. Cancer Cell 5: 91–102

Li G, Fukunaga M, Herlyn M (2004) Reversal of melanocytic malignancy by keratinocytes is an E-cadherin-mediated process overriding β-Catenin signaling. Exp Cell Res 297: 142–151

Li G, Kalabis J, Xu X et al. (2003) Reciprocal regulation of MelCAM and AKT in human melanoma. Oncogene 22: 6891–6899

Li G, Satyamoorthy K, Herlyn M (2001) N-cadherin-mediated intercellular interactions promote survival and migration of melanoma cells. Cancer Res 61: 3819–3825

Li G, Schaider H, Satyamoorthy K et al. (2001) Downregulation of E-cadherin and Desmoglein 1 by autocrine hepatocyte growth factor during melanoma development. Oncogene 20: 8125–8135

Liang J, Zubovitz J, Petrocelli T et al. (2002) PKB/Akt phosphorylates p27, impairs nuclear import of p27 and opposes p27-mediated G1 arrest. Nat Med 8: 1153–1160

Lilien J, Balsamo J, Arregui C, Xu G (2002) Turn-off, drop-out: functional state switching of cadherins. Dev Dyn 224: 18–29

Maldonado JL, Fridlyand J, Patel H et al. (2003) Determinants of BRAF mutations in primary melanomas. J Natl Cancer Inst 95: 1878–1890

Maldonado JL, Timmerman L, Fridlyand J, Bastian BC (2004) Mechanisms of cell-cycle arrest in Spitz nevi with constitutive activation of the MAP-kinase pathway. Am J Pathol 164: 1783–1787

Manning BD, Tee AR, Logsdon MN, Blenis J, Cantley LC (2002) Identification of the tuberous sclerosis complex–2 tumor suppressor gene product tuberin as a target of the phosphoinositide 3-kinase/akt pathway. Mol Cell 10: 151–162

Marchenko GN, Marchenko ND, Leng J, Strongin AY (2002) Promoter characterization of the novel human matrix metalloproteinase–26 gene: regulation by the T-cell factor–4 implies specific expression of the gene in cancer cells of epithelial origin. Biochem J 363: 253–262

McCrea PD, Turck CW, Gumbiner B (1991) A homolog of the armadillo protein in Drosophila (plakoglobin) associated with E-cadherin. Science 254: 1359–1361

McGill GG, Horstmann M, Widlund HR et al. (2002) Bcl2 regulation by the melanocyte master regulator Mitf modulates lineage survival and melanoma cell viability. Cell 109: 707–718

Meier, F, Schittek B, Busch S, Garbe C, Smalley K, Satyamoorthy, K, Li, G, and Herlyn M (2005) The RAS/RAF/MEK/ERK and PI3K/AKT signalling pathways present molecular targets for the effective treatment of advanced melanoma. Front Biosci 10: 2986–3001.

Mills L, Tellez C, Baker L et al. (2002) Fully human anti-MUC18 inhibits tumor growth and metastasis of human melanoma [abstract]. Proc Am Assoc Cancer Res 5269

Morin PJ (1999) β-Catenin signaling and cancer. Bioessays 21: 1021–1030

Murakami T, Cardones AR, Finkelstein SE et al. (2003) Immune evasion by murine melanoma mediated through CC chemokine receptor-10. J Exp Med 198: 1337–1347

Nelson WJ, Nusse R (2004) Convergence of Wnt, β-Catenin, and cadherin pathways. Science 303: 1483–1487

Nicholson KM, Anderson NG (2002) The protein kinase B/Akt signalling pathway in human malignancy. Cell Signal 14: 381–395

Niemann C, Owens DM, Hulsken J, Birchmeier W, Watt FM (2002) Expression of DeltaNLef1 in mouse epidermis results in differentiation of hair follicles into squamous epidermal cysts and formation of skin tumours. Development 129: 95–109

Niemann C, Unden AB, Lyle S et al. (2003) Indian hedgehog and β-Catenin signaling: role in the sebaceous lineage of normal and neoplastic mammalian epidermis. Proc Natl Acad Sci USA 100 Suppl 1: 11873–11880

Omholt K, Platz A, Ringborg U, Hansson J. (2001) Cytoplasmic and nuclear accumulation of β-Catenin is rarely caused by CTNNB1 exon 3 mutations in cutaneous malignant melanoma. Int J Cancer 92: 839–842

Osborne JE (2002) Loss of β-Catenin expression is associated with disease progression in malignant melanoma. Br J Dermatol 146: 1104

Ozawa M, Ringwald M, Kemler R (1990) Uvomorulin-catenin complex formation is regulated by a specific domain in the cytoplasmic region of the cell adhesion molecule. Proc Natl Acad Sci USA 87: 4246–4250

Pages G, Lenormand P, L'Allemain G et al. (1993) Mitogen-activated protein kinases p42mapk and p44mapk are required for fibroblast proliferation. Proc Natl Acad Sci USA 90: 8319–8323

Park MW, Choi KH, Jeong S (2005) Inhibition of the DNA binding by the TCF-1 binding RNA aptamer. Biochem Biophys Res Commun 330: 11–17

Petitclerc E, Stromblad S, von Schalscha TL et al. (1999) Integrin alpha(v)beta3 promotes M21 melanoma growth in human skin by regulating tumor cell survival. Cancer Res 59: 2724–2730

Pollock PM, Harper UL, Hansen KS et al. (2003) High frequency of BRAF mutations in nevi. Nat Genet 33: 19–20

Pollock PM, Hayward N (2002) Mutations in exon 3 of the β-Catenin gene are rare in melanoma cell lines. Melanoma Res 12: 183–186

Potter CJ, Pedraza LG, Xu T (2002) Akt regulates growth by directly phosphorylating Tsc2. Nat Cell Biol 4: 658–665

Reifenberger J, Knobbe CB, Wolter M et al. (2002) Molecular genetic analysis of malignant melanomas for aberrations of the WNT signaling pathway genes CTNNB1, APC, ICAT and BTRC. Int J Cancer 100: 549–556

Rimm DL, Caca K, Hu G, Harrison FB, Fearon ER (1999) Frequent nuclear/cytoplasmic localization of β-Catenin without exon 3 mutations in malignant melanoma. Am J Pathol 154: 325–329

Rodeck U, Becker D, Herlyn M (1991) Basic fibroblast growth factor in human melanoma. Cancer Cells 3: 308–311

Rodriguez-Viciana P, Warne PH, Khwaja A et al. (1997) Role of phosphoinositide 3-OH kinase in cell transformation and control of the actin cytoskeleton by Ras. Cell 89: 457–467

Rubinfeld B, Robbins P, El-Gamil M et al. (1997) Stabilization of β-Catenin by genetic defects in melanoma cell lines. Science 275: 1790–1792

Sanders DS, Blessing K, Hassan GA et al. (1999) Alterations in cadherin and catenin expression during the biological progression of melanocytic tumours. Mol Pathol 52: 151–157

Satyamoorthy K, Li G, Gerrero MR et al. (2003) Constitutive mitogen-activated protein kinase activation in melanoma is mediated by both BRAF mutations and autocrine growth factor stimulation. Cancer Res 63: 756–759

Satyamoorthy K, Li G, Vaidya B, Patel D, Herlyn M (2001) Insulin-like growth factor-1 induces survival and growth of biologically early melanoma cells through both the mitogen-activated protein kinase and β-Catenin pathways. Cancer Res 61: 7318–7324

Satyamoorthy K, Muyrers J, Meier F, Patel D, and erlyn M (2001) Mel-CAM-specific genetic suppresor elements inhibit melanoma growth and invasion through loss of gap junctional communication. Oncogene 20: 4676–4684.

Scholl FA, Kamarashev J, Murmann OV et al. (2001) PAX3 is expressed in human melanomas and contributes to tumor cell survival. Cancer Res 61: 823–826

Schuierer MM, Bataille F, Hagan S, Kolch W, Bosserhoff AK (2004) Reduction in Raf kinase inhibitor protein expression is associated with increased Ras-extracellular signal-regulated kinase signaling in melanoma cell lines. Cancer Res 64: 5186–5192

Sherr CJ, Weber JD (2000). The ARF/p53 pathway. Curr Opin Genet Dev 10: 94–99

Shih IM, Speicher D, Hsu MY, Levine E, Herlyn M (1997) Melanoma cell-cell interactions are mediated through heterophilic Mel-CAM/ligand adhesion. Cancer Res 57: 3835–3840

Shtutman M, Zhurinsky J, Simcha I et al. (1999) The cyclin D1 gene is a target of the β-Catenin/LEF–1 pathway. Proc Natl Acad Sci USA 96: 5522–5527

Simpson L, Parsons R (2001) PTEN: life as a tumor suppressor. Exp Cell Res 264: 29–41

Smalley K, Eisen T (2000) The involvement of p38 mitogen-activated protein kinase in the alpha-melanocyte stimulating hormone (alpha-MSH)-induced melanogenic and anti-proliferative effects in B16 murine melanoma cells. FEBS Lett 476: 198–202

Smalley KS (2003) A pivotal role for ERK in the oncogenic behaviour of malignant melanoma? Int J Cancer 104: 527–532

Smalley KS, Eisen TG (2002) Differentiation of human melanoma cells through p38 MAP kinase is associated with decreased retinoblastoma protein phosphorylation and cell cycle arrest. Melanoma Res 12: 187–192

Smit DJ, Smith AG, Parsons PG, Muscat GE, Sturm RA (2000). Domains of Brn-2 that mediate homodimerization and interaction with general and melanocytic transcription factors. Eur.J.Biochem. 267: 6413–6422

Stahl JM, Cheung M, Sharma A et al. (2003) Loss of PTEN promotes tumor development in malignant melanoma. Cancer Res 63: 2881–2890

Stahl JM, Sharma A, Cheung M et al. (2004) Deregulated Akt3 activity promotes development of malignant melanoma. Cancer Res 64: 7002–7010

Stewart AL, Mhashilkar AM, Yang XH et al. (2002) PI3 kinase blockade by Ad-PTEN inhibits invasion and induces apoptosis in RGP and metastatic melanoma cells. Mol Med 8: 451–461

Stupack DG, Cheresh DA (2002) Get a ligand, get a life: integrins, signaling and cell survival. J Cell Sci115: 3729–3738

Sturm RA, Satyamoorthy K, Meier F et al. (2002) Osteonectin/SPARC induction by ectopic beta (3) integrin in human radial growth phase primary melanoma cells. Cancer Res J 62: 226–232

Sumimoto H, Miyagishi M, Miyoshi H et al. (2004) Inhibition of growth and invasive ability of melanoma by inactivation of mutated BRAF with lentivirus-mediated RNA interference. Oncogene 23: 6031–6039

Tanami H, Imoto I, Hirasawa A et al. (2004) Involvement of overexpressed wild-type BRAF in the growth of malignant melanoma cell lines. Oncogene 23: 8796–8804

Tee AR, Fingar DC, Manning BD et al. (2002) Tuberous sclerosis complex-1 and -2 gene products function together to inhibit mammalian target of rapamycin (mTOR)-mediated downstream signaling. Proc Natl Acad Sci USA 99: 13571–13576

Testa JR, Bellacosa A (2001) AKT plays a central role in tumorigenesis. Proc Natl Acad Sci USA 98: 10983–10985

Tian Q, Feetham MC, Tao WA et al. (2004) Proteomic analysis identifies that 14–3–3zeta interacts with β-Catenin and facilitates its activation by Akt. Proc Natl Acad Sci USA 101: 15370–15375

Tower GB, Coon CC, Benbow U, Vincenti MP, Brinckerhoff CE (2002) Erk 1/2 differentially regulates the expression from the 1G/2G single nucleotide polymorphism in the MMP-1 promoter in melanoma cells. Biochim Biophys Acta 1586: 265–274

van Elsas A, Zerp S, van der Flier S et al. (1995) Analysis of N-ras mutations in human cutaneous melanoma: tumor heterogeneity detected by polymerase chain reaction/single-stranded conformation polymorphism analysis. Rec Results Cancer Res 139: 57–67

Wan PT, Garnett MJ, Roe SM et al. (2004) Mechanism of activation of the RAF-ERK signaling pathway by oncogenic mutations of B-RAF. Cell 116: 855–867

Wang Q, Wang X, Hernandez A et al. (2002) Regulation of TRAIL expression by the phosphatidylinositol 3-kinase/Akt/GSK-3 pathway in human colon cancer cells. J Biol Chem 277: 36602–36610

Welsh CF, Roovers K, Villanueva J et al. (2001) Timing of cyclin D1 expression within G1 phase is controlled by Rho. Nat Cell Biol 3: 950–957

Widlund HR, Horstmann MA, Price ER et al. (2002) B-Catenin-induced melanoma growth requires the downstream target Microphthalmia-associated transcription factor. J Cell Biol 158: 1079–1087

Willert K, Nusse R (1998) B-Catenin: a key mediator of Wnt signaling. Curr Opin Genet Dev 8: 95–102

Woods D, Cherwinski H, Venetsanakos E et al. (2001) Induction of beta3-integrin gene expression by sustained activation of the Ras-regulated Raf-MEK-extracellular signal-regulated kinase signaling pathway. Mol Cell Biol 21: 3192–3205

Xie S, Luca M, Huang S et al. (1997) Expression of MCAM/MUC18 by human melanoma cells leads to increased tumor growth and metastasis. Cancer Res 57: 2295–2303

Yamada T, Takaoka AS, Naishiro Y et al. (2000) Transactivation of the multidrug resistance 1 gene by T-cell factor 4/β-Catenin complex in early colorectal carcinogenesis. Cancer Res 60: 4761–4766

Yuan XJ, Whang YE (2002) PTEN sensitizes prostate cancer cells to death receptor-mediated and drug-induced apoptosis through a FADD-dependent pathway. Oncogene 21: 319–327

Zhang X, Gaspard JP, Chung DC (2001) Regulation of vascular endothelial growth factor by the Wnt and K-ras pathways in colonic neoplasia. Cancer Res 61: 6050–6054

Zhang XD, Borrow JM, Zhang XY, Nguyen T, Hersey P (2003) Activation of ERK1/2 protects melanoma cells from TRAIL-induced apoptosis by inhibiting Smac/DIABLO release from mitochondria. Oncogene 22: 2869–2881

Zhou BP, Liao Y, Xia W et al. (2001) HER-2/neu induces p53 ubiquitination via Akt-mediated MDM2 phosphorylation. Nat Cell Biol 3: 973–982

Zhu AJ, Watt FM (1996) Expression of a dominant negative cadherin mutant inhibits proliferation and stimulates terminal differentiation of human epidermal keratinocytes. J Cell Sci 109 (pt 13): 3013–3023

Zhu AJ, Watt FM (1999) β-Catenin signalling modulates proliferative potential of human epidermal keratinocytes independently of intercellular adhesion. Development 126: 2285–2298

Die Bedeutung der Apoptosekontrolle für das Melanom

Christoph Geilen und Jürgen Eberle

3.1 Einleitung – 32

3.2 Regulation der Apoptose – 32

3.3 Apoptoseregulation und Melanomzellen – 33

3.4 Zielstrukturen für neue Therapieansätze – 34

3.1 Einleitung

Die Apoptose als eine Form des Zelltodes wurde 1972 erstmals beschrieben.

> **Definition**
>
> Die Apoptose unterscheidet sich als ein aktiver und regulierter Prozess (»Selbstmordprogramm der Zelle«) prinzipiell von der Nekrose, dem »Unfalltod der Zelle«. Apoptose ist durch klare morphologische Veränderungen, wie Chromatinkondensation, Schrumpfung der Zelle sowie durch Bildung apoptotischer Körperchen (»apoptotic bodies«) gekennzeichnet und geht darüber hinaus mit einer Reihe von biochemischen Veränderungen einher, darunter charakteristischerweise der DNA-Fragmentierung.

Das zugrunde liegende genetische Programm beinhaltet eine Reihe von komplexen Abläufen, wie Aktivierung von Todesrezeptoren, zytosolischen Proteasen (Caspasen) sowie mitochondrialen Veränderungen. Aufgrund der Schlüsselfunktion apoptotischer Vorgänge für das Schicksal der Zelle unterliegen die Signalwege einer feinen und häufig mehrfach abgesicherten Regulation. Die Apoptose ist ein in der Evolution hoch konservierter Mechanismus mit grundlegender Bedeutung für die Embryonalentwicklung sowie die Gewebehomöostase (Reed 2000).

Eine gestörte Regulation der Apoptose kann daher maßgeblich zu verschiedenen Erkrankungen, so auch im Besonderen zur Krebsentstehung, beitragen. In den Tumorzellen ist das Gleichgewicht zwischen Proliferation und Apoptose entscheidend gestört, und daher gelingt es den Tumorzellen zu überleben, trotz vielfacher genetischer Veränderungen und zellulären Dysfunktionen. Grundlage hierfür sind Defekte in den pro- und antiapoptotisch wirkenden Signalwegen, deren Aufklärung nicht nur neue therapeutische Strategien ermöglichen wird, sondern auch Phänomene heutiger Therapieformen, wie die Chemotherapieresistenz, erklären kann (Fischer u. Schulze-Osthoff 2005).

3.2 Regulation der Apoptose

Die Apoptose kann sowohl über extrinsische wie auch über intrinsische Signalwege eingeleitet werden (Abb. 3.1). Charakteristisch für die extrinsische Induktion der Apoptose ist die Bindung von Todesliganden aus der TNF-Superfamilie an entsprechende Todesrezeptoren aus der TNF-Rezeptorsuperfamilie. Dieser Weg zur Induktion der Apoptose ist wichtiger Bestandteil der Immunantwort durch zytotoxische T-Lymphozyten (Russel u. Ley 2002). Auf der anderen Seite werden intrinsische, proapoptotische Signalwege durch zelluläre Schäden, insbesondere DNA-Schäden, ausgelöst. Hierbei kommt dem »Wächter des Genoms«, dem Tumorsuppressor und Transkriptionsfaktor p53 eine entscheidende Rolle zu (Hofseth et al. 2004). Beide Wege münden letztlich in eine gemeinsame Signalendstrecke ein und führen zu den charakteristischen, morphologischen und biochemischen Veränderungen der Zelle.

Auch für Melanomzellen wurden eine Reihe von Veränderungen in den pro- und antiapoptotischen Signalwegen beschrieben, deren pathogenetische Bedeutung es in der Zukunft noch weiter zu klären gilt (Hussein et al. 2003; Ivanov et al. 2003).

Aus der Familie der Todesrezeptoren wurden bisher die nachgeschalteten Signalwege des Rezeptors CD95 am besten untersucht (Peter u. Krammer 2003). Nach Bindung des Liganden (CD95L) kommt es zur Rezeptoroligomerisierung und zur Ausbildung eines Multiproteinkomplexes (»death-inducing signaling complex«; DISC). Die Rezeptoroligomerisierung erfolgt bevorzugt in spezifischen Membrandomänen (»lipid rafts«), die sich durch eine besondere Lipidzusammensetzung, u. a. durch angereichertes Ceramid, auszeichnen (Geilen et al. 2001; Gulbins u. Grassme 2002). Die Bildung des DISC führt schließlich zur Aktivierung der Initiationscaspase-8. Diese kann entweder Effektorcaspasen, wie die Caspase-3, direkt durch proteolytische Spaltung aktivieren, oder es erfolgt eine Verstärkung über den mitochondrialen Signalweg.

In die Regulation des mitochondrialen Signalweges ist die Proteinsuperfamilie der Bcl-2-Proteine maßgeblich involviert. In dieser Familie unterscheiden sich prinzipiell antiapoptotisch wirksame Bcl-2-Proteine wie Bcl-2 und Bcl-XL von proapoptotischen Proteinen wie Bax und Bak. Je nach Gleichgewichtslage zwischen pro- und antiapoptotischen Bcl-2-Proteinen kommt es zur Freisetzung einer Reihe von Faktoren aus dem Mitochondrium in das Zytosol. Eine zentrale Bedeutung kommt dabei der Freisetzung von Cytochrom C zu, welches zusammen mit dem Adapterprotein APAF-1 und der Initiatorcaspase-9 einen weiteren Multiproteinkomplex ausbildet, das Apoptosom. In diesem wird Caspase-9 aktiviert und zur proteolytischen Spaltung der Effektorcaspase-3 befähigt. Zu den Substraten (Todessubstrate) der Effektorcaspasen (Caspase-3, -6 und -7) gehören eine große Zahl an zellulä-

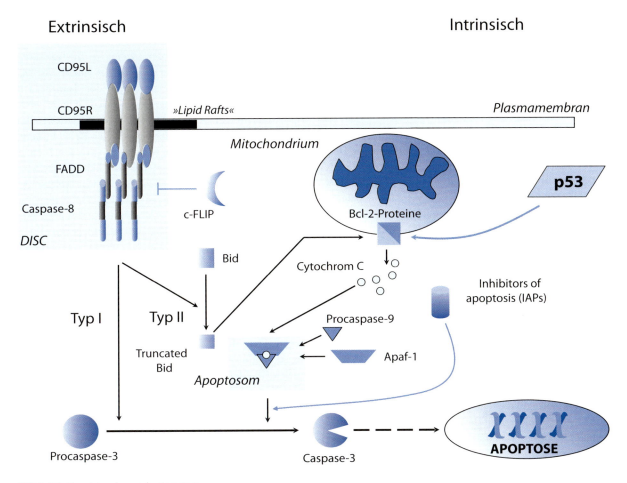

Abb. 3.1. Hauptsignalwege der Apoptose

ren Proteinen, darunter DNAsen, DNA-Reparaturenzyme und verschiedene Signalmoleküle (Fischer et al. 2003).

Welcher der beiden Hauptwege (direkte Caspasen-aktivierung vs. mitochondriale Amplifikation) vorrangig aktiviert wird, hängt vom jeweiligen Zelltyp ab. Für Melanomzellen konnte am Beispiel der CD95L-induzierten Apoptose, u. a. durch Überexpression von Bcl-2, die besondere Aktivität und Abhängigkeit vom mitochondrialen Signalweg demonstriert werden (Raisova et al. 2000, 2001).

3.3 Apoptoseregulation und Melanomzellen

In ihrer Bedeutung für die Tumorgenese wurde das CD95-Signalsystem durchaus kontrovers diskutiert. Dies betraf insbesondere die Frage der Expression des CD95-Liganden (CD95L) durch Melanomzellen, wodurch diese zu einem Tumor-Counterattack gegen tumorinfiltrierende Lymphozyten befähigt wären (Hahne et al. 1996; Chappel et al. 1999). Andererseits erwies sich die Überexpression von CD95L als eine effiziente Strategie zur Induktion von Apoptose in Melanomzellen sowohl in vitro als auch in Melanom-Mausmodellen (Eberle et al. 2003), und durch Tyrosinasepromotor-gesteuerte Expression des CD95L konnte eine selektive Apoptoseinduktion in Melanomzellen erzielt werden, wichtige Voraussetzung für eine mögliche gentherapeutische Weiterentwicklung dieses Systems (Fecker et al. 2005). Dies weist daraufhin, dass die erstmals für das Kolonkarzinom beschriebene, auf der Expression des CD95L basierende Hypothese des Tumor-Counterattacks (O'Connell et al. 1996) nicht generell für das Melanom übernommen werden kann.

Der zweite proapoptotische Hauptweg der Apoptose, der durch p53 vermittelte, intrinsische Signalweg, greift insbesondere auf der Ebene der Mitochondrien an. Induziert durch zytotoxischen Stress und DNA-Schäden werden zunächst verschiedene Kinasen aktiv (Alarcon-Vargas u. Ronai 2002). Die Phosphorylierung von p53 führt zu seiner Stabilisierung und somit zum Anschalten der p53-vermittelten Genexpression. Verschiedene nun exprimierte Proteine wie etwa der Zellzyklusinhibitor p21Cip/Waf führen in erster Konsequenz zu einem Anhalten des Zellzyklus, sodass Reparaturmechanismen greifen können. Bei irreparablen Schäden kommt es zur Transaktivierung proapoptotischer Faktoren, insbesondere aus der Familie der proapoptotischen Bcl-2-Proteine (Wu u. Deng 2002). Diese ihrerseits verstärken die Freisetzung proapoptotischer Faktoren aus den Mitochondrien und somit die Einleitung der Apoptose. Bei Inaktivierung des p53-Signalweges, so durch p53-Mutation, unterbleibt diese Kontrollfunktion, und die Mehrzahl der Tumorzellen überlebt trotz massiver zellulärer Störungen und DNA-Schäden. Als zusätzliche Konsequenz können sich nun auch weitere Mutationen fortsetzen und im wachsenden Tumor schneller verbreiten.

Im Gegensatz zu den meisten epithelialen Tumoren, wie auch beim Plattenepithelkarzinom und beim Basaliom, wo p53 häufig mutiert ist, zeigten sich inaktivierende p53-Mutationen beim Melanom mit <5% eher selten. Aber das im Kern von Melanomzellen akkumulierte p53 besitzt nur geringe transkriptionelle Aktivität, was auf eine posttranslationale, nicht über die p53-Stabilität wirkende Inaktivierung des p53-Proteins in Melanomzellen schließen lässt (Satyamoorthy et al. 2000).

Eine Blockierung könnte auch auf der Ebene des Adapterproteins Apaf-1 (»apoptotic protease-activating factor-1«) bestehen, das essenziell für den mitochondrialen Apoptoseweg ist. In immerhin 40% der untersuchten Melanomzelllinien fand sich ein LOH (»loss of heterozygosity«) für Apaf-1, und in vielen Zelllinien war darüber hinaus das verbliebene Allel durch DNA-Methylierung inaktiviert. Daraus resultierte für die betroffenen Melanomzelllinien eine fehlende oder stark verminderte Expression von Apaf-1 und somit die Inhibierung des mitochondrialen Apoptoseweges (Soengas et al. 2001; Dai et al. 2004; Baldi et al. 2004). Demgegenüber stehen allerdings andere Arbeiten, denen zufolge die Sensitivität von Melanomzellen gegenüber verschiedenen proapoptotischen Signalen relativ unabhängig von der APAF-1-Expression wäre (Zanon et al. 2004).

3.4 Zielstrukturen für neue Therapieansätze

Verschiedene Hauptwege der Apoptose, insbesondere auch bei Melanomzellen, laufen auf der Ebene der Mitochondrien zusammen. Damit fällt der Familie von pro- und antiapoptotischen Bcl-2-Proteinen eine wichtige Rolle in der Apoptosekontrolle in Melanomzellen zu. Das hohe Potenzial proapoptotischer Bcl-2-Proteine für Melanomzellen konnte sowohl in vitro als auch in Mausmodellen an den Beispielen von Bcl-xS und Nbk/Bik (»natural born killer«/»Bcl-2-interacting killer«) demonstriert werden (Hossini et al. 2003; Oppermann et al. 2005). Proapoptotische Bcl-2-Proteine könnten eine Basis für neue Therapieansätze, insbesondere auch beim Melanom, darstellen.

Ein komplementärer therapeutischer Ansatz basiert auf der systemischen Applikation von Antisense-Oligonukleotiden gegen Bcl-2 (Oblimersen), wodurch die Expression von Bcl-2 in den Tumorzellen vermindert wird. Bereits in mehreren Phase-I- bis Phase-III-Studien wird gegenwärtig das therapeutische Potenzial solcher Antisense-Oligonukleotide bei verschiedenen Neoplasien, so auch dem Melanom überprüft (Kim et al. 2004). Dabei werden die Antisense-Moleküle in Kombination mit Chemotherapien, also zur Chemosensitivierung, eingesetzt. Die Wirksamkeit dieses Vorgehens für Melanome konnte im Mausmodell demonstriert werden (Jansen et al. 1998), und eine Vorabveröffentlichung der ersten Ergebnisse einer Phase-III-Studie für die Kombination von DTIC und Bcl-2-Antisense bei Patienten mit Melanom wurden als vielversprechend eingeschätzt (Buchele 2003). Eine abschließende Auswertung ist jedoch noch abzuwarten, und insbesondere muss die zusätzliche immunstimulatorische Funktion von unmethylierten CpG-Motiven in den verwendeten Antisense-Oligonukleotiden berücksichtigt werden (Lai et al. 2003).

Die Aufklärung einer Vielzahl an einzelnen Schritten der Apoptoseregulation in Melanomzellen vervollständigt zunehmend das komplexe Netzwerk der betreffenden Signalwege. Zusätzlich mehren sich die Erkenntnisse über die Entwicklung von Resistenzen von Tumorzellen unter erhöhtem proapoptotischem Druck.

Das molekularmedizinische Verständnis dieser Vorgänge ist von großer Bedeutung insbesondere im Hinblick auf die Entwicklung neuer Diagnostik- und Therapieansätze sowie die Überwindung von Therapieresistenzen.

> **Fazit**
>
> Obwohl das Melanom nicht zu den großen Tumorentitäten zählt, stellt es aufgrund der breiten und fundierten klinischen und grundlagenwissenschaftlichen Datenlage einen Modelltumor dar, der immer mehr in den Fokus der modernen Therapieforschung kommt. Apoptosemodulierende Strategien sind hierbei von zentralem Interesse

Literatur

Alarcon-Vargas D, Ronai Z (2002) p53-Mdm2--the affair that never ends. Carcinogenesis 23: 541–547

Baldi A, Santini D, Russo P, Catricala C, Amantea A, Picardo M, Tatangelo F, Botti G, Dragonetti E, Murace R, Tonini G, Natali PG, Baldi F, Paggi MG (2004) Analysis of APAF-1 expression in human cutaneous melanoma progression. Exp Dermatol 13: 93–97

Buchele T (2003) Proapoptotic therapy with oblimersen (bcl-2 antisense oligonucleotide) – review of preclinical and clinical results. Onkologie 26 Suppl 7: 60–69

Chappell DB, Zaks TZ, Rosenberg SA, Restifo NP (1999) Human melanoma cells do not express Fas (Apo-1/CD95) ligand. Cancer Res 59: 59–62

Dai DL, Martinka M, Bush JA, Li G (2004) Reduced Apaf-1 expression in human cutaneous melanomas. Br J Cancer 91: 1089–1095

Eberle J, Fecker LF, Hossini AM, Wieder T, Daniel PT, Orfanos CE, Geilen CC (2003) CD95/Fas signaling in human melanoma cells: conditional expression of CD95L/FasL overcomes the intrinsic apoptosis resistance of malignant melanoma and inhibits growth and progression of human melanoma xenotransplants. Oncogene 22: 9131–9141

Fecker LF, Geilen CC, Hossini AM, Schwarz C, Fechner H, Bartlett DL, Orfanos CE, Eberle J (2005) Selective induction of apoptosis in melanoma cells by tyrosinase promoter-controlled CD95 ligand overexpression. J Invest Dermatol 124: 221–228

Fischer U, Janicke RU, Schulze-Osthoff K (2003) Many cuts to ruin: a comprehensive update of caspase substrates. Cell Death Differ 10: 76–100

Fischer U, Schulze-Osthoff K (2005) Apoptosis-based therapies and drug targets. Cell Death Differ 12 Suppl 1: 942–961

Geilen CC, Barz S, Bektas M (2001) Sphingolipid signaling in epidermal homeostasis. Current knowledge and new therapeutic approaches in dermatology. Skin Pharmacol Appl Skin Physiol 14: 261–271

Gulbins E, Grassme H (2002) Ceramide and cell death receptor clustering. Biochim Biophys Acta 1585: 139–145

Hahne M, Rimoldi D, Schroter M, Romero P, Schreier M, French LE, Schneider P, Bornand T, Fontana A, Lienard D, Cerottini J, Tschopp J (1996) Melanoma cell expression of Fas(Apo-1/CD95) ligand: implications for tumor immune escape. Science 274(5291):1363–1366

Hofseth LJ, Hussain SP, Harris CC (2004) p53: 25 years after its discovery. Trends Pharmacol Sci 25: 177–181

Hossini AM, Eberle J, Fecker LF, Orfanos CE, Geilen CC (2003) Conditional expression of exogenous Bcl-X(S) triggers apoptosis in human melanoma cells in vitro and delays growth of melanoma xenografts. FEBS Lett 553: 250–256

Hussein MR, Haemel AK, Wood GS (2003) Apoptosis and melanoma: molecular mechanisms. J Pathol 199: 275–288 (Review)

Ivanov VN, Bhoumik A, Ronai Z (2003) Death receptors and melanoma resistance to apoptosis. Oncogene 22: 3152–61. Review

Jansen B, Schlagbauer-Wadl H, Brown BD, Bryan RN, van Elsas A, Muller M, Wolff K, Eichler HG, Pehamberger H (1998) Bcl-2 antisense therapy chemosensitizes human melanoma in SCID mice. Nat Med 4: 232–234

Kim R, Emi M, Tanabe K, Toge T (2004) Therapeutic potential of antisense Bcl-2 as a chemosensitizer for cancer therapy. Cancer 101: 2491–2502

Lai JC, Benimetskaya L, Santella RM, Wang Q, Miller PS, Stein CA (2003) G3139 (oblimersen) may inhibit prostate cancer cell growth in a partially bis-CpG-dependent non-antisense manner. Mol Cancer Ther 2: 1031–1043

Liu T, Brouha B, Grossman D (2004) Rapid induction of mitochondrial events and caspase-independent apoptosis in Survivin-targeted melanoma cells. Oncogene 23: 39–48

Peter ME, Krammer PH (2003) The CD95(APO-1/Fas) DISC and beyond. Cell Death Differ 10: 26–35

O'Connell J, O'Sullivan GC, Collins JK, and Shanahan F (1996) The Fas counterattack: Fas-mediated T cell killing by colon cancer cells expressing Fas ligand. J Exp Med 184: 1075–1082

Oppermann M, Geilen CC, Fecker LF, Gillissen, B, Daniel PT, Eberle J (2005) Induction of apoptosis in human melanoma cells by the proapoptotic Bcl-2-related Protein Bik/Nbk. Arch Dermatol Res 296: 389

Raisova M, Bektas M, Wieder T, Daniel P, Eberle J, Orfanos CE, Geilen CC (2000) Resistance to CD95/Fas-induced and ceramide-mediated apoptosis of human melanoma cells is caused by a defective mitochondrial cytochrome c release. FEBS Lett 473: 27–32

Raisova M, Hossini AM, Eberle J, Riebeling C, Wieder T, Sturm I, Daniel PT, Orfanos CE, Geilen CC (2001) The Bax/Bcl-2 ratio determines the susceptibility of human melanoma cells to CD95/Fas-mediated apoptosis. J Invest Dermatol 117: 333–340

Russell JH, Ley TJ (2002) Lymphocyte-mediated cytotoxicity. Annu Rev Immunol 20: 323–3270

Reed CJ (2000) Apoptosis and cancer: strategies for integrating programmed cell death. Semin Hematol 37(4 Suppl 7): 9–16

Satyamoorthy K, Chehab NH, Waterman MJ, Lien MC, el Deiry WS, Herlyn M, Halazonetis TD (2000) Aberrant regulation and function of wild-type p53 in radioresistant melanoma cells. Cell Growth Differ 11: 467–474

Soengas MS, Capodieci P, Polsky D, Mora J, Esteller M, Opitz-Araya X, McCombie R, Herman JG, Gerald WL, Lazebnik YA, Cordon-Cardo C, Lowe SW (2001) Inactivation of the apoptosis effector Apaf-1 in malignant melanoma. Nature (London) 409 (6817): 207–211

Wu X, Deng Y (2002) Bax and BH3-domain-only proteins in p53-mediated apoptosis. Front Biosci 7: 151–156

Zanon M, Piris A, Bersani I, Vegetti C, Molla A, Scarito A, Anichini A (2004) Apoptosis protease activator protein-1 expression is dispensable for response of human melanoma cells to distinct proapoptotic agents. Cancer Res 64: 7386–7394

Immunologie des Melanoms

Benjamin Weide

4.1 Die Rolle des Immunsystems im Krankheitsverlauf – 38

4.2 Prinzipien der Immunantwort gegen Melanomzellen – 38

4.3 Mechanismen der unspezifischen Tumorzellabwehr – 39

4.4 Angriffspunkte der humoralen Immunantwort – 39

4.5 Melanomassoziierte Antigene – 40
4.5.1 Differenzierungsantigene – 40
4.5.2 Cancer/Testis-Antigene – 40
4.5.3 Mutierte Antigene – 41
4.5.4 Ubiquitäre Tumorantigene – 42

4.6 Strategien spezifischer Immuntherapien – 42

4.7 Immunescapemechanismen – 42
4.7.1 Einflussfaktoren der Tumorzelle – 42
4.7.2 Einflussfaktoren des Immunsystems – 43
4.7.3 Faktoren der direkten Interaktion zwischen Tumorzelle und Immunsystem – 44

4.1 Die Rolle des Immunsystems im Krankheitsverlauf

Aufgrund verschiedener Phänomene, die im Krankheitsverlauf von Melanomerkrankungen beobachtet werden können, wird vermutet, dass dem Immunsystem eine wichtige Rolle bei der körpereigenen Tumorabwehr zukommt.

Bei metastasierter Erkrankung können spontane Regressionen, in seltenen Fällen Komplettremissionen beobachtet werden (King et al. 2001), Spontanregressionen beim Primärmelanom sind ein häufiges Ereignis (Dissemond et al. 2003). Ein weiteres Phänomen ist das gehäufte Auftreten von Vitiligo bei Melanompatienten (Le Gal et al. 2001). Obwohl die Ätiologie der Vitiligo, bei der es infolge einer Zerstörung der Melanozyten zu unpigmentierten Hautarealen kommt, bislang unklar ist, wird als ein Pathomechanismus insbesondere bei der melanomassoziierten Vitiligo eine zytotoxische Immunreaktion gegen Melanozyten im Sinne einer Kreuzreaktion angenommen, da sich das Antigenspektrum der Melanozyten und der Melanomzellen zu großen Teilen überschneidet.

Diese Beobachtungen sowie die rasante Entwicklung molekularbiologischer Möglichkeiten haben dazu geführt, dass in den letzten Jahren in unterschiedlichster Weise versucht wurde, neue immunologische Erkenntnisse in therapeutische Strategien umzusetzen. Sowohl Komponenten des unspezifischen Immunsystems (natürliche Killerzellen, Granulozyten) als auch die großen Arme der adaptiven Immunantwort – melanomspezifische Antikörper und spezifische zytotoxische T-Lymphozyten (CTL) – sind bei immunologischen Vorgängen im Verlauf der Melanomerkrankung beteiligt.

Welcher Arm (humoral oder zellulär) der spezifischen Immunantwort bei Abwehrvorgängen solider, vaskularisierter Tumoren die Hauptrolle spielt, ist unklar. Generell wird angenommen, dass der zellulären Immunantwort gegenüber der humoralen bei Abwehrreaktionen gegenüber soliden Tumoren eine bedeutendere Funktion zukommt. Dies basiert auf der Beobachtung, dass spontane Tumorrückbildungen histologisch zumeist mit dem Vorhandensein eines lympozytären Infiltrates im metastatischen Gewebe assoziiert sind (tumorinfiltrierende Lymphozyten; TIL).

In einigen Arbeiten konnten Hinweise gefunden werden, dass die Beobachtung eines Infiltrates mit einer verbesserten Prognose verbunden ist (Clark et al. 1989, Mihm et al. 1996). Darüber hinaus gab es in den letzten Jahren Hinweise, dass auch die humorale Immunantwort Einfluss auf den Krankheitsverlauf nimmt. Am Beispiel des monoklonalen Antikörpers Trastuzumab, der für die Behandlung des fortgeschrittenen Mammakarzinoms zugelassen wurde, konnte gezeigt werden, dass auch vaskularisierte, solide Tumoren auf eine passive Antikörpertherapie ansprechen können.

> Am wahrscheinlichsten erscheint, dass beide Grundprinzipien bei erfolgreichen Immunantworten eine Rolle spielen. Gegen viele bekannte tumorassoziierte Antigene (TAA) sind sowohl humorale als auch zelluläre Immunantworten bekannt (z. B. für NY-ESO-1).

4.2 Prinzipien der Immunantwort gegen Melanomzellen

Grundvoraussetzung für die Induktion einer effektiven Immunantwort ist, dass die Tumorzelle Merkmale ausbildet, die sie unterscheidbar macht von der abstammenden normalen Körperzelle. Diese Merkmale müssen bei der Ausbildung einer spezifischen Immunantwort initial von B- und T-Lymphozyten erkannt werden. Dabei besteht bei Oberflächenmerkmalen die Möglichkeit der direkten Bindung des B-Zellrezeptors und der nachfolgenden Aktivierung zu Plasmazellen, die in eine Produktion von spezifischen Antikörpern mündet. Bei intrazellulären Antigenen erfolgt eine Präsentation von antigenabgeleiteten Peptiden auf MHC-I-Molekülen von antigenpräsentierenden Zellen.

Im Rahmen der adaptiven Immunantwort ist sowohl für die Induktions- als auch für die Effektorphase die Interaktion des T-Zellrezeptors mit peptidbeladenen MHC-I-Molekülen auf den Zielzellen ein zentraler Vorgang (Rosenberg et al. 1988, Wolfel et al. 1989).

Für die Induktion einer Immunantwort benötigt die T-Zelle ein weiteres Signal, die Kostimulation. Diese erfolgt u.a. über das CD28-Molekül der T-Zelle nach Bindung mit B7-Molekülen (CD80, CD86). Eine Expression dieser kostimulatorischen Moleküle findet sich im Wesentlichen auf antigenpräsentierenden Zellen (APC), nicht aber auf Melanomzellen. APC haben außerdem die Möglichkeit, exogenes Antigen durch Phagozytose, rezeptorabhängige Endozytose oder Makropinozytose in die Zelle aufzunehmen und abgeleitete Peptide an MHC-II-Molekülen gebunden auf der Zelloberfläche zu präsentieren. Zielzellen dieser Präsentation sind spezifische T-Helferzellen (CD4+), die durch Ausschüttung von Zytokinen entweder eine zelluläre zytotoxische Immunantwort von CD8-positiven T-Lymphozyten verstärken können (Th1-Immunantwort) oder über eine Th2-Immunantwort die Antikörperbildung gegen das Peptidepitop über die Stimulation von B-Lymphozyten verstärken.

Verschiedene Effektormechanismen können letztendlich zu einer Zerstörung der Melanomzellen führen. Aktivierte zytotoxische T-Zellen können durch Interaktion des FAS-Liganden mit dem FAS-Rezeptor auf den Zielzellen Apoptose induzieren. Außerdem kann nach Ausbildung des T-Zellrezeptor-MHC-Komplexes eine Perforinausschüttung der T-Lymphozyten erfolgen, was eine Einschleusung von Granzymen in die Tumorzelle ermöglicht und letztendlich den Zelltod herbeiführt. Auch natürliche Killerzellen (NK-Zellen) bewirken bei fehlender MHC-I-Expression über den Perforin-/Granzym-Weg die Lyse der Zielzelle.

Bei der humoralen Immunantwort sind zwei Haupteffektormechanismen bekannt. Nach Bindung des Antikörpers an das Oberflächenantigen kann es zur Ausbildung eines Membran-Angriff-Komplexes kommen, der sich aus verschiedenen Komplementfaktoren zusammensetzt und durch Porenbildung in der Zellmembran zum Zelltod aufgrund von Elektrolytstörung führt (»complement-dependent cytotoxicity«; CDC). Andererseits kann ein Antikörper eine sekundäre zelluläre Immunreaktion durch NK-Zellen/Granulozyten oder Makrophagen initiieren, die durch den Fc-Teil des Antikörpers und des entsprechenden Rezeptors auf den Immunzellen vermittelt wird (»antibody dependent cellular cytotoxicity«; ADCC). Eine Darstellung der verschiedenen Interaktionsmöglichkeiten zur Auslösung von Effektormechanismen findet sich in ◘ Abb. 4.1.

4.3 Mechanismen der unspezifischen Tumorzellabwehr

❗ Die Hauptmechanismen der unspezifischen Immunantwort bei der Bekämpfung von Tumoren sind NK-Zellen (Diefenbach u. Raulet 2002).

Die Erkennung von pathologisch veränderten Zellen erfolgt über die Balance von Signalen aktivierender und inhibierender Rezeptoren (Lanier 2003). Inhibitorische, u. a. die sog. »killing-inhibitory receptors« (KIR) erkennen als Ligand das MHC-I-Molekül. Falls es zu einer Herabregulation dieser Moleküle im Rahmen eines pathologischen Vorgangs kommt, wird die NK-Zelle aktiviert. Der

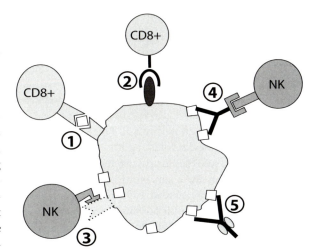

◘ Abb. 4.1. Darstellung verschiedener Interaktionsmöglichkeiten zwischen Tumorzellen und Komponenten des Immunsystems. 1: Perforin-/Granzym-Ausschüttung von T-Zellen nach Bindung des T-Zellrezeptors an das peptidbeladenen MHC-I-Molekül. 2: Apoptoseinduktion nach Bindung des FAS-Liganden von T-Zellen an den FAS-Rezeptor der Tumorzelle. 3: Perforin-/Granzym-Ausschüttung von NK-Zellen bei fehlender MHC-I-Expression der Tumorzelle. 4: Perforin-/Granzym-Ausschüttung nach Bindung von NK-Zellen an den Fc-Teil gebundener Antikörper. 5: Bildung eines Membran-Angriff-Komplexes durch Komplementfaktoren nach Aktivierung der Faktoren an einen gebundenen Antikörper

am besten untersuchte aktivierende Rezeptor ist NKG2D, dessen Bindung an seine MHC-I-ähnlichen Liganden Effektormechanismen von NK-Zellen, wie Zytotoxizität und Zytokinsekretion, auslöst und CTL kostimuliert (Bauer et al. 1999, Groh et al. 2001).

Als NKG2D-Liganden (NKG2DL) fungieren beim Menschen die MHC-kodierten MIC-Moleküle (MICA, MICB) sowie die ULBP-Moleküle (ULBP1-4; Bauer et al. 1999; Steinle et al. 2001). Die Expression der MHC-kodierten MICA und MICB-Moleküle wird durch Zellstress und Infektion induziert und ist mit einer malignen Transformation assoziiert (Groh et al. 1996, 2001).

4.4 Angriffspunkte der humoralen Immunantwort

Im Serum von Melanompatienten sind Antikörper nachweisbar, die gegen Epitope verschiedener TAA gerichtet sind. Immunologisch relevant sind im Rahmen der humoralen Immunantwort nur solche, die gegen Oberflächenantigene gerichtet sind. Bei einem Großteil der bislang identifizierten melanomassoziierten Antigene ist unklar, ob sie an der Zelloberfläche lokalisiert sind und damit Angriffspunkte für eine antikörperbasierte Immunantwort darstellen können. Ebenfalls denkbar ist, dass die Antikörperbildung erst sekundär nach Tumornekrose und Freisetzung intrazellulär lokalisierter Antigene induziert wird, was deren Relevanz in Frage stellen würde (Jager et al. 1999; Stockert et al. 1998).

Als Zielmoleküle für eine passive Immuntherapie mit Antikörpern beim Melanom wurden insbesondere die Glycosphingolipide GD2 und GD3 untersucht, die bei einem großen Anteil der Melanomzellen vorhanden sind. Mit verschiedenen monoklonalen Antikörpern konnten zwar bei intraläsionaler Gabe Regressionen der direkt behandelten Metastasen nachgewiesen werden, bei systemischer Gabe zeigten sich auch bei hohen, nebenwirkungslimitierten Dosen nur Ansprechraten von 10% (Bajorin et al. 1992; Irie u. Morton 1986).

Als weiteres Oberflächenprotein wurde HMW-MAA (»high-molekular weight melanoma associated antigen«), ein zellmembrangebundenes Proteoglykan, als Zielstruktur für eine humorale Immunantwort gegen Melanomzellen identifiziert. Eine Expression wird bei mindestens 80% der Melanomzellen, aber auch in Melanozyten und geringgradig auch in anderen Körperzellen gefunden (Natali et al. 1983). Das Auftreten von spezifisch gegen dieses Protein gerichteten Antikörpern im Serum von Melanompatienten im Rahmen einer spezifischen Immuntherapie war bei einer klinischen Studie an 25 Melanompatienten mit einem verlängerten Überleben im Stadium IV assoziiert (Mittelman et al. 1992), eine Beobachtung, die bislang nicht im Rahmen von randomisierten Studien überprüft wurde.

4.5 Melanomassoziierte Antigene

Für eine effektive immunologische Abwehrreaktion gegen Tumorzellen werden Angriffspunkte benötigt, die Tumorzellen von normalen Körperzellen unterscheiden und für das Immunsystem erkennbar machen. In den letzten Jahren wurden verschiedene TAA beschrieben, gegen die bei Melanompatienten Immunreaktionen (CTL oder spezifische Antikörper) nachweisbar sind. Die Antigene, die in Frage kommen, müssen als Grundvoraussetzung eine hohe Expression in Melanomzellen und eine fehlende bzw. geringe Expression in übrigen Körperzellen aufweisen. Diese Voraussetzung ist für folgende Antigengruppen gegeben: Differenzierungsantigene (z. B. Melan-A), Cancer/Testis-Antigene, mutierte Antigene und ubiquitäre Tumorantigene.

4.5.1 Differenzierungsantigene

Differenzierungsantigene sind in melanozytären Zellen im Vergleich zu anderen Körperzellen überexprimiert. Viele dieser Gene, z. B. Tyrosinase, TRP1 und TRP2, haben eine Funktion in der Melaninproduktion (Abb. 4.2).

Das zelluläre Kompartment der Melaninsynthese ist das Melanosom. Die Proteine Melan-A (MART-1) und GP100 (P-Mel-17, SILV), die von CTL erkannt werden können und über T-Zellrezeptorklonierung identifiziert wurden, sind ebenfalls in den Melanosomen lokalisiert. Melan-A hat im Gegensatz zu den meisten anderen bekannten Differenzierungsantigenen keine enzymatische Funktion und bildet zusammen mit GP100 einen Komplex, dem eine wichtige Rolle in frühen Stadien der Melanosomenentwicklung zukommt, wobei die genaue biologische Funktion dieser Proteine bislang unklar ist (Hoashi et al. 2005; Kawakami et al. 1997).

Eine hohe Expression der Differenzierungsantigene wird in Melanozyten, Nävuszellen und Melanomzellen gefunden. Aufgrund der regulären Expression in Melanozyten scheinen Toleranzmechanismen im Rahmen der gegen diese Autoantigene gerichteten Immunantwort beim Melanom eine wichtige Rolle zu spielen, was die Verwendbarkeit im Rahmen von spezifischen Immuntherapien fragwürdig erscheinen lässt (Touloukian et al. 2003).

4.5.2 Cancer/Testis-Antigene

Die Methode der T-Zellrezeptorklonierung führte zur Entdeckung der ersten MAGE (»melanoma antigen-encoding gene«)-Tumorantigene durch Boon und Kollegen 1991 (Van der et al. 1991). Die Arbeitsgruppe um Pfreundschuh entwickelte die Methode der SEREX-Analyse (»serological analysis of recombinant cDNA expression libraries«), die auf der Identifizierung von TAA über den Nachweis spezifischer IgG-Antikörper im Patientenserum basiert. Unter den Antigenen, die mit dieser Methode entdeckt wurden, befinden sich z. B. SSX2 (Sahin et al. 1995) und NY-ESO-1 (Chen et al. 1997). Diese Antigene weisen wie auch die von Boon durch

4.5 · Melanomassoziierte Antigene

T-Zellrezeptorklonierung entdeckten MAGE-Antigene als gemeinsames Merkmal hohe Expressionslevel in Tumorzellen und Keimbahngewebe auf, weshalb der Begriff »Cancer/Testis«(CT)-Antigen eingeführt wurde, um die heterogene Gruppe anderweitig nicht verwandter Gene in einer Gruppe zusammenzufassen (Chen et al. 1997).

Die biologische Funktion dieser Proteine im Keimbahngewebe und beim Melanom ist bislang weitestgehend unklar. Eine Präsentation dieser Proteine findet in der physiologischen Situation nicht statt, da Keimbahnzellen keine MHC-I-Moleküle exprimieren. Diese Besonderheit stellt einen wesentlichen Unterschied zu den Differenzierungsantigenen dar, was möglicherweise dazu führt, dass Toleranzmechanismen nur in geringerem Ausmaß immunologische Reaktionen gegen CT-Antigene einschränken. Für die CT-Antigene der ◘ Tab. 4.1 wurden einerseits Immunreaktionen beobachtet, andererseits konnte eine hohe Expression bei Melanomzellen nachgewiesen werden, weshalb sie als potenzielle Angriffspunkte für spezifische Immuntherapien dienen könnten.

4.5.3 Mutierte Antigene

Für verschiedene in den letzten Jahren beschriebene Mutationen beim Melanom konnten spezifische T-Zellkone bei Melanompatienten nachgewiesen werden, die die Epitope mit mutationsbedingten Peptidsequenzveränderungen erkennen. Prinzipiell sind diese mutierten Gene als Ziele für spezifische immuntherapeutische Ansätze geeignet, da das Epitop als körperfremd erkannt werden kann. Voraussetzung ist, dass es sich um eine tumorrestringierte Mutation handelt, also nur in Melanomzellen, nicht in den übrigen Körperzellen vorhanden ist. Leider existieren bis heute nur für wenige der bekannten Mutationen systematische Untersuchungen zur Häufigkeit beim Melanom.

Eine Ausnahme bilden die Gene B-RAF und N-RAS, die neueren Daten zufolgen in einem Großteil primä-

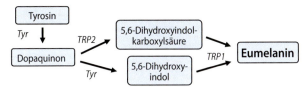

◘ **Abb. 4.2.** Beteiligte Enzyme in der Melaninbiosynthese (*Tyr* Tyrosinase)

◘ **Tab. 4.1.** Exprimierte CT-Antigene beim Melanom

CT-Familie	Gen	Expression (Melanommetastasen)
MAGEA	MAGEA1 (van der et al. 1991) MAGEA3 (Gaugler et al. 1994)	++ (Van den Eynde u. van der 1997) +++ (Van den Eynde u. van der 1997)
BAGE	BAGE (Boel et al. 1995)	++ (Van den Eynde u. van der 1997)
GAGE	GAGE1 (Van den Eynde u. van der 1997)	++ (Van den Eynde u. van der 1997)
SSX	SSX1 (Gure et al. 1997) SSX2a (Tureci et al. 1998a) SSX4 (Gure et al. 1997)	++ (Tureci et al. 1998a) ++ (Tureci et al. 1998a) ++ (Tureci et al. 1998a)
NY-ESO-1	NY-ESO-1 (Chen et al. 1997)	++ (Chen et al. 1997)
MAGEC1	MAGEC1 (Lucas et al. 1998)	+++ (Chen et al. 1998)
SYCP1	SYCP1 (Tureci et al. 1998b)	+ (Tureci et al. 1998b)
NA88A pseudogene	NA88A pseudogene (Moreau-Aubry et al. 2000)	+ (Moreau-Aubry et al. 2000)
HOM-TES-85	HOM-TES-85 (Tureci et al. 2002)	++ (Tureci et al. 2002)
HCA661	HCA661 (Wang et al. 2002)	++ (Wang et al. 2002)
LDHC	LDHC (Koslowski et al. 2002)	++ (Koslowski et al. 2002)
NY-SAR-35	NY-SAR-35 (Lee et al. 2003)	+ (Lee et al. 2003)

+++ Expression >50% der untersuchten Metastasen, ++ >20%, + >5%.

rer Melanome und in Metastasengewebe, nicht aber im übrigen Körpergewebe nachgewiesen werden können (Goydos et al. 2005). Mutationen, die in Melanomzellen gefunden wurden, umfassen die Gene β-Catenin, Cdc27, CDK4, CDKN2A, FN1, HLH-A11, MART2, MUM1-3, neo-PAP, Myosin class I, OS-9, PRDX5, PTPRK und Triosephosphat-Isomerase.

4.5.4 Ubiquitäre Tumorantigene

Ubiquitäre Tumorantigene sind nicht auf eine Tumorart restringiert, sondern in verschiedenen Tumoren stark exprimiert. Im Zusammenhang mit dem Melanom beschriebene Gene dieser Kategorie sind u. a. AIM2, Bing4, EphA3, PRAME, Rage1 und SOX10, über die eine webbasierte Datenbank des Ludwig-Instituts für Krebsforschung, Brüssel (http://www.cancerimmunity.org/peptidedatabase/Tcellepitopes.htm) einen Überblick bietet. Im Gegensatz zu CT-Antigenen findet sich aber auch eine zumeist schwache Expression in verschiedenen anderen Körpergeweben, weshalb Autoimmunreaktionen gegen diese Gewebe insbesondere im Rahmen von spezifischen Immuntherapien denkbar sind.

4.6 Strategien spezifischer Immuntherapien

Es sind, wie aus den vorausgegangenen Abschnitten ersichtlich, verschiedene Angriffspunkte auf Melanomzellen vorhanden, wodurch über die Induktion einer spezifischen Immunantwort eine positive Beeinflussung des Krankheitsverlaufs denkbar ist. Tatsächlich sind im peripheren Blut von Melanompatienten häufig auch ohne Immuntherapie CTL nachweisbar, die spezifisch Epitope dieser Antigene erkennen, ohne dass es zu einer erfolgreichen Tumorabwehrreaktion kommt.

Bei den meisten spezifischen Immuntherapien werden bestrahlte Melanomzellen, Zelllysate, Proteine oder Peptide, aber auch die korrespondierende DNA/RNA als Quelle für melanomassoziierte Antigene (MAA) verwendet, die entweder direkt intradermal oder subkutan oder aber nach Beladung/Transfektion von dendritischen Zellen injiziert werden. Zumeist wird darüber hinaus ein Adjuvans eingesetzt (GM-CSF, IFA, BCG), das als »Gefahrsignal« das Abwehrsystem in einen Aktivierungszustand versetzen soll.

In den letzten Jahren sind zahlreiche klinische Studien an Melanompatienten durchgeführt worden, in denen unterschiedliche Vakzinierungsansätze aus dem oben genannten Spektrum verfolgt wurden, um die Auswirkungen auf die Verstärkung einer spezifischen Immunreaktion gegen die verwendeten MAA sowie den Einfluss auf den Krankheitsverlauf zu untersuchen. In vielen Arbeiten konnte ein Anstieg von CTL im peripheren Blut nach Therapie nachgewiesen werden, die über den T-Zellrezeptor die MAA spezifisch erkennen. Auf der anderen Seite zeigt sich ein insgesamt enttäuschendes Ergebnis hinsichtlich des klinischen Verlaufs.

4.7 Immunescapemechanismen

 Warum es trotz der antigenen Eigenschaften der Tumorzellen und der Immunreaktion zu oft letalen Progressionen kommt, ist unklar.

Viele Mechanismen, die dieses Phänomen erklären könnten, wurden in den letzten Jahren aufgedeckt. Dabei sind sowohl Faktoren der Tumorzelle als auch des Immunsystems sowie Folgen der direkten Interaktion nachweisbar.

4.7.1 Einflussfaktoren der Tumorzelle

Ein wesentliches Merkmal, wodurch die Melanomzellen Tumorescapemechanismen entwickelt, ist die genetische Instabilität, aufgrund derer es zur Selektion von resistenten Tumorzellen hinsichtlich einerseits der endogenen oder therapeutisch induzierten zytotoxischen Immunantwort und andererseits der Empfindlichkeit gegen z. B. Chemotherapien kommt. Eine wichtige Mutation als frühes Ereignis im Krankheitsverlauf wurde im B2M-Gen entdeckt, die über eine Veränderung der MHC-I-Expression zu Defekten in DNA-Reparaturmechanismen führt (Bicknell et al. 1994, Chen et al. 1996, Hicklin et al. 1998). Im weiteren Verlauf kommt es zu einer Akkumulation von Mutationen im Rahmen von Progressionen (Bicknell et al. 1996, Branch et al. 1995, Lengauer et al. 1998). Ein deutlich sichtbares Phänomen in diesem Zusammenhang ist die Beobachtung der »mixed response«, bei der offensichtlich Melanomzellklone in verschiedenen Metastasen unterschiedlich empfindlich gegenüber therapeutischen Maßnahmen sind.

Auch das initiale Ansprechen auf eine Therapie im Stadium IV, das interessanterweise nicht mit einer verlängerten Überlebenszeit verbunden zu sein scheint, kann erklärt werden durch ein Ansprechen eines Großteils der Melanomzellen auf eine Therapie, wobei resistente Klone selektiert werden, die aufgrund von Mutationen keine Empfindlichkeit gegenüber der Therapie zeigen und im weiteren Verlauf zu einer Vergrößerung bestehender Metastasen führen.

Mittlerweile sind mehrere konkrete Immunescapemechanismen beim Melanom bekannt. Das interindividuelle Antigenexpressionsmuster beim Melanom unterliegt starken Variationen und ist abhängig vom jeweiligen Antigen (Cormier et al. 1999, de Vries et al. 1997), darüber hinaus konnten entsprechende Variationen auch zwischen verschiedenen Metastasen eines Patienten mehrfach gezeigt werden (Natali et al. 1983, 1985). Einzelne Melanomzellen innerhalb einer Metastase, die ein Antigen nicht exprimieren, gegen das spezifische CTL induziert werden, entgehen der zuvor induzierten zytotoxischen Reaktion und bilden immunresistente Zellklone, die zum Progress führen.

Bei einer Vakzinationsstrategie, die gp100 als Targetantigen benutzte, konnte vor Therapiebeginn eine fehlende Expression von gp100 bei 18% der Tumorzellen festgestellt werden. Nach Abschluss der Therapie betrug dieser Anteil 29% (Riker et al. 1999). Aus diesem Grund sollte ein möglichst breites Spektrum an Antigenen im Rahmen von Vakzinationstherapien zum Einsatz kommen, um eine Immunresistenz einzelner Melanomzellen zu verhindern.

Ebenfalls beobachtet werden konnte eine generelle Herabregulation von verschienenen MMA in Resttumoren nach T-Zell-basierter Immuntherapie (Jager et al. 1996; Scheibenbogen et al. 1996). Decitabine (Dacogen) ist in diesem Zusammenhang eine Substanz, die durch Hypomethylierungsvorgänge bei Melanomzellen zu einer Reexpression von CT-Antigenen führt und möglicherweise eine Blockade dieses Toleranzmechanismus bewirkt (Serrano et al. 2001).

Ein weiterer möglicher Tumorescapemechanismus ist die Herabregulation von MHC-I. Dieses Phänomen der Melanomzellen konnte mit verschiedenen Techniken sowohl in Zelllinien als auch in Tumorgewebe nachgewiesen werden. Erstmalig wurden Veränderungen der MHC-I-Expression in Tumorgewebe bereits 1960 untersucht (Hellstrom 1960, Klein et al. 1960, Moller u. Moller 1962). Die Herabregulation von MHC-I – so die Hypothese – führt zu einem Verlust der Erkennbarkeit der Tumorzellen durch TAA-spezifische CTL (Wang et al. 1996; Wolfel et al. 1989). Da alle Körperzellen normalerweise MHC-I exprimieren, reagiert das Immunsystem mit einer verstärkten unspezifischen Immunantwort über eine Aktivierung von NK-Zellen durch das Signal der fehlenden MHC-I-Expression (Ljunggren u. Karre 1985).

Offensichtlich können Tumorzellen aber auch der NK-Zell-vermittelten Immunantwort durch eine Freisetzung löslicher NKG2D-Liganden unterlaufen (Groh et al. 2002; Salih et al. 2002). Die Präsentation von Peptiden auf MHC-I-Molekülen kann darüber hinaus durch verschiedene Moleküle beeinflusst werden, die Funktionen im Präsentationsapparat der Zelle ausüben. Der Präsentationsweg läuft unter physiologischen Bedingungen über die Generation von Peptiden im Proteasomenkomplex und den Transport ins endoplasmatische Retikulum, wo die Beladung der schweren Ketten des MHC-I-Moleküls mit den Peptiden und B2M erfolgt. Beim Melanom sind insbesondere eine Herabregulation von TAP, einem Protein, das den Transport der beladenen MHC-Moleküle an die Zelloberfläche bewerkstelligt, sowie von Proteasomuntereinheiten bekannt (Kageshita et al. 1999).

Eine in diesem Zusammenhang therapeutisch interessante Substanz ist Interferon-α, das in Europa in der adjuvanten Therapie insbesondere in den klinischen Stadien II und III eingesetzt wird und dessen genauer Wirkmechanismus bis heute nicht geklärt ist. Die bekannte Fähigkeit von IFN zur Heraufregulation von MHC-I der Tumorzellen könnte möglicherweise zumindest einen Teil der klinischen Wirksamkeit erklären (Palmer et al. 2000).

4.7.2 Einflussfaktoren des Immunsystems

Eine Aktivierung des Immunsystems erfolgt physiologischerweise nur, wenn eine körpereigene Zelle Zeichen eines pathologischen Zustandes offenbart (z. B. Virusbefall) oder als körperfremd erkannt wird. Durch verschiedene Mechanismen wird körpereigenes Gewebe vor Immunantworten im Sinne von Autoimmunreaktionen geschützt. Bei der Melanomzelle bestehen naturgemäß große Ähnlichkeiten zu normalen Melanozyten, was die Einordnung als pathologische Melanomzelle und die nachfolgende Aktivierung des Immunsystems gegen deren Merkmale erschwert. Hinzu kommt die Tatsache, dass es sich bei vielen der oben beschriebenen MAA um unmutierte Autoantigene handelt, die physiologisch auch in gesunden Körperzellen (insbesondere die Differenzierungsantigene, z. B. Melan-A in Melanozyten) exprimiert werden.

Eine effektive Immunantwort gegen Differenzierungsantigene könnte Autoimmunphänomene auslösen

(z. B. Vitiligo), weshalb Toleranzmechanisen des Immunsystems eine effektive zytotoxische Reaktion verhindern sollen. Die Tatsache, dass dennoch zelluläre und humorale Immunantworten nachweisbar sind, zeigt, dass die Mechanismen der zentralen Toleranz nur eine untergeordnete Rolle beim humanen Melanom spielen (Effros u. Pawelec 1997; Lauritzsen et al. 1998).

Spezifische regulatorische T-Helferzellen (Tregs) können die Ausbildung einer Immunantwort inhibieren und haben die Aufgabe, die periphere Toleranz gegenüber Autoantigenen nach Kontakt aufrechtzuerhalten. Wichtiger Mechanismus dieses Vorgangs ist die Expression von CTLA4, ein Oberflächenprotein der Tregs, das mit sehr hoher Affinität an die kostimulatorischen Moleküle B7.1 und B7.2 der APC bindet. Die Aktivierung dieser Zellen erfolgt spezifisch über den T-Zellrezeptor (TCR) nach Bindung an MHC-II-Moleküle der APC. Die immunsuppressive Wirkung wird durch Ausschüttung von Zytokinen vermittelt und bewirkt dadurch die Unterdrückung einer effektiven Immunantwort nicht nur hinsichtlich des TCR-spezifischen Epitops, sondern auch die Suppression der Immunantwort gegenüber anderen möglicherweise relevanteren Antigenen, deren Peptide von umliegenden APC präsentiert werden (Suri-Payer et al. 1998; Takahashi et al. 1998, Thornton u. Shevach 1998).

Ein wichtiges Indiz für die klinische Bedeutung der Tregs beim Melanom sind erfolgversprechende Ergebnisse aus Arbeiten zum adoptiven Transfer von melanomzellspezifischen zytotoxischen T-Zellen nach ablativer Chemotherapie sowie die Beobachtung von Regressionen und gleichzeitiger Autoimmunität beim therapeutischen Einsatz von Anti-CTLA4-Antikörpern.

4.7.3 Faktoren der direkten Interaktion zwischen Tumorzelle und Immunsystem

Eine Hypothese, warum es trotz des Vorhandenseins spezifischer CTL zu einer letalen Progression kommt, ist, dass es zu einer quantitativen Überlastung des Immunsystems bei hoher Tumorlast kommt. Dies mag zutreffend sein für spätere Erkrankungsphasen, erklärt aber nicht die Initialphase der Tumorentstehung. Sowohl Tumorzellen als auch normale Zellen im peritumoralen Gewebe können Zytokine sezernieren, die inhibierend auf die Immunantwort wirken (Chouaib et al. 1997). Ein Beispiel ist die Expressionsveränderung von Adhäsionsmolekülen im peritumoralen Endothel (Yoong et al. 1998) und auf Tumorzellen

selbst (Lefor u. Fabian 1998). IL-10 kann u. a. von Melanomzellen sezerniert werden (Dummer et al. 1996) und löst eine Vielzahl von immunolgischen Vorgängen aus, die zu einer Immunsuppression führen. Bekannte Funktionen sind die Herabregulation von MHC-I- und -II-Molekülen, von Adhäsionsmolekülen sowie die Verschiebung der Immunantwort vom Th1- zum Th2-Typ (Abb. 4.3).

Darüber hinaus ist IL-10 als Wachstumsfaktor für Melanomzellen beschrieben worden (Yue et al. 1997), es inhibiert die T-Zellproliferation (Taga u. Tosato 1992) und verhindert die Aktivierung und Reifung dendritischer Zellen.

TGF-β wird ebenfalls von Melanomzellen parakrin sezerniert und scheint über immunsuppressive Eigenschaften zu verfügen (Park et al. 1997; Wojtowicz-Praga et al. 1996). Weiterhin konnte gezeigt werden, dass Melanomzellen durch die Expression von FAS-Liganden in der Lage sind, Apoptose bei FAS-exprimierenden T-Zellen im

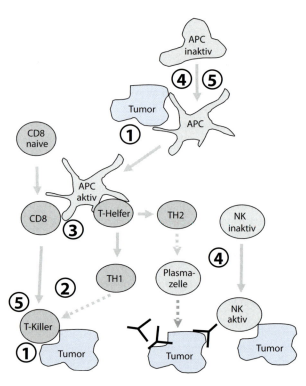

Abb. 4.3. Toleranzmechanismen. 1: Verminderte Expression von TAA in der Tumorzelle. 2: Herunterregulation von MHC-I oder funktionelle Störung der MHC-I-Präsentation. 3: Bindung von Tregs an DC mit der Folge der unspezifischen lokalen Toleranzinduktion durch Zytokine. 4: Fehlende Gefahrensignale im peritumoralen Gewebe. 5: Immunsuppressive Zytokine

peritumoralen Gewebe auszulösen (Hahne et al. 1996). Auch dendritische Zellen zeigen in Tumorgewebe Apotose (Kiertscher et al. 2000).

> ❗ Das peritumorale Mikromileu scheint insgesamt nicht das Umfeld für die Induktion einer effektiven Immunantwort zu bieten.

Bedingt sein mag dies einerseits durch die oben erwähnten immunsuppressiven Zytokine oder die Ähnlichkeit der Melanomzelle zu Melanozyten (s. oben), andererseits aber fehlen im Rahmen von Tumorerkrankungen Gefahrensignale, die z. B. im Fall von Infektionen das Abwehrsystem aktivieren und eine unspezifische Entzündungsreaktion hervorrufen. Infektionsassoziierte Gefahrensignale sind z. B. bakterielle DNA (CpG-DNA) oder Lipopolysaccharide der Zellmembran gramnegativer Bakterien, die u. a. APC über Toll-like-Rezeptoren aktivieren und Entzündungsvorgänge initiieren. Der wichtige Einfluss dieser Aktivierungsmediatoren wird erkennbar am klinischen Einsatz des TLR-Agonisten Imiquimod beim Basalzellkarzinom, wo nach medikamentöser Entzündungsreaktionsinduktion eine Rückbildung von Tumorzellen sichtbar ist.

> **Fazit**
>
> In den letzten 2 Jahrzehnten konnten durch neue molekularbiologische Methoden fundamentale Fortschritte im Verständnis immunologischer Vorgänge im Rahmen von Tumorerkrankungen erreicht werden. Beim Melanom wurden verschiedene tumorassoziierte Proteine identifiziert, die über antigene Eigenschaften verfügen und gegen die beim Menschen spezifische Immunreaktionen nachweisbar sind. Ziel erster klinischer Studien war die Verstärkung oder Induktion dieser Immunreaktion bei Melanompatienten. Im Vordergrund standen dabei Vakzinationen mit peptidbeladenen dendritischen Zellen.
>
> Obwohl mit verschiedenen Impfstrategien eine Induktion oder Verstärkung von gegen den Tumor gerichteten zytotoxischen Reaktionen messbar war, konnten die anfangs berichteten klinischen Erfolge durch diese Therapien bislang in größeren Studien nicht reproduziert werden. Auf der Suche nach einer Erklärung für das fehlende klinische Ansprechen sind in den letzten Jahren vermehrt Untersuchungen über Mechanismen der Toleranzentstehung durchgeführt worden. Dabei konnten einerseits Mechanismen des Immunsystems selbst aufgezeigt werden, die physiologischerweise einen Schutz vor Autoimmunität gewährleisten sollen (Bildung von regulatorischen T-Zellen), im Rahmen der Melanomerkrankung aber Toleranz erzeugen. Auf der anderen Seite entziehen sich die Tumorzellen durch Selektion (nach Expressionsveränderung, Herabregulation von MHC-I) dem vollständigen Zugriff durch das Immunsystem. Aufgrund der neuen Erkenntnisse werden in den letzten 5 Jahren zunehmend Strategien und Substanzen klinisch getestet, mit denen versucht wird, Toleranzmechanismen zu inhibieren. Die neue Generation spezifischer Immuntherapien sollte aufgrund des Erkenntnisgewinns der letzten Jahre Vakzinationstechniken zur Induktion und Verstärkung von tumorzellrestringierten Immunantworten kombinieren mit Strategien zur Blockade von Toleranzmechanismen (◘ Tab. 4.2).
>
> Interessante Ergebnisse sind in den nächsten Jahren insbesondere von Anwendungen des Anti-CTLA-4-Antikörpers in Kombination mit spezifischen Immunisierungen beim Melanom zu erwarten.

◘ **Tab. 4.2.** Therapeutische Strategien

Toleranzmechanismus	Therapeutische Strategie
Regulatorische T-Zellen (Tregs)	– Anti-CTLA4-Antikörper – Ablative Chemotherapie vor spezifischer Immuntherapie
MHC-I-Herabregulation	– IFN-α
Mangelnde Expression von melanomassoziierten Antigenen nach Selektion	– Decitabine – großes Impfspektrum – Operationen auch in fortgeschrittenen Stadien
Fehlende Gefahrensignale im Tumorgewebe	– Imiquimod – CpG-DNA

Literatur

Bajorin DF, Chapman PB, Wong GY, Cody BV, Cordon-Cardo C, Dantes L, Templeton MA, Scheinberg D, Oettgen HF, Houghton AN (1992) Treatment with high dose mouse monoclonal (anti-GD3) antibody R24 in patients with metastatic melanoma. Melanoma Res 2: 355–362

Bauer S, Groh V, Wu J, Steinle A, Phillips JH, Lanier LL, Spies T (1999) Activation of NK cells and T cells by NKG2D, a receptor for stress-inducible MICA. Science 285: 727–729

Bicknell DC, Kaklamanis L, Hampson R, Bodmer WF, Karran P (1996) Selection for beta 2-microglobulin mutation in mismatch repair-defective colorectal carcinomas. Curr Biol 6: 1695–1697

Bicknell DC, Rowan A, Bodmer WF (1994) Beta 2-microglobulin gene mutations: a study of established colorectal cell lines and fresh tumors. Proc Natl Acad Sci USA 91: 4751–4755

Boel P, Wildmann C, Sensi ML, Brasseur R, Renauld JC, Coulie P, Boon T, van der BP (1995) BAGE: a new gene encoding an antigen recognized on human melanomas by cytolytic T lymphocytes. Immunity 2: 167–175

Branch P, Bicknell DC, Rowan A, Bodmer WF, Karran P (1995) Immune surveillance in colorectal carcinoma. Nat Genet 9: 231–232

Chen HL, Gabrilovich D, Virmani A, Ratnani I, Girgis KR, Nadaf-Rahrov S, Fernandez-Vina M, Carbone DP (1996) Structural and functional analysis of beta2 microglobulin abnormalities in human lung and breast cancer. Int J Cancer 67: 756–763

Chen YT, Gure AO, Tsang S, Stockert E, Jager E, Knuth A, Old LJ (1998) Identification of multiple cancer/testis antigens by allogeneic antibody screening of a melanoma cell line library. Proc Natl Acad Sci USA 95: 6919–6923

Chen YT, Scanlan MJ, Sahin U, Tureci O, Gure AO, Tsang S, Williamson B, Stockert E, Pfreundschuh M, Old LJ (1997) A testicular antigen aberrantly expressed in human cancers detected by autologous antibody screening. Proc Natl Acad Sci USA 94: 1914–1918

Chouaib S, Asselin-Paturel C, Mami-Chouaib F, Caignard A, Blay JY (1997) The host-tumor immune conflict: from immunosuppression to resistance and destruction. Immunol Today 18: 493–497

Clark WH, Jr., Elder DE, Guerry D, Braitman LE, Trock BJ, Schultz D, Synnestvedt M, Halpern AC (1989) Model predicting survival in stage I melanoma based on tumor progression. J Natl Cancer Inst 81: 1893–1904

Cormier JN, Panelli MC, Hackett JA, Bettinotti MP, Mixon A, Wunderlich J, Parker LL, Restifo NP, Ferrone S, Marincola FM (1999) Natural variation of the expression of HLA and endogenous antigen modulates CTL recognition in an in vitro melanoma model. Int J Cancer 80: 781–790

de Vries TJ, Fourkour A, Wobbes T, Verkroost G, Ruiter DJ, van Muijen GN (1997) Heterogeneous expression of immunotherapy candidate proteins gp100, MART-1, and tyrosinase in human melanoma cell lines and in human melanocytic lesions. Cancer Res 57: 3223–3229

Diefenbach A, Raulet DH (2002) The innate immune response to tumors and its role in the induction of T-cell immunity. Immunol Rev 188: 9–21

Dissemond J, Goette P, Moers J, Lindeke A, Goos M, Ferrone S, Wagner SN (2003) Immunoproteasome subunits LMP2 and LMP7 downregulation in primary malignant melanoma lesions: association with lack of spontaneous regression. Melanoma Res 13: 371–377

Dummer W, Bastian BC, Ernst N, Schanzle C, Schwaaf A, Brocker EB (1996) Interleukin-10 production in malignant melanoma: preferential detection of IL-10-secreting tumor cells in metastatic lesions. Int J Cancer 66: 607–610

Effros RB, Pawelec G (1997) Replicative senescence of T cells: does the Hayflick Limit lead to immune exhaustion? Immunol Today 18: 450–454

Gaugler B, Van den EB, van der BP, Romero P, Gaforio JJ, De Plaen E, Lethe B, Brasseur F, Boon T (1994) Human gene MAGE-3 codes for an antigen recognized on a melanoma by autologous cytolytic T lymphocytes. J Exp Med 179: 921–930

Goydos JS, Mann B, Kim HJ, Gabriel EM, Alsina J, Germino FJ, Shih W, Gorski DH (2005) Detection of B-RAF and N-RAS mutations in human melanoma. J Am Coll Surg 200: 362–370

Groh V, Bahram S, Bauer S, Herman A, Beauchamp M, Spies T (1996) Cell stress-regulated human major histocompatibility complex class I gene expressed in gastrointestinal epithelium. Proc Natl Acad Sci USA 93: 12445–12450

Groh V, Rhinehart R, Randolph-Habecker J, Topp MS, Riddell SR, Spies T (2001) Costimulation of CD8alphabeta T cells by NKG2D via engagement by MIC induced on virus-infected cells. Nat Immunol 2: 255–260

Groh V, Wu J, Yee C, Spies T (2002) Tumour-derived soluble MIC ligands impair expression of NKG2D and T-cell activation. Nature (London) 419: 734–738

Gure AO, Tureci O, Sahin U, Tsang S, Scanlan MJ, Jager E, Knuth A, Pfreundschuh M, Old LJ, Chen YT (1997) SSX: a multigene family with several members transcribed in normal testis and human cancer. Int J Cancer 72: 965–971

Hahne M, Rimoldi D, Schroter M, Romero P, Schreier M, French LE, Schneider P, Bornand T, Fontana A, Lienard D, Cerottini J, Tschopp J (1996) Melanoma cell expression of Fas(Apo-1/CD95) ligand: implications for tumor immune escape. Science 274: 1363–1366

Hellstrom KE (1960) Studies on isoantigenic variation in mouse lymphomas. J Natl Cancer Inst 25: 237-69: 237–269

Hicklin DJ, Wang Z, Arienti F, Rivoltini L, Parmiani G, Ferrone S (1998) beta2-Microglobulin mutations, HLA class I antigen loss, and tumor progression in melanoma. J Clin Invest 101: 2720–2729

Hoashi T, Watabe H, Muller J, Yamaguchi Y, Vieira WD, Hearing VJ (2005) MART-1 is required for the function of the melanosomal matrix protein PMEL17/GP100 and the maturation of melanosomes. J Biol Chem 280: 14006–14016

Irie RF, Morton DL (1986) Regression of cutaneous metastatic melanoma by intralesional injection with human monoclonal antibody to ganglioside GD2. Proc Natl Acad Sci USA 83: 8694–8698

Jager E, Ringhoffer M, Karbach J, Arand M, Oesch F, Knuth A (1996) Inverse relationship of melanocyte differentiation antigen expression in melanoma tissues and CD8+ cytotoxic-T-cell responses: evidence for immunoselection of antigen-loss variants in vivo. Int J Cancer 66: 470–476

Jager E, Stockert E, Zidianakis Z, Chen YT, Karbach J, Jager D, Arand M, Ritter G, Old LJ, Knuth A (1999) Humoral immune responses of cancer patients against »Cancer-Testis« antigen NY-ESO-1: correlation with clinical events. Int J Cancer 84: 506–510

Kageshita T, Hirai S, Ono T, Hicklin DJ, Ferrone S (1999) Down-regulation of HLA class I antigen-processing molecules in malignant melanoma: association with disease progression. Am J Pathol 154: 745–754

Literatur

Kawakami Y, Battles JK, Kobayashi T, Ennis W, Wang X, Tupesis JP, Marincola FM, Robbins PF, Hearing VJ, Gonda MA, Rosenberg SA (1997) Production of recombinant MART-1 proteins and specific antiMART-1 polyclonal and monoclonal antibodies: use in the characterization of the human melanoma antigen MART-1. J Immunol Meth 202: 13–25

Kiertscher SM, Luo J, Dubinett SM, Roth MD (2000) Tumors promote altered maturation and early apoptosis of monocyte-derived dendritic cells. J Immunol 164: 1269–1276

King M, Spooner D, Rowlands DC (2001) Spontaneous regression of metastatic malignant melanoma of the parotid gland and neck lymph nodes: a case report and a review of the literature. Clin Oncol (R Coll Radiol) 13: 466–469

Klein E, Klein G, Hellstrom KE (1960) Further studies on isoantigenic variation in mouse carcinomas and sarcomas. J Natl Cancer Inst 25: 271–294

Koslowski M, Tureci O, Bell C, Krause P, Lehr HA, Brunner J, Seitz G, Nestle FO, Huber C, Sahin U (2002) Multiple splice variants of lactate dehydrogenase C selectively expressed in human cancer. Cancer Res 62: 6750–6755

Lanier LL (2003) Natural killer cell receptor signaling. Curr Opin Immunol 15: 308–314

Lauritzsen GF, Hofgaard PO, Schenck K, Bogen B (1998) Clonal deletion of thymocytes as a tumor escape mechanism. Int J Cancer 78: 216–222

Le Gal FA, Avril MF, Bosq J, Lefebvre P, Deschemin JC, Andrieu M, Dore MX, Guillet JG (2001) Direct evidence to support the role of antigen-specific CD8(+) T cells in melanoma-associated vitiligo. J Invest Dermatol 117: 1464–1470

Lee SY, Obata Y, Yoshida M, Stockert E, Williamson B, Jungbluth AA, Chen YT, Old LJ, Scanlan MJ (2003) Immunomic analysis of human sarcoma. Proc Natl Acad Sci USA 100: 2651–2656

Lefor AT, Fabian DF (1998) Enhanced cytolytic activity of tumor infiltrating lymphocytes (TILs) derived from an ICAM-1 transfected tumor in a murine model. J Surg Res 75: 49–53

Lengauer C, Kinzler KW, Vogelstein B (1998) Genetic instabilities in human cancers. Nature (London) 396: 643–649

Ljunggren HG, Karre K (1985) Host resistance directed selectively against H-2-deficient lymphoma variants. Analysis of the mechanism. J Exp Med 162: 1745–1759

Lucas S, De Smet C, Arden KC, Viars CS, Lethe B, Lurquin C, Boon T (1998) Identification of a new MAGE gene with tumor-specific expression by representational difference analysis. Cancer Res 58: 743–752

Mihm MC, Jr., Clemente CG, Cascinelli N (1996) Tumor infiltrating lymphocytes in lymph node melanoma metastases: a histopathologic prognostic indicator and an expression of local immune response. Lab Invest 74: 43–47

Mittelman A, Chen ZJ, Yang H, Wong GY, Ferrone S (1992) Human high molecular weight melanoma-associated antigen (HMW-MAA) mimicry by mouse anti-idiotypic monoclonal antibody MK2-23: induction of humoral anti-HMW-MAA immunity and prolongation of survival in patients with stage IV melanoma. Proc Natl Acad Sci USA 89: 466–470

Moller E, Moller G (1962) Quantitative studies of the sensitivity of normal and neoplastic mouse cells to the cytotoxic action of isoantibodies. J Exp Med 115: 527-53.: 527–553

Moreau-Aubry A, Le Guiner S, Labarriere N, Gesnel MC, Jotereau F, Breathnach R (2000) A processed pseudogene codes for a new antigen recognized by a CD8(+) T cell clone on melanoma. J Exp Med 191: 1617–1624

Natali PG, Cavaliere R, Bigotti A, Nicotra MR, Russo C, Ng AK, Giacomini P, Ferrone S (1983) Antigenic heterogeneity of surgically removed primary and autologous metastatic human melanoma lesions. J Immunol 130: 1462–1466

Natali P, Bigotti A, Cavaliere R, Liao SK, Taniguchi M, Matsui M, Ferrone S (1985) Heterogeneous expression of melanoma-associated antigens and HLA antigens by primary and multiple metastatic lesions removed from patients with melanoma. Cancer Res 45: 2883–2889

Palmer KJ, Harries M, Gore ME, Collins MK (2000) Interferon-alpha (IFN-alpha) stimulates anti-melanoma cytotoxic T lymphocyte (CTL) generation in mixed lymphocyte tumour cultures (MLTC). Clin Exp Immunol 119: 412–418

Park JA, Wang E, Kurt RA, Schluter SF, Hersh EM, Akporiaye ET (1997) Expression of an antisense transforming growth factor-beta1 transgene reduces tumorigenicity of EMT6 mammary tumor cells. Cancer Gene Ther 4: 42–50

Riker AI, Panelli MC, Kammula US, Wang E, Wunderlich J, Abati A, Fetsch P, Rosenberg SA, Marincola FM (1999) Development and characterization of melanoma cell lines established by fine-needle aspiration biopsy: advances in the monitoring of patients with metastatic melanoma. Cancer Detect Prev 23: 387–396

Rosenberg SA, Packard BS, Aebersold PM, Solomon D, Topalian SL, Toy ST, Simon P, Lotze MT, Yang JC, Seipp CA (1988) Use of tumor-infiltrating lymphocytes and interleukin-2 in the immunotherapy of patients with metastatic melanoma. A preliminary report. N Engl J Med 319: 1676–1680

Sahin U, Tureci O, Schmitt H, Cochlovius B, Johannes T, Schmits R, Stenner F, Luo G, Schobert I, Pfreundschuh M (1995) Human neoplasms elicit multiple specific immune responses in the autologous host. Proc Natl Acad Sci USA 92: 11810–11813

Salih HR, Rammensee HG, Steinle A (2002) Cutting edge: down-regulation of MICA on human tumors by proteolytic shedding. J Immunol 169: 4098–4102

Scheibenbogen C, Weyers I, Ruiter D, Willhauck M, Bittinger A, Keilholz U (1996) Expression of gp100 in melanoma metastases resected before or after treatment with IFN alpha and IL-2. J Immunother Emphasis Tumor Immunol 19: 375–380

Serrano A, Tanzarella S, Lionello I, Mendez R, Traversari C, Ruiz-Cabello F, Garrido F (2001) Rexpression of HLA class I antigens and restoration of antigen-specific CTL response in melanoma cells following 5-aza-2'-deoxycitidine treatment. Int J Cancer 94: 243–251

Steinle A, Li P, Morris DL, Groh V, Lanier LL, Strong RK, Spies T (2001) Interactions of human NKG2D with its ligands MICA, MICB, and homologs of the mouse RAE-1 protein family. Immunogenetics 53: 279–287

Stockert E, Jager E, Chen YT, Scanlan MJ, Gout I, Karbach J, Arand M, Knuth A, Old LJ (1998) A survey of the humoral immune response of cancer patients to a panel of human tumor antigens. J Exp Med 187: 1349–1354

Suri-Payer E, Amar AZ, Thornton AM, Shevach EM (1998) CD4+CD25+ T cells inhibit both the induction and effector function of autoreactive T cells and represent a unique lineage of immunoregulatory cells. J Immunol 160: 1212–1218

Taga K, Tosato G (1992) IL-10 inhibits human T cell proliferation and IL-2 production. J Immunol 148: 1143–1148

Takahashi T, Kuniyasu Y, Toda M, Sakaguchi N, Itoh M, Iwata M, Shimizu J, Sakaguchi S (1998) Immunologic self-tolerance maintained by CD25+CD4+ naturally anergic and suppressive T cells: induction of autoimmune disease by breaking their anergic/suppressive state. Int Immunol 10: 1969–1980

Thornton AM, Shevach EM (1998) CD4+CD25+ immunoregulatory T cells suppress polyclonal T cell activation in vitro by inhibiting interleukin 2 production. J Exp Med 188: 287–296

Touloukian CE, Leitner WW, Schnur RE, Robbins PF, Li Y, Southwood S, Sette A, Rosenberg SA, Restifo NP (2003) Normal tissue depresses while tumor tissue enhances human T cell responses in vivo to a novel self/tumor melanoma antigen, OA1. J Immunol 170: 1579–1585

Tureci O, Chen YT, Sahin U, Gure AO, Zwick C, Villena C, Tsang S, Seitz G, Old LJ, Pfreundschuh M (1998a) Expression of SSX genes in human tumors. Int J Cancer 77: 19–23

Tureci O, Sahin U, Zwick C, Koslowski M, Seitz G, Pfreundschuh M (1998b) Identification of a meiosis-specific protein as a member of the class of cancer/testis antigens. Proc Natl Acad Sci USA 95: 5211–5216

Tureci O, Sahin U, Koslowski M, Buss B, Bell C, Ballweber P, Zwick C, Eberle T, Zuber M, Villena-Heinsen C, Seitz G, Pfreundschuh M (2002) A novel tumour associated leucine zipper protein targeting to sites of gene transcription and splicing. Oncogene 21: 3879–3888

Van den Eynde BJ, van der BP (1997) T cell defined tumor antigens. Curr Opin Immunol 9: 684–693

van der BP, Traversari C, Chomez P, Lurquin C, De Plaen E, Van den EB, Knuth A, Boon T (1991) A gene encoding an antigen recognized by cytolytic T lymphocytes on a human melanoma. Science 254: 1643–1647

Wang RF, Parkhurst MR, Kawakami Y, Robbins PF, Rosenberg SA (1996) Utilization of an alternative open reading frame of a normal gene in generating a novel human cancer antigen. J Exp Med 183: 1131–1140

Wang Y, Han KJ, Pang XW, Vaughan HA, Qu W, Dong XY, Peng JR, Zhao HT, Rui JA, Leng XS, Cebon J, Burgess AW, Chen WF (2002) Large scale identification of human hepatocellular carcinoma-associated antigens by autoantibodies. J Immunol 169: 1102–1109

Wojtowicz-Praga S, Verma UN, Wakefield L, Esteban JM, Hartmann D, Mazumder A (1996) Modulation of B16 melanoma growth and metastasis by anti-transforming growth factor beta antibody and interleukin-2. J Immunother Emphasis Tumor Immunol 19: 169–175

Wolfel T, Klehmann E, Muller C, Schutt KH, Meyer zum Buschenfelde KH, Knuth A (1989) Lysis of human melanoma cells by autologous cytolytic T cell clones. Identification of human histocompatibility leukocyte antigen A2 as a restriction element for three different antigens. J Exp Med 170: 797–810

Yoong KF, McNab G, Hubscher SG, Adams DH (1998) Vascular adhesion protein-1 and ICAM-1 support the adhesion of tumor-infiltrating lymphocytes to tumor endothelium in human hepatocellular carcinoma. J Immunol 160: 3978–3988

Yue FY, Dummer R, Geertsen R, Hofbauer G, Laine E, Manolio S, Burg G (1997) Interleukin-10 is a growth factor for human melanoma cells and down-regulates HLA class-I, HLA class-II and ICAM-1 molecules. Int J Cancer 71: 630–637

Epidemiologie des Melanoms der Haut

Claus Garbe und Konstantinos G. Lasithiotakis

5.1 Einleitung – 50

5.2 Steigende Inzidenzraten des Melanoms in Deutschland und bei weißen Bevölkerungen weltweit – 51

5.3 Stabilisierung der Mortalitätsraten des Melanoms – 54

5.4 Klinische Epidemiologie des Melanoms – 55
5.4.1 Alter und Geschlecht – 56
5.4.2 Anatomische Lokalisation – 56
5.4.3 Klinisch-histologische Subtypen – 57
5.4.4 Tumordicke – 58

5.5 Prognose – 59
5.5.1 Tumorausbreitung zum Zeitpunkt der Erstdiagnose – 59
5.5.2 Prognose in Abhängigkeit von der Tumordicke – 59
5.5.3 Tumorausbreitung im weiteren Verlauf der Erkrankung – 59

5.1 Einleitung

Das Melanom galt noch vor 2 Jahrzehnten als seltener Tumor, heute dagegen rangiert es unter den 10 häufigsten soliden Tumorentitäten (Garbe u. Blum 2001). Für das Jahr 2004 wird die Zahl der neu aufgetretenen Melanome in Deutschland auf ca. 13.000 geschätzt, die Zahl der Todesfälle auf 2.600. Während für die Mortalität des Melanoms weitgehend exakte Zahlen zur Verfügung stehen, kann die Inzidenz des Melanoms in Deutschland nur unter Einbeziehung der Krebsregisterdaten aus verschiedenen Regionen geschätzt werden, denn es steht in Deutschland keine flächendeckende Krebsregistrierung zur Verfügung. Die Krebsregistrierung ist in den verschiedenen Regionen mehr oder minder vollständig und liegt in manchen Registern nur für einzelne Jahre vor (Tab. 5.1). Das Robert-Koch-Institut in Berlin führt die Krebsregisterdaten in Deutschland in seiner »Dachdokumentation Krebs« zusammen und bereitet diese Zahlen zur Darstellung von Trends auf (auf dieser Datensammlung beruhen die in diesem Kapitel dargestellten Zahlen zur Inzidenz des Melanoms; http://www.rki.de/; Haberland et al. 2001).

Während die Inzidenz des Melanoms in Deutschland beständig steigt, hat sich bei den Mortalitätszahlen eine Stabilisierung eingestellt, und es ist kein weiterer Anstieg erkennbar (Stang et al. 2001). Dieser Trend findet sich auch in anderen Ländern Europas. Die Ursache dafür liegt in einer Verbesserung der Früherkennung des Melanoms mit einer beständigen Abnahme der Tumordicke bei primärer Diagnose des Melanoms, und damit verbesserte sich die Prognose des Melanoms. Die Abnahme der Tumordicke ist gut erkennbar an den Zahlen des Zentralregisters Malignes Melanom der Deutschen Dermatologischen Gesellschaft, das inzwischen seit dem Beginn der 1980-er Jahre ca. 65.000 Fälle registriert und ausgewertet hat.

> Der Trend zu abnehmender Tumordicke bei primärer Diagnose des Melanoms ist sowohl bei Berechnung der durchschnittlichen Tumordicken als auch bei Berechnung der medianen Tumordicken erkennbar.

Die Daten des Zentralregisters Malignes Melanom umfassen im Gegensatz zu den bevölkerungsbezogenen Krebsregistern viele klinisch und prognostisch relevante Daten, die eine Auswertung klinisch-epidemiologischer Trends über die Zeit erlauben. Auf dieses Datenmaterial wird für die Darstellung der klinischen Epidemiologie des Melanoms in Deutschland zurückgegriffen.

> Nach allen bisherigen Untersuchungen zeichnet sich bisher kein Trend zu einer Stabilisierung oder zu einem Abfall der Inzidenzraten ab. Vielmehr ist mit weiter steigenden Inzidenzraten über die nächsten 2–3 Jahrzehnte zu rechnen.

Für Großbritannien wurde in einer aktuellen Analyse geschätzt, dass sich die Inzidenzraten noch über die nächsten 3 Jahrzehnte verdoppeln werden (Diffey 2004). Eine effektive Prävention würde insbesondere einen wirksamen Schutz vor UV-Exposition in Kindheit und Adoleszenz erfordern. Jüngere Studien auch aus Deutschland zeigen, dass dafür der Gebrauch von Sonnenschutzmitteln allein nicht ausreichend ist. Den besten Schutz würde wahrscheinlich neben der Vermeidung von UV-Exposition langärmelige Badekleidung bieten, wie sie bereits in Australien für Kinder verwendet wird (Bauer et al. 2005a, b). An den europäischen Stränden ist aber dieses Bild bisher unbekannt. Bei einer steigenden Frequenz von Sonnenurlauben ist somit damit zu rechnen, dass der Trend zum Ansteigen der Inzidenz des Melanoms und auch des übrigen Hautkrebses über Jahrzehnte ungebrochen bleiben wird.

Tab. 5.1. Krebsregister in Deutschland und Erfassung der Inzidenz des Melanoms (aus den nicht aufgeführten Bundesländern existieren nur Mortalitätsdaten zum Melanom). Die Daten sind einsehbar über die interaktiven Datenbanken der Dachdokumentation Krebs beim Robert-Koch-Institut in Berlin (www.rki.de)

Krebsregister	Zeitraum der Erfassung
Saarland	1970–2000
Ehem. Nationales Krebsregister der DDR	1970–1989
Münster	1986–2000
Sachsen	1995–2000
Schleswig-Holstein	1998–2000
Brandenburg	1994–1996
Thüringen	1997
Mecklenburg-Vorpommern	1999
Hamburg	2000
Rheinland-Pfalz	2000

5.2 Steigende Inzidenzraten des Melanoms in Deutschland und bei weißen Bevölkerungen weltweit

Auf der Grundlage der Krebsregistrierung in verschiedenen Regionen in Deutschland berechnet das Robert-Koch-Institut in Berlin Schätzwerte für altersstandardisierte Inzidenzraten (standardisiert für die europäische Standardbevölkerung) des Melanoms je 100.000 Einwohner und Jahr (Haberland et al. 2001). Für den Zeitraum von 1990–2000 findet sich ein Anstieg der Inzidenzraten von 8 Fällen auf 12 Fälle bei Männern pro 100.000 Einwohner und Jahr und von 9 Fällen auf 12 Fälle bei Frauen pro 100.000 Einwohner und Jahr, d. h. eine jährliche Steigerung der Inzidenz von 5% bei Männern und von 3,3% bei Frauen in den 1990-er Jahren. Diese Zahlen wurden für ganz Deutschland ermittelt (◘ Abb. 5.1). Für ganz Deutschland wurde geschätzt, dass die Zahl neuer Melanomfälle im Jahr 1990 7.393 Fälle betrug und im Jahr 2000 11.476 Fälle (◘ Tab. 5.2).

Weiter zurückreichende Zahlen müssen für die westlichen Bundesländer und für die ehemalige DDR getrennt betrachtet werden. Eine längerfristige Krebsregistrierung wurde in den westlichen Bundesländern nur im Saarland durchgeführt, das etwa 1 Mio. Einwohner umfasst (Stang et al. 2001). Diese Zahlen sind für die gesamten westlichen Bundesländer nur begrenzt repräsentativ, und es wird davon ausgegangen, dass wahrscheinlich eine Untererfassung von Hautkrebsfällen im Saarland vorliegt. Hier entwickelten sich die altersstandardisierten Inzidenzraten im Zeitraum von 1970–1998 bei Männern von 3 Fällen auf 10 Fälle und bei Frauen von 3 Fällen auf 8 Fälle/100.000 Einwohner und Jahr, damit betrug der Anstieg über diese 3 Jahrzehnte bei Männern jährlich ca. 12% und bei Frauen jährlich ca. 9,5% (◘ Abb. 5.2).

◘ **Tab. 5.2.** Zahl der Neuerkrankungen am Melanom in Deutschland in den 1990er Jahren. Die Daten wurden der Dachdokumentation Krebs beim Robert-Koch-Institut in Berlin entnommen, sie wurden für Deutschland auf der Basis der regionalen Krebsregister geschätzt, da es keine flächendeckende Krebsregistrierung gibt

Jahr	Männer	Frauen
1990	2972	4421
1991	3148	4564
1992	3342	4716
1993	3549	4875
1994	3761	5034
1995	3995	5199
1996	4243	5368
1997	4501	5547
1998	4764	5726
1999	5048	5921
2000	5348	6128
Gesamt	44.671	57.499

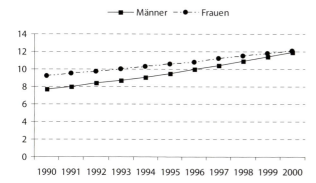

◘ **Abb. 5.1.** Inzidenz des Melanoms in Deutschland in den 1990-er Jahren (altersstandardisierte Raten für die europäische Standardbevölkerung je 100.000 Einwohner und Jahr). Die Daten wurden der Dachdokumentation Krebs beim Robert-Koch-Institut in Berlin entnommen, sie wurden für Deutschland auf der Basis der regionalen Krebsregister geschätzt, da es keine flächendeckende Krebsregistrierung gibt

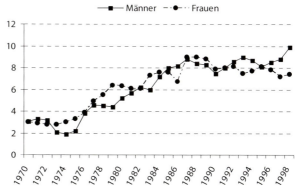

◘ **Abb. 5.2.** Inzidenz des Melanoms im Krebsregister des Saarlandes über 3 Jahrzehnte (altersstandardisierte Raten für die Europäische Standardbevölkerung je 100.000 Einwohner und Jahr, die Werte wurden jeweils über 3 Jahre gemittelt). Die Daten wurden der Dachdokumentation Krebs beim Robert-Koch-Institut in Berlin entnommen

Das Krebsregister der ehemaligen DDR umfasst die Jahre 1970–1989. In diesem Zeitraum war sowohl bei Männern als auch bei Frauen ein Anstieg der altersstandardisierten Inzidenzraten von 3 auf 7 Fälle/100.000 Einwohner und Jahr zu sehen und damit ein jährlicher Anstieg von 13% (Abb. 5.3; Jung 1987, Schuz et al. 2000; Stang et al. 2003). Damit ist ein ähnlicher Trend erkennbar wie im Krebsregister des Saarlandes.

Deutlich höhere Inzidenzraten wurden im Krebsregister von Schleswig-Holstein registriert, das erst seit 1998 die Krebsdokumentation durchführt (Katalinic et al. 2003). Hier wurden sowohl für Männer als auch für Frauen für das Jahr 2000 altersstandardisierte Inzidenzraten von 16 Fällen/100.000 Einwohner und Jahr registriert (Abb. 5.4). Insofern kann der für ganz Deutschland ermittelte Wert von 12 Fällen/100.000 Einwohnern und Jahr durchaus als nicht zu hoch gegriffen angesehen werden.

Die Datenlage zur Inzidenz des Melanoms in Deutschland lässt sich wie folgt zusammenfassen: Im Zeitraum von 1970–2000 ist in Deutschland ein Anstieg der altersstandardisierten Inzidenzraten des Melanoms von 3 Fällen auf 12 Fälle/100.000 Einwohner und Jahr erkennbar. Damit hat eine Vervierfachung der Inzidenz über 3 Jahrzehnte stattgefunden. Die Steigerungsrate betrug über diese 3 Jahrzehnte 13% jährlich. Wie oben erwähnt, ist die Anstiegsrate in den 1990-er Jahren bei Männern auf 5% jährlich und bei Frauen auf 3,3% jährlich abgeflacht. Dieser steigende Trend wird sich voraussichtlich auf diesem Niveau weiter fortsetzen.

> Damit ist eine Verdopplung der Inzidenzraten bei Männern in den nächsten 20 Jahren und bei Frauen in den nächsten 30 Jahren zu erwarten.

Eine ähnliche Entwicklung wird aus anderen westlichen Ländern mit weißen Bevölkerungen berichtet. In den USA wurde im Zeitraum von 1975–2000 ein Anstieg der Inzidenzraten bei Männern von 8 auf 22 Fälle und bei Frauen von 7 auf 15 Fälle/100.000 Einwohner und Jahr beschrieben. Von 1973–1995 nahm die Inzidenz um 126% zu, was einer jährlichen Steigerung von 6% entspricht. Für das Jahr 2003 wurden in den USA 54.200 Neuerkrankungen und 7.600 Todesfälle am Melanom erwartet (Anonymus 2003; Jemal et al. 2001).

In Europa wurden die höchsten Anstiege der Inzidenzraten in den skandinavischen Ländern beschrieben (Bentham u. Aase 1996; Mansson-Brahme et al. 2002; Osterlind et al. 1988), aber auch in Mittel- und Südeuropa wurden erhebliche Anstiege verzeichnet (Balzi et al. 2003; Ocana-Riola et al. 2001; Stracci et al. 2005; Vinceti et al. 1999). Die höchsten Inzidenzraten in Europa finden sich in Schweden, Norwegen und Dänemark, die niedrigsten in den mediterranen Ländern (de Vries et al. 2003). Dieser Nord-Süd-Gradient wird zum einen dadurch erklärt, dass die mediterranen Bevölkerungen einen stärker pigmentierten Hauttyp haben und daher weniger gefährdet durch Sonnenexposition sind, zum anderen dadurch, dass die mediterranen Bevölkerungen andere Freizeitgewohnheiten haben und sich weniger der Sonne exponieren.

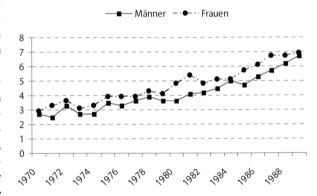

Abb. 5.3. Inzidenz des Melanoms im Krebsregister der ehemaligen DDR über 19 Jahre (altersstandardisierte Raten für die europäische Standardbevölkerung je 100.000 Einwohner und Jahr). Die Daten wurden der Dachdokumentation Krebs beim Robert-Koch-Institut in Berlin entnommen

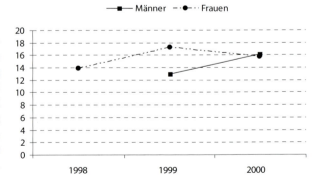

Abb. 5.4. Inzidenz des Melanoms im Krebsregister von Schleswig-Holstein über 3 Jahre (altersstandardisierte Raten für die europäische Standardbevölkerung je 100.000 Einwohner und Jahr). Die Daten wurden der Dachdokumentation Krebs beim Robert-Koch-Institut in Berlin entnommen

Die höchsten Inzidenzraten weltweit wurden in Australien und Neuseeland beschrieben: 30–60 Fälle/100.000 Einwohner und Jahr (Jones et al. 1999; MacLennan et al. 1992; Marks 2002; Marrett et al. 2001). Das Melanom gehört in diesen Bevölkerungen zu den häufigsten Tumoren überhaupt. Dabei wurden die höchsten Inzidenzen in den äquatornahen, nördlichen Gebieten wie in Queensland beobachtet (bis zu 60/100.000 Einwohner und Jahr). Diese Zahlen zeigen, bis zu welchen Größenordnungen die Inzidenz des Melanoms in weißen Bevölkerungen ansteigen kann.

Analyse der Trends der Inzidenz an Daten aus Süddeutschland

Die Daten des Zentralregisters Malignes Melanom wurden für 4 Kreise in Zentral-Baden-Württemberg (Balingen, Böblingen, Reutlingen und Tübingen) mit einer Bevölkerungszahl von ca. 921.000 Einwohnern ausgewertet. Für die Jahre 1996–2003 wurden altersstandardisierte Inzidenzraten berechnet. Die Daten von insgesamt 1.980 Patienten gingen in die Berechnung ein. Die Entwicklung der Inzidenzraten bei Männern und Frauen ist in ◘ Abb. 5.5 wiedergegeben.

Die Steigerung ist insbesondere auf eine starke Zunahme dünner Melanome mit einer Tumordicke bis zu 1 mm zurückzuführen (◘ Abb. 5.6). Dieser Trend ist gleichermaßen bei Männern und Frauen erkennbar. Die starke Zunahme der dünnen Melanome ist auf der anderen Seite nicht mit einer Abnahme dickerer Melanome verbunden. Vielmehr ist für Melanome aller Tumordickenklassen ein leichter Trend zu einer Zunahme erkennbar (nicht signifikant).

Die Inzidenzzunahme beruht überwiegend auf einer Zunahme superfiziell spreitender maligner Melanome (◘ Abb. 5.7). Die Inzidenz der nodulären Melanome und der Lentigo-maligna-Melanome ist über den gesamten Zeitraum weitgehend gleich geblieben. Eine Analyse der Inzidenzen nach anatomischer Lokalisation zeigt etwas unterschiedliche Trends bei Männern und bei Frauen. Bei Frauen findet sich die stärkste Zunahme für Melanome der unteren Extremität, während die stärkste Zunahme bei Männern für den Stamm festgestellt wurde.

Auch für alle übrigen Körperlokalisationen ist ein Anstieg der Inzidenzraten erkennbar (◘ Abb. 5.8). Der stärkste Anstieg der Inzidenzraten ist für das höhere Lebensalter (>60 Jahre) bei beiden Geschlechtern erkennbar.

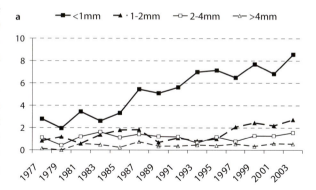

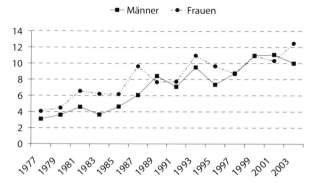

◘ **Abb. 5.5.** Inzidenz des Melanoms in Zentral-Baden-Württemberg (Kreise Balingen, Böblingen, Reutlingen und Tübingen) auf den Grundlagen der Daten des Zentralregisters Malignes Melanom (altersstandardisierte Raten für die europäische Standardbevölkerung je 100.000 Einwohner und Jahr)

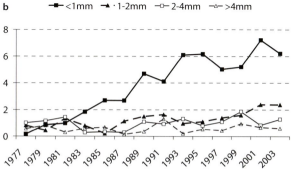

◘ **Abb. 5.6a, b.** Inzidenz des Melanoms nach Tumordicke bei Frauen (a) und Männern (b) in Zentral-Baden-Württemberg (Kreise Balingen, Böblingen, Reutlingen und Tübingen) auf den Grundlagen der Daten des Zentralregisters Malignes Melanom (altersstandardisierte Raten für die europäische Standardbevölkerung je 100.000 Einwohner und Jahr)

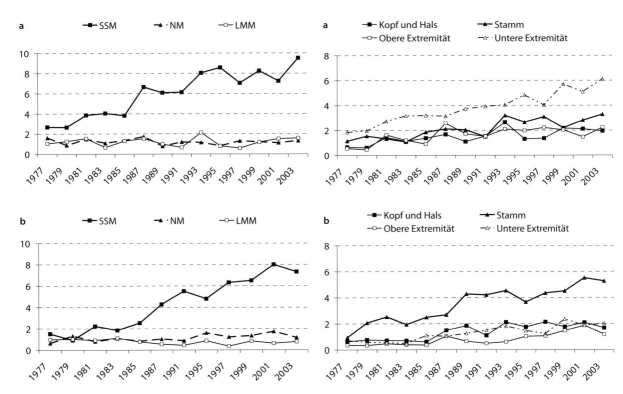

Abb. 5.7a, b. Inzidenz des Melanoms nach histologischem Subtyp bei Frauen (**a**) und Männern (**b**) in Zentral-Baden-Württemberg (Kreise Balingen, Böblingen, Reutlingen und Tübingen) auf den Grundlagen der Daten des Zentralregisters Malignes Melanom (altersstandardisierte Raten für die europäische Standardbevölkerung je 100.000 Einwohner und Jahr)

Abb. 5.8a, b. Inzidenz des Melanoms nach Lokalisation bei Frauen (**a**) und Männern (**b**) in Zentral-Baden-Württemberg (Kreise Balingen, Böblingen, Reutlingen und Tübingen) auf den Grundlagen der Daten des Zentralregisters Malignes Melanom (altersstandardisierte Raten für die europäische Standardbevölkerung je 100.000 Einwohner und Jahr)

Ein Trend zu steigender Inzidenz findet sich aber auch für die 40- bis 60-Jährigen sowie für die <40-Jährigen Melanompatienten (Abb. 5.9).

5.3 Stabilisierung der Mortalitätsraten des Melanoms

Von 1970–1990 fand sich in der Bundesrepublik Deutschland (alte Bundesländer) eine Steigerung der Mortalitätsraten von 1,7 auf 2,6 Fälle/100.000 Einwohner und Jahr bei Männern (+3%) und von 1,4 auf 1,7 Fälle/100.000 Einwohner und Jahr bei Frauen (+21%; Abb. 5.10a). Für die 1990-er Jahre liegen Zahlen für Gesamtdeutschland vor. Hier fand keine weitere Steigerung der Mortalitätsraten mehr statt (Abb. 5.10b; Stang et al. 2001). Vielmehr haben sich sowohl bei Männern als auch bei Frauen die Mortalitätsraten auf dem Niveau von 1990 stabilisiert (Stang et al. 2001).

Eine ähnliche Entwicklung wurde auch in anderen Ländern mit weißer Bevölkerung beobachtet. So zeigt eine Gesamtanalyse der Todesursachenstatistik innerhalb der europäischen Union steigende Werte der Mortalitätsraten bis 1990 und danach eine Stabilisierung. Die Daten zeigen einen sehr ähnlichen Trend in verschiedenen europäischen Ländern (Bosetti et al. 2004). Auch für die USA und Australien wurde eine seit den 1980-er und 1990-er Jahren erkennbare Stabilisierung der Mortalitätsraten beschrieben (Berwick u. Halpern 1997; Geller et al. 2002).

> **!** Der wichtigste Grund für die Stabilisierung der Mortalitätsraten bei nach wie vor steigenden Inzidenzraten dürfte in der verbesserten Frühdiagnose von prognostisch günstigeren Tumoren liegen.

5.4 · Klinische Epidemiologie des Melanoms

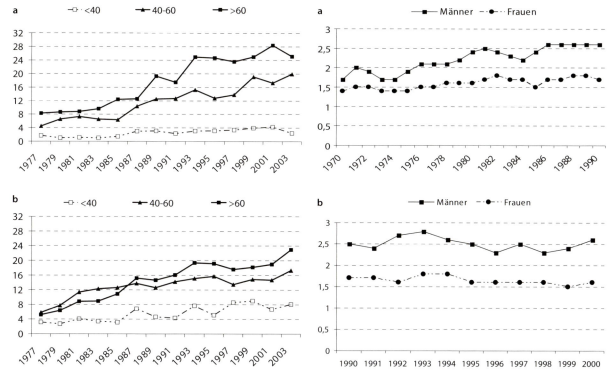

Abb. 5.9a, b. Inzidenz des Melanoms nach Alter bei Frauen (a) und Männern (b) in Zentral-Baden-Württemberg (Kreise Balingen, Böblingen, Reutlingen und Tübingen) auf den Grundlagen der Daten des Zentralregisters Malignes Melanom (altersstandardisierte Raten für die europäische Standardbevölkerung je 100.000 Einwohner und Jahr)

Abb. 5.10a, b. Mortalität des Melanoms in der Bundesrepublik Deutschland von 1970–1990 (a) und in den 1990-er Jahren (b; altersstandardisierte Raten für die europäische Standardbevölkerung je 100.000 Einwohner und Jahr). Die Daten wurden der Todesursachenstatistik für die alten Bundesländer entnommen

Ein Trend zur Erstdiagnose mit kleineren Tumordicken wurde in mehreren Ländern beschrieben (Garbe et al. 2000).

5.4 Klinische Epidemiologie des Melanoms

Die Daten zur klinischen Epidemiologie des Melanoms stammen aus dem Zentralregister Malignes Melanom (Garbe et al. 1993, 1995b; Garbe u. Orfanos 1992), an dem sich 66 Kliniken aus dem deutschsprachigen Raum beteiligten sowie zusätzlich 25 niedergelassene Hautärzte, die eine kleinere Zahl von Melanompatienten meldeten (◘ Tab. 5.3). Die aktive Mitarbeit der beteiligten Zentren führte zu einer kontinuierlichen Zunahme der gemeldeten Fälle über die Zeit (◘ Abb. 5.11).

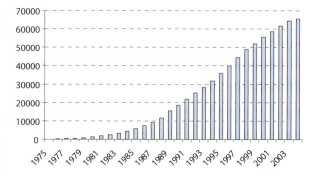

Abb. 5.11. Zahl der registrierten Patienten im Zentralregister Malignes Melanom. Darstellung der kumulativen Fallzahlen nach Diagnosejahren. Die Registrierung wurde 1983 begonnen. Eine kleinere Anzahl älterer Fälle wurde nachträglich registriert, sodass die Diagnosejahre bis 1975 zurückreichen. Die Abbildung zeigt die kontinuierliche Zunahme der registrierten Fälle

5.4.1 Alter und Geschlecht

Die meisten Melanome wurden im mittleren Lebensalter mit einem Schwerpunkt zwischen dem 50. und 60. Lebensjahr diagnostiziert. Insgesamt 37% der Diagnosen wurden bereits vor dem 50. Lebensjahr gestellt und 20% sogar vor dem 40. Lebensjahr (Abb. 5.12). Das mediane Alter zum Zeitpunkt der Diagnosestellung betrug bei Frauen 55 Jahre und bei Männern 57 Jahre.

Während in den 1970-er Jahren in Deutschland der Anteil der Frauen an den Melanompatienten etwa 2/3 aller Fälle betrug, so fand bis in die 1990-er Jahre eine weitgehende Angleichung in beiden Geschlechtern statt. Während in Ländern mit niedriger Inzidenz wie beispielsweise in England der Anteil der Frauen nach wie vor deutlich überwiegt (MacKie et al. 2002), ist das Geschlechtsverhältnis in Ländern mit höherer Inzidenz entweder ausgewogen, oder der Anteil der Männer überwiegt wie in Australien (Marks 2002; Marrett et al. 2001).

5.4.2 Anatomische Lokalisation

Die anatomische Lokalisation variiert nach Geschlecht. Bei Männern finden sich die meisten Tumoren am Stamm, bei Frauen dagegen an der unteren Extremität. Am Stamm treten bei Männern 56% aller Melanome auf, davon 38% am Rücken (Abb. 5.13). Bei Frauen treten 42% aller Melanome an der unteren Extremität auf, davon 24% am Unterschenkel (Tab. 5.4). Am zweithäufigsten finden sich die Melanome bei Männern an der unteren Extremität (16% der Melanome der Männer) und bei

Tab. 5.3. Teilnehmende Zentren beim Zentralregister Malignes Melanom. Insgesamt 66 Kliniken und 25 niedergelassene Hautärzte haben sich an der Registrierung beteiligt

Mitarbeitende Einrichtungen	Zahl der Zentren	Zahl der Patienten	Prozent
Alte Bundesländer	43	43.791	66,4
Neue Bundesländer	18	19.043	28,9
Österreich	3	1.698	2,6
Schweiz	2	668	1,0
Niedergelassene Ärzte	25	770	1,1
Gesamt	66 Kliniken	65.970	100

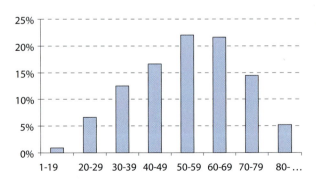

Abb. 5.12. Altersverteilung der Patienten zum Zeitpunkt der ersten Diagnose im Zentralregister Malignes Melanom. Das mediane Alter beträgt bei Frauen 55 Jahre und bei Männern 57 Jahre, die Altersverteilung ist bei beiden Geschlechtern sehr ähnlich

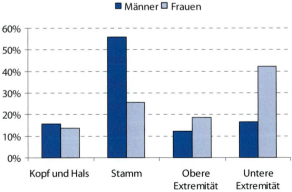

Abb. 5.13. Lokalisationen der primär kutanen Melanome im Zentralregister Malignes Melanom. Bei Männern finden sich die meisten Melanome am Stamm und bei Frauen an der unteren Extremität

5.4 · Klinische Epidemiologie des Melanoms

Tab. 5.4. Detaillierte Lokalisationen der kutanen Melanome im Zentralregister Malignes Melanom. Die Lokalisationen wurden für Männer und Frauen getrennt ausgewertet. Für jede Lokalisation wurde das mediane Alter bei erster Diagnose ermittelt

Lokalisation	Männer		Frauen	
	Prozent	Medianes Alter	Prozent	Medianes Alter
Gesicht	8,2%	66	10,1%	70
Sonstiger Kopf	5,1%	64	2,0%	61
Hals	2,2%	57	1,6%	56
Brust/Oberbauch	12,3%	55	4,7%	46
Rücken	38,3%	56	15,6%	49
Unterbauch	4,0%	55	3,0%	45
Gesäß	1,0%	52	1,5%	45
Äußeres Genitale	0,2%	59	0,8%	65
Oberarm (inkl. Ellbogen)	7,9%	57	12,0%	57
Unterarm	3,4%	56	5,2%	59
Hand	0,9%	61	1,2%	63
Oberschenkel (inkl. Knie)	6,4%	49	11,4%	45
Unterschenkel	6,0%	51	23,6%	55
Gesicht	8,2%	66	10,1%	70

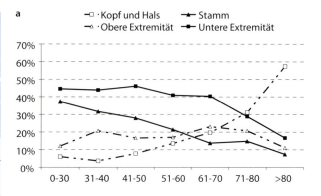

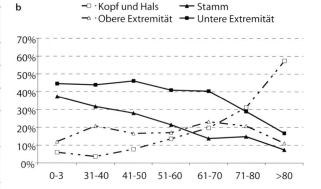

Abb. 5.14a, b. Anatomische Lokalisationen der primären kutanen Melanome bei Frauen (**a**) und Männern (**b**) im Zentralregister Malignes Melanom für Zentral-Baden-Württemberg. Die prozentualen Anteile wurden für die verschiedenen Altersgruppen ermittelt

Frauen am Stamm (26% der Melanome der Frauen). Es folgt die Kopf- und Halsregion und die obere Extremität mit weitgehend gleicher Häufigkeit in beiden Geschlechtern (Garbe et al. 1989, 1993, 1995a).

Dieser Verteilungstyp wird in den Industrienationen mit weißer Bevölkerung weltweit gleichermaßen beobachtet. Vergleichbare Verteilungen wurden zuvor aus Europa, aus Nordamerika und aus Australien berichtet (Bulliard et al. 1999; Carli et al. 1994; Green et al. 1993; Hall et al. 1999; Ocana-Riola et al. 2001).

Die Häufigkeit der anatomischen Lokalisation der malignen Melanome variiert mit dem Alter. Die Häufigkeit der Melanome an der unteren Extremität sowie der Melanome am Stamm nimmt mit dem Alter ab, während eine deutliche Zunahme der Melanome an Kopf und Hals mit steigendem Alter feststellbar ist. Annähernd 60% aller Melanome im Alter von über 80 Jahren kommen in der Kopf- und Halsregion vor (Abb. 5.14a). Dieser Trend ist ähnlich bei den Männern zu beobachten, hier nimmt v. a. mit steigendem Alter die Häufigkeit von Melanomen am Stamm ab und an Kopf und Hals zu. Sie erreicht ebenfalls ca. 60% im Alter von über 80 Jahren (Abb. 5.14b).

5.4.3 Klinisch-histologische Subtypen

Das superfiziell spreitende Melanom stellt den bei weitem häufigsten Subtyp des Melanoms dar und macht annähernd 56% aller Melanome aus. Gefolgt wird es von nodulären Melanomen mit ca. 20% aller Tumoren. Das Lentigo-maligna-Melanom macht 9%, das akrolentiginöse Melanom 4% aller Fälle aus (Abb. 5.15). Eine ähnliche Verteilung findet sich bei der Analyse von Inzidenzraten in den USA.

Die klinisch histologischen Subtypen des Melanoms weisen verschiedene Altersverteilungen auf (Abb. 516).

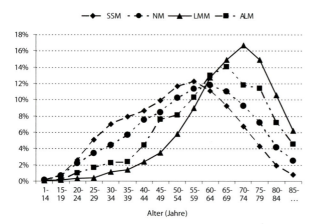

Abb. 5.15. Klinisch-histologische Subtypen der primär kutanen Melanome im Zentralregister Malignes Melanom. Superfiziell spreitende und noduläre Melanome stellen die führenden Entitäten dar

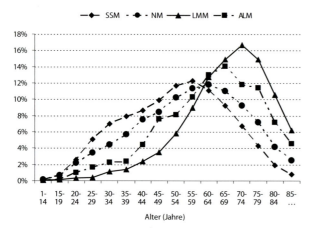

Abb. 5.16. Altersverteilungen der klinisch-histologischen Subtypen der Melanome im Zentralregister Malignes Melanom. Der Altersgipfel der superfiziell spreitenden Melanome liegt bei 55–59 Jahren, der nodulären Melanome bei 60–64 Jahren, der akrolentiginösen Melanome bei 65–69 Jahren und der Lentigo-maligna-Melanome bei 70–74 Jahren

5.4.4 Tumordicke

 Die Tumordicke stellt den wichtigsten prognostischen Faktor primärer Melanome dar (Balch et al. 2001a, b). Insofern ist die Tumordicke zum Zeitpunkt der Erstdiagnose des Melanoms das wichtigste Kriterium zur Beurteilung der Früherkennung.

In den alten Bundesländern war in den 1980-er Jahren eine deutliche Abnahme der Tumordicke erkennbar (Garbe et al. 1989, 1993, 2000). Der Durchschnitt der Tumordicke sank von ca. 2 mm auf 1,5 mm ab und der Median von ca. 1,3 mm auf 0,8 mm. Derzeit ist kein eindeutiger Trend mehr zu einer weiteren Abnahme der Tumordicke erkennbar, nachdem er sich in den 1990-er Jahren abgeschwächt hatte (Abb. 5.17).

Die Tumordicke bei der primären Diagnose ändert sich ebenfalls mit dem Alter. Generell kann festgestellt

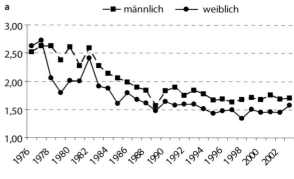

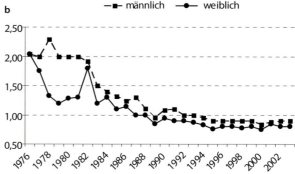

Abb. 5.17. Entwicklung der durchschnittlichen (**a**) und der medianen Tumordicke (**b**) der primär kutanen Melanome bei Männern und Frauen im Zentralregister Malignes Melanom. Eine deutliche Abnahme der Tumordicke ist etwa bis Mitte der 1990-er Jahre feststellbar, danach nicht mehr

werden, dass der Prozentsatz der dünnen Melanome mit einer Tumordicke bis zu 1 mm mit zunehmendem Alter deutlich geringer wird. Im Alter von ≥70 Jahren sinkt dieser Prozentsatz unter 50% ab. Dagegen nimmt der Anteil der dicken Tumoren deutlich zu und erreicht im Alter von ≥80 Jahren sowohl bei Männern als auch bei Frauen einen Anteil von ca. 20% (◘ Abb. 5.18).

5.5 Prognose

5.5.1 Tumorausbreitung zum Zeitpunkt der Erstdiagnose

90% der Männer und 93% der Frauen kamen mit einem primären Melanom ohne erkennbare Metastasierung zur ersten Diagnose. Bei 8% der Männer und 6% der Frauen lag eine regionäre Metastasierung vor, bei 4,3% der Männer und bei 3,6% der Frauen fand sich bereits eine Fernmetastasierung (◘ Tab. 5.5). Vergleichbare Auswertungen des Stadiums der Melanome bei der ersten Diagnose an größeren Kollektiven in anderen Ländern finden sich leider kaum. Allerdings werden in westlichen Industrieländern mit weißer Bevölkerung Melanome überwiegend im Stadium des Primärtumors allein diagnostiziert.

5.5.2 Prognose in Abhängigkeit von der Tumordicke

Zur Untersuchung der Prognose in Abhängigkeit von der Tumordicke wurde am Datensatz des Klinikregisters an der Universitäts-Hautklinik Tübingen eine Analyse bei 5.873 Patienten mit Primärtumor allein ohne erkennbare Metastasierung durchgeführt. Die 10-Jahres-Überlebensraten betrugen 96% bei Patienten mit einer Tumordicke bis zu 1,0 mm, 85% bei Patienten mit einer Tumordicke 1,01–2,0 mm, 70% bei Patienten mit einer Tumordicke 2,01–4,0 mm und 55% bei Patienten mit einer Tumordicke von >4 mm (◘ Abb. 5.19). Hier zeigten sich im Verlauf der Zeit keine signifikanten Änderungen.

5.5.3 Tumorausbreitung im weiteren Verlauf der Erkrankung

Zur Untersuchung der Tumorausbreitung im weiteren Verlauf der Erkrankung wurde am Datensatz des Klini-

◘ **Tab. 5.5.** Tumorausbreitung zum Zeitpunkt der Erstdiagnose im Zentralregister Malignes Melanom. Es kommen weniger Frauen im metastasierten Stadien zur ersten Diagnose

	Männer	Frauen	Gesamt
Primärtumor	87,7%	90,5%	89,2%
Satelliten/In-transit-Metastasen	2,1%	2,2%	2,1%
Regionäre Lymphknotenmetastasen	5,4%	3,3%	4,3%
Fernmetastasen	4,3%	3,6%	3,9%
Keine sichere Angabe möglich	0,5%	0,5%	0,5%
Gesamt	100,0%	100,1%	100,0%

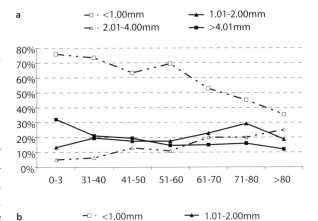
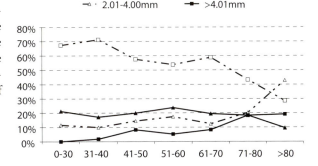

◘ **Abb. 5.18.** Tumordicke der primären kutanen Melanome bei Frauen (**a**) und Männern (**b**) im Zentralregister Malignes Melanom für Zentral-Baden-Württemberg. Die prozentualen Anteile wurden für die verschiedenen Altersgruppen ermittelt

kregisters an der Universitäts-Hautklinik Tübingen eine Analyse bei 4.670 Patienten durchgeführt, bei denen die Diagnose eines invasiven Melanoms in den Jahren 1976–2001 gestellt worden war und bei denen zumindest eine 3-jährige Nachbeobachtung dokumentiert (oder früherer Tod durch Melanom eingetreten) war. Patienten mit okulären Melanomen wurden ausgeschlossen.

Bei insgesamt 75% aller Patienten trat keine Metastasierung ein. Insgesamt 19,7% aller Patienten entwickelten eine lokoregionäre Metastasierung (Stadium III), 17,8% eine Fernmetastasierung (◘ Tab. 5.6). Bei 7,2% der Patienten trat im Beobachtungszeitraum eine lokoregionäre Metastasierung allein ohne nachfolgende Fernmetastasierung auf. Eine primäre Fernmetastasierung ohne vorherige lokoregionäre Metastasierung konnte bei 5,3% der Patienten beobachtet werden. Der genaue Ablauf ist in ◘ Abb. 5.20 dargestellt.

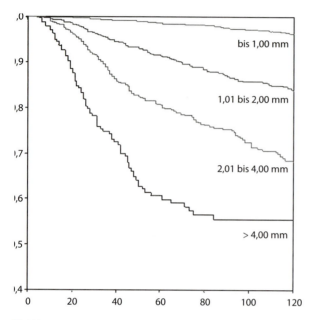

◘ **Abb. 5.19.** Zehnjahresüberlebenskurven nach den verschiedenen Tumordickenklassen der primär kutanen Melanome ohne Metastasierung im Zentralregister Malignes Melanom. Die pT-Klassifikation der derzeitigen Stadieneinteilung basiert vorwiegend auf der Tumordicke

◘ **Tab. 5.6.** Metastasierungen zum Zeitpunkt der Erstdiagnose und im weiteren Verlauf der Erkrankung (◘ Abb. 5.20). Bei 25% aller Patienten treten Metastasierungen ein

Metastasierung	Anzahl	Prozent
Keine, Primärtumor allein	3501	75,0
Lokoregionäre Metastasen allein (ohne Fermetastasierung)	338	7,2
Lokoregionäre Metastasen insgesamt	920	19,7
Fernmetastasierung allein	249	5,3
Fernmetastasen insgesamt	831	17,8
Gesamt	4.670	100,0

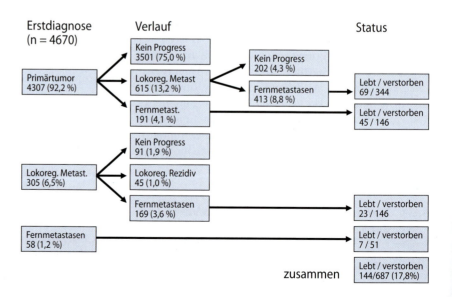

◘ **Abb. 5.20.** Krankheitsverlauf im Datensatz der Universitäts-Hautklinik Tübingen bei Erstdiagnose invasiver Melanome 1976–2001. Die Mindestnachbeobachtung betrug 36 Monate (sofern nicht am Melanom gestorben), okuläre Melanome wurden von der Auswertung ausgeschlossen

Literatur

Anonymus (2003) Stat bite: Incidence of and mortality from melanoma of the skin, 1975-2000. J Natl Cancer Inst 95: 933

Balch CM, Buzaid AC, Soong SJ, Atkins MB, Cascinelli N, Coit DG, Fleming ID, Gershenwald JE, Houghton A, Jr., Kirkwood JM, McMasters KM, Mihm MF, Morton DL, Reintgen DS, Ross MI, Sober A, Thompson JA, Thompson JF (2001a) Final version of the American Joint Committee on Cancer staging system for cutaneous melanoma. J Clin Oncol 19: 3635–3648

Balch CM, Soong SJ, Gershenwald JE, Thompson JF, Reintgen DS, Cascinelli N, Urist M, McMasters KM, Ross MI, Kirkwood JM, Atkins MB, Thompson JA, Coit DG, Byrd D, Desmond R, Zhang Y, Liu PY, Lyman GH, Morabito A (2001b) Prognostic factors analysis of 17,600 melanoma patients: validation of the American Joint Committee on Cancer melanoma staging system. J Clin Oncol 19: 3622–3634

Balzi D, Carli P, Giannotti B, Paci E, Buiatti E (2003) Cutaneous melanoma in the Florentine area, Italy: incidence, survival and mortality between 1985 and 1994. Eur J Cancer Prev 12: 43–48

Bauer J, Buttner P, Wiecker TS, Luther H, Garbe C (2005a) Effect of sunscreen and clothing on the number of melanocytic nevi in 1,812 German children attending day care. Am J Epidemiol 161: 620–627

Bauer J, Buttner P, Wiecker TS, Luther H, Garbe C (2005b) Interventional study in 1,232 young German children to prevent the development of melanocytic nevi failed to change sun exposure and sun protective behavior. Int J Cancer (in press)

Bentham G, Aase A (1996) Incidence of malignant melanoma of the skin in Norway, 1955–1989: associations with solar ultraviolet radiation, income and holidays abroad. Int J Epidemiol 25: 1132–1138

Berwick M, Halpern A (1997) Melanoma epidemiology. Curr Opin Oncol 9: 178–182

Bosetti C, La Vecchia C, Naldi L, Lucchini F, Negri E, Levi F (2004) Mortality from cutaneous malignant melanoma in Europe. Has the epidemic levelled off? Melanoma Res 14: 301–309

Bulliard JL, Cox B, Semenciw R (1999) Trends by anatomic site in the incidence of cutaneous malignant melanoma in Canada, 1969–93. Cancer Causes Control 10: 407–416

Carli P, Borgognoni L, Biggeri A, Carli S, Reali UM, Giannotti B (1994) Incidence of cutaneous melanoma in the centre of Italy: anatomic site distribution, histologic types and thickness of tumour invasion in a registry-based study. Melanoma Res 4: 385–390

de Vries E, Bray FI, Coebergh JW, Parkin DM (2003) Changing epidemiology of malignant cutaneous melanoma in Europe 1953–1997: rising trends in incidence and mortality but recent stabilizations in western Europe and decreases in Scandinavia. Int J Cancer 107: 119–126

Diffey BL (2004) The future incidence of cutaneous melanoma within the UK. Br J Dermatol 151: 868–872

Garbe C, Blum A (2001) Epidemiology of cutaneous melanoma in Germany and worldwide. Skin Pharmacol Appl Skin Physiol 14: 280–290

Garbe C, Buttner P, Bertz J, Burg G, d'Hoedt B, Drepper H, Guggenmoos-Holzmann I, Lechner W, Lippold A, Orfanos CE, (1995a) Primary cutaneous melanoma. Prognostic classification of anatomic location. Cancer 75: 2492–2498

Garbe C, Buttner P, Ellwanger U, Brocker EB, Jung EG, Orfanos CE, Rassner G, Wolff HH (1995b) Das Zentralregister Malignes Melanom der Deutschen Dermatologischen Gesellschaft in den Jahren 1983–1993. Epidemiologische Entwicklungen und aktuelle therapeutische Versorgung des malignen Melanoms der Haut. Hautarzt 46: 683–692

Garbe C, McLeod GR, Buettner PG (2000) Time trends of cutaneous melanoma in Queensland, Australia and Central Europe. Cancer 89: 1269–1278

Garbe C, Orfanos CE (1992) Epidemiology of malignant melanoma in central Europe: risk factors and prognostic predictors. results of the central malignant melanoma registry of the german dermatological society. Pigment Cell Res Suppl 2: 285–294

Garbe C, Weiss J, Kruger S, Garbe E, Buttner P, Bertz J, Hoffmeister H, Guggenmoos-Holzmann I, Jung EG, Orfanos CE (1993) The German melanoma registry and environmental risk factors implied. Recent Results Cancer Res 128: 69–89

Garbe C, Wiebelt H, Orfanos CE (1989) Change of epidemiological characteristics of malignant melanoma during the years 1962–1972 and 1983–1986 in the Federal Republic of Germany. Dermatologica 178: 131–135

Geller AC, Miller DR, Annas GD, Demierre MF, Gilchrest BA, Koh HK (2002) Melanoma incidence and mortality among US whites, 1969–1999. JAMA 288: 1719–1720

Green A, MacLennan R, Youl P, Martin N (1993) Site distribution of cutaneous melanoma in Queensland. Int J Cancer 53: 232–236

Haberland J, Bertz J, Gorsch B, Schön D (2001) Krebsinzidenzschätzungen fur Deutschland mittels log-linearer Modelle. Gesundheitswesen 63: 556–560

Hall HI, Miller DR, Rogers JD, Bewerse B (1999) Update on the incidence and mortality from melanoma in the United States. J Am Acad Dermatol 40: 35–42

Jemal A, Devesa SS, Hartge P, Tucker MA (2001) Recent trends in cutaneous melanoma incidence among whites in the United States. J Natl Cancer Inst 93: 678–683

Jones WO, Harman CR, Ng AK, Shaw JH (1999) Incidence of malignant melanoma in Auckland, New Zealand: highest rates in the world. World J Surg 23: 732–735

Jung HD (1987) Epidemiologie des malignen Melanoms in der Deutschen Demokratischen Republik von 1953–1980. Eine Analyse. I. Mitteilung: Inzidenz, Alter, Geschlecht. Dermatol Monatsschr 173: 693–701

Katalinic A, Kunze U, Schafer T (2003) Epidemiology of cutaneous melanoma and non-melanoma skin cancer in Schleswig-Holstein, Germany: incidence, clinical subtypes, tumour stages and localization (epidemiology of skin cancer). Br J Dermatol 149: 1200–1206

MacKie RM, Bray CA, Hole DJ, Morris A, Nicolson M, Evans A, Doherty V, Vestey J (2002) Incidence of and survival from malignant melanoma in Scotland: an epidemiological study. Lancet 360: 587–591

MacLennan R, Green AC, McLeod GR, Martin NG (1992) Increasing incidence of cutaneous melanoma in Queensland, Australia. J Natl Cancer Inst 84: 1427–1432

Mansson-Brahme E, Johansson H, Larsson O, Rutqvist LE, Ringborg U (2002) Trends in incidence of cutaneous malignant melanoma in a Swedish population 1976–1994. Acta Oncol 41: 138–146

Marks R (2002) The changing incidence and mortality of melanoma in Australia. Recent Results Cancer Res 160: 113–121

Marrett LD, Nguyen HL, Armstrong BK (2001) Trends in the incidence of cutaneous malignant melanoma in New South Wales, 1983–1996. Int J Cancer 92: 457–462

Ocana-Riola R, Martinez-Garcia C, Serrano S, Buendia-Eisman A, Ruiz-Baena C, Canela-Soler J (2001) Population-based study of cutaneous malignant melanoma in the Granada province (Spain), 1985–1992. Eur J Epidemiol 17: 169–174

Osterlind A, Hou-Jensen K, Moller JO (1988) Incidence of cutaneous malignant melanoma in Denmark 1978–1982. Anatomic site distribution, histologic types, and comparison with non-melanoma skin cancer. Br J Cancer 58: 385–391

Schuz J, Schon D, Batzler W, Baumgardt-Elms C, Eisinger B, Lehnert M, Stegmaier C (2000) Cancer registration in Germany: current status, perspectives and trends in cancer incidence 1973–93. J Epidemiol Biostat 5: 99–107

Stang A, Stabenow R, Eisinger B, Jockel KH (2003) Site- and gender-specific time trend analyses of the incidence of skin melanomas in the former German Democratic Republic (GDR) including 19.351 cases. Eur J Cancer 39: 1610–1618

Stang A, Stang K, Stegmaier C, Hakulinen T, Jockel KH (2001) Skin melanoma in Saarland: incidence, survival and mortality 1970–1996. Eur J Cancer Prev 10: 407–415

Stracci F, Minelli L, D'Alo D, Fusco-Moffa I, Falsettini E, Cassetti T, Romagnoli C, La Rosa F (2005) Incidence, mortality and survival trends of cutaneous melanoma in Umbria, Italy. 1978–82 and 1994–98. Tumori 91: 6–8

Vinceti M, Bergomi M, Borciani N, Serra L, Vivoli G (1999) Rising melanoma incidence in an Italian community from 1986 to 1997. Melanoma Res 9: 97–103

Teil II Vorsorge und Früherkennung

Kapitel 6 **Risikofaktoren des Melanoms** – 65
Jürgen Bauer

Kapitel 7 **Prävention von Hautkrebs** – 83
Eckhard Wilhelm Breitbart, Beate Volkmer, Sabine Voss, Rüdiger Greinert

Kapitel 8 **Früherkennung des Melanoms** – 97
Andreas Blum

Risikofaktoren des Melanoms

Jürgen Bauer

6.1 Einleitung – 66

6.2 Umweltfaktoren – 66
6.2.1 UV-Licht und Melanom – 66
6.2.2 Sonnenexposition in Beruf und Freizeit – 66
6.2.3 Haben Sonnenschutzmittel eine Schutzfunktion? – 67
6.2.4 Sind UV-Lampen ein Risikofaktor? – 67

6.3 Pigmentsystem und Melanomrisiko – 68
6.3.1 Gewöhnliche melanozytäre Nävi als Risikomarker – 68
6.3.2 Atypische melanozytäre Nävi als Risikomarker – 71
6.3.3 Sommersprossen und aktinische Lentigines als Risikomarker – 72
6.3.4 Definition von Risikogruppen anhand der Zahl melanozytärer Nävi – 72

6.4 UV-Licht und melanozytäre Nävi – 74
6.4.1 Bedeutung von melanozytären Nävi bei Kindern – 74
6.4.2 Risikofaktoren für melanozytäre Nävi bei Kindern und Wirkung von Lichtschutz – 75
6.4.3 Schutz durch Sonnencreme – 76
6.4.4 Schutz durch Kleidung – 76

6.1 Einleitung

Während zunehmend für das Melanom relevante Tumorgene beschrieben werden, ist der genaue molekulare Mechanismus noch umstritten, der zu den für die Melanomentstehung entscheidenden Mutationen und chromosomalen Aberrationen führt. Insbesondere die Rolle von UVA- und UVB-Strahlung ist noch nicht experimentell geklärt. Dabei ist Sonnenlicht als Hauptrisikofaktor durch zahlreiche epidemiologische Studien belegt und spielt durch ausgedehnte Sonnenexposition vieler Menschen in der Freizeit und im Urlaub eine wesentliche Rolle. Neben dem »Umweltrisikofaktor« Sonnenlicht gibt es eine Reihe von Faktoren des körpereigenen Pigmentsystems, die auf ein erhöhtes Melanomrisiko hinweisen. Diese spielen eine zentrale Rolle für die Erkennung von Risikopatienten, die einer besonderen Überwachung bedürfen.

Weiterhin wird der Zusammenhang zwischen dem Umweltrisikofaktor Sonnenlicht und dem Hauptrisikoindikator Zahl melanozytärer Nävi aufgezeigt. Für einen kleineren Anteil aller Melanompatienten sind erbliche Mutationen der CDKN2A- und CDK4-Gene beschrieben worden, die mit einem etwa 10-fach erhöhten Risiko für die Entwicklung eines Melanoms, aber auch anderer Tumoren einhergehen (Thompson et al. 2005). Solche mit erhöhtem Melanomrisiko einhergehende Keimbahnmutationen sind nicht Bestandteil dieses Kapitels.

6.2 Umweltfaktoren

6.2.1 UV-Licht und Melanom

Als entscheidender ätiologischer Risikofaktor für epitheliale Hauttumoren wie z. B. Plattenepithelkarzinome oder Basalzellkarzinome steht das Sonnenlicht seit langem außer Zweifel. Beim Melanom wurde jedoch zunächst die ätiologische Bedeutung des Sonnenlichtes in Frage gestellt.

Das Melanom weist folgende Unterschiede zu den epithelialen Hauttumoren mit ihrer klaren UV-Genese auf (Garbe 1992):

- Die anatomische Verteilung von Melanomen entspricht nicht den Körperregionen mit der höchsten UV-Belastung, wie es bei epithelialen Hauttumoren der Fall ist.
- Melanome treten bereits während des mittleren Lebensalters auf und nicht wie epitheliale Hauttumoren zu einem Zeitpunkt hoher bis höchster kumulativer UV-Belastung.
- Melanome finden sich gehäuft bei Stadtbewohnern, die ihren Arbeitsplatz in geschlossenen Räumen haben, seltener dagegen in der stärker UV-exponierten Landbevölkerung.
- Bei Personen mit genetischen Krankheiten, die die UV-Empfindlichkeit erhöhen (Xeroderma pigmentosum, Albinismus), kommt zumeist der Subtyp des Lentigo-maligna-Melanoms vor, dagegen nicht die ansonsten viel häufigeren anderen Melanomtypen.

Inzwischen gibt es jedoch gute Evidenz, dass UV-Strahlung ein wichtiger ätiologischer Faktor für die Melanomentstehung ist (Thompson et al. 2005; Tucker u. Goldstein 2003). Insbesondere wurden folgende Zusammenhänge zwischen Sonnenexposition und Melanomentstehung herausgestellt (Tucker u. Goldstein 2003):

- Je heller der Pigmentierungstyp und je größer somit die Sonnenempfindlichkeit ist, desto höher die Melanominzidenz.
- Für Weiße nimmt die Melanominzidenz mit der Nähe des Wohnortes zum Äquator und damit mit höherer UV-Einstrahlung zu. Dies gilt insbesondere für Personen mit europäischer Abstammung in den USA und Australien.
- Die höchste Zunahme der Melanominzidenz wurde in Körperregionen beobachtet, die in den letzten Jahrzehnten durch eine Änderung der Freizeitgewohnheiten vermehrt der Sonne exponiert wurden.
- Schließlich werden durch Sonnenexposition benigne melanozytäre Nävi als potenzielle Vorläuferläsionen des Melanoms induziert.

Armstrong u. Kricker (1993) nahmen Schätzungen vor, welcher Anteil der Melanome in Australien durch Sonne bedingt ist. Wurde die Inzidenz von Melanomen in sonnengeschützten Körperarealen als Bezugspunkt gewählt, so betrug der Anteil sonneninduzierter Melanome mehr als 95%.

6.2.2 Sonnenexposition in Beruf und Freizeit

Es wurde gezeigt, dass die intermittierende Exposition gegenüber hohen UV-Dosen, wie sie im Urlaub in südlichen Ländern auftritt, das Melanomrisiko signifikant erhöht. Hingegen geht chronische Sonnenexposition, z. B. als Bauarbeiter oder in der Landwirtschaft, mit einem eher

6.2 · Umweltfaktoren

geringeren Melanomrisiko einher (Autier et al. 1994b; Gandini et al. 2005).

Für eine Vielzahl von Berufsgruppen wie Arbeiter in der Kunststoffindustrie (Polyvinylchlorid), in der Telekommunikation, in der Zeitungsindustrie und der Petroleumindustrie wurde im Vergleich zur übrigen Bevölkerung ein erhöhtes Melanomrisiko beschrieben (Gong et al. 1992). Diese Beobachtungen beruhen jedoch meistens auf kleinen Fallzahlen.

Eine große Studie, basierend auf Daten des Zentralregisters Malignes Melanom in Deutschland, berichtete für eine Vielzahl von Berufen ein erhöhtes Melanomrisiko (Weiss et al. 1990). Berufsangaben von 3.546 Patienten mit Melanom aus den Jahren 1983–1988 wurden mit Daten von 270.940 Personen verglichen, die in einem repräsentativen Mikrozensus 1987 in der Bundesrepublik Deutschland erhoben wurden. Dabei ergab sich, dass Personen mit höherem sozioökonomischem Status, mit höherem Einkommen und besserer Ausbildung ein erhöhtes Melanomrisiko hatten (Weiss et al. 1990). Faktoren des Lebensstils schienen hierbei den entscheidenden Einfluss zu haben. Wahrscheinlich ist das erhöhte Risiko durch höhere Sonnenexposition in Freizeit und Urlaub bedingt.

Weiterhin zeigten auch Menschen mit beruflicher Sonnenexposition wie Bauern, Bauarbeiter etc. ein hochsignifikant erhöhtes Melanomrisiko, und zwar insbesondere für den Subtyp des Lentigo-maligna-Melanoms. Hier werden die Auswirkungen chronischer Sonnenexposition im Erwachsenenalter erkennbar.

! Mit einem erhöhten Melanomrisiko ist offenbar besonders die Sonnenexposition in der Kindheit verbunden.

Dafür spricht, dass erwachsene Einwanderer in ein Land mit hoher UV-Einstrahlung, die ihre Kindheit in Europa verbracht haben, ein niedrigeres Melanomrisiko aufweisen als Weiße, die in diesem Land ihre Kindheit verbracht haben (Cooke u. Fraser 1985; Khlat et al. 1992).

6.2.3 Haben Sonnenschutzmittel eine Schutzfunktion?

Die Ergebnisse zahlreicher Fallkontrollstudien zu den Auswirkungen von Sonnencreme auf das Melanomrisiko waren z. T. widersprüchlich und reichten von einem reduzierten Risiko (Bakos et al. 2002; Espinosa et al. 1999; Holly et al. 1995; Rodenas et al. 1996), über ein unverändertes Risiko (Elwood u. Gallagher 1999) bis hin zu einem Risikoanstieg durch Sonnencreme (Autier et al. 1995; Beitner et al. 1990; Graham et al. 1985; Holman et al. 1986; Klepp u. Magnus 1979; Osterlind et al. 1988b; Westerdahl et al. 2000b; Wolf et al. 1998). Mehrere in letzter Zeit publizierte Metaanalysen zum Zusammenhang zwischen Sonnencremegebrauch und Melanomrisiko konnten weder eine Risikoerhöhung noch eine Schutzwirkung durch Sonnencreme feststellen (Bastuji-Garin u. Diepgen 2002; Dennis et al. 2003; Gefeller u. Pfahlberg 2002; Huncharek u. Kupelnick 2002).

Diese Daten sind jedoch mit einer gewissen Vorsicht zu interpretieren, da sie von zahlreichen Faktoren beeinflusst und möglicherweise verfälscht werden. Die meisten der genannten Fallkontrollstudien wurden an Patienten von Hautkliniken durchgeführt. Die Vorgeschichte von Sonnencremegebrauch und Sonnenexposition war wahrscheinlich über längere Zeiträume nicht mehr sicher zu erheben, und bei den Melanompatienten dürfte zusätzlich ein Recall-Bias eine Rolle spielen (Cockburn et al. 2001).

Eine weitere Fehlerquelle ist die Tatsache, dass Personen mit einem helleren Hauttyp nicht nur ein erhöhtes Melanomrisiko, sondern auch eine höhere Sonnenempfindlichkeit aufweisen und deshalb Sonnenschutzmittel häufiger gebrauchen. Es kommt hinzu, dass Sonnenschutzmittel früher im Wesentlichen nur einen UVB-Filter enthielten. Da sie vor Sonnenbränden schützten, trugen sie zu einer längeren Sonnenexposition und zu vermehrter UVA-Exposition bei (Autier et al. 1999, 2000; Garland et al. 1993).

> **Fazit**
> Sonnencreme allein bietet nach derzeitigem Erkenntnisstand keinen ausreichenden Schutz gegen die Entstehung eines Melanoms. Sie reduziert zwar die auf die Haut einwirkende UVB- und geringer auch UVA-Strahlung, da aber durch Gebrauch von Sonnencreme Sonnenbrände viel später auftreten, ist die Anwendung von Sonnenschutzmitteln mit deutlich längeren Aufenthalten in der Sonne verbunden.

6.2.4 Sind UV-Lampen ein Risikofaktor?

Die Rolle von Solarien bei der Entstehung des Melanoms ist umstritten. Eine Reihe von Fallkontrollstudien untersuchten diesen möglichen Zusammenhang (Autier et al. 1994a; Bataille et al. 2004; Westerdahl et al. 1994, 2000a). Jedoch gaben in den Studien nur wenige der Teilnehmer Solariumsbesuche an, und die Studien zeigten keinen klaren Zusammenhang und hohe 95%-Konfidenzintervalle

(Gallagher et al. 2005). Diesen als gering angegebenen Solariumsbesuchen steht die zunehmende Anzahl von Jugendlichen und jungen Erwachsenen entgegen, die sich in Solarien bräunen (Autier 2004; Boldeman et al. 2001; Demko et al. 2003).

Weiterhin unterliegen alle diese epidemiologischen Arbeiten einem Problem:

> ❗ Menschen, die gern ins Solarium gehen, gehen in der Regel auch gern in die Sonne, und so lässt sich die Rolle beider Risikofaktoren nur schlecht trennen – auch mittels multivariater Analyse.

Ein weiterer Faktor, der dazu führen könnte, dass das Risiko durch Solarien unterschätzt wird, ist die lange Latenzzeit zwischen Solariumsbesuchen und dem Auftreten eines Melanoms (Autier 2004; Bataille et al. 2004).

Eine kürzlich durchgeführte Metaanalyse von 12 Fallkontrollstudien und einer Kohortenstudie ergab ein auf das 1,25-fache signifikant erhöhtes Melanomrisiko nach Sonnenbankgebrauch (Gallagher et al. 2005). Insbesondere wenn die Solariumsbesuche jung begonnen wurden, über einen langen Zeitraum oder häufig stattfanden, war das Risiko deutlich und signifikant auf mehr als das 1,6-fache erhöht (Gallagher et al. 2005). Hingegen wurde die Mortalität, die Solariumsbesuchen zugeschrieben werden kann, für Großbritannien mit 100 Toten pro Jahr vergleichsweise niedrig geschätzt (Diffey 2003).

> **Fazit**
> Abschließend wird sich die Bedeutung des in Solarien verwendeten UV-Lichtes mit UVA- und auch UVB-Anteilen für die Melanomentstehung erst durch experimentelle Studien klären lassen. Fest steht aber: Solarien verwenden UVA-Strahlung und zu einem gewissen Anteil auch UVB-Strahlung, um einen möglichst natürlichen Farbton der Bräunung zu erzielen. Jeder Solariumsbesuch addiert sich somit zu der ohnehin erworbenen UV-Schädigung der Haut.

6.3 Pigmentsystem und Melanomrisiko

Mit der Erstbeschreibung des so genannten BK-Mole-Syndroms 1978 kam die Diskussion über atypische melanozytäre Nävi als mögliche Vorläufer von Melanomen der Haut auf. In 7 Familien mit erhöhter Melanominzidenz wurde eine Häufung klinisch und histologisch atypischer melanozytärer Nävi gezeigt (Reimer et al. 1978). Rasch folgten weitere Publikationen zu familiär gehäuft auftretenden Melanomen im Zusammenhang mit atypischen Nävi (Clark et al. 1978; Lynch et al. 1978).

Aufgrund des neu entstandenen Interesses für den Zusammenhang zwischen melanozytären Nävi und dem Melanom der Haut wurden epidemiologische Risikofaktorenstudien durchgeführt. Zunächst wurde die Bedeutung melanozytärer Nävi als Risikofaktoren an den Armen (Elwood et al. 1986; Green et al. 1986; Holman u. Armstrong 1984; Osterlind et al. 1988a) später am ganzen Körper (Holly et al. 1987; MacKie et al. 1989; Swerdlow et al. 1984) untersucht.

> ❗ Epidemiologische Studien zeigten übereinstimmend, dass die Gesamtzahl melanozytärer Nävi am Körper der größte Risikofaktor für die Entwicklung eines Melanoms der Haut ist (Carli et al. 2002; Garbe et al. 1994b; Grob et al. 1990; Gulec et al. 2002; Holly et al. 1987; Lynch et al. 1978; Swerdlow et al. 1986; Tucker et al. 2002). Sie sind jedoch nicht nur Risikofaktoren, sondern werden auch als Vorläufer eines gewissen Teils der Melanome betrachtet (Clark et al. 1984; Dennis et al. 1996; Kruger et al. 1992; Skender-Kalnenas et al. 1995).

Ein starker Hinweis dafür, dass melanozytäre Nävi Vorläufer von Melanomen sein können, ist die Tatsache, dass sich histologisch in 20–60% aller Melanome Überreste melanozytärer Nävi erkennen ließen (Sagebiel 1993; Skender-Kalnenas et al. 1995). Umgekehrt ist das Risiko, dass in einem individuellen melanozytären Nävus ein Melanom entsteht, sehr gering (Bauer u. Garbe 2004; Tsao et al. 2003).

Bei epidemiologischen Studien zum Zusammenhang zwischen der Zahl melanozytärer Nävi und dem Melanomrisiko wird in der Regel zwischen gewöhnlichen und klinisch atypischen Nävi unterschieden. Diese beiden Begriffe wurden anhand der klinischen Morphologie der melanozytären Nävi definiert (◘ Tab. 6.1). Der Begriff dysplastischer Nävus bezieht sich in der Regel auf die histopathologische Morphologie von exzidierten melanozytären Nävi.

6.3.1 Gewöhnliche melanozytäre Nävi als Risikomarker

Melanozytäre Nävi an den Armen

Die ersten Studien zum Zusammenhang zwischen melanozytären Nävi und Melanom untersuchten zwar nur die Zahl der melanozytären Nävi an der oberen Extremität,

Tab. 6.1. Publizierte Definitionen von gewöhnlichen und atypischen melanozytären Nävi und atypischem Nävussyndrom

Definition		Literatur
Gewöhnlicher melanozytärer Nävus (MN)		
	Je nach Studie ≥2mm, teils makulär, in manchen Studien nur palpable MN, hautfarben, hell- bis dunkelbraun oder schwarz, Rand gleichmäßig und klinisch scharf begrenzt	In den meisten Studien ähnliche Definition
Atypischer melanozytärer Nävus		
	Alle 3 folgenden Eigenschaften: Durchmesser >5 mm, unregelmäßige Begrenzung und Farbverteilung	Nordlund et al. (1985)
	Mindestens 3 der folgenden 6 Kriterien: unregelmäßige Begrenzung, unscharfe Begrenzung, unregelmäßige Farbverteilung, Durchmesser ≥5 mm, zusätzliche Rötung, akzentuierte Hautfelderung	Holly et al. (1987)
	Durchmesser ≥5 mm und unregelmäßige Begrenzung oder unregelmäßige Farbverteilung oder Entzündung	MacKie et al. (1989)
	Mindestens 3 der folgenden 5 Kriterien: Durchmesser ≥5 mm, unregelmäßige Begrenzung, unscharfe Begrenzung, verschiedene Farbtöne, gleichzeitig makulöser und papulöser Anteil	Garbe et al. (1994a, b)
Atypisches Nävussyndrom		
	Dysplastisches Nävussyndrom: Typ A: sporadische dysplastische MN ohne Melanom Typ B: familiäre dysplastische MN ohne Melanom Typ C: sporadische dysplastische MN mit Melanom Typ D-1: familiäre dysplastische MN mit einem Familienmitglied mit Melanom Typ D-2: familiäre dysplastische MN mit 2 oder mehr Familienmitgliedern mit Melanom	Kraemer et al. (1983)
	Atypisches Nävussyndrom: >100 MN und mehrere große MN (über 8 mm Durchmesser) und atypische MN	Kopf et al. (1990)
	Atypisches Nävussyndrom-Scoringsystem (mindestens 3 der folgenden 5 Kriterien): ≥2 atypische MN >100 MN >2 mm oder >50 MN, falls <20 Jahre oder >50 Jahre ungewöhnliche Verteilung der MN (≥1 MN glutäal oder am Fußrücken) MN im Bereich des vorderen Oberkopfes Pigmentmale der Iris (>1)	Newton et al. (1993)
	≥5 atypische MN plus ≥50 gewöhnliche MN	Garbe et al. (1994a, b)

zeigten aber bereits einen signifikanten Zusammenhang mit dem Risiko für ein Melanom (Elwood et al. 1986, 1990; Green et al. 1985, 1986; Holman u. Armstrong 1984; Loria u. Matos 2001; Osterlind et al. 1988a; White et al. 1994). Das relative Risiko für ein Melanom reichte vom 5,1-fachen für >4 palpable, gewöhnliche melanozytäre Nävi an beiden Armen (Osterlind et al. 1988a) bis zum 20,1-fachen für >10 gewöhnliche melanozytäre Nävi am linken Arm (Green et al. 1986).

Allen Studien gemeinsam war ein kontinuierlicher Anstieg des relativen Risikos mit der Zahl gewöhnlicher melanozytärer Nävi an den Armen. Jedoch stellte sich die Frage, ob die Zahl der melanozytären Nävi an den Armen für deren Gesamtzahl am Körper repräsentativ ist. Es ließ sich zeigen, dass die Gesamtzahl aller Nävi am gesamten Körper eine bessere Risikoabschätzung ermöglicht (Kruger et al. 1992). Daher wurden zunehmend Studien durchgeführt, die auf einer Zählung aller Nävi am gesamten Körper beruhten.

Melanozytäre Nävi am gesamten Körper

Trotz teils leicht unterschiedlicher Untersuchungsmethoden (z. B. Bewertung aller Nävi vs. nur Nävi >2 mm) und verschiedener Populationen konnten alle Studien zur Gesamtzahl melanozytärer Nävi am ganzen Körper ebenfalls übereinstimmend zeigen, dass eine positive signifikante Korrelation zwischen der Zahl melanozytärer Nävi und dem Risiko für ein Melanom bestand (◘ Abb. 6.1; Augustsson et al. 1991a; Bataille et al. 1996, 1998; Garbe et al. 1989, 1994b; Grob et al. 1990; Grulich et al. 1996; Halpern et al. 1991; Holly et al. 1987; MacKie et al. 1989; Swerdlow et al. 1984, 1986; Tucker et al. 1997; Weiss et al. 1991).

Das relative Risiko reichte vom 6,9-fachen für >50 gewöhnliche melanozytäre Nävi (Rodenas et al. 1997) bis zum 53,9-fachen für >50 gewöhnliche melanozytäre Nävi (Swerdlow et al. 1986).

Eine Studie berichtete ein sehr geringes relatives Risiko von nur dem 2,6-fachen für mehr als 150 gewöhnliche melanozytäre Nävi (Augustsson et al. 1991a). Dies ist möglicherweise dadurch zu erklären, dass in dieser Arbeit das relative Risiko auf eine recht große Klasse von einem bis 74 gewöhnlichen melanozytären Nävi bezogen wurde.

Melanozytäre Nävi in speziellen Lokalisationen

In verschiedenen Studien war das relative Risiko, an einem kutanen Melanom zu erkranken, mit der Zahl melanozytärer Nävi an bestimmten Körperlokalisationen besonders gut korreliert. Dies galt z. B. für den behaarten Kopf (Swerdlow et al. 1986), die Glutealregion (Grob et al. 1990), die Beine (Rieger et al. 1995) oder verschiedene andere Lokalisationen wie Fußrücken oder den vorderen behaarten Kopf (Bataille et al. 1996). Darüber hinaus wurde untersucht, ob das Risiko für ein Melanom an einer speziellen Körperlo-

kalisation mit der Zahl melanozytärer Nävi in derselben Region korreliert ist. Die publizierten Daten hierfür waren jedoch widersprüchlich (Bain et al. 1988; Kruger et al. 1992; Rodenas et al. 1997; Swerdlow et al. 1986).

Einfluss der Studienpopulation

Die überwiegende Zahl der publizierten Studien wurden an der hellhäutigen Bevölkerung Nordeuropas (Augustsson et al. 1991a; Bataille et al. 1996; Elwood et al. 1986; Garbe et al. 1989, 1994b; MacKie et al. 1989; Osterlind et al. 1988a; Swerdlow et al. 1984, 1986; Weiss et al. 1990, 1991), der Vereinigten Staaten von Amerika (Dubin et al. 1986; Halpern et al. 1991; Holly et al. 1987; Tucker et al. 1997; White et al. 1994) und Australiens (English u. Armstrong 1988; Green et al. 1986; Grulich et al. 1996; Holman u. Armstrong 1984; Nordlund et al. 1985; Youl et al. 2002) durchgeführt.

Studien aus Ländern mit eher dunkelhäutiger Bevölkerung [Italien (Carli et al. 1995; Naldi et al. 2000), Südfrankreich (Grob et al. 1990), Südspanien (Rodenas et al. 1997) und Argentinien (Loria u. Matos 2001)] zeigten allerdings ebenso eine klare Korrelation zwischen der Zahl gewöhnlicher melanozytärer Nävi und dem relativen Risiko, ein Melanom zu entwickeln. Beim Vergleich von Arbeiten aus verschiedenen Regionen variiert die mittlere Anzahl gewöhnlicher melanozytärer Nävi zwischen den Studienpopulationen. Schweden haben z. B. mehr

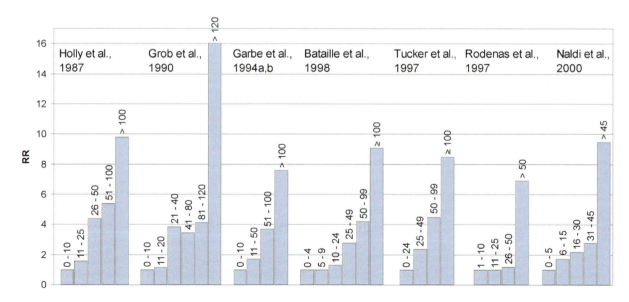

◘ **Abb. 6.1.** Publizierte Daten zum relativen Risiko für ein Melanom der Haut in Abhängigkeit von der Zahl gewöhnlicher melanozytärer Nävi. Es zeigte sich in allen Studien gleichermaßen ein Anstieg des Melanomrisikos mit der Zahl gewöhnlicher melanozytärer Nävi

als doppelt so viele gewöhnliche melanozytäre Nävi als andere Populationen (Augustsson et al. 1991b). Trotzdem bleibt die Zahl gewöhnlicher melanozytärer Nävi ein signifikanter, »dosisabhängiger« Risikofaktor, ein Melanom zu entwickeln. Dies ließ sich z. B. anhand des direkten Vergleichs von Populationen aus Großbritannien und Australien zeigen (Bataille et al. 1998).

6.3.2 Atypische melanozytäre Nävi als Risikomarker

Die Anzahl atypischer melanozytärer Nävi ist ebenfalls ein Risikomarker für das Melanom. Seit der Erstbeschreibung des BK-Mole-Syndroms im Jahr 1978 (Clark et al. 1978) wurden zahlreiche Arbeiten zum atypischen Nävussyndrom mit leicht unterschiedlichen Definitionen publiziert (Garbe et al. 1994b; Kopf et al. 1990; Kraemer et al. 1983; Newton et al. 1993; Tab. 6.1). Das relative Risiko, an einem Melanom zu erkranken, reicht bei Personen mit einem dysplastischen Nävussyndrom je nach Definition bis zum 500-fachen bei Personen mit familiär gehäuften dysplastischen Nävi plus mindestens 2 Familienmitglieder mit einem Melanom (Kraemer et al. 1986). Atypische melanozytäre Nävi treten auch außerhalb eines atypischen Nävussyndroms als sporadische atypische melanozytäre Nävi auf.

Histologisch findet man bei Melanomen in bis zu 36% der Fälle assoziierte atypische melanozytäre Nävi (Sagebiel 1993; Skender-Kalnenas et al. 1995). Bei der Interpretation epidemiologischer Studien muss man beachten, dass einerseits der klinische Begriff atypischer Nävus nicht einheitlich definiert ist (Tab. 6.1) und andererseits keine sehr gute Korrelation zwischen dem klinischen Begriff atypischer Nävus und dem histologischen Begriff dysplastischer Nävus besteht (Annessi et al. 2001; Black u. Hunt 1990; Curley et al. 1989; Kelly et al. 1986). Und selbst die histologische Definition des Begriffs dysplastischer Nävus ist nicht einheitlich (Ackerman 1988; Toussaint u. Kamino 1999).

Trotz allem zeigt das hohe relative Risiko, das man der Zahl atypischer melanozytärer Nävi zuschreiben kann, dass die klinische Diagnose atypischer Nävi ein sehr guter Risikomarker für Personen mit einem erhöhten Melanomrisiko ist (Augustsson et al. 1991a).

Zahlreiche Studien aus den Vereinigten Staaten von Amerika (Halpern et al. 1991; Holly et al. 1987; Roush et al. 1988; Tiersten et al. 1991; Tucker et al. 1997), Schweden (Augustsson et al. 1991a), Großbritannien (Bataille et al. 1996; Carli et al. 1995; MacKie et al. 1989), Frankreich (Grob et al. 1990), Deutschland (Garbe et al. 1994b) und Australien (Grulich et al. 1996; Nordlund et al. 1985) konnten für klinisch atypische Nävi ein erhöhtes Melanomrisiko aufzeigen (Abb. 6.2). Das relative Risiko stieg in allen Populationen mit der Zahl der atypischen Nävi kontinuierlich an. Das jeweils höchste relative Risiko für die Entwicklung eines Melanoms reichte vom 2,4-fachen für >1 atypischen melanozytären Nävus (Carli et al. 1995) bis zum 32-fachen für ≥10 atypische melanozytäre Nävi (Tucker et al. 1997).

Für die großen Unterschiede des relativen Risikos der verschiedenen Studien dürften v. a. die den Analysen zugrunde liegenden Klassifikationen verantwortlich sein (z. B.: »0 atypische Nävi« oder »≥1 atypischer Nävus« in der erstgenannten Studie vs. 5 Klassen von »0« bis »≥10« in der zweiten). Weiterhin spielen unterschiedliche Studienpopulationen eine Rolle. Im Vergleich von Großbritannien mit Australien lag in Australien eine höhere Prävalenz atypischer melanozytärer Nävi vor, während in Großbritannien das relative Melanomrisiko für höhere Zahlen atypischer melanozytärer Nävi stärker anstieg (Bataille et al. 1998).

In Deutschland bestand in einer Studie ein Schwellenwert von ≥5 atypischen melanozytären Nävi, ab dem ein deutlich höheres relatives Risiko vorlag (6,1-fach) und oberhalb dessen kein weiterer signifikanter Anstieg des relativen Risikos festzustellen war (Garbe et al. 1994b). In den genannten Studien war das erhöhte relative Melanomrisiko für höhere Zahlen atypischer melanozytärer Nävi auch nach Adjustierung für andere bekannte Risikofaktoren des Melanoms signifikant.

> ❗ Die gute Übereinstimmung dieser Befunde, zwischen zahlreichen Studien und über große geographische Regionen hinweg, macht die Bedeutung atypischer melanozytärer Nävi als unabhängigen Risikomarker für das Melanom deutlich. Dabei scheint neben der Anzahl die Größe atypischer Nävi ein wichtigeres Merkmal für die Risikoerhöhung zu sein als andere Zeichen der Atypie (Grob et al. 1990).

Das Risiko, ein Melanom zu entwickeln, ist in Familien, in denen das atypische Nävussyndrom vorkommt, bei den Personen signifikant erhöht, die ebenfalls an einem atypischen Nävussyndrom leiden (Bataille et al. 1998; Kraemer et al. 1983, 1986; Marghoob et al. 1994; Newton et al. 1993; Nordlund et al. 1985). Zusätzlich besteht bei diesen Personen ein erhöhtes Risiko für Mehrfachmelanome (Marghoob et al. 1996). Beim familiären Melanom bedeutet das Vorhandensein atypischer melanozytärer Nävi ein besonders stark erhöhtes Risiko (Carey et al. 1994; Greene

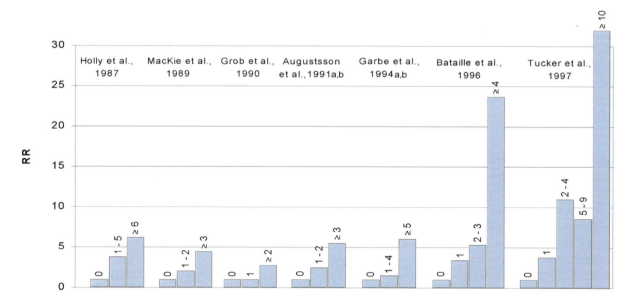

Abb. 6.2. Publizierte Daten zum relativen Risiko für ein Melanom der Haut in Abhängigkeit von der Zahl atypischer melanozytärer Nävi. In allen Studien steigt das Melanomrisiko mit der Zahl atypischer melanozytärer Nävi gleichermaßen an

et al. 1985), und zwar schon im jungen Alter (Novakovic et al. 1995).

6.3.3 Sommersprossen und aktinische Lentigines als Risikomarker

Sowohl die Stärke der Ausprägung (Carli et al. 1995; Elwood et al. 1986; Grulich et al. 1996; Halpern et al. 1991; MacKie et al. 1989; Naldi et al. 2000; Tucker et al. 1997; Whiteman et al. 1997; Youl et al. 2002) als auch die Anamnese (Elwood et al. 1987; Gallagher et al. 1986; Osterlind et al. 1988a) von Sommersprossen (Epheliden) ist signifikant mit einem erhöhten relativen Risiko für ein kutanes Melanom korreliert. Dabei sind Sommersprossen ein von der Zahl melanozytärer Nävi unabhängiger Risikofaktor (Elwood et al. 1986; Green et al. 1985; MacKie et al. 1989; Osterlind et al. 1988a).

Auch aktinische Lentigines sind ein von der Zahl gewöhnlicher melanozytärer Nävi unabhängiger Risikofaktor (Garbe et al. 1989, 1994b; Green et al. 1986; Naldi et al. 2000). Schon wenige aktinische Lentigines sind mit einem erhöhten relativen Melanomrisiko assoziiert (Garbe et al. 1994b). Beide Risikomarker, Sommersprossen ebenso wie aktinische Lentigines, sind signifikant miteinander korreliert. Jedoch sind aktinische Lentigines der bessere Risikomarker für das Melanom (Garbe et al. 1994b).

6.3.4 Definition von Risikogruppen anhand der Zahl melanozytärer Nävi

> Mittels multipler Regressionsanalyse wurde gezeigt, dass die Zahl gewöhnlicher melanozytärer Nävi der stärkste unabhängige Risikofaktor für die Entstehung eines Melanoms ist. An 2. und 3. Stelle folgen die Zahl atypischer melanozytärer Nävi und aktinischer Lentigines.

Für >100 gewöhnliche melanozytäre Nävi ist das relative Risiko bereits 7,6-fach erhöht. Das Melanomrisiko steigt fast linear mit der Zahl gewöhnlicher melanozytärer Nävi (Garbe et al. 1994b). Im Gegensatz dazu weisen atypische melanozytäre Nävi eine geringe relative Risikoerhöhung (1,6-fach) unterhalb und einen deutlichen Risikoanstieg (6,1-fach) oberhalb eines Schwellenwertes von ≥5 atypischen Nävi auf (Garbe et al. 1994b). Für höhere Zahlen atypischer Nävi folgt kein weiterer Risikoanstieg.

Daher wurde die Zahl von ≥5 oder mehr atypischen Nävi zur Definition des atypischen Nävussyndroms herangezogen (Garbe et al. 1994a). Mittels einer CART-Analyse (Classification-and-regression-tree-Analyse) der unabhängigen Risikofaktoren wurde ein maximales relatives Risiko von 121 für Patienten mit ≥50 gewöhnlichen melanozytären Nävi, aktinischen Lentigines und ≥5 atypischen melanozytären Nävi errechnet (Garbe et al. 1994b).

In einer anderen Studie lag bei logistischer Regressionsanalyse das maximale relative Risiko für Männer mit ≥20 gewöhnlichen melanozytären Nävi, Sommersprossen, ≥3 atypischen Nävi und >3 Sonnenbränden in der Vorgeschichte bei 587 (MacKie et al. 1989).

> **Fazit**
> Zusammenfassend lassen sich aus den oben genannten Daten folgende Risikogruppen mit einem deutlich erhöhten Melanomrisiko definieren:
> - Personen mit multiplen melanozytären Nävi, also >100 gewöhnlichen melanozytären Nävi.
> - Personen mit atypischem Nävussyndrom, also mit ≥5 atypischen melanozytären Nävi und ≥50 gewöhnlichen melanozytären Nävi (◘ Abb. 6.3).
> - Personen mit ≥5 atypischen melanozytären Nävi aus Familien mit gehäuft auftretendem Melanom (≥2 Verwandte I. Grades).
> - Personen mit Melanom in der Vorgeschichte.
>
> Regelmäßig durchgeführte Vorsorgeuntersuchungen führen bei diesen Personen dazu, dass Melanome früher erkannt werden (MacKie et al. 1993; Masri et al. 1990). Solche gezielten Screening-Untersuchungen können helfen, Gesundheitskosten einzusparen (Freedberg et al. 1999). Hingegen ist ein regelmäßiges Screening der gesamten Bevölkerung nicht geeignet, die Mortalität durch das Melanom zu senken (Elwood 1994).

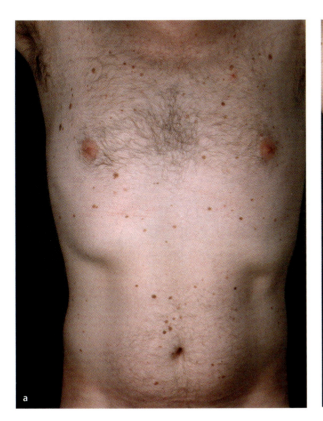
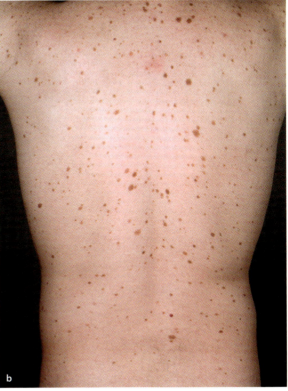

◘ **Abb. 6.3a, b.** Patient mit stark ausgeprägtem atypischem Nävussyndrom und >300 größtenteils atypischen melanozytären Nävi: Brust (**a**) und Rücken (**b**)

6.4 UV-Licht und melanozytäre Nävi

6.4.1 Bedeutung von melanozytären Nävi bei Kindern

Bei Kindern und Jugendlichen ist das Melanom ein sehr seltener Tumor (Pappo 2003). Jedoch erwerben Kinder im Laufe der ersten Lebensjahre rasch gutartige melanozytäre Nävi, die dann im späteren Leben den stärksten unabhängigen Risikofaktor für die Entwicklung eines Melanoms darstellen (Bauer u. Garbe 2003; Garbe et al. 1994b; Swerdlow et al. 1986). Indirekt sind somit Risikofaktoren für Nävi bei Kindern auch Risikofaktoren für das Melanom. Gerade bei Kindern spielt der Einfluss der karzinogenen Effekte der Sonnenstrahlung eine große Rolle (Whiteman et al. 2001) und bewirkt die Entstehung melanozytärer Nävi.

Es liegt nahe, Ursachen für die Entwicklung melanozytärer Nävi in der Kindheit zu untersuchen, zumal hier die Erinnerung an mögliche Risikofaktoren frisch ist und nicht durch Recall-Bias verfälscht wird, wie er im Rahmen einer Melanomerkrankung auftritt. Darüber hinaus zeigt die Entstehung melanozytärer Nävi im Kindesalter eine große Dynamik, die die Effekte von Risikofaktoren und Schutzmaßnahmen in recht kurzer Zeit sichtbar werden lässt (Harrison et al. 2000). Abb. 6.4 zeigt 2 Kinder etwa gleichen Alters. Beide hatten bei Geburt keinen melanozytären Nävus. Der Junge (Abb. 6.4a) hat deutlich weniger melanozytäre Nävi als der Durchschnitt, das

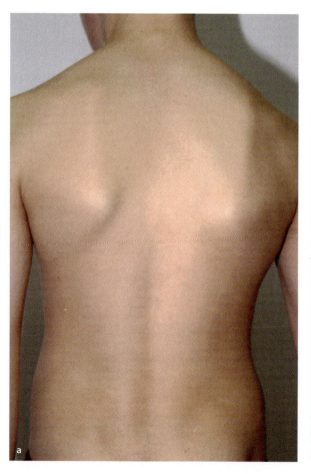 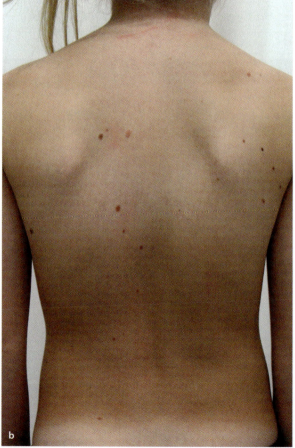

Abb. 6.4a, b. Entstehung melanozytärer Nävi im Kindesalter. **a** 10-jähriger Junge mit sehr wenigen, kleinen melanozytären Nävi, insgesamt 29 am ganzen Körper. **b** 11-jähriges Mädchen mit sehr vielen, teils atypischen und großen Nävi, insgesamt 137 am ganzen Körper

Mädchen (Abb. 6.4b) hingegen überdurchschnittlich viele und große Nävi.

6.4.2 Risikofaktoren für melanozytäre Nävi bei Kindern und Wirkung von Lichtschutz

Zahlreiche Studien zu den Risikofaktoren für die Entwicklung melanozytärer Nävi bei Kindern wurden bis heute publiziert. Dabei ermöglichen longitudinale Studien eine bessere Kontrolle möglicher Risikofaktoren als Querschnittstudien. Folgende Risikofaktoren und -marker wurden beschrieben:

Phänotypische Eigenschaften des Pigmentsystems des Kindes

Diese phänotypischen Eigenschaften weisen auf Kinder hin, die ein erhöhtes Risiko haben, melanozytäre Nävi zu entwickeln. Diese Kinder sollten besonders geschützt werden.

- **Hauttyp:**
  Kinder mit heller Haut erwerben signifikant mehr melanozytäre Nävi als Kinder mit dunklerer Haut (Bauer et al. 2005c; English u. Armstrong 1994; Gallagher et al. 1990b; Green et al. 1989; Harrison et al. 1994; MacLennan et al. 2003; Pope et al. 1992; Wiecker et al. 2003). Interessant ist der Befund, dass Kinder mit Hauttyp I in beiden Untersuchungen nicht signifikant mehr Nävi hatten als Kinder mit Hauttyp IV. Dies ist möglicherweise darauf zurückzuführen, dass diese lichtempfindlichen Kinder, die einerseits nicht bräunen, andererseits rasch einen Sonnenbrand bekommen, von ihren Eltern besser geschützt werden (Bauer et al. 2005c; Wiecker et al. 2003).

- **Sommersprossen:**
  Für Sommersprossen wurde eine Assoziation mit einer höheren Prävalenz (Coombs et al. 1992; Fritschi et al. 1994; Gallagher et al. 1990b; Harrison et al. 1994; Kelly et al. 1994; Luther et al. 1996; Pope et al. 1992; Wiecker et al. 2003) und einer höheren Inzidenz (Bauer et al. 2005c; Darlington et al. 2002; Green et al. 1995) melanozytärer Nävi bei Kindern gezeigt.

Einfluss genetischer Faktoren

- **Elterliche Pigmentierungseigenschaften:**
  Es besteht eine signifikante positive Korrelation zwischen der Zahl melanozytärer Nävi bei Kindern und der Zahl melanozytärer Nävi an den Armen der Mütter (Graham et al. 1999) sowie beider Eltern (Bauer et al. 2005c; Wiecker et al. 2003).

Sonnenexposition

- **Kontinuierliche, moderate Sonnenexposition:**
  Arbeiten aus tropischen Ländern betonen die dominierende Rolle einer kontinuierlichen, alltäglichen Exposition gegenüber mäßigem Umgebungslicht, insbesondere an unbedeckten Körperstellen (English u. Armstrong 1994; Harrison et al. 1994, 1999; Kelly et al. 1994; Whiteman et al. 2003). Nur eine Studie aus dem tropischen Australien gab an, dass sowohl die akute als auch die chronische Sonnenexposition mit der Entwicklung melanozytärer Nävi assoziiert waren (Harrison et al. 1994).

- **Intermittierende, intensive Sonnenexposition:**
  Studien aus Gebieten mit weniger intensiver Sonneneinstrahlung wie Europa und Kanada ergaben, dass die Zahl und Verteilung melanozytärer Nävi bei Kindern mit der Exposition gegenüber hohen UV-Lichtdosen im Urlaub zusammenhängt (Autier et al. 2003; Dulon et al. 2002; Gallagher et al. 1990a, Luther et al. 1996; Pope et al. 1992).

- **Kumulative UV-Dosis:**
  In tropischen Ländern erreicht schon die alltägliche Sonneneinwirkung bei Kindern über das ganze Jahr sehr hohe Dosen (Guy et al. 2003; Moise et al. 1999a, b, c). Die alltägliche Sonnenexposition ist dort viel intensiver als diejenige in gemäßigten Breiten wie Mitteleuropa und Kanada. Die Auswirkungen zusätzlicher hoher UV-Lichtdosen im Urlaub sind daher wahrscheinlich bei Kindern aus gemäßigten Klimazonen sehr viel offensichtlicher und werden möglicherweise bei Kindern aus tropischen Ländern durch die allgegenwärtige und alltägliche Sonnenexposition verdeckt. Man kann daraus schließen, dass die Entwicklung melanozytärer Nävi mit der kumulativen UV-Lichtdosis zusammenhängt, egal ob diese chronisch-mild oder intermittierend-intensiv ist (Bauer et al. 2005c; Wiecker et al. 2003).

- **Sonnenbrände:**
  Sie sind die offensichtlichste und stärkste akute unerwünschte Wirkung einer intermittierenden massiven UV-Lichtexposition. Die Rolle von Sonnenbränden für die Entstehung melanozytärer Nävi wird kontrovers diskutiert. Zahlreiche Studien fanden eine signi-

fikante Assoziation zwischen der Zahl melanozytärer Nävi bei Kindern und Sonnenbränden (Autier et al. 1998, 2003; Bauer et al. 2005c; Carli et al. 2002; Dulon et al. 2002; Dwyer et al. 1995; Gallagher et al. 1990b; Harrison et al. 1994; Pope et al. 1992), andere jedoch konnten keine solche Assoziation zeigen (Coombs et al. 1992; Wiecker et al. 2003). Ein Teil der widersprüchlichen Ergebnisse lässt sich möglicherweise durch verschiedene Studienpopulationen und Studiendesigns sowie durch Confounding erklären, d. h. Sonnenbrände sind einfach mit der Intensität und Länge der sonstigen Sonnenexposition korreliert, und die Effekte lassen sich schlecht trennen.

6.4.3 Schutz durch Sonnencreme

Der Gebrauch von Sonnencreme zum Schutz von Kindern gegenüber den nachteiligen Effekten des Sonnenlichts ist weit verbreitet (Hall et al. 2001; Halpern et al. 1991; Robinson et al. 2000; Severi et al. 2002), und die Werbung suggeriert eine »gesunde Bräune« (Autier et al. 1997). Das größte Problem bei der Untersuchung von schützenden oder nachteiligen Effekten von Sonnencreme ist die enge Korrelation von höherem Sonnencremegebrauch mit höherer Sonnenexposition (Autier et al. 1999, 2000; Garbe u. Buettner 2000) und mit häufigeren Sonnenbränden (Robinson et al. 2000). Somit werden Studien zu Auswirkungen von Sonnencreme möglicherweise durch unterschiedliche Sonnenexposition verfälscht. Darüber hinaus werden solche Studien durch die unsachgemäße Anwendung der Sonnencreme beeinflusst (Autier et al. 2001; Bech-Thomsen u. Wulf 1992; Diffey 2001; Garbe u. Buettner 2000; Odio et al. 1994; Pruim u. Green 1999; Wright et al. 2001).

Studien zum Einfluss von Sonnencreme auf die Zahl melanozytärer Nävi bei Kindern ergaben teils widersprüchliche Ergebnisse. Der Gebrauch von Sonnencreme war in Querschnittstudien aus Europa (Autier et al. 1998; Luther et al. 1996; Pope et al. 1992), Israel (Azizi et al. 2000) und Australien (English u. Armstrong 1994) und in einer Längsschnittstudie aus Australien (Darlington et al. 2002) mit einer höheren Zahl melanozytärer Nävi assoziiert. Hingegen berichtete eine Interventionsstudie an 309 Schulkindern aus Vancouver einen schützenden Effekt bei Anwendung von Sonnencreme mit Lichtschutzfaktor 30, besonders bei Kindern mit Sommersprossen (Gallagher et al. 2000). Bei deutschen Kindern konnte weder in einer Querschnittsanalyse noch in einer Interventionsstudie eine schützende Wirkung von Sonnencreme gegenüber der Entwicklung melanozytärer Nävi gezeigt werden (Bauer et al. 2005a, b).

6.4.4 Schutz durch Kleidung

Eine Querschnittstudie an 631 kanadischen Kindern zeigte signifikant geringere Nävuszahlen bei den Kindern, die beim Aufenthalt in der Sonne den meisten Schutz durch Kleidung erhielten (Autier et al. 1998). Hingegen konnte eine australische Längsschnittstudie an Jugendlichen keinen Nutzen spezieller UV-Schutzkleidung in der Schule oder im Urlaub zeigen (Darlington et al. 2002). Eine Interventionsstudie an 1398 australischen Schulkindern wies etwas geringere Nävuszahlen in den Interventionsgruppen (Informationen – Informationen und günstige UV-Schutzkleidung) im Vergleich zur Kontrollgruppe nach, die Ergebnisse waren jedoch nicht statistisch signifikant (Milne et al. 2002).

Bei deutschen Kindern konnte eine multivariate Querschnittanalyse einen schützenden Effekt von Kleidung zeigen (Bauer et al. 2005a). Dieser war aber in der Längsschnittuntersuchung derselben Kohorte nur noch bivariat nachzuweisen und ging in der multivariaten Analyse verloren (Bauer et al. 2005b). Dies darf jedoch nicht überbewertet werden, da Lichtschutz durch Kleidung nicht Teil der Intervention dieser Studie war.

> **Cave**
>
> Kinder mit heller Haut und Sommersprossen, deren Eltern schon eine hohe Zahl melanozytärer Nävi aufweisen, haben ein höheres Risiko, ebenfalls viele Nävi zu entwickeln. Melanozytäre Nävi werden bei Kindern, die in gemäßigten Breiten leben, durch intermittierende intensive Sonnenexposition (Urlaub), aber auch durch regelmäßige Exposition gegenüber geringeren UV-Dosen (Spielen im Freien zu Hause) induziert. Kinder sollten gegenüber Sonne durch geeignete Kleidung, Meiden der intensiven Mittagssonne, Schatten und zusätzlichen Gebrauch von Sonnencreme geschützt werden. Sonnencreme allein bietet keinen ausreichenden Schutz.

Fazit

Riskofaktoren für das maligne Melanom umfassen einerseits als zentralen Umweltfaktor die Exposition gegenüber UV-Licht und andererseits Eigenschaften der Melanozyten bestimmter Personen, die durch Pigmentierungseigenschaften wie Hautfarbe, Zahl gewöhnlicher und atypischer melanozytärer Nävi, Lentigines u.a. zum Ausdruck kommen.

Stärkster unabhängiger Risikofaktor für die Entwicklung eines Melanoms ist die Zahl gewöhnlicher melanozytärer Nävi, gefolgt von der Zahl atypischer Nävi. Anhand dieser Zahlen lassen sich Risikopersonen erkennen, die besonderer Prävention und Beobachtung bedürfen.

Ein großer Teil der melanozytären Nävi wird bereits in der Kindheit induziert. Risikofaktoren für Nävi bei Kindern sind indirekt auch Risikofaktoren für die Entwicklung eines Melanoms im späteren Leben. Dieser statistische Zusammenhang der Risikofaktoren Sonnenexposition von Kindern, melanozytäre Nävi und spätere Melanomentwicklung spiegelt möglicherweise Mutationen wider, die zunächst zur Nävusentstehung führen. Durch weitere Schäden im späteren Leben kann es dann zur Induktion eines Melanoms kommen. Die Erkennung von Risikopersonen und die Prävention müssen daher in der Kindheit beginnen.

Literatur

Ackerman AB (1988) What naevus is dysplastic, a syndrome and the commonest precursor of malignant melanoma? A riddle and an answer. Histopathology 13: 241–256

Annessi G, Cattaruzza MS, Abeni D, Baliva G, Laurenza M, Macchini V, Melchi F, Ruatti P, Puddu P, Faraggiana T (2001) Correlation between clinical atypia and histologic dysplasia in acquired melanocytic nevi. J Am Acad Dermatol 45: 77–85

Armstrong BK, Kricker A (1993) How much melanoma is caused by sun exposure? Melanoma Res 3: 395–401

Augustsson A, Stierner U, Rosdahl I, Suurkula M (1991a) Common and dysplastic naevi as risk factors for cutaneous malignant melanoma in a Swedish population. Acta Derm Venereol 71: 518–524

Augustsson A, Stierner U, Suurkula M, Rosdahl I (1991b) Prevalence of common and dysplastic naevi in a Swedish population. Br J Dermatol 124: 152–156

Autier P (2004) Perspectives in melanoma prevention: the case of sunbeds. Eur J Cancer 40: 2367–2376

Autier P, Dore JF, Lejeune F, Koelmel KF, Geffeler O, Hille P, Cesarini JP, Lienard D, Liabeuf A, Joarlette M (1994a) Cutaneous malignant melanoma and exposure to sunlamps or sunbeds: an EORTC multicenter case-control study in Belgium, France and Germany. EORTC Melanoma Cooperative Group. Int J Cancer 58: 809–813

Autier P, Dore JF, Lejeune F, Koelmel KF, Geffeler O, Hille P, Cesarini JP, Lienard D, Liabeuf A, Joarlette M, (1994b) Recreational exposure to sunlight and lack of information as risk factors for cutaneous malignant melanoma. Results of a European Organization for Research and Treatment of Cancer (EORTC) case-control study in Belgium, France and Germany. The EORTC Malignant Melanoma Cooperative Group. Melanoma Res 4: 79–85

Autier P, Dore JF, Schifflers E, Cesarini JP, Bollaerts A, Koelmel KF, Gefeller O, Liabeuf A, Lejeune F, Lienard D (1995) Melanoma and use of sunscreens: an EORTC case-control study in Germany, Belgium and France. The EORTC Melanoma Cooperative Group. Int J Cancer 61: 749–755

Autier P, Dore JF, Renard F, Luther H, Cattaruzza MS, Gefeller O, Grivegnee A (1997) Melanoma and sunscreen use: need for studies representative of actual behaviours. Melanoma Res 7 Suppl 2: S115–S120

Autier P, Dore JF, Cattaruzza MS, Renard F, Luther H, Gentiloni-Silverj F, Zantedeschi E, Mezzetti M, Monjaud I, Andry M, Osborn JF, Grivegnee AR (1998) Sunscreen use, wearing clothes, and number of nevi in 6- to 7-year-old European children. European Organization for Research and Treatment of Cancer Melanoma Cooperative Group. J Natl Cancer Inst 90: 1873–1880

Autier P, Dore JF, Negrier S, Lienard D, Panizzon R, Lejeune FJ, Guggisberg D, Eggermont AM (1999) Sunscreen use and duration of sun exposure: a double-blind, randomized trial. J Natl Cancer Inst 91: 1304–1309

Autier P, Dore JF, Reis AC, Grivegnee A, Ollivaud L, Truchetet F, Chamoun E, Rotmensz N, Severi G, Cesarini JP (2000) Sunscreen use and intentional exposure to ultraviolet A and B radiation: a double blind randomized trial using personal dosimeters. Br J Cancer 83: 1243–1248

Autier P, Boniol M, Severi G, Dore JF (2001) Quantity of sunscreen used by European students. Br J Dermatol 144: 288–291

Autier P, Severi G, Pedeux R, Cattaruzza MS, Boniol M, Grivegnee A, Dore JF (2003) Number and size of nevi are influenced by different sun exposure components: implications for the etiology of cutaneous melanoma (Belgium, Germany, France, Italy). Cancer Causes Control 14: 453–459

Azizi E, Iscovich J, Pavlotsky F, Shafir R, Luria I, Federenko L, Fuchs Z, Milman V, Gur E, Farbstein H, Tal O (2000) Use of sunscreen is linked with elevated naevi counts in Israeli school children and adolescents. Melanoma Res 10: 491–498

Bain C, Colditz GA, Willett WC, Stampfer MJ, Green A, Bronstein BR, Mihm MC, Rosner B, Hennekens CH, Speizer FE (1988) Self-reports of mole counts and cutaneous malignant melanoma in women: methodological issues and risk of disease. Am J Epidemiol 127: 703–712

Bakos L, Wagner M, Bakos RM, Leite CS, Sperhacke CL, Dzekaniak KS, Gleisner AL (2002) Sunburn, sunscreens, and phenotypes: some risk factors for cutaneous melanoma in southern Brazil. Int J Dermatol 41: 557–562

Bastuji-Garin S, Diepgen TL (2002) Cutaneous malignant melanoma, sun exposure, and sunscreen use: epidemiological evidence. Br J Dermatol 146 Suppl 61: 24–30

Bataille V, Bishop JA, Sasieni P, Swerdlow AJ, Pinney E, Griffiths K, Cuzick J (1996) Risk of cutaneous melanoma in relation to the numbers, types and sites of naevi: a case-control study. Br J Cancer 73: 1605–1611

Bataille V, Grulich A, Sasieni P, Swerdlow A, Newton BJ, McCarthy W, Hersey P, Cuzick J (1998) The association between naevi and melanoma in populations with different levels of sun exposure: a joint case-control study of melanoma in the UK and Australia. Br J Cancer 77: 505–510

Bataille V, Winnett A, Sasieni P, Newton Bishop JA, Cuzick J (2004) Exposure to the sun and sunbeds and the risk of cutaneous melanoma in the UK: a case-control study. Eur J Cancer 40: 429–435

Bauer J, Garbe C (2003) Acquired melanocytic nevi as risk factor for melanoma development. A comprehensive review of epidemiological data. Pigment Cell Res 16: 297–306

Bauer J, Garbe C (2004) Risk estimation for malignant transformation of melanocytic nevi. Arch Dermatol 140: 127

Bauer J, Buttner P, Wiecker TS, Luther H, Garbe C (2005a) Effect of sunscreen and clothing on the number of melanocytic nevi in 1,812 german children attending day care. Am J Epidemiol 161: 620–627

Bauer J, Buttner P, Wiecker TS, Luther H, Garbe C (2005b) Interventional study in 1,232 young German children to prevent the development of melanocytic nevi failed to change sun exposure and sun protective behavior. Int J Cancer 116:755–761

Bauer J, Buttner P, Wiecker TS, Luther H, Garbe C (2005c) Risk factors of incident melanocytic nevi: A longitudinal study in a cohort of 1,232 young German children. Int J Cancer 115: 121–126

Bech-Thomsen N, Wulf HC (1992) Sunbathers' application of sunscreen is probably inadequate to obtain the sun protection factor assigned to the preparation. Photodermatol Photoimmunol Photomed 9: 242–244

Beitner H, Norell SE, Ringborg U, Wennersten G, Mattson B (1990) Malignant melanoma: aetiological importance of individual pigmentation and sun exposure. Br J Dermatol 122: 43–51

Black WC, Hunt WC (1990) Histologic correlations with the clinical diagnosis of dysplastic nevus. Am J Surg Pathol 14: 44–52

Boldeman C, Branstrom R, Dal H, Kristjansson S, Rodvall Y, Jansson B, Ullen H (2001) Tanning habits and sunburn in a Swedish population age 13–50 years. Eur J Cancer 37: 2441–2448

Carey WPJ, Thompson CJ, Synnestvedt M, Guerry D, Halpern A, Schultz D, Elder DE (1994) Dysplastic nevi as a melanoma risk factor in patients with familial melanoma. Cancer 74: 3118–3125

Carli P, Biggeri A, Giannotti B (1995) Malignant melanoma in Italy: risks associated with common and clinically atypical melanocytic nevi. J Am Acad Dermatol 32: 734–739

Carli P, Naldi L, Lovati S, La Vecchia C (2002) The density of melanocytic nevi correlates with constitutional variables and history of sunburns: a prevalence study among Italian schoolchildren. Int J Cancer 101: 375–379

Clark WHJ, Reimer RR, Greene M, Ainsworth AM, Mastrangelo MJ (1978) Origin of familial malignant melanomas from heritable melanocytic lesions. The B-K mole syndrome. Arch Dermatol 114: 732–738

Clark WHJ, Elder DE, Guerry D, Epstein MN, Greene MH, Van Horn M (1984) A study of tumor progression: the precursor lesions of superficial spreading and nodular melanoma. Hum Pathol 15: 1147–1165

Cockburn M, Hamilton A, Mack T (2001) Recall bias in self-reported melanoma risk factors. Am J Epidemiol 153: 1021–1026

Cooke KR, Fraser J (1985) Migration and death from malignant melanoma. Int J Cancer 36: 175–178

Coombs BD, Sharples KJ, Cooke KR, Skegg DC, Elwood JM (1992) Variation and covariates of the number of benign nevi in adolescents. Am J Epidemiol 136: 344–355

Curley RK, Cook MG, Fallowfield ME, Marsden RA (1989) Accuracy in clinically evaluating pigmented lesions. BMJ 299: 16–18

Darlington S, Siskind V, Green L, Green A (2002) Longitudinal study of melanocytic nevi in adolescents. J Am Acad Dermatol 46: 715–722

Demko CA, Borawski EA, Debanne SM, Cooper KD, Stange KC (2003) Use of indoor tanning facilities by white adolescents in the United States. Arch Pediatr Adolesc Med 157: 854–860

Dennis LK, White E, Lee JA, Kristal A, McKnight B, Odland P (1996) Constitutional factors and sun exposure in relation to nevi: a population-based cross-sectional study. Am J Epidemiol 143: 248–256

Dennis LK, Beane Freeman LE, VanBeek MJ (2003) Sunscreen use and the risk for melanoma: a quantitative review. Ann Intern Med 139: 966–978

Diffey BL (2001) When should sunscreen be reapplied? J Am Acad Dermatol 45: 882–885

Diffey BL (2003) A quantitative estimate of melanoma mortality from ultraviolet A sunbed use in the U.K. Br J Dermatol 149: 578–581

Dubin N, Moseson M, Pasternack BS (1986) Epidemiology of malignant melanoma: pigmentary traits, ultraviolet radiation, and the identification of high-risk populations. Recent Results Cancer Res 102: 56–75

Dulon M, Weichenthal M, Blettner M, Breitbart M, Hetzer M, Greinert R, Baumgardt-Elms C, Breitbart EW (2002) Sun exposure and number of nevi in 5- to 6-year-old European children. J Clin Epidemiol 55: 1075–1081

Dwyer T, Blizzard L, Ashbolt R (1995) Sunburn associated with increased number of nevi in darker as well as lighter skinned adolescents of northern European descent. Cancer Epidemiol Biomarkers Prev 4: 825–830

Elwood JM (1994) Screening for melanoma and options for its evaluation. J Med Screen 1: 22–38

Elwood JM, Gallagher RP (1999) More about: sunscreen use, wearing clothes, and number of nevi in 6- to 7-year-old European children. J Natl Cancer Inst 91: 1164–1166

Elwood JM, Williamson C, Stapleton PJ (1986) Malignant melanoma in relation to moles, pigmentation, and exposure to fluorescent and other lighting sources. Br J Cancer 53: 65–74

Elwood JM, Gallagher RP, Worth AJ, Wood WS, Pearson JC (1987) Etiological differences between subtypes of cutaneous malignant melanoma: Western Canada Melanoma Study. J Natl Cancer Inst 78: 37–44

Elwood JM, Whitehead SM, Davison J, Stewart M, Galt M (1990) Malignant melanoma in England: risks associated with naevi, freckles, social class, hair colour, and sunburn. Int J Epidemiol 19: 801–810

English DR, Armstrong BK (1988) Identifying people at high risk of cutaneous malignant melanoma: results from a case-control study in Western Australia. Br Med J (Clin Res Ed) 296: 1285–1288

English DR, Armstrong BK (1994) Melanocytic nevi in children. I. Anatomic sites and demographic and host factors. Am J Epidemiol 139: 390–401

Espinosa AJ, J.J., Bravo FP, Gonzalez-Baron M, Zamora AP, Espinosa AE, J.I., Ordonez GA (1999) Cutaneous malignant melanoma and sun exposure in Spain. Melanoma Res 9: 199–205

Freedberg KA, Geller AC, Miller DR, Lew RA, Koh HK (1999) Screening for malignant melanoma: A cost-effectiveness analysis. J Am Acad Dermatol 41: 738–745

Fritschi L, McHenry P, Green A, Mackie R, Green L, Siskind V (1994) Naevi in schoolchildren in Scotland and Australia. Br J Dermatol 130: 599–603

Gallagher RP, Elwood JM, Hill GB (1986) Risk factors for cutaneous malignant melanoma: the Western Canada Melanoma Study. Recent Results Cancer Res 102: 38–55

Gallagher RP, McLean DI, Yang CP, Coldman AJ, Silver HK, Spinelli JJ, Beagrie M (1990a) Anatomic distribution of acquired melanocytic nevi in white children. A comparison with melanoma: the Vancouver Mole Study. Arch Dermatol 126: 466–471

Gallagher RP, McLean DI, Yang CP, Coldman AJ, Silver HK, Spinelli JJ, Beagrie M (1990b) Suntan, sunburn, and pigmentation factors and the frequency of acquired melanocytic nevi in children. Similarities to melanoma: the Vancouver Mole Study. Arch Dermatol 126: 770–776

Gallagher RP, Rivers JK, Lee TK, Bajdik CD, McLean DI, Coldman AJ (2000) Broad-spectrum sunscreen use and the development of new nevi in white children: A randomized controlled trial. JAMA 283: 2955–2960

Gallagher RP, Spinelli JJ, Lee TK (2005) Tanning beds, sunlamps, and risk of cutaneous malignant melanoma. Cancer Epidemiol Biomarkers Prev 14: 562–566

Gandini S, Sera F, Cattaruzza MS, Pasquini P, Picconi O, Boyle P, Melchi CF (2005) Meta-analysis of risk factors for cutaneous melanoma: II. Sun exposure. Eur J Cancer 41: 45–60

Garbe C (1992) Sonne und malignes Melanom. Hautarzt 43: 251–257

Garbe C, Buettner PG (2000) Predictors of the use of sunscreen in dermatological patients in Central Europe. Prev Med 31: 134–139

Garbe C, Kruger S, Stadler R, Guggenmoos-Holzmann I, Orfanos CE (1989) Markers and relative risk in a German population for developing malignant melanoma. Int J Dermatol 28: 517–523

Garbe C, Buttner P, Weiss J, Soyer HP, Stocker U, Kruger S, Roser M, Weckbecker J, Panizzon R, Bahmer F (1994a) Associated factors in the prevalence of more than 50 common melanocytic nevi, atypical melanocytic nevi, and actinic lentigines: multicenter case-control study of the Central Malignant Melanoma Registry of the German Dermatological Society. J Invest Dermatol 102: 700–705

Garbe C, Buttner P, Weiss J, Soyer HP, Stocker U, Kruger S, Roser M, Weckbecker J, Panizzon R, Bahmer F (1994b) Risk factors for developing cutaneous melanoma and criteria for identifying persons at risk: multicenter case-control study of the Central Malignant Melanoma Registry of the German Dermatological Society. J Invest Dermatol 102: 695–699

Garland CF, Garland FC, Gorham ED (1993) Rising trends in melanoma. A hypothesis concerning sunscreen effectiveness. Ann Epidemiol 3: 103–110

Gefeller O, Pfahlberg A (2002) Sunscreen use and melanoma: a case of evidence-based prevention? Photodermatol Photoimmunol Photomed 18: 153–156

Gong G, Whittemore AS, West D, Moore DH (1992) Cutaneous melanoma at Lawrence Livermore National Laboratory: comparison with rates in two San Francisco bay area counties. Cancer Causes Control 3: 191–197

Graham S, Marshall J, Haughey B, Stoll H, Zielezny M, Brasure J, West D (1985) An inquiry into the epidemiology of melanoma. Am J Epidemiol 122: 606–619

Graham A, Fuller A, Murphy M, Jones M, Forman D, Swerdlow AJ (1999) Maternal and child constitutional factors and the frequency of melanocytic naevi in children. Paediatr Perinat Epidemiol 13: 316–324

Green A, MacLennan R, Siskind V (1985) Common acquired naevi and the risk of malignant melanoma. Int J Cancer 35: 297–300

Green A, Bain C, McLennan R, Siskind V (1986) Risk factors for cutaneous melanoma in Queensland. Recent Results Cancer Res 102: 76–97

Green A, Siskind V, Hansen ME, Hanson L, Leech P (1989) Melanocytic nevi in schoolchildren in Queensland. J Am Acad Dermatol 20: 1054–1060

Greene MH, Clark WHJ, Tucker MA, Kraemer KH, Elder DE, Fraser MC (1985) High risk of malignant melanoma in melanoma-prone families with dysplastic nevi. Ann Intern Med 102: 458–465

Grob JJ, Gouvernet J, Aymar D, Mostaque A, Romano MH, Collet AM, Noe MC, Diconstanzo MP, Bonerandi JJ (1990) Count of benign melanocytic nevi as a major indicator of risk for nonfamilial nodular and superficial spreading melanoma. Cancer 66: 387–395

Grulich AE, Bataille V, Swerdlow AJ, Newton-Bishop JA, Cuzick J, Hersey P, McCarthy WH (1996) Naevi and pigmentary characteristics as risk factors for melanoma in a high-risk population: a case-control study in New South Wales, Australia. Int J Cancer 67: 485–491

Gulec A, Seckin D, Saray Y, Sarifakioglu E, Moray G, Colak T (2002) Number of acquired melanocytic nevi in renal transplant recipients as a risk factor for melanoma. Transplant Proc 34: 2136

Guy C, Diab R, Martincigh B (2003) Ultraviolet radiation exposure of children and adolescents in Durban, South Africa. Photochem Photobiol 77: 265–270

Hall HI, Jorgensen CM, McDavid K, Kraft JM, Breslow R (2001) Protection from sun exposure in US white children ages 6 months to 11 years. Public Health Rep 116: 353–361

Halpern AC, Guerry D, Elder DE, Clark WHJ, Synnestvedt M, Norman S, Ayerle R (1991) Dysplastic nevi as risk markers of sporadic (nonfamilial) melanoma. A case-control study. Arch Dermatol 127: 995–999

Harrison SL, MacLennan R, Speare R, Wronski I (1994) Sun exposure and melanocytic naevi in young Australian children. Lancet 344: 1529–1532

Harrison SL, Buettner PG, MacLennan R (1999) Body-site distribution of melanocytic nevi in young Australian children. Arch Dermatol 135: 47–52

Harrison SL, MacKie RM, MacLennan R (2000) Development of melanocytic nevi in the first three years of life. J Natl Cancer Inst 92: 1436–1438

Holly EA, Kelly JW, Shpall SN, Chiu SH (1987) Number of melanocytic nevi as a major risk factor for malignant melanoma. J Am Acad Dermatol 17: 459–468

Holly EA, Aston DA, Cress RD, Ahn DK, Kristiansen JJ (1995) Cutaneous melanoma in women. I. Exposure to sunlight, ability to tan, and other risk factors related to ultraviolet light. Am J Epidemiol 141: 923–933

Holman CD, Armstrong BK (1984) Pigmentary traits, ethnic origin, benign nevi, and family history as risk factors for cutaneous malignant melanoma. J Natl Cancer Inst 72: 257–266

Holman CD, Armstrong BK, Heenan PJ (1986) Relationship of cutaneous malignant melanoma to individual sunlight-exposure habits. J Natl Cancer Inst 76: 403–414

Huncharek M, Kupelnick B (2002) Use of topical sunscreens and the risk of malignant melanoma: a meta-analysisof 9067 patients from 11 case-control studies. Am J Public Health 92: 1173–1177

Kelly JW, Crutcher WA, Sagebiel RW (1986) Clinical diagnosis of dysplastic melanocytic nevi. A clinicopathologic correlation. J Am Acad Dermatol 14: 1044–1052

Kelly JW, Rivers JK, MacLennan R, Harrison S, Lewis AE, Tate BJ (1994) Sunlight: a major factor associated with the development of melanocytic nevi in Australian schoolchildren. J Am Acad Dermatol 30: 40–48

Khlat M, Vail A, Parkin M, Green A (1992) Mortality from melanoma in migrants to Australia: variation by age at arrival and duration of stay. Am J Epidemiol 135: 1103–1113

Klepp O, Magnus K (1979) Some environmental and bodily characteristics of melanoma patients. A case-control study. Int J Cancer 23: 482–486

Kopf AW, Friedman RJ, Rigel DS (1990) Atypical mole syndrome. J Am Acad Dermatol 22: 117–118

Kraemer KH, Greene MH, Tarone R, Elder DE, Clark WHJ, Guerry D (1983) Dysplastic naevi and cutaneous melanoma risk. Lancet ii: 1076–1077

Kraemer KH, Tucker M, Tarone R, Elder DE, Clark WHJ (1986) Risk of cutaneous melanoma in dysplastic nevus syndrome types A and B. N Engl J Med 315: 1615–1616

Kruger S, Garbe C, Buttner P, Stadler R, Guggenmoos-Holzmann I, Orfanos CE (1992) Epidemiologic evidence for the role of melanocytic nevi as risk markers and direct precursors of cutaneous malignant melanoma. Results of a case control study in melanoma patients and nonmelanoma control subjects. J Am Acad Dermatol 26: 920–926

Loria D, Matos E (2001) Risk factors for cutaneous melanoma: a case-control study in Argentina. Int J Dermatol 40: 108–114

Luther H, Altmeyer P, Garbe C, Ellwanger U, Jahn S, Hoffmann K, Segerling M (1996) Increase of melanocytic nevus counts in children during 5 years of follow-up and analysis of associated factors. Arch Dermatol 132: 1473–1478

Lynch HT, Frichot BC3, Lynch JF (1978) Familial atypical multiple mole-melanoma syndrome. J Med Genet 15: 352–356

MacKie RM, Freudenberger T, Aitchison TC (1989) Personal risk-factor chart for cutaneous melanoma. Lancet ii: 487–490

MacKie RM, McHenry P, Hole D (1993) Accelerated detection with prospective surveillance for cutaneous malignant melanoma in high-risk groups. Lancet 341: 1618–1620

MacLennan R, Kelly JW, Rivers JK, Harrison SL (2003) The Eastern Australian Childhood Nevus Study: site differences in density and size of melanocytic nevi in relation to latitude and phenotype. J Am Acad Dermatol 48: 367–375

Marghoob AA, Kopf AW, Rigel DS, Bart RS, Friedman RJ, Yadav S, Abadir M, Sanfilippo L, Silverman MK, Vossaert KA (1994) Risk of cutaneous malignant melanoma in patients with 'classic' atypical-mole syndrome. A case-control study. Arch Dermatol 130: 993–998

Marghoob AA, Slade J, Kopf AW, Salopek TG, Rigel DS, Bart RS (1996) Risk of developing multiple primary cutaneous melanomas in patients with the classic atypical-mole syndrome: a case-control study. Br J Dermatol 135: 704–711

Masri GD, Clark WH, Jr., Guerry D, Halpern A, Thompson CJ, Elder DE (1990) Screening and surveillance of patients at high risk for malignant melanoma result in detection of earlier disease. J Am Acad Dermatol 22: 1042–1048

Milne E, Johnston R, Cross D, Giles-Corti B, English DR (2002) Effect of a school-based sun-protection intervention on the development of melanocytic nevi in children. Am J Epidemiol 155: 739–745

Moise AF, Buttner PG, Harrison SL (1999a) Sun exposure at school. Photochem Photobiol 70: 269–274

Moise AF, Gies HP, Harrison SL (1999b) Estimation of the annual solar UVR exposure dose of infants and small children in tropical Queensland, Australia. Photochem Photobiol 69: 457–463

Moise AF, Harrison SL, Gies HP (1999c) Solar ultraviolet radiation exposure of infants and small children. Photodermatol Photoimmunol Photomed 15: 109–114

Naldi L, Lorenzo IG, Parazzini F, Gallus S, La Vecchia C (2000) Pigmentary traits, modalities of sun reaction, history of sunburns, and melanocytic nevi as risk factors for cutaneous malignant melanoma in the Italian population: results of a collaborative case-control study. Cancer 88: 2703–2710

Newton JA, Bataille V, Griffiths K, Squire JM, Sasieni P, Cuzick J, Bishop DT, Swerdlow A (1993) How common is the atypical mole syndrome phenotype in apparently sporadic melanoma? J Am Acad Dermatol 29: 989–996

Nordlund JJ, Kirkwood J, Forget BM, Scheibner A, Albert DM, Lerner E, Milton GW (1985) Demographic study of clinically atypical (dysplastic) nevi in patients with melanoma and comparison subjects. Cancer Res 45: 1855–1861

Novakovic B, Clark WHJ, Fears TR, Fraser MC, Tucker MA (1995) Melanocytic nevi, dysplastic nevi, and malignant melanoma in children from melanoma-prone families. J Am Acad Dermatol 33: 631–636

Odio MR, Veres DA, Goodman JJ, Irwin C, Robinson LR, Martinez J, Kraus AL (1994) Comparative efficacy of sunscreen reapplication regimens in children exposed to ambient sunlight. Photodermatol Photoimmunol Photomed 10: 118–125

Osterlind A, Tucker MA, Hou-Jensen K, Stone BJ, Engholm G, Jensen OM (1988a) The Danish case-control study of cutaneous malignant melanoma. I. Importance of host factors. Int J Cancer 42: 200–206

Osterlind A, Tucker MA, Stone BJ, Jensen OM (1988b) The Danish case-control study of cutaneous malignant melanoma. II. Importance of UV-light exposure. Int J Cancer 42: 319–324

Pappo AS (2003) Melanoma in children and adolescents. Eur J Cancer 39: 2651–2661

Pope DJ, Sorahan T, Marsden JR, Ball PM, Grimley RP, Peck IM (1992) Benign pigmented nevi in children. Prevalence and associated factors: the West Midlands, United Kingdom Mole Study. Arch Dermatol 128: 1201–1206

Pruim B, Green A (1999) Photobiological aspects of sunscreen re-application. Australas J Dermatol 40: 14–18

Reimer RR, Clark WHJ, Greene MH, Ainsworth AM, Fraumeni JFJ (1978) Precursor lesions in familial melanoma. A new genetic preneoplastic syndrome. JAMA 239: 744–746

Rieger E, Soyer HP, Garbe C, Buttner P, Kofler R, Weiss J, Stocker U, Kruger S, Roser M, Weckbecker J (1995) Overall and site-specific risk of malignant melanoma associated with nevus counts at different body sites: a multicenter case-control study of the German Central Malignant-Melanoma Registry. Int J Cancer 62: 393–397

Robinson JK, Rigel DS, Amonette RA (2000) Summertime sun protection used by adults for their children. J Am Acad Dermatol 42: 746–753

Rodenas JM, Delgado-Rodriguez M, Herranz MT, Tercedor J, Serrano S (1996) Sun exposure, pigmentary traits, and risk of cutaneous malignant melanoma: a case-control study in a Mediterranean population. Cancer Causes Control 7: 275–283

Rodenas JM, Delgado-Rodriguez M, Farinas-Alvarez C, Herranz MT, Serrano S (1997) Melanocytic nevi and risk of cutaneous malignant melanoma in southern Spain. Am J Epidemiol 145: 1020–1029

Roush GC, Nordlund JJ, Forget B, Gruber SB, Kirkwood JM (1988) Independence of dysplastic nevi from total nevi in determining risk for nonfamilial melanoma. Prev Med 17: 273–279

Sagebiel RW (1993) Melanocytic nevi in histologic association with primary cutaneous melanoma of superficial spreading and nodular types: effect of tumor thickness. J Invest Dermatol 100: 322S–325S

Severi G, Cattaruzza MS, Baglietto L, Boniol M, Dore JF, Grivegnee AR, Luther H, Autier P (2002) Sun exposure and sun protection in young European children: an EORTC multicentric study. Eur J Cancer 38: 820–826

Skender-Kalnenas TM, English DR, Heenan PJ (1995) Benign melanocytic lesions: risk markers or precursors of cutaneous melanoma? J Am Acad Dermatol 33: 1000–1007

Swerdlow AJ, English J, MacKie RM, O'Doherty CJ, Hunter JA, Clark J (1984) Benign naevi associated with high risk of melanoma. Lancet ii: 168

Swerdlow AJ, English J, MacKie RM, O'Doherty CJ, Hunter JA, Clark J, Hole DJ (1986) Benign melanocytic naevi as a risk factor for malignant melanoma. Br Med J (Clin Res Ed) 292: 1555–1559

Thompson JF, Scolyer RA, Kefford RF (2005) Cutaneous melanoma. Lancet 365: 687–701

Tiersten AD, Grin CM, Kopf AW, Gottlieb GJ, Bart RS, Rigel DS, Friedman RJ, Levenstein MJ (1991) Prospective follow-up for malignant melanoma in patients with atypical-mole (dysplastic-nevus) syndrome. J Dermatol Surg Oncol 17: 44–48

Toussaint S, Kamino H (1999) Dysplastic changes in different types of melanocytic nevi. A unifying concept. J Cutan Pathol 26: 84–90

Tsao H, Bevona C, Goggins W, Quinn T (2003) The transformation rate of moles (melanocytic nevi) into cutaneous melanoma. A populationbased estimate. Arch Dermatol 139: 282–288

Tucker MA, Goldstein AM (2003) Melanoma etiology: where are we? Oncogene 22: 3042–3052

Tucker MA, Halpern A, Holly EA, Hartge P, Elder DE, Sagebiel RW, Guerry D, Clark WHJ (1997) Clinically recognized dysplastic nevi. A central risk factor for cutaneous melanoma. JAMA 277: 1439–1444

Tucker MA, Fraser MC, Goldstein AM, Struewing JP, King MA, Crawford JT, Chiazze EA, Zametkin DP, Fontaine LS, Clark WHJ (2002) A natural history of melanomas and dysplastic nevi: an atlas of lesions in melanoma-prone families. Cancer 94: 3192–3209

Weiss J, Garbe C, Bertz J, Biltz H, Burg G, Hennes B, Jung EG, Kreysel HW, Orfanos CE, Petzold D (1990) Risikofaktoren für die Entwicklung maligner Melanome in der Bundesrepublik Deutschland. Ergebnisse einer multizentrischen Fall-Kontroll-Studie. Hautarzt 41: 309–313

Weiss J, Bertz J, Jung EG (1991) Malignant melanoma in southern Germany: different predictive value of risk factors for melanoma subtypes. Dermatologica 183: 109–113

Westerdahl J, Olsson H, Masback A, Ingvar C, Jonsson N, Brandt L, Jonsson PE, Moller T (1994) Use of sunbeds or sunlamps and malignant melanoma in southern Sweden. Am J Epidemiol 140: 691–699

Westerdahl J, Ingvar C, Masback A, Jonsson N, Olsson H (2000a) Risk of cutaneous malignant melanoma in relation to use of sunbeds: further evidence for UV-A carcinogenicity. Br J Cancer 82: 1593–1599

Westerdahl J, Ingvar C, Masback A, Olsson H (2000b) Sunscreen use and malignant melanoma. Int J Cancer 87: 145–150

White E, Kirkpatrick CS, Lee JA (1994) Case-control study of malignant melanoma in Washington State. I. Constitutional factors and sun exposure. Am J Epidemiol 139: 857–868

Whiteman DC, Valery P, McWhirter W, Green AC (1997) Risk factors for childhood melanoma in Queensland, Australia. Int J Cancer 70: 26–31

Whiteman DC, Whiteman CA, Green AC (2001) Childhood sun exposure as a risk factor for melanoma: a systematic review of epidemiologic studies. Cancer Causes Control 12: 69–82

Whiteman DC, Brown RM, Purdie DM, Hughes MC (2003) Prevalence and anatomical distribution of naevi in young Queensland children. Int J Cancer 106: 930–933

Wiecker TS, Luther H, Buettner P, Bauer J, Garbe C (2003) Moderate sun exposure and nevus counts in parents are associated with development of melanocytic nevi in childhood. Cancer 97: 628–638

Wolf P, Quehenberger F, Mullegger R, Stranz B, Kerl H (1998) Phenotypic markers, sunlight-related factors and sunscreen use in patients with cutaneous melanoma: an Austrian case-control study. Melanoma Res 8: 370–378

Wright MW, Wright ST, Wagner RF (2001) Mechanisms of sunscreen failure. J Am Acad Dermatol 44: 781–784

Youl P, Aitken J, Hayward N, Hogg D, Liu L, Lassam N, Martin N, Green A (2002) Melanoma in adolescents: a case-control study of risk factors in Queensland, Australia. Int J Cancer 98: 92–98

Prävention von Hautkrebs

Eckhard Wilhelm Breitbart, Beate Volkmer, Sabine Voss, Rüdiger Greinert

7.1 Einleitung – 84

7.2 Epidemiologie – 84

7.3 Primäre Prävention von Hautkrebs – 85
7.3.1 Interventionsprogramme in der Bundesrepublik Deutschland durch die Arbeitsgemeinschaft Dermatologische Prävention e. V. (ADP) und die Deutsche Krebshilfe e. V. (DKH) – 86

7.4 Sekundäre Prävention von Hautkrebs – 91

7.1 Einleitung

Maligne Neubildungen der Haut zählen zu den weltweit am häufigsten auftretenden Krebsarten. Dazu gehören das Melanom und Neubildungen epithelialen Ursprungs wie das Basalzellkarzinom (BCC) und das Plattenepithelkarzinom (SCC). In den letzten Jahrzehnten steigen die Inzidenzen dieser Erkrankungen stetig an, sodass der Hautkrebs auf Bevölkerungsebene zunehmend an Bedeutung gewinnt. Als Hauptursache für diesen Anstieg der Neuerkrankungsraten wird eine zunehmende Belastung der Haut durch UV-Strahlung, verursacht durch ein verändertes Freizeitverhalten, der Nutzung von Solarien und die Ausdünnung der Ozonschicht verantwortlich gemacht. Dieser Entwicklung muss durch Strategien der primären und sekundären Prävention entgegengewirkt werden, um langfristig Morbidität und Mortalität (v. a. für das Melanom) und die enormen Kosten für das Gesundheitswesen zu senken.

7.2 Epidemiologie

Die Inzidenz des Melanoms nimmt zurzeit schneller zu als die aller anderen Tumoren. Es ist unter den zum Tode führenden Krebsarten bereits die 10.-häufigste. Von den im Jahr 1930 geborenen Menschen entwickelte 1 von 1500 irgendwann im Lauf seines Lebens ein Melanom. Von den im Jahr 2000 geborenen Menschen wird nach Hochrechnungen bereits bei 1 von 75 diese tödliche Erkrankung diagnostiziert werden (Parker et al. 1996). Die Erkrankungshäufigkeit ist damit auf das 20-fache gestiegen. Die Inzidenz des Melanoms in Europa beträgt derzeit 5–14 Neuerkrankungen pro Jahr und 100.000 Einwohner. Es zeigt sich eine zunehmende Erkrankungshäufigkeit auch in jüngeren Lebensaltern und dadurch bedingt auch eine erhöhte Mortalität (Koh et al. 1989). Dies führt zum Verlust an Lebens- bzw. Arbeitsjahren und damit zu volkswirtschaftlichen Einbußen. So verursachen Melanome der Haut einen jährlichen Verlust von 35.000 Lebensjahren (Arbeitsgemeinschaft Bevölkerungsbezogener Krebsregister in Deutschland 1999).

> Der bei weitem überwiegende Prozentsatz (>90%) der malignen Neubildungen der Haut wird jedoch von den nicht melanozytären Hautkrebsen, dem Basalzellkarzinom (BCC) und dem Plattenepithelkarzinom (SCC), gestellt.

Das BCC ist der häufigste Tumor der Haut, er wächst lokal invasiv und destruierend, metastasiert jedoch nicht. Die Prävalenz schwankt, entsprechend der Intensität der Sonnenbestrahlung, zwischen 20 und 50/100.000 Einwohner in Nord- und Mitteleuropa und 250/100.000 Einwohner in Australien.

Die Prävalenz des SCC beträgt in Mitteleuropa zwischen 6 (Frauen) und 12 (Männer) pro 100.000 weiße Einwohner; in sonnenreichen Ländern steigt sie auf 30 (Texas) bzw. 50 (Australien) pro 100.000 weiße Einwohner. Die Prognose des SCC der Haut liegt bei 80% Rezidivfreiheit nach 5 Jahren (weitere Information über epidemiologische Daten bei Armstrong u. Kricker 2001; Elwood u. Koh 1994). Tab. 7.1 gibt, auf der Basis von Inzidenzraten und Todesfällen, einen Überblick über die Situation in

Tab. 7.1. Situation Hautkrebs in der Bundesrepublik Deutschland

	Inzidenz (Fälle/100.000/Jahr)	Neuerkrankungen pro Jahr	Todesfälle pro Jahr
Basalzellkarzinom (BCC)[a]	m: 100	m: 40.000	Maximal 700[c]
	w: 70	w: 30.000	
Plattenepitelkarzinom (SCC)[a]	m: 30	m: 12.000	Maximal 900[c]
	w: 15	w: 6.000	
Melanom (MM)[b]	m+w: 11	m+w: 6.400	m: 810
			w: 870
Gesamt	226	94.400	3.280

[a] Krebsregister des Saarlandes: Morbidität und Mortalität an bösartigen Neubildungen im Saarland, Jahresbericht 1993, Sonderheft 186/1996; und Statistisches Landesamt Saarland, Saarbrücken.
[b] Nach Becker u. Wahrendorf (1998).
[c] Unter Annahme einer Letalität von 1% (Basalzellkarzinom) und ca. 5% (spinozelluläres Karzinom).

Deutschland. Daraus ergibt sich z. B., dass in Deutschland etwa jeder 150. Einwohner im Lauf seines Lebens am Melanom erkrankt. Neueste Zahlen des Krebsregisters Schleswig-Holstein (Tab. 7.2) deuten jedoch darauf hin, dass die Inzidenzen sowohl für das Melanom als auch das BCC und SCC deutlich höher liegen können.

> **Definition**
>
> **Prävention von Hautkrebs in Deutschland**
> Dieser Beitrag beschäftigt sich mit den Maßnahmen zur primären und sekundären Prävention des Hautkrebses unter besonderer Berücksichtigung der Situation in Deutschland, deren Aufgaben sich wie folgt zusammenfassen lassen:
> - **Primäre Prävention**
>   Information und Aufklärung der Bevölkerung und der Repräsentanten des Gesundheitswesens über mögliche positive Einflüsse und gesundheitliche Risiken von natürlicher und künstlicher UV-Strahlung im Sinne der Ursachenvermeidung durch eine Bewusstseinsänderung mit dem Ziel kurz- und langfristiger Änderungen des Sozialverhaltens in Richtung eines kritischeren und vorsichtigeren Umgangs mit der UV-Strahlung.
> - **Sekundäre Prävention**
>   Verbesserung des Wissens der Bevölkerung, der Ärzteschaft und der politischen Entscheidungsträger über die Bedeutung der Früherkennungsmöglichkeiten des Hautkrebses. Entwicklung und flächendeckende Umsetzung eines eigenständigen Hautkrebsscreeningverfahrens im Rahmen des gesetzlichen Krebsfrüherkennungsuntersuchungsprogramms (KFU).
>
> Bei fortgeschrittener Erkrankung müssen Therapie- und Rehabilitationsmaßnahmen **(tertiäre Prävention)** ergriffen werden (Abb. 7.1).

7.3 Primäre Prävention von Hautkrebs

Weltweite Aktionen

Weltweit wurde in mehreren Konsensustreffen die Wichtigkeit der Aufklärung der Allgemeinheit hervorgehoben:
- Konsensustreffen »Educational needs for primary and secondary prevention of melanoma in Europe« 1991 der EORTC-Melanoma-Group (MacKie et al. 1991)
- Konsensuskonferenz »Early Melanoma« 1992 der National Institutes of Health, USA (NIH Consensus Development Conference 1992)
- Konsensustreffen »How to decrease morbidity and mortality of skin cancer« 1994 der »Commission of Early Detection and Prevention of Skin Cancer« der Arbeitsgemeinschaft Dermatologische Prävention (ADP e. V.) in Hamburg (Consensus Development Panel 1996).

In den 1960-er Jahren startete Australien – insbesondere Queensland – im Sinne der primären Prävention die erste Aufklärungskampagne über die Gefahr von ultravioletter Strahlung (UV-Strahlung). In den 1980-er Jahren initiierten dann viele Länder in Europa und Übersee ähnliche Kampagnen (Girgis et al. 1993; Hughes et al. 1993; Kölmel et al. 1993). Die Aufklärung erfolgte sowohl national als auch in lokalen Projekten nach Marketingstrategien (In-

Tab. 7.2. Situation Hautkrebs in Schleswig-Holstein im Jahr 2000. (Nach Krebsregister Schleswig-Holstein 2002)

	Inzidenz: Fälle pro 100.000 Einwohner pro Jahr	Todesfälle pro Jahr
Nicht melanozytärer Hautkrebs (BCC + SCC)	m: 115,0	m: 0,3
	w: 84,8	w: 0,2
Melanom	m: 15,5	m: 3,4
	w: 15,5	w: 1,8

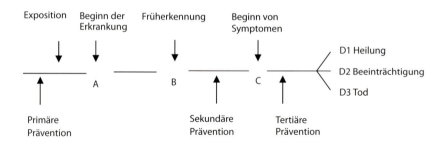

Abb. 7.1. Möglichkeiten der Prävention im zeitlichen Verlauf der Hautkrebsentstehung

formationsblätter, Poster, Zeitungen, Radio und Fernsehen). Spezielle Ausbildungsprogramme für Schulen und Kindergärten wurden ausgearbeitet (Girgis et al. 1993; Hughes et al. 1993; Kölmel et al. 1993).

Bereits 1982 untersuchten Putnam u. Yanagisako den Nutzen eines Hautkrebs-Comicbuchs auf Hawaii und stellten positive Veränderungen des Sonnenverhaltens als ein direktes Resultat fest. 1991 berichteten Borland et al., dass die Kampagne »cover yourself against skin cancer« in Australien zu einer signifikanten Verbesserung des Arbeitsbekleidungsschutzes von Freilandarbeitern geführt hat. Darüber hinaus konnte in Australien gezeigt werden, dass ein enormer Anstieg des öffentlichen Wissens und eine Änderung in »social style of life« stattgefunden hat (Chapman et al. 1991; Marks 1994; Marks 1995). So sank die Anzahl von Personen, die sich an Sommerwochenenden einen Sonnenbrand zuzogen, innerhalb von 3 Jahren von 11% über 10% auf 7%. Sonnenhüte wurden jedes Jahr signifikant häufiger getragen (19%, 26%, 29%), ebenso stieg der Sonnencremeverbrauch (12%, 18%, 21%; Hill et al. 1993).

Bourke et al. (1995) berichteten über das Ergebnis einer Untersuchung zur Beurteilung des Wissens über Melanome und die gegenwärtigen Sonnenbadpraktiken nach einer Aufklärungskampagne von 1987–1989 in Leicester (England): Obwohl viele Personen von Melanomen wussten, setzten sie sich dennoch dem Entstehungsrisiko aus, indem sie weiterhin Sonnenbäder nahmen. Dies traf speziell auf Teenager, junge Erwachsene und Männer zu.

In Schweden und England führte Aufklärungsunterricht an Schulen zu einem verbesserten Wissen über Sonne und Hautkrebs (Boldeman et al. 1991; Hughes et al. 1993).

In Deutschland kam es zu einem Anstieg des Allgemeinwissens über die Gefahren der UV-Strahlung und über Hautkrebswarnzeichen. Die Nutzung von Sonnencremes stieg an (Breitbart et al. 1992, 1996).

> **Fazit**
> Zusammenfassend ist festzuhalten, dass die Effektivität der Aufklärungskampagnen, gemessen am Wissen über Hautkrebs und seine Risikofaktoren, sowie erreichbare Verhaltensänderungen schon relativ groß sind. Diese Erfolge der primären Prävention können jedoch langfristig nur durch kontinuierliche Fortsetzung und zeitgerechte (wissenschaftlich basierte) Erneuerung von Kampagnenkonzepten (in Verbindung mit einer koordinierten und effektiven Früherkennung) aufrechterhalten und gesteigert werden, um spürbare positive Auswirkungen auf die Bevölkerung zu haben.

7.3.1 Interventionsprogramme in der Bundesrepublik Deutschland durch die Arbeitsgemeinschaft Dermatologische Prävention e. V. (ADP) und die Deutsche Krebshilfe e. V. (DKH)

Wegen der in der Bundesrepublik Deutschland deutlich steigenden Inzidenz des Hautkrebses (Verdoppelung der Inzidenz alle 10–15 Jahre) werden seit 1989 von der ADP und der DKH Interventionsprogramme zur primären (und sekundären) Prävention von Hautkrebs durch jährliche breit angelegte bundesweite Aufklärungskampagnen vorangetrieben. Die ADP, und im Speziellen ihre Kommission zur Früherkennung von Hautkrebs, führt diese Arbeit in enger Kooperation mit verschiedenen Organisationen durch: der Deutschen Dermatologischen Gesellschaft (DDG), dem Berufsverband der Deutschen Dermatologen (BVDD), dem Bundesministerium für Gesundheit und Soziales (BMGS), dem Bundesministerium für Umwelt, Naturschutz und Reaktorsicherheit (BMU), dem Bundesamt für Strahlenschutz (BfS), der Deutschen Strahlenschutzkommission (SSK), der Kassenärztlichen Bundesvereinigung (KBV), dem Zentralinstitut der kassenärztlichen Versorgung (ZI), den Spitzenverbänden der Krankenkassen, der Deutschen Krebsgesellschaft (DKG) und ihren Landesverbänden.

Mit ihrer Präventionsarbeit strebt die ADP das langfristige Ziel an, eine Bewusstseinsänderung in weiten Kreisen der Bevölkerung zu erzeugen, die zu einer Verhaltensänderung im Sinne eines vernünftigen und risikoarmen Umgangs mit natürlicher und künstlicher UV-Strahlung führt. Darüber hinaus wird, wie der chronologischen Aufstellung in ◘ Tab. 7.3 zu entnehmen ist, nicht nur darauf geachtet, dass eine allgemeine Informationsvermittlung an die Bevölkerung stattfindet, sondern es wird besonderer Wert darauf gelegt, dass eine kontinuierliche bevölkerungsbezogene Evaluation der Interventionsprogramme durchgeführt wird. Ziel war und ist es dabei, die Effektivität der Kampagnen ständig zu überprüfen und die Möglichkeiten der Neuausrichtung weiterführend auszuloten.

> Die Interventionskampagnen stehen unter dem allgemeinen Motto:
> »Liebe die Sonne und schütze deine Haut.«

Sie stellen Verhaltensänderungen in Urlaub und Freizeit, den textilen Sonnenschutz, die Nutzung von Sonnencremes sowie die Aufklärung über die Nutzung von Solarien

7.3 · Primäre Prävention von Hautkrebs

Tab. 7.3. Interventionsprogramme in der Bundesrepublik Deutschland durch die Arbeitsgemeinschaft Dermatologische Prävention e. V. (ADP) und die Deutsche Krebshilfe e. V. (DKH)

Jahr	Maßnahme
1987	Gründung der Kommission zur Früherkennung und Prävention von Hautkrebs – DDG
1988	Probelauf einer Öffentlichkeitsarbeit durch Verteilung von Plakaten (Mona Lisa) und in Broschüren
Ab 1989	Beginn der Öffentlichkeitsarbeit durch eine bevölkerungsbezogene Befragung zu Kenntnissen über Hautkrebs und Hautkrebsmerkmale und über das Verhalten in der Sonne bzw. die Nutzung künstlicher UV-Strahlen (Solarien) sowie über die Nutzung von Sonnenschutzmitteln (t_0-Phase der Evaluation der Aufklärungskampagne)
1989	Beginn der Kampagne: »So schützen Sie sich vor dem schwarzen Hautkrebs« (in Zusammenarbeit mit DDG und dem Berufsverband), Tag der offenen Tür mit Untersuchungen und Fragebögen
1990	Herausgabe der Arztbroschüre: »Erkennen Sie Hautkrebs, wenn Sie ihn sehen?«
1991	Beginn der Kampagne: »Achtung Sonne«, Broschüre: »Achtung Sonne – Eine Packungsbeilage für die ganze Familie«
1991–1992	t_1-Phase der Evaluation der Bevölkerungsbefragung (vgl. 1989)
1992	Evaluation der Auswirkungen des Interventionsprogramms auf das Wissen der Ärzte über den Zusammenhang von UV-Strahlung und Auftreten von Hautkrebs und Verhalten der Patienten [durchgeführt vom Zentralinstitut für die kassenärztliche Versorgung (ZI)]
1993	Konsensuskonferenz »How to decrease morbidity und mortality of skin cancer« der Kommission zur Früherkennung und Prävention von Hautkrebs der Arbeitsgemeinschaft Dermatologische Prävention e. V. (ADP, Hamburg)
	t_2-Phase der Evaluation der Bevölkerungsbefragung (vgl. 1989)
	Beginn der Kampagne: »Kind und Sonne« (mit jährlicher Weiterführung bis 1997)
	Broschüre: »Wir haben was gegen Sonnenbrand – 20 Denkzettel«
1994	Beginn der Kohortenstudie zur Untersuchung des Zusammenhangs zwischen UV-Strahlung und Pigmentmalentstehung (mit ca. 14.000 Hamburger Schulkindern)
	Designerwettbewerb »UV-Schutzkleidung« (in Zusammenarbeit mit Prof. Kölmel, Uni-Hautklinik, Göttingen)
1995	Information von Flugreisenden (in Zusammenarbeit mit der TUI)
1996	Planung und Durchführung des wissenschaftlichen Kongresses: »Environmental UV-Radiation, Risk of Skin Cancer and Primary Prevention« in Hamburg; Veranstalter: ADP, Bundesamt für Strahlenschutz (BfS), Deutsche Krebshilfe e. V. (DKH), Deutsche Krebsgesellschaft (DKG), International Commission of Non-Ionizing Radiation Protection (ICNIRP) und Strahlenschutzkommission (SSK)
1997	Flughafenaktion, direkte Ansprache von Flugreisenden
1998	Weiterführung der Information von Urlaubsreisenden und Flugreisenden unter dem Motto »Wenn Ihre Haut sprechen könnte«
1999	Weiterführung der Informationskampagne unter dem Motto »Werden Sie Brandschützer«
	Gründung der European Society of Skin Cancer Prevention e. V. EUROSKIN
1999–2000	Durchführung des Projektes »Hautkrebsscreening« zur Weiterentwicklung eines eigenständigen Hautkrebsscreenings im Rahmen des gesetzlichen Krebsfrüherkennungsuntersuchungsprogramms (KFU), gefördert durch die Deutsche Krebshilfe (DKH)
2000	Frühjahrskampagne 2000: »Pigmentmal-Check«
	Planung und Durchführung der internationalen Konferenz »Towards the Promotion and Harmonization of Skin Cancer Prevention in Europe« in Kooperation mit der European Commission »Europe against Cancer«, der Deutschen Krebshilfe e. V. (DKH) und der World Health Organization (WHO)
	Verabschiedung von Empfehlungen zur Harmonisierung der primären und sekundären Prävention von Hautkrebs auf europäischer Ebene
	Publikation der »Recommendations« der EUROSKIN-Konferenz 2000 im »European Journal of Cancer Prevention«
	Sommerkampagne 2000: »Safer Sun«
2001	Sommerkampagne 2001 »Solarien«, Broschüre » Selbstverteidigung für Solariengänger«
	Durchführung der 2. internationalen EUROSKIN-Konferenz mit dem Programmthema »Children under the Sun – UV-Radiation and Children's Skin« in Orvieto, Italien; in Kooperation mit der Deutschen Krebshilfe e. V. (DKH) und der World Health Organization (WHO)
	Vorbereitung der t_3-Phase der Evaluation der Bevölkerungsbefragung (vgl. 1989)
2002	Beginn des Lebensphasenprogramms (Broschüre » Die Kleinsten tragen das größte Risiko – Der Sonnenratgeber für die Haut ab 0«)
2003	Weiterführung des Lebensphasenprogramms. Schwerpunkt: Kindergartenkinder
	Durchführung der 3. internationalen EUROSKIN-Konferenz mit dem Programmthema »Identification and Management of Risk Factors in Skin Cancer« in Stockholm, Schweden; in Kooperation mit der Deutschen Krebshilfe e. V. (DKH) und der World Health Organization (WHO)

in den Mittelpunkt der einzelnen Interventionen. In den letzten Jahren spielt darüber hinaus das Lebensphasenprogramm (»periods of life-programme«) eine tragende Rolle (◘ Tab. 7.3).

Das Lebensphasenprogramm (LPP)

Während der 2. EUROSKIN-Konferenz »Children under the Sun« (2001) wurde aufgrund einer Initiative der ADP e. V. die Einführung eines Lebensphasenprogrammes (LPP) für die primäre Prävention von Hautkrebs auf europäischer Ebene empfohlen (McKinlay et al. 2002). Das LPP beinhaltet, die »junge Bevölkerung« (von 0–18 Jahren) bzw. in der Erziehung verantwortliche Personenkreise (Eltern, Kindergärtnerinnen, Lehrer, Erzieher, Ärzte und politisch Verantwortliche) durch gezielte, altersspezifische Interventionsprogramme auf ihrem Lebensweg zu begleiten bzw. die Erwachsenengeneration im Sinne einer kontinuierlichen Basisinformation gezielt über ihre mögliche und notwendige Einflussnahme während der Lebensphasen des Kindes- und Jugendlichenalters zu informieren (◘ Abb. 7.2).

Begleitend dazu werden Entscheidungsträger in der Gesellschaft über mögliche Risiken in bestimmten Lebensabschnitten informiert, um die notwendigen gesundheitspolitischen Maßnahmen voranzutreiben.

Das LPP wird in enger Absprache mit der WHO durchgeführt, die in ihrem Programm »Sun Protection and Schools«) den Aufklärungsprogrammen in der Schule eine Schlüsselstellung in der primären Prävention des Hautkrebses zukommen lässt (http://who.int/phe/uv). In Deutschland wird das LPP seit 2002 durch die Aktivitäten der ADP e. V. umgesetzt (»Die Kleinsten tragen das größte Risiko – Sonnenratgeber für die Haut ab 0« (2002); Kindergartenkampagne (2003)).

Auf europäischer Ebene erfolgt eine Implementierung des LPP in die primäre Prävention z. B. schon in Schweden, wo die Schwedische Krebsgesellschaft ihr gesamtes Präventionsprogramm für den Hautkrebs in diesem Jahr auf eine Prävention im Kindes- und Jugendlichenalter umgestellt hat.

Solarien

Seit ihrer erstmaligen Einführung vor ca. 30 Jahren (Deutschland) werden Solarien weltweit mit steigender Tendenz von der Bevölkerung genutzt. Aufgrund der dabei eingesetzten Strahlenqualitäten (im UVA- und UVB-

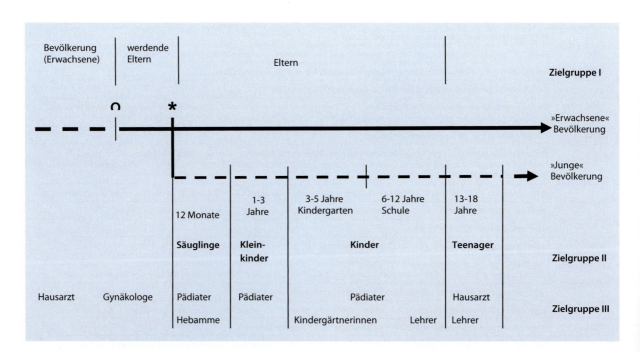

◘ Abb. 7.2. Schematische Darstellung des Lebensphasenprogramms

Bereich) und Bestrahlungstärken sind nach dem jetzigen wissenschaftlichen Kenntnisstand damit verbundene Risiken für die Entstehung von Hautkrebs nicht mehr auszuschließen. Deshalb thematisiert die ADP e. V. in Deutschland die Solarien bereits seit 1989 (Tab. 7.3) in ihren jährlichen Kampagnen und empfiehlt zusammen mit WHO, International Commission of Non-Ionizing Radiation Protection (ICNIRP), EUROSKIN und der Deutschen Strahlenschutzkommission (SSK), Solarien aus kosmetischen Gründen nicht zu nutzen und jede andere (therapeutische) Nutzung von künstlicher UV-Strahlung nur auf klinische Einheiten zu beschränken.

Diese Einschätzung der Vermeidung möglicher Risiken durch UV-Strahlung hatte auf nationaler Ebene maßgeblichen Einfluss auf die Empfehlung der SSK »Schutz des Menschen vor den Gefahren der UV-Strahlung in Solarien« (Empfehlung der Strahlenschutzkommission 2001). Darüber hinaus lieferte die SSK-Empfehlung die Grundlage des vor einigen Jahren unter Leitung des Bundesamtes für Strahlenschutz (BfS) einberufenen »Runden Tisches Solarien (RTS)«. Am RTS trafen Vertreter der ADP e. V., der DKH e. V. der SSK, des BfS und der Verbände der Solarienhersteller und Betreiber zusammen, um einen Katalog zu erfüllender Kriterien zu erarbeiten, nach dem sich Solarienbetriebe einer freiwilligen Zertifizierung durch das BfS unterziehen können. Ein zertifiziertes Solarium muss bestimmten Anforderungen an die verwendeten Typen der Bestrahlungsgeräte, die Erarbeitung von hauttypspezifischen Bestrahlungsplänen, die Schulung des Personals und die notwendigen Hygienestandards entsprechen, welche in einem Kriterienkatalog des RTS festgelegt wurden.

Die Arbeitsgemeinschaft Dermatologische Prävention und die Deutsche Krebshilfe werden in ihren zukünftigen Interventionskampagnen gezielt über zertifizierte Solarien (entsprechend den RTS-Empfehlungen) informieren.

Erfolge der primären Prävention in Deutschland

Teil der Interventionskampagnen zur primären Prävention der ADP und DKH in Deutschland war die Aufstellung der«10 Sonnenregeln« und deren Verbreitung in Form von Broschüren, Postkarten, Plakaten etc. Ziel war es dabei, die Bevölkerung mit diesen einfachen Regeln zu einem vernünftigen, risikoarmen Umgang mit natürlicher und künstlicher UV-Strahlung aufzufordern, ohne die angenehme Wirkung der Sonne in Freizeit und Urlaub zu tabuisieren. Die Auswirkungen dieser Informationen auf das Verhalten der Bevölkerung wurden in 4 Erhebungsrunden (t_0= 1989 bis t_3=2002) evaluiert (NFO Infratest Gesundheitsforschung).

> **Die 10 Sonnenregeln**
> 1. Meiden Sie die Sonne in der Mittagszeit.
> 2. Geben Sie Ihrer Haut Zeit, sich an die Sonne zu gewöhnen.
> 3. Tragen Sie in der Sonne immer sonnendichte Kleidung.
> 4. Cremen Sie alle unbedeckten Körperstellen mit Sonnenschutzmittel ein.
> 5. Erneuern Sie Ihren Sonnenschutz mehrmals am Tag.
> 6. Verwenden Sie beim Baden nur wasserfeste Sonnencreme.
> 7. Achten Sie bei Medikamenten auf Nebenwirkungen in der Sonne.
> 8. Verzichten Sie in der Sonne auf Parfüms und Deos.
> 9. Gehen Sie mit Kindern in den ersten Jahren grundsätzlich nicht in die direkte Sonne.
> 10. Bräunen Sie Ihre Haut besser nicht im Solarium vor.

Wie Abb. 7.3 zeigt, ist in der deutschen Bevölkerung der Kenntnisstand über Sonnenschutzmaßnahmen mittlerweile (t_3=2002) hoch, sodass geeignete Maßnahmen von 50–70% der Bevölkerung schon genutzt werden (mit Ausnahme des Tragens von Kopfbedeckungen). Zwar zeigt Abb. 7.4, dass die Assoziation »braune Haut = gesunde Haut« im Laufe der Jahre bis 2002 wieder zugenommen hat, jedoch zeigt Abb. 7.5, dass die Sonnenexposition in der Altersgruppe der jungen Menschen (18–29 Jahre) nicht zugenommen hat. Nur bei älteren Menschen ist eine (durchaus erwünschte) Zunahme der Sonnenexposition zu verzeichnen. Ausgesprochen positiv zu bewerten ist der in den letzen Jahren beobachtete Trend einer signifikanten Abnahme von Personen, die einen Sonnenbrand erleiden (Abb. 7.6).

> **Fazit**
> Die primäre Prävention zeigt also durchaus schon evaluierbare Erfolge. Eine Verbesserung der beobachteten Trends kann jedoch nur über weitere, kontinuierliche Information unter Berücksichtigung neuer wissenschaftlicher Erkenntnisse erzielt werden.

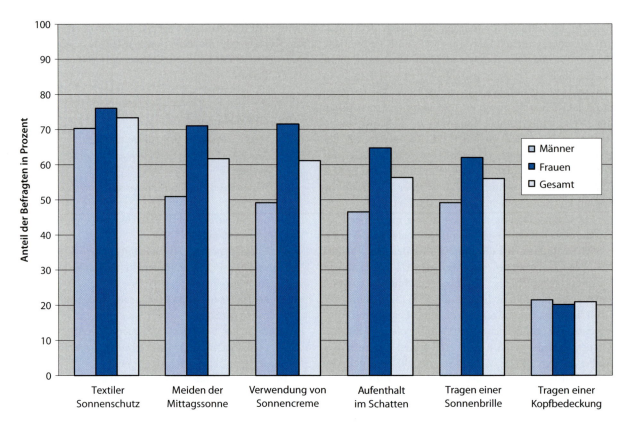

Abb. 7.3. Prozentualer Anteil der Befragten, die angeben, die jeweilige Sonnenschutzmaßnahme »immer/meistens« anzuwenden. Die Befragung wurde 2003 in 2400 repräsentativen Haushalten durchgeführt

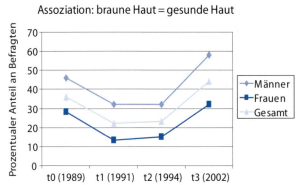

Abb. 7.4. Prozentualer Anteil an Befragten, die braune Haut mit gesunder Haut assoziieren. Die Befragungen wurden 1989 (t0) vor Beginn der Präventionsmaßnahmen, und im Verlauf 1991 (t1), 1994 (t2) und 2002 (t3) in 1800 (t0, t1, t2) bzw. 2400 repräsentativen Haushalten (t3) durchgeführt

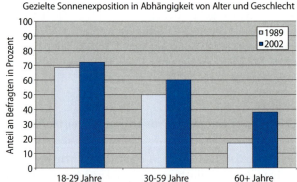

Abb. 7.5. Prozentualer Anteil der Befragten verschiedener Altersgruppen, die sich gezielt zum Bräunen sonnenexponieren. Die Befragungen wurden 1989 (t_0) vor Beginn der Präventionsmaßnahmen und 2002 (t_3) in 1800 (t_0) bzw. 2400 repräsentativen Haushalten (t_3) durchgeführt

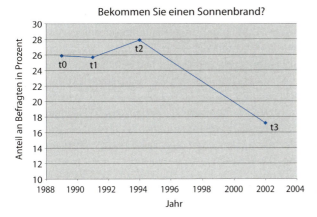

Abb. 7.6. Prozentualer Anteil der Befragten, die angeben, einen Sonnenbrand zu bekommen. Die Befragungen wurden 1989 (t_0) vor Beginn der Präventionsmaßnahmen und im Verlauf 1991 (t_1), 1994 (t_2) und 2002 (t_3) in 1800 (t_0, t_1, t_2) bzw. 2400 repräsentativen Haushalten (t_3) durchgeführt

7.4 Sekundäre Prävention von Hautkrebs

Die Anstrengungen der primären Prävention können langfristig nur in Verbindung mit einer koordinierten und effektiven Früherkennungsuntersuchung (sekundäre Prävention) spürbare positive Auswirkungen auf die präventive Versorgung der Bevölkerung haben.

> ❗ Ziel der sekundären Prävention ist es daher, durch ein bevölkerungsbezogenes, flächendeckendes Hautkrebsscreening, welches alle Hautkrebse (MM, BCC, SCC) erfasst, den Diagnosezeitpunkt so weit wie möglich vorzuverlegen, um Morbidität und Mortalität sowie Kosten im Gesundheitswesen zu reduzieren.

Weltweit wurden in verschiedenen Ländern unterschiedliche Arten von Screeningmaßnahmen durchgeführt, die z. B. bezüglich der Tumordicke, der Mortalität sowie der Kosteneffektivität zu positiven Ergebnissen führten: Eine Abnahme der Tumordicke bei Diagnose wurde in Österreich (Pehamberger et al. 1993), in Schottland (Doherty u. MacKie 1998) und in den USA (Koh et al. 1995) erzielt. Die Mortalität von Frauen (aller Altersgruppen) in Schottland und Frauen (15–34 Jahre) in England und Wales nahm durch Aufklärung und Screening leicht ab. Die Mortalitätsrate in Australien sowie unter jüngeren Jahrgangskohorten und Frauen in den USA stabilisierte sich. Die Mortalitätsrate von Frauen in einer Aufklärungsregion in Italien, verglichen mit Kontrollstädten, nahm ab (Cristofolini et al. 1993; Elwood u. Koh 1994; MacKie u. Hole 1992; Marks R 1991; Scotto et al. 1991; Streetly u. Markow 1995).

Die disproportional ansteigende Inzidenz von dünnen Melanomen, die Divergenz zwischen Inzidenz und Mortalitätstrends und das starke Ansteigen der Inzidenz in einigen Populationen legt nahe, dass eine frühere Diagnose oder eine vermehrte Entdeckung von Low-risk-Melanomen zu den Inzidenztrends beigetragen haben (Boldeman et al. 1994). Giles et al. (1996) stellten fest, dass die Melanommortalität in Australien ihre Spitze ungefähr 1985 erreichte und sich seitdem auf einem Plateau befindet. Auf der Grundlage von Trends in Kohorten kann erwartet werden, dass die Mortalität in den kommenden Jahren abnehmen wird. Hinzu kommt, dass in Australien aufgrund von Screening und Bevölkerungsinformation die Diagnose des Melanoms früher gestellt wurde und die durchschnittliche Tumordicke bei Diagnosestellung geringer war (Marks 1995). Die Mortalität nahm infolgedessen in geringerem Maße zu als die Inzidenz. Studien zur Kosten-Effektivitäts-Beziehung zeigen, dass öffentliche Aufklärung (primäre Prävention) und Screening (Freedberg et al. 1999; Limpert 1995; Cristofolini et al. 1993) positiv zu bewerten sind.

Obwohl Studien aus dem In- und Ausland zeigen, dass ein Hautkrebsscreening sinnvoll sein kann, ist eine abschließende Empfehlung für oder gegen die Einführung eines Hautkrebsscreenings aufgrund der doch mangelnden Datenlage bisher nicht möglich (U.S. Preventive Services Task Force 2001). Aus diesem Grund wird in Deutschland eine schnelle Umsetzung der Weiterentwicklung einer evaluierbaren Hautkrebsfrüherkennung in der Praxis angestrebt, um gleichzeitig dem bestehenden Bedarf gerecht zu werden und die Voraussetzungen für einen Nachweis der Effektivität erbringen zu können.

Hautkrebsfrüherkennung in Deutschland

Seit 1971 existiert in der Bundesrepublik Deutschland das gesetzliche Krebsfrüherkennungsprogramm (KFU), das auch den Hautkrebs (für Frauen ab dem 30. Lebensjahr, für Männer ab dem 45. Lebensjahr) mit einschließt. Im Rahmen der KFU wird jedoch lediglich Wachstum, Verfärbung und Blutung eines Pigmentflecks oder Knotens befundet. Bei diesen »Krebswarnzeichen« liegt häufig bereits eine Spätform von Hautkrebs mit einer schlechten Prognose vor.

Ein Screening zur Früherkennung nicht melanozytärer Hautkrebse, welche aufgrund ihrer ausgesprochen hohen Inzidenz zu einer enormen Belastung der finanziellen Ressourcen des Gesundheitswesens beitragen würden, ist nicht vorgesehen. Hinzu kommt, dass keine visuelle Ganzkörperuntersuchung im entkleideten Zustand gefordert wird, sondern sich die Untersucher meist auf rein anamnestische Angaben zu Hautveränderungen beschränken, sodass nicht alle verdächtigen Läsionen erkannt werden können.

> ❗ Sowohl die Entdeckungsrate als auch die Senkung der Mortalität (beim Melanom) kann daher im Rahmen der gegenwärtigen gesetzlichen Krebsfrüherkennungsuntersuchung für den Hautkrebs als unzureichend eingeschätzt werden.

Dies ist umso frappierender, als der Hautkrebs für Screeningmaßnahmen in idealer Weise zugänglich ist: Er ist in einem Frühstadium hinreichend diagnostizierbar und heilbar, die notwendigen personellen und instrumentellen Ressourcen für seine Früherkennung in Deutschland sind vorhanden, und definierte Risikogruppen existieren. Die Untersuchung ist nicht invasiv, kostengünstig, schnell durchführbar und komplikationslos.

Zur Verbesserung der Qualität und Effektivität der Hautkrebsfrüherkennung hat der Arbeitsausschuss Prävention des Bundesausschusses der Ärzte und Krankenkassen 1991 entschieden, eine eigenständige Dokumentation des Hautkrebsscreenings im Rahmen des gesetzlichen Krebsfrüherkennungsprogramms einzuführen. Mit der Durchführung des Projektes wurden die Kommission zur Früherkennung und Prävention von Hautkrebs der Arbeitsgemeinschaft Dermatologische Prävention e. V. (ADP) und die Deutsche Krebshilfe (DKH) beauftragt.

Im Sinne dieses Auftrags wurde vom Arbeitsausschuss Prävention in Abstimmung mit den an der Krebsfrüherkennung beteiligten Berufsverbänden, akademischen Gesellschaften und öffentlichen Institutionen ein 3-Stufen-Programm entwickelt, das aus zeitlich aufeinander abgestimmten Phasen besteht:
- Konsensusphase,
- Feldphase und
- Projektphase »Hautkrebsscreening«.

Konsensusphase

In dieser Phase wurden in einer Zusammenarbeit der Ausschussmitglieder mit Repräsentanten der World Health Organization (WHO), der Europäischen Union (EU) und der ADP im Rahmen einer Konsensuskonferenz die allgemeinen Eckpunkte eines Hautkrebsscreenings festgelegt. Entscheidend war dabei der Entschluss, ein Massen- und Risikogruppenscreening in einem 2-stufigen Screeningverfahren durchzuführen, welches das Melanom (MM) und die nicht melanozytären Hautkrebse (BCC, SCC) einschließt.

In der 1. Stufe dieses Verfahrens führen geschulte Mediziner (Allgemeinmediziner, Gynäkologen, Urologen, Internisten, Chirurgen, aber auch bereits Dermatologen) eine Hautkrebsfrüherkennungsuntersuchung an der Bevölkerung durch. Bei Hautkrebsverdacht oder Identifizierung einer Risikoperson wird zur Abklärung des Verdachtes an einen Dermatologen überwiesen (2. Stufe). Unter Berücksichtigung dieser Eckpunkte wurde ein erster Entwurf eines Dokumentationsbogens erstellt und mit 83 zur Krebsfrüherkennungsuntersuchung berechtigten Ärzten erprobt und anschließend überarbeitet.

Feldphase

Die Machbarkeit und Akzeptanz eines 2-stufigen Hautkrebsscreenings wurde von 1999–2002 in Schleswig-Holstein an ca. 6000 Patienten aus Praxen unterschiedlicher, KFU-berechtigter Fachärzte erprobt. Es konnte gezeigt werden, dass das gewählte Verfahren unter Berücksichtigung der gegenwärtigen Strukturen des deutschen Gesundheitssystems in der Krebsfrüherkennung praktikabel ist und zur Vorverlegung von Krebsdiagnosezeitpunkten beitragen kann. Dabei unterscheidet sich das weiterentwickelte angewendete 2-stufige Screeningverfahren in wesentlichen Punkten von der bisherigen Vorgehensweise bei der Hautkrebsfüherkennung im Rahmen der KFU (◘ Tab. 7.4).

Wichtig bei den in ◘ Tab. 7.4 aufgeführten Änderungen ist u. a. die explizite Einbeziehung der nicht melanozytären Hautkrebse (BCC, SCC) in die Gruppe der Zielläsionen des Screenings. Außerdem soll das Hautkrebsscreening mit einem Risikogruppenscreening gekoppelt werden. Dazu wurden Merkmale für Risikopersonen wie folgt definiert:

> **Definition**
>
> - **Merkmale einer Risikoperson für das maligne Melanom**
>   - Melanom in der Eigenanamnese (nach Abschluss der Nachsorge)
>   - Melanom in der Familienanamnese I. Grades
>   - ca. 40 oder mehr melanozytäre Nävi mit einem Durchmesser >2 mm

- klinisch atypische Pigmentmale
- angeborene (kongenitale) Pigmentmale
- **Merkmale einer Risikoperson für epithelialen Hautkrebs (BCC, SCC)**
  - chronisch UV-geschädigte Haut
  - aktinische Keratose
  - epithelialer Hautkrebs in der Eigenanamnese (nach Abschluss der Nachsorge)
  - Immunsuppression aufgrund einer Erkrankung (z. B. HIV) oder wegen Einnahme von Cyclosporin (z. B. nach Organtransplantation)
  - Röntgenkombinationsschaden

Projektphase »Hautkrebsscreening«

In der Projektphase »Hautkrebsscreening« wird geklärt, wie ein flächendeckendes, bevölkerungsbezogenes Hautkrebsscreening (2-stufiges Screeening in Bezug auf MM, BCC und SCC) qualitätsgesichert organisiert werden kann und ob das gewählte Screeningdesign und die Organisationsstrukturen geeignet sind, im großen Maßstab eingesetzt zu werden. Die Projektphase »Hautkrebsscreening« in Schleswig-Holstein war auf ein Jahr (Juli 2003 bis Juni 2004) befristet.

Teilnahmeberechtigt waren in dieser Zeit alle Personen mit erstem Wohnsitz in Schleswig-Holstein ab dem 20. Lebensjahr, die gesetzlich krankenversichert sind und eine standardisierte Einwilligungserklärung zur Datenweiterleitung unterschrieben haben. Letzteres ist notwendig, um die wissenschaftliche Auswertung der Daten (z. B. in ergänzenden Langzeitstudien) personenbezogen durchführen zu können. Das Projekt wurde von der Kassenärztlichen Bundesvereinigung, den Spitzenverbänden der Krankenkassen und der Deutschen Krebshilfe e. V. finanziert. Träger des Projektes in Schleswig-Holstein war die KV Schleswig-Holstein. Die Kosten für die Erstuntersuchungen durch Nichtdermatologen und Dermatologen (zur Abklärung der Befunde: Hautkrebsverdacht, Risikoperson) wurden von den Landesverbänden der Krankenkassen in Schleswig- Holstein vergütet (15 Euro pro Untersuchung).

Tab. 7.4. Vergleich des gegenwärtigen Standes der gesetzlichen Hautkrebsfrüherkennung der KFU mit dem weiterentwickelten Hautkrebsscreening im Projekt Schleswig-Holstein

	Gegenwärtiger Stand der KFU	Projekt in Schleswig-Holstein
Zielgruppe	Frauen ≥30 Jahre, Männer ≥45 Jahre	Männer und Frauen ≥20 Jahre
Untersuchungsmethode	Unklar	Visuelle Ganzkörperuntersuchung inkl. der Schleimhäute
	1-stufig (ungeregelte Überweisung)	2-stufig (geregelte Überweisung)
Untersuchungsberechtigt	Allgemeinmediziner, Dermatologen, Gynäkologen, Urologen, Internisten	Erstuntersuchung wie bei KFU: Allgemeinmediziner, Dermatologen, Gynäkologen, Urologen, Internisten
	Abklärung: Arztgruppe nicht geregelt	Abklärung: Ausschließlich Dermatologen
Zielläsionen	Melanom	Melanom, Plattenepithelkarzinom, Basalzellkarzinom
Kriterium für wahrscheinlich erkrankt	Vorhandensein von Wachstum, Farbveränderung oder Bluten eines Pigmentmals oder Knotens	ABCD-Kriterien, hautkrebsverdächtige Hautveränderungen
Identifizierung von Risikopersonen	Nein	Ja, z. B. Vorhandensein multipler oder atypischer Nävi
Dokumentation	Gemeinsam mit Früherkennungsuntersuchung auf Neubildungen der Mammae, des inneren und des äußeren Genitals, des Kolons und Rektums	Eigenständig
Datenerhebung	Anonym	Anonymisiert
Datenauswertung	Stichproben	Komplett

Beim Befund Hautkrebsverdacht oder Risikoperson konnte in diesem Screening nur an den Dermatologen überwiesen werden, der die Verdachtsdiagnose des Erstuntersuchers abklärte (inkl. möglicherweise notwendiger histologischer Befundung). In dieser 2. Stufe des Screenings wurden vom Dermatologen auf dem Dokumentationsbogen auch evtl. notwendige Intervalle angegeben (3–36 Monate), nach denen ein dermatologisch abgeklärter Patient sich wieder in der dermatologischen Praxis vorstellen sollte, um eine Früherkennung von Hautkrebs bei vorliegendem Risiko so schnell und effizient wie notwendig zu ermöglichen (Grundlage der Datenerhebung für ein Risikogruppenscreening).

Dokumentationsbögen der Erstuntersucher und Zweituntersucher wurden an die Koordinationszentrale des Hautkrebsscreeningprojektes der ADP versandt. Dies galt auch für eine ggf. vorliegende histologische Befundung. Aufgrund der daraus resultierenden Datenlage wurde eine wissenschaftliche Auswertung möglich. Diese beeinhaltet u. a.:

- die bevölkerungsbezogene Erfassung der Inzidenz von MM, BCC und SCC,
- die Erfassung von Risikogruppen,
- die Überprüfung der Sensitivität und Spezifität des durchgeführten Screeeningverfahrens,
- die Durchführung von Begleitstudien zur
    - Kosten/Nutzen-Analyse,
    - Validität und Qualität der durchgeführten Krebsfrüherkennungsuntersuchung,
- die Vernetzung der Daten mit den Krebsregistern.

Ein wichtiger Bestandteil war die Übermittlung eines standardisierten Kenntnisstandes über das Projekt an beteiligte Ärzte und Arztpraxen. Aus diesem Grund wurden über 6 Monate in Wochenendseminaren 1673 KFU-berechtigte niedergelassene Ärzte unterschiedlicher Fachdisziplinen sowie deren Arzthelferinnen (ca. 800) geschult. 98% der in Schleswig-Holstein niedergelassenen Dermatologen namen am Projekt teil. Inhalte der Schulung waren:

- die Information über die Rahmenbedingungen für das Hautkrebsscreening in Deutschland,
- eine Einführung in den organisatorischen Teil des Hautkrebsscreenings, z. B. Bearbeitung und Weiterleitung der Dokumentationsbögen für Erstuntersucher (Nichtdermatologen und Dermatologen) und Zweituntersucher (nur Dermatologen),
- weitere Vertiefung der Kenntnis über Entstehung, Diagnose und Behandlung des nicht melanozytären und melanozytären Hautkrebses,
- praktische Durchführung einer Ganzkörperuntersuchung an Probanden unter Anleitung von Dermatologen,
- ein Schulungsmodul für Arzthelferinnen über die Kommunikation in der Praxis (direkte Kommunikation: Aufklärung der Patienten über die Möglichkeiten der Krebsfrüherkennungsuntersuchungen, insbesondere der Hautkrebsfrüherkennungsuntersuchung, Verteilung von Informationsmaterial etc.)

Ein weiterer wichtiger Bestandteil der Projektphase »Hautkrebsscreening« war die Rekrutierung der Bevölkerung zur Teilnahme am Projekt. Dazu wurde den am Projekt beteiligten Ärzten für ihre Praxen Informationsmaterial (Broschüren, Plakate etc.) zur Verfügung gestellt, um die direkte Rekrutierung von Patienten für ein Hautkrebsscreening in der Praxis zu unterstützen. Darüber hinaus erfolgte eine indirekte Rekrutierung über die Massenmedien. Die untersuchenden Ärzte händigten weiterhin einen Präventionspass aus, in dem die Teilnahme am Screening dokumentiert und der Zeitpunkt notiert wurde, zu dem die jeweilige Person andere Krebsfrüherkennungsuntersuchungen in Anspruch nehmen konnte. Ziel dieser Maßnahme war es, über die nicht invasive und komplikationslose Hautkrebsfrüherkennungsuntersuchung für notwendige andere Krebsfrüherkennungsuntersuchungen (die von großen Teilen der Bevölkerung, teilweise angstbehaftet, noch nicht akzeptiert sind) zu werben.

Das Pilotprojekt »Hautkrebsscreening« in Schleswig-Holstein wurde am 10.08.2004 abgeschlossen. Insgesamt wurden 425.127 Dokumentationsbögen in die Koordinationszentrale gesandt. Mit diesen Zahlen ist es möglich, in Kooperation mit den Krebsregistern exaktere Zahlen über die Inzidenz nicht melanozytärer und melanozytärer Hautkrebse bevölkerungsbezogen und flächendeckend anzugeben. Mit diesen Daten ist es zum ersten Mal möglich, den prozentualen Anteil an Risikopersonen für epitheliale und melanozytäre Hautkrebse in einer Bevölkerung zu bestimmen. Das Screeningdesign und die enorme Datenmenge werden es erlauben, weiterführende, analysierende Studien durchzuführen. Bei erfolgreichem, wissenschaftlich evaluiertem Abschluss der Projektphase »Hautkrebsscreening« in Schleswig-Holstein erfolgt die stufenweise bundesweite Einführung des Hautkrebsscreenings.

Literatur

Arbeitsgemeinschaft Bevölkerungsbezogener Krebsregister in Deutschland (Hrsg.) in Zusammenarbeit mit dem Robert Koch-Institut (1999) Krebs in Deutschland – Häufigkeiten und Trends. S 29

Armstrong BK, Kricker A (1994) Cutaneous melanoma. Cancer Surv 19–20: 219–240

Armstrong B, Kricker A (2001) The epidemiology of UV induced skin cancer. J Photochem Photobiol B 63: 8–18

Becker N, Wahrendorf J (1998) Krebsatlas der Bundesrepublik Deutschland, 1981–1990, 3. Aufl. Springer, Berlin Heidelberg New York

Boldeman C, Jansson B, Holm LE (1991) Primary prevention of malignant melanoma in a Swedish urban preschool sector. J Cancer Educ 6 (4): 247–253

Borland RM, Hocking B, Godkin GA, Gibbs AF, Hill DJ (1991) The impact of a skin cancer control education package for outdoor workers. Med J Aust 154 (10): 686–688

Bourke JF, Healsmith MF, Graham-Brown RA (1995) Melanoma awareness and sun exposure in Leicester. Br J Dermatol 132 (2): 251–256

Breitbart EW, Ebert A, Flatten G, Heidbreder G, Jung EG, Kimmig W, Kirschner W, Kölmel K, Landthaler M, Paul E, Roser M, Tilgen W, Verres R, Weichenthal M, Wiskemann A, Christophers E (1992) Ziele und Ergebnisse der Hautkrebskampagne 1989/90. Sonderdruck Dtsch Ärztebl Ärztl Mitt 14: 1199–1202

Breitbart M, Métneki J, Weichenthal M, Thräne J, Béres J, Rott HD, Breitbart EW Eur J Dermatol (1996) A study of Hungarian twins involving the influence of genetic and environmental factors on benign, melanocytic lesions. Eur J Dermatol 6: 548–551

Chapman S, Marks R, King M (1991) Trends in tans and skin protection in Australian fashion magazines, 1982 through 1991. Am J Public Health 82 (12): 1677–1680

Cristofolini M, Bianch R, Boi S, DeCarli A, Micciolo R, Cristofolini P, Zumiani G (1993) Effectiveness of the health campaign for the early diagnosis of cutaneous melanoma in Trentino, Italy. J Dermatol Surg Oncol 19 (2): 117–120

Cristofolini M, Bianch R, Boi S, Decarli A, Hanau C, Micciolo R, Zumiani G (1993) Analysis of the cost-effectiveness ratio of the health campaign for the early diagnosis of cutaneous melanoma in Trentino, Italy. Cancer 71 (2): 370–374

Consensus Development Panel (1996) How to decrease morbidity and mortality of skin cancer. Primary prevention of skin cancer. Eur J Cancer Prev. 5: 297–299

Diepgen TL, Mahler V (2002) The epidemiology of skin cancer. Br J Dermatol 146: 1–6

Doherty VR, MacKie RM (1988) Experience of a public education programme on early detection of cutaneous malignant melanoma. BMJ 297: 388–391

Elwood JM, Koh HK (1994) Etiology, epidemiology, risk factors, and public health issues of melanoma. Curr Opin Oncol 6 (2): 179–187

Empfehlung der Strahlenschutzkommission (2001) Schutz des Menschen vor den Gefahren der UV-Strahlung in Solarien. Bonn

Freedberg KA, Geller AC, Miller DR, Lew RA, Koh HK (1999) Screening for malignant melanoma: A cost effectiveness analysis. J Am Acad Dermatol 41:738–345

Giles GG, Armstrong BK, Burton RC, Staples MP, Thursfield VJ (1996) Has mortality from melanoma stopped rising in Australia? Analysis of trends between 1931 and 1994. BMJ 312 (7039): 1121–1125

Girgis A, Sanson-Fisher RW, Tripiodi DA, Golding T (1993) Evaluation of interventions to improve solar protection in primary schools. Health Educ Q 20 (2): 275–287

Hill D, White V, Marks R, Borland R (1993) Changes in sun-related attitudes and behaviours, and reduced sunburn prevalence in a population at high risk of melanoma. Eur J Cancer Prev 2 (6): 447–456

Hughes BR, Altman DG, Newton JA (1993): Melanoma and skin cancer: evaluation of a health education programme for secondary schools. Br J Dermatol 128 (4): 412–417

Koh HK, Lew RA, Prout MN (1989) Screening für melanoma/Skin cancer: theoretic and practical considerations. J Am Acad Dermatol 20:159–172

Koh HK, Geller AC, Miller DR, Lew RA (1995) The early detection of and screening for melanoma. International status. Cancer 75 (2 Suppl): 674–683

Kölmel FK, Cleffmann U, Roser M, Breitbart EW (1993) Sonne, Kind und Melanome – Melanomprävention im Kindesalter. Kinderarzt 4 (24): 470–481

Krebsregister Schleswig-Holstein (2002) Krebs in Schleswig-Holstein. Band 2: Inzidenz und Mortalität im Jahr 2000. Institut für Krebsepidemiologie e. V.

Limpert GH (1995) Skin-cancer screening: a three-year experience that paid for itself. J Fam Pract 40 (5): 471–475

MacKie RM, Hole D (1992) Audit of public education campaign to encourage earlier detection of malignant melanoma. BMJ 304: 1012–1015

MacKie R, Osterlind A, Ruiter D, Fritsch P, Aapro M, Cesarini J, Vanwijck R, Drzewiecki K, Kölmel K, Miur C (1991) Report on consensus meeting of the EORTC melanoma group on educational needs for primary and secondary prevention of melanoma in Europe. Eur J Cancer 27 (10): 1317–1323

Marks R (1991) Early detection of melanoma. Improving the outlook for all members of the population at risk. [editorial] Med J Aust. 154 (9): 574–575

Marks R (1994) Melanoma prevention: is it possible to change a population's behavior in the sun? Pigment Cell Res 7 (2): 104–106

Marks R (1995) Skin cancer control in Australia. The balance between primary prevention and early detection. Arch Dermatol 131(4): 474–478

McKinlay, A, Breitbart, EW, Ringborg, U and Greinert, R (2002) »Children under the Sun« – UV radiation and children's skin. WHO Workshop – Children's sun protection education. Eur J Cancer Prev 11 (4): 397–405

NIH Consensus Development Conference. January 27–29 (1992) Diagnosis and treatment of early melanoma. Consens Statement 10 (1): 1–25

Parker SL, Tong T, Bolden S, Wingo PA (1996) Cancer Statistics. CA 1: 5–28

Pehamberger H, Binder M, Knollmayer S, Wolff K (1993) Immediate effects of a public education campaign on prognostic features of melanoma. J Am Acad Dermatol 29 (1): 106–108

Putnam GL, Yanagisako KL (1982) Skin cancer comic book: evaluation of a public educational vehicle. Cancer Detect Prev 5 (3): 349–356

Scotto J, Pitcher H, Lee JAH (1991) Indications of future decreasing trends in skin-melanoma mortality among whites in the United States. Int J Cancer 49: 490–497

Streetly A, Markow H (1995) Changing trend in the epidemiology of malignant melanoma: gender differences and their implications for public health. Int J Epidemiol 24 (5): 897–907

U.S. Preventive Services Task Force (2001) Systematic evidence review No. 2: Screening for skin cancer.

Früherkennung des Melanoms

Andreas Blum

8.1   Einleitung   – 98

8.2   Klinisches Vorgehen   – 98

8.3   Früherkennung in Abhängigkeit vom Melanomtyp   – 99

8.4   Früherkennung durch die Dermatoskopie (Auflichtmikroskopie)   – 99

8.5   Aktivitäten zur Verbesserung der Früherkennung
      im internationalen Vergleich   – 99

8.1 Einleitung

In der Früherkennung des Melanoms sind in den letzten 2 Jahrzehnten erhebliche Fortschritte gemacht worden, und heute kommt der größte Teil der Patienten mit dünnen Melanomen und somit einer günstigen Prognose zur ersten Diagnose (Balch et al. 1998, 2001; Garbe et al. 2001).

Die Früherkennung ist als sekundäre Prävention definiert und beugt der Tumorprogression und Metastasierung vor (Blum et al. 1998). Melanome können heute meistens bereits ab einer Größe von wenigen Millimetern im Durchmesser, als In-situ-Tumor bzw. in der frühinvasiven Phase sicher erkannt werden (Argenziano et al. 2003). Solange dieser Tumor die Epidermis nicht durchwandert oder nur wenige zehntel Millimeter in die Dermis eindringt, besteht keine oder nur eine äußerst geringe Metastasierungsgefahr. Patienten mit solchen initialen Tumoren werden in der Regel durch eine einfache Exzision mit dem entsprechenden Sicherheitsabstand geheilt.

8.2 Klinisches Vorgehen

Zur Früherkennung des malignen Melanoms können je nach Lokalisation verschiedene klinische Untersuchungsstrategien angewendet werden (◘ Abb. 8.1, 8.2). Zum Ausschluss bzw. zur Diagnose des Melanoms am Körper und an den Nägeln sind die in den Übersichten genannten Merkmale melanozytärer Neubildungen (melanozytärer Nävi) zu beurteilen.

ABCDE-Regel für Hautveränderungen am Körper
- A = Asymmetrie
- B = Unscharfe und unregelmäßige Begrenzung
- C = Unterschiedliches Colorit
- D = Durchmesser >5 m
- E = Rasche Evolution (Veränderung) in den letzten 3 Monaten

Bei 3 der 5 Punkte sollte ein Hautarzt aufgesucht werden.

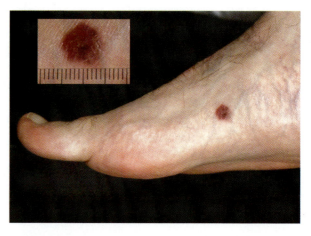

◘ **Abb. 8.2.** Klinisches Beispiel eines amelanotischen Melanoms (Tumordicke 1,3 mm nach Breslow, Invasionlevel IV nach Clark)

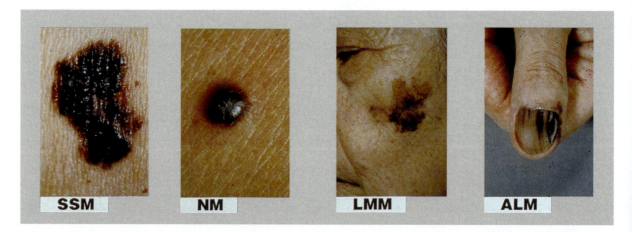

◘ **Abb. 8.1.** Die vier verschiedenen Melanomtypen (*SSM* superfiziell spreitendes Melanom; *NM* noduläres Melanom; *LMM* Lentigo-maligna-Melanom; *ALM* akrolentiginöses Melanom)

> **ABCDEF-Regel für Hautveränderungen an den Nägeln**
> - A = Fortgeschrittenes Alter des Patienten
> - B = Zunehmende Breite (>3 mm) der Nagelpigmentierung
> - C = Unterschiedliches Colorit
> - D = Ausdehnung vom Nagel auf den Nagelwall (Hutchinson-Zeichen)
> - E = Rasche Evolution (Veränderung) in den letzten 3 Monaten
> - F = 1. und 2. Finger/Zeh und/oder Melanomerkrankung in der Familie
>
> **Bei 3 der 6 Punkte sollte ein Hautarzt aufgesucht werden.**

Einige Merkmale können auf die Diagnose des schwer zu erkennenden amelanotischen Melanoms hinweisen, für das die ABCDE-Regel nicht zutrifft.

> **Früherkennung des amelanotischen Melanoms**
> - Solitärer rötlicher, oftmals auch symmetrischer Tumor
> - Keine klinische Veränderung innerhalb von 4–6 Wochen
> - Polymorphie der Gefäße, teils mit bloßem Auge, teils nur mit Dermatoskopie sichtbar! **Vollständige Exzision ist für sichere histopathologische Beurteilung anzustreben.**

8.3 Früherkennung in Abhängigkeit vom Melanomtyp

Die Früherkennung des Melanoms hängt deutlich vom Melanomtyp ab (Abb. 8.1, Tab. 8.1).

> **Cave**
>
> Das amelanotische Melanom (Abb. 8.2) wird häufig lange vom Patienten nicht wahrgenommen, von den behandelnden Ärzten bagatellisiert, erst spät mittels Biopsie oder Exzision und damit in fortgeschrittenem, prognostisch ungünstigerem Stadium die Diagnose gestellt.

Tab. 8.1. Abhängigkeit der Früherkennung vom Melanomtyp

Melanomtyp	Wachstumsdauer
Superfiziell spreitendes Melanom (SSM)	Monate bis Jahre
Noduläres Melanom (NM)	Wochen bis Monate
Lentigo-maligna-Melanom (LMM)	Jahre
Akrolentiginöses Melanom (ALM)	Monate bis Jahre

8.4 Früherkennung durch die Dermatoskopie (Auflichtmikroskopie)

Die Dermatoskopie (Auflichtmikroskopie) ist eine nicht invasive Untersuchungstechnik beim Melanom, die bei dem geübten Anwender eine bis zu 35% höhere Sensitivität im Vergleich zur klinischen Untersuchung besitzt (Argenziano et al. 2003; Kittler et al. 2003). Ebenfalls hilft die Dermatoskopie, benigne melanozytäre Hauttumoren richtig zu diagnostizieren und verhindert dadurch unnötige Exzisionen. In einer Metaanalyse von 22 Studien mit über 9.000 melanozytären und nicht melanozytären Hauttumoren zeigte sich eine Sensitivität von 89% und eine Spezifität von 79% (Kittler et al. 2003). Die Kenntnisse der Gefäßmuster in der Dermatoskopie sowie die der intra- bzw. subungualen Pigmentierungen verbessert die richtige Klassifikation der unterschiedlichen Hauttumoren zusätzlich (Argenziano et al. 2004; Ronger et al. 2002).

8.5 Aktivitäten zur Verbesserung der Früherkennung im internationalen Vergleich

Trotz der Stabilisierung der Mortalitätsraten in den meisten Ländern mit weißen Bevölkerungen bei nach wie vor steigender Inzidenz ist es bis zum jetzigen Zeitpunkt noch unklar, ob und in welchem Ausmaß Aufklärungsaktionen und Hautkrebsfrüherkennungsuntersuchungen die Letalität senken. Die Kosteneffektivität der Hautkrebsfrüherkennungsuntersuchung wurde in Frage gestellt, weil sie nicht alle Teile der Bevölkerung erreichen würde. In Trentino (Italien) wurde die Kosteneffektivität einer Früherkennungskampagne analysiert. Im Zeitraum von 1977–1985 wurde errechnet, dass »22,3 Leben« durch eine Präventionskampagne gerettet wurden (Cristofolini et al. 1993). Somit sparte das Gesundheitswesen umgerechnet fast 1/2 Mio. $ ein. Hingegen hatte die Früherkennungskampgne nur 70.800 $ gekostet, sodass ein gerettetes Leben pro Jahr $ 400 »wert« war.

Nur randomisierte kontrollierte Untersuchungen könnten aufzeigen, inwieweit primäre und sekundäre Präventionskampagnen die Inzidenz und Mortalität des Melanoms (und weiterer Hauttumoren) zu senken vermögen. Es stellt sich jedoch die Frage, ob dies – praktisch und ethisch – durchführbar sein könnte (Marckmann et al. 2004).

Das Bild des Melanoms hat sich durch die Aktivitäten vieler Länder zur Prävention verändert. Es wurden ähnliche, teils unterschiedliche Präventions-strategien verfolgt, was den differenten Gesundheitssystemen teilweise entspricht (Übersicht in Blum et al. 1998).

Australien

In Australien ist der Erfolg der Präventionskampagnen, die in den 1960-er Jahren begonnen wurden, deutlich sichtbar. Regionale und auch nationale Aufklärungskampagnen mit dem Ziel der primären Prävention stehen im Vordergrund. Hier hat sich das Verhalten in der Bevölkerung deutlich verändert, und Sonnenschutzmaßnahmen werden von der überwiegenden Zahl der Bevölkerung befolgt. Die Aufklärungskampagnen unterstützen sowohl Eigenuntersuchungen als auch die Hautuntersuchung durch Ärzte, die meist keine oder eine geringe dermatologische Ausbildung haben. Ebenfalls werden für diese Gruppen Kurse in der Dermatoskopie (Auflichtmikroskopie) angeboten und zunehmend digitale Kameras zur Diagnosehilfe entwickelt und eingesetzt, die speziell solchen Ärzten dienen sollen, die weit entfernt von größeren Zentren tätig sind.

Möglicherweise ist der allgemeine Inzidenzanstieg der letzten 10 Jahre in Australien auch durch die intensiven Aufklärungskampagnen mit bedingt. Ebenfalls könnte dies mit der Latenzzeit in der Melanomentstehung zusammenhängen. Screeningsuntersuchungen für die gesamte Bevölkerung werden eher abgelehnt, da der größte Teil der australischen Bevölkerung einer Risikogruppe angehört und somit die Kapazitäten bei deutlich weniger Hautärzten pro Einwohner als in Deutschland nicht ausreichen würden.

USA

In den USA sind die Präventionskampagnen durch die Aktivitäten der American Academy of Dermatology (AAD) in Form von Aufklärungs- und Screeningkampagnen überwiegend gekoppelt. Seit 1985 wird jeden Frühsommer eine nationale Hautkrebswoche durchgeführt: »Melanoma/Skin Cancer Prevention and Detection Weeks«. Für die gesamten Vereinigten Staaten wurde die Aufklärung über das Melanom sowie andere Hautkrebsformen mit kostenlosen Hautkrebsfrüherkennungsuntersuchungen verbunden. Dabei ist zu bedenken, dass in den USA kein kostenloses Gesundheitssystem besteht und dass der Besuch beim Derrmatologen nicht unter 100 $ kostet. Personen, bei denen ein Verdacht auf Hautkrebs besteht, fordert man auf, ihren Hausarzt (»physician«) zur (Exzisions-)biopsie und weiteren Behandlung aufzusuchen.

Auch für die USA gilt, dass bezogen auf die gesamte Bevölkerung wesentlich weniger Dermatologen zur Verfügung stehen als in Deutschland. Jedoch benutzen nach neuesten Umfragen nur ca. 20% der amerikanischen Hautärzte ein Dermatoskop.

Bei sinkender medianer Tumordicke in den letzten Jahrzehnten zeigte sich ein deutlicher Anstieg der Inzidenz mit einer Zunahme der Mortalität bei verlängerten Überlebenszeiten. Dieses Parodoxon könnte mit einer aktuell und schneller steigenden Inzidenzrate im Vergleich zur Sterberate erklärbar sein. Zusätzliche Anstrengungen werden sich in den nächsten Jahren auf Personenkreise mit erhöhtem Erkrankungsrisiko richten, die kaum an Hautkrebsfrüherkennungsuntersuchungen teilnehmen wollen (Männer und Personen mit niedrigem sozialem Status). Auch soll die Verbreitung von Wissen in Pflege- und Erziehungsberufen die landesweite Früherkennungskampagnen mit unterstützen.

Großbritannien

In Großbritannien bestehen die Überlegungen, dass wiederkehrende, jährlich durchgeführte Aufklärungskampagnen weniger wirkungsvoll sind als Präventionskampagnen, die in unterschiedlichen und unregelmäßigen Zeitabständen durchgeführt werden. Die primäre Prävention sollte Diagnoseverzögerungen verringern, indem sowohl die Öffentlichkeit als auch die Ärzte besser über das Melanom unterrichtet werden. Bestimmte Risikogruppen sollten mit geringerem (Werbe-)aufwand über einen kürzen Zeitraum aufzuklären versucht werden.

Die Aufklärungs- und insbesondere die Untersuchungskampagnen bewirkten auch hier eine Reduktion der durchschnittlichen Tumordicke bei einem Anstieg der Inzidenz und der Mortalität am Melanom in der gesamten Bevölkerung. Im Geschlechtervergleich zeigte sich jedoch eine Rückläufigkeit der Mortalität bei den Frauen, bei den Männern hingegen eine Zunahme. Aufgrund der geringen Anzahl der Dermatologen pro Einwohner kann die Wartezeit bis zu 1,5 Jahre betragen, bis der Patient einen Termin erhält. Somit werden die Hausärzte (»general practitioner«) für die klinische Früherkennung entsprechend geschult.

Deutschland

Nachdem in Deutschland 1989 und 1990 überregionale Aufklärungskampagnen stattfanden, verlagerten sich diese anschließend stärker auf die regionale Ebene. In der Bevölkerung war Mitte der 1990-er Jahre das Wissen in Bezug auf Sonne und Haut sehr gut, hingegen spiegelte sich dies nicht entsprechend in der Einstellung und insbesondere nicht im Verhalten wider. Die Abnahme der Tumordicke erscheint ebenfalls kontinuierlich, ohne dass ein sicherer Bezug zu einzelnen Aufklärungs- oder regional durchgeführten Untersuchungskampagnen hergestellt werden kann. Seit Beginn der 1980-er Jahre bis heute sank die mediane Tumordicke von ca. 1,5 mm auf unter 0,75 mm. Heute kommen etwa 50% aller Patienten mit Melanomen mit einer Tumordicke <0,75 mm zur ersten Diagnose. Die Patienten mit Melanomen dünnerer Tumordicke haben insgesamt eine exzellente Prognose mit einer 10-Jahres-Überlebensrate von ca. 97%. Hautkrebsfrüherkennungsuntersuchungen, vermehrt unter dem Einsatz der Dermatoskopie, scheinen in den meisten Regionen in Deutschland durch Hautärzte gut abgedeckt zu sein.

> **Fazit**
> Die Früherkennung kann gezielt in der Bevölkerung mittels regelmäßiger Eigenuntersuchung umgesetzt und mit wenig Mitteln gut realisiert werden (Blum et al. 1998; Marckmann et al. 2004). Aufklärung über die ABC-Regeln ist hierbei hilfreich und kann z. B. in Form eines Flyers in den Wartezimmern ausliegen. Auch kann dies in der Presse oder Fernsehen in wenigen Worten vermittelt werden.
> - Negative Slogans sollten vermieden werden.
> - Unterschiedlich thematisierte Schwerpunkte können die Orginalität solcher Kampagnen unterstützen, um so die Information für die Bevölkerung attraktiv zu gestalten.
> - Risikogruppen (z. B. ältere Männer, Menschen mit niederem sozialem Status, Menschen mit multiplen melanozytären Nävi, familiäre Melanome) müssen gezielt benannt werden.
> - Die untersuchenden Ärzte benötigen neben der klinischen Fähigkeit, das Melanom zu erkennen, Kenntnisse in der Dermatoskopie (Auflichtmikroskopie). Mit dieser Untersuchungsmethode kann die klinische Treffsicherheit gerade bei initialen Melanomen um bis zu 35% verbessert werden (Abb. 8.3).
> - Einbindung von Heil- und Pflegeberufen durch entsprechende Schulungen.
>
> Es ist anzunehmen, dass die Früherkennung in den letzten zwei Jahrzehnten wahrscheinlich einen größeren Einfluss auf die Verbesserung der Prognose von Melanompatienten gehabt hat als alle Fortschritte in der Therapie.

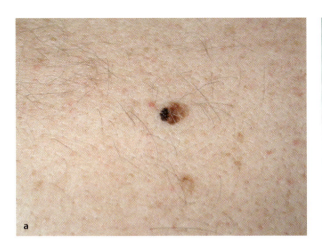
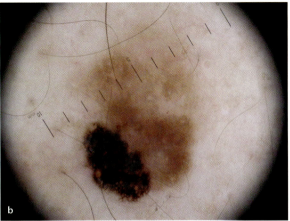

Abb. 8.3a, b. Klinisches (**a**) und dermatoskopisches (**b**) Beispiel eines Melanoma in-situ

Literatur

Argenziano G, Soyer HP, Chimenti S, Talamini R, Corona R, Sera F, Binder M, Cerroni L, De Rosa G, Ferrara G, Hofmann-Wellenhof R, Landthaler M, Menzies SW, Pehamberger H, Piccolo D, Rabinovitz HS, Schiffner R, Staibano S, Stolz W, Bartenjev I, Blum A, Braun R, Cabo H, Carli P, De Giorgi V, Fleming MG, Grichnik JM, Grin CM, Halpern AC, Johr R, Katz B, Kenet RO, Kittler H, Kreusch J, Malvehy J, Mazzocchetti G, Oliviero M, Ozdemir F, Peris K, Perotti R, Perusquia A, Pizzichetta MA, Puig S, Rao B, Rubegni P, Saida T, Scalvenzi M, Seidenari S, Stanganelli I, Tanaka M, Westerhoff K, Wolf IH, Braun-Falco O, Kerl H, Nishikawa T, Wolff K, Kopf AW (2003) Dermoscopy of pigmented skin lesions: Results of a consensus meeting via the Internet. J Am Acad Dermatol 48: 679–693

Argenziano G, Zalaudek I, Corona R, Sera F, Cicale L, Petrillo G, Ruocco E, Hofmann-Wellenhof R, Soyer HP (2004) Vascular structures in skin tumors. A dermoscopy study. Arch Dermatol 140: 1485–1489

Balch CM, Soong SJ, Gershenwald JE, Thompson JF, Reintgen DS, Cascinelli N, Urist M, McMasters KM, Ross MI, Kirkwood JM, Atkins MB, Thompson JA, Coit DG, Byrd D, Desmond R, Zhang Y, Liu PY, Lyman GH, Morabito A (2001) Prognostic factors analysis of 17,600 melanoma patients: validation of the American Joint Committee on Cancer melanoma staging system. J Clin Oncol 19: 3622–3634

Blum A, Garbe C, Rassner G (1998) Prävention des malignen Melanoms. Hautarzt 49: 826–834

Cristofolini M, Bianchi R, Boi S, Decarli A, Hanau C, Micciolo R, et al. (1993) Analysis of the cost-effectiveness ratio of the health campaign for the early diagnosis of cutaneous melanoma in Trentino, Italy. Cancer 71:370–374

Garbe C, Blum A (2001) Epidemiology of cutaneous melanoma in Germany and worldwide. Skin Pharmacol Appl Skin Physiol 14: 280–290

Kittler H, Pehamberger H, Wolff K, Binder M (2002) Diagnostic accuracy of dermoscopy. Lancet Oncol 3: 159–165

Marckmann G, Möhrle M, Blum A (2004) Gesundheitlich Eigenverantwortung. Möglichkeiten und Grenzen am Beispiel des malignen Melanoms. Hautarzt 55: 715–720

Ronger S, Touzet S, Ligeron C, Balme B, Viallard AM, Barrut D, Colin C, Thomas L (2002) Dermoscopic examination of nail pigmentation. Arch Dermatol 138: 1327–1333

Teil III Diagnostik, Pathologie und Stadieneinteilung

Kapitel 9 Klinik des primären Melanoms – 105
Günther Sebastian und Andreas Herrmann

Kapitel 10 Dermatoskopische Diagnose pigmentierter Hauttumoren – 127
Ulrike Weigert und Wilhelm Stolz

Kapitel 11 Histopathologie des Melanoms – 139
Claus Garbe, Lorenzo Cerroni und Helmut Kerl

Kapitel 12 Bildgebende Diagnostik beim Melanom – 157
Anna Christina Pfannenberg

Kapitel 13 Kosten und Nutzen der Ausbreitungsdiagnostik beim Melanom – 171
Michael Weichenthal, Dirk Schadendorf, Claus Garbe

Kapitel 14 Prognosefaktoren und Stadieneinteilung – 181
Jens Ulrich

Kapitel 15 Melanomassoziierte Retinopathie als Prognosefaktor – 191
Claudia Pföhler

Klinik des primären Melanoms

Günther Sebastian und Andreas Herrmann

9.1 Einleitung – 106

9.2 Klinische Diagnose – 106
9.2.1 Klinische Charakteristika – 106
9.2.2 Diagnose des Melanoms – 106

9.3 Klinische Melanomwuchsformen – 108
9.3.1 Superfiziell spreitendes Melanom – 109
9.3.2 Noduläres Melanom – 111
9.3.3 Lentigo-maligna-Melanom – 113
9.3.4 Akrolentiginöses Melanom – 113

9.4 Differenzialdiagnose der Melanomhaupttypen – 116

9.5 Seltene Melanomformen – 122
9.5.1 Desmoplastisches Melanom – 122
9.5.2 Primäre Melanome der Übergangs- und Schleimhäute – 122
9.5.3 Okkultes Melanom – 123
9.5.4 Melanom auf kongenitalem melanozytärem Riesennävus – 123
9.5.5 Maligner blauer Nävus – 124

9.1 Einleitung

Das Melanom der Haut und der Übergangs- sowie Schleimhäute ist klinisch kein uniform imponierender melanozytärer Tumor. Unter Berücksichtigung seines klinischen Bildes, der histopathologischen Charakterisierung und des biologischen Verhaltens wurden seit den frühen 1970-er Jahren verschiedene Melanomtypen herausgearbeitet und als Haupttypen klinisch klassifiziert (Clark et al. 1969; McGovern et al. 1973; Mihm et al. 1971, 1975).

Die gegenwärtig benutzte Klassifikation beruht auf dem Wachstumsverhalten des Melanoms, wobei das klinische Bild entscheidend von der An- oder Abwesenheit einer radiären (radialen) Wachstumsphase geprägt wird.

Die klinische Einteilung in verschiedene Haupttypen und Sonderformen ist z. B. aufgrund der unterschiedlichen Risikofaktoren, der Wachstumsvariabilität und lokalisatorischer Besonderheiten trotz der vergleichbaren Prognose bei identischer Tumordicke nach Breslow sinnvoll (Schaffer et al. 2004).

Patienten mit Pigmentläsionen suchen häufig den Dermatologen mit der Bitte um deren diagnostische Abklärung auf. Davon sind die meisten ohne klinische Schwierigkeiten zu diagnostizieren. Die diagnostisch schwierigen, also wenige, sind aber von besonderer Bedeutung, da ihre Zuordnung mit einem hohen Zeitaufwand verbunden ist und Fehldiagnosen schwerwiegende Konsequenzen haben. Obwohl für die definitive Diagnose der histopathologische Befund bindend ist, hat auch er, ähnlich wie der klinische Untersuchungsbefund, in bestimmten Situationen seine Grenzen. Das gilt v. a. für frühe Melanome mit nur einem geringen oder keinem Potenzial für ein agressives Wachstum (Swerlick u. Solomon 1998; Whited u. Grichnik 1998).

9.2 Klinische Diagnose

Die klinische Melanomdiagnose wird über eine Kriterienkonstellation verschiedener Faktoren gestellt. Bei der Beurteilung der Pigmentläsion berücksichtigt der Untersucher neben den Zeichen und Symptomen der verdächtigen Läsion in ihrer definierten Lokalisation stets den gesamten Patienten unter Beachtung von Geschlecht und Lebensalter, Krankheitsanamnese und den aktuellen Beschwerden sowie dem Phänotyp. Die abschließende klinische Diagnose erfolgt nach einer Gesamtuntersuchung der Haut und der hautnahen Schleimhäute.

9.2.1 Klinische Charakteristika

 Im Gegensatz zu anderen Hautkrebsarten ist das Melanom kein »Alterskrebs«, sondern eine das mittlere Lebensalter prägende Erkrankung, die von einer Minderung an Lebensqualität und einem Verlust von Lebensjahren begleitet wird.

Der klinische Befund sollte stets mit dem Vorhandensein zusätzlicher für das Melanom typischer Risikofaktoren korreliert werden. Der Spitz-Nävus ist als häufigster Melanomsimulator ein Paradebeispiel für Tumormimikry. Während er für das jugendliche Alter typisch ist, nimmt er im Gegensatz zum Melanom mit fortschreitendem Alter kontinuierlich ab (Xu u. Elder 2004).

Zu berücksichtigen ist der Phänotyp des Patienten. Hier sind besonders der genetisch kontrollierte Hauttyp I und II mit heller Haut- und Haarfarbe sowie Sommersprossen erwähnenswert. Bei Hellblonden des Hauttyps I z. B. besteht gegenüber Schwarzhaarigen mit Hauttyp III und IV ein 7,1-fach höheres Melanomrisiko (Garbe et al. 1994). Daneben sind familiär auftretende atypische melanozytäre Nävi und familiäre Melanome, >50 gewöhnliche melanozytäre Nävi mit einem Durchmesser >2 mm und multiple solare Lentigines von Bedeutung (Porras u. Cockerell 1997).

Mehr als 50% aller Melanome entstehen in klinisch unveränderter Haut als so genannte De-novo-Melanome. Neben der Lentigo maligna als die klassische obligate Präkanzerose eines Melanoms der lichtgeschädigten Haut werden Melanome häufiger in kongenitalen melanozytären Riesennävi (Bittencourt et al. 2000; Makkar u. Frieden 2002), in gewöhnlichen melanozytären Nävi und in Begleitung atypischer/dysplastischer melanozytärer Nävi beobachtet. Zusätzlich können Risikofaktoren wie intermittierend hohe Ultraviolettbelastungen im jugendlichen Alter und fortgesetzte chronische Sonnenexpositionen eine Rolle bei der Melanomtriggerung spielen (Rünger 1999). Die klinische Diagnosefindung berücksichtigt deshalb stets anamnestische Angaben und die notwendige Ganzkörperuntersuchung einschließlich der Palpation der regionalen Lymphabflusswege.

9.2.2 Diagnose des Melanoms

In einer retrospektiven Untersuchung zur Spezifität und Sensitivität einer klinischen Melanomerkennung eruier-

ten Wolf et al. (1998) unter 44.258 histologischen Einsendungen mit der Verdachtsdiagnose Hautkrebs eine Spezifität von 99,4% und eine Sensitivität von 70,1% bei einem positiven prädiktiven Wert von 60,7. 158 Melanome (29,9%) wurden klinisch fehldiagnostiziert. Dabei war die Sensitivität im fortgeschrittenen Alter deutlich besser, dicke Melanome (mehr als 4 mm Tumordicke) wurden mit 64,8% schlechter diagnostiziert als das Melanoma in situ (72,6%). Nach Morton u. MacKie (1998) erreichen Dermatologen mit einer Berufserfahrung von 10 Jahren und mehr eine klinische Melanomtrefferquote von 80%, bei einer Erfahrung von bis zu 5 Jahren liegt sie zwischen 56 und 62%. Sie unterstreichen damit die Wichtigkeit klinischer Erfahrungen bei der Melanomerkennung. Eine weitere Verbesserung der klinischen Treffsicherheit wird mit dem Einsatz der Auflichtmikroskopie erreicht (▶ Kap. 10). Voraussetzungen für das Stellen einer nach Möglichkeit klinisch exakten Diagnose sind die Kenntnisse der
- klinischen Zeichen und
- klinischen Klassifikation.

Entscheidend mitgeprägt werden Klinik und Klassifikation von den von Clark et al. (1969) herausgearbeiteten
2 Phasen des (biologischen) Melanomwachstums:
- In der 1. Phase, der radialen (radiären) Wachstumsphase, bleibt das Wachstum transformierter melanozytärer Zellen auf die Basalschicht der Epidermis beschränkt, das ausschließlich horizontale, manchmal ausgedehnte flächenhafte Wachstum (z. B. bei der Lentigo maligna unter Einbeziehung der Basalzellschicht von Haarfollikelstrukturen) ist für diese Phase charakteristisch.
- In einer 2. Phase, der vertikalen Wachstumsphase, durchbrechen die transformierten Melanozyten nach Monaten bis Jahren in Abhängigkeit von genetischen und Umweltrisikofaktoren die dermoepidermale Junktionszone. Eine echte Tumorprogression wird damit möglich. Neben diesem dynamischen Prozess, der für Lentigo-maligna-Melanome, superfiziell spreitende Melanome und einen Teil der akrolentiginösen Melanome charakteristisch ist, dürfte für primäre noduläre Melanome ein Wachstum gelten, bei dem unterhalb der Epidermis gelegene maligne transformierte Melanozyten von Beginn an ein vertikales Wachstum mit primärer Tumorbildung auf korialer Ebene aufweisen (◘ Tab. 9.1).

ABCD-Regel

Die Intention der von Friedman (Friedman u. Rigel 1985; Friedman et al. 1985) im ABCD(E)-System oder der ABCD-Regel zusammengefassten bekannten (möglichen) Entwicklungszeichen eines Melanoms war es, dem medizinischen Laien und dem Nichtdermatologen eine einprägsame Formel zur Verfügung zu stellen, um die Sensibilität für die Erkennung der besonders häufigen superfiziell spreitenden Melanome zu verstärken. Die alphabetisch zugeordneten Symptome gestatten, praktisch auf einen Blick, einer photographischen Momentaufnahme vergleichbar, eine erste Einschätzung der melanozytären Läsion (weitere Details ▶ Kap. 10).

◘ **Tab. 9.1.** Einteilung primärer Melanome unter Beachtung der Wachstumsphase

Radiale Wachstumsphase (RWP)	Häufigkeit	Zeitintervall bis zur Diagnosestellung	Bevorzugte Lokalisation	Patientenalter
Melanomtyp				
Mit RWP				
SSM	55%	1–7 Jahre	m: Rücken w: Beine	≥40. Lebensjahr
LMM	9%	5–20 Jahre	Gesicht (»Sonnenterassen«)	70. Lebensjahr
ALM/Schleimhautmelanom	4%	1–10 Jahre	Akral/Schleimhaut	60. Lebensjahr
Ohne RWP				
NM	18%	<1 Jahr	Gesamtes Integument	≥50. Lebensjahr

> **ABCD-Regel nach Friedmann**
> - Die **Asymmetrie »A«** weist auf die entrundete Form hin, die durch zwei senkrecht aufeinander gelegte unterschiedliche Durchmesser charakterisiert wird. Von dieser Regel weichen häufig primär noduläre Melanome und die kleinen In-situ-Melanome ab. Sie sind wie die gewöhnlichen melanozytären Nävi und die solare Lentigo typisch rund.
> - Die unregelmäßige aber relativ scharfe, gestaltgebende Randkonfiguration, die **Begrenzung »B«** ist für alle Melanomformen charakteristischer. Sie steht nach einer Umfrage von Baade et al. (1997) als wichtiges Melanomzeichen gemeinsam mit der Elongation und einem größeren Durchmesser an 3. Stelle.
> - Die **Farbe (Color, »C«)** variiert in der Läsion von hellbraun bis schwarz, eingestreut können rote, weißliche und blaugraue Töne sein. Farbveränderungen gelten als ein relativ verlässliches Achtungszeichen, wobei dafür zwei unterschiedliche Farben in der Läsion ausreichen.
> - Die Größe, definiert als größter **Durchmesser »D«** der Pigmentläsion wurde bis vor wenigen Jahren mit einem »cut off« von >5 mm (>6 mm) angegeben. Zwischenzeitlich nimmt die Zahl kleiner Melanome – Melanoma-in-situ-Formen und dünne Melanome mit einem Durchmesser von 3 mm zu –, sodass die Angabe des Durchmessers zwar zur Befunderhebung gehört und seine Relevanz als Melanomzeichen dafür steht, aber der Untersucher auch bei kleinen Läsionen, v. a. bei Farbveränderungen und anderen Veränderungen in der Läsion und seiner Begrenzung, den klinischen Verdacht eines Melanoms in Erwägung zieht.

❗ Das Hinzufügen des Buchstabens »E«, nach Brodell und Helms (Brodell u. Helms 1998) bedeutsam für (laterale) Erweiterung oder Elongation bzw. Erythem, erweitert das Spektrum der Melanomdiagnose, hebt aber auch den dynamischen Wachstumsprozess hervor.

Ähnlich der ABCD-Regel berücksichtigt die United Kingdom 7-Point Checklist betont die dynamischen Veränderungen als Hauptzeichen eines klinischen Melanomverdachts (MacKie 1985, 1989, 1990; McGovern u. Litaker 1992). MacKie hat als verdächtige Zeichen für frühe invasive Melanome, aber nicht für das In-situ-Melanom, 3 Majorzeichen und 4 Minorzeichen herausgestellt, die sich im Rahmen der klinischen Früherkennung bewähren.

> **Checkliste zur Erkennung invasiver Melanome nach MacKie (1990)**
> - **Majorzeichen**
>   - Veränderungen in der Größe
>   - Veränderungen in der Form
>   - Veränderungen in der Farbe
> - **Minorzeichen**
>   - Entzündung
>   - Nässen oder Blutung
>   - Empfindungsveränderungen
>   - Durchmesser ≥7 mm

❗ Die Konstellation aus mehreren Veränderungen der melanozytären Läsion spricht für den klinischen Melanomverdacht.

9.3 Klinische Melanomwuchsformen

Bis in die späten 1960-er Jahre wurde neben dem Lentigo-maligna-Melanom lediglich der noduläre Typ des Melanoms unterschieden. Die von Clark (1967) erstellte Klassifikation von 3 invasiven Melanomtypen wurde mit der Einführung des akrolentiginösen Melanoms durch Reed (1976) auf 4 Grundtypen erweitert. Das Herausstellen des superfiziell (oberflächlich) spreitenden Melanoms und die klare Abgrenzung vom nodulären Melanom halfen bei der Erarbeitung und Erkennung von Melanomfrühformen.

Bis zur Gegenwart hat sich die klinische Einteilung der invasiven Melanome in 4 Haupttypen bewährt, obwohl Überlappungen vorkommen (z. B. können Knoten bei jedem Melanomtyp auftreten) und an den klinischen Typ gebundene prognostische Aussagen nicht oder nur sehr eingeschränkt verwendbar sind.

Die Zuordnung eines Tumors zu den 4 Haupttypen oder Sonderformen bleibt aber notwendig, da die charakteristischen klinischen Bilder eine Voraussetzung für die Früherkennung sind.

9.3 · Klinische Melanomwuchsformen

Klinische Einteilung der 4 Haupttypen des Melanoms entsprechend ihrer Häufigkeit
- superfiziell spreitendes Melanom (SSM)
- noduläres Melanom (NM)
- Lentigo-maligna-Melanom (LMM)
- Akrolentiginöses Melanom (ALM)

Neben diesen Haupttypen, die mehr als 90% aller Melanome ausmachen, wurden seltenere klinische Sonderformen herausgestellt.

9.3.1 Superfiziell spreitendes Melanom

Das superfiziell spreitende Melanom (SSM) ist der führende Melanomtyp. Im Zentralregister Malignes Melanom der Deutschen Dermatologischen Gesellschaft wird seine durchschnittliche Häufigkeit in einem 20-Jahres-Zeitraum im Jahr 2004 mit 54,6% angegeben. Die weltweite Schwankungsbreite liegt zwischen 50 und 70 (80)%. Aufgrund seiner anfangs radialen horizontalen Wachstumsdynamik, die mehrere Jahre betragen kann und in der sich die Läsion auf die Epidermis beschränkt, bevor sie in vertikaler Richtung die Epidermis durchbricht und dann schneller wächst, sowie die den Tumor begleitenden zusätzlichen Risikofaktoren, gilt er als Paradebeispiel für die Bedeutung der Früherkennung unter Einbeziehung der ABCD-Regel (Sebastian u. Stein 1999).

Dispositions- und Expositionsfaktoren für das superfiziell spreitende Melanom (SSM)
- Hauttyp I und II
- Rotblondes Haar, Neigung zu Sommersprossen
- Multiple solare Lentigines
- ≥50 gewöhnliche melanozytäre Nävi
- Atypische melanozytäre Nävi
- Syndrom atypischer melanozytärer Nävi
- Intermittierende Sonnenexposition mit (blasigen) Sonnenbränden in Kindheit und Jugend

Betroffen können bereits jüngere Patienten ab dem 25. Lebensjahr sein, wobei ein rascher Anstieg ab dem 40. Lebensjahr beobachtet wird und der Median dementsprechend bei 51 Jahren liegt. Typische Lokalisationen sind bei Männern der Rücken und die Brust, bei Frauen die Beine mit Betonung der Unterschenkel. Nach Carli et al. (2004) wird das dünne (<1 mm) SSM von Frauen, Patienten mit einem höheren Bildungsgrad und Dermatologen früher entdeckt.

Klinisch imponiert in einem vorbestehenden melanozytären Nävus oder de novo anfangs eine makulöse, später eine mit randständig papulösen Anteilen imponierende Pigmentläsion. Sie wird durch verschiedene Farbtöne unterschiedlicher Intensität von rosafarben über braun bis hin zu schwärzlich-braun und grau charakterisiert (◘ Abb. 9.1). Parallel zur Wachstumsdynamik wird das SSM langsam tastbar und erhält je nach seiner Flächenausdehnung eine tafelbergähnliche Struktur (◘ Abb. 9.2). Neben einem sekundär knotigen Wachstum (◘ Abb. 9.3 und 9.4) können in

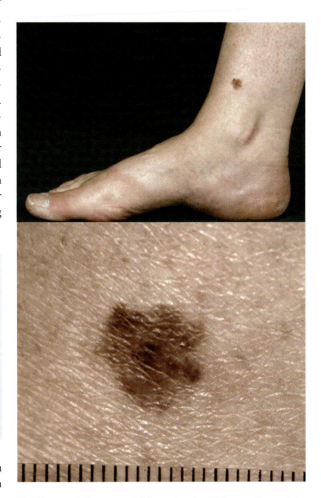

◘ **Abb. 9.1.** Frühes superfiziell spreitendes Melanom (Tumordicke 0,86 mm) der Knöchelregion, 48-jährige Patientin

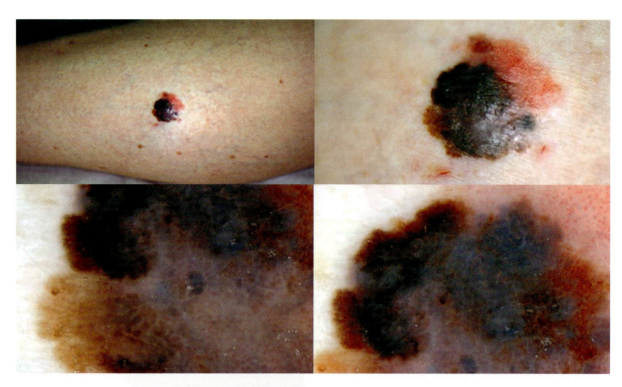

Abb. 9.2. Superfiziell spreitendes Melanom (Tumordicke 1,45 mm) an der Wade, 49-jährige Patientin

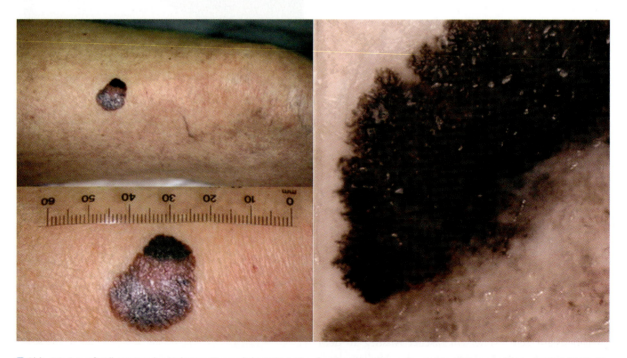

Abb. 9.3. Superfiziell spreitendes Melanom (Tumordicke 1,62 mm) auf vorbestehenden melanozytären Nävus am Oberschenkel, 58-jährige Patientin

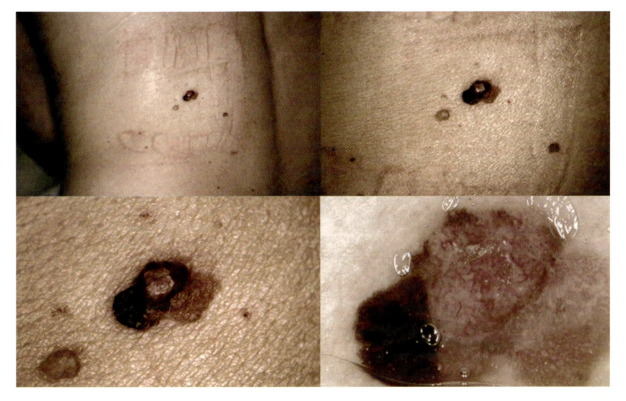

Abb. 9.4. Superfiziell spreitendes Melanom (Tumordicke 2,6 mm) mit nodulärem Anteil und atypischen melanozytären Nävi am Rücken, 62-jähriger Patient

der Läsion als Ausdruck immunologischer Prozesse spontane, meist hypopigmentiert imponierende Regressionszonen auftreten (Sebastian u. Stein 2000). Rein hypothetisch begründet wird daraus eine verbesserte Prognose abgeleitet (MacKie 2000).

9.3.2 Noduläres Melanom

Der Anteil primär knotig wachsender Melanome (NM) ist im deutschsprachigen Raum über viele Jahre konstant geblieben und beträgt nach der Jahresauswertung des Zentralregisters Malignes Melanom im Jahr 2004 über 20 Jahre 18,3%. In Großbritannien liegt er nach Hall u. Javaid (1998) bei 25%.

Männer erkranken etwas häufiger als Frauen. Der erste Erkrankungsgipfel liegt zwischen dem 5. und 6. Lebensjahrzehnt. NM werden häufiger von älteren Patienten selbst bzw. vom praktischen Arzt entdeckt (Chamberlain et al. 2002) und weisen bei Diagnosestellung eine höhere Tumordicke (>2 mm) auf (Carli et al. 2004). Obwohl jede Lokalisation möglich ist, sind ähnlich wie beim SSM der Körperstamm bei Männern und die Beine bei Frauen häufiger betroffen (Buzaid et al. 1998). Das für das NM typisch frühe und rasche vertikale Wachstum dürfte dafür verantwortlich sein, dass der Tumor erst als Knoten entdeckt wird, obwohl seine Entwicklung auch aus einer melanozytären intraepidermalen Neoplasie (MIN) möglich ist, die lange bestehen kann (Porras u. Cockerell 1997). Das primär vertikale, rasche Wachstum prägt das klinische Bild und macht verständlich, das dieser Melanomtyp der Früherkennung entgeht, zumal die Kriterien der ABCD-Regel nicht greifen.

Die schnell wachsende De-novo-Papel ist rund bis oval, ihre Ränder sind zumindestens anfangs regulär. Nicht selten ist nur eine Farbe vorhanden, die den Knoten in den typischen Lokalisationen, aber auch an Kopf und Nacken schwärzlich-blau, aber auch bläulich-rot, z. T. polypoid, pilzförmig oder blumenkohlartig erscheinen lässt (Abb. 9.5 und 9.6).

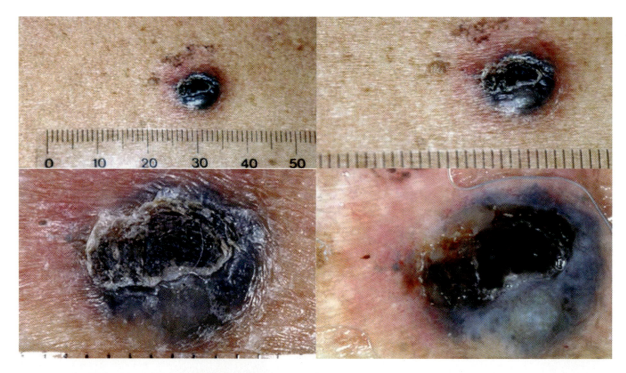

Abb. 9.5. Noduläres ulzeriertes Melanom (Tumordicke 3,57 mm) am Rücken, 67-jähriger Patient

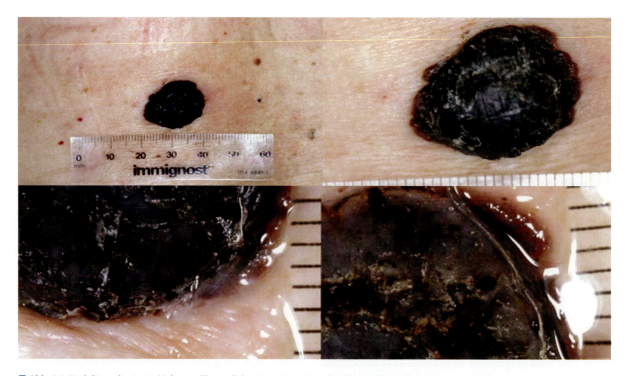

Abb. 9.6. Noduläres ulzeriertes Melanom (Tumordicke 4,6 mm) am Unterbauch, 74-jähriger Patient

> Die Wachstumsdynamik lässt den Knoten in der Frühphase als unauffälligen melanozytären Nävus erscheinen, der in dieser Phase einem inversen Tumormimikry entspricht (Carli et al. 1994; Heenan 2003).

Während des weiteren Wachstums erscheinen an den Rändern relativ unauffällig Ausläufer, die zur unregelmäßigen Begrenzung führen. Das knotige, exophytische Wachstum führt schließlich zur oberflächlichen Tumorerosion mit Nässen und Krustenbildung sowie zur Ulzeration mit Blutung.

Neben dem pigmentierten NM existiert die Variante des amelanotischen NM, die als hautfarbener Knoten, z. T. erodiert nässend oder ulzeriert imponiert und in einigen Fällen ausschließlich über einen geringfügig pigmentierten Randstreifen zur Verdachtsdiagnose führt. Diese Form ist im Rahmen möglicher Differenzialdiagnosen des NM zu berücksichtigen.

Obwohl die Tumordicke und Ulzeration unabhängig vom Tumortyp entscheidende prognostische Marker des Primärtumors sind, scheint die beim NM vorhandene große Tumormasse ein Faktor für das beobachtete agressivere biologische Verhalten im Vergleich mit dem SSM zu sein.

9.3.3 Lentigo-maligna-Melanom

Lentigo-maligna-Melanome (LMM) rangieren im Zentralregister Malignes Melanom der Deutschen Dermatologischen Gesellschaft (Stand 2004) mit einer Häufigkeit von 9,1% an 3. Stelle nach dem SSM und NM. Ihr Anteil wird mit 8–12% aller Melanome angegeben. Bereits 1890 von Hutchinson beschrieben, wurden bis 1969 lediglich 396 Fälle von Clark und Mihm dokumentiert.

> Die pathogonetische Sonderstellung des Lentigo-maligna-Melanoms mit der Entwicklung aus einer Präkanzerose in lichtexponierter Haut beim Hauttyp I und II wird vom klinischen Verlauf der Erkrankung bestätigt.

Obwohl keine tumordickenabhängigen prognostischen Unterschiede zu anderen Melanomtypen bestehen, dürfte ätiologisch die kumulative Sonnenexposition bei Hellhäutigen für die Entwicklung des LMM entscheidend sein. Das LMM ist damit ein typischer Alterstumor und tritt betont jenseits des 70. Lebensjahres auf. Mehr als 80% aller Tumoren treten im Gesichtsbereich, v. a. an den Jochbögen, der Nase und der Stirn, auf. Cox et al. (1998) beschrieben bei 17,5% aller Patienten eine extrafaziale Lokalisation, die bei Männern besonders an Brust und Rücken, bei Frauen an den Unterschenkeln und Unterarmen dokumentiert wurden. Das Durchschnittsalter der Betroffenen betrug 63 Jahre im Gegensatz zu einem Durchschnittalter von 72 Jahren bei fazialer Lokalisation.

Klinisch kennzeichnend ist die langsame Entwicklung einer makulösen braunen Läsion, die sich peripher diskontinuierlich vergrößert, schwerer von der lichtgeschädigten Umgebungshaut abgrenzbar ist und innerhalb blaue bis schwärzliche Areale entwickelt (Abb. 9.7). Unter Zunahme der unterschiedlich pigmentierten irregulären Fläche mit eingestreuten Hypopigmentierungen entstehen in der Läsion als Ausdruck der Progression (vertikale Wachstumsphase) papulöse und knotige Anteile. LMM weisen bei der Diagnosestellung nicht selten einen Durchmesser von >20 mm auf (Abb. 9.8).

9.3.4 Akrolentiginöses Melanom

Bereits lange bekannt, wurde das akrolentiginöse Melanom (ALM) als jüngster der 4 Melanomhaupttypen erst in den 1970-er Jahren von den anderen Melanomtypen abgegrenzt (Arrington et al. 1977; Reed 1976).

Obwohl seine Eigenständigkeit aus histopathologischer Sicht teilweise umstritten ist, da nicht alle akralen Melanome die geforderten Kriterien erfüllen, ist sie wegen der lokalisatorischen Besonderheit (z. B. Hornschwiele, Nagelmatrix und -bett) mit der Kaschierung und Veränderung typischer klinischer Zeichen gerechtfertigt. Der Tumor, der an den Palmae und Plantae, aber auch am Nagelorgan sub- und periungual, dabei betont jenseits des 60. Lebensjahres auftritt, ist selten. Unter allen Melanomen liegt seine Häufigkeit bei 4–5%, das Zentralregister Malignes Melanom der Deutschen Dermatologischen Gesellschaft gibt die kumulative Häufigkeit über 20 Jahre (Stand 2004) mit 3,7% an (Garbe et al. 2005). Im Gegensatz dazu beträgt der Anteil akraler Melanome bei den insgesamt seltenen Melanomen der Afrikaner und Asiaten 15–20%.

> Die Seltenheit des Melanoms in dieser Lokalisation und sein teilweise untypisches klinisches Bild mit z. T. nur geringer Pigmentierung, die zur Verwechslung mit harmlosen Läsionen führen, sind ursächlich für die späte Diagnosestellung und damit schlechtere Prognose verantwortlich (Hein et al. 2001).

Das typisch pigmentierte ALM der akralen Haut imponiert als unregelmäßig konfigurierte, unscharf begrenzte

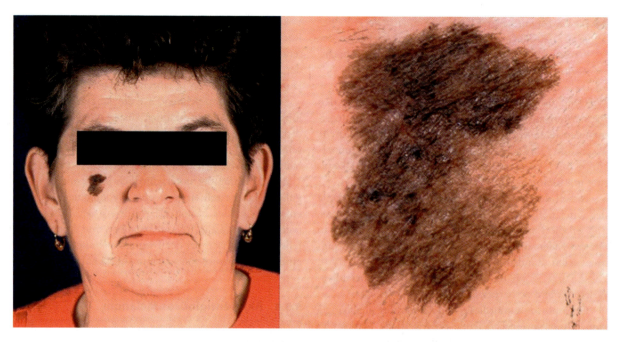

Abb. 9.7. In mehr als 10 Jahren gewachsenes makulöses Lentigo-maligna-Melanom (Tumordicke 0,25 mm) an der Wange, 74-jährige Patientin

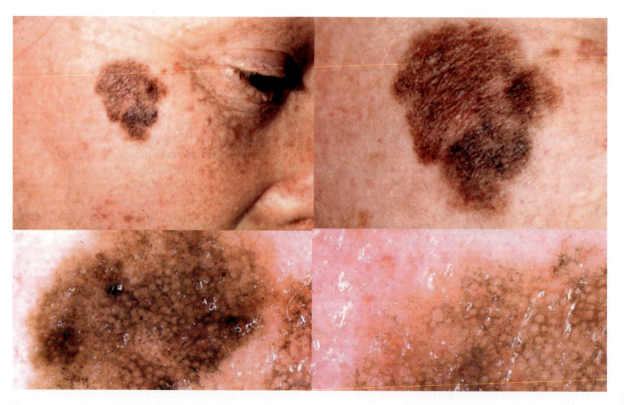

Abb. 9.8. 6 Jahre bestehendes Lentigo-maligna-Melanom (Tumordicke 0,89 mm) mit papulöser Note am Jochbogen, 72-jährige Patientin

makulöse Läsion, deren Farbunterschiede von schmutzig braun bis braun und schwarz reichen (Abb. 9.9). Nach einer initial radialen Wachstumsphase entwickelt sich ein hyperkeratotischer, dann weicher Tumor, der durch mechanische Irritationen und iatrogene Manipulationen oberflächlich erodiert, dann ulzeriert (Abb. 9.10) und von einem kallösen Randsaum mit wenig Pigment begrenzt wird. Wie beim NM erschwert eine amelanotische oder keratotische Verlaufsform weiter die Frühdiagnose.

Unter Beachtung der Inzidenz von Melanomen im deutschsprachigen Raum dürfte der Anteil ungualer Melanome als Variante des ALM geschätzt 3 Neuerkrankungen auf 1 Mio. Einwohner pro Jahr betragen. Entstehungsorte sind die Epidermis in direkter Umgebung des Nagelorgans, das Nagelbett selbst oder die Nagelmatrix. Betroffen können alle Nägel sein, bevorzugt erkranken an den Händen Daumen und Zeigefinger, an den Füßen die Großzehe.

Die klinische Einteilung der ungualen Melanome in eine lentiginös-fleckig-streifenförmige (pigmentierte) und eine primär entzündlich-proliferative Variante (häufiger wenig pigmentiert) berücksichtigt auch ihre primäre Lokalisation (Rassner 2002). Während von der Nagelmatrix ausgehende Melanome eher unter dem klinischen Bild einer Melanonychia longitudinalis imponieren (Abb. 9.11), wachsen Nagelbett- und Nagelrandmelanome eher rasch nodulär, sind nicht selten amelanotisch und verdrängen die Nagelplatte, die als dystrophischer Nagelrest imponiert (Abb. 9.12). Durch inadäquate Behandlungsmaßnahmen entstehen ulzerierte, zur Blutung neigende, exophytische Tumoren. Melanin ist kaum vorhanden, am ehesten sieht man mehr oder weniger ausgeprägt das für das Melanom hochverdächtige Hutchinson-Zeichen als periunguale fleckige Pigmentierung.

> ❗ Eine de novo solitäre, stabile, longitudinale Melanonychie an Daumen, Zeige- und Mittelfinger sowie an der Großzehe bei einem Hellhäutigen jenseits des 40. Lebensjahres, die langsam dunkler und proximal breiter wird, bedarf der umgehenden histologischen Abklärung.

Obwohl solitäre melaninbedingte Längsstreifen bei Jugendlichen durchaus Zeichen eines in der Nagelmatrix liegenden melanozytären Nävus oder einer Lentigo sein können, ist die Biopsie nach dem Zurückschlagen des proximalen Nagelwalls und der zurückgeklappten Nagelplatte empfehlenswert (Sebastian u. Stein 2005).

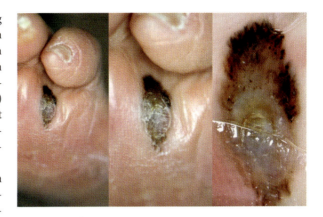

Abb. 9.9. Akrolentiginöses Melanom (Tumordicke 1,8 mm) der Fußsohle, 76-jährige Patientin

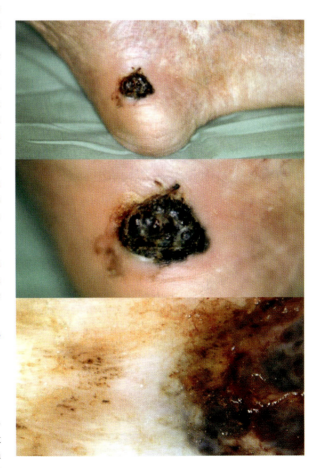

Abb. 9.10. Noduläres ulzeriertes akrolentiginöses Melanom (Tumordicke 4,2 mm) der Ferse unter Ausbreitung in die Umgebung, 76-jähriger Patient

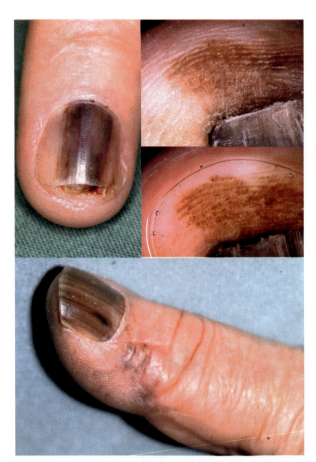

◘ **Abb. 9.11.** Lentiginös-streifenförmiges akrolentiginöses Melanom, ausgehend von der Nagelmatrix, mit positivem Hutchinson-Zeichen

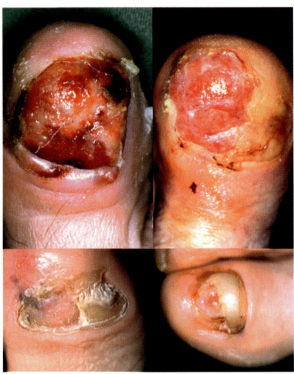

◘ **Abb. 9.12.** Primär entzündliche proliferative Varianten überwiegend amelanotischer akrolentiginöser Melanome als Nagelbettmelanome imponierend

Beim Vorliegen multipler longitudinaler Melanonychien kommen sehr unterschiedliche Auslöser in Frage (Neynaber et al. 2004). Die von den Patienten berichteten Traumata und die in mehr als 20% beobachtete amelanotische Variante sind für die verzögerte klinische Verdachtsdiagnose mitverantwortlich (Spencer 1999).

9.4 Differenzialdiagnose der Melanomhaupttypen

Obwohl SSM von erfahrenen Dermatologen klinisch unter dem zusätzlichen Einsatz der Auflichtmikroskopie zu mehr als 80% richtig diagnostiziert werden, sind beim ALM und beim NM für falsch negative Befunde die Maskierung des Tumors, das Versagen der Auflichtmikroskopie und Abweichungen von der ABCD-Regel typisch (Grant-Kels et al. 1999). Klinische Melanomsimulatoren können melanozytären Ursprungs, melanin, vaskulär, hämorrhagisch und medikamentös bedingt sein. Fremdkörpereinsprengungen und lokale Infektionsfolgen führen ebenfalls zu Verwechslungen. In ◘ Tab. 9.2 und ◘ Abb. 9.13–9.23 sind häufigere Differenzialdiagnosen dargestellt.

Die so genannte TANS-Region [T = »trunk«, A = (»upper) arm«, N = »neck«, S = »scalp«] gibt Lokalisationen für invasive Melanome an, an denen eine Diagnosestellung verzögert erfolgt und damit Hochrisikomelanome typisch sind. Hier empfiehlt sich zur Sicherung differenzialdiagnostischer Erwägungen stets die frühe Exzisionsbiopsie (Burg 1998).

Die besondere Stellung gewöhnlicher melanozytärer Nävi und atypischer Nävi als Marker und Melanomvorläufer erfordern die klinische Abgrenzung vom Melanom. In ◘ Tab. 9.3 werden ihre unterschiedlichen klinischen Symptome herausgestellt.

9.4 · Differenzialdiagnose der Melanomhaupttypen

Tab. 9.2. Differenzialdiagnose der Melanomhaupttypen

Melanomsimulatoren	Beispiel
Melanozytär	Gewöhnlicher melanozytärer Nävus Akraler melanozytärer Nävus »Ancient« Nävus Atypischer melanozytärer Nävus Blauer Nävus Halonävus Rezidiv-(Rest-)nävus (pigmentierter) Spitz-Nävus Pigmentierter Spindelzellnävus Reed
Melanin	Aktinische Lentigo Pigmentierte seborrhoische Keratose Pigmentiertes Basalzellkarzinom Pigmentierter M. Bowen Melanosis der Vulva und des Penis Lentiginose der Lippen und des Genitalbereiches Pigmentierte Adnextumoren
Vaskulär	Granuloma teleangiectaticum Kapilläres Angiom (infarziert)
Hämorrhagisch	Blutung/Hämatom
Fremdmaterial	Tätowierung (traumatisch/kosmetisch) Einsprengungen Nahtmaterial
Infektionen	Plantarwarzen mit Einblutungen Mykotische und bakterielle Nagelinfektionen
Systemische Medikamente	Zytostatika (Hydroxyharnstoff)

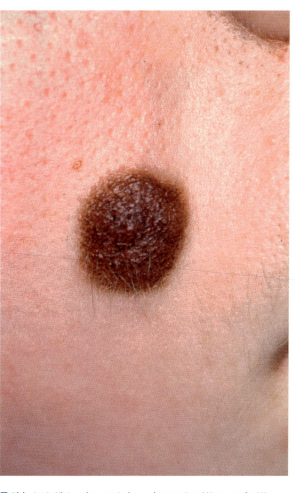

Abb. 9.13. Kleiner kongenitaler melanozytärer Nävus an der Wange, 8-jähriger Junge

Tab. 9.3. Klinische Zeichen bei invasivem Melanomen, atypischen und gewöhnlichen melanozytären Nävi

Zeichen	Invasives Melanom	Atypischer melanozytärer Nävus	Gewöhnlicher melanozytärer Nävus
Symmetrie	Asymmetrisch	Variabel	Symmetrisch
Begrenzung	Unregelmäßig, aber scharf zur Umgebung	Variabel, unscharf zur Umgebung	Regelmäßig
Farbe (»color«)	Variabel (blau/grau/schwarz)	Variabel (braun/rot)	Einheitlich
Durchmesser	>6 mm	>6/8 mm	<6 mm
Laterale Erweiterung im Zeitintervall	Kontinuierlich und schnell	Kontinuierlich, aber langsam	Stagnierend
Erhabenheit	Makulös bis knotig	Peripher makulös; seltener erhaben	Makulös bis knotig

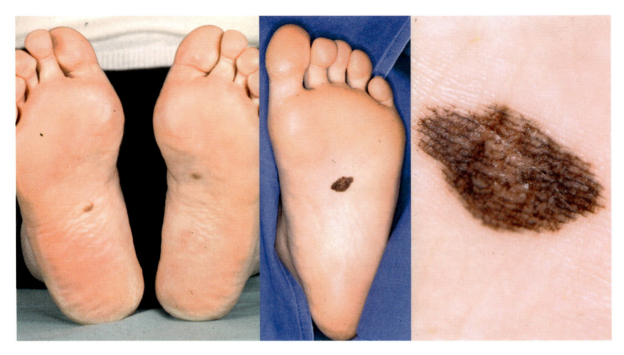

Abb. 9.14. Akrale gewöhnliche melanozytäre Nävi

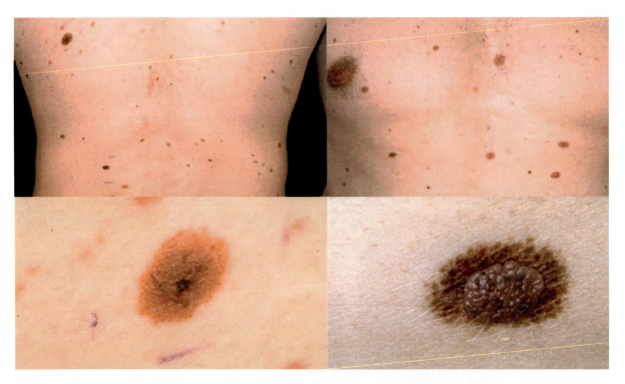

Abb. 9.15. Multiple gewöhnliche und atypische melanozytäre Nävi am Körperstamm, 37-jähriger Patient, Hauttyp I

9.4 · Differenzialdiagnose der Melanomhaupttypen

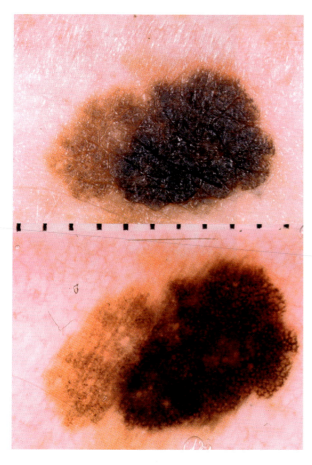

Abb. 9.16. Atypischer melanozytärer Nävus am Rücken, 32-jähriger Patient, Hauttyp I

Abb. 9.17. Genitale melanozytäre Nävi, 17-jährige Patientin

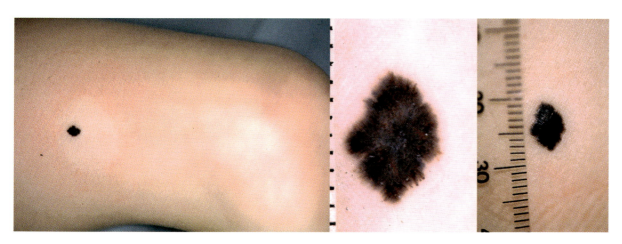

Abb. 9.18. Pigmentierter Reed-Spindelzellnävus am Oberschenkel, 37-jährige Patientin

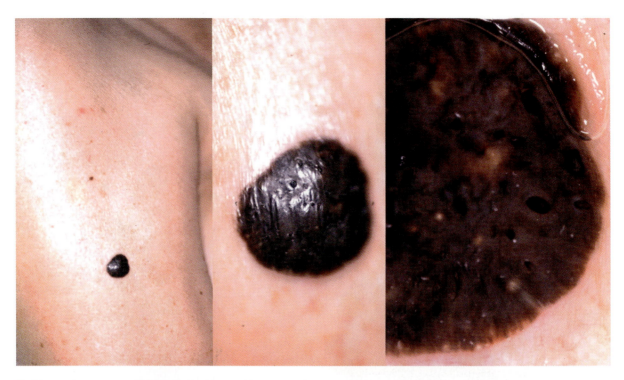

 Abb. 9.19. Pigmentierte seborrhoische Keratose am Oberarm, 56-jähriger Patient

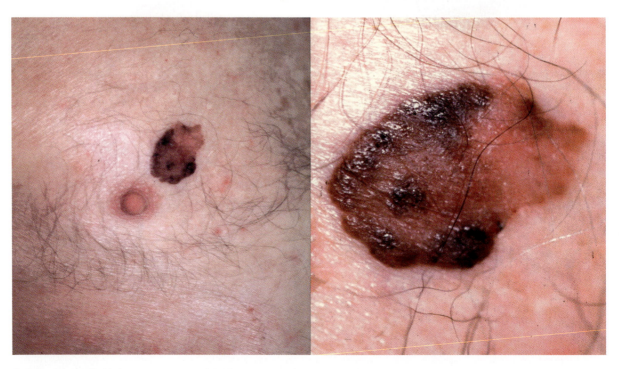

 Abb. 9.20. Oberflächliches pigmentiertes Basalzellkarzinom an der Brust, 67-jähriger Patient

9.4 · Differenzialdiagnose der Melanomhaupttypen

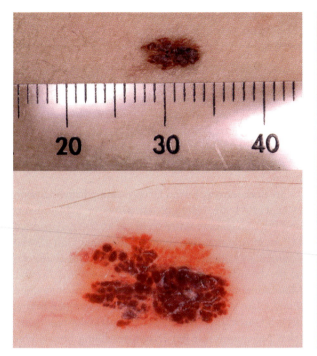

Abb. 9.21. Kapilläres Angiom an der Flanke, 21-jährige Patientin

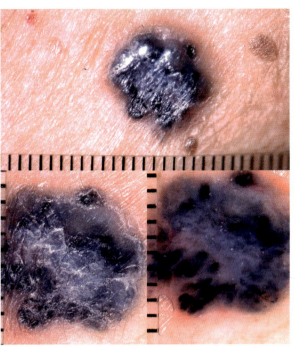

Abb. 9.22. Infarziertes kapilläres Angiom an der Schläfe, 45-jähriger Patient

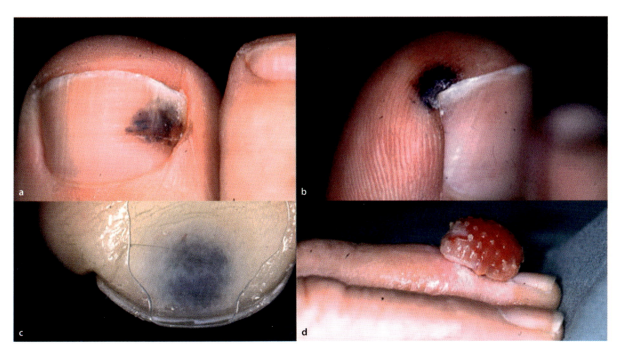

Abb. 9.23a–d. Differenzialdiagnose akrolentiginöser Melanome. **a** Subunguales Hämatom, **b** umschriebene Erfrierung II. Grades, **c** blauer Nävus, **d** Granuloma teleangiectaticum

9.5 Seltene Melanomformen

Die Palette seltener Melanomformen ist umfangreich, nicht wenige sind wie das spitzoide Melanom (Crotty et al. 2002) und das Ballonzellmelanom ausschließlich histopathologisch definiert. Sie bleiben im Folgenden ebenso unberücksichtigt wie das extrem seltene verruköse Melanom und das Melanom auf seborrhoischer Keratose (Argenziano et al. 2003; Thomas et al. 2004) oder Mikromelanome bis 3 mm Größe. Nicht als Sonderform aufgeführt sind die amelanotischen Varianten des NM und ALM sowie multiple primäre oder familiäre Melanome.

Berücksichtigt werden hier Sonderformen im engeren Sinn, die durch ihr klinisches Bild charakterisiert sind. Sie sind nach der Häufigkeit geordnet dargestellt.

9.5.1 Desmoplastisches Melanom

1971 stellen Conley et al. das desmoplastische Melanom (DM) als Sonderform heraus. Es ist klinisch, aber auch histologisch unter den Melanomen am schwierigsten zu diagnostizieren. Für das seltene DM typisch ist seine Entwicklung in chronisch lichtexponierter heller Haut an Kopf und Nacken bei Patienten im 6.–7. Lebensjahrzehnt. Männer scheinen etwas häufiger zu erkranken (Hessel u. Byers 2002). Typischerweise ist es am Rand einer Lentigo maligna gelegen oder unter ihr verborgen.

> ! Eine »spontane Narbe« in einer solaren Elastose ist für ein desmoplastisches Melanom verdächtig.

Neben den Hauptlokalisationen treten DM nach Hessel u. Byers (2002) bei jüngeren Patienten in 14% der Fälle am Stamm, in 14% an den Extremitäten, akral und an der Schleimhaut zu je 2% auf. 0,6% der desmoplastischen Melanome sind im Genitalbereich lokalisiert. Erschwert wird die klinische Diagnosestellung weiter beim Auftreten in Verbrennungs- und Strahlennarben.

Klinisch imponiert eine leicht zu übersehende, aber zu ertastende kontinuierlich wachsende Papel, ein Plaque, der sich zu einem hautfarbenen (fast 50% sind amelanotisch), aber auch grauen bis schwarzen schmerzlosen Knoten entwickelt und an einen »Eisbergtumor« erinnert. Seine derbe Struktur ist einer Narbe oder einem histiozytären Tumor, aber auch einem Fibrom oder hypopigmentierten (zellreichen) blauen Nävus zum Verwechseln ähnlich. Zur diagnostischen Abklärung hat die Biopsie ausreichend tief zu erfolgen, um histologisch nicht fehlinterpretiert zu werden.

9.5.2 Primäre Melanome der Übergangs- und Schleimhäute

Primäre Melanome in diesen Regionen sind unter dem klinischen Bild des nodulären amelanotischen Melanoms (1/3 aller Fälle) oder des betont lentiginösen Typs (2/3) selten. Sie können anorektal, genital (Glans penis und Urethralöffnung, Vulva, Vagina), an den Schleimhäuten der Mundhöhle und Nase und ihren Nebenhöhlen, aber auch im oberen Atem- und Verdauungstrakt auftreten.

In einer retrospektiven Untersuchung haben Larsson et al. (1999) die Häufigkeiten primärer Schleimhaut- und Penismelanome unter mehr als 14.000 registrierten Melanompatienten der Sydney Melanoma Unit (SMU) ermittelt. 69 Patienten hatten primäre Schleimhautmelanome, die sich wie folgt verteilten: vulvovaginal 25 Fälle, Mundschleimhaut 16, anorektal 13, Nasenschleimhaut 9 und Glans penis 6 Fälle. Das Gesamtüberleben betrug nach 5 Jahren 23%. Bei 50% der anorektalen und genitalen Melanome war bei Diagnosestellung bereits eine inguinale Metastasierung vorhanden. Mundschleimhautmelanome waren bis zu 50% am Gaumen, 33% an der maxillären und mandibulären Schleimhaut lokalisiert, der Rest an der Wangenschleimhaut, den Lippen, der Zunge und dem Mundvorhof. 80% der Melanome der Nase fanden sich an der Nasenschleimhaut, 20% an der Schleimhaut der Nasennebenhöhlen (Batsakis u. Suarez 2000).

Klinisch werden die kontinuierlich wachsenden lentiginösen Formen durch ihre intensive braunschwarze Färbung der mehr als 5 mm großen, unregelmäßig begrenzten asymmetrischen Plaques erkennbar. Primär noduläre amelanotische Melanome imponieren als Infiltrate, die bluten und subjektive Beschwerden (Schmerz, Juckreiz) bereiten können (Garbe 2000).

Die Späterkennung und damit das ungünstige Überleben sind ihrer Seltenheit an der Schleimhaut, der unspezifischen Symptomatik, der häufigen Lokalrezidive bei persistierenden Melanomzellen wegen des lokalisatorisch bedingten gering gewählten Sicherheitsabstandes, der guten Vaskularisation und multiplen Lymphabflusswege der Region geschuldet.

Bei der keltischen Bevölkerung entspricht die Melanosis der Mundschleimhaut und Vulva einer Erythroplakie, also einer behandlungsbedürftigen melanozytären intraepidermalen Neoplasie (MIN), einem Melanoma in situ. 26% aller oralen Melanome haben ihren Ursprung in präexistierenden Pigmentationen (Batsakis u. Suarez 2000).

Differenzialdiagnostisch vom Vulvamelanom abzugrenzen sind bis zu 15 mm große Lentigines (Lentiginose), die während der Schwangerschaft und postpartal als Hyperpigmentierungen auftreten, die im Einzelfall histologisch abzuklärenden (atypischen) melanozytären Nävi bei jungen Frauen (2% aller genitalen pigmentierten Läsionen), postinflammatorische Hyperpigmentierungen, Hämangiome, die bowenoide Papulose und andere nicht melanozytäre pigmentierte Läsionen.

Im Bereich der Mundschleimhaut sind differenzialdiagnostisch vom Melanom im mittleren Lebensalter auftretende 1–10 mm große, stärker pigmentierte melanotische Makulae des Vermillions der Unterlippe, orale melanozytäre Nävi und tabakinduzierte sowie amalgambedingte Pigmentierungen abzugrenzen. Hyperpigmentierungen können auch Begleiter gefäßbedingter Läsionen und einer Polyzythämie sowie medikamentös verursacht sein.

9.5.3 Okkultes Melanom

Obwohl die Regression der vertikalen Wachstumsphase beim NM nicht gut dokumentiert ist, sind partielle Regressionen im SSM, die als depigmentierte Areale imponieren, nicht ungewöhnlich.

> ❗ Für primär okkulte Melanome ist charakteristisch, dass zuerst subkutane Weichteil- oder Lymphknotenmetastasen auftreten, ohne dass ein Primärtumor nachweisbar ist (Sutherland et al. 1996).

In einigen Fällen werden bei der Ganzkörperinspektion (MacKie 2000) und mit Hilfe der Wood-Lampe entweder unregelmäßig begrenzte, asymmetrische, vollständig depigmentierte oder mit eingestreuten Arealen einer bläulichen Pigmentierung versehene Läsionen gefunden (◘ Abb. 9.24).

Diese Pigmentierungen entsprechen histologisch Ansammlungen von Melanophagen in der Dermis (Xu u. Elder (2004). Sie könnten Ausdruck abgelaufener immunologischer Phänomene mit dem Abbau eines präexistierenden Tumorknotens, des Primärtumors, sein. Tendenziell scheint es so zu sein, dass die Prognose bei ausschließlich regionaler Metastasierung nach primär okkultem Melanom aufgrund der immunologischen Aktivitäten günstiger ist.

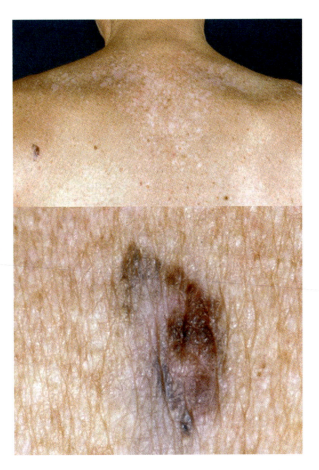

◘ **Abb. 9.24.** Fast vollständig regredientes Melanom an der linken Schulter. Entdeckung im Rahmen klinisch und histologisch gesicherter Lymphknotenmetastasen axillär links, 61-jähriger Patient, Hauttyp I

9.5.4 Melanom auf kongenitalem melanozytärem Riesennävus

Zum Entartungsrisiko für kleine (≤1,5 cm Durchmesser) und mittelgroße (≤20 cm Durchmesser beim Erwachsenen) kongenitale melanozytäre Nävi können keine validen Angaben gemacht werden. Es dürfte aber gering, präpubertal extrem selten sein (Hauschild et al. 2005; Tannous et al. 2005). Das maligne Potenzial für die Untergruppe der kongenitalen melanozytären Riesennävi unter den großen Nävi mit Befall ganzer Körperregionen unter Beteiligung des Körperstamms und in Begleitung von multiplen Satellitennävi lässt sich nach Maßgabe überwiegend retrospektiver Studien (Bittencourt et al. 2000) mit 5–10%, maximal 15% beziffern (Makkar u. Frieden 2002). Etwa die Hälfte des Risikos entfällt dabei auf die ersten 5 Lebensjahre.

Klinik

Melanome entwickeln sich in den Riesennävi nicht in den flachen beetartigen Nävusanteilen sondern gehäuft in den wulstartigen Strukturen in der Tiefe der Dermis als pigmentierter oder amelanotische Knoten, die erst spät zu palpieren sind und auch bei regelmäßigem Einsatz des hochauflösenden Ultraschalls kaum früher entdeckt werden. Entsprechend infaust ist die Prognose. Kopf- und stammbetonte (hintere Medianlinie) melanozytäre Riesennävi mit multiplen Satellitennävi werden in 1/3 von einer neurokutanen Melanose begleitet (Friedman et al. 1985), die sich als leptomeningeale Melanozytose oder leptomeningeales Melanom definiert (Kadonaga u. Frieden 1991). Da neben der nicht therapiebaren (asymptomatischen) neurokutanen Melanose ein höheres Risiko für andere neurochirurgisch behandelbare, nicht melanozytäre Raumforderungen besteht, sollte neben regelmäßigen neuropädiatrischen und ophthalmologischen Untersuchungen frühzeitig die Kernspinthomographie erfolgen (Barkovich et al. 1994).

9.5.5 Maligner blauer Nävus

Der maligne blaue Nävus ist eine seltene Melanomvariante, die ganz überwiegend aus einer histologisch heterogenen Gruppe blauer Nävi entsteht und ein relativ uniformes klinisches Bild repräsentiert.

Maligne blaue Nävi kommen in Kombination mit bzw. auf einem gewöhnlichen zellulären blauen Nävus oder seiner Variante, dem atypischen blauen Nävus, vor (Goldenhersh et al. 1988), die in der Kindheit und Jugend betont auf dem behaarten Kopf auftreten und einen Durchmesser von 20 mm und mehr haben können. Bei wenigen Patienten muss die Verdachtsdiagnose eines Melanoms dann erwogen werden, wenn eine Zunahme in der Fläche und eine knotige Umwandlung beginnt (Connelly u. Smith 1991). Der weitere Verlauf des typisch intensiv blaugrauen, auf der Unterlage verschiebbaren Tumors ist von seinem lokalen agressiven Verhalten und einer Lymphknotenmetastasierung, aber auch Fernmetastasierung gekennzeichnet (Kuhn et al. 1988).

> Im Erwachsenenalter de novo entstehende blaue Nävi sind stets melanomverdächtig.

Differenzialdiagnostisch abzugrenzen sind neben den blauen Nävi in seinen Variationen tief penetrierende melanozytäre Nävi.

Literatur

Argenziano G, Rossiello L, Scalvenzi M, Staibano S, Ruocco E, Cicale L, Soyer HP (2003) Melanoma simulating seborrheic keratosis: a major dermoscopy pitfall. Arch Dermatol 139: 389–391

Arrington JH III, Reed RJ, Ichinose H, Krementz ET (1977) Plantar lentiginous melanoma: a distinctive variant of human cutaneous malignant melanoma. Am J Surg Pathol 1: 131–143

Baade PD, Balanda KP, Stanton WR, Gillespie AM, Lowe JB (1997) Community perceptions about the important signs of early melanoma. J Am Acad Dermatol 36: 33–39

Barkovich AJ, Frieden IJ, Williams ML (1994) MR of neurocutaneous melanosis. Am J Neuroradiol 15: 859–867

Batsakis JG, Suarez P (2000) Mucosal melanomas: a review. Adv Anat Pathol 70: 167–80

Bittencourt FV, Marghoob AA, Kopf AW, Koenig KL, Bart RS (2000) Large congenital melanocytic nevi and the risk for development of malignant melanoma and neurocutaneous melanocytosis. Pediatrics 106: 736–741

Brodell RT, Helms SE (1998) The changing mole. Additional warning signs of malignant melanoma. Postgrad Med 104: 145–148

Burg G (1998) Prognostische Faktoren. In: Burg G (ed) Hautkrebs: das maligne Melanom. Fakten und Handlungsbedarf. Bundesamt für Gesundheit. Schweizerische Krebsliga, pp 28–31

Buzaid AC, Ross MI, Soong S (1998) Classification and staging. In: Balch CM, Houghton AW, Sober AJ, Soong S (eds) Cutaneous melanoma. Quality Medical Publishing, St. Louis, pp 37–47

Carli P, Borgognoni L, Reali VM, Giannotti B (1994) Clinicopathological features of small-diameter malignant-melanoma. Eur J Dermatol 4: 440–442

Carli P, De Giorgi V, Palli D, Maurichi A, Mulas P, Orlandi C, Imberti GL, Stanganetti I et al. (2004) Patterns of detection of superficial spreading and nodular-type melanoma: a multicenter Italian study. Dermatol Surg 30: 1371–1375

Chamberlain AJ, Fritschi L, Giles GG, Dowling JP, Kelly JW (2002) Nodular type and older age as the most significant associations of thick melanoma in Victoria, Australia. Arch Dermatol 138: 609–614

Clark WH Jr., From L, Bernardino EA, Mihm MC (1969) The histogenesis and biologic behavior of primary human malignant melanomas of the skin. Cancer Res 29: 705–727

Clark WH Jr., Mihm MC Jr. (1969) Lentigo maligna and lentigo-maligna melanoma. Am J Pathol 55: 39–67

Clark W (1967) A classification of malignant melanoma in man correlated with histogenesis and biologic behaviour. In: Montagna W, Hauku F (eds) The pigmentary system. Adv Biol Skin 8. Paramount Press, London, pp 631–647

Conley J, Lattes R, Orr W (1971) Desmoplastic malignant melanoma (a rare variant of spindle cell melanoma). Cancer 28: 914–936

Literatur

Connelly J, Smith JL (1991) Malignant blue nevus. Cancer 67: 2653–2657

Cox NH, Aitchison TC, Mackie RM (1998) Extrafacial lentigo maligna melanoma: analysis of 71 cases and comparison with lentigo maligna melanoma of the head and neck. Br J Dermatol 139: 439–443

Crotty KA, Scolyer RA, Li L, Palmer AA, Wang L, McCarthy SW (2002) Spitz naevus versus Spitzoid melanoma: when and how can they be distinguished? Pathology 34: 6–12

Foster RD, Williams ML, Barkovich AJ, Hoffman WY, Mathes SJ, Frieden IJ (2001) Giant congenital melanocytic nevi: The significance of neurocutaneous melanosis in neurologically asymptomatic children. Plast Reconstruct Surg 107: 933–941

Friedman RJ, Rigel DS (1985) The clinical features of malignant melanoma. Dermatol Clin 3: 271–283

Friedman RJ, Rigel DS, Kopf AW (1985) Early detection of malignant melanoma: the role of physician examination and self-examination of the skin. CA Cancer J Clin 35: 130–151

Garbe C, Büttner P, Weiß J, Soyer HP, Stocker U, Krüger S, Roser M, Weckbecker J et al. (1994) Risk factors for developing cutaneous melanoma and criteria for identifying persons at risk: multicenter case-control study of the Central Malignant Melanoma Registry of the German Dermatological Society. J Invest Dermatol 102: 695–699

Garbe C, Leiter H, Kreißig M (2005) Zentralregister Malignes Melanom der Deutschen Dermatologischen Gesellschaft. Jahresauswertung des Zentralregisters Malignes Melanom 2004. Liebermeisterstraße 25, D-72076 Tübingen

Garbe C (2000) Differenzialdiagnose pigmentierter Hautveränderungen und Melanombehandlung am unteren Genitaltrakt der Frau. Onkologe 6: 1083–1090

Goldenhersh MA, Savin RC, Barnhill RL, Stenn KS (1988) Malignant blue nevus. Case report and literature review. J Am Acad Dermatol 19: 712–722

Grant-Kels JM, Bason ET, Grin CM (1999) The misdiagnosis of malignant melanoma. J Am Acad Dermatol 40: 539–548

Hall PN, Javaid M (1998) Cutaneous melanoma: diagnosis and at risk patients. Hosp Med 59: 866–871

Hauschild A, Garbe C, Bauer J, Hamm H, Kerl H, Reusch M, Rompel R, Schlaeger M et al. (2005) Deutschsprachige Leitlinie. Melanozytäre Nävi. www.ado-homepage.de/Fachkreise_Home/Leitlinien/LL_Naevi/ll_naevi.html

Heenan PJ (2003) Nodular melanoma is not a distinct entity. Arch Dermatol 139: 387–388

Hessel AC, Byers RM (2002) Desmoplastic melanoma of the lip. Head Neck 24: 605–608

Hein R, Ganger A, Ring J (2001) Das akrolentiginöse Melanom. Dtsch Ärztebl 98: B96–B100

Heymann WR (2005) Clinical and microscopic diagnosis of melanoma. J Am Acad Dermatol 52: 133–34

Hutchinson J (1890) Notes on the cancerous process and on new growths in general. Arch Surg (London) 2: 83–86

Kadonaga JN, Frieden IJ (1991) Neurocutaneous melanosis – definition and review of the literature. J Am Acad Dermatol 24: 747–55

Kuhn A, Groth W, Gartmann H, Steigleder GK (1988) Malignant blue nevus with metastases to the lung. Am J Dermatopathol 10: 436–441

Larsson KBM, Shan HM, Thompson JF, Harman RC, McCarthy WH (1999) Primary mucosal and glans penis melanomas: The Sydney Melanoma Unit experience. Aust N Z J Surg 69: 121–126

MacKie RM (1990) Clinical recognition of early invasive malignant melanoma. BMJ 301: 1005–1006

MacKie RM (2000) Malignant melanoma: clinical variants and prognostic indicators. Clin Exp Dermatol 25: 471–475

MacKie RM (1985) An illustrated guide to the recognition of early malignant melanoma. University Department of Dermatology, Glasgow

MacKie RM (1989) Malignant melanoma. A guide to early diagnosis. University Department of Dermatology, Glasgow

Makkar HS, Frieden IJ (2002) Congenital melanocytic nevi: an update for the pediatrician. Curr Opin Pediatr 14: 397–403

McGovern TW, Litaker MS (1992) Clinical predictors of malignant pigmented lesions. A comparison of the Glasgow seven-point checklist and the American Cancer Society's ABCDs of pigmented lesions. J Dermatol Surg Oncol 18: 22–26

McGovern VJ, Mihm MC Jr, Bailly C, Booth JC, Clark WH Jr., Cochran AJ, Hardy EG, Hicks JD et al. (1973) The classification of malignant melanoma and its histologic reporting. Cancer 32: 1446–1457

Mihm MC Jr., Clark WH Jr., From L (1971) The clinical diagnosis, classification and histogenetic concepts of the early stages of cutaneous malignant melanomas. N Engl J Med 284: 1078–1082

Mihm MC Jr., Clark WH Jr., Reed RJ (1975) The clinical diagnosis of malignant melanoma. Semin Oncol 2: 105–118

Morton CA, Mackie RM (1998) Clinical accuracy of the diagnosis of cutaneous malignant melanoma. Br J Dermatol 138: 283–287

Neynaber S, Wolff H, Plewig G, Wienecke R (2004) Longitudinale Melanonychie bei Einnahme von Hydroxycarbamid. J Dtsch Dermatol Ges 2: 588–591

Porras BH, Cockerell CJ (1997) Cutaneous malignant melanoma: classification and clinical diagnosis. Semin Cutan Med Surg 16: 88–96

Rassner G (2002) Dermatologie. Lehrbuch und Atlas. 7. Aufl. Urban & Fischer, München Jena, S 268–269

Reed RJ (1976) Acral lentiginous melanoma. In: Hartmann W (ed) New concept in surgical pathology of the skin. John Wiley & Sons, New York, pp 89–90

Rünger TM (1999) Role of UVA in the pathogenesis of melanoma and non-melanoma skin cancer. A short review. Photodermatol Photoimmunol Photomed 15: 212–216

Schaffer JV, Rigel, D. S., Kopf, A. W., Bolognia, J. L. (2004) Cutaneous melanoma – past, present, and future. J Am Acad Dermatol 51: Suppl: S65–S69

Sebastian G, Stein, A. (1999) Melanoma-Screening in Sachsen: Erfahrungen und Ergebnisse. In: Rompel R, Petres J (eds) Operative und onkologische Dermatologie. Springer, Berlin Heidelberg New York, S 35–40

Sebastian G, Stein A (2000) Das maligne Melanom der Haut. UNI-MED, Bremen, S 42–43

Sebastian G, Stein A (2005) Subunguale Tumoren. In: Plewig G, Kaudewitz P, Sander S (Hrsg) Fortschritte der praktischen Dermatologie und Venerologie 2004. Springer, Berlin Heidelberg New York

Spencer JM (1999) Nail-apparatus melanoma. Lancet 353: 84–85

Sutherland CM, Chmiel JS, Bieligk S, Henson SE, Winchester DP (1996) Patient characteristics, treatment, and outcome of unknown primary melanoma in the United States for the years 1981 and 1987. Am Surg 62: 400–406

Swerlick RA, Solomon AR (1998) Clinical diagnosis of moles vs melanoma. JAMA 280: 881

Tannous ZS, Mihm MC Jr., Sober AJ, Duncan LM (2005) Congenital melanocytic nevi: clinical and histopathologic features, risk of melanoma, and clinical management. J Am Acad Dermatol 52: 197–203

Thomas I, Kihiczak NI, Rothenberg J, Ahmed S, Schwartz RA (2004) Melanoma within the seborrheic keratosis. Dermatol Surg 30: 559–561

Whited JD, Grichnik JM (1998) The rational clinical examination. Does this patient have a mole or a melanoma? JAMA 279: 696–701

Wolf IH, Smolle J, Soyer HP, Kerl H (1998) Sensitivity in the clinical diagnosis of malignant melanoma. Melanoma Res 8: 425–429

Xu X, Elder DE (2004) A practical approach to selected problematic melanocytic lesions. Am J Clin Pathol 121: Suppl 1: S3–32

Dermatoskopische Diagnose pigmentierter Hauttumoren

Ulrike Weigert und Wilhelm Stolz

10.1   Einleitung   – 128

10.2   Physikalische Grundlagen und Geräte   – 128
10.2.1   Vorgehen bei der Dermatoskopie   – 128

10.3   Unterscheidung von melanozytären und nicht melanozytären Hautveränderungen   – 129
10.3.1   Einordnung einer melanozytären Hautveränderung   – 132
10.3.2   Ermittlung des Dermatoskopiepunktwerts mit Hilfe der ABCD-Regel   – 132
10.3.3   Spezielle Lokalisationen   – 134

10.4   Wichtige dermatoskopische Strukturkomponenten   – 136

10.1 Einleitung

Die Geschichte der Auflichtmikroskopie begann 1655 mit Peter Borellus (Ehring 1958), der mit Hilfe eines einfachen Mikroskops die subungualen Kapillaren am Finger beobachtete. In den folgenden Jahrhunderten wurde mit verbesserten Instrumenten die Technik auch für Veränderungen an der Hautoberfläche verwendet. Die erste detaillierte Beschreibung von möglichen Anwendungsgebieten der Auflichtmikroskopie aus dem Jahr 1920 stammt von Johann Saphier, der auch erstmals den Begriff der Dermatoskopie verwendet (Saphier 1929). Weitere Begriffe, die für die Auflichtmikroskopie benutzt werden, sind Dermoskopie, Epilumineszenzmikroskopie und Hautoberflächenmikroskopie.

> **Definition**
>
> Heute versteht man unter der Dermatoskopie eine nicht invasive Untersuchungsmethode, bei der mit Hilfe einer Lupe, einer Glasplatte und der Verwendung von Kontaktflüssigkeit Hautstrukturen bis zum oberen Stratum reticulare durch die darüberliegenden Hautschichten beurteilt werden können.

Durch die Kombination der makroskopischen Inspektion von pigmentierten Hautveränderungen mit der Auflichtmikroskopie kann eine deutliche Verbesserung der präoperativen Diagnostik erzielt und so die Zahl der Exzisionen verringert werden. In einer neueren Metaanalyse von 22 Studien mit 9.004 pigmentierten Hautläsionen erreichten Experten im Vergleich zur klinischen Diagnostik mit der Dermatoskopie einen 35%igen Anstieg der diagnostischen Treffsicherheit und damit eine Sensitivität von 89% und eine Spezifität von 79% (Kittler et al. 2002).

10.2 Physikalische Grundlagen und Geräte

Abb. 10.1 veranschaulicht die physikalischen Grundlagen.

Im Gegensatz zu den früher üblichen großen und umständlich zu bedienenden Instrumenten sind die heute verwendeten Geräte handlich und einfach in ihrer Handhabung. Sie sind mit Leuchtdioden zur optimalen Beleuchtung und einem Akku ausgestattet (Abb. 10.2a). Für manche Geräte existiert auch ein Aufsatz mit einem kleinen Zylinder, sodass die Betrachtung von pigmentierten Veränderungen auch an anatomisch ungünstigen

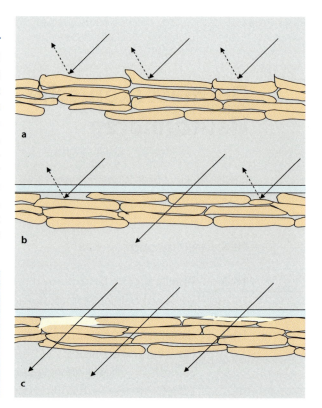

Abb. 10.1a–c. Physikalische Grundlagen der Auflichtmikroskopie. **a** Normalerweise wird ein Großteil des Lichts, das auf die Haut trifft, reflektiert. **b** Verwendet man eine Glasplatte, deren Brechungsindex ähnlich dem Stratum corneum ist, wird die Menge des reflektierten Lichts verringert. **c** Ein optimales Ergebnis erzielt man, wenn man eine Glasplatte und zusätzlich Flüssigkeit verwendet, sodass das Licht vollständig in die Haut eindringen kann. So können tiefere Strukturen bis zur mittleren Dermis betrachtet werden

Lokalisationen, wie den Zehenzwischenräumen oder im Augeninnenwinkel, möglich ist (Abb. 10.2b).

Zur Angleichung des Brechungsindex muss eine Kontaktflüssigkeit, wie z. B. Immersionsöl oder Desinfektionsspray, verwendet werden. Bei stärker erhabenen Läsionen oder unebener Untersuchungsoberfläche empfiehlt sich die Verwendung von Ultraschallgel.

10.2.1 Vorgehen bei der Dermatoskopie

Grundlage einer modernen Diagnostik pigmentierter Hautveränderungen (HV) ist zunächst die Entscheidung, ob eine Läsion melanozytären Ursprungs ist oder nicht. Anschließend wird untersucht, ob die melanozytäre Ver-

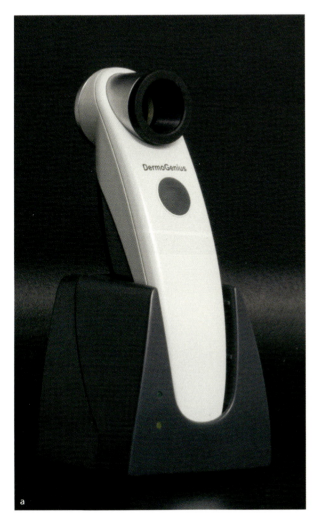

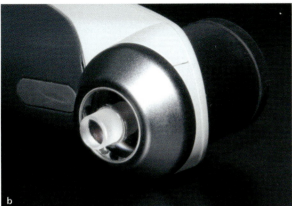

Abb. 10.2a, b. Dermatoskopiehandgerät (**a**) mit Aufsatz zur Betrachtung von pigmentierten Veränderungen auch an anatomisch ungünstigen Lokalisationen (**b**)

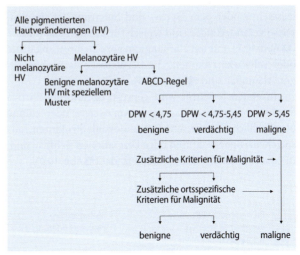

Abb. 10.3. Vorgehen bei der Dermatoskopie

änderung als benigne, verdächtig oder maligne einzustufen ist. (Abb. 10.3)

10.3 Unterscheidung von melanozytären und nicht melanozytären Hautveränderungen

Für die Unterscheidung von nicht melanozytären Hautveränderungen einigten sich Experten in einer Konsensus-Internet-Konferenz zur Dermatoskopie, die im Rahmen des 1. Weltkongress für Dermatoskopie im Jahr 2000 durchgeführt wurde, auf einen mehrstufigen Algorithmus, der auch die Basis für unseren Ansatz bildet (Argenziano et al. 2003). In dem in Abb. 10.4 gezeigten Stufendiagramm sind alle wesentlichen Kriterien zur Unterscheidung zusammengefasst.

Kann man mit dem Dermatoskop ein Pigmentnetz, verzweigte Streifen oder aggregierte Schollen erkennen, handelt es sich in aller Regel um eine melanozytäre Hautveränderung (Abb. 10.5). Eine Ausnahme stellen Dermatofibrome und akzessorische Mamillen dar, bei denen peripher ebenfalls ein Pigmentnetz beobachtet werden kann.

In der 2. Stufe des melanozytären Algorithmus wird bei Abwesenheit der für melanozytäre Hautveränderungen typischen Strukturen geprüft, ob eine stahlblaue Pigmentierung vorliegt. Diese spricht für einen blauen Nävus (Abb. 10.6). Im 3. Schritt wird nach Pseudohornzysten, pseudofollikulären Öffnungen, fingerabdruckartigen Strukturen, mottenfraßartiger Begrenzung, dem sog. Geleezeichen oder dem Gyrus- und Sulcusmuster gesucht. Diese Veränderungen sind typisch für Basalzellakanthome (◧ Abb. 10.7). Für ein Hämangiom sprechen rote, blaurote oder schwarze Lakunen, die dermatoskopisch ebenfalls gut erkennbar sind (◧ Abb. 10.8).

In einem 5. Schritt wird geprüft, ob ahornblattartige Strukturen, größere, baumartig verzweigte oder dünne oberflächliche Gefäße, schiefergraue ovoide Strukturen, radspeichenartige Strukturen oder Ulzerationen sichtbar sind, die man bei Basalzellkarzinomen findet (◧ Abb. 10.9).

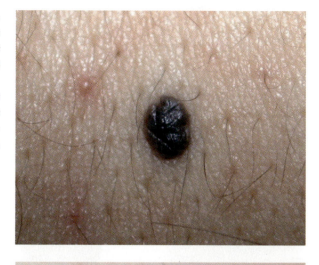

1. Pigmentnetzwerk / Verzweigte Streifen / Aggregierte Schollen (Ausnahmen: Dermatofibrom, akzessorische Mamille) → Melanozytäre Hautveränderung (HV)
2. Stahlblaue Areale → Blauer Nävus
3. Hornpseudozysten / Pseudofollikuläre Öffnungen / Gyri und Sulci / Fingerabdruckartiges Muster / Mottenfraßartige Begrenzung / Geleeartiger Randsaum → Seborrhoische Keratose
4. Rote, blaurote oder rot-schwarze Lakunen → Hämangiom
5. Ahornblattartige Strukturen / Große baumartig verzweigte oder feine oberflächliche Gefäße / Schiefergraue ovaläre Strukturen / Radspeichenartige Strukturen → Basalzellkarzinom
6. Ulzeration → Melanozytäre HV

◧ **Abb. 10.4.** Die wesentlichen Kriterien zur Unterscheidung von melanozytären und nicht melanozytären Hautveränderungen

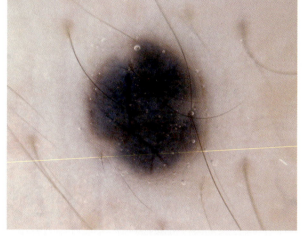

◧ **Abb. 10.6.** Blauer Nävus mit stahlblauer Pigmentierung

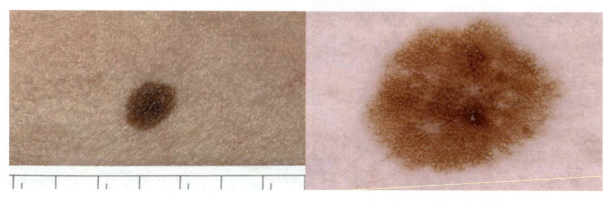

◧ **Abb. 10.5.** Melanozytärer Nävus mit Netzstrukur

10.3 · Unterscheidung von melanozytären und nicht melanozytären Hautveränderungen

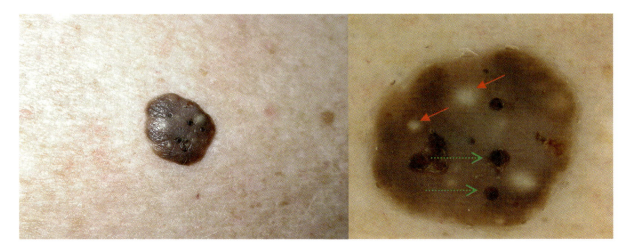

Abb. 10.7. Basalzellakanthom mit pseudofollikulären Öffnungen (grüne Pfeile) und Pseudohornzysten (roter Pfeil)

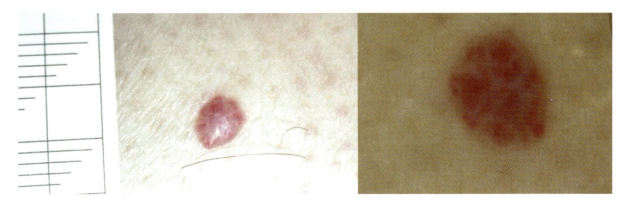

Abb. 10.8. Angiom mit roten Lakunen

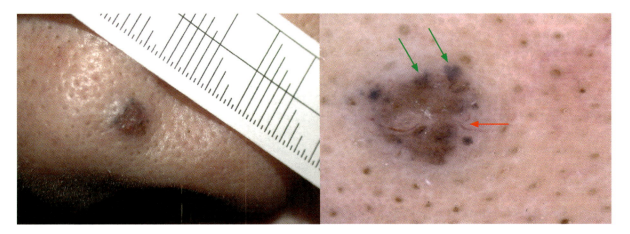

Abb. 10.9. pigmentiertes Basalzellkarzinom mit ahornblattartigen Strukturen (grüner Pfeil) und baumartig verzweigten Gefäßen (roter Pfeil)

Konnten all diese in den einzelnen Algorithmusstufen aufgeführten Strukturen und Muster nicht identifiziert werden, ist letztendlich doch von einer melanozytären Hautveränderung auszugehen.

10.3.1 Einordnung einer melanozytären Hautveränderung

Im Rahmen des 1. Weltkongress für Dermatoskopie im Jahr 2000 wurden die 4 meistverbreiteten Methoden zur Beurteilung melanozytärer Läsionen verglichen:
- die modifizierte Musteranalyse (Pehamberger et al. 1993; Soyer et al. 2000),
- die ABCD-Regel der Dermatoskopie (Stolz et al. 1994),
- die Bewertungsmethode nach Menzies (Menzies et al. 1996) und
- die 7-Punkte-Checkliste (Argenziano et al. 1998).

Bei der **modifizierten Musteranalyse** werden melanozytäre Läsionen anhand von »globalen Eigenschaften«, den so genannten Mustern, und anhand von »lokalen Kriterien« klassifiziert. Es werden 8 Muster unterschieden, das retikuläre, globuläre, Pflasterstein-, Strahlenkranz-, homogene, parallele, Mehrkomponenten- und das unspezifische Muster. Um zu entscheiden, welches Muster vorliegt, ist der Gesamteindruck ausschlaggebend. Zur genaueren Einordnung der melanozytären Läsion werden dann noch lokale Kriterien, wie Pigmentnetzwerk, Pseudopigmentnetzwerk, Punkte, Schollen, Streifen, blauweißer Schleier, Regressionszonen und Hypopigmentierung herangezogen.

Die **Bewertungsmethode nach Menzies** stützt sich auf 11 Kriterien, die auf ihr Vorhandensein bzw. Nichtvorhandensein untersucht werden müssen. Dabei werden 2 negative Kriterien (Symmetrie, Vorhandensein einer einzigen Farbe) und 9 positive Kriterien (blauweißer Schleier, multiple braune Punkte, Pseudopodien, radiale Ausläufer, narbenähnliche Depigmentierung, periphere schwarze Punkte oder Schollen, 5–6 Farben, multiple blaue oder graue Punkte und verbreitertes Netzwerk) unterschieden. Um ein Melanom zu diagnostizieren, darf keines der beiden negativen Kriterien vorliegen, und es muss mindestens eines der positiven Kriterien vorhanden sein.

Die **7-Punkte-Checkliste nach Argenziano** stellt ein quantitatives Bewertungssystem mit 3 Hauptkriterien (atypisches Pigmentnetzwerk, blauweißer Schleier, atypisches Gefäßmuster) und 4 Nebenkriterien (irreguläre Streifen, irreguläre Pigmentierung, irreguläre Punkte oder Schollen, Regressionszonen) dar. Beim Vorliegen eines Hauptkriteriums werden jeweils 2 Punkte, beim Vorhandensein eines Nebenkriteriums jeweils 1 Punkt vergeben. Die Punktwerte der einzelnen Eigenschaften werden dann addiert. Für die Diagnose eines Melanoms ist eine Mindestpunktzahl von 3 erforderlich.

> Alle 4 Kriterienkombinationen erwiesen sich für die Diagnose des Melanoms als sehr geeignet. Welche Methode der Kliniker letztendlich verwendet, ist abhängig von seiner persönlichen Erfahrung im Umgang mit dem jeweiligen Verfahren.

Im Folgenden möchten wir näher auf die **ABCD-Regel** eingehen.

10.3.2 Ermittlung des Dermatoskopiepunktwerts mit Hilfe der ABCD-Regel

Falls die Diagnose einer melanozytären Hautveränderung gestellt wird, kann mit Hilfe der ABCD-Regel der Dermatoskopie und dem daraus resultierenden Dermatoskopiepunktwert (DPW) eine Unterscheidung in benigne, suspekte oder maligne melanozytäre Hautveränderungen vorgenommen werden (Abb. 10.3). Zuvor müssen aber einige benigne melanozytäre Hautveränderungen mit besonderem Muster abgegrenzt werden. Im einzelnen sind hier melanozytäre Nävi vom Schollentyp, papillomatöse melanozytäre Nävi, pigmentierte Spitz-/Spindelzellnävi, rezidivierende Nävi, kongenitale Nävi, Nävi spili und agminierte melanozytäre Nävi bedeutsam. Obwohl es sich um keine melanozytäre Hautveränderung handelt, ist auch die Sonnenbrandlentigo (»Ink-spot-Lentigo«) dabei zu berücksichtigen.

Die ABCD-Regel zur Beurteilung melanozytärer Hautveränderungen beruht auf einer semiquantitativen Bestimmung der 4 Merkmale Asymmetrie, Begrenzung, Farbe (Color) und Differenzialstruktur (Abb. 10.10a; ▶ Kap. 9).

Mit Hilfe einer Formel (Abb. 10.10b) lässt sich ein endgültiger Dermatoskopiepunktwert (DPW) berechnen. Liegt er zwischen 1 und 4,75, so handelt es sich in den meisten Fällen um eine unauffällige melanozytäre Hautveränderung. Bei einem Wert >5,45 muss mit hoher Wahrscheinlichkeit vom Vorliegen eines Melanoms ausgegangen und die Hautveränderung rasch exzidiert wer-

10.3 · Unterscheidung von melanozytären und nicht melanozytären Hautveränderungen

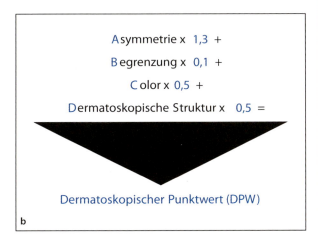

		Punktwert
Asymmetrie	In keiner, einer oder zwei Achsen (Farbe, Struktur, Form)	0-2
Begrenzung	Abrupter Abbruch des Pigmentmusters in 0-8 Segmenten	0-8
Color (Farbe)	Vorkommen von bis zu 6 Farben (hell-, dunkelbraun, weiß, schwarz, blaugrau, rot)	1-6
Dermatoskopische Strukturen	Netzwerk, verzweigte Streifen, Schollen, Punkte, strukturlose Areale	1-5

Asymmetrie x 1,3 +

Begrenzung x 0,1 +

Color x 0,5 +

Dermatoskopische Struktur x 0,5 =

Dermatoskopischer Punktwert (DPW)

◘ Abb. 10.10a, b. Ermittlung des dermatoskopischen Punktwerts (DPW). a Punktevergabe nach der ABCD-Regel. b Berechnungsformel

den. Pigmentierte Hautveränderungen mit einem DPW zwischen 4,75 und 5,45 werden als verdächtig eingestuft. Sie müssen entweder entfernt oder engmaschig kontrolliert werden.

Selbstverständlich können auch mit der ABCD-Regel nicht immer alle Melanome identifiziert werden. Insbesondere bei zum großen Teil amelanotischen, regressiven oder knotigen Melanomen sind niedrigere Punktwerte als 5,45 möglich.

❗ Bei unauffällig eingestuften Veränderungen sollten noch 2 Schlüsselkriterien, das Gefäßmuster und die Regression, geprüft werden.

Bestimmung des Dermatoskopiepunktwerts (DPW) mit Hilfe der erweiterten ABCD-Regel

— **Asymmetrie**:
Zur Beurteilung der Asymmetrie werden 2 senkrecht zueinander stehende Achsen so auf die Hautveränderung projiziert, dass ein möglichst geringer Punktwert erreicht wird, d. h. die Veränderung möglichst symmetrisch ist. Die Asymmetrie wird dabei nicht nur anhand der Kontur, sondern auch in Abhängigkeit von den vorkommenden Farben und Strukturen beurteilt. Besteht keine Asymmetrie, wird der Punktwert 0 vergeben. Besteht Asymmetrie bezüglich einer Achse, wird 1 Punkt gegeben, bei Asymmetrie bezüglich beiden Achsen 2 Punkte. Häufig erscheinen die Läsionen makroskopisch symmetrisch, und erst bei der Betrachtung mit dem Dermatoskop, wenn die Farben und Strukturen besser beurteilt werden können, wird eine Asymmetrie erkennbar.

— **Begrenzung**:
Hier wird beurteilt, ob die Läsion scharf begrenzt ist und die Pigmentierung abrupt endet, oder ob das Pigment am Rand langsam in die Umgebung ausläuft. Die Hautveränderung wird in 8 gleiche Sektoren unterteilt. Für den abrupten Abbruch in einem Segment wird jeweils 1 Punkt vergeben, sodass die möglichen Punktwerte von 0–8 reichen. Von den beschriebenen 4 Kriterien der ABCD-Regel ist die Begrenzung am wenigsten wichtig und auch nicht immer reproduzierbar zu erheben.

— **Farbe (»Color«)**:
Es werden 6 Farben unterschieden: hell- und dunkelbraun (Melanin in der Junktionszone), schwarz (Melanin im oberen Stratum granulare oder Stratum corneum), blaugrau (Melanin in der papillaren Dermis), weiß (muss heller als die umliegende Haut sein, Regressionszone) und rot (durch Entzündung oder Neovaskularisation). Für jeden Farbton wird 1 Punkt vergeben.

— **Dermatoskopische Strukturen**:
5 Strukturen müssen berücksichtigt werden (◘ Abb. 10.10).
Punkte und verzweigte Streifen werden nur dann gewertet, wenn in der zu beurteilenden Läsion >2 vorkommen. Schollen werden ab 2 Stück gewertet. Je mehr Strukturen in einer melanozytären Hautveränderung vorkommen, desto höher ist die Wahrscheinlichkeit, dass es sich um ein Melanom handelt.

Diese können insbesondere bei den zuletzt genannten Melanomtypen beobachtet werden. Falls eines der 3 Gefäßmuster (milchig-rote oder blaurote Schollen oder flächige Areale, polymorphes Muster mit Punkten und Linien oder polymorphe haarnadelartige Gefäße) vorkommt, ist auch ein Melanom zu diagnostizieren. Auch regressive Veränderungen, die im Dermatoskop als weißliche narbenartige Areale imponieren, weisen auf ein Melanom hin.

Fallbeispiel 1 (◧ Abb. 10.11)

Betrachtet man die pigmentierte Hautveränderung mit dem Dermatoskop, erkennt man ein deutliches Pigmentnetz, sodass man von einer melanozytären Hautveränderung ausgehen kann. Zur Beurteilung der Dignität wird anschließend die ABCD-Regel angewandt. Legt man 2 senkrecht zueinander stehende Achsen durch den Herd, fällt eine Asymmetrie bezüglich beider Achsen auf (A2). Die Begrenzung ist in allen 8 Segmenten nicht abrupt (B0). Man findet an Farben hell- und dunkelbraun (C2). Alle 5 dermatoskopischen Strukturen können identifiziert werden (D5). Der DPW (2×1,3+0×0,1+2×0,5+5×0,5) errechnet sich damit zu 6,1. Es muss von einer malignen Veränderung ausgegangen werden, die exzidiert werden muss. In diesem Fall handelte es sich um ein superfiziell spreitendes malignes Melanom (TD 0,8 mm, CL II–III).

Fallbeispiel 2 (◧ Abb. 10.12)

Durch das Vorhandensein eines Pigmentnetzes erfolgt die Zuordnung zu den melanozytären Veränderungen. Verwendet man die ABCD-Regel, kommt man zu folgendem Ergebnis: A2, B2 (im unteren rechten Quadranten abrupter Abbruch des Pigmentnetzes), C4 (hell- und dunkelbraun, blaugrau, schwarz), D5 (Netzwerk, verzweigte Streifen, Punkte, Schollen, strukturlose Areale). Es ergibt sich ein DPW von 7,3. Histologisch zeigte sich ein superfiziell spreitendes Melanom (TD 0,4 mm, CL II).

10.3.3 Spezielle Lokalisationen

Im Gesicht und an den Hand- und Fußflächen sind zusätzliche Kriterien für die Dignitätsbeurteilung wichtig.

> ❗ Klinisch bedeutsam im Gesicht ist die Unterscheidung zwischen einer Lentigo senilis und einer Lentigo maligna bzw. einem Lentigo-maligna-Melanom.

In einer von uns durchgeführten multivariaten Analyse (Schiffner et al. 2000) konnte gezeigt werden, dass asymmetrisch pigmentierte Follikelöffnungen, blaugraue Punkte und Schollen sowie dunkelbraune und schwarze anuläre Streifen, im Ergebnis also ein anulär-granuläres Muster, für eine maligne Veränderung sprechen (◧ Abb. 10.13), Pseudohornzysten und fingerabdruckartige Muster für eine Lentigo senilis (◧ Abb. 10.14).

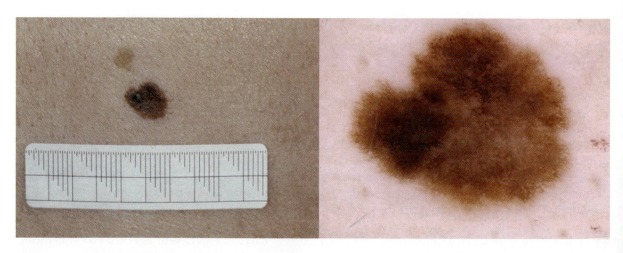

◧ **Abb. 10.11.** Diagnose in Fallbeispiel 1: superfiziell spreitendes Melanom (Tumordicke 0,8 mm, CL II–III). A2, B0, C2 (hell- und dunkelbraun), D5; DPW=6,1 (Tumordicke 0,8 mm, CL II–III)

10.3 · Unterscheidung von melanozytären und nicht melanozytären Hautveränderungen

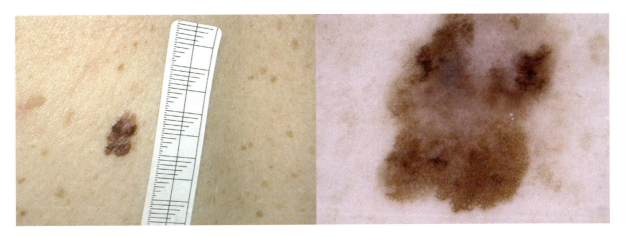

Abb. 10.12. Diagnose in Fallbeispiel 2: superfiziell spreitendes Melanom (Tumordicke 0,4 mm, CL II). A2, B2, C4, D5; DPW=7,3

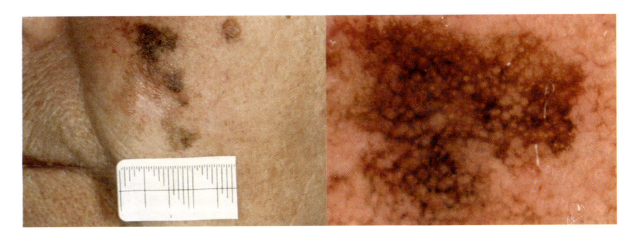

Abb. 10.13. Lentigo maligna mit beginnendem anulär-granulärem Muster

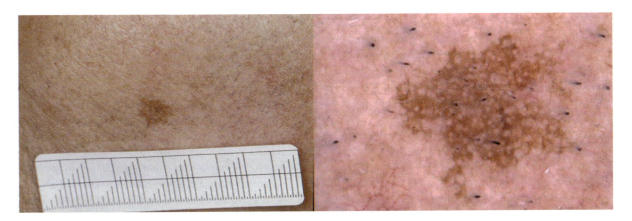

Abb. 10.14. Lentigo senilis mit geleeartigem Randsaum

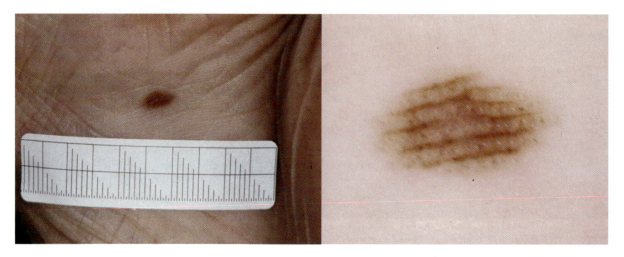

Abb. 10.15. Akraler melanozytärer Nävus (paralleles Furchenmuster)

An Hand- und Fußflächen sind bei melanozytären Nävi anstatt eines Netzmusters parallel zu den Papillarleisten verlaufende streifenförmige Verdichtungen zu erkennen (Abb. 10.15), die teilweise auch ein quadratisches Gittermuster ausbilden können. Auch ein fibrilläres Muster kann manchmal beobachtet werden. Neben den vaskulären Mustern, die auch in den anderen Lokalisationen eine wichtige Bedeutung haben, und regressiven Phänomenen sind für Melanome hier inverse parallele oder bizarre Muster typisch. Auch irregulär verteilte Punkte, Schollen und Streifen können auf ein Melanom hindeuten.

10.4 Wichtige dermatoskopische Strukturkomponenten

Der Schlüssel zur korrekten Einordnung von pigmentierten Hautveränderungen liegt im Erkennen von bestimmten Strukturen. Nachfolgend werden die für die Dermatoskopie wichtigsten Strukturkomponenten stichwortartig erläutert.

— **Pigmentnetzwerk**:
Regelmäßiges honigwabenähnliches Netzwerk, verursacht durch die Lage des Melanins in den Keratinozyten der epidermalen Reteleisten; Länge der Reteleisten und Menge des Melanins sind ausschlaggebend für das Aussehen des Netzes; identifiziert melanozytäre Läsionen (Ausnahmen: Dermatofibrom, akzessorische Mamille).

— **Strukturlose Areale**:
Kein Netzwerk erkennbar, da Reteleisten kurz und wenig pigmentiert; verschiedene Brauntöne möglich, aber v. a. bei Melanomen auch schwarz, blaugrau, weiß (Regressionszone) oder milchig-rot.

— **Pigmentierte Schollen**:
Bei stark pigmentierten melanozytären Nestern mit einem Durchmesser größer 0,1 mm in der unteren Epidermis oder der oberen Dermis, vor allem bei papillomatösen melanozytären Nävi, häufig plastersteinartig angeordnet; aggregierte braune, blau-graue und schwarze Schollen werden nur bei melanozytären Läsionen gesehen.

— **Punkte**:
Braun bis schwarz, kleiner als Schollen (Durchmesser <0,1 mm); blaugraue und rotbraune Punkte häufig bei regressiven malignen Melanomen; rote Punkte entstehen, wenn kleine Kapillaren vertikal in der Haut zu den Papillenspitzen verlaufen.

— **Verzweigte Streifen**:
Gestörtes Pigmentnetzwerk, Farbe von hell- bis dunkelbraun, blaugrau oder schwarz, abhängig von der Tiefe der Melanozytennester; Kennzeichen melanozytärer Hautveränderungen.

Pseudostreifen: dicker, ohne oder nur kurze Verzweigungen; Vorkommen bei papillomatösen pigmentierten Hautveränderungen und gelegentlich in seborrhoischen Keratosen aufgrund der Aggregation von Pigment in den Gräben der gefalteten Oberfläche.

- **Hornpseudozysten**:
 Zirkuläre gelblich-weiße Areale, hauptsächlich in seborrhoischen Keratosen, auch in papillomatösen Nävi; Größe 0,1–1,0 mm; nicht selten auch bei Basalzellkarzinomen.
- **Pseudofollikuläre Öffnungen**:
 Komedoartige pseudofollikuläre Öffnungen, ebenfalls typisch für seborrhoische Keratosen, evtl. in papillomatösen melanozytären Nävi.
- **Gyri und Sulci**:
 Vorkommen bei seborrhoischen Keratosen, das Muster erinnert an die Oberfläche des Gehirns oder an eine Bergkette mit Gipfeln und dazwischen liegenden Tälern.
- **Fingerabdruckartiges Muster**:
 Feine parallel zueinander verlaufende Leisten, ähnlich einem Fingerabdruck; Vorkommen bei flachen seborrhoischen Keratosen.
- **Mottenfraßartige Begrenzung**:
 Konkave Begrenzung bei einer flachen seborrhoischen Keratose.
- **Geleeartiger Rand**:
 Pigment scheint auf der Hautoberfläche zu liegen, nahezu transparent, typisch bei Lentigo senilis (flaches Basalzellakanthom).
- **Gefäßmuster**:
 Siehe Tabelle (Abb. 10.16).
- **Ahornblattartige Strukturen**:
 Graubraune bis schiefergraue noduläre Strukturen, die ähnlich den Fingern einer Hand oder wie ein Ahornblatt wachsen, typisch für Basalzellkarzinome.
- **Graue ovale Areale**:
 Schiefergraue oväläre oder größere Areale, bei Basalzellkarzinomen.
- **Speichenartige Strukturen**:
 Weiteres Kennzeichen für Basalzellkarzinome; radiale blaue bis graue Ausläufer von einer oft dunkleren Achse ausgehend.
- **Stahlblaue Areale**:
 Stahlblaue Areale ohne Struktur oder mit einzelnen blauen Schollen oder Punkten, typisch für blaue Nävi; bei kombinierten Nävi zusätzlich Vorkommen von braunen Arealen.

Eine ausführliche Darstellung der dermatoskopischen Kriterien mit zahlreichen Beispielen findet sich in Stolz et al. (2004) und weiteren Lehrbüchern (Blum et al. 2003).

Scharf begrenzte rote Lakunen Eruptives Hämangiom	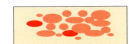
Feine haarnadelartige Gefäße Seborrhoische Keratose	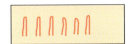
Dickere Gefäße, parallel zur Oberfläche, aber tiefer und verwaschen Papillomatöser melanozytärer Nävus	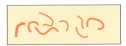
Irreguläres polymorphes Muster Melanom	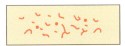
Milchig-rote oder blau-rote Schollen, verwaschen Melanom	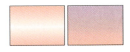
Irreguläre haarnadelartige Gefäße Melanom	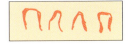
Baumartig verzweigte Gefäße Basalzellkarzinom	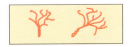
Strahlenförmige oder kranzartige Gefäße Talgdrüsenhyperplasie	

Abb. 10.16. Gefäßmuster

Literatur

Argenziano G et al. (1998) Epiluminescence microscopy for the diagnosis of doubtful melanocytic skin lesions. Comparison of the ABCD rule of dermatoscopy and a new 7-point checklist based on pattern analysis. Arch Dermatol 134: 1563–1570

Argenziano G, Soyer HP et al. (2003) Dermoscopy of pigmented skin lesions. Results of a Consensus Meeting via the Internet. J Am Acad Dermatol 48: 679–693

Blum A et al. (2003) Dermatoskopie von Hauttumoren-Auflichtmikroskopie, Dermoskopie, Digitale Bildanalyse. Steinkopff, Darmstadt

Ehring F (1958) Geschichte und Möglichkeiten einer Histologie an der lebenden Haut. Hautarzt 9: 1–4

Kittler H et al. (2002) Diagnostic accuracy of dermoscopy. Lancet Oncol 3: 59–165

Menzies SW, Ingvar C, McCarthy WH (1996) A sensitivity and specificity analysis of the surface microscopy features of invasive melanoma. Melanoma Res 6: 55–62

Pehamberger H et al. (1993) In vivo epiluminescence microscopy: improvement of early diagnosis of melanoma. J Invest Dermatol 100: 356S–362S

Saphier J (1920) Die Dermatoskopie. I. Mitteilung. Arch Dermatol Syphiol 128: 1–19

Schiffner R et al. (2000) Improvement of early recognition of lentigo maligna using dermatoscopy. J Am Acad Dermatol 42: 25-32

Soyer H et al. (2000) Dermoscopy of pigmented skin lesions. An atlas based on the Consensus Net Meeting on Dermoscopy 2000. Edra, Milan

Stolz W et al. (1994) ABCD rule of dermatoscopy: a new practical method for early recognition of malignant melanoma. Eur J Dermatol 4: 521–527

Stolz W et al. (2004) Farbatlas der Dermatoskopie, 3. Aufl. Thieme, Stuttgart

Histopathologie des Melanoms

Claus Garbe, Lorenzo Cerroni und Helmut Kerl

11.1 Einleitung – 140

11.2 Melanoma in situ – 140

11.3 Invasives Melanom – 140

11.4 Klinisch-histologische Subtypen des Melanoms – 142
11.4.1 Superfiziell spreitendes Melanom – 142
11.4.2 Noduläres Melanom – 142
11.4.3 Lentigo-maligna-Melanom – 143
11.4.4 Akral-lentiginöses Melanom – 144

11.5 Seltene Melanomvarianten – 144

11.6 Hautmetastasen des Melanoms – 150

11.7 Melanome mit unbekanntem Primärtumor – 150

11.8 Histopathologische Befundung des primären Melanoms – 150
11.8.1 Stellenwert der Immunhistologie – 150
11.8.2 Bestimmung der maximalen Tumordicke nach Breslow – 152
11.8.3 Bestimmung des Invasionslevels nach Clark – 152
11.8.4 Ulzeration und Regression – 153
11.8.5 Histologischer Befundbericht bei Melanomdiagnose – 153

11.1 Einleitung

> **Definition**
>
> Das Melanom ist der bösartige Tumor der Melanozyten (pigmentbildende Zellen der Epidermis).

Klinisch entspricht in den frühen Stadien jedes primäre Hautmelanom (»melanoma in situ«) einem asymmetrischen, unscharf begrenzten Fleck mit Farbnuancierungen von hellbraun bis dunkelbraun oder schwarz. Die Größenzunahme erfolgt zunächst durch horizontales Wachstum. Nach einem variablen Zeitraum findet man eine mäßig palpable Elevation und die Tendenz zu vertikalem Wachstum. Knotige Melanome werden leider in den frühen Stadien nur selten erkannt.

! Die Histopathologie ist der Goldstandard in der Diagnosestellung des Melanoms.

Nach wie vor beruht die Diagnose auf den morphologischen Merkmalen des Tumors; immunhistologische Markierungen bestimmter Moleküle können bei der Diagnosestellung hilfreich sein, ersetzen aber nicht die morphologische Beurteilung (Ackerman 1994; Barnhill 2000b; Liu u. Mihm 2003; Slominski et al. 1995; Tronnier et al. 1997). Im Allgemeinen erfolgt die Diagnosestellung am HE-Präparat.

Die histopathologische Beurteilung ist nicht nur für die Diagnosestellung entscheidend, sie ist auch die Voraussetzung für die richtige prognostische Einordnung des Tumors. Entscheidend sind die Unterscheidungen zwischen »in situ« und »invasiv«, die Beurteilung der vertikalen Eindringtiefe in die Dermis (Tumordicke nach Breslow), die Beurteilung des Invasionslevels nach Clark und das Erkennen einer Ulzeration. Auf diesen Angaben beruht die diagnostische Einordnung nach der TNM-Klassifikation, die für das primäre Melanom nie auf klinischen Angaben allein, sondern immer schon auf der histopathologischen Beurteilung fußt.

Im Folgenden werden zunächst die allgemeinen Merkmale des Melanoma in situ und des invasiven Melanoms beschrieben, dann die verschieden klinisch-histologischen Subtypen, die prognostisch relevanten Merkmale und schließlich seltenere Sonderformen.

11.2 Melanoma in situ

Das Wachstum fast aller Melanome beginnt an der dermoepidermalen Junktionszone (dermale Melanome stellen eine seltene Sonderform dar; s. unten). Solange die Proliferation atypischer Melanozyten auf die Epidermis beschränkt bleibt, spricht man vom Melanoma in situ (Ackerman 1985, 1994, 1998).

Die Entwicklung des Melanoms beginnt mit einer Vermehrung von Melanozyten in den basalen Epidermislagen (melanozytäre Hyperplasie). Im weiteren Verlauf breiten sich die Melanozyten teils einzeln, teils in Nestern, entlang der dermoepidermalen Junktionszone und schließlich in allen Epidermislagen, einschließlich der Hornschicht, aus. Die Melanozyten zeigen Atypien mit Variationen der Zellgröße, hyperchromatische Kerne, deutliche Nukleoli, Zunahme des Kern-Zytoplasma-Verhältnisses und Vermehrung atypischer Mitosen.

> **Merkmale des Melanoma in situ**
> - Unscharfe Begrenzung der lateralen melanozytären Komponente
> - Vermehrung atypischer Melanozyten in der Epidermis
> - Einzelformationen von Melanozyten überwiegen fokal oft im Vergleich zu Melanozytennestern in der Epidermis
> - Intraepidermale Melanozyten und Melanozytennester zeigen ungleichmäßige Abstände voneinander
> - Melanozyten sind – einzeln und in Nestern – häufig in allen Epidermisschichten nachweisbar (pagetoides Muster, »scatter of melanocytes«, »buck-shot pattern« = schrotschussartiges Bild)
> - Melanozyten mit atypischen (pleomorphen) Kernen; breites Zytoplasma
> - Aktinische Elastose im Stratum papillare

11.3 Invasives Melanom

Nachdem die atypischen Melanozyten von der Epidermis in die Dermis gelangen, liegt ein invasives Melanom mit der Potenz zur Metastasierung vor. Für eine exakte Diagnose sind zuverlässige und reproduzierbare Kriterien notwendig (Barnhill 2000b; Slominski et al. 1995; Tronnier et al. 1997).

Melanome sind histologisch i. Allg. durch Asymmetrie und eine unscharfe Begrenzung gekennzeichnet. **Laterale unscharfe Begrenzung** bedeutet, dass atypische Melanozyten in Einzelformationen an der Junktionszone (oder

11.3 · Invasives Melanom

suprabasal) über das letzte erkennbare Melanozytennest in der Epidermis hinaus angeordnet sind. Man findet **fehlende »Reifung«** der dermalen Tumorzellen, d. h. die Melanoyzten in der Dermis zeigen auch in der Tiefe noch größere Zellelemente mit Atypien. Im Gegensatz dazu findet man bei melanozytären Nävi eine Ausreifung, die durch ein Kleinerwerden der melanozytären Zellen zur Tumorbasis hin charakterisiert ist. Die dermalen Tumorzellformationen zeigen Nester und Bündel mit **»sheets of cells«** (Anordnung in kohäsiven Schichtverbänden). Die Beziehung zum Stroma geht dadurch verloren. In den basalen, in Strängen vorliegenden Tumorzellanteilen werden Mitosen nachgewiesen.

In der Epidermis zeigen die **Melanozytennester** ungleichmäßige Abstände voneinander, die Nester variieren in Form und Größe, häufig sind die Nester nicht scharf begrenzt und zeigen die Tendenz zur Konfluenz. Die Melanozyten finden sich in Nestern und Einzelformationen in allen Epidermislagen, was als **»pagetoide Durchwanderung«** bezeichnet wird. Die Melanozyten in manchen Nestern weisen fehlende Kohäsivität auf. Ein wichtiger Befund ist auch das Überwiegen intraepidermaler atypischer Melanozyten in Einzelformationen im Vergleich zu den Nestern. Zytomorphologisch findet man beim Melanom ein großes Spektrum verschiedener Zelltypen, die meist atypische Kerne aufweisen (◘ Abb. 11.1).

Die wichtigsten Parameter für die Diagnose eines Melanoms sind in der Übersicht zusammengefasst.

Histologische Kriterien zur Melanomdiagnose
- **Architektur des Tumors**
  - Asymmetrie des Tumors
  - Unscharfe Begrenzung der lateralen intraepidermalen melanozytären Komponente; Silhouette der Tumorbasis uneben
  - Einzelformationen von Melanozyten überwiegen fokal oft im Vergleich zu Melanozytennestern in der Epidermis
  - Intraepidermale Melanozytennester zeigen ungleichmäßige Abstände voneinander
  - Melanozytennester in der Epidermis und Dermis variieren in Form und Größe und zeigen Konfluenzneigung (»sheets« von Melanozyten in der Dermis)
  - Melanozyten – einzeln und in Nestern – sind häufig in allen Epidermisschichten nachweisbar (»pagetoide Durchwanderung«)
  - Melanozytenausbreitung entlang der epithelialen Adnexstrukturen
  - Fehlende »Reifung« der Tumorzellen in der tieferen Dermis
  - Nester an der Basis sind oft größer als Nester an der Oberfläche
- **Zytomorphologie**
  - Atypische Melanozyten
  - Mitosen in Melanozyten, insbesonders an der Tumorbasis
  - Nekrotische Melanozyten
- **Weitere wichtige Kriterien**
  - Zeichen aktinischer Elastose
  - Regressionsphänomene, wie lymphoidzelliges Infiltrat, Fibrose und/oder Melanose mit Verbreiterung des Stratum papillare
  - Unregelmäßige, fleckförmige Verteilung des Melanins im Tumor. Melaninanhäufung an der Basis.
  - Nachweis von Plasmazellen
  - Melanozyten mit pagetoider Morphologie

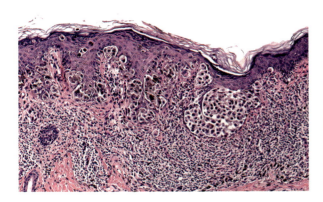

◘ **Abb. 11.1.** Superfiziell spreitendes Melanom. Atypische Melanozyten finden sich in unregelmäßig großen Nestern mit variierenden Abständen. Melanozytäre Einzelzellen (»Klarzellen« oder stark pigmentierte Zellelemente) durchsetzen alle Epidermislagen einschließlich des Stratum corneum (»pagetoide Durchwanderung«). Ein dichtes entzündliches Infiltrat findet sich im Stratum papillare untermischt mit Melanophagen und vereinzelten atypischen Melanozyten

Es wird geschätzt, dass sich etwa die Hälfte der Melanome de novo entwickeln und die andere Hälfte auf präexistenten melanozytären Nävi entstehen (Gruber et al. 1989; Kaddu et al. 2002; Sagebiel 1993; Stadler u. Garbe 1991). In ca. 20–50% aller Melanome können Reste melanozytärer Nävi nachgewiesen werden. Zumeist lassen sich der

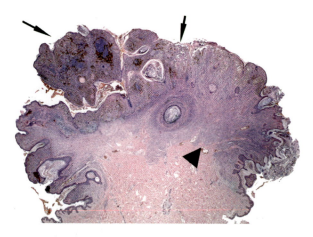

Abb. 11.2. Nävusassoziiertes Melanom. Die Melanomanteile *(Pfeile)* sind offenbar im Bereich der Junktionszone entstanden und imponieren stark pigmentiert im Vergleich zu dem sich deutlich abgrenzenden präexistenten melanozytären Nävus *(Pfeilspitze)*. Asymmetrischer, exophytischer, papillomatöser melanozytärer Tumor mit Erosion im Zentrum

vorbestehende Nävusanteil und der Melanomanteil gut voneinander abgrenzen (Abb. 11.2).

11.4 Klinisch-histologische Subtypen des Melanoms

Ende der 1960-er Jahre wurden von Clark und Mitarbeitern Kriterien für die Unterscheidung verschiedener klinisch-histologischer Subtypen des Melanoms entwickelt, von denen sich in der Folgezeit **4 Haupttypen** herausstellten (Clark et al. 1969; Elder et al. 1980; McGovern et al. 1973):

- superfiziell spreitendes Melanom,
- noduläres Melanom,
- Lentigo-maligna-Melanom,
- akral-lentiginöses Melanom.

Die Melanomeinteilung nach Clark, die sowohl die anatomische Lokalisation berücksichtigt als auch auf einer histogenetischen Basis beruht, ist v. a. aus didaktischen Gründen zur klinischen und histopathologischen Unterscheidung verschiedener Melanomvarianten nützlich. Sie hat es ermöglicht, die Frühformen der Melanome sowohl klinisch als auch histopathologisch besser zu erkennen. Prognostisch bezitzt sie dagegen keine Relevanz. Noduläre Melanome haben zwar eine ungünstigere Prognose als superfiziell spreitende Melanome, weisen aber auch gleichzeitig eine größere Tumordicke auf.

11.4.1 Superfiziell spreitendes Melanom

Das superfiziell spreitende Melanom ist eine makulöse Pigmentläsion, die teilweise exzentrische papulöse Anteile aufweisen kann. Superfiziell spreitende Melanome zeigen klinisch eine asymmetrische Konfiguration. Charakteristisch ist eine scharfe, aber unregelmäßige Begrenzung. Es kommen verschiedene Farbtöne in der Läsion vor, wobei schwarz-braune und rötliche bis graue Farbtöne besonders auf den Malignitätsverdacht hinweisen. Rötliche, hautfarbene und graue Farbtöne sind charakteristisch für Regressionszonen, die beim oberflächlich spreitenden Melanom recht häufig vorkommen.

Histologisch ist das wichtigste Zeichen eine intraepidermale Proliferation atypischer Melanozyten, die als Einzelzellelemente und in Nestern die Epidermis in allen Ebenen durchsetzen. Die Verteilung der Melanozyten innerhalb der Epidermis ist schrotschussartig (pagetoid; Abb. 11.1).

Es findet sich eine **Asymmetrie** der gesamten Läsion, die insbesondere durch die Anordnung der dermalen Anteile deutlich wird. Häufig wachsen dermale Zellformationen einseitig betont innerhalb der Läsion. Weiterhin tragen z. T. **Regressionszonen** in der Läsion zu dem asymmetrischen Gesamterscheinungsbild bei. Der Tumor ist zur Seite hin unscharf begrenzt. Eine dermale Komponente besteht vorwiegend aus kohäsiven Zellformationen (»**sheets**«), die in Nestern oder Bündeln arrangiert sind. Kohäsive Zellformationen werden auch in den unteren Anteilen der Läsion beobachtet. Zur Tiefe hin können sich allerdings auch Einzelzellelemente ablösen. Charakteristisch ist die **fehlende Ausreifung** dermaler Zellformationen zur Tiefe hin.

11.4.2 Noduläres Melanom

Als noduläre Melanome werden Tumoren bezeichnet, die primär ein vertikales Wachstum zeigen. Sie beginnen mit Ausbildung einer flachen oder stärker prominenten Papel und gehen in der weiteren Entwicklung in ein Knötchen über. Klinisch imponieren sie exophytisch. Unter den nodulären Melanomen finden sich gehäuft auch solche, die amelanotisch sind.

> **Cave**
> Das noduläre Melanom wird am häufigsten klinisch fehldiagnostiziert.

Histologisch charakteristisch für noduläre Melanome ist, dass sie **keine seitliche intraepidermale Komponente** aufweisen bzw. dass diese **3 Reteleisten nicht überschreitet**. Der Tumor ist meist von einer verschmälerten Epidermis bedeckt. Eine pagetoide Durchwanderung kann bei manchen Tumoren vorhanden sein, bei anderen fehlt sie.

> ❗ Die Diagnose des nodulären Melanoms wird anhand der dermalen Tumorzellformationen gestellt.

Diese bestehen meist aus epitheloiden runden bis ovalen Zellen, die vergrößert sind und ein helles oder von staubförmigem Pigment durchsetztes Zytoplasma zeigen (◘ Abb. 11.3). Charakteristisch ist die fehlende Ausreifung der Zellen zur Tiefe hin, die an Größe nicht abnehmen und bis zur Tiefe hin pigmentiert bleiben können.

Neben den epitheloiden Zellmorphen kommen spindelförmige Zellmorphen und manchmal auch ballonzellartige Elemente vor. Ein charakteristisches Merkmal ist das **Vorkommen verschiedener Zellmorphen in einem Tumor** (Wachstum verschiedener Zellklone). Charakteristisch ist, dass bei nodulären Melanomen **atypische Mitosen** auch in den tieferen dermalen Tumoranteilen gefunden werden. Die Tumoren und v. a. auch die umliegende Dermis sind verstärkt vaskularisiert. **Tumorulzeration** findet sich häufig.

11.4.3 Lentigo-maligna-Melanom

Lentigo-maligna-Melanome an sonnenexponierter Haut findet man insbesonders bei älteren Patienten. Die frühen, nicht invasiven Stadien (»melanoma in situ«) werden als **Lentigo maligna** bezeichnet und sind durch flache Läsionen mit unregelmäßiger, unscharfer Begrenzung und unterschiedlichen Brauntönen mit manchmal maschig-retikulärem Aspekt oder schwarzer Fleckung gekennzeichnet. Nach meist vielen Jahren entwickeln sich Papeln und knotige Anteile. Dysplastische Nävi sind im Gesicht extrem selten; die Differenzialdiagnose betrifft daher bei Pigmentläsionen im Gesicht in erster Linie die Lentigo-senilis-Verruca seborrhoica bzw. eine pigmentierte aktinische Keratose oder ein Melanom.

Das histologische Bild ist durch eine Vermehrung atypischer Melanozyten **(lentiginöse Melanozytenhyperplasie)**, insbesondere an der Junktionszone, in Einzelformationen und Nestern gekennzeichnet (Clark u. Mihm 1969; Cohen 1995). Einzelne atypische Melanozyten können auch in höheren Epidermislagen nachgewiesen werden (◘ Abb. 11.4).

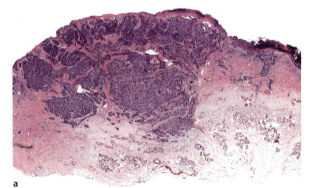
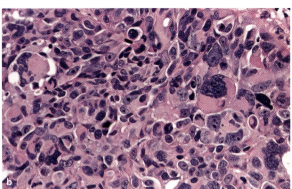

◘ **Abb. 11.3a, b.** Noduläres Melanom. **a** Asymmetrischer, exulzerierter, knotiger bis an die Kutis-Subkutis-Grenze reichender Tumor. Der Tumor ist zu den Seiten hin scharf begrenzt, eine seitlich in Nestern auslaufende Schulter im Junktionsbereich (wie bei SSM) fehlt (die seitliche junktionale Komponente darf 3 Reteleisten nicht überschreiten). **b** Zu beachten sind große, atypische Melanozyten mit pleomorphen Kernen

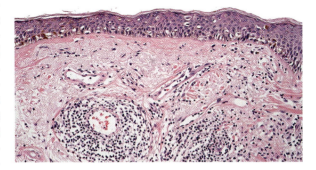

◘ **Abb. 11.4.** Lentigo maligna (Melanoma in situ) im Bereich sonnengeschädigter Haut. Intraepidermal findet sich eine Vermehrung atypischer Melanozyten (»Klarzellen« oder stark pigmentierte Zellelemente) in Einzelformationen an der Junktionszone und fokal auch suprabasal. Charakteristisch sind weiter die atrophe Epidermis (Verschmälerung) und die aktinische Elastose (Grauverfärbung) der Dermis, die die aktinische Schädigung zeigen. In der oberen Dermis kommen entzündliche lymphoidzellige Infiltrate zur Darstellung

Wichtig ist auch die **Beteiligung der Adnexstrukturen**, insbesondere im Bereich der Haarfollikel. Es finden sich immer **Zeichen der aktinischen Schädigung**, die Epidermis ist meist atrophisch, und im Stratum papillare sieht man aktinische Elastose. Die Tumorzellen bestehen aus spindeligen und epitheloiden Melanozyten, gelegentlich auch aus dendritischen Zellen.

11.4.4 Akral-lentiginöses Melanom

Im palmoplantaren (◘ Abb. 11.5) und subungualen Bereich beobachtet man eine spezielle Form der Melanome. Das klinische Bild des akral-lentiginösen Melanoms zeigt viele Facetten. Ganz besonderer Wert ist auf die Erkennung der Frühveränderungen zu legen, die gewöhnlich durch kleine, unscheinbare braune bis schwarz-braune lentigoartige Flecken gekennzeichnet sind. Mit der Größenzunahme finden sich viele Charakteristika des Lentigo-maligna-Melanoms oder des superfiziell spreitenden Melanoms. Ulzerierte Knoten werden häufig in späteren Stadien beobachtet. Subunguale Melanome beginnen als braune bzw. schwarz gesprenkelte Flecken oder streifige Pigmentierungen des Nagelbettes (Melanonychie). Die Pigmentierung kann auf die Umgebung übergreifen (Hutchinson-Zeichen).

Fortgeschrittene Fälle zeigen Entzündung und Knoten mit Destruktion der Nagelplatte.

> **Histopathologische Kriterien des palmoplantaren Melanoms (Kerl et al. 1984; Kuchelmeister et al. 2000)**
> — Unregelmäßige Hyperplasie der Epidermis mit ausgeprägter Hyperkeratose
> — Proliferation atypischer Melanozyten (häufig mit z. T. bizarren, langen dendritischen Fortsätzen) im Bereich der dermoepidermalen Junktionszone
> — Unscharfe laterale Begrenzung der intraepidermalen Melanozytenkomplexe
> — Atypische Melanozyten, einzeln und in Nestern, in allen Epidermislagen, insbesondere auch im Stratum corneum; hier findet man eine diffuse Verteilung des Melanins und der Melanozyten, die z. T. in Klumpen angeordnet sind (Differenzialdiagnose s. akraler Nävus)
> — die dermalen Tumorzellen sind häufig vom spindelzelligen oder epitheloidzelligen Typ
> — Lymphoidzelliges Infiltrat, untermischt mit Melanophagen in der Dermis

Subunguale Melanome zeigen klinisch nicht selten das Bild einer Melanonychia striata longitutinalis mit Entwicklung eines braunen bis braun-schwarzen subungualen Nagelstreifens. Histologisch findet man eine Vermehrung atypischer Melanozyten, die z. T. dendritischen Melanozyten entsprechen, in Nestern und solitären Einheiten im Bereich des Epithels der Nagelmatrix.

11.5 Seltene Melanomvarianten

Das Melanom zeigt viele klinisch-pathologische Varianten. Einige davon sind durch klinische Charakteristika, andere durch variable histologische Muster und/oder zytomorphologische Züge gekennzeichnet. Die Kenntnis der histopathologischen Varianten des Melanoms ist von besonderer Bedeutung, um Fehldiagnosen zu vermeiden. Schwierig kann insbesondere die Differenzialdiagnose beim nävoiden, spitzoiden, desmoplastischen und dermalen Melanom sein. Aber auch die Kenntnis der anderen Varianten ist erforderlich für die sichere Einordnung melanozytärer Neubildungen. Wichtig ist dabei die

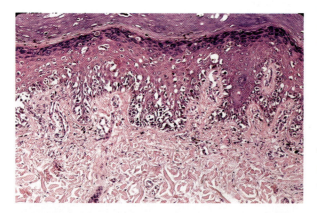

◘ **Abb. 11.5.** Akrales (palmoplantares) Melanom. Es findet sich eine unregelmäßige Epidermishyperplasie mit atypischen Melanozyten (»Klarzellen« oder stark pigmentierte Zellelemente) in kleinen Nestern und v. a. in Einzelformationen in allen Epidermislagen einschließlich des Stratum corneum (pagetoide Durchwanderung). Charakteristischerweise durchwandern auch kleinere Nester bis ins Stratum corneum, und wegen der lokalisationsspezifischen akralen Hyperkeratose ist das Vorkommen von melanozytären Einzelzellen und Nestern im Stratum corneum diagnostisch wegweisend

11.5 · Seltene Melanomvarianten

Abgrenzung von den so genannten Melanomsimulatoren, die gutartige melanozytäre Neubildungen darstellen, histopathologisch aber z. T. Merkmale von Melanomen aufweisen (Ackerman 1988; Cerroni u. Kerl 1998).

Im Folgenden werden die wichtigsten histolopathologischen Melanomvarianten dargestellt.

Nävoides Melanom

Das klinische Bild des nävoiden Melanoms zeigt in vielen Fällen die charakteristischen Kriterien eines konventionellen Melanoms. Allerdings beobachtet man immer wieder schnell wachsende, hellbräunliche Knötchen und Knoten, bei denen die klassischen Melanomkriterien fehlen.

Der erste Eindruck ergibt histologisch nicht selten das Bild eines gutartigen melanozytären Nävus, und größte Vorsicht ist notwendig, um die durchaus nicht selten vorkommenden Fehldiagnosen zu vermeiden (Wong et al. 1993). Beim nävoiden Melanom – »small cell type« – findet man einen Tumor, bestehend aus kleinen Melanozyten (Nävuszellen), die in Nestern bei oft organoider Konfiguration angeordnet sind. Insbesonders in der Tiefe an der Tumorbasis sieht man große, in der Form variable, unregelmäßig begrenzte Melanozytennester. Diese zeigen kleine, z. T. pleomorphe, hyperchromatische Kerne (◘ Abb. 11.6).

Bedeutsam ist der Nachweis von Mitosen an der Basis. Besonders wichtig ist die Inspektion der Junktionszone und der Epidermis. Intraepidermale Beteiligung mit Proliferation atypischer Melanozyten und pagetoider intraepidermaler Ausbreitung ist oft nur fokal nachweisbar. ◘ Tab. 11.1 zeigt eine detaillierte Zusammenstellung der Differenzialdiagnose nävoides Melanom, »small cell-type« vs. melanozytärer Nävus.

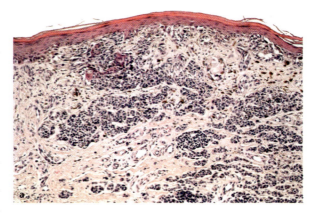
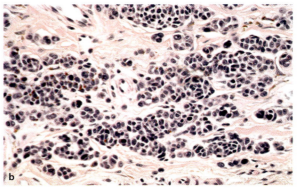

◘ **Abb. 11.6a, b.** Nävoides (kleinzelliges) Melanom. **a** In der Dermis finden sich in Form und Größe variable Melanozytennester, die bis zur Tiefe hin kohäsiv sind. An der Junktionszone zeigen sich unregelmäßige, konfluierende Nester atypischer Melanozyten. **b** Die dermalen Nester bestehen aus polymorphen, kleinen Zellen mit hyperchromatischen Kernen und z. T. prominenten Nucleoli, auch in der Tiefe finden sich noch pigmentierte Zellen. Zur Tiefe hin fehlt die Reifung der melanozytären Zellen

Melanom mit Zügen des Spitz-Nävus (»spitzoides« Melanom)

Der Spitz-Nävus stellt eine meist rasch wachsende, überwiegend bei Kindern und Jugendlichen, seltener bei Erwachsenen beobachtete gutartige melanozytäre Neubildung dar, die histologisch Ähnlichkeiten mit einem Melanom aufweist (Paniago-Pereira et al. 1978). Dieser Tumor wurde als juveniles Melanom bezeichnet und von der amerikanischen Pathologin Sophie Spitz erstbeschrieben, nach der dieser Nävus heute benannt ist. Vom Spitz-Nävus ist das »spitzoide Melanom« abzugrenzen, das histopathologische Merkmale des Spitz-Nävus aufweist.

Das klinische Bild zeigt in vielen Fällen die Charakteristika eines Melanoms oder eines Spitz-Nävus. Häufig sind jedoch bereits die klinischen Kriterien nicht eindeutig, und das Alter des Patienten ist von Bedeutung. Im **Kindesalter** kommen zumeist Spitz-Nävi, jedoch selten auch bereits Melanome vor (Schmid-Wendtner et al. 2002). Diese sind klinisch und histologisch oft schwierig zu erkennen, weil nicht so selten Züge eines Spitz-Nävus oder eines atypischen blauen Nävus vorliegen. Im Allgemeinen gelten bei Kindern dieselben diagnostischen Kriterien wie beim Melanom der Erwachsenen.

◘ **Tab. 11.1.** Differenzialdiagnose naevoides Melanom (»small cell-type«) vs. melanozytärer (Compound)-Nävus

Nävoides Melanom	Melanozytärer (Compound)-Nävus
Große, in der Form variable, unregelmäßig begrenzte Nester an der Basis	Kleine, uniforme Nester mit glatter Begrenzung an der Basis
Kontinuität mit darüberliegenden Melanozyten	Fehlende Verbindung mit höherliegenden Melanozyten
Keine »Reifung«	Manchmal »Reifung«
Kleine (z. T. pleomorphe) Melanozyten mit hyperchromatischen Kernen und deutlichen Nukleolen, Zytoplasma manchmal erkennbar	Monomorphe Kerne
Gelegentlich Mitosen	Keine Mitosen
Nekrotische Melanozyten	Keine nekrotischen Melanozyten
Fehlen einer angiozentrischen, periadnexiellen Anordnung der Melanozyten	Gelegentlich periadnexielles (»kongenitales«) angiozentrisches Muster
Manchmal Lymphozyten und Plasmazellen nachweisbar	Keine Lymphozyten und Plasmazellen vorhanden
Pigment (fokal) an der Basis	Kein Pigment an der Basis
»Beziehung« zum Stroma »verloren«	»Beziehung« zum Stroma (Kollagen) erhalten

Histologisch sieht man beim spitzoiden Melanom in der Übersichtsvergrößerung die Architektur eines Spitz-Nävus. Erst nach genauer Inspektion erkennt man Nester von Melanozyten mit Konfluenzneigung insbesonders in der Dermis (»sheets« von Melanozyten), eine fehlende »Reifung«, und häufig gelingt auch der Nachweis von Mitosen an der Basis (◘ Abb. 11.7; Barnhill 2000a, Walsh et al. 1998). Die Tumoren sind meist scharf begrenzt und zeigen die bei den Spitz-Nävi beobachtete Epidermishyperplasie.

> **Histopathologische Kriterien des Melanoms mit Zügen des Spitz-Nävus**
> — Symmetrischer, meist scharf begrenzter Tumor
> — Epidermishyperplasie
> — Intraepidermal häufig pagetoides Muster; Kaminobodies gelegentlich
> — **»sheets« neoplastischer Melanozyten in der Dermis;** Konfluenz der Melanozytennester
> — Atypische Melanozyten mit zytomorphologischen Charakteristika des Spitz-Nävus
> — **Fehlende »Reifung«**
> — **Mitosen an der Basis**
> — **Aktinische Elastose**
> — Alter des Patienten!

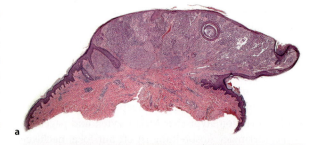

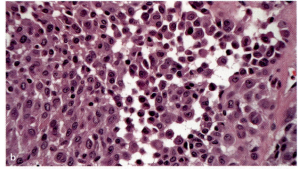

◘ **Abb. 11.7a, b.** Melanom mit Zügen des Spitz-Nävus (»spitzoides« Melanom). **a** Exophytischer, asymmetrischer melanozytärer Tumor mit z. T. großen, umschriebenen Nestern melanozytärer Zellen (Spitz-Nävus-artig). Daneben kommen »sheets« von Melanozyten in der Dermis vor (beetartig konfluierend). **b** Atypische, nicht kohäsive epitheloide Melanozyten, die eine deutliche Kernpolymorphie und prominente Nucleoli zeigen

11.5 · Seltene Melanomvarianten

Desmoplastisches Melanom

Die Diagnose des desmoplastischen Melanoms kann meist nur histologisch gestellt werden. Das klinische Bild zeigt entweder eine pigmentierte Läsion oder häufig ein erythematöses oder fibromähnliches Knötchen oder einen Knoten ohne die typischen Merkmale des Melanoms. Desmoplastische Melanome werden zumeist in der Kopf-Hals-Region (Gesicht) gefunden. Nicht selten erfolgt die richtige Diagnose erst, wenn ein Rezidiv des primären Melanoms aufgetreten ist. Unbedingt notwendig ist eine tiefe Exzision, weil die Tumoranteile in der Regel im tieferen Corium bzw. in der Subkutis liegen.

Histologisch charakteristisch sind melanozytäre Zellformationen, die aus Faszikeln und Knoten spindeliger Zellen aufgebaut sind, die zwischen den Kollagenfasern liegen. Die Melanozyten ähneln z. T. Fibroblasten mit gewellter oder spindeliger Struktur (Abb. 11.8; Hui et al. 2002; Kay et al. 2004; Rütten et al. 1996). Immer wieder erkennt man aber größere atypische Kerne und z. T. auch Pigmentierung. Gelegentlich sind Mitosen nachweisbar. Charakteristische Merkmale sind Fibroplasie, Muzinablagerung und eine verstärkte Vaskularisierung des Tumors. In der Epidermis findet man gelegentlich die Kriterien eines »Melanoma in situ«.

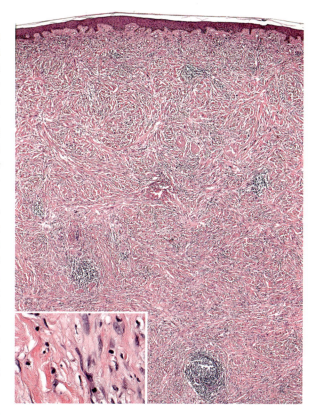

Abb. 11.8. Desmoplastisches Melanom. An der Junktionszone findet sich eine lentiginöse Melanozytenhyperplasie. In der Dermis zeigt sich eine Proliferation spindeliger Melanozyten untermischt mit umschriebenen lymphoidzelligen Infiltraten. Die melanozytären Zellen weisen atypische spindelige Kerne der Melanozyten auf (Inset)

> **Histopathologische Kriterien des desmoplastischen Melanoms**
> - Dermale und subkutane Knoten und Faszikel von spindeligen Zellen zwischen Kollagenfasern
> - An Fibroblasten erinnernde Zellen mit atypischen Kernen und z. T. Pigmentierung
> - Ausgeprägte Fibroplasie und Muzinablagerung
> - Häufig Neurotropismus
> - Perivaskuläre, fleckförmige, lymphoidzellige Infiltrate in der tieferen Dermis
> - Der epidermale Tumoranteil zeigt nicht selten das Bild eines »Melanoma in situ«

Desmoplastische Melanome zeigen eine Affinität zu dermalen Nerven, und die Melanozyten infiltrieren die Nerven bzw. folgen deren Verlauf (Neurotropismus; Su et al. 2004). Man spricht dann vom desmoplastisch-neurotropen Melanom (Abb. 11.9). Um die Diagnose zu sichern, werden immunhistologische Färbungen mit Antikörpern gegen Protein S-100 durchgeführt. HMB-45 ist dagegen in den tieferen Anteilen nicht selten negativ. Neben Fib-

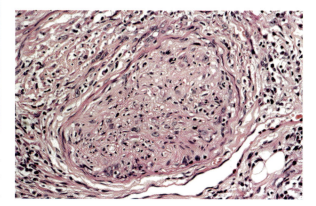

Abb. 11.9. Desmoplastisches Melanom mit Neurotropismus. Atypische melanozytäre Zellelemente zeigen invasives Wachstum innerhalb eines Nervs. Auch um den Nerv herum sind die atypischen melanozytären Zellelemente verdichtet. Die desmoplastischen Melanome können so lange Ausläufer entlang und innerhalb von Nerven bilden

roplasie und Neurotropismus stellt das Vorliegen perivaskulärer, fleckförmiger, lymphoidzelliger Infiltrate in der tieferen Dermis einen wichtigen Befund dar. Neurotrope Melanome müssen von Melanomen mit neuroider Differenzierung abgegrenzt werden.

Ballonzellmelanom

Ballonzellmelanome sind sehr selten und können nur histologisch diagnostiziert werden. Die Tumoren weisen klinisch die klassischen Merkmale der Melanome auf. Auch die Prognose ist mit diesen vergleichbar.

Histologisch charakteristisch sind ballonartig aufgetriebene Zellen mit vakuolisiertem oder feingranulärem Zytoplasma (Kao et al. 1992; Kiene et al. 1996; Nowak et al. 1998). Im Unterschied zum Ballonzellnävus finden sich pleomorphe hyperchromatische Kerne und Mitosen. Es können auch mehrkernige Ballonriesenzellen vorhanden sein (Abb. 11.10). Die Epidermis ist meist mitbeteiligt, und ein pagetoides Muster kann beobachtet werden.

Melanophagen (»melanophagic«)-Variante des Melanoms

Dieser seltene Melanomtyp wurde auch als »animal type« des Melanoms, »dendritic pigmented melanophagic melanoma« oder »malignant melanoma with prominent pigment synthesis« bezeichnet. Das klinische Bild zeigt blauschwarze Plaques oder Knoten am Capillitium, Rücken oder an den unteren Extremitäten.

Histologisch hat man den Eindruck, dass der Tumor in der Dermis nur aus diffusen oder knotigen Melanophagenansammlungen zusammengesetzt ist (Crowson et al. 1999; Requena et al. 2001; Zembowicz et al. 2004). Bei genauerer Analyse erkennt man jedoch, dass neben den Melanophagen auch große pigmentierte epitheloide Melanozyten mit deutlichen Nukleolen vorliegen. Gelegentlich findet man Mitosen. Eine epidermale Komponente kann nachweisbar sein.

Die Differenzialdiagnose betrifft Melanommetastasen, ein Melanom in Assoziation mit einem blauen Nävus und die Melanose bei kompletter Regression eines Melanoms (Abb. 11.1; Blessing u. McLaren 1992; Cooper et al. 1985; Grafton 1994; Kang et al. 1993; Kelly et al. 1985; Saleh et al. 2001).

Die Bezeichnung »animal type« des Melanoms wurde gewählt, weil ähnliche morphologische Veränderungen

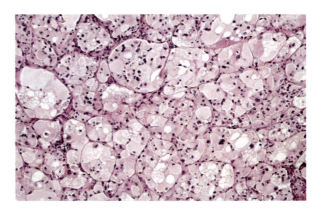

Abb. 11.10. Ballonzellmelanom. Es finden sich unregelmäßige, konfluierende Nester atypischer Melanozyten mit breitem, hellem, vakuolisiertem Zytoplasma, das den Zellen ein aufgetriebenes, »ballonartiges« Aussehen verleiht. Zu beachten sind pleomorphe, z. T. hyperchromatische Kerne der Melanozyten

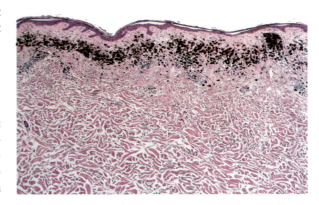

Abb. 11.11. Melanom mit kompletter Regression. Es findet sich eine bandförmige Melanose im Stratum papillare, die aus Melanophagen besteht, sowie eine Fibrose und spärliche lymphoidzellige Infiltrate in der oberen Dermis. Intakte melanozytäre Zellen oder Zellverbände sind nicht mehr erkennbar

bei Pferden oder in experimentell induzierten Tiermelanomen beobachtet werden können.

Melanom mit Knochenbildung (osteogenes Melanom)

Es handelt sich um Melanome, bei denen die Melanomzellen eine mesenchymale Differenzierung in Richtung Knochen- bzw. Chondroblasten aufweisen. Bevorzugte Lokalisation ist der Palmoplantarbereich bzw. die Subungualregion (Banerjee et al. 1998; Takeshita et al. 2002).

11.5 · Seltene Melanomvarianten

Myxoides Melanom

Hier findet man alle klinischen und histologischen Charakteristika des klassischen Melanoms. Auffallend ist die Proliferation spindelzelliger oder polygonaler atypischer Melanozyten in einem ausgeprägten myxoiden Stroma (Abb. 11.12; Hitchcock et al. 1999; Patel et al. 2002).

Siegelringzellmelanom

In Melanommetastasen und seltener in Primärtumoren können Siegelringzellen beobachtet werden. Im Vordergrund stehen große Zellen mit breitem vakuolisiertem Zytoplasma und exzentrisch lokalisierten, hyperchromatischen Kernen (Breier et al. 1999; Rütten et al. 2003).

Polypoides Melanom

Das polypoide Melanom stellt sowohl eine klinische als auch eine histologische Melanomvariante dar. Man findet einen blumenkohlartig gestielten, ulzerierten, exophytischen Tumor, dessen größter Anteil oberhalb der Epidermis lokalisiert ist. Die Knoten sind meist amelanotisch und finden sich häufig am Rücken. Die epitheloiden und spindeligen Tumorzellen zeigen meist extrem ausgeprägte Atypiezeichen. An der Basis können dilatierte Gefäße und lymphoidzellige Infiltrate beobachtet werden (Cutler et al. 2000).

Dermales Melanom

Meist findet man in der Dermis im Hintergrund eines gutartigen melanozytären Nävus größere Knoten epitheloider Zellen mit pleomorphen Kernen. Wichtig ist der Nachweis zahlreicher Mitosen. Es ist notwendig, Serienschnitte durchzuführen, um eine epidermale Beteiligung auszuschließen (Swetter et al. 2004).

Schleimhautmelanom

Melanome finden sich auch an den Schleimhäuten und Übergangsepithelien. Am häufigsten werden Melanome im Nasen- und Mundraum, anal und genital gefunden – selten an den viszeralen Schleimhäuten. Die häufigste Lokalisation sind Vulva und Vagina der Frau. Das Wachstum erfolgt in der Regel zunächst lentiginös, im Verlauf kann es dann auch zu Knotenbildungen kommen (Abb. 11.13; DeMatos et al. 1998; Garzino-Demo et al. 2004; Lengyel et al. 2003; Lotem et al. 2003).

Melanom in Assoziation mit einem blauen Nävus – maligner blauer Nävus

Klinisch findet man meist langsam wachsende, blaue bis blau-schwarze Knoten mit einem Durchmesser >2 cm. Bevorzugte Lokalisationen sind der behaarte Kopf und die Sakralregion. Die Prognose ist eher ungünstig.

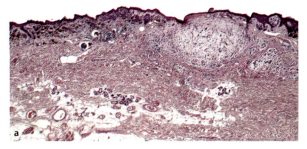
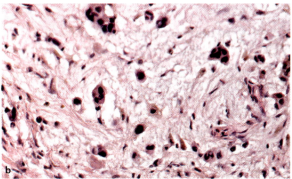

Abb. 11.12a, b. Myxoides Melanom. **a** Asymmetrischer melanozytärer Tumor, der im Zentrum einen myxoiden Anteil enthält. **b** Atypische, polygonale und spindelige Melanozyten eingebettet in ein myxoides Stroma

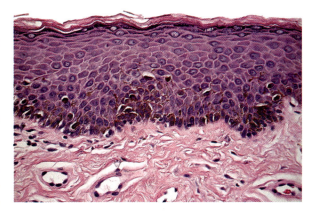

Abb. 11.13. Melanoma in situ der Genitalschleimhaut (frühe Läsion). Vermehrung atypischer Melanozyten mit bizarren und langen dendritischen Fortsätzen basal und in höheren Epithellagen

Das histologische Bild dieses sehr seltenen Tumors ist durch Knoten in der Dermis, die bis in die Subkutis reichen, gekennzeichnet (Calista et al. 1998; Connelly u. Smith 1991; Duteille et al. 1998; Rupec et al. 1993; Stanganelli et al. 1996). Zytomorphologisch überwiegen stark pigmentierte, spindelige Zellen mit pleomorphen Kernen. Meist sind zahlreiche Melanophagen vorhanden. Mitosen können beobachtet werden. Für die Diagnose wichtig ist der Nachweis eines gutartigen blauen Nävus mit dendritischen Zellen (selten liegt ein zellulärer blauer Nävus vor) in der Umgebung des malignen Tumorknotens. Die Epidermis ist meist nicht beteiligt.

Die Differenzialdiagnose betrifft Melanommetastasen, die noduläre Melanose bei kompletter Regression eines Melanoms und das »melanophagic« (»animal type«)-Melanom.

11.6 Hautmetastasen des Melanoms

Das Melanom kann sowohl primär lymphogen als auch primär hämatogen metastasieren. Etwa 2/3 aller Erstmetastasierungen sind zunächst auf das regionäre Lymphabflussgebiet beschränkt.

Melanommetastasen werden klinisch unterteilt in
- Satellitenmetastasen (2–5 cm um den Primärtumor),
- In-transit-Metastasen (5 cm vom Primärtumor entfernt, zwischen Primärtumor und regionalem Lymphknoten),
- regionäre Lymphknotenmetastasen,
- Fernmetastasen.

Letztere entwickeln sich am häufigsten in der Lunge, der Leber, im Gehirn und an der Haut sowie fernen Lymphknotengruppen.

Histologisch findet man meist Knoten melanozytärer Zellformationen in der Kutis und/oder Subkutis, die in Nestern, Strängen oder Faszikeln angeordnet sind (Beauerle et al. 1981). Die Grenzen zur Umgebung sind meist unscharf mit infiltrativ wachsenden, kleineren Zellverbänden. Zytomorphologisch überwiegen epitheloide oder spindelförmige Zellen mit großen, atypischen, pleomorphen Kernen und prominenten Nukleoli. Mitosen gelangen immer wieder zur Ansicht. Findet man pigmentierte Zellen, so kann die Diagnose relativ leicht gestellt werden. Bei kompletter Regression findet man aus Melanophagen zusammengesetzte Knoten (»nodular melanosis«). Amelanotische Tumorzellen können mit immunhistologischen Färbungen (MelanA-MART1, S-100, HMB-45, MITF) diagnostiziert werden.

Mit neoplastischen Melanozyten angefüllte dilatierte Lymphgefäße in der Dermis entsprechen klinisch dem inflammatorischen Typ des Melanoms, welches als »melanoma erysipelatoides« (vergleichbar mit dem »carcinoma erysipelatoides« beim Mammakarzinom) bezeichnet wird.

Gelegentlich findet man epidermotrope Melanommetastasen, die von multiplen Primärtumoren abgegrenzt werden müssen. Bei epidermotropen Melanommetastasen reicht der intradermale Anteil des Tumors meist über die intraepidermale Komponente hinaus. Im Gegensatz dazu ist bei primären Melanomen der dermale Anteil des Tumors meist kleiner als die intraepidermale Melanozytenproliferation. Außerdem beobachtet man bei epidermotropen Melanommetastasen eher das Fehlen atypischer Melanozyten in Einzelformationen an der dermoepidermalen Junktion. Der Nachweis neoplastischer Melanozyten in vaskulären Lumina sichert die Diagnose.

11.7 Melanome mit unbekanntem Primärtumor

Ungefähr 90% aller Melanome entstehen an der Haut. Von den übrigen entwickelt sich ein Großteil im Auge oder an den Schleimhäuten. Bei rund 3% der Patienten mit metastasierendem Melanom lässt sich kein Primärtumor an der Haut nachweisen. Meist findet man Lymphknotenmetastasen in der Axilla oder subkutane Metastasen (okkulte Metastasen) bei Überwiegen des männlichen Geschlechtes. Vermutlich liegt bei diesen Patienten eine spontane Regression des Primärtumors an der Haut vor (Anbari et al. 1997; Katz et al. 2005; Schlagenhauff et al. 1997). Auch die primäre Entstehung eines Melanoms im Lymphknoten wird diskutiert.

11.8 Histopathologische Befundung des primären Melanoms

11.8.1 Stellenwert der Immunhistologie

Die immunhistologische Untersuchung melanozytärer Hauttumoren stellt eine wichtige Ergänzung der histologischen Diagnostik dar und kann heute an formalinfixiertem und paraffineingebettetem Gewebematerial durchgeführt werden. Die Anwendung immunhistologischer Marker (z. B. HMB-45) erlaubt allerdings keine Unterscheidung zwischen Melanomen und melanozytären Nävi.

Der wichtigste melanozytenspezifische Marker sind derzeit monoklonale Antikörper gegen MelanA/MART1. Diese sind weitestgehend spezifisch für melanozytäre Zellen und auch sehr sensitiv. Bei desmoplastischen Melanomen kann MelanA/MART1 negativ sein (Busam et al. 1998). Der Marker MelanA/MART1 ist nützlich für die exakte Erkennung der pagetoiden Durchwanderung melanozytärer Zellen durch die Epidermis, die Bestimmung der exakten Ausdehnung der Läsion (Frage nach Tumorinvasion) und auch für die Bestimmung der Gewebsspezifität. MelanA/MART1 färbt melanozytäre Zellen sensitiver als der monoklonale Antikörper HMB-45, der eine antigene Determinante eines melanosomalen Proteins erkennt (gp 100, kodiert durch das Gen pMel 17). Dasselbe Protein wird ebenfalls angefärbt von den monoklonalen Antikörpern HMB-50 und NKI-beteb (Adema et al. 1993; Colombari et al. 1988; Ordonez et al. 1988; Smoller et al. 1989; Wagner et al. 1995). Die Färbungen mit HMB-45 haben eine relativ hohe Spezifität und sind etwa bei 90% aller Tumoren in Tumoranteilen positiv. HMB-45 ist auf ruhenden Nävuszellverbänden negativ und daher z. T. nützlich für die Differenzialdiagnose Nävus/Melanom.

Ein anderer, für die Melanomdiagnose benutzter Antikörper ist gegen das Protein S-100 gerichtet. Die Sensitivität für die Färbung mit Protein S-100 ist z. T. größer als die mit HMB-45, dagegen ist die Spezifität wesentlich geringer. Neben Melanozyten färben sich auch Langerhans-Zellen, ekkrine und apokrine Schweißdrüsenzellen, Nerven, Muskeln, Schwann-Zellen, Chondrozyten u. a. mit Antikörpern gegen Protein S-100 an. Protein S100 ist färbt die dermale Komponente desmoplastischer Melanome an, die oftmals mit HMB-45 und MelanA/MART1 negativ ist.

Neuerdings wird für die Diagnose melanozytärer Tumoren auch der Marker MITF (»microphthalmia transcription factor«) verwendet. Dieser kann insbesondere zur Einordnung undifferenzierter Tumoren und von Metastasen nützlich sein, wenn diese die melanosomalen Proteine nicht mehr exprimieren (zu diesen gehören HMB-45 und MelanA/MART1; Xu et al. 2002). MITF reguliert transkriptionell die Expression von PMEL17/GP100 und MelanA/MART1 und fungiert möglicherweise beim Melanom auch als Onkogen (Du et al. 2003; Garraway et al. 2005; Goding 2000; Shibahara et al. 2000).

> **Bedeutung der Immunhistologie für die Melanomdiagnose**
> - Bessere Darstellung der Architektur des Tumors
> - Diagnose undifferenzierter und spindelzelliger Melanome (z. B. desmoplastisch-neurotropes Melanom, amelanotisches Melanom)
> - Bestimmung der Tumordicke bei fokaler Invasion (z. B. oberflächliches Melanom) oder bei Regression; Identifizierung neoplastischer Zellen in entzündlichen Infiltraten
> - Nachweis von Mikrometastasen in Lymphknoten
> - Untersuchung von Differenzierungs-, Progressions- und Proliferationsmarkern

Undifferenzierte, pleomorphe oder spindelzellige maligne Hauttumoren können in vielen Fällen mit der konventionellen lichtmikroskopischen Untersuchung einem bestimmten Zelltyp nicht näher zugeordnet werden. Mittels immunhistochemischer Färbetechniken unter Anwendung von Antikörpern wie z. B. S-100 und HMB-45, welche bei melanozytären Läsionen exprimiert werden, lässt sich die Diagnose eines Melanoms mit großer Sicherheit stellen bzw. ausschließen.

In seltenen Fällen können Melanome Zytokeratine und Ber-H2 (CD30-Marker für großzellige anaplastische Lymphome) exprimieren und positive Reaktionen bei Anwendung von Histiozytenmarkern (CD68) aufweisen.

Mit den Antikörpern S-100 und HMB-45 lässt sich auch eine Verbesserung der Bestimmung der größten vertikalen Tumordicke (Breslow-Index) erreichen (z. B. beim desmoplastischen Melanom oder bei Vorliegen einer ausgeprägten lymphoidzelligen Stromareaktion).

Leider gibt es keine melanomspezifischen Antikörper, die mit Sicherheit die Differenzierung zwischen benignen und malignen melanozytären Tumoren erlauben. In zunehmendem Maße werden aber für diese Unterscheidung Proliferations- und Progressionsmarker verwendet. Die wichtigsten Proliferationsmarker sind die monoklonalen Antikörper Ki-67 (MIB1 – paraffingängiges Ki-67) und PCNA, welche im Zellkern proliferierender Zellen exprimiert werden und die individuelle Bestimmung der Proliferationsrate maligner Melanome ermöglichen. Es konnte auch gezeigt werden, dass eine hohe Proliferationsrate mit einem hohen Risiko einer Metastasierung korreliert. Mit Hilfe von Progressionsmarkern (Antikörper gegen progressionsassoziierte Antigene) können Änderungen des antigenen Phänotyps am histologischen Schnitt untersucht werden. Progressionsassoziierte Antigene, die für melanozytäre Tumoren eine gewisse prognostische Relevanz aufweisen, sind u. a. das Tumorsupressorgen p53, zelluläre Adhäsionsrezeptoren sowie Rezeptoren für Wachstumsfaktoren.

11.8.2 Bestimmung der maximalen Tumordicke nach Breslow

Als wichtigstes histologisch-prognostisches Hauptkriterium hat sich die Bestimmung der maximalen Tumordicke nach Breslow herausgestellt (Breslow 1970, 1977). Dabei wird die zur Hautoberfläche vertikale Distanz zwischen Stratum granulosum und den am tiefsten eingedrungenen Tumorzellen bestimmt. Die Messung erfolgt mittels eines Messokulars. Als neue Cut-off-Punkte werden heute ≤1 mm, 1,01–2 mm, 2,01–4 mm und >4 mm für die TNM-Klassifikation angegeben. Leider ist die Methode nicht exakt standardisiert, und es gibt viele Probleme und Ungenauigkeiten bei der Anwendung.

Extrem schwierig kann z. B. die Abgrenzung präexistenter Melanozytennester eines assoziierten melanozytären Nävus vom Melanom sein (s. auch nävoides Melanom). Hier ist es oft schwierig bzw. unklar, welches Areal gemessen werden soll, und wir empfehlen, in diesen Fällen immunhistologische Färbungen insbesondere mit dem Marker HMB-45 mitzuverwenden, um Nävusanteile besser vom Melanom abgrenzen zu können. Lässt sich eine sichere Unterscheidung nicht treffen, dann sollte der fragliche Nävusanteil bei der Bestimmung der Tumordicke mitgemessen werden (Tronnier et al. 1997).

Beim Melanom beobachtet man sehr häufig eine Proliferation atypischer Melanozyten in den epithelialen Adnexstrukturen. Die Melanozyten in den Adnexstrukturen sollten nicht mitgemessen werden. Es ist auch nicht zu empfehlen, tiefer gelegene Melanozytennester in unmittelbarer Nachbarschaft von Adnexstrukturen bei der Bestimmung der Tumordicke miteinzubeziehen, weil es sich hier wahrscheinlich um Tumorzellen in der Adventitia der Hautanhangsgebilde handelt.

Bei ulzerierten Melanomen erfolgt die Messung vom Ulkusbereich, in dem Tumorzellen nachweisbar sind, und nicht vom superfiziellen Schorf- oder Fibrinareal. Dies bedeutet, dass nur die Tumorzellen und nicht das nekrotische Gewebe gemessen wird.

Bei Neurotropismus, z. B. im Falle eines desmoplastischen Melanoms, sollte der am tiefsten betroffene Nerv in die Messung miteinbezogen werden.

Besonders wichtig und schwierig ist die Anwendung der Breslow-Methode bei Regression. In diesem Fall sollten nur die eindeutig nachweisbaren malignen Tumorzellkomplexe erfasst werden.

Eine mikroskopische Satellitenmetastase wird als deutlich von der Haupttumormasse abgegrenztes Tumorzellnest mit einer Größe von ≥0,05 mm definiert. Das Vorliegen einer Satellitenmetastase in einem Schnitt wird im Befund angeführt (schlechte Prognose), der Satellit jedoch bei der Tumordickenbestimmung nicht mitgemessen.

11.8.3 Bestimmung des Invasionslevels nach Clark

Als Invasionslevel nach Clark wird die maximale Eindringtiefe des Tumors bezeichnet, die anhand der anatomischen Strukturen der Haut beschrieben wird (Tab. 11.2; Clark et al. 1969). Der Invasionslevel korreliert ebenso wie die Tumordicke sehr gut mit der Prognose, ist allerdings etwas weniger aussagekräftig als die Tumordicke.

Wir möchten hier feststellen, dass die Bestimmung des Invasionslevels nach Clark nicht sicher reproduzierbar und von subjektiven Einschätzungen abhängig ist. In manchen Studien ergab sich eine Interobserverkorrelation von nur 60% bei Anwendung dieser Methode.

Tab. 11.2. Invasionslevel nach Clark: maximale Eindringtiefe des Tumors, die anhand der anatomischen Strukturen der Haut beschrieben wird. (Nach Clark et al. 1969).

Invasionslevel	Eindringtiefe
I	Der Tumor ist rein intraepidermal (Melanoma in situ)
II	Tumorzellen dringen vereinzelt in die papilläre Dermis ein
III	Tumorzellen füllen das Stratum papillare vollständig aus und erreichen das Stratum reticulare
IV	Der Tumor dringt in das Stratum reticulare ein
V	Der Tumor dringt in die Subkutis ein

11.8.4 Ulzeration und Regression

In der neuen AJCC/UICC Klassifikation des Melanoms wird die Ulzeration des Tumors neben der Tumordicke und dem Invasionslevel nach Clark als wichtiges prognostisches Kriterium eingeführt, muss daher bei der Befundung des Melanoms mitberücksichtigt werden (Balch et al. 2001a, b). Das Vorhandensein einer Ulzeration ist histopathologisch zu diagnostizieren. Sie wird definiert als »Fehlen einer intakten Epidermis über dem Hauptanteil des primären Melanoms in den histologischen Schnitten.« Diese Definition bleibt etwas problematisch, da die Unterbrechung der Kontinuität der Epidermis auch durch Kratzartefakte durch den Patienten erzeugt worden sein kann oder durch oberflächliche chirurgische Eingriffe (Spatz et al. 2003). In den meisten Fällen ist allerdings die Ulzeration klar histopathologisch zu erkennen, normalerweise wird sie durch eine Entzündungsreaktion begleitet und einer Kruste bedeckt. Ob der Ulzeration allerdings generell die prognostische Bedeutung zukommt, die zu einem Upstaging in die nächsthöhere Kategorie der Tumordicke führt, muss anhand neuerer Daten bezweifelt werden (Eigentler et al. 2004).

Regression ist ein Phänomen mit Beteiligung zytotoxischer Lymphozyten, welches den superfiziellen vaskulären Plexus, ein verdicktes Stratum papillare und die Epidermis betrifft (Cooper et al. 1985; Kang et al. 1993; Kelly et al. 1985). Morphologisch erkennt man eine Kombination von Fibrose und Melanose. Die Fibrose ist durch ein verbreitertes Stratum papillare gekennzeichnet. Melanose bedeutet ein dichtes Band von Melanophagen im Stratum papillare. Die darüberliegende Epidermis zeigt meist eine Verdünnung. In seltenen Fällen sind alle Melanomzellen in der Epidermis und im Stratum papillare zerstört, und man findet Fibrose und eine bandförmige Melanose (◘ Abb. 11.11). Hier spricht man von kompletter Regression des Melanoms. Ähnliche Veränderungen können bei der Lichen-planus-artigen Keratose beobachtet werden.

Manchmal sind die neoplastischen Melanozyten in einem umschriebenen Bereich der papillären Dermis und Epidermis vorhanden. Dies wird als fokale Regression bezeichnet. Partielle Regression liegt vor, wenn die Tumorzellen teilweise in der papillären Dermis und in der Epidermis oder total im Stratum papillare und nicht in der Epidermis fehlen. Entgegen früheren Ansichten bleibt die Regression auch bei dünnen Melanomen ohne prognostische Relevanz (Leiter et al. 2004).

11.8.5 Histologischer Befundbericht bei Melanomdiagnose

> **Daten, die ein histologischer Befund mit der Diagnose Melanom Daten beinhalten sollte (Tronnier et al. 1997)**
> - Diagnose
> - Tumordicke (Breslow)
> - Invasionslevel (Clark)
> - Ulzeration
> - Histologischer Subtyp
> - Mitosen vorhanden?
> - Zelltyp (verschiedene Zellpopulationen?)
> - Regression, tumorinfiltrierende Lymphozyten (TIL), Vorhandensein von Plasmazellen, Neovaskularisation
> - Gefäßinvasion, mikroskopische Satelliten
> - Assoziierter präexistenter Nävus (Typ)
> - Ränder (Entfernung im Gesunden?)

Von manchen Autoren (WHO Melanoma Program Publications No. 5) wird auch der Beurteilung der horizontalen (»radial«) und vertikalen Wachstumsphase besondere Bedeutung zugesprochen.

Literatur

Ackerman AB (1985) Malignant melanoma in situ: the flat, curable stage of malignant melanoma. Pathology 17: 298–300

Ackerman AB (1988) Melanocytic proliferations that simulate malignant melanoma histopathologically. Monogr Pathol 153–173

Ackerman AB (1994) Criteria for histopathologic diagnosis of melanoma, including melanoma in situ, in historical perspective. J Dermatol 21: 872–874

Ackerman AB (1998) Melanoma in situ. Hum Pathol 29: 1328–1329

Adema GJ, de Boer AJ, van 't HR, Denijn M, Ruiter DJ, Vogel AM, Figdor CG (1993) Melanocyte lineage-specific antigens recognized by monoclonal antibodies NKI-beteb, HMB-50, and HMB-45 are encoded by a single cDNA. Am J Pathol 143: 1579–1585

Anbari KK, Schuchter LM, Bucky LP, Mick R, Synnestvedt M, Guerry D, Hamilton R, Halpern AC (1997) Melanoma of unknown primary site: presentation, treatment, and prognosis – a single institution study. University of Pennsylvania Pigmented Lesion Study Group. Cancer 79: 1816–1821

Balch CM, Buzaid AC, Soong SJ, Atkins MB, Cascinelli N, Coit DG, Fleming ID, Gershenwald JE, Houghton A, Jr., Kirkwood JM, McMasters KM, Mihm MF, Morton DL, Reintgen DS, Ross MI, Sober A, Thompson JA, Thompson JF (2001a) Final version of the American

Joint Committee on Cancer staging system for cutaneous melanoma. J Clin Oncol 19: 3635–3648

Balch CM, Soong SJ, Gershenwald JE, Thompson JF, Reintgen DS, Cascinelli N, Urist M, McMasters KM, Ross MI, Kirkwood JM, Atkins MB, Thompson JA, Coit DG, Byrd D, Desmond R, Zhang Y, Liu PY, Lyman GH, Morabito A (2001b) Prognostic factors analysis of 17,600 melanoma patients: validation of the American Joint Committee on Cancer melanoma staging system. J Clin Oncol 19: 3622–3634

Banerjee SS, Coyne JD, Menasce LP, Lobo CJ, Hirsch PJ (1998) Diagnostic lessons of mucosal melanoma with osteocartilaginous differentiation. Histopathology 33: 255–260

Barnhill RL (2000a) Malignant melanoma, dysplastic melanocytic nevi, and Spitz tumors. Histologic classification and characteristics. Clin Plast Surg 27: 331–60, viii

Barnhill RL (2000b) The histologic diagnosis of melanoma. Clin Lab Med 20: 645–65, v

Beauerle J, Stevens CS, Ackerman AB (1981) The many faces of metastases to the skin from cutaneous malignant melanomas. J Dermatol Surg Oncol 7: 558–561

Blessing K, McLaren KM (1992) Histological regression in primary cutaneous melanoma: recognition, prevalence and significance. Histopathology 20: 315–322

Breier F, Feldmann R, Fellenz C, Neuhold N, Gschnait F (1999) Primary invasive signet-ring cell melanoma. J Cutan Pathol 26: 533–536

Breslow A (1970) Thickness, cross-sectional areas and depth of invasion in the prognosis of cutaneous melanoma. Ann Surg 172: 902–908

Breslow A (1977) Problems in the measurement of tumor thickness and level of invasion in cutaneous melanoma. Hum Pathol 8: 1–2

Busam KJ, Chen YT, Old LJ, Stockert E, Iversen K, Coplan KA, Rosai J, Barnhill RL, Jungbluth AA (1998) Expression of melan-A (MART1) in benign melanocytic nevi and primary cutaneous malignant melanoma. Am J Surg Pathol 22: 976–982

Calista D, Schianchi S, Landi C (1998) Malignant blue nevus of the scalp. Int J Dermatol 37: 126–127

Cerroni L, Kerl H (1998) Simulators of malignant melanoma of the skin. Eur J Dermatol 8: 388–396

Clark WH, Jr., From L, Bernardino EA, Mihm MC (1969) The histogenesis and biologic behavior of primary human malignant melanomas of the skin. Cancer Res 29: 705–727

Clark WH, Jr., Mihm MC, Jr (1969) Lentigo maligna and lentigo-maligna melanoma. Am J Pathol 55: 39–67

Cohen LM (1995) Lentigo maligna and lentigo maligna melanoma. J Am Acad Dermatol 33: 923–936

Colombari R, Bonetti F, Zamboni G, Scarpa A, Marino F, Tomezzoli A, Capelli P, Menestrina F, Chilosi M, Fiore-Donati L (1988) Distribution of melanoma specific antibody (HMB-45) in benign and malignant melanocytic tumours. An immunohistochemical study on paraffin sections. Virchows Arch A Pathol Anat Histopathol 413: 17–24

Connelly J, Smith JL, Jr (1991) Malignant blue nevus. Cancer 67: 2653–2657

Cooper PH, Wanebo HJ, Hagar RW (1985) Regression in thin malignant melanoma. Microscopic diagnosis and prognostic importance. Arch Dermatol 121: 1127–1131

Crowson AN, Magro CM, Mihm MC, Jr (1999) Malignant melanoma with prominent pigment synthesis: »animal type« melanoma – a clinical and histological study of six cases with a consideration of other melanocytic neoplasms with prominent pigment synthesis. Hum Pathol 30: 543–550

Cutler K, Chu P, Levin M, Wallack M, Don PC, Weinberg JM (2000) Pedunculated malignant melanoma. Dermatol Surg 26: 127–129

DeMatos P, Tyler D, Seigler HF (1998) Mucosal melanoma of the female genitalia: a clinicopathologic study of forty-three cases at Duke University Medical Center. Surgery 124: 38–48

Du J, Miller AJ, Widlund HR, Horstmann MA, Ramaswamy S, Fisher DE (2003) MLANA/MART1 and SILV/PMEL17/GP100 are transcriptionally regulated by MITF in melanocytes and melanoma. Am J Pathol 163: 333–343

Duteille F, Duport G, Larregue M, Neau A, Duriez P, Herve MC (1998) Malignant blue nevus: three new cases and a review of the literature. Ann Plast Surg 41: 674–678

Eigentler TK, Buettner PG, Leiter U, Garbe C (2004) Impact of ulceration in stages I to III cutaneous melanoma as staged by the American Joint Committee on Cancer Staging System: an analysis of the German Central Malignant Melanoma Registry. J Clin Oncol 22: 4376–4383

Elder DE, Jucovy PM, Tuthill RJ, Clark WH, Jr (1980) The classification of malignant melanoma. Am J Dermatopathol 2: 315–320

Garraway LA, Widlund HR, Rubin MA, Getz G, Berger AJ, Ramaswamy S, Beroukhim R, Milner DA, Granter SR, Du J, Lee C, Wagner SN, Li C, Golub TR, Rimm DL, Meyerson ML, Fisher DE, Sellers WR (2005) Integrative genomic analyses identify MITF as a lineage survival oncogene amplified in malignant melanoma. Nature 436: 117–122

Garzino-Demo P, Fasolis M, Maggiore GM, Pagano M, Berrone S (2004) Oral mucosal melanoma: a series of case reports. J Craniomaxillofac Surg 32: 251–257

Goding CR (2000) Mitf from neural crest to melanoma: signal transduction and transcription in the melanocyte lineage. Genes Dev 14: 1712–1728

Grafton WD (1994) Regressing malignant melanoma. J La State Med Soc 146: 535–539

Gruber SB, Barnhill RL, Stenn KS, Roush GC (1989) Nevomelanocytic proliferations in association with cutaneous malignant melanoma: a multivariate analysis. J Am Acad Dermatol 21: 773–780

Hitchcock MG, McCalmont TH, White WL (1999) Cutaneous melanoma with myxoid features: twelve cases with differential diagnosis. Am J Surg Pathol 23: 1506–1513

Hui JI, Linden KG, Barr RJ (2002) Desmoplastic malignant melanoma of the lip: a report of 6 cases and review of the literature. J Am Acad Dermatol 47: 863–868

Kaddu S, Smolle J, Zenahlik P, Hofmann-Wellenhof R, Kerl H (2002) Melanoma with benign melanocytic naevus components: reappraisal of clinicopathological features and prognosis. Melanoma Res 12: 271–278

Kang S, Barnhill RL, Mihm MC, Jr., Sober AJ (1993) Histologic regression in malignant melanoma: an interobserver concordance study. J Cutan Pathol 20: 126–129

Kao GF, Helwig EB, Graham JH (1992) Balloon cell malignant melanoma of the skin. A clinicopathologic study of 34 cases with histochemical, immunohistochemical, and ultrastructural observations. Cancer 69: 2942–2952

Literatur

Katz KA, Jonasch E, Hodi FS, Soiffer R, Kwitkiwski K, Sober AJ, Haluska FG (2005) Melanoma of unknown primary: experience at Massachusetts General Hospital and Dana-Farber Cancer Institute. Melanoma Res 15: 77–82

Kay PA, Pinheiro AD, Lohse CM, Pankratz VS, Olsen KD, Lewis JE, Nascimento AG (2004) Desmoplastic melanoma of the head and neck: histopathologic and immunohistochemical study of 28 cases. Int J Surg Pathol 12: 17–24

Kelly JW, Sagebiel RW, Blois MS (1985) Regression in malignant melanoma. A histologic feature without independent prognostic significance. Cancer 56: 2287–2291

Kerl H, Trau H, Ackerman AB (1984) Differentiation of melanocytic nevi from malignant melanomas in palms, soles, and nail beds solely by signs in the cornified layer of the epidermis. Am J Dermatopathol 6 Suppl: 159–160

Kiene P, Petres-Dunsche C, Funke G, Christophers E (1996) Nodular balloon cell component in a cutaneous melanoma of the superficial spreading type. Dermatology 192: 274–276

Kuchelmeister C, Schaumburg-Lever G, Garbe C (2000) Acral cutaneous melanoma in caucasians: clinical features, histopathology and prognosis in 112 patients. Br J Dermatol 143: 275–280

Leiter U, Buettner PG, Eigentler TK, Garbe C (2004) Prognostic factors of thin cutaneous melanoma: an analysis of the central malignant melanoma registry of the german dermatological society. J Clin Oncol 22: 3660–3667

Lengyel E, Gilde K, Remenar E, Esik O (2003) Malignant mucosal melanoma of the head and neck. Pathol Oncol Res 9: 7–12

Liu V, Mihm MC (2003) Pathology of malignant melanoma. Surg Clin North Am 83: 31–60, v

Lotem M, Anteby S, Peretz T, Ingber A, Avinoach I, Prus D (2003) Mucosal melanoma of the female genital tract is a multifocal disorder. Gynecol Oncol 88: 45–50

McGovern VJ, Mihm MC, Jr., Bailly C, Booth JC, Clark WH, Jr., Cochran AJ, Hardy EG, Hicks JD, Levene A, Lewis MG, Little JH, Milton GW (1973) The classification of malignant melanoma and its histologic reporting. Cancer 32: 1446–1457

Nowak MA, Fatteh SM, Campbell TE (1998) Glycogen-rich malignant melanomas and glycogen-rich balloon cell malignant melanomas: frequency and pattern of PAS positivity in primary and metastatic melanomas. Arch Pathol Lab Med 122: 353–360

Ordonez NG, Ji XL, Hickey RC (1988) Comparison of HMB-45 monoclonal antibody and S-100 protein in the immunohistochemical diagnosis of melanoma. Am J Clin Pathol 90: 385–390

Paniago-Pereira C, Maize JC, Ackerman AB (1978) Nevus of large spindle and/or epithelioid cells (Spitz's nevus). Arch Dermatol 114: 1811–1823

Patel P, Levin K, Waltz K, Helm KF (2002) Myxoid melanoma: immunohistochemical studies and a review of the literature. J Am Acad Dermatol 46: 264–270

Requena L, de la CA, Moreno C, Sangueza O, Requena C (2001) Animal type melanoma: a report of a case with balloon-cell change and sentinel lymph node metastasis. Am J Dermatopathol 23: 341–346

Rupec R, Eckert F, Ruzicka T (1993) Maligner blauer Nävus. Hautarzt 44: 164–166

Rütten A, Hügel H, Kutzner H, Schirren CG, Kuchler A, Groth W (1996) Das desmoplastische maligne Melanom. Klinische und histopathologische Ergebnisse einer Studie von 34 Patienten. Hautarzt 47: 447–453

Rütten A, Huschka U, Requena C, Rodriguez-Peralto JL, Requena L (2003) Primary cutaneous signet-ring cell melanoma: a clinicopathologic and immunohistochemical study of two cases. Am J Dermatopathol 25: 418–422

Sagebiel RW (1993) Melanocytic nevi in histologic association with primary cutaneous melanoma of superficial spreading and nodular types: effect of tumor thickness. J Invest Dermatol 100: 322S–325S

Saleh FH, Crotty KA, Hersey P, Menzies SW (2001) Primary melanoma tumour regression associated with an immune response to the tumour-associated antigen melan-A/MART-1. Int J Cancer 94: 551–557

Schlagenhauff B, Stroebel W, Ellwanger U, Meier F, Zimmermann C, Breuninger H, Rassner G, Garbe C (1997) Metastatic melanoma of unknown primary origin shows prognostic similarities to regional metastatic melanoma: recommendations for initial staging examinations. Cancer 80: 60–65

Schmid-Wendtner MH, Berking C, Baumert J, Schmidt M, Sander CA, Plewig G, Volkenandt M (2002) Cutaneous melanoma in childhood and adolescence: an analysis of 36 patients. J Am Acad Dermatol 46: 874–879

Shibahara S, Yasumoto K, Amae S, Udono T, Watanabe K, Saito H, Takeda K (2000) Regulation of pigment cell-specific gene expression by MITF. Pigment Cell Res 13 Suppl 8: 98–102

Slominski A, Ross J, Mihm MC (1995) Cutaneous melanoma: pathology, relevant prognostic indicators and progression. Br Med Bull 51: 548–569

Smoller BR, McNutt NS, Hsu A (1989) HMB-45 recognizes stimulated melanocytes. J Cutan Pathol 16: 49–53

Spatz A, Cook MG, Elder DE, Piepkorn M, Ruiter DJ, Barnhill RL (2003) Interobserver reproducibility of ulceration assessment in primary cutaneous melanomas. Eur J Cancer 39: 1861–1865

Stadler R, Garbe C (1991; Nevus associated malignant melanomas – diagnostic validation and prognosis). Hautarzt 42: 424–429

Stanganelli I, Rafanelli S, Crisanti E, Lanzanova G, Silva O, Bucchi L (1996) Correlation between the histopathology and the epiluminescence microscopy features of malignant blue nevus. Dermatol Surg 22: 846–848

Su LD, Fullen DR, Lowe L, Wang TS, Schwartz JL, Cimmino VM, Sondak VK, Johnson TM (2004) Desmoplastic and neurotropic melanoma. Cancer 100: 598–604

Swetter SM, Ecker PM, Johnson DL, Harvell JD (2004) Primary dermal melanoma: a distinct subtype of melanoma. Arch Dermatol 140: 99–103

Takeshita H, Miwa T, Furukawa M (2002) Osteocartilaginous differentiation of mucosal melanoma in the sinonasal cavity. Ann Otol Rhinol Laryngol 111: 1112–1115

Tronnier M, Garbe C, Bröcker EB, Stadler R, Steinkraus V, Soyer HP, Wolff HH (1997) Standards der histopathologischen Diagnose maligner Melanome. Empfehlungen der Arbeitsgruppe des Zentralregisters Malignes Melanom der Deutschen Dermatologischen Gesellschaft. Hautarzt 48: 720–729

Wagner SN, Wagner C, Hofler H, Atkinson MJ, Goos M (1995) Expression cloning of the cDNA encoding a melanoma-associated Ag recognized by mAb HMB-45. Identification as melanocyte-specific Pmel 17 cDNA. Lab Invest 73: 229–235

Walsh N, Crotty K, Palmer A, McCarthy S (1998) Spitz nevus versus spitzoid malignant melanoma: an evaluation of the current distinguishing histopathologic criteria. Hum Pathol 29: 1105–1112

Wong TY, Duncan LM, Mihm MC, Jr (1993) Melanoma mimicking dermal and Spitz's nevus (»nevoid« melanoma). Semin Surg Oncol 9: 188–193

Xu X, Chu AY, Pasha TL, Elder DE, Zhang PJ (2002) Immunoprofile of MITF, tyrosinase, melan-A, and MAGE-1 in HMB45-negative melanomas. Am J Surg Pathol 26: 82–87

Zembowicz A, Carney JA, Mihm MC (2004) Pigmented epithelioid melanocytoma: a low-grade melanocytic tumor with metastatic potential indistinguishable from animal-type melanoma and epithelioid blue nevus. Am J Surg Pathol 28: 31–40

Bildgebende Diagnostik beim Melanom

Anna Christina Pfannenberg

12.1 Einleitung – 158

12.2 Bildgebende Diagnostik in verschiedenen Stadien der Erkrankung – 158
12.2.1 Positronen-Emissions-Tomographie (PET) – 159

12.3 Bildgebende Diagnostik spezifischer Organe bzw. Regionen – 161
12.3.1 Haut, Subkutangewebe, Muskulatur und Lymphknoten – 161
12.3.2 Lunge – 162
12.3.3 Zentralnervöses System (ZNS) – 163
12.3.4 Leber und Milz – 164
12.3.5 Nieren und Nebennieren – 165
12.3.6 Magen-Darm-Trakt und Mesenterium – 166
12.3.7 Skelettsystem – 166
12.3.8 Andere Lokalisationen – 168

12.1 Einleitung

Bildgebende Untersuchungen sind ein wichtiger Bestandteil im Staging und Follow-up von Melanompatienten. Da das disseminierte Melanom eine sehr schlechte Prognose aufweist, ist das frühzeitige Erkennen von Metastasen entscheidend im therapeutischen Management. Aufgrund des besonderen Rezidiv- und Metastasierungsverhaltens des Melanoms ist die Bildgebung in der Tumornachsorge mit besonderen Problemen konfrontiert:
- Der Tumor kann jedes Organsystem befallen, ein Multiorganbefall ist typisch.
- Die Metastasierungswege sind nicht vorhersehbar.
- Das morphologische Erscheinungsbild der Metastasen ist sehr variabel und unterscheidet sich nicht von Metastasen anderer Primärtumoren.

Die Metastasierungslatenzzeiten der einzelnen Organe sind heterogen (bis zu 15–20 Jahre nach Diagnosestellung, im Durchschnitt 2–5 Jahre postoperativ).

Die Auffassungen über den apparativen Aufwand beim Staging und in der Nachsorge des Melanoms gehen in der Literatur weit auseinander (Horgan u. Hughes 1993; Kaufmann u. Crone-Münzebrock 1992).

12.2 Bildgebende Diagnostik in verschiedenen Stadien der Erkrankung

Die primäre Ausbreitungsdiagnostik (klinisches Stadium I und II) des Melanoms umfasst neben der Lymphknotensonographie eine bildgebende Diagnostik des Thorax und Abdomens. In den meisten Fällen sind dafür eine Röntgenuntersuchung des Thorax in 2 Ebenen sowie eine Abdomensonographie ausreichend. Diese Untersuchungen werden in der Nachsorge in regelmäßigen Abständen wiederholt (▶ Sektion VI). Routinemäßig durchgeführte CT-Untersuchungen sind im Rahmen des primären Stagings nicht indiziert, da sie nur in seltenen Fällen (<4%) zum Nachweis von Metastasen führen und die Anzahl falsch positiver Resultate unakzeptabel hoch ist (Buzaid et al. 1993; Kaufmann u. Crone-Münzebrock 1992).

Bei Patienten mit erhöhtem Metastasierungsrisiko (Tumordicke >1,5 mm) oder mit Entwicklung einer regionären Metastasierung (klinisches Stadium III) wird zusätzlich die Durchführung eines Abdomen-CT empfohlen, um okkulte Lymphknoten- bzw. Organmetastasen auszuschließen und geeignete Kandidaten für eine adjuvante Therapie zu identifizieren (Buzaid et al. 1993; Johnson et al. 1997). Falls ein inguinaler Lymphknotenbefall vorliegt, ist ein ergänzendes Becken-CT sinnvoll, bei Metastasen im Bereich der zervikalen und axillären Lymphknoten ist ein zusätzliches Hals- und Thorax-CT indiziert (Kuvshinoff et al. 1997). Die routinemäßige Durchführung eines Schädel-CT oder Schädel-MRT bei diesen Patienten wird kontrovers diskutiert (Buzaid et al. 1993; Fierlbeck et al. 1997; Horgan u. Hughes 1993; Kuvshinoff et al. 1997).

Im Stadium der disseminierten Erkrankung (klinisches Stadium IV) erfolgt die bildgebende Diagnostik individuell abgestimmt unter therapeutischen Gesichtspunkten. Der häufige Multiorganbefall beim metastatischen Melanom prädestiniert die Schnittbildverfahren, insbesondere die CT aufgrund ihrer günstigen Kosten-Nutzen-Relation (Berman u. Reintgen 1993; Fishman et al. 1990; Horgan u. Hughes 1993; Shirkhoda u. Albin 1987). Zum Ausschluss von Skelettmetastasen ist eine Knochenszintigraphie indiziert. Vor geplanter operativer Entfernung einzelner Metastasen sollte ein Ganzkörperstaging erfolgen, das bisher primär mit der CT und in unklaren Fällen befundbezogen mit weiteren bildgebenden Modalitäten wie dedizierter MRT, Knochenszintigraphie, Röntgen oder Ultraschall erfolgte. Seit kurzem steht alternativ zur CT eine neue Ganzkörper-MRT-Technologie zur Verfügung, die es ermöglicht, den gesamten Patienten in einer Untersuchung zu erfassen und darüber hinaus neben der fehlenden Strahlenbelastung auch diagnostische Vorteile gegenüber der CT bei der Detektion von Hirn-, Leber- und Knochenmetastasen bietet (◘ Abb. 12.1; Schlemmer et al. 2005).

Eine weitergehende spezielle bildgebende Diagnostik (Knochenszintigraphie, CT/MRT bestimmter Regionen, Röntgenuntersuchungen des Knochens und des Magen-Darm-Traktes) sollte nur dann vorgenommen werden, wenn gezielt Symptome (Knochenschmerzen, neurologische oder gastrointestinale Symptome) oder unklare Befunde in den Basisuntersuchungen abzuklären sind (Berman u. Reintgen 1993; Buzaid et al. 1993; Fon et al. 1981; Ginaldi et al. 1981; Horgan u. Hughes 1993).

> **Fazit**
> Das Ziel der Ausbreitungsdiagnostik besteht nicht nur in der Erkennung von Metastasen zum Zeitpunkt der Erstdiagnose, sondern auch gleichzeitig in der Dokumentation von Ausgangsbefunden für die weitere Tumornachsorge. Dadurch werden zu Beginn Organveränderungen erfasst und ggf. abgeklärt, die mit dem
> ▼

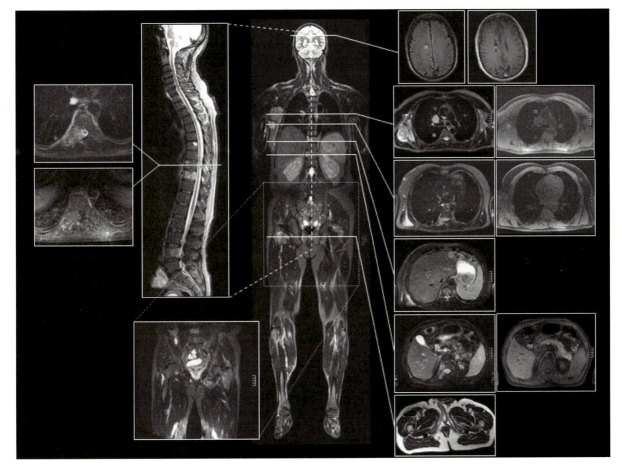

Abb. 12.1. Multiple Metastasen im Ganzkörper-MRT: ZNS, Lunge, Leber, linke Nebenniere, Wirbelsäule, axilläre und mediastinale Lymphknoten (T2-gewichtete TSE-Sequenz mit FS und STIR-Sequenz sowie T1-gewichtete GRE-Sequenz nach KM). (Mit freundlicher Genehmigung von Schlemmer et al. 2005)

Melanom nicht in Verbindung stehen (z. B. benigne Leberläsionen) und ohne Ausgangsbefund im Verlauf als metastasenverdächtig (falsch positiv) fehlinterpretiert werden könnten (Buzaid et al. 1993). Unnötige Eingriffe können damit verhindert werden.

12.2.1 Positronen-Emissions-Tomographie (PET)

Die heute in verschiedenen Zentren bereits zur Verfügung stehende Positronen-Emissions-Tomographie (PET) mit ^{18}F-Fluorodeoxyglukose (^{18}F-FDG) als Tracer ist eine neue Technologie, die eine stoffwechselorientierte Bildgebung von Tumoren ermöglicht. Pathophysiologische Grundlage der Methode sind die gesteigerte Aufnahme und der gesteigerte Metabolismus von Glukose in den Tumorzellen, bedingt durch die vermehrte Expression verschiedener Glukosetransporter in der Tumorzellmembran. ^{18}F-FDG wird vom Tumor aktiv aufgenommen, in der Zelle »getrappt« und als »hot spot« im Bild sichtbar (Abb. 12.2). Wie die Ganzkörper-MRT und Ganzkörper-CT bietet die PET den Vorzug des Ganzkörperstagings in einer einzigen Untersuchung, was in Bezug auf das diffuse Metastasierungsmuster beim Melanom von besonderem Vorteil ist (Fuster et al. 2004; Gulec et al. 2003; Steinert et al. 1995).

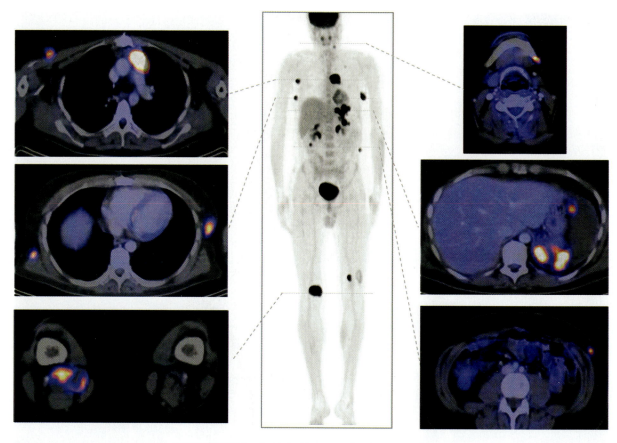

Abb. 12.2. Multiple Metastasen im ^{18}F-FDG-PET/CT: Zervikal links, Thoraxwand rechts, retrosternal, axillär beidseits, linker Oberbauch, linke Flanke und popliteal beidseits

> In zahlreichen Mitteilungen konnte die Überlegenheit der PET gegenüber konventionellen Stagingmethoden (Röntgen, Sonographie, CT, MRT, Knochenszintigraphie) beim fortgeschrittenen Melanom aufgezeigt werden (Fuster et al. 2004; Gulec et al. 2003; Steinert et al. 1997; Finkelstein et al. 2004; Prichard et al. 2002).

Die Sensitivität der PET liegt bei 74–100% und ist am höchsten für Metastasen >1 cm, die Werte für die Spezifität betragen 50–97% (Gulec et al. 2003; Friedman u. Wahl 2004; Prichard et al. 2002; Tyler et al. 2000). Falsch positive Resultate können durch entzündliche Prozesse (postoperativ, reaktiv, granulomatös) oder physiologische FDG-Aufnahme in Darm, Muskulatur oder harnableitendem System verursacht werden. Eine deutliche Verbesserung der Spezifität der PET lässt sich durch die Kombination mit einer hochauflösenden morphologischen Methode wie der Multislice-CT erzielen, welche darüber hinaus die begrenzte räumliche Auflösung der PET kompensiert und eine exakte Lokalisation der Metastasen, z. B. vor geplanter Resektion, ermöglicht (Finkelstein et al. 2004). Die Hardwarekombination von PET und CT in Form des kombinierten PET-CT-Scanners bietet eine hohe Treffsicherheit im Nachweis von Melanommetastasen, Nachteil der Methode sind die hohen Kosten und die noch begrenzte Verfügbarkeit.

Die begrenzte Sensitivität der PET für Läsionen <1 cm und die mangelnde Fähigkeit, mikroskopische Metastasen zu entdecken (im Vergleich zur Sentinel-node-Biopsie), limitieren den Nutzen der PET für Patienten mit lokalisiertem Melanom im Stadium I und II (Finkelstein et al. 2004; Prichard et al. 2002; Tyler et al. 2000). Im Gegensatz dazu ist der Wert der FDG-PET für die Detektion von Fernmetastasen beim fortgeschrittenen Melanom durch zahlreiche

Studien belegt. Mit einer Sensitivität von 92–97% führte die FDG-PET zu einer Änderung des therapeutischen Regimes in 10–49% der Fälle (Fuster et al. 2004; Gulec et al. 2003; Friedman u. Wahl 2004; Finkelstein et al. 2004; Prichard et al. 2002; Tyler et al. 2000). Einschränkungen existieren allerdings bei der Diagnostik von Hirn- und Lungenmetastasen (Friedman u. Wahl 2004; Fuster et al. 2004).

Die Effektivität der PET/CT im Vergleich zur Ganzkörper-MRT beim Staging des fortgeschrittenen Melanoms wird derzeit in klinischen Studien geprüft.

12.3 Bildgebende Diagnostik spezifischer Organe bzw. Regionen

Im Folgenden werden rationelle Strategien der bildgebenden Ausbreitungsdiagnostik beim Staging und in der Nachsorge des Melanoms für die verschiedenen Organe und Regionen vorgestellt. Ausgehend vom derzeitigen Kenntnisstand in der Wissenschaft wird eine möglichst günstige Relation zwischen Untersuchungsaufwand und Nutzen der Methode angestrebt.

12.3.1 Haut, Subkutangewebe, Muskulatur und Lymphknoten

> Haut, Subkutangewebe und Lymphknoten sind die häufigsten Metastasenlokalisationen beim Melanom und stellen 75% der Erstmetastasen dar (D'Hoedt et al. 1990).

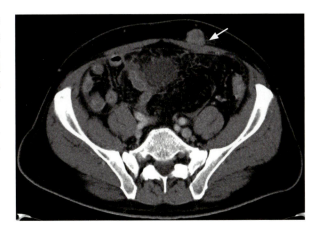

Abb. 12.3. Subkutane Metastase in der vorderen Bauchwand (*Pfeil*). Axiale CT nach i.v. Kontrastmittelgabe

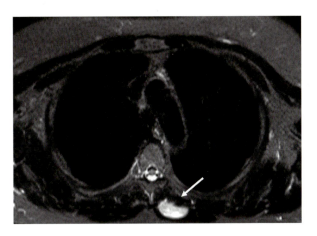

Abb. 12.4. Weichteilmetastase in der Rückenmuskulatur (*Pfeil*). Axiale MRT (T2-gewichtete STIR-Sequenz ohne Kontrastmittel)

Die Diagnose von Hautmetastasen erfolgt klinisch. Subkutane Metastasen sind oft der erste Hinweis auf eine hämatogene Aussaat der Erkrankung (Fishman et al. 1990; Shirkhoda u. Albin 1987; Silverman et al. 1984). Sie variieren in der Größe von wenigen mm bis 2–3 cm und sind am besten mit der CT als hyperdense, glatt begrenzte Knoten innerhalb des hypodensen umgebenden Fettgewebes zu diagnostizieren (Abb. 12.3).

Melanommetastasen können primär auch in der Muskulatur entstehen oder sekundär den Muskel infiltrieren (Fishman et al. 1990). Ihre Ausdehnung kann bis mehrere cm betragen. In der MRT zeigen die Metastasen im T2-gewichteten Bild ein deutlich hyperintenses Signal und sind dadurch gut von der umgebenden normalen Muskulatur abzugrenzen (Abb. 12.4).

Die rechtzeitige Erkennung und Behandlung von regionären Lymphknotenmetastasen des Melanoms sind von erheblicher klinischer Relevanz für die Prognose des Patienten. Da die Aussagekraft der Palpation bei kleinen Metastasen, insbesondere in ungünstiger Lokalisation und narbig verändertem Gewebe, begrenzt ist, werden zusätzlich gezielt Schnittbildverfahren wie Sonographie und CT eingesetzt (über den Wert und die Treffsicherheit der Lymphknotensonographie beim primären Staging und in der Nachsorge ▶ Kap. 34).

Eine CT-Untersuchung peripherer, der klinischen und sonographischen Diagnostik gut zugänglicher Lymphknoten ist i. Allg. nicht erforderlich. In ausgewählten Fällen kann die CT bei der differenzialdiagnostischen Abgrenzung von Melanommetastasen gegenüber Abs-

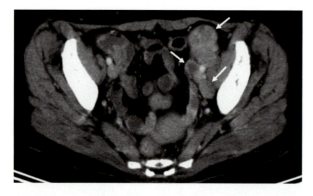

Abb. 12.5. Lymphknotenmetastasen links iliakal *(Pfeile)*. Axiale CT nach Kontrastmittel

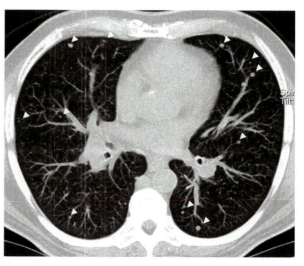

Abb. 12.6. Multiple kleine pulmonale Metastasen *(Pfeilspitzen)*. Axiale CT der Lunge (MIP-Rekonstruktion; *MIP* »maximum intensity projection«)

zessen, Zysten bzw. postoperativen Veränderungen (z. B. Serom) helfen. Dagegen ist die CT die Methode der Wahl für den Nachweis von Lymphknotenmetastasen im Retroperitoneum und Becken, insbesondere bei Patienten mit einem Primärtumor im Bereich der unteren Extremitäten (Abb. 12.5). Hier ist die Sonographie aufgrund ihrer geringeren Sensitivität und ihrer höheren Anfälligkeit gegenüber die Aussagekraft einschränkenden Faktoren wie Luftüberlagerung und Adipositas der CT eindeutig unterlegen (Kaufmann u. Crone-Münzebrock 1992; Shirkhoda u. Albin 1987). Nach Silverman et al. (1984) ist eine Größe abdomineller Lymphknoten >1,5 cm beim Melanom zu 80–95% Ausdruck eines metastatischen Befalls.

Für die Bewertung von Lymphknotengruppen im Thorax sollte ebenfalls die CT herangezogen werden. Nach derzeitigem Kenntnisstand hat die FDG-PET keinen gesicherten Stellenwert in der Diagnostik von Lymphknotenmetastasen bei Patienten im klinisch lokalisierten Stadium I und II (Friedman u. Wahl 2004; Finkelstein et al. 2004; Prichard et al. 2002; Tyler et al. 2000).

12.3.2 Lunge

> Die Lunge ist die häufigste Lokalisation der ersten Fernmetastasen beim Melanom.

Dies zeigt sich klinisch in 30% der Fälle, in autoptischen Studien bis zu 70% (D'Hoedt et al. 1990; Patel et al. 1978; Webb u. Gamsu 1977). 22% der Lungenmetastasen sind solitär und damit potenziell resektabel (Berman u. Reintgen 1993). Ihre Größe schwankt zwischen wenigen mm und mehreren cm. Die Thoraxübersichtsaufnahme in 2 Ebenen stellt nach wie vor die Basisuntersuchung beim Staging und in der Nachsorge des Melanoms dar. In zahlreichen Studien konnte jedoch gezeigt werden, daß die CT die Methode mit der höchsten Sensitivität beim Nachweis von Lungenmetastasen ist, wobei die Spiraltechnik (Volumenscanning) als Methode der Wahl gilt (Abb. 12.6; Remy-Jardin et al. 1993; Webb u. Gamsu 1977). Deshalb sollte vor geplanten chirurgischen Maßnahmen immer ein Thorax-CT zum Ausschluss okkulter pulmonaler Filiae durchgeführt werden.

In einer vergleichenden Untersuchung von Thoraxübersichtsaufnahme, konventioneller Tomographie und CT bei der Diagnostik von pulmonalen Metastasen des Melanoms konnten mittels CT doppelt soviele Metastasen wie in der Übersichtsaufnahme detektiert werden (Heaston et al. 1983). Das gleiche gilt für die Diagnostik von mediastinalen und hilären Lymphknotenmetastasen. Der Nutzen der CT für ein korrektes Staging beim Melanom wird eindrucksvoll in den Analysen von Kostrubiak et al. (1988) aufgezeigt, die basierend auf den Ergebnissen im Thorax-CT bei 51% der Patienten ein ausgedehnteres Erkrankungsstadium dokumentieren als vorher angenommen worden war, was in 26% zu einer Änderung des therapeutischen Regimes führte.

Der Nutzen der FDG-PET für die Diagnostik von Lungenmetastasen besteht nicht in der Detektion (die

Sensitivität der PET ist niedriger als für die CT), sondern in der höheren Spezifität und im Nachweis zusätzlicher, extrapumonaler Metastasen, die das Therapiemanagement beeinflussen können (Fuster et al. 2004).

12.3.3 Zentralnervöses System (ZNS)

Zerebrale Metastasen werden bei 12–26% der Melanompatienten beobachtet, meist im Rahmen eines disseminierten Krankheitsgeschehens (Berman u. Reintgen 1993; Patel et al. 1978; Reidergroswasser et al. 1996). Bei solitären Metastasen kann eine chirurgische oder stereotaktische radiochirurgische Behandlung erwogen werden. In der Mehrheit der Fälle sind neurologische Symptome die Indikation zur CT-Untersuchung. Der relativ hohe Anteil (7–11%) zerebraler Filiae bei asymptomatischen Patienten mit fortgeschrittener lokaler Erkrankung bzw. extrakranieller Metastasierung rechtfertigt den Einatz der CT als Staginguntersuchung in diesen Fällen, um unnötig aggressive lokale Therapien zu vermeiden (Ginaldi et al. 1981; Reidergroswasser et al. 1996).

Im Schädel-CT stellen sich Melanommetastasen als solitäre oder multiple Läsionen unterschiedlicher Größe mit erhöhter Dichte im Vergleich zum umgebenden Hirngewebe und Enhancement nach i.v. Kontrastmittelgabe dar (◘ Abb. 12.7; Ginaldi et al. 1981; Reidergroswasser et al. 1996). Die Knoten liegen typischerweise subkortikal, sind oft von einer Ödemzone umgeben und häufig mit einer Einblutung vergesellschaftet, welche die charakteristische Dichteanhebung der Läsion auf den Nativscans bewirkt.

Im Vergleich zur CT zeigt die MRT insbesondere beim Nachweis von Metastasen im Bereich von Hirnstamm, Rückenmark und Meningen eine deutlich höhere Sensitivität und sollte bei diesen Fragestellungen primär eingesetzt werden (◘ Abb. 12.8 und 12.9; Berman u. Reintgen 1993). Generell weist die MRT aufgrund der inhärenten paramagnetischen Effekte von Melanommetastasen (Melaningehalt, Hämorrhagie) grundsätzliche Vorteile gegenüber der CT auf, welche lediglich unspezifische Befunde liefert (Atlas et al. 1987). Mittels der MRT scheint es möglich, zwischen melanotischen und amelanotischen Melanommetastasen sowie Blutungen zu differenzieren. Im Gegensatz zur gängigen Praxis, die MRT nur in Einzelfällen ergänzend zur Schädel-CT einzusetzen, wird von einigen Autoren die MRT als Methode der Wahl zur Abklärung einer Beteiligung des ZNS beim Melanom angesehen (Berman u. Reintgen 1993; Horgan u. Hughes 1993).

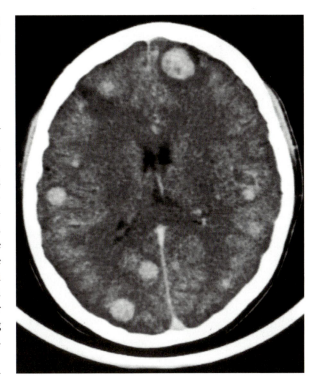

◘ **Abb. 12.7.** Multiple zerebrale Metastasen. Axiale CT des Schädels nach Kontrastmittel

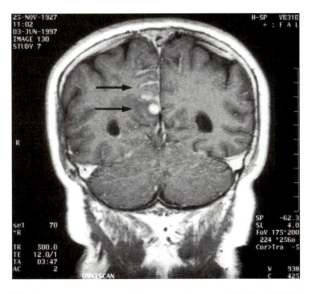

◘ **Abb. 12.8.** Meningeosis melanomatosa. Koronare MRT des Schädels (T1-gewichtete SE-Sequenz nach Kontrastmittel). Flächige Kontrastmittelaufnahme der äußeren Subarachnoidalräume rechts okzipitomedial. In der Nachbarschaft kleine kortikale Metastase *(Pfeile)*

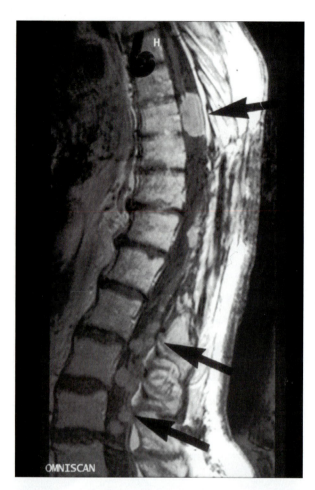

Abb. 12.9. Multiple spinale Metastasen *(Pfeile)*. Sagittale MRT der Wirbelsäule (T1-gewichtete SE-Sequenz nach Kontrastmittel)

Ein Nachteil des Ultraschalls ist die relativ niedrige Sensitivität von 55–75%, die z. T. durch die Untersucherabhängigkeit der Methode bedingt ist (Kaufmann u. Crone-Münzebrock 1992). Außerdem können störende Darmgasüberlagerungen und konstitutionelle Besonderheiten des Patienten die Aussagefähigkeit der Methode erheblich einschränken. Deshalb sollte in jedem Fall bei unklaren Sonographiebefunden bzw. klinischem Metastasenverdacht zusätzlich eine kontrastangehobene Abdomen-CT durchgeführt werden.

Die Sono- und CT-Morphologie von Melanommetastasen ist variabel und nicht spezifisch. Bei solitären Herden kann die differenzialdiagnostische Abgrenzung von benignen Läsionen mitunter problematisch sein. Meist treten Melanommetastasen jedoch multipel auf mit einer Größe von 0,5–15 cm, partielle Kalzifikationen und Einblutungen kommen vor (◘ Abb. 12.10). Größere Metastasen sind häufig nekrotisch und können wie Zysten imponieren (◘ Abb. 12.11).

Kleine Leberläsionen unklarer Dignität im Ultraschall, die auch durch eine anschließende CT nicht geklärt werden können, erfordern eine ergänzende MRT-Untersuchung. Die MRT hat sich bei der differenzialdiagnostischen Abklärung von fokalen Leberläsionen als das Verfahren mit der höchsten Treffsicherheit erwiesen. Das Signalverhalten der Melanommetastasen in der MRT ist nicht einheitlich, sondern wird beeinflusst vom Melaningehalt und hämorrhagischen Veränderungen im Tumorgewebe (Atlas et al. 1987; Isiklar et al. 1995; Marx et al. 1990; Premkumar et al. 1996). Das MRT-Signal kann sich unter der Therapie ändern (Friese et al. 1994). Bei nachgewiesener positiver Korrelation zwischen Melaningehalt und hyperintenser Darstellung der Läsion im T1-gewichteten Bild besitzt die MRT eine hohe Treffsicherheit im Nachweis melanotischer Metastasen (◘ Abb. 12.12). Ihr Einsatz erscheint deshalb sinnvoll zur differenzialdiagnostischen Abklärung von Leberläsionen bei unbekanntem Primärtumor bzw. nachgewiesenem Zweitmalignom (Friese et al. 1994). Milzmetastasen zeigen die gleiche CT- und MR-Morphologie wie Leberfiliae und treten mit einer Häufigkeit von 2–5% auf (◘ Abb. 12.13; Fishman et al. 1990).

Der Nachweis von kleinen Lebermetastasen (<1 cm) durch die FDG-PET kann aufgrund der starken physiologischen FDG-Speicherung der Leber eingeschränkt sein, insgesamt wird jedoch in mehreren Studien über eine höhere Sensitivität und Spezifität der FDG-PET im Nachweis von Lebermetastasen im Vergleich zur CT berichtet (Fuster et al. 2004; Friedman u. Wahl 2004).

Die FDG-PET hat bei der Diagnostik von zerebralen Metastasen aufgrund der physiologischen FDG-Speicherung des Gehirns keinen wesentlichen Stellenwert.

12.3.4 Leber und Milz

Die Häufigkeit von Lebermetastasen beim Melanom wird mit 17–23% angegeben, in autoptischen Serien bis 58% (Patel et al. 1978; Shirkhoda u. Albin 1987; Silverman et al. 1984). Als Basisuntersuchung beim Staging und in der Nachsorge dient die Sonographie, die sich durch eine hohe Spezifität von 90–95% als Screeningverfahren bewährt hat (Kaufmann u. Crone-Münzebrock 1992).

12.3 · Bildgebende Diagnostik spezifischer Organe bzw. Regionen

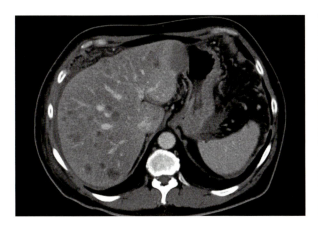

◘ **Abb. 12.10.** Multiple Metastasen in der Leber. Axiale CT nach Kontrastmittel

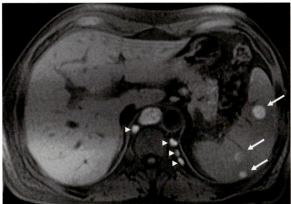

◘ **Abb. 12.13.** Multiple Metastasen in der Milz *(Pfeile)* sowie retroperitoneale Lymphknotenmetastasen *(Pfeilspitzen)*. Axiale MRT (T1-gewichtete GRE-Sequenz ohne Kontrastmittel). Typisches hyperintenses Signal der Metastasen aufgrund des Melaningehaltes

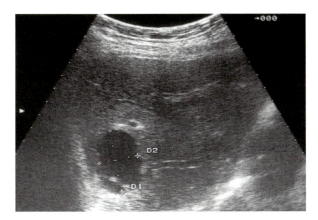

◘ **Abb. 12.11.** Sonographischer Befund einer zystisch imponierenden Lebermetastase

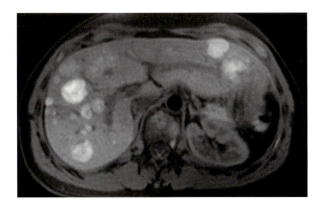

◘ **Abb. 12.12.** Multiple Metastasen in der Leber. Axiale MRT (T1-gewichtete GRE-Sequenz ohne Kontrastmittel). Typisches hyperintenses Signal der Metastasen aufgrund des Melaningehaltes

12.3.5 Nieren und Nebennieren

In Autopsieserien werden bis zu 35% Nierenbeteiligungen beim Melanom gefunden (Das Gupta u. Braesfield 1964; Fishman et al. 1990). Die Morphologie der Metastasen ist sehr variabel (Fishman et al. 1990). Solitäre oder multiple, kleine oder große Tumoren mit solidem oder zystischem Charakter lassen sich nachweisen (◘ Abb. 12.14). Bei Einzelherden können differenzialdiagnostische Probleme mit Zysten oder niereneigenen Tumoren auftreten. Gelegentlich finden sich Metastasen im peri- bzw. pararenalen Raum (Fishman et al. 1990; Posniak et al. 1988; Shirkhoda 1987).

Primäre Nebennierenmelanome sind sehr selten, dagegen finden sich Nebennierenmetastasen bei 11%–23% der Patienten (Shirkhoda u. Albin 1987; Silverman et al. 1984), in autoptischen Untersuchungen bis bei zu 50% der Fälle (Patel et al. 1978). Meist bestehen gleichzeitig andere Metastasenlokalisationen. Nebennierenmetastasen können ein- oder beidseitig auftreten, sind meist rund und weisen eine Größe von 3–6 cm auf. Neben soliden Läsionen sind rein zystische Herde möglich, eine Unterscheidung von anderen nicht melanombedingten Läsionen ist bildmorphologisch nicht möglich. Neben der Sonographie als Screeningmethode sind die CT und die MRT Verfahren der Wahl zur Darstellung von Nieren- und Nebennierenmetastasen (◘ Abb. 12.14 und 12.15).

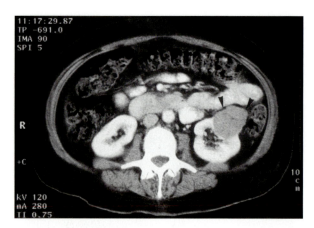

◘ Abb. 12.14. Solitäre Metastase in der linken Niere *(Pfeilspitzen)*. Axiale CT nach i.v. Kontrastmittel

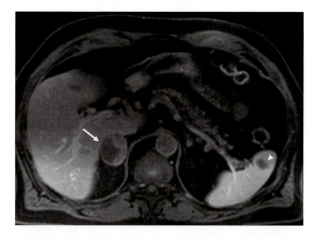

◘ Abb. 12.15. Metastase in der rechten Nebenniere *(Pfeil)*. Zusätzlich Milzmetastase *(Pfeilspitze)*. Axiale MRT (T1-gewichtete GRE-Sequenz nach Kontrastmittel).

12.3.6 Magen-Darm-Trakt und Mesenterium

Während metastatische Absiedlungen des Melanoms im Darm und Mesenterium in autoptischen Serien häufig gefunden werden (Das Gupta u. Braesfield 1964; Patel et al. 1978), zeigen klinische Studien nur in 1–9% der Fälle einen Befall gastrointestinaler Strukturen (Reintgen et al. 1984; Shirkhoda u. Albin 1987). In 80% sind dabei Dünndarm oder Mesenterium betroffen. Hinweisende klinische Symptome stellen Schmerzen, Übelkeit, Blutungsereignisse und Obstruktionszeichen dar, wobei ein nicht unwesentlicher Teil der Patienten klinisch asymptomatisch ist (Kawashima et al. 1991).

Im Rahmen moderner aggressiver Therapiestrategien erhalten 75% der Patienten mit symptomatischer gastrointestinaler Metastasierung, auch bei nachgewiesener disseminierter Erkrankung, eine chirurgische Behandlung zur Lebensverlängerung bzw. Palliation (McDermott et al. 1996; Reintgen et al.1984). Voraussetzung ist eine adäquate präoperative Bildgebung, um die Ausdehnung der Erkrankung zu bestimmen. Die Methoden der Wahl sind Kontrastmittelstudien des Gastrointestinaltraktes, insbesondere die Enteroklyse und das Abdomen-/Becken-CT mit möglichst vollständiger oraler bzw. rektaler Darmkontrastierung. Beide Methoden ergänzen sich in Abhängigkeit von der Metastasenlokalisation. Während die röntgenologische Kontrastmitteluntersuchung v. a. Schleimhautläsionen, submuköse Tumoren und Stenosen darstellt, ist die CT die Methode der Wahl zum Nachweis von Wandinfiltrationen, Serosaimplantaten, mesenterialen Raumforderungen und Netzmetastasen.

Generell manifestieren sich gastrointestinale Filiae als
- intraluminale Raumforderung,
- ulzerierende Läsion,
- diffuse Infiltration (Wandverdickung; ◘ Abb. 12.16) oder
- Serosaimplantate (Kawashima et al. 1991; McDermott et al. 1996).

Invagination und Peritonealkarzinose können die Folgen einer gastrointestinalen Metastasierung sein (◘ Abb. 12.17). Begleitende, z. T. extensive mesenteriale Raumforderungen sind häufig. Die metastatischen Absiedlungen treten gewöhnlich multipel auf, wobei die Größe der einzelnen Raumforderung erheblich variiert. Eine Unterscheidung vom primären oder metastatischen Adenokarzinom, Lymphom oder anderen Metastasen ist nicht möglich (Berman u. Reintgen 1993; Fishman et al. 1990).

12.3.7 Skelettsystem

Skelettmetastasen treten mit einer Häufigkeit von 11–17% der Fälle auf, meist im Rahmen einer disseminierten Erkrankung (Fishman et al. 1990). Bevorzugt sind Achsenskelett und Rippen betroffen. Die Läsionen sind insgesamt unspezifisch strukturiert, überwiegend osteolytisch mit geographischem oder mottenfraßähnlichem Destruktionsmuster und Tendenz zur pathologischen Fraktur (Fon et al.

12.3 · Bildgebende Diagnostik spezifischer Organe bzw. Regionen

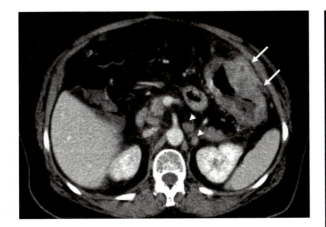

Abb. 12.16. Metastase in der Darmwand (linke Kolonflexur; *Pfeile*). Zusätzlich Lymphknotenmetastasen paraaortal links *(Pfeilspitzen)*. Axiale CT nach i.v. Kontrastmittel

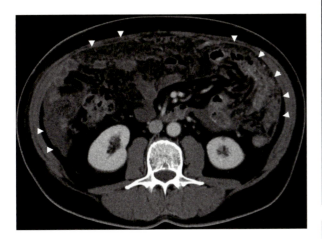

Abb. 12.17. Peritonealkarzinose mit kleinknotigen Absiedlungen im großen Netz und begleitendem Aszites *(Pfeilspitzen)*. Axiale CT nach i.v. Kontrastmittel

1981). Eine typische periostale Reaktion ist selten, Weichteilbeteiligungen kommen vor (Fishman et al. 1990).

Wie bei anderen Malignomen ist die Knochenszintigraphie die effektivste Screeningmethode zum Nachweis von Knochenmetastasen beim Melanom (■ Abb. 12.18a). Indiziert ist sie bei symptomatischen Patienten im Stadium I und II sowie allen Patienten im Stadium III und IV (Fierlbeck et al. 1997). Vorteile der Skelettszintigraphie sind ihre hohe Sensitivität sowie die Darstellung des gesamten Skelettsystems. Suspekte Mehrbelegungen sollten durch gezielte Röntgenaufnahmen in 2 Ebenen abgeklärt werden (■ Abb. 12.18b).

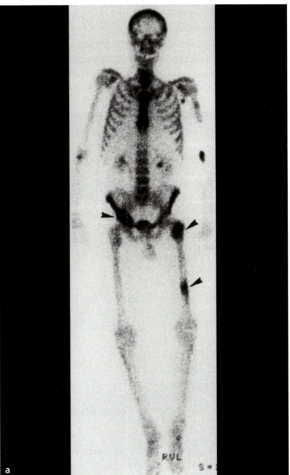

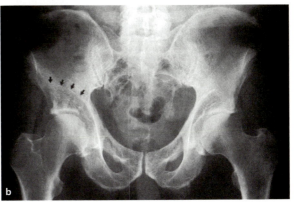

Abb. 12.18a, b. Knochenszintigramm mit ^{99M}TC-DPD (**a**). Suspekte Mehrbelegungen in der Trochanterregion und im distalen Femur links sowie in der Azetabulumregion rechts *(Pfeilspitzen)*. Deshalb Röntgenaufnahme des Beckens (**b**). Osteolytische Metastasen supraazetabulär rechts *(Pfeile)* sowie trochantär links

Eine höhere Spezifität als die Szintigraphie bieten die Schnittbildmethoden CT und MRT. Die Knochenfensterdarstellung im CT ist von hoher diagnostischer Treffsicherheit, insbesondere bei Destruktionen im Achsenskelett, und sollte bei allen unklaren oder suspekten szintigraphischen und röntgenologischen Befunden in dieser Region ergänzend eingesetzt werden (Berman u. Reintgen 1993; Horgan u. Hughes 1993). Die MRT besitzt eine sehr hohe Sensitivität und Spezifität in der Diagnostik von Skelettmetastasen. Die charakteristischen Veränderungen des Knochenmarksignals lassen sich häufig deutlich früher als im Röntgen- oder CT-Bild nachweisen (Abb. 12.19). Der Einsatz der MRT ist v. a. bei unklaren Befunden in den anderen Verfahren bzw. bei gezielter Abklärung des Spinalkanals sinnvoll, z. B. zum Ausschluss einer Myelonkompression oder einer epiduralen Aussaat (Berman u. Reintgen 1993).

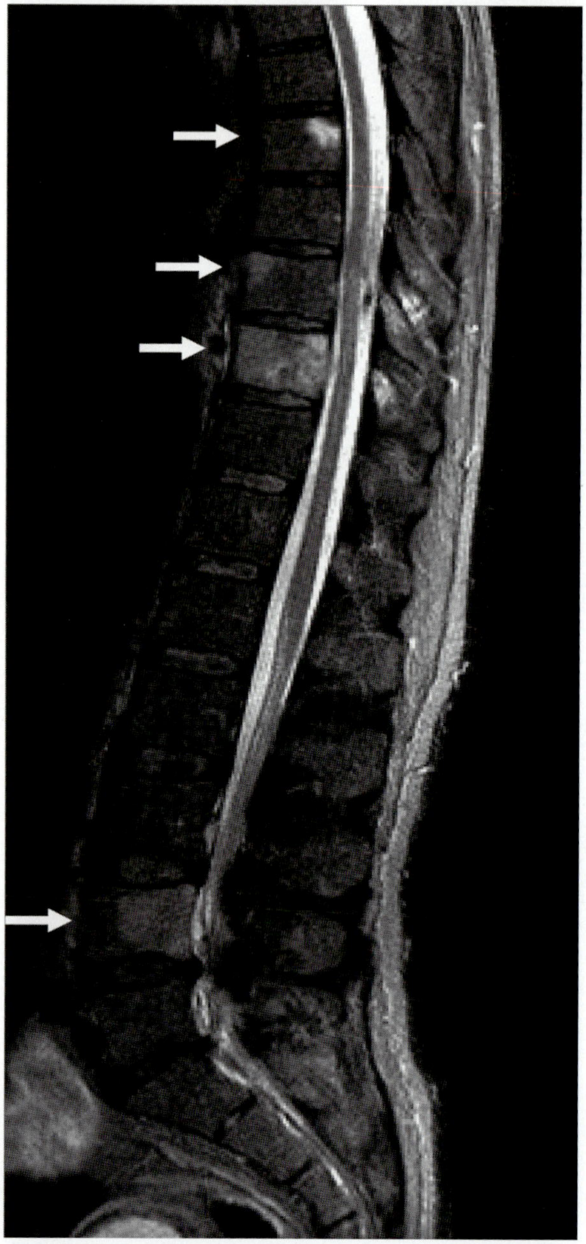

12.3.8 Andere Lokalisationen

Absiedlungen des Melanoms im Bereich des Herzens (Ellis et al.1993), der Brust (Heinig et al. 1997) und der Gallenblase (Longwitz et al. 1996) sind zwar insgesamt selten, jedoch häufiger als Metastasen anderer Primärtumoren. Bei entsprechender Symptomatik und fortgeschrittener Melanomerkrankung sollte daran gedacht werden und eine gezielte Abklärung mittels Ultraschall, Mammographie, CT oder MRT erfolgen (Berman u. Reintgen 1993).

Abb. 12.19. Multiple Metastasen in der Wirbelsäule *(Pfeile)*. Sagittale MRT (STIR-Sequenz ohne Kontrastmittel)

> **Fazit**
>
> Metastasen des Melanoms können alle Organe des Körpers befallen. Wege und Zeitpunkt der Metastasierung sowie die Morphologie der Metastasen sind unvorhersehbar.
> In der primären Ausbreitungsdiagnostik bei asymptomatischen Patienten im klinischen Stadium I und II ist der routinemäßige Einsatz von Schnittbildmethoden (CT, MRT, PET) nicht sinnvoll. Bei fortgeschrittener lokoregionärer Metastasierung und insbesondere bei Verdacht auf Fernmetastasierung (klinisches Stadium III und IV) sollte ein Ganzkörperstaging mittel CT und/oder MRT erfolgen. Der Stellenwert der FDG-PET ist komplementär zu den morphologisch orientierten Methoden CT und MRT. Ein wesentlicher Nutzen der PET besteht in der Identifikation zusätzlicher Metastasen bzw. der Klärung fraglicher Befunde in der konventionellen Bildgebung vor geplanter Metastasenresektion. Die Hardwarefusion mit der CT (= PET/CT) bietet in diesem Zusammenhang zur exakten Lokalisation metastasenverdächtiger Herde große Vorteile.

Literatur

Atlas SW, Grossman RI, Gomori JM, Guerry D, Hackney DB, Goldberg HI, Zimmerman RA, Bilaniuk LT (1987) MR Imaging of intracranial metastatic melanoma. J Comput Assist Tomogr 11: 577–582

Berman C, Reintgen D (1993) Radiologic imaging in malignant melanoma: a review. Semin Surg Oncol 9: 232–238

Blessing C, Feine U, Geiger L, Carl M, Rassner G, Fierlbeck G (1995) Positron emission tomography and ultrasonography. Arch Dermatol 131: 1394–1398

Branum GD, Seigler HF (1991) The role of surgical intervention in the management of intestinal metastases from malignant melanoma. Am J Surg 162: 428–431

Buzaid AC, Sandler AB, Mani S, Mcb.Curtis A, Poo W-J, Bolognia JL, Ariyan S (1993) Role of computed tomography in the staging of primary melanoma. J Clin Oncol 11: 638–643

Buzaid AC, Tinoco L, Ross MI, Legha SS, Benjamin RS (1995) Role of computed tomography in the staging of patients with local-regional metastases of melanoma. J Clin Oncol 13: 2104–2108

Das Gupta T, Braesfield R (1964) Metastatic melanoma: a clinico-pathological study. Cancer 17: 1323–1339

D'Hoedt B, Stroebel W, Stutte H, Rassner G (1990) Nachsorge des malignen Melanoms an der Tübinger Hautklinik. In: Orfanos CE, Garbe C (Hrsg) Das maligne Melanom der Haut. Zuckschwerdt, München, S 304–311

Doiron MJ, Bernardino ME (1981) A comparison of noninvasive imaging modalities in the melanoma patient. Cancer 47: 2581–2584

Ellis CJ, Dennison EM, Simpson IA (1993) Imaging of cardiac metastatic melanoma: trans-oesophageal echocardiography or magnetic resonance imaging? Int J Cardiol 41: 176–179

Feyerabend T, Mehringer A, Treutlein G, Schindler G, Warmuth-Metz M, Schmitt R, Lechner W (1988) Zum Stellenwert der Lymphknoten-Sonographie in Diagnostik und Nachsorge des malignen Melanoms. Ultraschall Klin Prax 3: 198–201

Fierlbeck G, Breuninger H, Friese S, Garbe C, Kortmann RD, Laniado M, Partsch M, Rohrbach M, Sobottka B, Stroebel W (1997) Malignes Melanom. Empfehlungen zur Diagnostik, Therapie und Nachsorge. Therapieleitlinien des Interdisziplinären Tumorzentrums Tübingen

Fishman EK, Kuhlman JE, Schuchter LM, Miller JA, Magid D (1990) CT of malignant melanoma in the chest, abdomen, and musculoskeletal system. Radiographics 10: 603–620

Fon GT, Wong WS, Gold RH, Kaiser LR (1981) Skeletal metastases of melanoma: radiographic, scintigraphic, and clinical review. Am J Roentgenol 137: 103–108

Friese SA, Laniado M, Schlagenhauff B, Bitzer M (1994) Signalverhalten von melanommetastasen im T1-gewichteten MR-Tomogramm: Korrelation mit histologischen Befunden. Radiol Diagn 35: 403–408

Ginaldi S, Wallace S, Shalen P, Luna M, Handel S (1981) Cranial computed tomography of malignant melanoma. Am J Roentgenol 136: 145–149

Heaston DK, Putman CE, Rodan BA, Nicholson E, Ravin CE, Korobkin M, Chen JT, Seigler HF (1983) Solitary pulmonary metastases in high-risk melanoma patients: a prospective comparison of conventional and computed tomography. Am J Roentgenol 141: 169–174

Heinig A, Heywang-Koebrunner SH, Wohlrab J (1997) Seltene Differentialdiagnose einer suspekten Kontrastmittelanreicherung in der Mamma-MRT. Melanommetastase in beiden Mammae. Radiologe 37: 588–590

Horgan K, Hughes LE (1993) Review staging of melanoma. Clin Radiol 48: 297–300

Isiklar I, Leeds NE, Fuller GN, Kumar AJ (1995) Intracranial metastatic melanoma: correlation between MR imaging characteristics and melanin content. Am J Roentgenol 165: 1503–1512

Johnson TM, Fader DJ, Chang AE, Yahanda A, Smith JW 2nd, Hamlet KR, Sondak VK (1997) Computed tomography in staging of patients with melanoma metastatic to the regional nodes. Ann Surg Oncol 4: 396–402

Kaufmann PM, Crone-Münzebrock W (1992) Tumornachsorge mittels Sonographie und Computertomographie im Bereich des Abdomens bei Patienten mit malignem Melanom. Akt Radiol 2: 81–85

Kawashima A, Fishman EK, Kuhlman JE, Schuchter LM (1991) CT of malignant melanoma: patterns of small bowel and mesenteric involvement. J Comput Assist Tomogr 15: 570–574

Fuster D, Chiang S, Johnson G, Schuchter LM, Zhuang H, Alavi A (2004). Is 18F-FDG-PET more accurate than standard diagnostic procedures in the detection of suspected recurrent melanoma? J Nucl Med 45: 1323–1327

Khansur T, Sanders J, Das SK (1989) Evaluation of staging work-up in malignant melanoma. Arch Surg 124: 847–849

Kostrubiak I, Whitley NO, Aisner J, Goose P, De Luca RR, Didolkar MS, Elias EG (1988) The use of computed body tomography in melanoma. JAMA 259: 2896–2897

Kuvshinoff BW, Kurtz C, Coit DG (1997) Computed tomography in evaluation of patients with stage-III melanoma. Ann Surg Oncol 4: 252–258

Löhnert JD, Bongartz G, Wernecke K, Peters PE, Macher E, Bröcker EB (1988) Sensitivität und Spezifität der sonographischen Lymphknotendiagnostik beim malignen Melanom. Radiologe 28: 317–319

Longwitz D, Schulz HG, Bosse A (1996) Malignes Melanom der Gallenblase. Ultraschall Med 17:195–198

Marx HF, Colletti PM, Raval JK, Boswell WD, Zee CS (1990) Magnetic resonance imaging features in melanoma. Magn Reson Imaging 8: 223–229

McDermott VG, Low VHS, Keogan MT, Lawrence JAL, Paulson EK (1996) Malignant melanoma metastatic to the gastrointestinal tract. Am J Roentgenol 66: 809–813

Parker LA, Vincent LM (1986) Detection of adrenal melanoma with computed tomography. Urol Radiol 8: 209–210

Patel J, Didolkar M, Pickren J, Moore R (1978) Metastatic pattern of malignant melanoma. Am J Surg 135: 807–810

Posniak HV, Tempany C, Demos TC, Love L (1988) Computed tomography of posterior pararenal and properitoneal metastases. Urol Radiol 10: 75–79

Gulec SA, Faries MB, Lee CC, Kirgan D, Glass C, Morton DL, Essner R (2003). The role of fluorine- 18 deoxyglucose positron emission tomography in the management of patients with metastatic melanoma: impact on surgical decision making. Clin Nucl Med 28: 961–965

Premkumar A, Sanders L, Marincola F, Feuerstein I, Concepcion R, Schwartzentruber D (1992) Visceral metastases from melanoma: findings on MR imaging. Am J Roentgenol 158: 293–298

Premkumar A, Marincola F, Taubenberger J, Chow C, Venzon D, Schwartzentruber D (1996) Metastatic melanoma – correlation of MRI characteristics and histopathology. J Magn Resonan Imaging 6: 190–194

Reidergrosswasser I, Merimsky O, Karminsky N, Chaitchik S (1996) Computed-tomography features of cerebral spread of malignant melanoma. Am J Clin Oncol 19: 49–53

Reintgen D, Thompson W, Garbatt J, Seigler H (1984) Radiologic, endoscopic, and surgical considerations of melanoma metastatic to the gastrointestinal tract. Surgery 95: 635–639

Remy-Jardin M, Remy J, Giraud F, Marquette, CH (1993) Pulmonary nodules: detection with thick-section spiral CT versus convential CT. Radiology 187: 513–520

Shirkhoda A (1987) Computed tomography of perirenal metastases. J Comput Assist Tomogr 10: 435–438

Shirkhoda A, Albin J (1987) Malignant melanoma: Correlating abdominal and pelvic CT with clinical staging. Radiology 165: 75–78

Silverman PM, Heaston DK, Korobkin M, Seigler HF (1984) Computed tomography in the detection of abdominal metastases from malignant melanoma. Invest Radiol 19: 309–312

Steinert HC, Huch Böni RA, Buck A, Böni R, Berthold T, Marincek B, Burg G, Von Schulthess GK (1995) Malignant melanoma: staging with whole-body positron emission tomography and 2-(F-18)-fluoro-2-deoxy-D-glucose. Radiology 195: 705–709

Steinert HC, Böni R, Böni RAH, Guillong E, Goldsmith R, Von Schulthess GK (1997) Staging of malignant melanoma with whole-body FDG PET and comparison with conventional tumor screening methods in 119 patients. J Nucl Med 38: 332–332

Stutte H, Erbe S, Rassner G (1989) Lymphknotensonographie in der Nachsorge des malignen Melanoms. Hautarzt 40: 344–349

Webb WR, Gamsu G (1977) Thoracic metastases in malignant melanoma. Chest 71: 176–181

Schlemmer HP, Schäfer J, Pfannenberg C, Radny P, Khorchidi S, Müller-Horvat C, Nägele T, Tomaschko K, Fenchel M, Claussen CD (2005). Fast whole-body assessment of metastatic disease using a novel magnetic resonance imaging system. Initial experiences. Invest Radiol 40:64–71

Friedman KP, Wahl RL (2004). Clinical use of positron emission tomography in the management of cutaneous melanoma. Sem Nucl Med 34:242–253

Finkelstein SE, Carrasquillo JA, Hoffmann JM, Galen B, Choyke P, White DE, Rosenberg SA, Sherry RM (2004). A prospective analysis of positron emission tomography and conventional imaging for detection of stage IV metastatic melanoma in patients undergoing metastasectomy. Ann Surg Oncol 11:731–738

Prichard RS, Hill ADK, Skehan SJ, O'Higgins NJ (2002). Positron emission tomography for staging and management of malignant melanoma. Br J Surg 89: 389–396

Tyler DS, Onaitis M, Kherani A, Hata A, Nicholson E, Keogon M, Fisher S, Coleman E, Seigler HF (2000). Positron emission tomography scanning in malignant melanoma. clinical utility in patients with stage III disease. Cancer 89:1019–1025

Kosten und Nutzen der Ausbreitungsdiagnostik beim Melanom

Michael Weichenthal, Dirk Schadendorf, Claus Garbe

13.1 Einleitung – 172

13.2 Sinn und Nutzen von Ausbreitungsdiagnostik – 172
13.2.1 Beeinflussung der Prognose durch frühzeitige Diagnose von Metastasen – 173
13.2.2 Körperliche Untersuchung – 173
13.2.3 Lymphknotensonographie – 173
13.2.4 Röntgen/Computertomographie des Thorax – 174
13.2.5 Abdominelle Sonographie/Computertomographie – 175
13.2.6 Zerebrales CT/Magnetresonanztomographie – 175
13.2.7 Skelettuntersuchungen – 176
13.2.8 Sonstige Untersuchungsmethoden – 176

13.3 Kosten der Ausbreitungsdianostik – 176

13.4 Stadiengerechte Empfehlungen zur Ausbreitungsdiagnostik – 177

13.1 Einleitung

Derzeit wird bei weiblichen Erkrankten in ca. 20% mit dem Auftreten von Metastasen gerechnet, während bei männlichen Patienten etwa 30% betroffen sind (Balch et al. 2001). Metastasen sind bei einem Teil dieser Patienten bereits bei Erstdiagnose anzutreffen (synchrone Metastasierung), während bei einem – größeren – Teil der Patienten die Metastasierung erst im Verlauf der Erkrankung auftritt. Die Erstmanifestation von Metastasen verteilt sich etwa im Verhältnis 2 : 1 auf lokoregionäre Filiae gegenüber Fernmetastasen (Soong et al. 1998; Hofmann et al. 2002).

Die Prognose regionärer Lymphknotenmetastasen ist zwar ingesamt mit ca. 20% Zehnjahresüberleben ernst (Balch et al. 2001), jedoch besitzt die Ausdehnung der Lymphknotenmetastasierung eine prognostisch wichtige Bedeutung, und die 10-Jahres-Überlebensrate variiert hier zwischen 15% und >40%. Auch wenn die Prognose im Stadium der Fernmetastasierung i. Allg. infaust ist, haben in Einzelfällen Patienten mit solitären Metastasen, beispielsweise der in Lunge oder den Nebennieren, nach radikaler Operation häufig noch einen jahrelangen rezidivfreien Verlauf.

Daher kommen sowohl beim primären Staging von Melanompatienten als auch im Rahmen der Nachsorge verschiedene bildgebende und laborchemische Verfahren zur Entdeckung von Metastasen zum Einsatz.

Die gegenwärtige Praxis des primären Stagings und der Nachsorgeuntersuchungen beim Melanom orientiert sich im internationalen Vergleich an verschiedenen Empfehlungen, deren Bandbreite von einer reinen Verlaufsbeobachtung bis hin zu intensiven und häufigen Untersuchungen wie Röntgen, Ultraschall, Computertomographie (CT), Szintigraphie, Kernspintomographie (NMR) und diversen Laborleistungen sowie neuerdings der Positronenemissionstomographie (PET) reicht.

Zur Frage der Sensitivität und Spezifität dieser einzelnen Untersuchungsmethoden gibt es verschiedene Daten, die sich nicht selten allerdings auf spezielle Fragestellungen beziehen oder sich in ihren Schlussfolgerungen widersprechen. Darüber hinaus gibt es bislang keine kontrollierten oder prospektiv vergleichenden Studien, die sich mit dem Wert verschiedener Stagingverfahren oder Nachsorgeschemata beim Melanom unter Berücksichtigung sowohl des medizinischen und individuellen Nutzens wie auch der Kostenseite und der Belastung des Patienten auseinandersetzen.

13.2 Sinn und Nutzen von Ausbreitungsdiagnostik

Vorderhand erscheint eine »Durchuntersuchung« eines Patienten mit einer potenziell metastasierenden Tumorerkrankung selbstverständlich. Vor diesem Hintergrund kann die weitgehend auf unmittelbarer Empirie beruhende Praxis vergangener Jahrzehnte verstanden werden, Melanompatienten einer mehr oder weniger umfassenden Diagnostik all jener Organsysteme zu unterziehen, an denen Metastasen häufiger zu beobachten sind. Dem steht auf der anderen Seite die Erfahrung der häufig infausten Prognose im Stadium der Fernmetastasierung gegenüber, was nicht selten zu einem gewissen Nihilismus in Diagnostik und Therapie führte. Der Qualitätsanspruch an die moderne Medizin und die Verschärfung der wirtschaftlichen Rahmenbedingungen machen heute indes eine kritische Würdigung mit der Entwicklung evidenzbasierter Leitlinien und Empfehlungen unumgänglich.

> Ein geeignetes apparatives Staging zur Diagnose von Metastasen dient dem Stellen einer korrekten Diagnose und Prognose und sorgt für vergleichbare Tumorbasisdaten im Kontext der klinischen Epidemiologie oder klinischer Therapiestudien. Vor allem aber soll deren frühzeitige Erkennung mit einer Verbesserung der kurativen und/oder palliativen therapeutischen Möglichkeiten einhergehen (Johnson et al. 2004)

Sinn und Nutzen einer Ausbreitungsdiagnostik hängen somit von mehreren Faktoren ab:
- Von der A-priori-Häufigkeit einer Metastasierung in das betreffende Organ bzw. die betreffende Region. Diese bestimmt die überhaupt mögliche Entdeckungsrate.
- Von der Sensitivität der jeweiligen Methode, vorliegende Metastasen auch als solche zu identifizieren.
- Von der Rate falsch positiver Befunde bzw. der Spezifität der Methode.
- Vom Vorhandensein therapeutischer Konsequenzen bzw. Optionen, die für den Patienten mit einem prognostischen Vorteil verbunden sind.
- Von den Kosten bzw. der Wirtschaftlichkeit der eingesetzten Methode.

Ferner muss auch die psychosoziale Funktion einer sorgfältigen Diagnostik für die Arzt-Patienten-Beziehung sowohl in der primären Beratung, in der Nachsorge wie auch in der palliativen Situation beachtet werden. Schließlich sorgt die Anbindung an dermatoonkologische Zentren für eine Qualitätssicherung im Sinne einer für alle Patienten adäquaten und am Stand der aktuellen Richtlinien orientierten Diagnostik und Therapie.

13.2.1 Beeinflussung der Prognose durch frühzeitige Diagnose von Metastasen

Es existiert bis heute keine prospektive und kontrollierte Untersuchung zu der Frage, ob Melanompatienten durch eine frühzeitige Diagnosestellung im Falle der lokoregionären oder systemischen Metastasierung einen Überlebensvorteil erhalten. Andererseits liegt eine Fülle von klinisch-epidemiologischen Daten vor, die eine realistische Abschätzung der Effektivität von Staginguntersuchungen erlauben (Romero et al. 1994; Shumate et al. 1995; Weiss et al. 1995; Brand et al. 1997).

> ❗ Die größte Bedeutung besitzt beim Melanom die frühzeitige Erkennung und Behandlung lokoregionärer Lymphknotenmetastasen, die in ca. 60% die Erstmanifestation einer Metastasierung darstellen (McCarthy et al. 1988; Martini et al. 1994).

Die 5-Jahres-Überlebensrate nach Lymphknotenmetastasierung beträgt insgesamt zwischen 26% und 46%, die 10-Jahres-Überlebensrate zwischen 15% und 41%. Die individuelle Prognose hängt in hohem Maße von der Ausdehnung der Lymphknotenmetastasierung zum Zeitpunkt der Operation ab, wobei die **Anzahl der befallenen Lymphknoten** für den weiteren Verlauf entscheidender ist als die Masse bzw. Größe der Metastasen (McCarthy et al. 1988; Morton et al. 1991; Buzaid et al. 1993, 1995). Während bei einem Befall von 5 und mehr Lymphknoten die 5-Jahres-Überlebensrate um 20–30% liegt, werden bei Patienten mit einem begrenzten Befall 5-Jahres-Überlebensraten von 40–50% berichtet. Bei diesem Patientenkollektiv spielt zusätzlich der prognostische Einfluss des Primärtumors eine Rolle. So sind bei Patienten mit nur einem befallenen Lymphknoten bei Melanomen mit einer Eindringtiefe unter 1,5 mm 5-Jahres-Überlebensraten von über 70% berichtet worden (Morton et al. 1991).

13.2.2 Körperliche Untersuchung

> ❗ Die körperliche Untersuchung besitzt in der Metastasendetektion eine herausragende Bedeutung (Iscoe et al. 1987; Hafner et al. 2004).

Der Untersuchung geht eine gezielte Anamnese mit Blick auf bemerkte Veränderungen an Haut, Unterhaut oder Lymphknoten, Schmerzen, Appetit und Gewichtsverhalten sowie sonstigen Symptomen voraus. Die Untersuchung selbst umfasst eine sorgfältige Inspektion und Palpation der primären Exzisionsnarbe, der Lymphabflussstrecke (so genannter In-transit-Bereich) und der regionären Lymphknoten. Danach erfolgt eine Palpation sämtlicher übriger peripherer Lymphknoten sowie die Untersuchung der gesamten übrigen Haut (inklusive des behaarten Kopfes und der Anogenitalregion) mit sorfältiger Beachtung des Pigmentmalstatus und ggf. auflichtmikroskopischer Beurteilung auffälliger Nävi. Neben dem abdominellen Tastbefund und der orientierenden Untersuchung von Schädel und Wirbelsäule kommen ggf. symptombezogene Untersuchungen hinzu.

13.2.3 Lymphknotensonographie

Die Lymphknotensonographie (LKS) besitzt einen hohen Stellenwert bei der Diagnostik auch kleinerer Lymphknotenmetastasen, die sich in aller Regel als echoarme Infiltrationen mit Zerstörung des normalen Lymphknotenaufbaus darstellen (Lohnert et al. 1988; Blessing et al. 1995). Sie stellt eine nicht invasive, den Patienten kaum belastende Untersuchung dar, die insbesondere bei unklarem oder unzureichendem Tastbefund, z. B. durch massive Adipositas oder narbige Induration, die körperliche Untersuchung ergänzt. Auf diese Weise gelingt die Entdeckung suspekter Lymphknoten auch bei Metastasen, die durch Palpation auch von erfahrenen Untersuchern nicht gefunden werden (Fornage u. Lorigan 1989; Prayer et al. 1990).

In systematischen Untersuchungen erweist sich die Sensitivität der LKS mit ca. 70–90% deutlich höher als die der Palpation mit ca. 40–70% (Blum et al. 2000; Machet et al. 2005; Saiag et al. 2005). Die Spezifität beider Untersuchungsverfahren liegt dabei mit über 90% vergleichbar hoch. Eine Metaanalyse der verfügbaren vergleichenden Studien zur Wertigkeit der LKS im Vergleich zur Palpation belegt eindeutig die **Überlegenheit der sonographischen Untersuchung** bei der Beurteilung der regionären Lymphknoten (Bafounta et al. 2004). Suspekte Lymphknoten können zudem unter sonographischer Kontrolle für eine zytologische Untersuchung punktiert werden (Blum et al. 2002).

Bei der Beurteilung der Detektionsrate von Lymphknotenmetastasen durch die LKS im Primärstadium muß bedacht werden, dass in den einigen Studien Patienten mit klinisch bereits erkennbaren Lymphknoten nicht mit in die Analyse einbezogen wurden, es ist also zwischen solchen Metastasen, die bereits klinisch erkennbar sind, und solche, die nur durch Bildgebung diagnostiziert werden können, zu unterscheiden. Daten hierzu liefern u. a. Garbe et al. (2003) in einer prospektiven Untersuchung eines Nachsorgeschemas bei 2.008 Melanompatienten.

> **Fazit**
> Zusammenfassend kann die Lymphknotensonographie aufgrund eines ausgezeichneten Kosten-Nutzen-Verhältnisses in allen Stadien der Melanomerkrankung als sinnvolles Verfahren zur Ausbreitungsdiagnostik angesehen werden.

13.2.4 Röntgen/Computertomographie des Thorax

> Die Lunge stellt ein bevorzugtes Zielorgan der Metastasierung beim Melanom dar. Gleichzeitig haben Patienten mit isolierter Lungenmetastasierung eine vergleichsweise bessere Prognose als Patienten mit anderen Organmetastasen (Brand et al. 1997; Manola et al. 2000).

Speziell bei Patienten mit solitären Lungenherden, die zum Zeitpunkt der Entdeckung bei ca. 20% der Patienten mit pulmonaler Filialisierung vorliegen, kann eine chirurgische Resektion vorgenommen werden, die zu einem Fünfjahresüberleben von 20% führt (Harpole et al. 1992).

Die Sensitivität der Röntgenuntersuchung der Lunge zur Detektion von Lungenmetastasen ist allerdings beschränkt. So zeigte die Computertomographie des Thorax (TCT) in einer Untersuchung von Patienten im Stadium IV mit negativem Röntgenthoraxbefund in 19% dennoch Metastasen. Auch ist die Zahl der im Schnitt gefundenen Metastasen im TCT höher als in der Röntgenaufnahme (Davis 1991; Berman u. Reintgen 1993). Die Gründe hierfür liegen zum einen in der fehlenden Überlagerung von Befunden durch andere Thoraxstrukturen und zum anderen in der besseren Auflösung, die eine Identifikation kleinerer Filiae ermöglicht, als dies in der konventionellen Röntgenaufnahme der Fall ist.

Eine synchrone Lungenmetastasierung zum Zeitpunkt der Primärexzision ist aber ausgesprochen selten. In einer jüngeren Untersuchung von 224 Patienten fand sich in keinem Fall ein richtig positiver Befund (Wang et al. 2004), während in 7% falsch positive Befunde auftraten, die weitere Abklärungsdiagnostik nach sich zogen. Ähnliche Ergebnisse zeigen weitere Studien (Tab. 13.1). Insgesamt ergibt sich zum Zeitpunkt der Primärdiagnose lediglich eine Entdeckungsrate zwischen 0% und 0,5% (Johnson et al. 2004).

Eine Untersuchung zur Frage der Prognoseverbesserung fand jüngst keinen Anhalt für eine bessere Prognose bei Patienten, bei denen durch Computertomographie eine asymptomatische Metastasierung festgestellt werden konnte, im Vergleich zu Patienten mit fortgeschrittener Metastasierung (Tsao et al. 2004).

Tab. 13.1. Röntgen des Thorax zum Zeitpunkt des Primärstagings (*TD* Tumordicke nach Breslow)

Autor	Kollektiv	Anzahl	Richtig positiv	Falsch positiv
Wang et al. (2004)	Ia bis IIIa[a]	210	0	15 (7%)
Hafner et al. (2004)	TD >1 mm	100	0	4 (4%)
Hofmann et al. (2002)	I/II[b]	524	1 (0,2%)	23 (4,4%)
Terhune et al. (1998)	I/II[b]	876	1 (0,1%)	129 (15%)
Kersey et al. (1985)	I[c]	345	0	k.A.

[a] Nach der AJCC-Klassifikation (2002) als lokalisiert oder mit positivem Sentinel-Lymphknoten (Mikrometastase, Stadium IIIa) beschrieben.
[b] Nach der UICC-87-Klassifikation als lokalisierte primäre Melanome beschrieben.
[c] Als lokalisiert nach der 3-stufigen AJCC-Klassifikation beschrieben.
TD Tumordicke nach Breslow

13.2 · Sinn und Nutzen von Ausbreitungsdiagnostik

> **Fazit**
>
> Als Fazit lässt sich festhalten, dass die Computertomographie eine vergleichsweise höhere Sensitivität zur Detektion von Metastasen der Lunge besitzt, in Abwägung von Kosten und Strahlenbelastung aber die konventionelle Röntgenthoraxaufnahme im Rahmen des Screenings asymptomatischer Patienten der Stadien I und II die Methode der Wahl darstellt. Während man jedoch im Stadium Ia (Breslow <1 mm) aufgrund der äußerst geringen Entdeckungswahrscheinlichkeit auf das Thoraxröntgen fakultativ gänzlich verzichten kann, sollte im Stadium der Fernmetastasierung (Stadium IV) aufgrund der höheren Sensitivität primär eine Computertomographie erwogen werden.

13.2.5 Abdominelle Sonographie/Computertomographie

Verschiedene abdominelle Organe werden bei Melanompatienten in unterschiedlicher Häufigkeit von Metastasen betroffen. Zu den häufigen Lokalisationen zählen **Leber, Nebennieren und Milz**. Daneben kommt es nicht selten im Rahmen der lymphoregionären Ausbreitung zum Befall parailiakaler und -aortaler Lymphknoten.

Im Stadium des Primärtumors (Stadium I/II nach AJCC 2001) finden sich nur selten viszerale Metastasen des Abdomens (Buzaid et al. 1993; Hafner et al. 2004), während diese im Stadium III (lokoregionäre Metastasierung) in ca. 5% anzutreffen sind (Buzaid et al. 1995).

Lebermetastasen treten dabei relativ selten isoliert auf (ca. 3%), während solitäre Nebennierenfiliae gelegentlich vorkommen und nach Resektion mit einem für das Stadium IV relativ langen medianen Überleben von 59 Monaten (Branum et al. 1991; Berman u. Reintgen 1993) verbunden sind. Auch bei paraaortalen Lymphknotenmetastasen im Rahmen eines »juxtaregionären« Progresses kommen chirurgische Maßnahmen mit kurativem Ansatz in Betracht.

Für Lebermetastasen, bei guten Untersuchungsbedingungen und entsprechenden technischen Voraussetzungen aber auch für Nebennieren- und paraaortale Lymphknotenmetastasen, stellt die Sonographie eine sensitive Untersuchungsmethode dar (Stutte et al. 1989).

Bei unklaren Befunden oder unzureichenden Untersuchungsbedingungen kann eine Computertomographie mit der Verabreichung von oralem und intravenösem Kontrastmittel durchgeführt werden, wodurch Leber-, Milz-, Nebennieren- und andere viszerale Metastasen in der Regel gut darstellbar sind. Die Kernspintomographie weist in diesem Bereich bislang keine diagnostische Überlegenheit auf (Berman u. Reintgen 1993).

> **Fazit**
>
> Aus diesen Gründen kann die abdominelle Ultraschalluntersuchung bei Patienten im Stadium des Primärtumors, insbesondere bei Patienten mit einer Tumordicke >1 mm oder lokoregionärer Manifestation, als geeignetes Verfahren angesehen werden. Im Stadium IV, bei Vorliegen problematischer Untersuchungsbedingungen (Adipositas, Verluftung), aber auch in früheren Stadien sollte auf die Computertomographie mit oralem und i.v.-Kontrastmittel zurückgegriffen werden.

13.2.6 Zerebrales CT/Magnetresonanztomographie

Hirnmetastasen kommen in klinischen Serien bei 6–43% der Patienten mit fernmetastasierter Erkrankung vor (Sampson et al. 1998) und stellen im Autopsiegut mit 12–74% Vorkommen häufig auch die Todesursache von Melanompatienten dar. Isolierte Hirnmetastasen kommen bei etwa 4% der Patienten mit Fernmetastasierung vor und sind dann in ca. 25% solitär (Patel et al. 1978). In diesen Fällen kann die komplette chirurgische Resektion oder Einzeitkonvergenzbestrahlung mit einer deutlich verbesserten Prognose einhergehen.

Asymptomatische Hirnmetastasen zum Zeitpunkt der Primärdiagnose stellen allerdings eine ausgesprochene Seltenheit dar. Bei 282 Patienten fanden Hofmann et al. (2002) mittels CCT keinen einzigen richtig positiven Befund, hingegen 5 falsch positive.

> **Fazit**
>
> Obwohl Hirnmetastasen somit eine relativ häufige Komplikation darstellen und durch Computertomographie oder – mit höherer Sensitivität – durch Kernspintomographie gut darstellbar sind, werden zerebrale Absiedlungen in der Regel relativ früh symptomatisch, sodass routinemäßig durchgeführte zerebrale CT- oder NMR-Untersuchungen in den Stadien I–III nicht sinnvoll sind.

13.2.7 Skelettuntersuchungen

Knochenmetastasen stellen im Stadium IV eine relativ häufige Manifestation dar. Sie sind in der gezielten Untersuchung durch konventionelles Röntgen der Knochen oder Computertomographie gut darstellbar. Als Screeningmethode für das gesamte Skelettsystem kommt die Szintigraphie mit 99m-Technetium zum Einsatz. Die Skelettszintigraphie weist dabei mit 78% eine deutlich eingeschränkte Sensitivität und eine praktisch völlig unzureichende Spezifität (Link et al. 1995) auf, die in jedem Fall eine Bestätigung durch konventionelles Röntgen, CT oder MRT erfordert. CT und insbesondere MRT besitzen eine höhere Sensitivität und Spezifität für Knochenmetastasen, sind aber für ein primäres Screening asymptomatischer Patienten ungeeignet.

Isolierte Knochenmetastasen kommen zudem lediglich in ca. 3% aller Fälle vor. Zum Zeitpunkt der Primärerkrankung konnten Iscoe et al. (1987) unter 116 Patienten, Au et al. (1984) unter 112 Patienten mit primärem Melanom mittels Skelettszintigraphie keinen einzigen Patienten mit Knochenmetastasen entdecken. Selbst zum Zeitpunkt einer lokoregionären Metastasierung finden sich kaum richtig positive Befunde (Salwen et al. 1989).

> **Fazit**
> Somit ist eine regelmäßig durchgeführte Skelettszintigraphie nur im Stadium der Fernmetastasierung indiziert. Bei symptomatischen Patienten sollte ggf. eine gezielte CT oder MRT durchgeführt werden.

13.2.8 Sonstige Untersuchungsmethoden

Neben den oben genannten Verfahren kommen weitere Untersuchungen bei individuellen Problemstellungen in Betracht.

Als relativ neues Verfahren kommt derzeit die **Positronenemissionstomographie (PET)** mit radioaktiv markierter Fluordeoxyglucose (FDG) in manchen Zentren in den vergangenen Jahren vermehrt zur Anwendung (Blessing et al. 1995; Steinert et al. 1995). Abgesehen von den hohen Kosten dieser Untersuchung (derzeit etwa 1.500 €) kommen die hierzu vorliegenden Studien bisher zu widersprüchlichen Ergebnissen hinsichtlich der Wertigkeit der PET bei Melanommetastasen (Reske et al. 1996; Swetter et al. 2002), sodass sie derzeit nicht regelhaft in der Ausbreitungsdiagnostik des Melanoms eingesetzt wird. Erst in jüngster Zeit kommen Verfahren zur Erprobung, die eine Kopplung hochauflösender Bildgebung mit der funktionellen Darstellung einer PET kombinieren. Diese als PET-CT oder PET-MRT bezeichneten Methoden arbeiten mit fusionierter Darstellung der jeweiligen Verfahren. Derzeit kann die Wertigkeit dieser Verfahren im Routineeinsatz noch nicht beurteilt werden.

In der Vergangenheit zeitweise durchgeführte **nuklearmdizinische Untersuchungen** wie Hirn- oder Leberszintigraphie sind aufgrund völlig unzureichender Ergebnisse längst aufgegeben bzw. zugunsten der modernen bildgebenden Verfahren verlassen worden.

Während es bei ausgeprägter Metastasierung zu deutlichen **blutchemischen Auffälligkeiten,** je nach Organbefall z. B. der Leberenzyme, der alkalischen Phosphate oder v. a. der LDH, kommt, sind diese Parameter in der Frühphase asymptomatischer Metastasen zumeist unauffällig. Ihre Bestimmung ist daher als Routinemaßnahme ebenso unbedeutend wie unspezifische Untersuchungen von Blutbild oder BSG.

Mittlerweile hat sich die Bestimmung des **Proteins S100-β** im Serum als Marker für eine Fernmetastasierung mit einer gewissen Sensitivität etabliert (Hauschild et al. 1999; Kaskel et al. 1999; Schlagenhauff et al. 2000; Krahn et al. 2001). Der Einsatz der S100-Bestimmung im Serum dürfte derzeit v. a. in der Nachsorge von Risikopatienten liegen, bietet sich aber auch in der primären Ausbreitungsdiagnostik von Patienten im klinischen Stadium II und III an.

Andere Marker wie Tyrosinase oder MIA (»melanoma inhibitory activity«) besitzen demgegenüber derzeit keine anerkannte Bedeutung in der Ausbreitungsdiagnostik.

13.3 Kosten der Ausbreitungsdianostik

Aus den genannten Fakten wird deutlich, dass der Nutzen der Ausbreitungsdiagnostik stark von der Wahrscheinlichkeit abhängt, in einem bestimmten Stadium der Erkrankung überhaupt Metastasen entdecken zu können. Im Untersuchungsgut der Kieler Hautklinik fanden sich unter 1.008 Patienten, die mit primärem Melanom zur Exzision oder Nachexzision vorstellig wurden, lediglich bei 6,3% Metastasen. Diese verteilten sich stark heterogen in Abhängigkeit von der Tumoreindringtiefe (◘ Tab. 13.2).

Ein möglicher Ansatz zur Bewertung der Kosten besteht darin, die Aufwendungen pro entdeckter Metastase aus den reinen Kosten für die Untersuchung, der Entdeckungsrate sowie den Kosten für Abklärungsdiagnostik falsch positiver Befunde zu ermitteln.

Eine entsprechende Kostenanalyse der Ausbreitungsdiagnostik für das Melanom wurde von Hofmann et al. (2002) durchgeführt. Im Rahmen des initialen Stagings bei Primärdiagnose entstanden bei 561 Patienten insgesamt Kosten in Höhe von 68.189 €, für die Abklärung bzw. Ausräumung falsch positiver Befunde zusätzlich 16.102 €. Im Schnitt fielen somit ca.120 € pro Patient für die Routinediagnostik (ohne Labor) sowie 28,70 € für die Abklärung falsch positiver Befunde an.

Dabei entfielen auf die Anamnese und die körperliche Untersuchung 32,4% der gesamten Kosten, auf Thoraxröntgen 17,2%, auf die abdominelle Sonographie 24,4%, und auf die Lymphknotensonographie 26,0%. Heruntergebrochen auf die Zahl entdeckter Metastasen erwies sich die körperliche Untersuchung dabei am effektivsten. Mit Kosten von 1.100 € pro entdeckter Metastase rangierte sie deutlich vor der Lymphknotensonographie mit 4.400 € pro entdeckter Metastase. Im Gegensatz dazu erwies sich das Thoraxröntgen mit 13.500 € pro entdeckter Metastase als deutlich teurer, während mit anderen Verfahren wie CCT oder Knochenszintigraphie im primären Staging erst gar keine Metastasen entdeckt wurden und somit auch keine heruntergebrochenen Kosten angegeben werden konnten.

13.4 Stadiengerechte Empfehlungen zur Ausbreitungsdiagnostik

Aufgrund der dargestellten Daten zur Sensitivität, Spezifität und Kosten der einzelnen Verfahren sowie der Entdeckungsrate für bestimmte Formen der Metastasierung in verschiedenen Stadien der Erkrankung ergeben sich die in ◘ Tab. 13.3 dargestellten Empfehlungen, die sich in verschiedenen klinischen Stadien zur Ausbreitungsdiagnostik anbieten. Diese orientieren sich an den Aspekten der A-priori-Wahrscheinlichkeit einer Metastasierung, der Sensitivität und Spezifität der jeweiligen Methode sowie deren Kosten. Diese Empfehlungen decken sich im Wesentlichen mit den aktuellen Leitlinien zum malignen Melanom der Arbeitsgemeinschaft Dermatologische Onkologie (http:\\www.ado-homepage.de).

◘ **Tab. 13.2.** Metastasenhäufigkeit im zum Zeitpunkt der Primärtumorentdeckug

TD	Lokoregionäre Metastasen	Fernmetastasen	Gesamt
<1,0 mm (n=569)	7 (1,2%)	3 (0,5%)	10 (1,7%)
1–4 mm (n=362)	21 (5,8%)	8 (2,2%)	29 (8,0%)
>4,0 mm (n=77)	15 (19,5%)	9 (11,7%)	24 (31,2%)

Entdeckungsraten manifester Metastasen zum Zeitpunkt der Behandlung des Primärtumors an 1.008 Patienten der Universitäts-Hautklinik Kiel. *TD* Tumordicke nach Breslow

◘ **Tab. 13.3.** Apparative Ausbreitungsdiagnostik zum Zeitpunkt der Diagnosestellung

Tumorausdehnung	Empfohlen	Fakultativ
PT <1 mm	LKS	RöTh, OBS
PT 1–4 mm	LKS, RöTh, OBS	CT-Abd
PT >4 mm Satelliten-/In-transit-/regionäre LK-Filiae	LKS, RöTh, CT-Abd, MRT-Hirn	Skelettszintigraphie, TCT, PET
Fernmetastasen	LKS, TCT, CT-Abd, MRT-Hirn, Skelettszintigraphie	PET

Satellitenmetastasen: kutane/subkutane Absiedelungen innerhalb 2 cm vom Primärtumor.
In-transit-Metastasen: kutane/subkutane Filiae mehr als 2 cm vom Primärtumor entfernt, jedoch nicht jenseits der regionären Lymphknoten.
PT Eindringtiefe des Primärtumors nach Breslow; *LKS* Lymphknotensonographie; *RöTh* Röntgenthorax; *OBS* Oberbauchsonographie; *CT-Abd* abdominelle Computertomographie; *TCT* thorakale CT; *MRT* Magnetresonanztomographie; *PET* Positronenemissionstomographie

Literatur

Au FC, Maier WP et al. (1984) Preoperative nuclear scans in patients with melanoma. Cancer 53 (10): 2095–2097

Bafounta ML, Beauchet A et al. (2004) Ultrasonography or palpation for detection of melanoma nodal invasion: a meta-analysis. Lancet Oncol 5 (11): 673–680

Balch CM, Soong SJ et al. (2001) Prognostic factors analysis of 17,600 melanoma patients: validation of the American Joint Committee on Cancer melanoma staging system. J Clin Oncol 19 (16): 3622–3634

Berman C, Reintgen D (1993) Radiologic imaging in malignant melanoma: a review. Semin Surg Oncol 9 (3): 232–238

Blessing C, Feine U et al. (1995) Positron emission tomography and ultrasonography. A comparative retrospective study assessing the diagnostic validity in lymph node metastases of malignant melanoma. Arch Dermatol 131 (12): 1394–1398

Blum A, Rassner G et al. (2002) Fine needle aspiration in the diagnosis of metastatic melanoma. J Am Acad Dermatol 46 (1): 147–148

Blum, A, Schlagenhauff B et al. (2000) Ultrasound examination of regional lymph nodes significantly improves early detection of locoregional metastases during the follow-up of patients with cutaneous melanoma: results of a prospective study of 1288 patients. Cancer 88 (11): 2534–2539

Brand CU, Ellwanger U et al. (1997) Prolonged survival of 2 years or longer for patients with disseminated melanoma. An analysis of related prognostic factors. Cancer 79 (12): 2345–2353

Branum GD, Epstein RE et al. (1991) The role of resection in the managenent of melanoma metastatic to the adrenal gland. Surgery 109 (2): 127–131

Buzaid AC, Sandler AB et al. (1993) Role of computed tomography in the staging of primary melanoma. J Clin Oncol 11 (4): 638–643

Buzaid AC, Tinoco L et al. (1995) Role of computed tomography in the staging of patients with local-regional metastases of melanoma. J Clin Oncol 13 (8): 2104–2108

Buzaid AC, Tinoco LA et al. (1995) Prognostic value of size of lymph node metastases in patients with cutaneous melanoma. J Clin Oncol 13 (9): 2361–2368

Davis SD (1991) CT evaluation for pulmonary metastases in patients with extrathoracic malignancy. Radiology 180 (1): 1–12

Fornage BD, Lorigan JG (1989) Sonographic detection and fine-needle aspiration biopsy of nonpalpable recurrent or metastatic melanoma in subcutaneous tissues. J Ultrasound Med 8 (8): 421–424

Garbe C, Paul A et al. (2003) Prospective evaluation of a follow-up schedule in cutaneous melanoma patients: recommendations for an effective follow-up strategy. J Clin Oncol 21 (3): 520–529

Hafner J, Schmid mh et al. (2004) Baseline staging in cutaneous malignant melanoma. Br J Dermatol 150 (4): 677–686

Harpole DH Jr, Johnson CM et al. (1992) Analysis of 945 cases of pulmonary metastatic melanoma. J Thorac Cardiovasc Surg 103 (4): 743–8; discussion 748–750

Hauschild A, Michaelsen J et al. (1999) Prognostic significance of serum S100B detection compared with routine blood parameters in advanced metastatic melanoma patients. Melanoma Res 9 (2): 155–161

Hofmann U, Szedlak M et al. (2002) Primary staging and follow-up in melanoma patients–monocenter evaluation of methods, costs and patient survival. Br J Cancer 87 (2): 151–157

Iscoe, N, P. Kersey et al. (1987) Predictive value of staging investigations in patients with clinical stage I malignant melanoma. Plast Reconstr Surg 80 (2): 233–9

Johnson TM, Bradford CR et al. (2004) Staging workup, sentinel node biopsy, and follow-up tests for melanoma: update of current concepts. Arch Dermatol 140 (1): 107–113

Kaskel P, Berking C et al. (1999) S-100 protein in peripheral blood: a marker for melanoma metastases: a prospective 2-center study of 570 patients with melanoma. J Am Acad Dermatol 41 (6): 962–969

Kersey P A, Iscoe NA et al. (1985) The value of staging and serial follow-up investigations in patients with completely resected, primary, cutaneous malignant melanoma. Br J Surg 72 (8): 614–617

Krahn G, Kaskel P et al. (2001) S100 beta is a more reliable tumor marker in peripheral blood for patients with newly occurred melanoma metastases compared with MIA, albumin and lactate-dehydrogenase. Anticancer Res 21 (2B): 1311–1316

Link TM, Sciuk J et al. (1995) Spinal metastases. Value of diagnostic procedures in the initial diagnosis and follow-up. Radiologe 35 (1): 21–27

Lohnert JD, Bongartz G et al. (1988) Sensitivity and specificity of sonographic diagnosis of the lymph nodes in malignant melanoma. Radiologe 28 (7): 317–319

Machet L, Nemeth-Normand F et al. (2005) Is ultrasound lymph node examination superior to clinical examination in melanoma follow-up? A monocentre cohort study of 373 patients. Br J Dermatol 152 (1): 66–70

Manola, J, M. Atkins et al. (2000) Prognostic factors in metastatic melanoma: a pooled analysis of Eastern Cooperative Oncology Group trials. J Clin Oncol 18 (22): 3782–3793

Martini L, Brandani P et al. (1994) First recurrence analysis of 840 cutaneous melanomas: a proposal for a follow-up schedule. Tumori 80 (3): 188–197

McCarthy WH, Shaw HM et al. (1988) Time and frequency of recurrence of cutaneous stage I malignant melanoma with guidelines for follow-up study. Surg Gynecol Obstet 166 (6): 497–502

Morton DL, Wanek L et al. (1991) Improved long-term survival after lymphadenectomy of melanoma metastatic to regional nodes. Analysis of prognostic factors in 1134 patients from the John Wayne Cancer Clinic. Ann Surg 214 (4): 491–499; discussion 499–501

Patel JK, Didolkar MS et al. (1978) Metastatic pattern of malignant melanoma. A study of 216 autopsy cases. Am J Surg 135 (6): 807–810

Prayer L, Winkelbauer H et al. (1990) Sonography versus palpation in the detection of regional lymph-node metastases in patients with malignant melanoma. Eur J Cancer 26 (7): 827–830

Reske SN, Bares R et al. (1996) Clinical value of positron emission tomography (PET) in oncologic questions: results of an interdisciplinary consensus conference. Schirmerreschaft der Deutschen Gesellschaft for Nuklearmedizin. Nuklearmedizin 35 (2): 42–52

Romero JB, Stefanato CM et al. (1994) Follow-up recommendations for patients with stage I malignant melanoma. J Dermatol Surg Oncol 20 (3): 175–178

Saiag P, Bernard M et al. (2005) Ultrasonography using simple diagnostic criteria vs palpation for the detection of regional lymph node metastases of melanoma. Arch Dermatol 141 (2): 183–189

Salwen WA, Krementz ET et al. (1989) Bone and liver imaging in regionally advanced melanoma. J Surg Oncol 42 (4): 225–228

Sampson JH, Carter JH Jr et al. (1998) Demographics, prognosis, and therapy in 702 patients with brain metastases from malignant melanoma. J Neurosurg 88 (1): 11–20

Schlagenhauff B, Schittek B et al. (2000) Significance of serum protein S100 levels in screening for melanoma metastasis: does protein S100 enable early detection of melanoma recurrence? Melanoma Res 10 (5): 451–459

Shumate CR, Urist MM et al. (1995) Melanoma recurrence surveillance. Patient or physician based? Ann Surg 221 (5): 566–569; discussion 569–571

Soong SJ, Harrison RA et al. (1998) Factors affecting survival following local, regional, or distant recurrence from localized melanoma. J Surg Oncol 67 (4): 228–233

Steinert HC, Huch Boni RA et al. (1995) Malignant melanoma: staging with whole-body positron emission tomography and 2- F-18 -fluoro-2-deoxy-D-glucose. Radiology 195 (3): 705–709

Stutte H, Muller PH et al. (1989) Ultrasonographic diagnosis of melanoma metastases in liver, gallbladder, and spleen. J Ultrasound Med 8 (10): 541–547

Swetter SM, Carroll LA et al. (2002) Positron emission tomography is superior to computed tomography for metastatic detection in melanoma patients. Ann Surg Oncol 9 (7): 646–53

Terhune MH, Swanson N et al. (1998) Use of chest radiography in the initial evaluation of patients with localized melanoma. Arch Dermatol 134 (5): 569–572

Tsao H, Feldman M et al. (2004) Early detection of asymptomatic pulmonary melanoma metastases by routine chest radiographs is not associated with improved survival. Arch Dermatol 140 (1): 67–70

Wang TS, Johnson TM et al. (2004) Evaluation of staging chest radiographs and serum lactate dehydrogenase for localized melanoma. J Am Acad Dermatol 51 (3): 399–405

Weiss M, Loprinzi CL et al. (1995) Utility of follow-up tests for detecting recurrent disease in patients with malignant melanomas. JAMA 274 (21): 1703–1705

Prognosefaktoren und Stadieneinteilung

Jens Ulrich

14.1 Einleitung – 182

14.2 Prognosefaktoren bei Primärtumoren – 182

14.3 Prognosefaktoren im Stadium der Metastasierung – 184

14.4 Stadieneinteilung – 185

14.1 Einleitung

Eine allgemein akzeptierte und standardisierte Stadieneinteilung einer Tumorerkrankung basiert auf den wichtigsten prognoserelevanten klinischen und histopathologischen Parametern. Dadurch ist es möglich, Patienten einem definierten Krankheitsstadium zuzuordnen und möglichst homogene Patientensubgruppen gleichen Risikos für eine Krankheitsprogression untereinander zu vergleichen. Das System der Stadieneinteilung muss dabei flexibel sein und sich dem wissenschaftlichen Erkenntnisfortschritt anpassen. Die Grundlage für die Stadieneinteilung beim Melanom stellt die Identifikation von Prognosefaktoren dar, die die Biologie des Tumors anhand des Krankheitsverlaufes zahlreicher Patienten verschiedener Behandlungszentren am besten reflektieren.

14.2 Prognosefaktoren bei Primärtumoren

Wie bei anderen malignen Tumoren auch stellt beim Melanom die Tumorausbreitung den wichtigsten Prognosefaktor dar. Neben der Größe des Primärtumors sind der regionäre oder distante Tumorbefall hierbei von prognostischer Bedeutung. Aufgrund der Tatsache, dass in den westlichen Industriestaaten 90% der Männer und 93% der Frauen im Stadium des Primärtumors zur Erstdiagnose kommen (Garbe et al. 2000), wurde gerade für dieses Stadium nach geeigneten prognostischen Faktoren gesucht (◘ Tab. 14.1).

Die von Clark und Breslow Anfang der 1970-er Jahre entwickelten pathogenetischen Vorstellungen über das Wachstum von Melanomen revolutionierten die Melanomklassifikation, wobei ein histopathologisches Mikrostaging des Primärtumors vorgeschlagen wurde, in dem der vertikale Tumordurchmesser (Breslow 1970) und der Invasionslevel (Clark et al. 1969) eine besondere Rolle spielten. Unter den heute bekannten Prognosefaktoren hat sich der vertikale Tumordurchmesser (Tumordicke nach Breslow) als wichtigster Faktor etabliert.

> **Definition**
>
> Definiert wird die Tumordicke im mikroskopischen Präparat als zur Hautoberfläche vertikale Distanz zwischen dem Stratum granulosum der Epidermis und dem tiefsten Tumorzellnest (Breslow 1970). Sie wird auf hundertstel Milimeter genau gemessen.

Bis zu einer Tumordicke von 6 mm nimmt das Risiko der Metastasenentwicklung fast linear zu (Buettner et al. 1997). In Auswertungen großer Patientenserien in Australien und den USA sowie der Daten des Zentralregisters Malignes Melanom der Deutschen Dermatologischen Gesellschaft (DDG) konnte eindeutig gezeigt werden, dass die Tumordicke als Prognosefaktor dem Invasionslevel überlegen ist (Balch et al. 2001; Garbe et al. 2002; Häffner et al. 1992; Leiter et al. 2004). Inwieweit dem Invasionslevel bei dünnen Melanomen (Tumordicke <1 mm) eine prognostische Bedeutung zukommt, wird derzeit kontrovers diskutiert. Während nach den Daten des deutschen Zentralregisters Malignes Melanom und anderer Arbeitsgruppen dem Invasionslevel keine prognostische Relevanz zukommt (Leiter et al. 2004; Owen et al. 2001; Ruiter et al. 2001), wurde der Invasionslevel bei Melanomen mit einer Tumordicke ≤1 mm als Prognosefaktor in die aktuelle T-Klassifikation des American Joint Committee on Cancer (AJCC) aufgenommen (Balch et al. 2001; Marghoob et al. 2000).

Als zweitwichtigster Prognosefaktor für das Stadium des Primärtumors wird heute die Ulzeration des Primärtumors angesehen (◘ Tab. 14.1).

> **Definition**
>
> Definiert wird die Ulzeration des Primärtumors als Fehlen der intakten Epidermis oberhalb des gesamten oder von Teilen des Tumors in der histopathologischen Untersuchung (Balch et al. 2001a).

> **Cave**
>
> Diese Definition birgt die Gefahr, dass traumatisch oder artifiziell bedingte Ulzerationen eingeschlossen und die Patienten damit fälschlicherweise einer höheren Risikogruppe zugeordnet werden.

Bei Patienten mit dünnen Primärtumoren (Tumordicke ≤1 mm) stellt die Ulzeration ein sehr seltenes Ereignis dar und wird nur in <5% der Fälle beschrieben. Für diese Tumoren scheint der Faktor Ulzeration keine signifikante prognostische Rolle zu besitzen. In Analogie dazu verliert der Prognosefaktor Ulzeration seine Signifikanz ebenso bei Primärtumoren mit einer Dicke >4 mm (Eigentler et al. 2004). Ungeachtet dessen werden Patienten mit histologisch nachweisbarer Ulzeration des Primärtumors in der aktuellen Stadieneinteilung des AJCC in die nächst höhere Risikoklasse eingestuft (Balch et al. 2001).

14.2 · Prognosefaktoren bei Primärtumoren

Tab. 14.1. Vergleich signifikanter prognostischer Faktoren nach Daten des Zentralregisters Malignes Melanom und der Melanomdatenbank des AJCC mittels Regressionsanalyse nach dem Cox-Modell

Prognoseffektor	Relatives Risiko ZRMM	Relatives Risiko AJCC	95% CI ZRMM	95% CI AJCC	p-Wert ZRMM	p-Wert AJCC
Tumordicke	–	1,5	–	1,6	–	<0,00001
≥1–2 mm vs. ≤1 mm	3,3	–	2,5–4,4	–	<0,0001	–
2–4 mm vs. <2 mm	1,7	–	1,3–2,2	–	<0,0001	–
>4 mm vs. ≤4 mm	1,7	–	1,4–2,2	–	<0,0001	–
Ulzeration	1,7	1,9	1,4–2,1	1,7–2,1	<0,0001	<0,00001
Geschlecht	1,6	0,8	1,3–1,9	0,8–0,9	<0,0001	0,0001
Lokalisation	1,2	1,3	1,0–1,5	1,2–1,5	<0,05	<0,00001
Invasionslevel	1,1	1,2	1,0–1,2	1,1–1,3	<0,05	<0,00001
Alter	–	1,1	–	1,0–1,1	–	<0,00001

ZRMM = Auswertung von 6.356 Patienten des Zentralregisters Malignes Melanom der Deutschen Dermatologischen Gesellschaft (Garbe et al. 2002).
AJCC = Auswertung von 13.581 Patienten des American Joint Committee on Cancer (Balch et al. 2001b)

Es existieren eine Reihe weiterer mikromorphologischer Prognoseparameter, die jedoch aufgrund ihrer untergeordneten Bedeutung keinen Eingang in die Stadieneinteilung des Melanoms gefunden haben.

Ein wichtiges Merkmal zur Prognoseschätzung stellt der histologische Subtyp des Melanoms dar. In Auswertung von Daten des Zentralregisters Malignes Melanom konnte gezeigt werden, dass primär noduläre und akrolentiginöse Melanome eine signifikant schlechtere Prognose aufweisen als superfiziell spreitende Melanome oder Lentigo-maligna-Melanome (Garbe et al. 1995; Kuchelmeister et al. 2000). Weitere bislang wenig etablierte Faktoren sind die Mitoserate (Azzola et al. 2003; Francken et al. 2004), histologisch nachweisbare Einbrüche in Blutkapillaren und Lymphangien mit Ausbildung mikroskopischer Satellitenmetastasen (Rao et al. 2002; Zettersten et al. 2002) und eine verstärkte Gefäßneubildung innerhalb der Tumoren (Kashani-Sabet et al. 2002).

> ❗ Neben den bislang dargestellten histopathologischen Parametern existieren auch klinische Faktoren, die in multivariaten Regressionsanalysen unter Einbeziehung der bereits aufgeführten Parameter unabhängige Prognosefaktoren für das Überleben von Melanompatienten bleiben. Als die drei wichtigsten Faktoren sind zu nennen (◘ Tab. 14.1):
> - Lokalisation des Primärtumors,
> - Alter und
> - Geschlecht des Patienten.

Über die prognostische Bedeutung der anatomischen Lokalisation des Primärtumors besteht in der internationalen Literatur weitgehender Konsens. Kontrovers diskutiert wird dagegen, welche Sublokalisationen mit einem höheren bzw. mit einem niedrigeren Risiko der Krankheitsprogredienz behaftet sind. Im Allgemeinen werden 4 Regionen unterschieden: Kopf und Hals, Stamm sowie obere bzw. untere Extremitäten. Day et al. postulierten 1982 anhand einer statistischen Analyse von 14 prognostischen Faktoren, dass Melanome, die in den »BANS-Regionen« (»upper **b**ack, posterior **a**rm, posterior **n**eck, posterior **s**calp«) lokalisiert waren, ein signifikant schlechteres Überleben zeigten als Tumoren in den übrigen Lokalisationen.

Dieses Konzept konnte in den folgenden Jahren von einer Reihe anderer Autoren nicht bestätigt werden (Woods et al. 1985; Cascinelli et al. 1986). Garbe et al. entwickelten 1995 das Konzept der so genannten »TANS-Regionen« [»back and breast (**t**horax), upper **a**rm, **n**eck, **s**calp«]. Mit Hilfe einer multivariaten Analyse von mehr als 5.000 Melanompatienten konnten die Autoren zeigen, dass Primärtumoren mit Lokalisation an Brust und Rücken, den proximalen oberen Extremitäten sowie an Hals und Kopf mit einem signifikant schlechteren Überleben korrelierten. Dieses Konzept konnte durch weitere fallzahlstarke Studien bestätigt werden (Balch et al. 2001b).

Als Ursache für die Prognoseunterschiede anatomischer Sublokalisationen werden Differenzen in der lymphatischen Drainage diskutiert. Möglicherweise geben längere Lymphbahnen mit Passage mehrerer Lymphknoten, wie sie bei Lokalisation der Primärtumoren an den unteren Extremitäten oder den distalen Anteilen der oberen Extremitäten vorliegen, dem Immunsystem des Wirtes die Möglichkeit, sich intensiver mit potenziell metastasierenden Melanomzellen auseinanderzusetzen.

In vielen klinischen Studien konnte gezeigt werden, dass auch das Alter und das Geschlecht von Melanompatienten unabhängige prognostische Faktoren darstellen (Tab. 14.1). So konnten Balch et al. (2001b) an einem Kollektiv von 17.600 Patienten zeigen, dass die 10-Jahres-Überlebensrate von 87% in der Altersdekade der 10- bis 19-Jährigen auf 60% in der Dekade der über 80-Jährigen abfällt. Bezüglich des Geschlechtes wurde in zahlreichen Studien übereinstimmend gezeigt, dass männliche Melanompatienten eine signifikant schlechtere Prognose aufweisen als Frauen. Ursächlich könnte hierfür die differente anatomische Verteilung der Primärtumoren bei beiden Geschlechtern sein. Während Männer signifikant häufiger Melanome am Stamm (TANS-Lokalisation) aufweisen, entstehen bei Frauen die Tumoren häufiger an den unteren Extremitäten (Non-TANS-Lokalisation; Retsas et al. 2002).

14.3 Prognosefaktoren im Stadium der Metastasierung

Das Melanom ist ein agressiv wachsender Tumor, der sich durch eine frühzeitige Metastasierung auszeichnet. Diese kann prinzipiell auf 2 Wegen erfolgen. In etwa 70% der Fälle entstehen die Metastasen primär lymphogen, davon 50% in den regionären Lymphknoten sowie 20% als Satelliten-und/oder In-transit-Metastasen. Etwa 30% treten primär als hämatogene Fernmetastasen auf (Leiter et al. 2004). Die Etablierung und die weitere Suche nach neuen therapeutischen Möglichkeiten, v. a. im Rahmen von klinischen Studien, macht es auch für das Stadium der Metastasierung erforderlich, Faktoren zu identifizieren, mit deren Hilfe die Definition homogener Subkollektive gleicher Prognose möglich wird.

Aufgrund der Häufigkeit des Auftretens regionärer Lymphknotenmetastasen als erste Lokalisation einer Tumorprogression kommt dem Stadium der regionären Metastasierung ein besonderes Interesse zu. Galt bis zum Ende der 1990-er Jahre v. a. die Größe der befallenen Lymphknoten als der wichtigste prognoserelevante Parameter in diesem Stadium, konnte inzwischen an großen Patientenkollektiven gezeigt werden, dass die Anzahl der befallenen Lymphknoten den wichtigsten prognostischen Faktor im Stadium der regionären Metastasierung darstellt (Balch et al. 2001b). Als zweitwichtigster Prognosefaktor wurde die Tumormasse ermittelt. Anhand der nur histologisch feststellbaren Ausdehnung der Tumoren wird hier zwischen Mikro- und Makrometastasen unterschieden.

> **Definition**
>
> Eine Makrometastase wird dabei entweder als eine bereits klinisch tastbare Metastase, die histologisch nach einer therapeutischen Lymphknotendissektion diagnostiziert wurde, oder als jegliche Lymphknotenmetastase, die in der histologischen Untersuchung ein extrakapsuläres Wachstum zeigt, definiert.

Voraussetzung für eine möglichst präzise Einschätzung der Prognose ist somit ein operativer Eingriff, der nachfolgend eine histopathologische Aufarbeitung der entnommenen Lymphknoten ermöglicht. Die Diagnostik okkulter, d. h. klinisch nicht detektierbarer Mikrometastasen in den regionären Lymphknoten, die ab einer Tumordicke von 1 mm in bis zu 20% der Patienten zu erwarten sind, ist somit nur im Rahmen einer elektiven Lymphknotendissektion oder einer Wächterlymphknotendissektion (Morton et al. 1992) möglich. Aufgrund des fehlenden therapeutischen Benefits der elektiven Lymphknotendissektion und der relativ hohen peri- und postoperativen Morbidität der Methode wird heute die Wächterlymphknotendissektion als Methode der Wahl des nodalen Stagings angesehen.

> Der Status des Wächterlymphknotens repräsentiert den Status der gesamten Lymphknotenregion (Morton et al. 1992).

In zahlreichen Studien, die im der letzten Jahrzehnt publiziert wurden, konnte übereinstimmend gezeigt werden, dass der histopathologische Status des Wächterlymphknotens zu einem der wichtigsten prognostischen Faktoren beim Melanom avanciert ist (Gershenwald et al. 1999; Statius-Muller et al. 2001). Neben der histologisch-immunhistochemischen Diagnostik des Wächterlymphknotens haben auch molekularbiologische Verfahren wie die Reverse-Transkriptase-Polymerase-Kettenreaktion (RT-PCR) Einzug in die Diagnostik des Wächterlymphknotens gehalten. Dieses Verfahren weist gegenüber der Histologie eine signifikant höhere Sensitivität auf, hat aber derzeit noch experimentellen Charakter und deswegen auch noch keinen Eingang in die N-Klassifikation des Melanoms gefunden (Ulrich et al. 2004).

Als ein weiterer signifikanter prognostischer Faktor wird in der Version der Melanomklassifikation des AJCC von 2002 die Ulzeration des Primärtumors genannt (Balch et al. 2001a). Anhand der Daten des Zentralregisters Malignes Melanom und anderer Arbeitsgruppen konnte die prognostische Relevanz der Ulzeration des Primärtumors für das nodale Staging aber nicht reproduziert werden (Garbe et al. 2002; Retsas 2002; Ruiter et al. 2001).

Die prognostische Relevanz von Satellitenmetastasen, definiert als Metastasen im Abstand von 2 cm um den Primärtumor, und In-transit-Metastasen, definiert als kutane und/oder subkutane Metastasen zwischen dem Primärtumor und der regionären Lymphknotenstation, wird unterschiedlich interpretiert. Nach den Daten des AJCC (Balch et al. 2001b) haben Patienten mit Satelliten- bzw. In-transit-Metastasen eine schlechtere Prognose als Patienten mit einer solitären Lymphknotenmetastase. In der Auswertung der Daten des Zentralregisters Malignes Melanom zeigten Patienten mit Lymphknotenmetastasen jedoch eine signifikant schlechtere Prognose (Garbe et al. 2002).

> Patienten im Stadium der Fernmetastasierung zeichnen sich durch eine ausgesprochen schlechte Prognose aus und sterben im Median innerhalb eines Jahres nach Manifestation der ersten Fernmetastase (Barth et al. 1995).

Trotzdem lassen sich auf der Grundlage von 1-Jahres-Überlebensraten prognostisch relevante Subgruppen bilden. Als wichtigster Prognosefaktor konnte die Anzahl der betroffenen Organe identifiziert werden (Balch et al. 2001a). Patienten mit Fernmetastasen auschließlich in Haut, Subkutis oder distanten Lymphknoten weisen eine signifikant bessere Prognose auf als Patienten mit viszeraler Metastasierung. Patienten mit ausschließlich pulmonalem Metastasenbefall zeigen im Vergleich mit den vorgenannten eine intermediäre Überlebensrate.

Als weiterer prognostischer Faktor im Stadium der Fernmetastasierung gilt die Anzahl der Metastasen bzw. die Tumormasse. Untersuchungen an relativ spezifischen Melanommarkern, wie Protein S-100B oder der »melanoma inhibitory activity« (MIA), und unspezifischen Tumormarkern wie der Laktatdehydrogenase (LDH) haben gezeigt, dass eine strenge Korrelation zwischen der Serumkonzentration der Marker als Ausdruck der Metastasierung und dem Überleben der Patienten besteht (Deichmann et al. 1999; Martenson et al. 2001; Sirott et al. 1993).

14.4 Stadieneinteilung

In den frühen 1960-er Jahren wurde versucht, die für den Brustkrebs entwickelte TNM-Klassifikation auch für das Melanom zu nutzen. Die Einteilung (Mc Neer u. Das Gupta 1964) erfolgte dabei in 3 Stadien:
- Stadium I (nur Primärtumor),
- Stadium II (lokoregionäre Metastasierung),
- Stadium III (Fernmetastasierung).

Die Einteilung der Primärtumoren nach ihrer Größe in Zentimetern stellte sich jedoch bald für das maligne Melanom als ungeeignet heraus. Nach der Etablierung der vertikalen Tumordicke als wichtigstem prognostischem Parameter beim Melanom (Breslow 1970) wurde die T-Klassifikation des Melanoms auf der Grundlage der Tumordicke vorgenommen. Im Jahr 1978 wurde durch die UICC (damals Union Internationale Contre le Cancer, heutiger Name: International Union against Cancer) eine Klassifikation herausgegeben, die 1987 überarbeitet wurde (◘ Tab. 14.2). Auf der Grundlage dieser Klassifikationen hat die Deutsche Dermatologische Gesellschaft (DDG) 1994 eine modifizierte Version publiziert, die im Gegensatz zur Klassifikation der UICC den Invasionslevel nach Clark wegen seiner fehlenden prognostischen Relevanz nur noch bei fehlender Angabe zur Tumordicke berücksichtigte (◘ Tab. 14.3).

Nach der Etablierung der Tumordicke als wichtigstem Prognosefaktor der T-Klassifikation begann eine jahrelange wissenschaftliche Diskussion über die optimalen Schwellenwerte zur Unterscheidung der T-Stadien. In Auswertung großer Patientenkollektive konnte inzwischen gezeigt werden, dass zwischen der Tumordicke und der Überlebensrate über ein breites Intervall eine indirekte Proportionalität mit dem Fehlen naürlicher »breakpoints« besteht (Balch et al. 2001b; Häffner et al. 1992). Der Schwellenwert zwischen pT1 und pT2 war von Breslow (1970) empirisch ermittelt und bei 0,75 mm festgelegt worden. Die weiteren Schwellenwerte in den Klassifikationen der UICC von 1987 (◘ Tab. 14.2) und der DDG von 1994 (◘ Tab. 14.3) wurden bei 1,5 und 4 mm fixiert.

Die Etablierung neuer prognostischer Faktoren und die Einführung von Stagingmethoden hoher Sensitivität, wie z. B. der Wächterlymphknotendissektion, führte dazu,

◘ **Tab. 14.2.** Klinische Stadieneinteilung und TNM-Klassifikationen des Melanoms der UICC von 1978 und 1987 im Vergleich

Stadium	1978			1987		
Ia	pT1, pT2	N0	M0	pT1	N0	M0
Ib	pT3, pT4	N0	M0	pT2	N0	M0
II	jedes pTa, pTb jedes pT jedes pTa, pTb	N0 N1 N1	M0 M0 M0	pT3	N0	M0
III	jedes pT jedes pTa, pTb	N4 N4	M0 M0	pT4 jedes pT	N0 N1, N2	M0 M0
IV	jedes pT	jedes N	jedes M1	jedes pT	jedes N	jedes M1
pT1	Tumordicke ≤0,75 mm und Level II			pT1		pT1
pT2	Tumordicke >0,75–1,5 mm und/oder Level III			pT2		pT2
pT3	Tumordicke >1,5–3 mm und/oder Level IV			pT3		pT3
pT4	Tumordicke >3 mm und/oder Level V			pT4		pT4
pTa	Satellitenmetastase					
pTb	In-transit-Metastase					
N1	Regionäre Lymphknotenmetastase			N1		Regionäre Lymphknotenmetastase ≤3 cm
N4	Juxtaregionäre Lymphknotenmetastase			N2		Regionäre Lymphknotenmetastase >3 cm und/oder In-transit-Metastasen
pT1	Tumordicke ≤0,75 mm und Level II					
pT2	Tumordicke >0,75–1,5 mm und/oder Level III					
pT3	Tumordicke >1,5–3 mm und/oder Level IV					
pT4	Tumordicke >3 mm und/oder Level V					
pTa	Satellitenmetastase					

◘ **Tab. 14.3.** Klinische Stadieneinteilung und TNM-Klassifikationen des Melanoms der Deutschen Dermatologischen Gesellschaft (DDG) von 1994

Stadium	pT (TD)[a]	N	M	10-Jahres-Überlebensrate (%)[b]
Ia	pT1 (<0,75 mm)	N0	M0	97
Ib	pT2 (0,76–1,5 mm)	N0	M0	90
IIa	pT3 (1,51–4,0 mm)	N0	M0	67
IIb	pT4 (<4,0 mm)	N0	M0	43
IIIa	pTac, pTbd	N0	M0	28
IIIb	jedes pT	N1, N2	M0	19
IV	jedes pT	jedes N	M1	3

[a] Vertikaler Tumordurchmesser nach Breslow.
[b] 10-Jahres-Überlebensrate nach Daten des Zentralregisters Malignes Melanom der DDG (Orfanos et al. 1994).
[c] Satellitenmetastasen.
[d] In-transit-Metastasen.

14.4 · Stadieneinteilung

dass im Jahr 2000 das AJCC eine neue Klassifikation des Melanoms vorschlug (Balch et al. 2000). Die neue Klassifikation sollte dabei folgende Kriterien erfüllen:
- Schaffung eines praktikablen, reproduzierbaren und für alle medizinischen Disziplinen anwendbaren Systems,
- akurate Reflexion der Biologie des Tumors durch ausgewählte Kriterien auf der Basis des Behandlungsverlaufes von Patienten zahlreicher Zentren vieler Länder,
- Wiedergabe evidenzbasierter Kriterien und der wichtigsten prognostischen Faktoren auf der Grundlage multivariater Analysen nach dem Cox-Regressionsmodell,
- Relevanz der ausgewählten Kriterien in der klinischen Praxis und Anwendbarkeit im Rahmen klinischer Studien,
- Möglichkeit der einfachen Erhebung und Verarbeitung der Daten für Tumorregister.

Die wichtigsten Änderungen gegenüber den bisherigen Klassifikationen sollen im Folgenden kurz dargestellt werden. In der T-Klassifikation wurde neben der Tumordicke als wichtigstem prognostischen Parameter erstmals die Ulzeration des Primärtumors als Prognoseparameter eingeführt. Wird eine Ulzeration des Primärtumors histologisch nachgewiesen, führt das automatisch zu einer Eingruppierung in die nächst höhere Risikoklasse (Tab. 14.4).

Der Invasionslevel ist nur bei einer Tumordicke ≤1 mm relevant und führt bei einem Wert ≥IV zu einer Gruppierung in das klinische Stadium Ib. Diese Einteilung ist durch verschiedene Arbeitsgruppen kritisiert worden (Garbe et al. 2002; Ruiter et al. 2001). Im Vergleich zu den Klassifikationen der UICC (1987) und der DDG (1994) werden die »break-points« für die T-Klassifizierung bei Tumordicken von 1, 2 und 4 mm gesetzt, was sowohl den Ergebnissen der Auswertung eines großen deutschen Kollektivs mit >5.000 Patienten und auch eines amerikanischen Kollektivs mit >17.000 Patienten entspricht (Häffner et al. 1992; Balch et al. 2001b).

In die N-Klassifikation wurde die Anzahl der befallenen Lymphknoten als wichtigster Prognosefaktor neu aufgenommen (Tab. 14.4). Als zweitwichtigster Parameter wurde die Tumormasse eingeführt und zwischen Mikro- und Makrometastase unterschieden. Mit der Einführung der Unterscheidung von Mikro- und Makrometastasen wird der prognostischen Bedeutung des Status

Tab. 14.4. TNM-Klassifikation des Melanoms nach AJCC 2001 (*LK* Lymphknoten, *LDH* Laktatdehydrogenase)

TNM-Klassifikation des Melanoms		
T-Klassifikation	**Tumordicke**	**Ulzeration/Level**
T1	≤1,0 mm	a: ohne Ulzeration und Level II/III
		b: mit Ulzeration oder Level IV/V
T2	1,01–2,0 mm	a: ohne Ulzeration
		b: mit Ulzeration
T3	2,01–4,0 mm	a: ohne Ulzeration
		b: mit Ulzeration
T4	>4,0 mm	a: ohne Ulzeration
		b: mit Ulzeration
N-Klassifikation	**Zahl der regionären LK**	**Metastasengröße**[a]
N1	1 LK	a: Mikrometastase b: Makrometastase
		b: Makrometastase
N2	2–3 LK	a: Mikrometastase
		b: Makrometastase
		c: In-transit-Metastase(n)/ Satellitenmetastase(n) ohne LK-Metastase
N3	4 oder mehr LK oder In-transit-Metastase(n) oder Satellitenmetastasen mit LK-Metastasen	
M-Klassifikation	**Fernmetastasenlokalisation**	**LDH-Spiegel**
M1a	Hautfernmetastasen, subkutane Metastasen oder LK-Metastasen	Normal
M1b	Lungenmetastasen	Normal
M1c	Alle anderen Fernmetastasen	Normal
	Jede Fernmetastasierung	Erhöht

[a] Mikrometastasen werden nach Wächterlymphknotendissektion oder elektiver Lymphknotendissektion diagnostiziert; Makrometastasen werden als klinisch palpable, durch Lymphknotendissektion bestätigte Metastasen oder Metastasen mit Kapseldurchbruch definiert.

des Wächterlymphknotens Rechnung getragen. Erstmalig wurde auch die Ulzeration des Primärtumors in der N-Klassifikation berücksichtigt, was die Klassifikation komplizierter macht und deshalb zu Recht kritisiert wurde (Garbe et al. 2002; Ruiter et al. 2001). Die Ulzeration des Primärtumors führt auch in der N-Klassifikation zu einer Einstufung in die nächst höhere Risikogruppe unabhängig vom Befund des Lymphknoten.

Die M-Klassifikation wurde ebenfalls modifiziert. Auf der Basis von 1-Jahres-Überelebensraten wurden 3 Risikogruppen definiert (Tab. 14.4). Erstmals wurde auch ein Laborparameter (LDH) als unspezifischer Tumormarker beim Melanom in eine Stadieneinteilung aufgenommen. Die Aufnahme dieses Parameters wurde von anderen Arbeitsgruppen ebenfalls kritisiert (Garbe et al. 2002). Hier müssen in Zukunft melanomspezifischere Marker auf ihre prognostische Relevanz geprüft werden.

Aufgrund der in Tab. 14.4 dargestellten TNM-Klassifikation ergibt sich die klinische Stadieneinteilung in Tab. 14.5. Hierbei wird zwischen einem klinischen Staging und einem pathologischen Staging unterschieden. Das klinische Staging beinhaltet ein Mikrostaging (Histologie) des Primärtumors sowie eine klinische und radiologische Untersuchung auf regionäre und Fernmetastasen. Das pathologische Staging basiert auf einem Mikrostaging sowohl des Primärtumors als auch der regionären Lymphknoten (Wächterlymphknotendissektion oder elektive Lymphknotendissektion) mit Ausnahme für die Stadien 0 und IA, bei denen keine histologische Untersuchung der Lymphknoten empfohlen wird.

Tab. 14.5. Klinische Stadieneinteilung des malignen Melanmos. (Nach AJCC 2001)

							10-Jahres-Überlebensrate (%)[a]
0	Tis	N0	M0	Tis	N0	M0	k. A.
IA	T1a	N0	M0	T1a	N0	M0	88
IB	T1b T2a	N0 N0	M0 M0	T1b T2a	N0 N0	M0 M0	83 79
IIA	T2b T3a	N0 N0	M0 M0	T2b T3a	N0 N0	M0 M0	64 64
IIB	T3b T4a	N0 N0	M0 M0	T3b T4a	N0 N0	M0 M0	51 54
IIC	T4b	N0	M0	T4b	N0	M0	32
IIIb	jedes T	N1 N2 N3	M0				k. A.[c]
IIIA				T1–4a T1–4a	N1a N2a	M0 M0	63 57
IIIB				T1–4b T1–4b T1–4a T1–4a T1–4a/b	N1a N2a N1b N2b N2c	M0 M0 M0 M0 M0	38 36 48 39 k. A.
IIIC				T1–4b T1–4b jedes T	N1b N2b N3	M0 M0 M0	24 15 18
IV	jedes T	jedes N	jedes M1	jedes T	jedes N	jedes M1	6

[a] 10-Jahres-Überlebensrate, kalkuliert aus den Melanomregistern von 13 großen Kliniken und Organisationen der USA an 17.600 Patienten.
[b] Für das klinische Staging im Stadium III gibt es keine Untergruppen.
[c] k. A. = keine Angabe.

> **Fazit**
>
> Die aktuelle Klassifikation des malignen Melanoms basiert auf wissenschaftlich-statistisch etablierten Prognosefaktoren, die in Auswertung der Behandlungsergebnisse großer Patientenkollektive vieler Zentren verschiedener Länder erhobenen wurden und die die Biologie des Tumors am besten widerspiegeln. Als wichtigster Prognoseparameter für das Stadium des Primärtumors konnte die vertikale Tumordicke nach Breslow identifiziert werden. Die Ulzeration des Primärtumors stellt den zweitstärksten Prognosefaktor dar. Sie führt zu einer Eingruppierung der Patienten in die nächst höhere Risikoklasse. Für das Stadium der regionären Lymphknotenmetastasierung stellten sich die Anzahl der befallenen Lymphknoten und die Tumormasse als stärkste Prognosefaktoren heraus. Für das auf einer histopathologischen Diagnostik beruhende nodale Staging wird in der neuen Klassifikation des AJCC eine Wächterlymphknotendissektion als derzeit valideste Methode empfohlen. Für das Stadium der Fernmetastasierung wurden aufgrund der kurzen Überlebenszeit der Patienten keine Subgruppen gebildet, auch wenn sich in der M-Kategorie aufgrund unterschiedlicher Metastasierungsmuster geringe, aber signifikante Differenzen im Bezug auf die Überlebenszeit der Patienten finden lassen.
>
> Die Entwicklung neuer sensitiverer diagnostischer Methoden auf der Basis molekularbiologischer Verfahren wird in Zukunft zur Etablierung neuer prognostischer Parameter beitragen. Nach wissenschaftlicher, Evidenz-basierter Evaluierung solcher Faktoren sollten diese in zukünftige Revisionen des Klassifizierungssystems inkorporiert werden.

Literatur

Azzola MF, Shaw HM, Thompson JF, Soong SJ, Scolyer RA, Watson GF, Colman MH, Zhang Y (2003) Tumor mitotic rate is a more powerful prognostic indicator than ulceration in patients with primary cutaneous melanoma. Cancer 97: 1488–1498

Balch CM, Buzaid AC, Atkins MB, Cascinelli N, Coit DG, Fleming ID, Houghton A, Kirkwood JM, Mihm MF, Morton DL, Reintgen DS, Ross MI, Sober A, Soong SJ, Thompson JA, Thompson JF, Gershenwald JE, McMasters KM (2000) A new American Joint Committee on Cancer staging system for cutaneous melanoma. Cancer 88: 1484–1491

Balch CM, Buzaid AC, Soong SJ, Atkins MB, Cascinelli N, Coit DG, Fleming ID, Gershenwald JE, Houghton A Jr, Kirkwood JM, McMasters KM, Mihm MF, Morton DL, Reintgen DS, Ross MI, Sober A, Thompson JA, Thompson JF (2001a) Final version of the American Joint Committee on Cancer staging system for cutaneous melanoma. J Clin Oncol 19: 3635–3648

Balch CM, Soong SJ, Gershenwald JE, Thompson JF, Reintgen DS, Cascinelli N, Urist M, McMasters KM, Ross MI, Kirkwood JM, Atkins MB, Thompson JA, Coit DG, Byrd D, Desmond R, Zhang Y, Liu PY, Lyman GH, Morabito A (2001b) Prognostic factors analysis of 17,600 melanoma patients: validation of the American Joint Committee on Cancer melanoma staging system. J Clin Oncol 19: 3635–3648

Barth A, Wanek LA, Morton DL (1995) Prognostic factors in 1,521 melanoma patients with distant metastases. J Am Coll Surg 181: 193–201

Breslow A (1970) Thickness, cross sectional areas and depth of invasion in prognosis of cutaneous melanoma. Ann Surg 172: 375–380

Buettner P, Garbe C, Guggenmoos-Holzmann I (1997) Problems in defining cut-off points of continuous prognostic factors: example for tumor thickness in primary cutaneous melanoma. J Clin Epidemiol 50: 1201–1210

Cascinelli N, Vaglini M, Bufalino R, Morabito A (1986) BANS. A cutaneous region with no prognostic significance in patients with melanoma. Cancer 57: 441–444

Clark WH, From L, Bernardino EA, Mihm M (1969) The histogenesis and biologic behavior of primary human malignant melanoma of the skin. Cancer Res 29: 705–715

Day CL, Mihm MC, Sober AJ, Harris MN, Kopf AW, Fitzpatrick TB, Lew RA, Harrist TJ, Golomb FM, Postel A, Hennessey P, Gumport SL, Raker JW, Malt RA, Cosimi AB, Wood WC, Roses DF, Gorstein F, Rigel D, Friedman RJ, Mintzis MM (1982) Prognostic factors for melanoma patients with lesions 0.76–1.69 mm in thickness. An appraisal of »thin« level IV lesions. Ann Surg 195: 30–34

Deichmann M, Benner A, Bock M, Jäckel A, Uhl K, Waldmann V, Näher H (1999) S100-Beta, melanoma-inhibiting activity, and lactate dehydrogenase discriminate progressive from nonprogressive American Joint Committee on Cancer stage IV melanoma. J Clin Oncol 17:1891–1896

Eigentler TK, Buettner P, Leiter U, Garbe C (2004) Impact of ulceration in stages I to III cutaneous melanoma as staged by the American Joint Committee on Cancer staging system: An analysis of the German Central Malignant Registry. J Clin Oncol 22: 4376–4383

Francken AB, Shaw HM, Thompson JF, Soong SJ, Accortt NA, Azzola MF, Scolyer RA, Milton GW, McCarthy WH, Colman MH, McGovern VJ (2004) The prognostic importance of tumor mitotic rate confirmed in 1317 patients with primary cutaneous melanoma and long follow-up. Ann Surg Oncol 11: 426–433

Garbe C, Buettner P, Bertz J, Burg G, D'Hoedt B, Drepper H, Guggenmoos-Holzmann I, Lechner W, Lippold A, Orfanos CE, Peters A, Rassner G, Stadler R, Stroebel W (1995) Primary cutaneous melanoma: Identification of prognostic groups and estimation of individual prognosis for 5039 patients. Cancer 75: 2484–2491

Garbe C, Blum A (2001) Epidemiology of cutaneous melanoma in Germany and worldwide. Skin Pharm Appl Skin Physiol 14: 280–290

Garbe C, Buettner P, Bertz J, Burg G, d'Hoedt B, Drepper H, Guggenmoos-Holzmann I, Lechner W, Lippold A, Orfanos CE, Peters A, Rassner G, Stadler R, Stroebel W (1995) Primary cutaneous melanoma. Prognostic classification of anatomic location. Cancer 75: 2492–2498

Garbe C, Ellwanger U, Tronnier M, Brocker EB, Orfanos CE (2002) The new American Joint Committee on Cancer staging system for cutaneous melanoma. A critical analysis based on data of the German Central Malignant Melanoma Registry. Cancer 94: 2305–2307

Gershenwald JE, Thompson W, Mansfield PF, Lee JE, Colome MI, Tseng CH, Lee JJ, Balch CM, Reintgen DS, Ross MI (1999) Multi-institutional melanoma lymphatic mapping experience: the prognostic value of sentinel lymph node status in 612 stage I or II melanoma patients. J Clin Oncol 17: 976–983

Häffner AC, Garbe C, Burg G, Büttner P, Orfanos CE, Rassner G (1992) The prognosis of primary and metastasising melanoma. A evaluation of the TNM classification in 2,495 patients. Br J Cancer 66: 856–861

Kashani-Sabet M, Sagebiel RW, Ferreira CM, Nosrati M, Miller JR (2002) Tumor vascularity in the prognostic assessment of primary cutaneous melanoma. J Clin Oncol 20: 1826–1831

Kuchelmeister C, Schaumburg-Lever G, Garbe C (2000) Acral cutaneous melanoma in caucasians: clinical features, histopathology and prognosis in 112 patients. Br J Dermatol 143: 275–280

Leiter U, Buettner PG, Eigentler TK, Garbe C (2004) Prognostic factors of thin cutaneous melanoma: An analysis of the Central Malignant Melanoma Registry of the German Dermatological Society. J Clin Oncol 22: 4376–4383

Leiter U, Meier F, Schittek B, Garbe C (2004) The natural course of cutaneous melanoma. J Surg Oncol 86: 172–178

Marghoob AA, Koenig K, Bittencourt FV, Kopf AW, Bart RS (2000) Breslow thickness and Clark level in melanoma. Cancer 88: 589–595

Martenson ED, Hansson LO, von Schoultz E, Brahme EM, Ringborg U, Hansson J (2001) Serum S-100B protein as a prognostic marker in malignant cutaneous melanoma. J Clin Oncol 19: 824–831

Mc Neer G, Das Gupta T (1964) Prognosis in malignant melanoma. Surgery 56: 512–518

Morton DL, Wen DR, Wong JS, Economou JS, Cagle LA, Storm FK, Foshag LJ, Cochran AJ (1992) Technical details of intraoperative lymphatic mapping for early stage melanoma. Arch Surg 127:392–399

Orfanos CE, Jung EG, Rassner G, Wolff HH, Garbe C (1994) Stellungnahme und Empfehlungen der Kommission malignes Melanom der Deutschen Dermatologischen Gesellschaft zur Diagnostik, Behandlung und Nachsorge des malignen Melanoms der Haut. Stand 1993/1994. Hautarzt 45: 285–291

Owen SA, Sanders LS, Edwards LJ, Seigler HF, Tyler DS, Grichnik JM (2001) Identification of higher risk thin melanoms should be based on Breslow depth not Clark level IV. Cancer 91: 983–991

Rao UNM, Ibrahim J, Flaherty LE, Richards J, Kirkwodd JM (2002) Implications of microscopic satellites of the primary and extracapsular lymph node spread in patients with high-risk melanoma: pathologic corollary of Eastern Cooperative Group trial E1690. J Clin Oncol 20: 2053–2057

Retsas S, Henry K, Mohammed MQ, MacRae K (2002) Prognostic factors of cutaneous melanoma and a new staging system proposed by the American Joint Committee on Cancer (AJCC): validation in a cohort of 1248 patients. Eur J Cancer 38: 511–516

Ruiter DJ, Testori A, Eggermont AMM, Punt CJA (2001) The AJCC staging proposal for cutaneous melanoma: comments by the EORTC Melanoma Group. Ann Oncol 12: 9–11

Sirott MN, Bajorin DF, Wong GCY, Tao Y, Chapman PB, Templeton MA, Houghton AN (1993) Prognostic factors in patients with metastatic melanoma. Cancer 72: 3091–3098

Statius Muller MG, van Leeuwen PAM, de Lang-de Klerk ESM, van Diest PJ, Pijpers R, Ferwerda C, Vuylsteke RJCLM, Meijer S (2001) The sentinel lymph node status is an important factor for predicting clinical outcome in patients with stage I or II cutaneous melanoma. Cancer 91: 2401–2408

Ulrich J, Bonnekoh B, Böckelmann R, Schön M, Schön MP, Steinke R, Roessner A, Schmidt U, Gollnick H (2004) Prognostic significance of improved detection of micrometastases by tyrosinase RT/PCR in sentinel lymph node biopsies – Lessons from 322 consecutive melanoma patients. Eur J Cancer 40: 2812–2819

Woods JE, Taylor WF, Pritchard DJ, Sim FH, Ivins JC, Bergstralh EJ (1985) Is the BANS concept for malignant melanoma valid? Am J Surg 150: 452–455

Zettersten E, Sagebiel RW, Miller JR, Tallapureddy S, Leong SPL, Kashani-Sabet M (2002) Prognostic factors in patients with thick cutaneous melanoma (>4 mm). Cancer 94: 1049–1056

Melanomassoziierte Retinopathie als Prognosefaktor

Claudia Pföhler

15.1　Einleitung　– 192

15.2　Therapie　– 194

15.3　Prognostische Relevanz　– 194

15.1 Einleitung

Paraneoplastische Syndrome sind sekundäre Organstörungen, die zwar ursächlich mit dem zugrunde liegenden Tumor in Zusammenhang stehen, aber weder aus einer Tumorinfiltration noch aus einer metastatischen Absiedlung in das betroffene Organsystem resultieren. Im Falle der melanomassoziierten Retinopathie (MAR) kommt es nach heutigem Kenntnisstand durch die Produktion von Antikörpern, die gegen bislang nicht identifizierte Melanomantigene gerichtet sind, zu einer Kreuzreaktion dieser Antikörper mit Strukturen der Retina, im Besonderen mit off-depolarisierenden Bipolarzellen; weitere retinale Zelltypen können jedoch ebenfalls betroffen sein (◘ Abb. 15.1, 15.2).

Durch diesen Prozess kommt es zu retinalen Funktionsausfällen, die sich in einer Vielzahl von Sehstörungen äußern können (Berson u. Lessell 1988; Alexander et al. 1992; Milam et al. 1993). Dieser Pathomechanismus konnte tierexperimentell bestätigt werden. Die Injektion des Serums von MAR-Patienten in den Glaskörper von Primaten rief charakteristische elektrophysiologische Veränderungen, die Auslöschung bzw. Reduktion der b-Welle bei erhaltener a-Welle hervor (Lei et al. 2000).

Die betroffenen Patienten entwickeln häufig erst Jahre nach der Erstdiagnose des zugrunde liegenden Melanoms charakteristische visuelle Störungen, die sich z. B. in schimmernden, flackernden oder pulsierenden Photopsien zumeist in der Dunkelheit äußern. Weiterhin leidet ein großer Prozentsatz der betroffenen Patienten an Nachtblindheit, Blendungsempfinden, Gesichtfeldausfällen, Sehschärfenverlust und Farbsehstörungen insbesondere für die Farbe blau. Die genannten Veränderungen treten häufig akut, in einigen Fällen sogar über Nacht auf (Keltner et al. 2001).

> ! Plötzlich auftretende Sehstörungen bei Melanompatienten sind grundsätzlich verdächtig auf das Vorliegen einer MAR und sollten rasch augenärztlich abgeklärt werden. Die Untersuchungen sollten in jedem Fall ein Elektroretinogramm und eine Dämmerungssehschärfenprüfung (Nyktometrie) beinhalten.

Die Mehrzahl der Patienten mit MAR weist zeitgleich mit dem Auftreten der Sehstörungen eine okkulte oder bereits manifeste Metastasierung des zugrunde liegenden Melanoms auf, die aufgrund der genannten Pathogenese für das Auftreten der Sehstörungen ursächlich erscheint (Keltner et al. 2001).

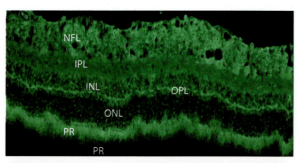

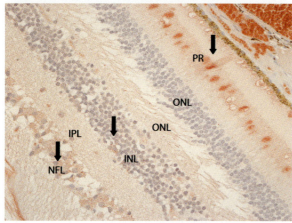

◘ **Abb. 15.1.** Immunfluoreszenzuntersuchung des Serums eines MAR-Patienten (1 : 200) auf Retinagewebe. Die enthaltenen Antikörper binden an Photorezeptorzellen *(PR)*, Zellen der inneren und äußeren plexiformen Schicht *(IPL* und *OPL)* sowie Zellen der inneren Körnerzellschicht *(INL)* und der Nervenzellschicht *(NFL)*. Detektion mit FITC-markiertem Zweitantikörper

> **Fallbeispiel**
> Bei einer 29 Jahre alten Patientin wurde 1996 ein noduläres Melanom (Tumordicke 2,0 mm, Level III nach Clark) am rechten Oberarm diagnostiziert. Im Rahmen des Primärstagings fiel eine solitäre Ovarialmetastase auf. Der Primarius und die Metastase wurden chirurgisch entfernt, die Patientin erhielt eine 6-monatige adjuvante Therapie mit einem melanomspezifischen antiidiotypischen Mausantikörper.
> Im Mai 2000 entwickelte die Patientin innerhalb von wenigen Tagen ausgeprägte MAR-typische Sehstörungen. Ein aufgrund der Symptomatik wiederholt durchgeführtes Tumorstaging ergab im Oktober 2000 eine Lymphknotenmetastasierung in die rechte Axilla. Zu diesem Zeitpunkt konnten in der immunhistologischen
>

15.1 · Einleitung

> Untersuchung Antikörper gegen Photorezeptorzellen, Zellen der inneren Körnerzellschicht und Zellen der Nervenzellschicht in humanem Netzhautgewebe festgestellt werden (Abb. 15.2). Nach chirurgischer Entfernung der Filiae und einer adjuvanten Chemotherapie mit Vindesin über 6 Monate besserten sich die Sehstörungen und verschwanden nach 9 Monaten ganz. Zuletzt waren in immunhistologischen Untersuchungen keine antiretinalen Antikörper mehr nachweisbar. Die Patientin ist bis heute tumorfrei.

Wie alle paraneoplastischen Syndrome ist die MAR in ihrem Vollbild sehr selten, in der Weltliteratur werden nur knapp 80 Patienten mit den entsprechenden Symptomen beschrieben. Kürzlich durchgeführte klinische Untersuchungen konnten jedoch zeigen, dass subklinische MAR-verdächtige Sehstörungen, die von den Patienten selbst nicht bemerkt werden, weitaus häufiger sind als bisher vermutet (Haus et al. 2003; Pföhler et al. 2003). Diese subklinischen Veränderungen sind stadienabhängig: 20% der Patienten im Stadium I oder II, 62,5% im Stadium III und 66,7% der Patienten im Stadium IV zeigen in verschiedenen ophthalmologischen Untersuchungen (Elektroretinogramm, Gesichtsfeldprüfung, Nyktometrie und Farbsehtests) MAR-verdächtige Befunde (Pföhler et al. 2003). Diese klinischen Beobachtungen wurden auch experimentell bestätigt, ein großer Prozentsatz der Melanompatienten ohne manifeste Sehstörungen besitzt im Blut zirkulierende Antikörper gegen Netzhautgewebe.

Eine experimentelle Studie, in der 77 Serumproben von 51 Melanompatienten in den verschiedenen Stadien der Erkrankung mittels Immunfluoreszenz auf humanem Retinagewebe untersucht wurden, ergab, dass 53 der 77 Serumproben (69%) antiretinale Antikörper enthielten. Diese Beobachtung war ebenfalls stadienabhängig: Im Stadium I oder II enthielten 8 von 17 (47%), im Stadium III 14 von 23 (61%) und im Stadium IV 31 von 37 (84%) Antikörper gegen Netzhautgewebe (Ladewig et al. 2005). Ferner korrelierte das Vorhandensein dieser Antikörper mit dem Stadium der Erkrankung, der Höhe des Tumormarkers S-100-β, der Tumordicke nach Breslow und dem Invasionslevel nach Clark. Für das Geschlecht der untersuchten Patienten und den Typ des zugrunde liegenden Melanoms konnten keine Korrelationen aufgezeigt werden (Ladewig et al. 2005).

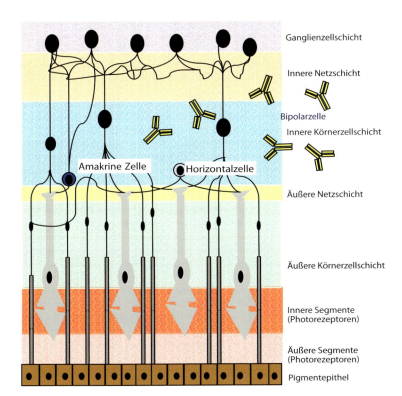

Abb. 15.2. Schematischer Aufbau der Netzhaut. Lichtreize werden von den Photorezeptorzellen, deren Zellkörper in der äußeren Körnerzellschicht liegen, zu den Zwischenneuronen (amakrine Zellen, Horizontal- und Bipolarzellen), deren Zellkerne in der inneren Körnerzellschicht lokalisiert sind, weitergeleitet. In der inneren plexiformen Schicht erfolgt die synaptische Umschaltung auf Ganglienzellen des Sehnervs. Potenziell können alle retinalen Schichten bei der MAR affektiert werden

15.2 Therapie

Berichte über eine erfolgreiche Therapie der MAR-assoziierten Sehstörungen sind selten. Die Gabe immunsupprimierender Medikamente (z. B. Cortison oder Azathioprin) erwies sich in den meisten Fällen als ineffektiv (Boeck et al. 1997; Keltner et al. 2001). Dennoch gibt es auch Einzelfallberichte, die belegen, dass durch den Einsatz von Steroiden allein, deren Kombination mit Azathioprin und Plasmapherese oder durch die intravenöse Gabe von Immunglobulinen eine Verbesserung der Sehfähigkeit erreicht werden konnte (Keltner et al. 2001; Jacobzone et al. 2004). Weiterhin konnte durch operative Entfernung von Tumorgewebe oder die Bestrahlung von Tumormasse die MAR-Symptomatik günstig beeinflusst werden (Milam et al. 1993; Keltner et al. 2001; Palmowski et al. 2002).

> ❗ Aufgrund der gegebenen Pathogenese sollte eine chirurgische Entfernung sämtlicher Tumormasse oder aber wenigstens ein umfangreiches Tumordebulking angestrebt werden.

15.3 Prognostische Relevanz

Die prognostische Relevanz des Auftretens von MAR-typischen Sehstörungen bleibt bis heute unklar. Keltner und Mitarbeiter fanden in ihrer retrospektiven Analyse von 64 Patienten mit MAR keinen Unterschied bezüglich des Gesamtüberlebens im Vergleich mit Melanompatienten ohne MAR (Keltner et al. 2001). Ob die im Rahmen der MAR gebildeten Antikörper einen protektiven Effekt aufweisen, kann nicht klar beantwortet werden. Es gibt jedoch Vermutungen, dass immunmodulatorische Therapien der Sehstörungen mit einer erhöhten Mortalität der Patienten einhergehen könnten, da sie zu einer Immunsuppression beitragen (Ling u. Pavesio 2003). Andere Autoren vermuten, dass ein Teil der MAR-Patienten ein deutlich verlängertes Gesamtüberleben aufweist (Chan u. O'Day 2001). Grundlage dieser Vermutung ist ein verlängertes Gesamtüberleben bei Patienten mit antitumoralen Antikörpern, wie es bei Patienten mit kleinzelligem und nicht kleinzelligem Bronchialkarzinom oder Mammakarzinom beobachtet wurde (Blaes et al. 2000; Korneeva et al. 2000).

Letztlich sind genaue Angaben oder Vergleiche bezüglich der 5-Jahres-Überlebensraten zwischen Melanompatienten ohne Sehstörungen und solchen mit MAR aber nicht möglich, da die Fallzahlen der MAR-Patienten für solche Auswertungen zu klein sind.

> **Fazit**
>
> Da die MAR ein Anzeichen für eine okkulte oder manifeste Metastasierung sein kann, müssen verdächtige Sehstörungen bei Melanompatienten stets ernst genommen werden. Durch die operative Entfernung von Tumormasse in kurativer Intention kann potenziell ein Überlebensvorteil erreicht werden. Im Fall einer diffusen, multilokulären Metastasierung ist die Prognose für die betroffenen Patienten jedoch mit und ohne Therapie sehr schlecht. Klarheit über die prognostische Bedeutung der MAR werden erst Langzeit-Follow-up-Untersuchungen von klinisch und subklinisch von einer MAR betroffenen Patienten bringen.

Literatur

Alexander KR, Barnes CS, Fishman GA, Milam AH (2002) Nature of the ON-pathway dysfunction in melanoma-associated retinopathy. Invest Ophthalmol Vis Sci 43: 1189–1197

Berson EL, Lessel S (1988) Paraneoplastic night blindness with malignant melanoma. Am J Ophthalmol 106: 307–311

Blaes F, Klotz M, Huwer H, Straub U, Kalweit G, Schimrigk K, Schaefers HJ (2000) Antineural and antinuclear antibodies are of prognostic relevance in non-small cell lung cancer. Ann Thorac Surg 69: 254–258

Haus AH, Palmowski AM, Pföhler C, Reinhold U, Gantenbein C, Thirkill CE, Allgayer R, Tilgen W, Ruprecht KW (2002) Melanoma-associated retinopathy: screening for melanoma-associated retinopathy in patients with cutaneous malignant melanoma. Neuro Ophthalmol 27: 121–137

Keltner JL, Thirkill CE, Yip PT (2001) Clinical and immunologic characteristics of melanoma-associated retinopathy patients. J Neuro Ophthalmol 21: 173–187

Korneeva I, Bongiovanni AM, Girotra M, Caputo TA, Witkin SS (2000) Serum antibodies to the 27-kd heat shock protein in women gynaecologic cancers. Am J Obstet Gynecol 183: 18–21

Ladewig G, Reinhold U, Thirkill CE, Kerber A, Tilgen W, Pföhler C (2005) Incidence of anti-retinal antibodies in melanoma: screening of 77 serum samples from 51 AJCC stage I-IV patients. Br J Dermatol 152/5: 931–938

Lei B, Bush RA, Milam AH, Sieving PA (2000) Human melanoma-associated retinopathy (MAR) antibodies alter the retinal ON-response of the monkey ERG in vivo. Invest Ophthalmol Vis Sci 41: 262–266

Milam AH, Saari JC, Jacobson SG, Lubinski WP, Feun LG, Alexander KR (1993) Autoantibodies against retinal bipolar cells in cutaneous melanoma-associated retinopathy. Invest Ophthalmol Vis Sci 34: 91–100

Palmowski AM, Haus AH, Pföhler C, Reinhold U, Allgayer R, Tilgen W, Ruprecht KW, Thirkill CE (2002) Bilateral multifocal chorioretinopathy in a woman with cutaneous malignant melanoma. Arch Ophthalmol 120: 1756–1761

Pföhler C, Haus AH, Palmowski A, Ugurel S, Ruprecht KW, Thirkill CE, Tilgen W, Reinhold U (2003) Melanoma-associated retinopathy: high frequency of subclinical findings in patients with melanoma. Br J Dermatol 149: 74–78

Teil IV Stadiengerechte Therapie (chirurgische Therapie, Strahlentherapie)

Kapitel 16 Operative Therapie des primären Melanoms – 197
Axel Hauschild, Friederike Egberts und Roland Kaufmann

Kapitel 17 Chirurgie des Melanoms in akraler und fazialer Lokalisation mit 3D-Histologie (mikrographische/ histographische Chirurgie) – 207
Matthias Möhrle und Helmut Breuninger

Kapitel 18 Behandlung von Melanomen der Schleimhäute und Meningen – 215
Adina Figl, Axel Hauschild und Dirk Schadendorf

Kapitel 19 Therapie des Aderhautmelanoms – 223
Gerasimos Anastassiou und Norbert Bornfeld

Kapitel 20 Wächterlymphknotenbiopsie – 233
Rudolf Stadler und Peter M. Schlag

Kapitel 21 Nachweis okkulter Melanomzellen im Wächterlymphknoten – 245
Anja Ulmer und Gerhard Fierlbeck

Kapitel 22 Operative Therapie des metastasierten Melanoms – 253
Jonas Göhl und Thomas Meyer

Kapitel 23 Strahlentherapie des Melanoms – 261
Rolf-Dieter Kortmann, Thomas Hehr, Johannes Claßen, Frank Paulsen, Michael Bamberg

Operative Therapie des primären Melanoms

Axel Hauschild, Friederike Egberts und Roland Kaufmann

16.1 Einleitung – 198

16.2 Inzisionsbiopsie in Melanome – 198

16.3 Problembegriff »Lokalrezidive« – 198

16.4 Sicherheitsabstände – 199

16.5 Faszienexzision – 202

16.6 Topographische Besonderheiten – 202

16.7 Empfehlungen zu Sicherheitsabständen in nationalen Leitlinien – 202

16.1 Einleitung

Die Exzision stellt nach wie vor die Therapie der Wahl bei der Versorgung von Melanomprimärtumoren dar (Kaufmann 2000). Die Geschichte des Sicherheitsabstandes bei der Operation von Melanomen war in den letzten 100 Jahren von deutlichen Wandlungen geprägt. Waren zunächst Dogmen und Mythen für Therapieempfehlungen verantwortlich, so dominieren heute die Umsetzungen der Ergebnisse von kontrollierten klinischen Studien zur Versorgung von Melanomen.

Neben historischen Aspekten werden hier die derzeit gültigen Richtlinien der Operation des primären Melanoms unter dem Aspekt aktueller, internationaler Studien kritisch dargestellt. Dabei soll nicht auf die Operation des Wächterlymphknotens (Sentinel-node-Biopsie) oder die Metastasenchirurgie eingegangen werden, die in anderen Kapiteln dargestellt werden.

16.2 Inzisionsbiopsie in Melanome

Inzisionsbiopsien aus Arealen eines pigmentierten Hauttumors werden i. Allg. nicht durchgeführt, da zumeist Exzisionsbiopsien technisch möglich sind. Dennoch gibt es durchaus Indikationen für Inzisionsbiopsien. Größere pigmentierte Läsionen, wie z. B. eine Lentigo maligna im Gesichtsbereich, können zur diagnostischen Untersuchung in den wenigsten Fällen primär exzidiert werden. Die Abgrenzung zu anderen pigmentierten Läsionen wie z. B. einer Lentigo senilis gelingt klinisch und auch auflichtmikroskopisch nicht in allen Fällen, sodass Inzisionsbiopsien nach wie vor indiziert sein können.

Auch vor einer Röntgenweichstrahlentherapie einer Lentigo maligna stellt eine Inzisionsbiopsie eine conditio sine qua non dar. Das gleiche trifft für größere pigmentierte Schleimhautveränderungen zu, bei denen die Dignität klinisch nicht immer eindeutig feststellbar ist. Auch hier entspricht es der gängigen Praxis, Inzisionsbiopsien durchzuführen. Eine klinische Besonderheit liegt bei größeren Pigmenttumoren im Akralbereich (z. B. an den Finger- und Zehenkuppen) sowie subungual vor. Auch hier können Inzisionsbiopsien die endgültige Diagnosestellung herbeiführen.

Der Nachteil der Inzisionsbiopsie liegt auf der Hand: Der Histopathologe beurteilt nicht die gesamte pigmentierte Läsion, sondern nur das biopsierte Areal. Somit kann u. U. das Vorliegen eines Melanoms oder das Vorliegen eines einzelnen Melanomklons innerhalb einer pigmentierten Läsion verfehlt werden. Dem Dermatologen kommt bei der Auswahl des Biopsieareals somit große Verantwortung zu. Die vielfach verbreitete Meinung, Inzisionsbiopsien seien obsolet, kann aufgrund der hier aufgeführten gängigen Indikationen somit nicht allgemein vertreten werden.

Die größte Untersuchung zur Frage einer eventuellen Prognoseverschlechterung durch Inzisionsbiopsien wurde von Lederman und Mitarbeitern bereits vor über 20 Jahren publiziert (Lederman et al. 1985). Verglichen wurden 119 Melanompatienten, bei denen zunächst eine Probebiopsie durchgeführt wurde, mit 353 Patienten mit einer primär vollständigen Exzisionsbiopsie. Es fand sich im Gesamtkollektiv eine schlechtere Prognose für probebiopsierte Melanompatienten. Adjustierte man die Prognose an bekannte Prognosefaktoren wie die maximale vertikale Tumordicke, so war kein prognostischer Unterschied zwischen den beiden Patientengruppen mehr erkennbar (Lederman et al. 1985).

Das Risiko einer Tumorzellverschleppung erscheint mehr theoretisch als real zu existieren. Somit bleibt festzustellen, dass Probebiopsien offensichtlich nicht zu einer Prognoseverschlechterung durch eine Tumorzelldisseminierung führen (Kaufmann 2000).

16.3 Problembegriff »Lokalrezidive«

In nahezu allen Studien zu Fragestellungen des idealen Sicherheitsabstandes beim Melanom wird neben der rezidivfreien Überlebenszeit und Gesamtüberlebenszeit v. a. auf die Rate der so genannten »Lokalrezidive« verwiesen. Der Begriff Lokalrezidiv wird dabei unterschiedlich definiert. Der im angloamerikanischen Sprachraum verwendete Begriff »local recurrence« umfasst gewöhnlich sowohl Lokalrezidive im eigentlichen Sinne, Satellitenmetastasen als auch In-transit-Metastasen, in manchen Publikationen sogar regionale Lymphknotenfiliae.

Urist et al. (1988) definieren das Lokalrezidiv als »jede Tumormanifestation, die innerhalb eines bis zu 5 cm breiten Gebietes um die Narbe des exzidierten Melanoms auftritt«. »Tumoren, die nach einer reinen Exzisionsbiopsie rezidivieren, gelten in diesem Zusammenhang nicht als Lokalrezidiv, sondern als unzulänglich operierte Primärläsion.«

Balch et al. (1979) bezeichnen ein Lokalrezidiv als »jede Tumormanifestation, die innerhalb eines 2 cm breiten Gebietes um die Narbe des vorher exzidierten malignen Melanoms auftritt«.

Abgesehen von dem ganz seltenen Fall des erneuten Auftretens eines Primärtumors im Narbenbereich eines bereits exzidierten Melanoms (Brown u. Zitelli 1995) handelt es sich also nicht um maligne Neuformationen im eigentlichen Sinne.

Der Begriff »Satellitenmetastasen« wird von den meisten Autoren verwendet, um de novo entstandene kutane Metastasen in bis zu 2 cm Abstand zum Primärtumor zu erfassen. Diese Definition deckt sich mit den Publikationen der letzten Jahre (Balch et al. 2001).

Der Begriff einer »In-transit-Metastasierung« würde für Melanome zutreffen, bei denen kutane oder subkutane Weichteilmetastasen zwischen dem Primärtumor oder der ersten Lymphknotenstation auftreten. Auch diese Definition deckt sich mit den gängigen Klassifikationen zum Melanom (Balch et al. 2001).

In die genannten Klassifikationen passen nicht diejenigen Metastasen, die nicht in dem Lymphabstromgebiet nach proximal, sondern nach distal auftreten. Beispiele sind Metastasen, die nach einem am distalen Unterschenkel aufgetretenen Primärtumor am Fußrücken des Patienten in mehr als 3 cm Abstand vom Primärtumor manifest werden. Diese Art der Metastasierung fällt weder unter den Begriff der Satellitenmetastasen noch unter den Begriff der In-transit-Metastasen.

In einer Multicenterstudie von Karakousis et al. (1996) zeigte sich, dass eine »local recurrence« bei 82% aller betroffenen Patienten mit einer Tumorprogression und Tod verbunden war. Eine weitere interessante Beobachtung war, dass in der Multivarianzanalyse »local recurrence« keinen unabhängigen prognostischen Indikator für das Überleben darstellte. Karakousis et al. führten weiter aus, dass dieses Ergebnis aufgrund der hohen Assoziation von »local recurrence« mit anderen ungünstigen prognostischen Faktoren wie höhere Tumordicke und Ulzeration des Primärtumors sowie mit gleichzeitiger Manifestation einer relativ raschen Metastasierung verständlich wird (Karakousis et al. 1996).

In einer retrospektiven Studie an 3.445 Patienten von Urist et al. (1985) werden folgende Faktoren mit dem höchsten »Rezidivrisiko« assoziiert: Tumordicke >4 mm (13% Rezidive), Ulzeration im Primärtumor (11,5%) sowie Lokalisation an Fuß, Hand, behaarter Kopfhaut oder im Gesicht (5–12%). In einer Sammelstatistik von über 1.800 Patienten mit Melanomen bis 1 mm Tumordicke hatten nur 2 Patienten (0,1%) ein »Lokalrezidiv«. Interessanterweise war bei beiden Patienten das primäre Melanom mit weitem Sicherheitsabstand exzidiert worden (Urist et al. 1985, 1988).

In einer Sammelstatistik zu Melanomen aller Lokalisationen und Tumordicken an mehr als 3.445 Patienten wurde eine »Lokalrezidivrate« von 3,2% ermittelt (Urist et al. 1985).

Somit wird von den meisten Autoren das Auftreten einer »local recurrence« als ein Indikator einer ungünstigen Prognose angesehen, aber keineswegs als die Ursache einer weitergehenden Metastasierung.

16.4 Sicherheitsabstände

Einen ersten Meilenstein in der chirurgischen Behandlung des Melanoms setzte der britische Pathologe Sir William Handley im Jahr 1907 (Handley 1907). Seine Empfehlungen bezüglich der Operationsmethoden des damals noch als »Melanosarkom« bezeichneten Melanoms der Haut beruhten auf einer Kasuistik. Bei der Obduktion eines Patienten mit einem sehr weit fortgeschrittenen, metastasierten Melanom beobachtete Handley in 1 inch (ca. 2,5 cm) Entfernung vom Melanom eine subkutan gelegene Hautmetastase.

Aus den von Handley publizierten Zeichnungen ergab sich die Empfehlung, eine Hautinzision in etwa 2,5 cm Abstand vom Primärtumor und eine tiefe, subkutane Unterminierung mit etwa 5 cm Sicherheitsabstand vom Primärtumor in allen Richtungen um die Hautinzision durchzuführen. Außerdem sollten die Faszie entfernt und die regionalen Lymphknoten exzidiert werden. Handley empfahl, »in weit fortgeschrittenen Fällen ein Hautstück über dem befallenen Lymphknoten zu entfernen« und an besonderen Lokalisationen (wie z. B. den Fingern) »sofort eine Amputation durchzuführen« (Handley 1907; Übersichten bei Hauschild et al. 2001; Piepkorn u. Barnhill 1996).

Es ist erstaunlich, dass nach den Berichten von Handley über mehr als 50 Jahre lang die Meinung vertreten wurde, einen Sicherheitsabstand von mindestens 5 cm zu allen Seiten um ein Melanom als Operationsstandard anzusehen. Handleys Sicherheitsabstand beschränkte sich auf 2,5 cm.

Butterworth u. Klauder vertraten 1934 die These, dass aufgrund einer Infiltration der Lymphwege periläsionär um einen malignen Primärtumor eine Exzision mit mindestens 3 cm Sicherheitsabstand notwendig sei, um Normalgewebe zu erreichen (Butterworth u. Klauder 1934). Allerdings geben die Autoren keine Beweise für die

Richtigkeit ihrer These. Später folgte Raven (1950) mit dem Vorschlag, mindestens 5 cm Sicherheitsabstand an der Haut einzuhalten und darüber hinaus die tiefe Faszie mit einer Distanz bis zu 10 cm zu entfernen. Zusätzlich wurde – wo immer möglich – eine Kontinuitätsdissektion der Abstromwege mit regionaler Lymphknotenausräumung empfohlen.

In einer Übersichtsarbeit zur Geschichte der Resektionsabstände berichten Piepkorn u. Barnhill (1996) über noch aggressivere Therapieempfehlungen wie beispielsweise Sicherheitsabstände von bis zu 15 cm und prophylaktische Extremitätenamputationen oder Hüftgelenksdisartikulationen.

Der zweite Meilenstein in der operativen Versorgung des Melanoms wurde von Alexander Breslow (1970) gesetzt, als er die Entdeckung machte, dass die Prognose eines Melanompatienten entscheidend vom maximalen vertikalen Durchmesser des Primärtumors abhängt. Mit dem Parameter Tumordicke bot sich die Möglichkeit, Untersuchungen zum Sicherheitsabstand bei der operativen Therapie des Melanoms künftig unter einem neuen Aspekt durchzuführen (Breslow u. Macht 1977).

Retrospektive Studien zum Sicherheitsabstand

1977 führten Breslow u. Macht eine retrospektive Analyse an 62 Patienten mit dünnen Primärtumoren (<0,76 mm) durch. Weder bei einem Sicherheitsabstand von 0,5 cm noch bei 3 cm zeigten sich in der Nachbeobachtung Lokalrezidive oder Metastasen (Breslow u. Macht 1977).

> 3 retrospektive Studien belegten, dass für dünne Melanome (<0,75 mm) Sicherheitsabstände von 1,5 cm bzw. 1,0 cm ausreichend sind (Balch et al. 1979; Day et al. 1982; Elder et al. 1983). Als entscheidender Faktor für das Überleben erwies sich nicht der Sicherheitsabstand, sondern die Tumordicke nach Breslow.

Eine retrospektive Untersuchung von Schmöckel et al. (1983) zeigte ebenfalls, dass die Metastasierung der Melanome vollkommen unabhängig von der Exzisionsweite war. Nur eine Studie mit nicht randomisiertem retrospektivem Design ergab, dass Primärtumoren, die dicker als 2 mm sind und mit einem Sicherheitsabstand von weniger als 2 cm exzidiert werden, eine schlechtere Prognose haben als gleich dicke Tumoren, die mit einem größeren Sicherheitsabstand operiert werden (Aitken et al. 1983).

In den Folgejahren führten publizierte retrospektive Studien zu der Ansicht, dass auf radikalchirurgische Eingriffe zur Behandlung des Primärtumors zugunsten von konservativeren Operationsstrategien weitgehend verzichtet werden kann (Übersicht bei Hauschild et al. 2001 und Piepkorn u. Barnhill 1996). Um diese These wissenschaftlich zu untermauern, wurden prospektiv randomisierte Multicenterstudien notwendig.

Kontrollierte klinische Studien zum Sicherheitsabstand

Der WHO-Melanomgruppe unter der Leitung von Umberto Veronesi (Mailand) ist es zu verdanken, dass im Jahr 1978 erstmals über randomisierte Studienansätze zur Beurteilung des optimalen Sicherheitsabstandes beim Melanom diskutiert wurde. Die WHO initiierte im Jahr 1980 die erste prospektiv randomisierte Studie (Tab. 16.1), bei der Sicherheitsabstände von 1 cm und 3 cm bei Melanompatienten mit Primärtumoren bis 2 mm Tumordicke (612 Patienten) verglichen wurden (Veronesi et al. 1988). Nach einer medianen Nachbeobachtungszeit von 55 Monaten wurden die ersten Ergebnisse im Jahr 1988 publiziert.

In den 2 untersuchten Patientengruppen mit kleinem bzw. größerem Sicherheitsabstand lagen alle bekannten Prognosefaktoren ausgeglichen vor. Bei der Beurteilung des Verlaufs zeigten sich Lymphknoten- bzw. Fernmetastasen bei 4,6% bzw. 2,3% der Patienten mit 1 cm Sicherheitsabstand. Bei der Patientengruppe mit 3 cm Sicherheitsabstand lag die Rate für Lymphknotenmetastasen bei 6,5% und die für Fernmetastasen bei 2,6%. Es wurden keine statistisch signifikanten Unterschiede bei der Beurteilung des rezidivfreien Überlebens und Gesamtüberlebens zwischen beiden Gruppen festgestellt (Veronesi et al. 1988).

Eine aktualisierte Nachbeobachtung (mediane Nachbeobachtungszeit 90 Monate) der gleichen Patientengruppe wurde 1991 von der WHO publiziert (Veronesi u. Cascinelli 1991). Auch bei dieser Untersuchung zeigte sich statistisch kein Unterschied in der Überlebensrate zwischen kleinem (1 cm) und größerem (3 cm) Sicherheitsabstand. In der Gruppe mit kleinem Sicherheitsabstand traten insgesamt 4 Lokalrezidive auf, während sich bei größerem Sicherheitsabstand kein Lokalrezidiv zeigte. Die Autoren schlussfolgerten, dass dünne Melanome mit einem Sicherheitsabstand von 1 cm ausreichend sicher behandelt werden können (Veronesi u. Cascinelli 1991).

Eine zweite prospektiv-randomisierte Studie (Tab. 16.1) – durchgeführt in den USA – untersuchte Sicherheitsabstände für Melanome mit einer Tumordicke

Tab. 16.1. Prospektiv randomisierte Studien zum Sicherheitsabstand bei der Primärtumoroperation des Melanoms (*4-JÜR* 4-Jahres-Überlebensrate usw.)

Publikation	Anzahl der Patienten	Tumordicke nach Breslow	Sicherheits-abstände	»Lokalrezidive«	Überlebensrate	p-Wert
Veronesi et al. (1988)	612	≤2 mm	1 cm vs. 3 cm	1 cm: 1,3% 3 cm: 0,0%	4-JÜR 96,8% 96,0%	0,58 (n. s.)
Veronesi u. Cascinelli (1991)	612	≤2 mm	1 cm vs. 3 cm	1 cm: 1,3% 3 cm: 0,0%	8-JÜR 89,6% 90,3%	0,64 (n. s.)
Balch et al. (1993)	486	1–4 mm	2 cm vs. 4 cm	2 cm: 0,8% 4 cm: 1,7%	5-JÜR 79,5% 83,7%	0,14 (n. s.)
Ringborg et al. (1996)	769	0,8–2 mm	2 cm vs. 5 cm	2 cm: 0,8% 5 cm: 1,0%	5-JÜR 86,4% 88,7%	0,62 (n. s.)
Thomas et al. (2004)	900	≥2,0 mm	1 cm vs. 3 cm	1 cm: 3,3% 3 cm: 2,9%	Gesamtüberleben 68,2% 69,4%	0,6 (n. s.)

von 1,0–4,0 mm (intermediäres Metastasierungsrisiko; Balch et al. 1993). Insgesamt wurden 486 Melanompatienten entweder mit einem Sicherheitsabstand von 2 cm oder 4 cm operiert. Die mediane Nachbeobachtungszeit zum Zeitpunkt der Endauswertung 1993 betrug 6 Jahre. Interessanterweise war die Rate der Lokalrezidive in der Patientengruppe mit dem größeren Sicherheitsabstand (4 cm) mit 1,7% höher als bei geringerem Sicherheitsabstand (0,8%). Die Rate der In-transit-Metastasen lag mit 2,1% (2 cm) bzw. 2,5% (4 cm) in einem vergleichbaren Bereich. Auch divergierte die 5-Jahres-Überlebensrate nicht in den beiden Behandlungsgruppen (79,5% für 2 cm; 83,7% für 4 cm großen Sicherheitsabstand; Balch et al. 1993).

Balch und Mitarbeiter empfehlen aufgrund ihrer eigenen Studie und den Ergebnissen der WHO-Studie folgendes Vorgehen: 1 cm Sicherheitsabstand für Melanome <1 mm und 2 cm Sicherheitsabstand für Melanome einer Tumordicke von 1–4 mm. Größere Sicherheitsabstände für die genannten Melanompatientengruppen »seien nicht mehr indiziert«.

Interessanterweise ist die Studiengruppe (Balch et al. 1993) auch auf Vergleiche in Bezug auf die Zahl der Hauttransplantationen und die Dauer des Krankenhausaufenthaltes der Melanompatienten eingegangen. In der Gruppe mit 2 cm Sicherheitsabstand musste bei 11% aller Patienten eine Hauttransplantation vorgenommen werden, während in der Patientengruppe mit 4 cm Sicherheitsabstand bei 46% der operierten Patienten transplantiert wurde. Hier zeigt sich ein statistisch signifikanter Unterschied zwischen beiden Patientengruppen.

Ebenfalls unterschiedlich war die Dauer des Krankenhausaufenthaltes mit 5,2 Tagen (2 cm Abstand) bzw. 7 Tagen (4 cm Abstand). Erstmals wurden in dieser großen randomisierten Studie somit auch operationstechnische sowie sozioökonomische Aspekte bei der Verwendung unterschiedlicher Sicherheitsabstände analysiert (Balch et al. 1993).

Eine dritte prospektiv randomisierte Studie (Tab. 16.1) wurde von der »Swedish Melanoma Study Group« unter der Leitung von Ulrik Ringborg (Stockholm) durchgeführt (Ringborg et al. 1996). Die Multicenterstudie mit 769 Melanompatienten mit einer Tumordicke von >0,8 mm bis einschließlich 2,0 mm verglich Sicherheitsabstände von 2 cm und 5 cm miteinander. Die mediane Nachbeobachtungszeit zum Zeitpunkt der Auswertung betrug 5,8 Jahre. Die Zahl der »Lokalrezidive« divergierte nicht zwischen einem Sicherheitsabstand von 2 cm (0,8%) und 5 cm (1,0%). Fernmetastasen fanden sich bei 10,2% der Patienten mit kleinerem verglichen mit 9,1% mit größerem Sicherheitsabstand. Die 5-Jahres-Überlebensrate betrug 86,4% (2 cm) bzw. 88,7% (5 cm). Statistisch signifikante Prognoseunterschiede zwischen den Gruppen wurden somit nicht beobachtet. Die schwedische Studiengruppe schlussfolgert, dass für Melanome bis 2 mm Tumordicke ein Sicherheitsabstand von 2 cm ausreichend sei (Ringborg et al. 1996).

Anfang der 1990-er Jahre initiierte die Melanoma Study Group der British Association of Plastic Surgeons eine prospektiv randomisierte Studie (MSG/BAPS Study), in der erstmals prospektiv randomisiert der Sicherheitsabstand bei Melanompatienten mit höherem Metastasierungsrisiko untersucht wurde (Thomas et al. 2004). In die Studie wurden Patienten mit mindestens 2,0 mm dicken Primärtumoren ohne eine Lymphknotenmetastasierung eingeschlossen. Die Sentinel-node-Biopsie (Wächterlymphknotenexstirpation) wurde in dieser Studie nicht durchgeführt.

Bei 900 in die Studie eingeschlossenen Patienten, von denen 453 mit einem Sicherheitsabstand von 1 cm und 447 mit einem Sicherheitsabstand von 3 cm bei der primären operativen Versorgung bedacht wurden, betrug die mediane Nachbeobachtungszeit zum Zeitpunkt der Publikation 60 Monate. In der Gruppe mit einem Sicherheitsabstand von 1 cm zeigten sich 168 lokoregionale Rezidive als erste Metastasierungslokalisation im Vergleich zu nur 142 in der Gruppe mit dem Sicherheitsabstand von 3 cm. Der Unterschied war statistisch knapp signifikant (p=0,05). Die Anzahl der Todesfälle differierte ebenfalls zwischen der 1-cm-Gruppe (128 Ereignisse) und der 3-cm-Gruppe (105 Ereignisse), der Unterschied war jedoch statistisch nicht signifikant (p=0,1). Das Gesamtüberleben zeigte im Vergleich beider Gruppen keinen Unterschied (p=0,6).

In der Zusammenfassung berichten die Autoren dieser britischen Studie darüber, dass sich ein signifikant größerer Anteil von Lokalrezidiven bei einem geringeren Sicherheitsabstand zeigt, das Gesamtüberleben aber offensichtlich dadurch nicht tangiert wird (Thomas et al. 2004).

16.5 Faszienexzision

In den vergangenen Jahrzehnten gab es unterschiedliche Ansichten über die Einbeziehung der Muskelfaszie in die Primärtumoroperation des Melanoms. Während einerseits die Muskelfaszie als eine scharfe Abgrenzung der Subkutis von darunter liegenden vaskulären Strukturen gewertet und auch ohne Infiltration der Faszie durch das Melanom eine Resektion befürwortet wurde, wurde auf der anderen Seite spekuliert, ob nicht eine Faszienresektion das Risiko einer Metastasierung erhöhen könnte (Ross u. Balch 1998).

Die größte Studie – allerdings mit einem retrospektiven Design – wurde von Kenady et al. vor fast 20 Jahren zu dieser Fragestellung publiziert (Kenady et al. 1982). Die Autoren verglichen die vor 1969 durchgeführte Fasziektomie mit dem nach 1969 angewendeten Therapieschema ohne Fasziektomie. Bei den insgesamt 202 beobachteten Melanompatienten zeigten sich keine statistisch signifikanten Unterschiede in Bezug auf die Metastasierungsinzidenz, das Metastasierungsmuster sowie die Gesamtüberlebenszeit. Damit konnte bestätigt werden, dass eine Melanomexzision ohne Faszienentfernung ein ausreichend sicheres Verfahren darstellt. Seit dieser Zeit wird daher in Arealen mit einer vorhandenen Muskelfaszie ein weniger radikales Vorgehen gewählt.

16.6 Topographische Besonderheiten

Neben den Überlegungen der abgestuften Radikalität müssen auch funktionell topographische Aspekte bei der Operation von Melanomprimärtumoren bedacht werden. Besondere Planungen und evtl. auch interdisziplinäre Vorgehensweisen sind bei Melanomen im Kopf-Hals-Bereich sowie bei akral lokalisierten Melanomen erforderlich (▶ Kap. 17).

16.7 Empfehlungen zu Sicherheitsabständen in nationalen Leitlinien

Im Jahr 2001 wurden die bisher gängigen Melanomklassifikationen der International Union Against Cancer (deren Abkürzung UICC sich noch von ihrer früher gebräuchlichen französischen Bezeichnung Union Internationale Contre Le Cancer herleitet) und des American Joint Committee on Cancer (AJCC) revidiert. Unter den Neuerungen zeigten sich veränderte Tumordicken hinsichtlich der Klassifikation sowie die Einführung der Bedeutung des Clark-Levels bei den T1-Tumoren und das Vorliegen einer Ulzeration beim Primärtumor von besonderer Bedeutung. ◻ Tab. 16.2 stellt die neue Klassifikation dar, an die sich die Konzepte der operativen Therapie anlehnen. Auf die Bedeutung der Sentinel-node-Biopsie und der Unterscheidung von Mikro- und Makrometastasen an regionären Lymphknoten gehen ▶ Kap. 20 und ▶ Kap. 22 näher ein. Die AJCC-Klassifikation 2001 hat inzwischen eine internationale Akzeptanz gefunden (Balch et al. 2001).

Unter der Federführung der Arbeitsgemeinschaft Dermatologische Onkologie (ADO) der Deutschen Krebsgesellschaft und der Deutschen Dermatologischen Gesellschaft wurden im Jahr 2004 erstmals evidenzbasierte Leitlinien zur Versorgung des Melanoms interdisziplinär erstellt. In der operativen Versorgung des Melanomprimärtumors zeigt sich auch in diesen Leitlinien der Trend zu einer weiter rückläufigen Radikalität (◘ Tab. 16.3).

Melanome mit einem maximalen vertikalen Tumordurchmesser nach Breslow von ≤2 mm können künftig mit einem Sicherheitsabstand von nur 1 cm sicher operiert werden, ohne eine Prognoseverschlechterung zu riskieren. Bei Melanomen mit >2 mm Tumordicke wird ein Sicherheitsabstand von 2 cm zu allen Seiten als ausreichend erachtet. Diese Therapievorschläge basieren auf den in diesem Übersichtsartikel dargestellten prospektiv randomisierten internationalen Studien zum Vergleich der verschiedenen Sicherheitsabstände (Hauschild et al. 2003).

Der vollständige Text der deutschsprachigen Leitlinie zum Melanom unter Einbeziehung der operativen Therapieempfehlungen ist seit 2005 auf der Homepage der Arbeitsgemeinschaft Dermatologische Onkologie (www.ADO-homepage.de) abrufbar. Darüber hinaus wird die Leitlinie in verschiedenen Zeitschriften vollständig publiziert.

Im Jahr 2004 entstand eine vollständig überarbeitete Schweizer Leitlinie für die Versorgung von Melanompatienten (Dummer et al. 2005). Die in dieser Leitlinie angegebenen Therapiemodalitäten zur Versorgung von Melanomprimärtumoren sind deckungsgleich mit denen der deutschen ADO-Leitlinie. Auch in der Schweizer Leitlinie wird die neue AJCC-Melanomklassifikation als Grundlage für Therapieentscheidungen akzeptiert (Dummer et al. 2005).

Die meisten Eingriffe operativer Art am Primärtumor können bei den heute empfohlenen Sicherheitsabständen einzeitig oder auch zweizeitig in Lokalanästhesie durchgeführt werden. Bei einer sicheren klinischen und auflichtmikroskopischen Diagnose eines Melanoms kann ggf. ein einzeitiger Eingriff allein ausreichend sein (◘ Abb. 16.1). Dabei ist jedoch bei dickeren Tumoren zu bedenken, ob evtl. nachfolgend eine Sentinel-node-Biopsie erfolgen soll, die durch eine vorherige Exzision des Primärtumors mit einem weiten Sicherheitsabstand nicht mehr sicher durchführbar ist.

◘ **Tab. 16.2.** Neue Melanomstadieneinteilung des AJCC (2001) – T-Klassifikation für Primärtumoren ohne Metastasierungshinweise. (Nach Balch et al. 2001)

T-Klassifikation	Tumordicke nach Breslow	Ulzerationsstatus
T1	≤1,0 mm	a: ohne Ulzeration und Level II/III b: mit Ulzeration oder Level IV/V
T2	1,01–2,0 mm	a: ohne Ulzeration b: mit Ulzeration
T3	2,01–4,0 mm	a: ohne Ulzeration b: mit Ulzeration
T4	>4,0 mm	a: ohne Ulzeration b: mit Ulzeration

◘ **Tab. 16.3.** Leitliniengerechte Sicherheitsabstände bei der Operation von Melanomprimärtumoren. (Nach Hauschild et al. 2001, 2003)

Tumordicke	Sicherheitsabstand
In-situ-Melanome	0,5 cm
<2,0 mm	1,0 cm[a]
≥2,0 mm	2,0 cm

[a] Bei zusätzlichen Risikofaktoren (Regressionszone, hoher Clark-Level, Ulzeration etc.) kann ein größerer Sicherheitsabstand erwogen werden

Die Auswahl des Anästhesieverfahrens (Lokalanästhesie, Tumeszenzlokalanästhesie, Regionalanästhesie oder Intubationsnarkose) spielt nach heutiger Erkenntnis keine Rolle für die Prognose von Melanompatienten. Aufgrund der deutlich reduzierten Radikalität bei den Sicherheitsabständen in der primären Versorgung von Melanomen kann davon ausgegangen werden, dass die meisten Eingriffe heute in Lokal- oder Tumeszenzlokalanästhesie inklusive der notwendigen Defektdeckungen möglich sind.

Durch das gezielte Vorgehen werden großflächige Spalt- und Vollhauttransplantate in den allermeisten Fällen vermieden. Dadurch wird die Hospitalisierungszeit verkürzt und die peri- und postoperative Morbidität gesenkt. Der positive Einfluss der reduzierten Sicherheitsabstände auf sozioökonomische Faktoren wie Arbeitsunfähigkeitszeiten der Patienten oder auch die Kosten der Behandlung kann heute als unbestritten gelten.

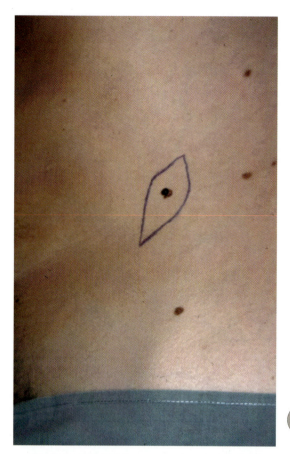 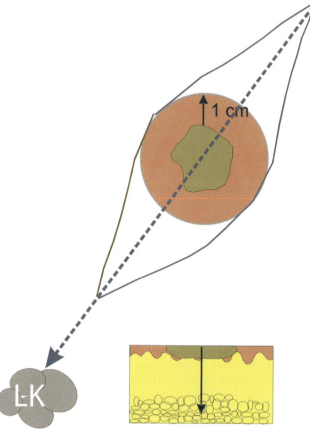

Abb. 16.1. Exzision eines klinisch und auflichtmikroskopisch diagnostizierten dünnen Melanoms (hochauflösender Ultraschall maximal 1 mm Tumordicke) mit einem Mindestsicherheitsabstand von 1 cm. In der praktischen Durchführung orientiert sich die Spindelachse hier bei lymphknotenbenachbartem Befund (in diesem Beispiel suprainguinal links) entlang der Hauptlymphabflussrichtung, und in der Tiefe beinhaltet die Exzision das subkutane Fettgewebe

Literatur

Aitken DR, Clausen K, Klein JP, James AG (1983) The extent of primary melanoma excision. A re-evaluation – how wide is wide? Ann Surg 198: 634–641

Balch CM, Murad TM, Soong S-J, Ingalls AL, Richards PC, Maddox WA (1979) Tumor thickness as a guide to surgical management of clinical stage I melanoma patients. Cancer 43: 883–888

Balch CM, Urist MM, Karakouis CP, Smith TJ, Temple WJ, Drzewiecki K, Jewell WR, Bartolucci AA, Mihm CM, Barnhill R, Wanebo HJ (1993) Efficacy of 2-cm surgical margins for intermediate thickness melanomas (1 to 4 mm). Ann Surg 218: 262–269

Balch CM, Buzaid AC, Soong SJ, Atkins MB, Cascinelli N, Coit DG, Fleming ID, Gershenwald JE, Houghton A Jr, Kirkwood JM, McMasters KM, Mihm MF, Morton DL, Reintgen DS, Ross MI, Sober A, Thompson JA, Thompson JF (2001) Final version of the American Joint Committee on cancer staging system for cutaneous melanoma. J Clin Oncol 19: 3635–3648

Breslow A (1970) Thickness, cross-sectional areas and depth of invasion in the prognosis of cutaneous melanoma. Ann Surg 172: 902–908

Breslow A, Macht SD (1977) Optimal size of resection margin for thin cutaneous melanoma. Surg Gynecol Obstet 145: 691–692

Brown CD, Zitelli JA (1995) The prognosis and treatment of true local cutaneous recurrent malignant melanoma. Dermatol Surg 21: 285–290

Butterworth T, Klauder JV (1934) Malignant melanomas arising in moles: report of fifty cases. JAMA 102: 739–745

Day CL, Mihm MC, Sober AJ, Fitzpatrick TB, Malt RA (1982) Narrower margin for clinical stage I malignant melanoma. N Engl J Med 306: 479–1000

Dummer R, Panizzon R, Bloch PH, Burg G on behalf of the task force Skin Cancer (2005) Updated Swiss guidelines for the treatment and follow-up of cutaneous melanoma. Dermatology 210: 39–44

Elder DE, Guerry D, Heiberger RM, LaRossa D, Goldmann LI, Clark WH Jr, Thompson CJ, Matozzo I, Van Horn M (1983) Optimal resection margin for cutaneous malignant melanoma. Plast Reconstr Surg 71: 66–100

Garbe C (1995) Risikofaktoren für die Entwicklung maligner Melanome und Identifizierung von Risikopersonen im deutschsprachigen Raum. Hautarzt 46: 309–314

Handley WS (1907) The pathology of melanotic growths in relation to their operative treatment. Lancet 1: 927–935

Hauschild A, Eiling S, Lischner S, Haacke TC, Christophers E (2001) Sicherheitsabstände bei der Exzision des primären malignen Melanoms. Hautarzt 52: 1003–1110

Hauschild A, Dummer R, Garbe C (2003) Evidenzbasierte Diagnostik und Therapie kutaner Neoplasien. Dtsch Ärztebl 100: A-1813–1815, B-1509–1511, C-1417–1419

Karakousis CP, Balch CM, Urist MM, Ross MM, Smith TJ, Bartolucci AA (1996) Local recurrence in malignant melanoma: long-term results of multiinstitutional randomized surgical trial. Ann Surg Oncol 3: 446–452

Kaufmann R (2000) Surgical management of primary melanoma. Clin Exp Dermatol 25: 476–481

Kenady DE, Brown BW, McBride CM (1982) Excision of underlying fascia with a primary malignant melanoma: effect on recurrence and survival rates. Surgery 92: 615–618

Lederman JS, Lederman MD, Sober AJ (1985) Does biopsy type influence survival in clinical Stage I cutaneous melanoma? J Am Acad Dermatol 13: 983 – 987

O'Rourke MG, Altmann CR (1992) Melanoma recurrence after excision: is a wide margin justified. Ann Surg 217: 2–5

Piepkorn M, Barnhill R (1996) A factual, not arbitrary, basis for choice of resection margins in melanoma. Arch Dermatol 132: 811–814

Raven RW (1950) The properties and surgical problems of malignant melanomas. Ann R Coll Surg Engl 6: 28 –55

Ringborg U, Andersson R, Eldh J, Glaumann B, Hafström L, Jacobsson S, Jönsson P-E, Johansson H, Krysander L, Lagerlöf B. Swedish Melanoma Study Group (1996) Resection margins of 2 versus 5 cm for cutaneous malignant melanoma with a tumor thickness of 0.8 to 2.0 mm. Cancer 77: 1809–1814

Ross MI, Balch CM (1998) Surgical treatment of primary melanoma. In: Balch CM, Houghton AN, Sober AJ, Soong S-J (eds) Cutaneous melanoma. Quality Medical Publishing, St. Louis, pp 141–153

Schmoeckel C, Bockelbrink A, Bockelbrink H, Kistler H, Braun-Falco O (1983) Low- and high-risk malignant melanoma – III. Prognostic significance of the resection margin. Eur J Cancer Clin Oncol 19: 245–249

Thomas JM, Newton-Bishop J, A'Hern R, Coombes G, Timmons M, Evans J, Cook M, Theaker J, Fallowfield M, O'Neill T, Ruka W, Bliss JM; United Kingdom Melanoma Study Group; British Association of Plastic Surgeons; Scottish Cancer Therapy Network (2004) Excision margins in high-risk malignant melanoma. N Engl J Med 350: 757–766

Urist MM, Balch CM, Milton GW (1988) Chirurgische Behandlung des primären Melanoms. In: Balch CM, Milton GW, Shaw HM, Soong S-J (Hrsg) Hautmelanome. Springer, Berlin Heidelberg New York, pp 74–91

Urist MM, Balch CM, Soong S, Shaw HM, Milton GW, Maddox WA (1985) The influence of surgical margins and prognostic factors predicting the risk of local recurrence in 3445 patients with primary cutaneous melanoma. Cancer 55: 1398–1402

Veronesi U, Cascinelli N, Adamus J, Balch C, Bandiera D, Barchuk A, Bufalino R, Craig P, Marsillac J de, Durand JC, Geel AM van, Holmstrom H, Hunter JA, Jorgensen OG, Kiss B, Kroon B, Lacour J, Lejeune F, MacKie R, Mechl Z, Mitrov G, Morabito A, Nosek H, Panizzon R, Prade M, Santi P, Slooten E van, Tomin R, Trapeznikov N, Tsanov T, Urist M, Wozniak KD (1988) Thin stage I primary cutaneous malignant melanoma – Comparison of excision with margins of 1 or 3 cm. N Engl J Med 318: 1159–1162

Veronesi U, Cascinelli N (1991) Narrow excision (1-cm margin) a safe procedure for thin cutaneous melanoma. Arch Surg 126: 438–441

Chirurgie des Melanoms in akraler und fazialer Lokalisation mit 3D-Histologie (mikrographische/histographische Chirurgie)

Matthias Möhrle und Helmut Breuninger

17.1 Einleitung – 208

17.2 3D-Histologie bei subungualen Melanomen – 209

17.3 3D-Histologie bei Melanomen des Gesichts – 211

17.1 Einleitung

> **Definition**
>
> Die 3D-Histologie ist definiert als eine komplette Histologie der dreidimensionalen Schnittränder eines Tumorexzisates. Nachoperationen erfolgen topographisch exakt an tumorpositiven Abschnitten des Randes oder der Unterseite bis zum Nachweis tumorfreier Schnittränder. Diese Mehrschrittexzisionen nennt man mikrographische oder histographische Chirurgie. Die mikrographische/histographische Chirurgie ist als eigenständige Prozedur im OPS-Katalog definiert.

Frederic E. Mohs etablierte als erster die histologische Untersuchung von Exzisatschnitträndern in Form der Chemochirurgie (Mohs 1950, 1976). Tromovitch ergänzte dieses Verfahren durch die Kryostatschnitttechnik (Tromovitch u. Stegeman 1974). Breuninger und seine Arbeitsgruppe führten später eine dreidimensionale Histologie vertikaler Schnittränder in Paraffintechnik ein (Breuninger 1984; Breuninger u. Dietz 1991; Breuninger u. Schaumburg 1988).

> **Cave**
>
> Viele Bezeichnungen, die alle ein ähnliches Vorgehen beschreiben (histographische Chirurgie, mikrographische Chirurgie, mikrographisch kontrollierte Chirurgie (MKC), »Mohs micrographic surgery«, Schnittrandkontrolle, »square procedure«) sorgen in der Literatur für Verwirrung, da sie eine histologische Untersuchungsmethode mit dem Begriff »Chirurgie« oder »Surgery« belegen.

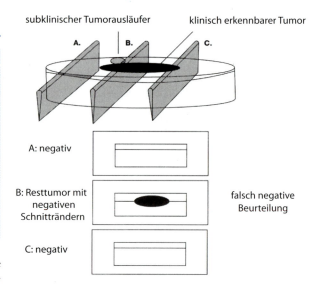

Abb. 17.1. Konventionelle Histologie. Konventionelle histologische Aufarbeitung von Exzisaten. A, B, und C sind die gewählten Schnittebenen *(oben)* und die dazugehörigen histologischen Schnitte *(unten)*. Der klinisch sichtbare Tumor *(schwarz)* wird von der Schnittebene B und C angeschnitten. Ein subklinischer Tumorausläufer *(grau)* wird nicht angeschnitten und entgeht, falsch negativ, der histopathologischen Beurteilung. (Nach Pharis u. Zitelli 2001)

Unserer Ansicht nach sollte diese Begriffsverwirrung beendet werden.

Die Bezeichnung 3D-Histologie drückt den Charakter der histopathologischen Untersuchung besser aus, welche in verschieden Varianten durchgeführt werden kann.

Sowohl die »konventionelle« Histologie und die 3D-Histologie zielen auf eine Entfernung des Tumors und seine histopathologische Untersuchung.

Bei der konventionellen Histologie werden – mitunter mehrere parallele – Querschitte des exzidierten Materials untersucht. Ist der Tumor randbildend, wird erneut exzidiert, bis kein Tumorgewebe mehr nachweisbar ist. Jedoch besitzt diese Untersuchungstechnik diagnostische Lücken, wodurch Tumorausläufer dem Nachweis entgehen können (Abb. 17.1).

Im Gegensatz hierzu zielen die verschiedenen Verfahren der 3D-Histologie (Breuninger 1984; Breuninger u. Dietz 1991; Breuninger u. Schaumburg 1988; Breuninger et al. 1999; Johnson et al. 1997; Mohs 1950, 1976; Möhrle 2003) auf die lückenlose dreidimensionale histologische Untersuchung der Exzisatschnittränder (Abb. 17.2 und 17.3). Diese lückenlose 3D-Histologie ist sensitiver und besitzt keine diagnostischen Lücken. Sicherheitsabstände lassen sich reduzieren, da, insbesondere im Paraffinverfahren auch kleine subklinische Tumorausläufer sicher erkannt werden. Die Sensitivität der 3D-Histologie reduziert das Risiko für das Auftreten von Lokalrezidiven. Es wird eine vollständige Entfernung des Tumors erreicht, ohne dass gesunde Haut in kosmetisch und funktionell wichtigen Regionen geopfert werden muss. Im Kopf-Hals-Bereich, an Händen und Füßen werden, funktionell und kosmetisch bedingt, oft kleinere Sicherheitsabstände gewählt. Gerade dort treten besonders häufig lentiginöse Melanomtypen auf [Lentigo-maligna-Melanome (LMM) und akrolentiginöse Melanome (ALM)], bei denen gezeigt werden konnte, dass sie sich initial per continuitatem ausbreiten (Breuninger et al. 1999; Michaelsen et al. 1990).

> **Fazit**
> Die 3D-Histologie ist daher von eminenter Bedeutung bei Melanomen in akraler und fazialer Lokalisation.

17.2 3D-Histologie bei subungualen Melanomen

Subunguale Melanome sind sehr selten und machen nur etwa 2–3% der kutanen Melanome beim kaukasischen (Blessing et al. 1991; Möhrle et al. 2003a) und etwa 20% der Melanome beim afrikanischen (Pack u. Oropeza 1967) oder asiatischen (Takematsu et al. 1985) Hauttyp aus. Daumen und Großzehe, also die für Greiffunktion und Gang funktionell bedeutsamsten Phalangen, sind überproportional häufig von subungualen Melanomen betroffen (Möhrle u. Häfner 2002). Aufgrund von klinischen Fehldiagnosen wird die histopathologische Diagnose subunguales Melanom oft verspätet gestellt (Metzger et al. 1998).

Hutchinson beschrieb im Jahr 1886 erstmals das subunguale Melanom und empfahl ein radikales chirurgisches Vorgehen (»early amputation is demanded«). Seither wird beim subungualen Melanom radikal operiert. Amputationen wurden im Niveau der Metakarpal-/Metatarsalknochen (Pack u. Oropeza 1967) oder im Metakarpal-/Metatarsalgelenk (Lingam et al. 1995; Ross et al. 1993; Wagner et al. 2000) postuliert. Manche Autoren empfahlen, für ein physiologisches Gangbild das 1. Metatarsalköpfen zu belassen (Ross et al. 1993; Wagner et al. 2000). Allgemein gilt: Je länger der verbliebene Großzehenanteil, desto besser die physiologische Abrollbewegung.

Der Verlust eines Fingers und hier insbesondere des Daumens führt zu einer deutlichen Funktionseinbuße und schlechter Kosmetik. Daher wurden reduzierte Amputationen empfohlen, mit dem Ziel, bei ausreichenden Sicherheitsabständen möglichst lange Finger zu erhalten (Ross et al. 1993). Am Daumen sollte proximal des Interphalangealgelenks, an den anderen Fingern proximal des

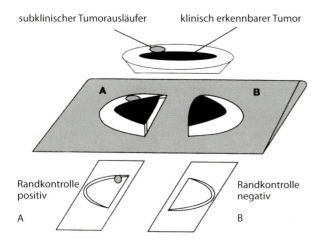

Abb. 17.2. Mohs Histologie. Der sichtbare Tumor *(schwarz)* mit einem subklinischen Tumorausläufer wird mit einem kleinen Sicherheitsabstand mit schrägen Rändern exzidiert *(oben)*. Das Gewebe wird zerteilt, flach gedrückt *(Mitte)* und dann horizontal geschnitten *(unten)*. Hierbei wird der subklinische Tumorausläufer richtig positiv diagnostiziert, da der Schnittrand vollständig beurteilt werden kann. (Nach Pharis u. Zitelli 2001)

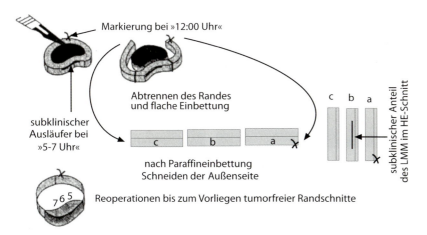

Abb. 17.3. Torte. Der sichtbare Tumor *(schwarz)* wird mit einem kleinen Sicherheitsabstand mit senkrechten (oder evertierenden) Rändern exzidiert. Eine Fadenmarkierung wird bei 12.00 Uhr zur topographischen Orientierung angebracht. Im Bereich von 5.00–7.00 Uhr findet sich ein subklinischer Tumorausläufer *(oben)*. Der Rand wird abpräpariert *(Mitte)*, in einer Histologiekasette plan fixiert, in Paraffin eingebettet und danach vertikal geschnitten *(rechts)*. Der subklinische Tumorausläufer wird richtig positiv diagnostiziert, da der Schnittrand vollständig beurteilt werden kann. (Nach Breuninger et al. 1999)

distalen Interphalangealgelenks abgesetzt werden (Ross et al. 1993; Wagner et al. 2000). Später wurden Amputationen im distalen Interphalangealgelenk diskutiert (Brochez et al. 2000; O'Leary et al. 2000).

> **Cave**
>
> Diese traditionelle chirurgische Therapie ist hinsichtlich ihres Nutzens auf Rezidivfreiheit und Überleben nicht belegt.

Über den Einsatz der 3D-Histologie bei subungualem Melanom in situ wurde anekdotisch berichtet.

In einer aktuellen Arbeit wurde die prognostische Bedeutung von klinischen Risikofaktoren, dem Amputationslevel und der 3D-Histologie beim subungualen Melanom untersucht (Möhrle et al. 2003a). Unter 3.960 Patienten mit einem Melanom im Stadium I/II fanden sich 62 Patienten mit einem subungualen Melanom. 31 Patienten erhielten eine Amputation im oder proximal des distalen Interphalangealgelenks, 31 Patienten wurden »funktionell« operiert mit einer lokalen Exzision des Tumors mit kleinem Sicherheitsabstand und wenn notwendig nur partieller Endgliedresektion (Processus unguinatus). Mit Skalpell und Schere wurden en bloc der klinisch sichtbare Tumor, Nagelbett, Matrixhörner mit einem initialen Sicherheitsabstand von 5 mm entfernt. Der Defekt wurde dann durch die Kombination einer modifizierten Fischmaulplastik von volar und einer Vollhautplastik gedeckt. Die Operation lässt sich in örtlicher Betäubung mit einer Blutsperre durchführen (◘ Abb. 17.4). Es wurde wie in ◘ Abb. 17.3 beschrieben eine 3D-Histologie durchgeführt.

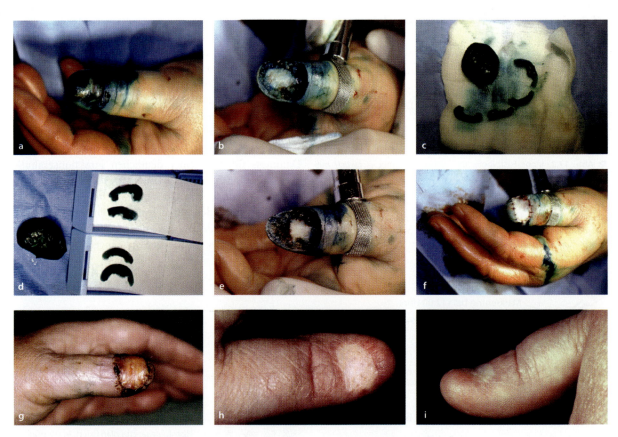

◘ **Abb. 17.4a–i.** Subunguales Melanom (Tumordicke 3,25 mm, Level V) am linken Daumen einer 54-jährigen Patientin. **a** Präoperativ. **b** Exzision des Tumors einschließlich des gesamten Nagelapparates bis zum Knochen der Endphalanx mit einem Sicherheitsabstand von 5 mm. **c** Präparation des Randes vom Exzisat in 4 Teilstücken (0.00–3.00 Uhr, 3.00–6.00 Uhr, 6.00–9.00 Uhr, 9.00–12.00 Uhr). **d** Histologische Einbettung der Randstücke. **e** Resektion des Processus unguinatus. **f** Defektdeckung mit einem Vollhauttransplantat. **g** Klinischer Befund eine Woche postoperativ. **h** und **i** Hervorragendes funktionelles und kosmetisches Ergebnis 6 Monate postoperativ

! Insgesamt war nach »funktioneller« Operation oder unter Einsatz der 3D-Histologie das rezidivfreie Überleben nicht schlechter als nach einer Amputation (◘ Abb. 17.5).

Es fanden sich nach »funktioneller« Operation jedoch 2 echte Lokalrezidive (3,2%). Diese Lokalrezidive sind nicht als Versagen des operativen und histologischen Prinzips zu werten. In einem Fall wurde lediglich eine Exzision mit Sicherheitsabstand ohne 3D-Histologie durchgeführt; im anderen Fall waren die histologischen Randschnitte artifiziell verändert und wurden fälschlicherweise als tumorfrei befundet.

! Die Größe des Sicherheitsabstandes war ohne Bedeutung für das Gesamtüberleben oder das rezidivfeie Überleben.

In der multivariaten Analyse stellten sich die Tumordicke (RR 1,003 pro 1/100 mm) und die Durchführung einer Amputation ohne 3D-Histologie (RR 5,52) als unabhängige Risikofaktoren für das rezidivfreie Überleben dar.

> **Fazit**
> - Die Entfernung von subungualen Melanomen mit 3D-Histologie und tumorfreien Schnitträndern unter Einschluss der Nagelmatrix kann als sichere Strategie angesehen werden, welche die Prognose nicht beeinträchtigt.
> - Funktion und Kosmetik eines Fingers oder Zehs bleiben erhalten.
> - Amputationen bei subungualen Melanomen können nicht mehr generell empfohlen werden und sollten fortgeschrittenen Verläufen mit Knochen- oder Gelenkbefall vorbehalten bleiben.

17.3 3D-Histologie bei Melanomen des Gesichts

Im Gesicht entwickeln sich etwa 6–9 % aller Primärmelanome, obgleich diese Region nur etwa 3 % der Körperoberfläche umfasst (Möhrle et al. 2003b; O'Brien et al. 1991). Aus ästhetischen und funktionellen Gründen werden gerade bei Melanomen im Gesicht reduzierte Sicherheitsabstände gewählt (Ross u. Balch 1998).

! Es gibt in der Literatur keine prospektiv randomisierten Studien zu Sicherheitsabständen bei Melanomen des Kopf-Hals-Bereichs.

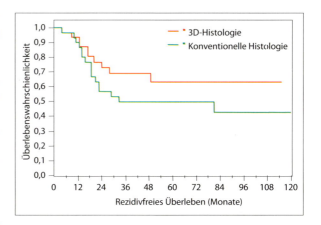

◘ **Abb. 17.5.** Wahrscheinlichkeit für rezidivfreies Überleben von Patienten mit subungualen Melanomen, welche mit 3D-Histologie oder konventioneller Histologie operiert wurden (p=0,24)

Zu operativen Strategien bei Gesichtsmelanomen wurden bisher nur wenige Untersuchungen durchgeführt (Hudson et al. 1998; Möhrle et al. 2003b; Ständer et al. 2000). Empfehlungen zu Sicherheitsabständen (Hudson et al. 1998) oder zum Einsatz der 3D-Histologie (Ständer et al. 2000) lassen sich aus einigen dieser Arbeiten nicht ableiten.

Eine Arbeit aus der Universitäts-Hautklinik Tübingen an 368 Patienten mit Gesichtsmelanomen untersuchte, welche klinischen Parameter und operative Stategien (einzeitige vs. mehrzeitige Operation, Sicherheitsabstand, 3D-Histologie) das rezidivfreie Überleben und Gesamtüberleben von Patienten mit Gesichtsmelanomen beeinflussen, und ob das unter funktionellen und ästhetischen Gesichtspunkten praktizierte gewebsschonende Vorgehen im Gesicht prognostisch relevant ist (Möhrle et al. 2003b). Die 3D-Histologie wurde bei Exzisaten angestrebt, bei denen aus funktionellen Gründen ein deutlich reduzierter Sicherheitsabstand gewählt wurde oder bei denen klinisch oder bioptisch gesichert ein LMM vorlag (◘ Abb. 17.6). Unter den Melanomen, die mit 3D-Histologie operiert wurden, betrug der Anteil an LMM 88%. Die 3D-Histologie wurde vor 1984 nicht eingesetzt, von 1984–1989 bei 28%, und ab 1990 bei 44 % der Patienten mit Gesichtsmelanomen.

Bei einer vergleichbaren medianen Tumordicke (0,73 mm im Gesicht und 0,80 mm am übrigen Körper) betrug der kumulative minimale Sicherheitsabstand bei Melanomen im Gesicht im Durchschnitt 11,1 mm (Median 10,0 mm, 1–61 mm) und am übrigen Körper 22,3 mm (Median 20 mm, 1–90 mm; p<0,0001). Die Wahrscheinlichkeit für das krankheitsspezifische und re-

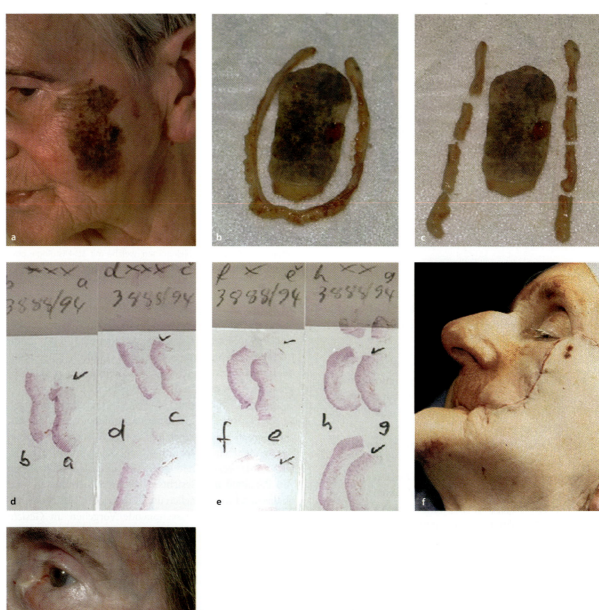
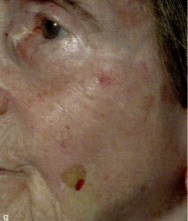

Abb. 17.6a–g. Lentigo-maligna-Melanom an der linken Wange einer 85-jährigen Patientin (Tumordicke 1,05 mm, Level IV). **a** Präoperativ. **b** und **c** Vom Exzisat werden die Ränder abgetrennt und im Uhrzeitgersinn als Randschnitte (»a« bis »h«) eingebettet. **d** und **e** Die gesamte Zirkumferenz des Exzisates ist auf 4 Objektträgern dargestellt. **f** Nach Vorliegen des negativen Befundes in der histologischen Schnittrandkontrolle erfolgt, in örtlicher Betäubung, der Verschluss durch eine Wangenrotationslappenplastik. **g** Befund 12 Monate postoperativ. Die bräunliche Makula im Bereich des Drehpunktes erweist sich histologisch als seborrhoische Keratose

zidivfreie Überleben war bei Patienten, die mit 3D-Histologie operiert wurden, signifikant besser (Abb. 17.7).

> Neben den histologischen Prognosefaktoren Invasionslevel und Ulzeration war der fehlende Einsatz der 3D-Histologie (RR 8,92 bzw. 2,52) der wichtigste prognostische Parameter für das Überleben und rezidivfreie Überleben bei Gesichtsmelanomen.

Eine Beeinflussung durch den histologischen Tumortyp auf den Erfolg der 3D-Histologie konnte nicht nachgewiesen werden.

Fazit
Die 3D-Histologie sollte daher im Gesicht grundsätzlich eingesetzt werden.

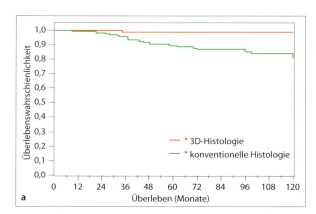

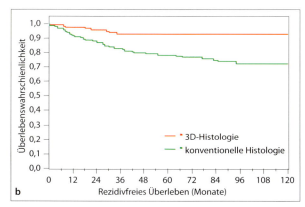

Abb. 17.7a, b. Überlebenswahrscheinlichkeit (a) von Patienten mit Melanomen im Gesicht, welche mit 3D-Histologie oder konventioneller Histologie operiert wurden (p=0,0026). b Wahrscheinlichkeit für rezidivfreies Überleben von Patienten mit Melanomen im Gesicht, welche mit 3D-Histologie oder konventioneller Histologie operiert wurden (p=0,0013)

Literatur

Blessing K, Kernohan NM, Park KG (1991) Subungual malignant melanoma: clinicopathological features of 100 cases. Histopathology 19: 425–429

Breuninger H (1984) Histologic control of excised tissue edges in the operative treatment of basal-cell carcinomas. J Dermatol Surg Oncol 10: 724–728

Breuninger H, Dietz K (1991) Prediction of subclinical tumor infiltration in basal cell carcinoma. J Dermatol Surg Oncol 17: 574–578

Breuninger H, Schaumburg LG (1988) Control of excisional margins by conventional histopathological techniques in the treatment of skin tumours. An alternative to Mohs' technique. J Pathol 154: 167–171

Breuninger H, Schlagenhauff B, Stroebel W, Schaumburg LG, Rassner G (1999) Patterns of local horizontal spread of melanomas: consequences for surgery and histopathologic investigation. Am J Surg Pathol 23: 1493–1498

Brochez L, Verhaeghe E, Sales F, Del MV Deraemaecker R., Vossaert, K, Naeyaert JM (2000) Current guidelines in melanoma treatment. Melanoma Working Group of Gent and Bordet. Dermatology 200: 160–166

Hudson DA, Krige JE, Grobbelaar AO, Morgan B, Grover R (1998) Melanoma of the face: the safety of narrow excision margins. Scand J Plast Reconstr Surg Hand Surg 32: 97–104

Hutchinson J (1886) Melanosis often not black: melanotic whitlow. Br Med J 1: 491

Johnson TM, Headington JT, Baker SR, Lowe L (1997) Usefulness of the staged excision for lentigo maligna and lentigo maligna melanoma: the »square« procedure. J Am Acad Dermatol 37: 758–764

Lingam MK, McKay AJ, Mackie RM, Aitchison T (1995) Single-centre prospective study of isolated limb perfusion with melphalan in the treatment of subungual malignant melanoma. Br J Surg 82: 1343–1345

Metzger S, Ellwanger U, Stroebel W, Schiebel U, Rassner G, Fierlbeck G (1998) Extent and consequences of physician delay in the diagnosis of acral melanoma. Melanoma Res 8: 181–186

Michaelsen C, Breuninger H, Rassner G, Dietz K (1990) Der subklinische Anteil im Randbereich der Lentigo maligna und des Lentigo-maligna-Melanoms. Hautarzt 41: 142–145

Mohs FE (1950) Chemosurgical treatment of melanoma: A microscopically controlled method of excision. Arch Dermatol Syph 62: 269–272

Mohs FE (1976) Chemosurgery of skin cancer: Fixed tissue and fresh tissue techniques. Arch Dermatol 112: 211–215

Möhrle M (2003) Mikrographisch kontrollierte Chirurgie (3D-Histologie) beim Melanom. JDDG a 1: 869–875

Möhrle M, Häfner HM (2002) Is subungual melanoma related to trauma? Dermatology 204: 259–261

Möhrle M, Metzger S, Schippert W, Garbe C, Rassner G, Breuninger H (2003a) »Functional« surgery in subungual melanoma. Dermatol Surg 29: 366–374

Möhrle M, Schippert W, Garbe C, Rassner G, Röcken M, Breuninger H (2003b) Prognostische Faktoren und operative Strategien bei Melanomen des Gesichts. JDDG b 1: 457–463

O'Brien CJ, Coates AS, Petersen SK, Shannon K, Thompson JF, Milton GW, McCarthy WH (1991) Experience with 998 cutaneous melanomas of the head and neck over 30 years. Am J Surg 162: 310–314

O'Leary JA, Berend KR, Johnson JL, Levin LS, Seigler HF (2000) Subungual melanoma. A review of 93 cases with identification of prognostic variables. Clin Orthop 206–212

Pack GT, Oropeza R (1967) Subungual melanoma. Surg Gynecol Obstet 124: 571–582

Park KG, Blessing K, Kernohan NM (1992) Surgical aspects of subungual malignant melanomas. The Scottish Melanoma Group. Ann Surg 216: 692–695

Pharis DB, Zitelli JA (2001) Mohs mocrographic surgery for melanoma. Skin Cancer Found J 19: 30–81

Ross MI, Balch CM (1998) Surgical treatment of primary melanoma. In: Balch CM, Houghton AN, Sober AJ (eds) Cutaneous melanoma, 3rd edn. Quality Medical Publishing, St. Louis, Missouri, pp 141–153

Ross MI, Reintgen D, Balch CM (1993) Selective lymphadenectomy: emerging role for lymphatic mapping and sentinel node biopsy in the management of early stage melanoma. Semin Surg Oncol 9: 219–223

Ständer S, Assmann K, Nashan D, Wigbels B, Luger T, Metze D (2000) Modified micrographic surgery for malignant melanomas of the face (Lückenlos schnittrandkontrollierte Chirurgie am Paraffinschnitt von Melanomen im Gesicht). Hautarzt 51: 826–832

Takematsu H, Obata M, Tomita Y, Kato T, Takahashi M, Abe R (1985) Subungual melanoma. A clinicopathologic study of 16 Japanese cases. Cancer 55: 2725–2731

Tromovitch TA, Stegeman SJ (1974) Microscopically controlled excision of skin tumors. Arch Dermatol 110: 231–232

Wagner JD, Gordon MS, Chuang TY, Coleman JJ (2000) Current therapy of cutaneous melanoma. Plast Reconstr Surg 105: 1774–1799

Behandlung von Melanomen der Schleimhäute und Meningen

Adina Figl, Axel Hauschild und Dirk Schadendorf

18.1 Einleitung – 216

18.2 Schleimhautmelanome der Kopf-Hals-Region – 217

18.3 Melanome der weiblichen Genitalien – 217

18.4 Melanome der Harnwege – 218

18.5 Ösophagusmelanome – 218

18.6 Melanome der Gallenblase und Gallenwege – 218

18.7 Anorektale Melanome – 218

18.8 Meningeale Melanome – 219
18.8.1 Solitäre meningeale Melanome – 219
18.8.2 Diffuse leptomeningeale Melanome – 219

18.1 Einleitung

Lediglich 4–5% aller primären Melanome entstammen nicht der Haut. Meist entstehen diese Melanome in den Schleimhäuten der Atemwege, des Gastrointestinaltrakts, des Urogenitaltrakts oder in den Meningen. Schleimhautmelanome werden im Vergleich zu kutanen Melanomen tumorbiologisch als aggressiver angesehen. Derzeit existieren keine einheitlichen, international anerkannten Therapiestandards für diese Erkrankungen.

> ❗ Extrakutane Melanome werden häufig erst spät diagnostiziert und gehen mit einer schlechten Prognose einher. Breslow-Index und Clark-Level, die für die prognostische Beurteilung kutaner Melanome verwendet werden, sind an die histologischen Gegebenheiten der Haut gebunden und bei Schleimhautmelanomen nicht anwendbar.

Melanozytäre Zellen sind neuroektodermalen Ursprungs und wandern in der Embryonalphase aus der Neuralleiste hauptsächlich in die Haut, aber auch in die Schleimhäute und die Meningen ein. Hierdurch erklärt sich das Vorkommen primärer Melanome in diesen Lokalisationen.

> ❗ Während sich die Prognose für Patienten mit kutanen Melanomen in den letzten Jahren durch Öffentlichkeitsarbeit und Früherkennung deutlich verbessert hat, ist die Prognose für Patienten mit Schleimhautmelanomen trotz aggressiver Therapien weiterhin schlecht (◘ Tab. 18.1).

Aufgrund der Seltenheit von Schleimhautmelanomen fehlt es an randomisierten Studien zur Beurteilung der Wirksamkeit von Therapien. Empfehlungen beruhen daher nicht auf kontrollierten Studien, sondern auf kleineren Fallsammlungen und Einzelberichten (Evidenzlevel III–V und Empfehlungsgrad C–D nach den aktuellen Richtlinien des Oxford-Centre for Evidence-Based Medicine).

Schleimhautmelanome

Frauen sind durch das Auftreten vulvovaginaler Melanome insgesamt häufiger von Schleimhautmelanomen betroffen.

Da sich primäre Schleimhautmelanome morphologisch nur schwer von Metastasen kutaner Melanome unterscheiden lassen, muss zunächst ein kutanes Primärmelanom ausgeschlossen werden.

> **Kriterien zur Abgrenzung von Schleimhautmelanomen gegenüber Schleimhautmetastasen (nach Stein u. Kendall 1984)**
> - Kein Hinweis auf ein kutanes Melanom
> - Kein Hinweis auf sonstige Organmetastasen
> - Typisches Muster von Lokalrezidiven (Rezidiv im Becken bei Blasenmelanom)
> - Histologisch sowohl typische als auch atypische Melanozyten an den Rändern der Läsion (wie in der Peripherie kutaner Melanome)

Stadieneinteilung

Zur Klassifikation von Schleimhautmelanomen werden meist die für die häufigsten Tumoren der betroffenen Körperregion üblichen Stagingsysteme verwendet (z. B. FIGO in Analogie zu Vulvakarzinomen). Da ein solches Vorgehen der Tumorentität der Schleimhautmelanome nicht gerecht wird, sollte vorerst besser die **Klassifikation für kutane Melanome** (aktuell nach AJCC 2002) verwendet werden. Eine exakte Einteilung in die T-Klassifikation ist dabei allerdings nicht möglich, weil an Schleimhäuten die Granularzellschicht zur Bestimmung der Tumordicke nach Breslow und analoge Strukturen zur papillären und retikulären Dermis für die Bestimmung des Clark-Levels fehlen.

> ❗ Dennoch besteht auch bei Schleimhautmelanomen ein Zusammenhang zwischen Eindringtiefe und Prognose.

Histopathologie

Schleimhautmelanome zeigen Muster von epithelioiden, spindeligen, pleomorphen myxoiden oder kleinen blauen Zellen. Die Zuordnung des Tumors sowie die immunhis-

◘ **Tab. 18.1.** Gesamtüberlebensraten von Melanompatienten in Abhängigkeit von der Lokalisation des Primarius

Lokalisation des Primärmelanoms	5-Jahres-Überlebensrate (%)
Haut (in Deutschland)	81
Kopf-/Halsschleimhaut	20–45
Vulva	30–60
Vagina	13–33
Ösophagus	4–37
Analkanal und Rektum	6–21

tologische Ausdehnungsdiagnostik erfolgen analog zu kutanen Melanomen durch Positivität für S100, Tyrosinase, HMB-45, MART-1/Melan A, »microphthalmia transcription factor«, Vimentin und/oder NKI/C-3. Besonders in der Kopf-Hals-Region sind **amelanotische** Tumoren häufig. Schleimhautmelanome zeigen oft eine **Mikroinvasion in Blut- und Lymphgefäße**, was zu ihrem aggressiven Verhalten und der schlechten Prognose beiträgt. Aus der diffusen Proliferation atypischer Melanozyten bzw. aus einer erworbenen flächigen Melanose der Schleimhäute können **multifokale Melanome** entstehen.

18.2 Schleimhautmelanome der Kopf-Hals-Region

Lokalisation

Die meisten Schleimhautmelanome dieser Region sind in den **Nasen- und Nasennebenhöhlen** lokalisiert. Dort werden sie erst sehr spät entdeckt, wenn Symptome wie Nasenbluten, Obstruktion und selten Schmerzen auftreten.

Orale Melanome entstehen meist am Gaumen sowie den oberen und unteren Alveolarfortsätzen, seltener dagegen an den Lippen, der Wangenschleimhaut, dem Mundboden oder der Zunge. Patienten konsultieren häufig einen Zahnarzt wegen einer pigmentierten Läsion oder wegen Problemen mit ihrer Zahnprothese aufgrund eines wachsenden Tumors.

 Orale Melanome weisen höhere Raten an regionärer Lymphknoten- und Fernmetastasierung auf als sinonasale Melanome.

Therapie

Die **chirurgische Exzision** ist Therapie der Wahl und die derzeit einzige potenziell kurative Maßnahme zur Behandlung von Schleimhautmelanomen der Kopf-Hals-Region.

Bei Patienten mit hoher Komorbidität und in nicht resektablen Fällen ist auch die alleinige Bestrahlung mit initial kompletten Remissionsraten von 80% gerechtfertigt.

> **Cave**
> Eine adjuvante Bestrahlung nach kompletter chirurgischer Entfernung zeigt allenfalls eine Reduktion von Lokalrezidiven, aber keinen Überlebensvorteil.

Histologisch oder makroskopisch nachgewiesenes **residuelles Tumorgewebe** stellt die einzige Indikation für eine postoperative **Bestrahlung dar. Hierbei wird durch vorausgehende chirurgische Tumormassenreduktion der Erfolg der Bestrahlung** verbessert. Das Bestrahlungsgebiet sollte die Lokalisation des Primärtumors sowie die erste Lymphknotenstation einschließen.

Eine Radiatio kommt des Weiteren als palliative Maßnahme zur Behandlung von Lokalrezidiven in Betracht.

Die Methode der Wächterlymphknotenbiopsie im Kopf-Hals-Bereich ist umstritten, da meist multiple und weit verstreute Wächterlymphknoten aufgefunden werden. Ebenso ist der Nutzen einer prophylaktischen »**neck dissection**« fraglich.

 Durch eine therapeutische radikale »neck dissection« bei Vorliegen von Lymphknotenmetastasen kann dagegen die Überlebenszeit verlängert werden.

> **Fazit**
> Die hohe Rate sowie das frühe Auftreten von Lokalrezidiven bei Schleimhautmelanomen im Kopf-Hals-Bereich sind Zeichen dafür, dass der Tumor oft bereits über die sichtbaren Grenzen hinaus gewachsen ist und benachbartes Gewebe infiltriert hat. Die berichteten 5-Jahres-Überlebensraten liegen zwischen 20% und 45%.

18.3 Melanome der weiblichen Genitalien

Genitale Schleimhautmelanome machen lediglich 3% aller Melanome bei Frauen aus. Vorrangig sind **ältere Frauen** zwischen 60 und 70 Jahren betroffen. In abnehmender Häufigkeit entwickeln sich diese Melanome an der **Vulva**, in der Vagina und äußerst selten in der Zervix, den Ovarien oder im Uterus. Die häufigsten Symptome sind Blutung, Juckreiz, Brennen, Schmerz, Miktionsbeschwerden, Ausfluss und inguinale Lymphknotenschwellung.

Therapie

Therapie der Wahl ist auch hier die **chirurgische Entfernung**.

 Radikale chirurgische Vorgehensweisen zeigen keine Vorteile gegenüber der weiten Lokalresektion mit histologisch tumorfreien Rändern bezüglich Überlebenszeit, Lokalrezidiven oder Metastasierung.

Bei Melanomen des oberen Vaginaldrittels ist eine zusätzliche Hysterektomie zu erwägen.

Sollten Melanome der Vulva oder Vagina allerdings bereits die Urethra oder das Rektum infiltriert haben, sind anteriore (Exstirpation von vorderer Vaginalwand, Uterus, Adnexen und Harnblase) bzw. posteriore (Exstirpation von hinterer Vaginalwand, Uterus und Rektum) Exenteration meist unumgänglich.

Die **Wächterlymphknotenbiopsie** ist im Bereich der weiblichen Genitalien eine praktikable Methode. Die radikale inguinofemoroiliakale Lymphadenektomie sollte nur bei positivem Wächterlymphknotenbefund oder klinisch manifesten Lymphknotenmetastasen durchgeführt werden.

Eine **Radiatio** wird nur bei residuellem Tumorgewebe und in palliativen Situationen empfohlen.

> **Fazit**
> Die meisten Schleimhautmelanome der weiblichen Genitalien sind bei Diagnosestellung bereits dicker als 2 mm. Die 5-Jahres-Überlebensraten ab Diagnosestellung liegen in der Literatur zwischen 30% und 60% bei Melanomen der Vulva und zwischen 13% und 33% bei Melanomen der Vagina.

18.4 Melanome der Harnwege

Meist ist die **distale Urethra** einschließlich der Fossa navicularis betroffen. Melanome der Harnblase sind extrem selten. Häufig beschriebene Symptome sind Hämaturie, Dysurie und reduzierter Harnstrahl.

In Analogie zu genitalen Schleimhautmelanomen stellt die **weite Lokalexzision** die Therapie der Wahl dar, soweit diese im Gesunden durchführbar ist. Bei ausgedehntem Primärtumorbefall sollte im Einzelfall über ein radikaleres operatives Vorgehen entschieden werden. Bei sehr alten Patienten und hoher Komorbidität ist alternativ zu radikalen chirurgischen Maßnahmen eine Strahlentherapie zu erwägen.

18.5 Ösophagusmelanome

Lediglich 0,2% aller Tumoren im Ösophagus sind Melanome. Die Symptome bestehen in Dysphagie, Odynophagie, retrosternalen Schmerzen sowie Gewichtsverlust. Die Diagnose wird aus einer endoskopisch gewonnenen **Biopsie** gestellt. Zur Bestimmung der Tumorausdehnung sollten die kombinierten Daten aus Ösophagographie, Endoskopie und CT herangezogen werden.

 Da sich ösophageale Melanome zunächst longitudinal ausbreiten, sollte eine totale oder subtotale Ösophagektomie durchgeführt werden.

Die prophylaktische radikale Lymphadenektomie zeigte keine Vorteile. In der palliativen Situation kann eine Strahlentherapie alternativ zur Operation durchgeführt werden. Ansonsten sollten nach Möglichkeit auch Lokalrezidive chirurgisch behandelt werden.

18.6 Melanome der Gallenblase und Gallenwege

Die Unterscheidung zwischen primären Melanomen und Metastasen der Gallenwege ist besonders umstritten, da 50% aller Metastasen in diesem Organ von kutanen Melanomen stammen.

Nach Ricci et al. (2001) finden sich bei **primären Melanomen** der Gallenblase ultrastrukturell
- Melanozyten mit wenigen und typischen Melanosomen in der Junktionszone sowie
- Melanomzellen mit vielen und atypischen Melanosomen, die Invasion in die Lamina propria zeigen,

wohingegen in Melanommetastasen keine typischen Melanozyten vorkommen.

Häufige Symptome sind akute Cholezystitis, Ikterus, epigastrische Schmerzen und Melaena.

Bisher wurden weltweit erst 11 Fälle primärer Melanome der Gallengänge und 29 Fälle primärer Melanome der Gallenblase beschrieben. Je nach Lokalisation wurden Cholezystektomien, Resektionen des Gallengangs, hepatische Lobektomien oder Whipple-Operationen durchgeführt.

18.7 Anorektale Melanome

Die anorektale Region ist mit etwa 500 dokumentierten Fällen die häufigste Lokalisation von Schleimhautmelanomen.

Als Symptome werden anale Blutungen, Fremdkörpergefühl, Schmerzen, Gewichtsverlust und Obstipation beschrieben. Nicht selten wird klinisch die **Fehldiagnose Hämorrhoiden** gestellt.

Die Diagnose sollte durch eine proktoskopisch durchgeführte Biopsie gesichert werden.

> ❗ Die radikale chirurgische Maßnahme einer abdominoperinealen Resektion bietet keinen Überlebensvorteil gegenüber der weiten Lokalexzision.

Die abdominoperineale Resektion sollte nur bei Lokalrezidiven durchgeführt werden oder wenn durch Lokalexzision kein akzeptabler Sicherheitsabstand zum Tumor erreicht werden kann.

Die Lymphdrainage der anorektalen Region ist sehr komplex und schließt inguinale und mesenteriale Lymphknoten ein. Die prophylaktische Lymphknotendissektion ist daher nicht empfehlenswert. Bei analen Melanomen kann u. U. eine inguinale Wächterlymphknotenbiopsie durchgeführt werden.

Der Strahlentherapie kommt nur eine Rolle bei der palliativen Behandlung fortgeschrittener Tumoren zu.

18.8 Meningeale Melanome

Während Melanome eine häufige Ursache für Metastasen im ZNS darstellen, treten sie primär nur zu 1% intrakraniell auf. Meningeale Melanome entstehen selten in der Pachymeninx (Dura mater) und häufiger in der **Leptomeninx** (Arachnoidea und Pia mater).

> ❗ Melanome der Dura mater sind manchmal assoziiert mit einem Naevus Ota und gelegentlich mit multiplen Naevi coerulei der Haut.

> **Fazit**
> Meningeale Melanome rezidivieren häufig und breiten sich entlang der Hirnhäute aus. Metastasierung außerhalb des ZNS wird dagegen nur sehr selten beobachtet, kann allerdings auftreten, wenn der Tumor sich per continuitatem extradural ausdehnt und von dort aus hämatogen metastasiert.

18.8.1 Solitäre meningeale Melanome

Solitäre intrakranielle Melanome werden symptomatisch durch Kopfschmerzen, Epilepsie und Ausfallserscheinungen, je nach Lokalisation z. B. durch Aphasie, Dysarthrie, Lähmungen, kognitive Störungen oder Ataxie.

Diagnose

Die Diagnose wird gestellt durch neuroradiologische Bildgebung gefolgt von Totalexzision und histologischer Untersuchung. Seltener führt die zytologische Analyse des Liquors zur Diagnose.

> ❗ Meningeale Melanome müssen von den seltenen gutartigen Melanozytomen unterschieden werden. Hierbei handelt es sich um einen Tumor, der von der Leptomeninx vorrangig in der Fossa posterior oder dem oberen Wirbelkanal ausgeht. Eine präoperative Differenzierung ist nicht möglich. Histologisch zeigt das Melanozytom keine Zeichen für Malignität, während das immunhistologische Profil demjenigen des Melanoms entspricht.

Therapie

Solitäre intrakranielle Melanome werden nach Möglichkeit neurochirurgisch **exzidiert**. Im Anschluss kann eine adjuvante Bestrahlung des Operationsgebietes durchgeführt werden.

18.8.2 Diffuse leptomeningeale Melanome

Im Rahmen einer neurokutanen Melanose sind vorrangig Kinder in einem mittleren Alter von 5 Jahren von multipel auftretenden Melanomen der Hirnhäute betroffen.

> **Definition**
> Bei der neurokutanen Melanose handelt es sich um eine Phakomatose, die durch:
> — einen großen (>20 cm im Erwachsenenalter) und/oder
> — mehrere kleinere (≥3) kongenitale melanozytäre Nävi sowie durch
> — eine leptomeningeale Melanozytose gekennzeichnet ist.

Bei Patienten mit auffälligen kongenitalen Nävi sollte bei Anzeichen für intrakraniellen Druckanstieg an das Vorliegen dieser Phakomatose gedacht werden.

In der diffusen leptomeningealen Melanozytose können multiple Melanome entstehen, die durch Obliterationen einen Hydrozephalus und intrakraniellen Druckanstieg verursachen.

Melanozytäre Tumoren der Hirnhäute können am besten mittels MRT von Hirn und Rückenmark nachgewiesen werden. Werden Patienten mit kongenitalen Riesennävi oder multiplen kongenitalen Nävi neurologisch symptomatisch, so ist die Prognose mit einer mittleren Überlebenszeit von 3 Jahren aufgrund der meningealen Melanome schlecht.

Therapie

Therapeutische Maßnahmen haben lediglich **palliativen Charakter** und bestehen je nach Situation in palliativer Chirurgie einschließlich Shuntimplantation, Kortikosteroiden bei Hirndrucksymptomatik, Bestrahlung sowie intrathekaler oder systemischer Chemotherapie. Die Auswahl der Substanzen entspricht den Richtlinien für disseminierte kutane Melanome mit zerebraler Filiarisierung.

Fazit

Schleimhautmelanome sind selten und haben i. Allg. eine schlechte Prognose. Durch ihre verborgene Lokalisation werden sie im Vergleich zu Melanomen der Haut erst spät entdeckt. Die auftretenden Symptome sind charakteristisch für die jeweilige Lokalisation, aber nicht spezifisch für Melanome.

Therapeutisch stehen bei Schleimhautmelanomen chirurgische Maßnahmen im Vordergrund. Radikale Vorgehensweisen bieten in der Regel keinen Vorteil gegenüber der ausschließlichen Lokalexzision. Eine Ausnahme stellt das Ösophagusmelanom dar, bei dem wegen des longitudinalen Tumorwachstums eine Ösophagektomie durchgeführt werden sollte.

Solitäre Melanome der Hirnhäute sollten ebenfalls exzidiert werden. Bei multiplen meningealen Melanomen sind dagegen nur palliative Maßnahmen indiziert.

Literatur

Abramova L, Parekh J, Irvin WP, Jr., Rice LW, Taylor PT, Jr., Anderson WA, Slingluff CL, Jr. (2002) Sentinel node biopsy in vulvar and vaginal melanoma: presentation of six cases and a literature review. Ann Surg Oncol 9: 840–846

Akinwunmi J, Sgouros S, Moss C, Grundy R, Green S (2001) Neurocutaneous melanosis with leptomeningeal melanoma. Pediatr Neurosurg 35: 277–279

Antoniuk PM, Tjandra JJ, Webb BW, Petras RE, Milsom JW, Fazio VW (1993) Anorectal malignant melanoma has a poor prognosis. Int J Colorectal Dis 8: 81–86

Bullard KM, Tuttle TM, Rothenberger DA, Madoff RD, Baxter NN, Finne CO, Spencer MP (2003) Surgical therapy for anorectal melanoma. J Am Coll Surg 196: 206–211

Cebrian Carretero JL, Chamorro PM, Montesdeoca N (2001) Melanoma of the oral cavity. Review of the literature. Med Oral 6: 371–375

Cobellis L, Calabrese E, Stefanon B, Raspagliesi F (2000) Malignant melanoma of the vagina. A report of 15 cases. Eur J Gynaecol Oncol 21: 295–297

Crippa S, Bovo G, Romano F, Mussi C, Uggeri F (2004) Melanoma metastatic to the gallbladder and small bowel: report of a case and review of the literature. Melanoma Res 14: 427–430

de Perrot M, Brundler MA, Robert J, Spiliopoulos A (2000) Primary malignant melanoma of the esophagus. Dis Esophagus 13: 172–174

Deshpande AH, Munshi MM (2001) Primary malignant melanoma of the uterine cervix: report of a case diagnosed by cervical scrape cytology and review of the literature. Diagn Cytopathol 25: 108–111

Fogarty GB, Tartaglia CJ, Peters LJ (2004) Primary melanoma of the oesophagus well palliated by radiotherapy. Br J Radiol 77: 1050–1052

Kim KW, Ha HK, Kim AY, Kim TK, Kim JS, Yu CS, Park SW, Park MS, Kim HJ, Kim PN, Kim JC, Lee MG (2004) Primary malignant melanoma of the rectum: CT findings in eight patients. Radiology 232: 181–186

Larsson KB, Shaw HM, Thompson JF, Harman RC, McCarthy WH (1999) Primary mucosal and glans penis melanomas: the Sydney Melanoma Unit experience. Aust N Z J Surg 69: 121–126

Lotem M, Anteby S, Peretz T, Ingber A, Avinoach I, Prus D (2003) Mucosal melanoma of the female genital tract is a multifocal disorder. Gynecol Oncol 88: 45–50

Makin GW, Eden OB, Lashford LS, Moppett J, Gerrard MP, Davies HA, Powell CV, Campbell AN, Frances H (1999) Leptomeningeal melanoma in childhood. Cancer 86: 878–886

Medina JE, Ferlito A, Pellitteri PK, Shaha AR, Khafif A, Devaney KO, Fisher SR, O'Brien CJ, Byers RM, Robbins KT, Pitman KT, Rinaldo A (2003) Current management of mucosal melanoma of the head and neck. J Surg Oncol 83: 116–122

Mendenhall WM, Amdur RJ, Hinerman RW, Werning JW, Villaret DB, Mendenhall NP (2005) Head and neck mucosal melanoma. Am J Clin Oncol 28: 626–630

Moros ML, Ferrer FP, Mitchell MJ, Romeo JA, Lacruz RL (2004) Primary malignant melanoma of the vagina. Poor response to radical surgery and adjuvant therapy. Eur J Obstet Gynecol Reprod Biol 113: 248–250

Nicolaides P, Newton RW, Kelsey A (1995) Primary malignant melanoma of meninges: atypical presentation of subacute meningitis. Pediatr Neurol 12: 172–174

Olsha O, Mintz A, Gimon Z, Gold DR, Rabin I, Halevy A, Reissman P (2005) Anal melanoma in the era of sentinel lymph node mapping: a diagnostic and therapeutic challenge. Tech Coloproctol 9: 60–62

Pessaux P, Pocard M, Elias D, Duvillard P, Avril MF, Zimmerman P, Lasser P (2004) Surgical management of primary anorectal melanoma. Br J Surg 91: 1183–1187

Prasad ML, Patel S, Hoshaw-Woodard S, Escrig M, Shah JP, Huvos AG, Busam KJ (2002) Prognostic factors for malignant melanoma of the squamous mucosa of the head and neck. Am J Surg Pathol 26: 883–892

Rapidis AD, Apostolidis C, Vilos G, Valsamis S (2003) Primary malignant melanoma of the oral mucosa. J Oral Maxillofac Surg 61: 1132–1139

Rivers JK, Bhayana S, Martinka M (2001) Dural melanoma associated with ocular melanosis and multiple blue nevi. J Cutan Med Surg 5: 381–385

Schneider F, Putzier M (2002) Primary leptomeningeal melanoma. Spine 27: E545-E547

Suzuki Y, Aoyama N, Minamide J, Takata K, Ogata T (2005) Amelanotic malignant melanoma of the esophagus: report of a patient with recurrence successfully treated with chemoendocrine therapy. Int J Clin Oncol 10: 204–207

Thoelke A, Willrodt S, Hauschild A, Schadendorf D (2004) Primary extracutaneous malignant melanoma: a comprehensive review with emphasis on treatment. Onkologie 27: 492–499

Verschraegen CF, Benjapibal M, Supakarapongkul W, Levy LB, Ross M, Atkinson EN, Bodurka-Bevers D, Kavanagh JJ, Kudelka AP, Legha SS (2001) Vulvar melanoma at the M. D. Anderson Cancer Center: 25 years later. Int J Gynecol Cancer 11: 359–364

Weinstock MA (1994) Malignant melanoma of the vulva and vagina in the United States: patterns of incidence and population-based estimates of survival. Am J Obstet Gynecol 171: 1225–1230

Yap LB, Neary P (2004) A comparison of wide local excision with abdominoperineal resection in anorectal melanoma. Melanoma Res 14: 147–150

Zaffar M, Scott HJ (1998) Vaginal melanoma: a current review. J Obstet Gynaecol 18: 516–519

Therapie des Aderhautmelanoms

Gerasimos Anastassiou und Norbert Bornfeld

19.1 Einleitung – 224

19.2 Grundprinzipien der Therapie des primären Tumors – 224

19.3 Möglichkeiten der Therapie des primären Tumors – 224
19.3.1 Thermotherapie – 225
19.3.2 Bestrahlung – 226
19.3.3 Chirurgische Entfernung des Tumors – 228

19.4 Nachsorge – 229

19.5 Therapie des metastasierten Aderhautmelanoms – 230
19.5.1 Prognostische Faktoren – 230
19.5.2 Systemische Therapie – 230

19.1 Einleitung

Das Melanom der Uvea ist der weitaus häufigste primäre intraokulare Tumor im Erwachsenenalter (Inzidenz: ca. 0,6–0,7/100.000 Einwohnern). Typischerweise handelt es sich um einen Alterstumor, der vorzugsweise ab dem 50. Lebensjahr auftritt und dessen Inzidenz das Maximum zwischen dem 60. und 80. Lebensjahr erreicht; nur ca. 1% der Patienten sind jünger als 20 Jahre (Shields et al. 1991). In den letzten Jahren konnten eine Reihe epidemiologischer Studien keine eindeutigen Befunde ergeben; insbesondere ist die Rolle einer vermehrten UV-Exposition in Analogie zum kutanen Melanom unklar.

Initiale Symptome sind wesentlich durch die Tumorlage bedingt. Die Hauptsymptome sind Gesichtsfeldausfall und Visusminderung. Ein großer Teil der Aderhautmelanome werden jedoch zufällig im Rahmen einer augenärztlichen Untersuchung entdeckt. Ungeachtet des Fortschritts insbesondere der bildgebenden Verfahren lassen sich über 90% der intraokularen Tumoren des Erwachsenenalters mit der einfachen direkten und indirekten Ophthalmoskopie diagnostizieren. Weiterführende Maßnahmen zur Diagnosesicherung, wie CT oder MRT, sind nur in Einzelfällen erforderlich. In ausgewählten Fällen kann eine Tumorbiopsie erforderlich werden; dabei ist nach heutigem Kenntnisstand das Risiko der Dissemination von Tumorzellen bei adäquater Technik sehr gering.

19.2 Grundprinzipien der Therapie des primären Tumors

Die Behandlung des Aderhautmelanoms sollte in erfahrenen, spezialisierten Zentren erfolgen, die über mehrere Möglichkeiten der Behandlung verfügen. Nur so kann für den Patienten die jeweils beste Therapie gewährleistet werden. Obwohl durch Bestrahlung etwa 80% der Augen langfristig erhalten werden können, sind die Nebenwirkungen für die Sehfunktion, insbesondere bei größeren Tumoren, beträchtlich. Neue Entwicklungen in der Augenchirurgie und in der Strahlentherapie könnten dies in der nahen Zukunft ändern. Leider gibt es bisher keine etablierte adjuvante Therapie.

Die regelmäßige Überwachung der Leber verhilft zur Entdeckung von Metastasen, die – falls chirurgisch nicht resezierbar – am besten innerhalb eines Studienprotokolls behandelt werden sollten, das auf die Besonderheiten des Aderhautmelanoms Rücksicht nimmt.

Obwohl seit mehreren Jahrzehnten neben der radikalen Entfernung des Augapfels verschiedene die Augen erhaltende Therapiemaßnahmen, vornehmlich Strahlentherapie, praktiziert wurden, bestanden bis vor kurzem bei vielen Ärzten Zweifel, ob dies auch bezüglich der Gefahr der Metastasierung gerechtfertigt war. Nachdem viele Studien in der Vergangenheit gezeigt hatten, dass das Risiko der Metastasenentwicklung für beide Gruppen (Enukleation vs. bulbuserhaltende Therapie) gleich ist, die aber vom Studiendesign nicht akkurat genug waren, um so eine wichtige Frage zu beantworten, wurde eine Studie initiiert (COMS), die diese Frage nach den besten Kriterien der evidenzbasierten Medizin beantworten sollte (Diener-West et al. 2001).

> ! Die Ergebnisse der COMS-Studie bestätigten eindrucksvoll, dass für den Patienten kein zusätzliches Risiko bezüglich der Metastasenentwicklung entsteht, wenn er durch Bestrahlung bulbuserhaltend behandelt wird.

Folgende Faktoren sind bei der Entscheidung der Therapieart wichtig:
- Tumorgröße,
- Tumorlage,
- Erfahrung des behandelnden Arztes,
- zur Verfügung stehende Möglichkeiten.

Die letzten beiden Faktoren mögen paradox klingen, sind allerdings de facto entscheidend bei der Therapiewahl, da es für die Behandlung ein und desselben Tumors viele »gleichwertige« Möglichkeiten gibt (Tab. 19.1). Aufgrund der Seltenheit dieses Tumors und der sehr großen Variation der Parameter Tumorgröße und -lokalisation ist es bisher nicht gelungen, repräsentative Vergleichsstudien zu den verschiedenen Therapieformen durchzuführen. So hängt letztendlich ein wesentlicher Anteil der Entscheidung über die Therapieart von der Erfahrung des behandelten Arztes mit der jeweiligen Methode ab.

19.3 Möglichkeiten der Therapie des primären Tumors

Außer der Enukleation stehen heute folgende Therapiemöglichkeiten zur Verfügung:
- laserinduzierte Thermotherapie,
- Bestrahlung,
- chirurgische Entfernung des Tumors,
- Kombinationen dieser Modalitäten.

19.3 · Möglichkeiten der Therapie des primären Tumors

Tab. 19.1. Möglichkeiten der primären Behandlung von Aderhautmelanomen je nach Tumorgröße

Tumorgröße/Therapie	TTT[a]	Brachytherapie	Brachytherapie + TTT	Protonen	Endoresektion[c] nach Vorbestrahlung[b]	Tumorresektion + Brachytherapie	G-Knife/LINAC[b]	Enukleation
Klein Basis 10 mm Höhe 3 mm	Ja	Ja	Ja	Ja	(Nein)	Nein	(Ja)	(Nein)
Mittel Basis 10–15 mm Höhe 3–6 mm	Nein	Ja	Ja	Ja	(Nein)	Nein	(Ja)	(Nein)
Groß Basis >15 mm Höhe >6 mm	Nein	Ja	Ja	Ja	(Ja)	Ja	(Ja)	Ja

[a] TTT: Transpupilläre Thermotherapie mittels Diodenlaser. [b] Nur limitierte Erfahrung mit diesen Methoden weltweit. [c] Vorbestrahlung: Leksell-Gamma-Knife oder Protonen.

19.3.1 Thermotherapie

Für die Behandlung von **kleinen Tumoren** (Basis ≤10 mm, Dicke ≤3 mm) steht seit fast 10 Jahren die Möglichkeit der transpupillären Thermotherapie (TTT) zur Verfügung. Eingesetzt wird ein Infrarotdiodenlaser (810 nm), und im Idealfall sollte eine Temperatur um die 65°C im Tumorgewebe erreicht werden. Der wesentliche Vorteil des Diodenlasers gegenüber früheren kurzwelligeren Lasern besteht in der besseren Penetration und somit in der größeren Eindringtiefe. Dieser theoretische Vorteil verspricht eine bessere Tumorkontrolle und weniger Rezidive als bei den früheren Methoden der Laserkoagulation. Die ersten Ergebnisse waren überaus positiv; allerdings erhöht sich auch mit immer größer werdender Nachbeobachtungszeit die Anzahl der Rezidive. Die in Kongressen und in Fachzeitschriften berichtete Rezidivrate schwankt zwischen 10 und 50% nach 2–3 Jahren (Anastassiou 2003).

Die Analyse dieser Ergebnisse offenbart auch die Schwächen dieser Therapie. Da es keine direkte Rückkoppelung über die Temperatur im Gewebe während der Behandlung gibt und die Aufnahme der Laserenergie vom Pigmentierungsgrad des Tumors abhängt, ist die richtige Einstellung der Laserparameter nicht standardisierbar.

Trotz der negativen Berichte der letzten Zeit bleibt die TTT als alleinige Therapie für das Aderhautmelanom bei richtiger Indikation und Anwendung eine effektive, das umgebende Gewebe in Relation zur Bestrahlung schonende und für den Patienten angenehme (da ambulante) Therapieoption (Abb. 19.1).

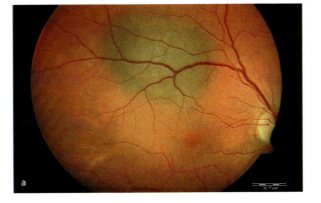
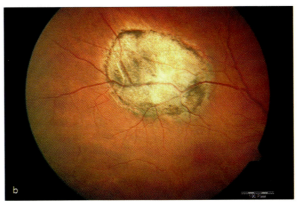

Abb. 19.1a, b. Kleines Aderhautmelanom am Gefäßbogen lediglich wenige mm von Makula und Optikus entfernt. **a** Bei Diagnosestellung. **b** Befund 6 Monate nach 2-maliger TTT: Tumor zerstört, die darüber liegende Netzhautgefäße intakt und die unmittelbare Umgebung ohne sichtbare Nebenwirkungen

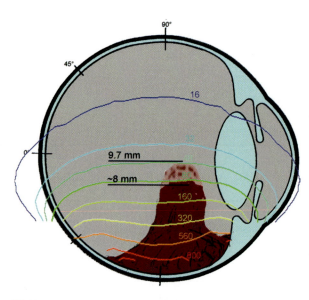

Abb. 19.2. Beispiel der Strahlenreduktion bei gleichzeitiger Anwendung von TTT. Durch die TTT an der Tumorspitze ist es möglich, das Zielvolumen zu verkleinern (in diesem Beispiel von 9,7 auf 8 mm) und somit die Gesamtbelastung im Auge zu reduzieren

Unbestritten ist der Stellenwert der **TTT in Kombination mit der Bestrahlung** (Anastassiou 2003). Dabei kann die TTT in 2 Formen eingesetzt werden:
- nach erfolgter Bestrahlung zur Behandlung von vermuteten oder sicheren Randrezidiven,
- in Kombination mit der Bestrahlung durch Applikatoren, um die Strahlendosis und das zu bestrahlende Volumen zu reduzieren.

Die letztere Therapieform findet immer mehr Zustimmung und wird wahrscheinlich helfen, das Nebenwirkungsspektrum der Bestrahlung einzuengen (Abb. 19.2).

19.3.2 Bestrahlung

Brachytherapie

Die wohl **häufigste Art der Behandlung** des Aderhautmelanoms stellt die lokale Bestrahlung mit einem Applikator (so genannte Brachytherapie) dar. Obwohl bisher viele radioaktive Isotope zur Anwendung kamen, haben sich lediglich das ^{106}Ruthenium und das ^{125}Iod etabliert. Da die Tumorausdehnung erheblich variieren kann, gibt es Applikatoren in vielen Formen und Größen.

Die Mehrzahl der Aderhautmelanome mit einer Basis bis 25 mm und/oder Dicke bis 12 mm können der Brachytherapie zugeführt werden. Es besteht jedoch die Regel, dass die Komplikationsrate mit dem Bestrahlungsvolumen steigt. Allerdings kann in mehr als 85% der Fälle das Auge erhalten werden (Bornfeld et al. 1997). Uneinigkeit besteht über die Wahl des radioaktiven Isotops innerhalb der verschiedenen spezialisierten Zentren weltweit. Rein physikalisch hat ^{106}Ruthenium bei der Bestrahlung von Tumoren bis 6 mm Dicke einen wesentlichen Vorteil gegenüber ^{125}Iod, weil man eine höhere Dosis im zu bestrahlenden Volumen hat, aber gleichzeitig eine niedrigere Dosis im umliegenden Gewebe.

Trotzdem benutzen viele spezialisierte Zentren weltweit (insbesondere in den USA) lediglich ^{125}Iod. Die Gründe dafür dürften in einer Mischung aus historischer (^{106}Ruthenium war ein Produkt des »sozialistischen Blocks«) als auch praktischer Natur (z.B. komplizierte Dosimetrie, keine eigene Erfahrung) liegen. Für die Behandlung von Tumoren, die dicker als 6 mm sind, sollte man ^{125}Iodapplikatoren verwenden, da ^{106}Ruthenium in diesem Fall eine ungünstige Dosisverteilung hat. Für diese Gruppe der Tumoren (>6,5 mm) entwickelten wir in Essen den weltweit ersten Binuklidapplikator (^{106}Ru und ^{125}Iod; Fluehs et al. 2004). Somit erreichen wir eine höhere Dosis im Tumorvolumen, aber weniger Dosis im umliegenden Gewebe als bei ^{125}Iodapplikator.

> Die Entwicklung der Sehfunktion nach der Brachytherapie ist sehr stark mit der Lokalisation des Tumors assoziiert. Tumoren im Bereich des hinteren Pols (Region um die Makula) haben die schlechteste Prognose bezüglich der Sehfunktion (Bornfeld et al. 1997).

Außer der Lokalisation spielen natürlich die Nebenwirkungen der Bestrahlung (wie Optikusneuropathie, Retinopathie, Katarakt, Sekundärglaukom) indirekt eine wesentliche Rolle bei der mittel- bis langfristigen Entwicklung der Sehfunktion (Abb. 19.3).

Bezüglich der lokalen Tumorkontrolle existieren in der Literatur sehr widersprüchliche Angaben. Für ^{106}Ruthenium- und ^{125}Iodapplikatoren sind Rezidivraten von 5–35% berichtet worden (Bornfeld et al. 1997; Hungerford 2003; Lommatzsch et al. 2000). Diese Diskrepanz erklärt sich aus der Tatsache, dass es keine klaren Kriterien zur Definition eines Rezidivs nach Brachytherapie im Auge gibt bzw. diese von den verschiedenen Gruppen unterschiedlich erfasst werden. Zudem gibt es sehr große Variationen bei der applizierten Dosis; die Dosis an der Tu-

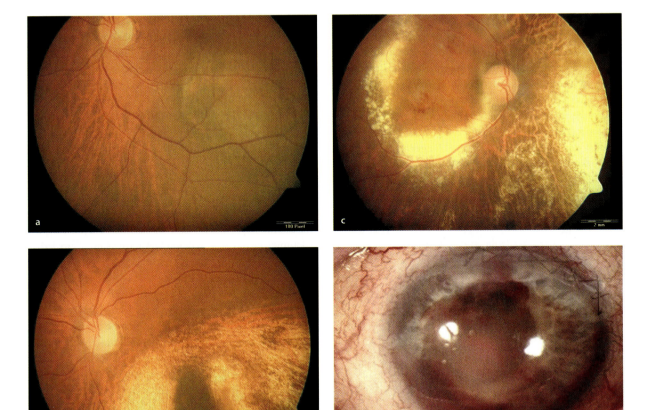

Abb. 19.3a–d. Mittelgroßes Aderhautmelanom (**a**) mit Ausdehnung bis unterhalb der Makula. **b** Befund 9 Monate nach Bestrahlung mit ^{106}Rutheniumapplikator: Der Tumor ist komplett zerstört, allerdings ist im Bereich der Makula eine Narbe entstanden, die somit die Sehkraft des Auges extrem limitiert. **c** Vollbild einer strahleninduzierten Optikusneuropathie und Retinopathie: Rechts des Optikus ist die durch Brachytherapie entstandene Narbe sichtbar, während links des Optikus die Lipidexsudate, die retinalen Blutungen und das Makulaödem das Bild der Neuropathie prägen. **d** Hämorrhagisches Sekundärglaukom mit Vorderkammerblutung 2 Jahre nach erfolgter Brachytherapie mit einem ^{125}Iodapplikator

morspitze variiert zwischen 80 und 160 Gy, und bei vielen Gruppen gibt es Mindestangaben von 400–1000 Gy für die Tumorbasis, die in manchen Fällen zu sehr hohen Werten (>300 Gy) an der Tumorspitze führen. Nach Sichtung der Literatur und anhand unserer Erfahrung mit mehreren Tausend Brachytherapiebehandlungen betrachten wir eine lokale Rezidivrate von bis zu 10% für realistisch.

Bestrahlung mit Protonen

Diese Art der Behandlung von Melanomen der Uvea wurde vor fast 30 Jahren erstmalig beschrieben und blieb lange Zeit nur einigen Zentren weltweit vorbehalten, da eine exklusive technische Ausstattung erforderlich ist. Diese Therapie steht deutschen Patienten erst seit 1991 zur Verfügung, wobei bis 1998 die Patienten ausschließlich im Ausland behandelt wurden. Erst seit 1998 ist diese Therapie auch im Hahn-Meitner-Institut im Berlin möglich.

Im Allgemeinen werden insgesamt 60 Gy appliziert; die Fraktionierungsrate unterliegt sehr großen Schwankungen in den verschiedenen Zentren.

Mittels Protonen können sowohl kleine als auch große Melanome der Uvea bestrahlt werden. Insbesondere am Anfang der Protonenära bestand große Hoffnung, was die Therapie der größeren Tumoren anging. Leider konnte auch diese Art der Bestrahlung nicht die lokale Morbiditätsrate großer Tumoren reduzieren. Im Gegenteil, man beobachtete gegenüber der Brachytherapie eine erhöhte Inzidenz von kosmetisch störenden und auch schmerzhaften Nebenwirkungen im vorderen Augensegment sowie eine erhöhte Inzidenz von Sekundärglaukomen, die zur Erblindung und letztlich zum Verlust des Auges geführt haben (Hungerford 2003). Die Tumorkontrolle war allerdings auch bei diesen Tumoren im hohen Maß (>90%) gegeben.

Bei der Behandlung von kleinen und mittelgroßen Tumoren ähneln sich die Ergebnisse der Protonenbestrahlung denen der Brachytherapie. Größere Serien haben eine lokale Tumorkontrolle von 95% gezeigt (Gragoudas et al. 2002), und die meisten Gruppen, die sowohl Protonen als auch Applikatoren benutzen, berichten sogar über eine leicht bessere Kontrollrate durch die Protonen (Hungerford 2003). Mögliche Gründe sind:
- die homogene Dosis-Leistungs-Relation im definierten Strahlenvolumen
- die in Relation zum Applikator konformalere Bestrahlung des Tumors.

Letzteres ist dadurch bedingt, dass die Applikatoren eine starre Form haben und manchmal eine knappe Abdeckung eines kleinen Tumoranteils in Kauf genommen wird, damit man nicht beim Einsetzen des größeren Applikators die für die Sehfunktion wichtigen Strukturen ungleichmäßig belastet. Diese Tumoranteile können allerdings später z. B. mittels Thermotherapie oder Laserkoagulation behandelt werden, ohne dass es zu Rezidiven kommt. Die primäre Tumorkontrollrate durch die Brachytherapie wird jedoch dadurch niedriger.

Das Nebenwirkungsspektrum nach Protonenbestrahlung umfasst alle durch ionisierende Strahlung induzierten bekannten Krankheitsbilder wie Retinopathie, Makulopathie, Optikusneuropathie, Sekundärglaukom und komplizierte Katarakt (Gragoudas et al. 2002). Es wird noch kontrovers diskutiert, ob die Bestrahlung durch Protonen gegenüber der Bestrahlung mit einem Applikator für den Patienten von Vorteil ist, denn nur dann wäre der höhere Aufwand und die um mindestens Faktor 3 höheren Kosten für die Protonen gerechtfertigt. Da die Tumorkontrolle als gleich gut betrachtet wird, entscheiden Parameter wie langfristiger Organ- und Sehfunktionserhalt über die endgültige Stellung dieser Verfahren. Leider gibt es bis jetzt keine vergleichende Studie dazu.

> Theoretisch könnte durch die physikalischen Eigenschaften der Protonen ein Vorteil gegenüber den Applikatoren bei der Behandlung von kleinen bis mittelgroßen Tumoren in der Nähe der Makula existieren.

Weitere radiotherapeutische Ansätze

Neben der etablierten Brachytherapie und der Protonenbestrahlung, die bis heute an mehreren tausend Patienten weltweit angewandt wurden, existieren auch andere Ansätze zur Behandlung der Melanome der Uvea. Die **radiochirurgische Intervention** mit dem Leksell-Gamma-knife (Haas et al. 2002) und die **stereotaktische Bestrahlung** mit dem LINAC (Dieckmann et al. 2003) stellen die zwei bekanntesten davon dar. Beide Methoden sind bisher lediglich in einigen wenigen Zentren und bei einer begrenzten Anzahl von Patienten angewandt worden. Die Ergebnisse sind bezüglich der Tumorkontrolle ähnlich überzeugend wie bei den anderen radiotherapeutischen Maßnahmen, allerdings erscheint die Komplikationsrate bei den großen Ziliarkörpertumoren höher als bei der Brachytherapie zu sein. Eine Ausbreitung dieser Methoden außerhalb dieser wenigen Zentren ist bisher nicht gelungen.

19.3.3 Chirurgische Entfernung des Tumors

Transsklerale Tumorresektion

Die transsklerale Resektion stellt die älteste und weltweit häufigste Art der chirurgischen Entfernung eines Melanoms der Uvea dar. Weil die Blutungsgefahr bei der Operation sehr groß ist, werden die Patienten künstlich in arterielle Hypotonie (Mittelwert um die 40 mmHg) versetzt. Wegen des Narkoserisikos können nur Patienten ohne wesentliche Komorbidität dieser Operation zugeführt werden. Bei der Operation wird die Sklera im Bereich des Tumors in 2 Schichten lamellär präpariert und anschließend die innere Lamelle mit dem Tumor entfernt, während die äußere Lamelle dem Verschluss des Auges dient (Abb. 19.4). Die gesamte Resektionsfläche plus Sicherheitsabstand von mindestens 3 mm wird mit einem Applikator bestrahlt. Dies kann die Rezidivrate signifikant reduzieren (Damato 1997).

Aufgrund der Komplexität dieses Verfahrens besteht die Indikation nur für **große** Melanome, die man sonst entweder ausschließlich bestrahlt oder sogar enukleiert hätte. Die primäre Tumorkontrollrate ist nach der Einführung der zusätzlichen Brachytherapie des Resektionbettes

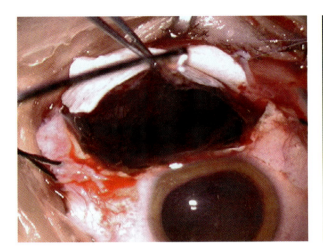

Abb. 19.4. Bild während einer transskleralen Tumorresektion: Der Tumor mit der inneren Skleralamelle wird aus dem Auge entfernt

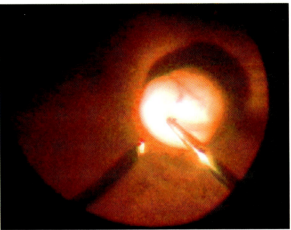

Abb. 19.5. Bild während einer transretinalen Endoresektion: Der pilzförmige Tumor wird mit Hilfe des Okutoms (das *rechte* Instrument) durch »Saugen und Schneiden« stückchenweise abgetragen

ähnlich hoch wie bei der alleinigen Bestrahlung. Die funktionellen Ergebnisse erscheinen jedoch der alleinigen Bestrahlung überlegen zu sein (Bechrakis et al. 2001). Eine okuläre Ischämie mit Sekundärglaukom, die für die meisten sekundären Enukleationen nach Bestrahlung von großen Melanomen ursächlich ist, wird in der Gruppe der resezierten Augen signifikant seltener gefunden. Auch die Ergebnisse bezüglich der verbliebenen Sehschärfe sind bei dieser Gruppe besser. Leider bleibt diese Methode aufgrund der Limitierungen durch das Narkoserisiko nur wenigen Patienten vorbehalten.

Transretinale Endoresektion

Diese relativ neue Art der chirurgischen Entfernung wurde erst nach der Entwicklung von feinen intraokularen Instrumenten, die primär der Behandlung von Netzhauterkrankungen dienen, möglich. Nach anfänglichen Berichten von einigen Operateuren über kleine Serien von Tumoren, die mit dieser Technik behandelt wurden, gab es eine hohe Zahl von massiven Rezidiven innerhalb des Auges, da während der Operation offenbar vereinzelte vitale Tumorzellen innerhalb des Auges zirkulieren.

Um dieses Problem zu umgehen, entwickelte die Universitätsaugenklinik in Essen als erste Gruppe weltweit das Konzept der präoperativen Bestrahlung mit anschließender transretinaler Endoresektion (Bornfeld et al. 2002). Dabei werden die Tumoren erst durch eine Single-shot-gamma-knife-Sitzung bestrahlt, bevor sie 1–2 Tage später chirurgisch entfernt werden. Während der Operation wird erst der Glaskörper entfernt und anschließend mit demselben Instrument der Tumor stückchenweise abgetragen (Abb. 19.5). Zum Schluss wird das Auge mit Silikonöl gefüllt, um eine starke Nachblutung sowie eine Netzhautablösung zu vermeiden. Auch diese Therapie bleibt den großen Tumoren vorbehalten.

19.4 Nachsorge

Die Aderhautmelanome sind auch in dieser Hinsicht außergewöhnlich, denn in mehr als 90% der Fälle ist der Ort der Erstmanifestation von Metastasen die Leber. Weitere Organe werden ebenfalls, aber bei weitem nicht so häufig, befallen.

> Die Nachsorge dieser Patienten konzentriert sich auf die Leber. Sinnvoll erscheint sowohl die sonographische als auch die Laborüberwachung der Leber.

Aktuelle Daten zeigten, dass sogar die Erhöhung der Leberwerte innerhalb der normalen Wertbreite mit der Entwicklung von Metastasen, im Schnitt 6 Monate später, assoziiert war (Kaiserman et al. 2004). Weitreichende Untersuchungen anderer Organe werden nicht routinemäßig empfohlen. Generell werden Nachsorgeuntersuchungen alle 3–4 Monate empfohlen.

19.5 Therapie des metastasierten Aderhautmelanoms

19.5.1 Prognostische Faktoren

Trotz der Fortschritte in der Behandlung des primären Tumors bleibt das Risiko der Metastasenentwicklung fast unverändert. Ursache dafür ist wahrscheinlich eine Disseminierung der Tumorzellen in einem frühen Stadium, bevor man den Tumor im Auge entdeckt und behandelt hat. Die tumorassoziierte 5-Jahres-Sterberate liegt bei 30%, während nach 10 Jahren fast die Hälfte der Patienten an dem Tumorleiden stirbt.

In diesem Zusammenhang ist es sehr interessant, dass Patienten mit Disomie des Chromosoms 3 im Tumor fast nie Metastasen bekommen, während die Gruppe der Patienten mit Monosomie 3 ein extrem hohes Metastasenrisiko aufweist (◘ Abb. 19.6). Der klinische Eindruck, dass man es mit zwei biologisch verschiedenen Tumoren zu tun hat, bekräftigte sich durch die Ergebnisse der Mikroarray-Untersuchungen, die eindrucksvoll den sehr hohen Grad der unterschiedlichen Genexpression zwischen den beiden Entitäten gezeigt haben (Tschentscher et al. 2003). Beide Tumorentitäten weisen morphologisch jedoch keine erkennbaren Unterschiede auf, sodass man sie in der klinischen Routine nicht auseinanderhalten kann. Somit bleiben uns die älteren, etablierten prognostischen Faktoren, wie Tumorgröße und Tumorlage, zur Einschätzung des individuellen Risikoprofils (Anastassiou et al. 2002).

> ! Es besteht weltweit Einigkeit darüber, dass der einzige Weg, um die Prognose der Patienten mit Aderhautmelanom zu verbessern, eine adjuvante Therapie im Anschluss an die Behandlung des Primärtumors ist. Bisher hat sich allerdings noch keine wirksame adjuvante Therapie durchgesetzt.

Ein möglicher Grund für das Scheitern aller bisherigen Versuche könnte ein Selektionbias auf der Basis des unbekannten Chromosom-3-Status gewesen sein. Neue Entwicklungen in der Molekularbiologie und in der In-vivo-Diagnostik erzeugen berechtigte Hoffnung, dass bald eine in vivo nicht invasive Methode zur Diskriminierung zwischen den beiden Entitäten von Aderhautmelanomen zur Verfügung stehen könnte. Dies könnte der Durchbruch auf dem Weg zur Etablierung einer adjuvanten Therapie sein.

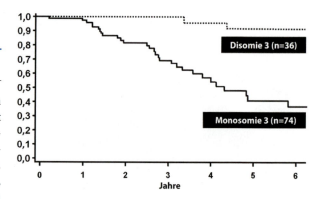

◘ Abb. 19.6. Die Kaplan-Meier-Kurve zeigt die deutliche Diskrepanz in Bezug auf das metastasenfreie Überleben zwischen Patienten mit Monosomie und Disomie des Chromosoms 3 im Tumor

19.5.2 Systemische Therapie

Das metastasierte Aderhautmelanom (Stadium IV) hat eine sehr schlechte Prognose. Die mittlere Lebenserwartung liegt unter 1 Jahr (Kath et al. 1993). Die gezielten Untersuchungen führen zur frühzeitigen Erkennung von Lebermetastasen und, viel wichtiger, zur richtigen Zuordnung dieser Metastasen, die früher lediglich als Melanommetastasen bezeichnet wurden. In den meisten Fällen wurden früher die Patienten mit Metastasen eines Aderhautmelanoms ähnlich wie Patienten mit Metastasen eines Hautmelanoms behandelt, was kein gutes Ergebnis brachte.

Die wenigen Studien bzw. Berichte über die Behandlung von lediglich okulären Melanommetastasen zeigen ein heterogenes Bild (Jackel et al. 2001). Die zwei Hauptgründe für die unterschiedlichen Ergebnisse zwischen den verschiedenen Publikationen sind erstens die meistens geringe Anzahl von Patienten und zweitens die Heterogenität innerhalb der Gruppe von Patienten mit Erkrankung im Stadium IV. Letzteres zeigte eine finnische Studie sehr eindrucksvoll, die mit Hilfe von Karnofski-Index, größtem Metastasendurchmesser und Serumwert für alkalische Phosphatase 3 Untergruppen bildeten mit ein Überleben von 2, 9, und 15 Monaten (Eskelin et al. 2003).

> ! Als akzeptiertes Therapiekonzept für Patienten mit alleiniger Lebermetastasierung gilt: Chirurgische Entfernung wenn möglich, sonst Behandlung der Patienten innerhalb eines Studienprotokolls.

Letzteres ist sehr wichtig, nicht nur, weil wir bisher keine etablierte palliative Therapie haben, sondern weil man so eine geeignete Therapie auch zur adjuvanten Anwendung überprüfen kann. Die chirurgische Entfernung der Metastasen scheint die Lebenserwartung der Patienten signifikant zu verlängern (Hsueh et al. 2004). Leider trifft dies nur sehr wenige Patienten (<10%), denn meistens ist die Leber diffus durch kleine, vorher im CT nicht detektierbare Metastasen befallen.

Relativ gute Ergebnisse erzielten in den letzten Jahren auch Protokolle mit Fotemustin, verabreicht lokoregional (Leyvraz et al. 1997) oder systemisch in Kombination mit Immunmodulatoren (Becker et al. 2002). Die Kombination von Treosulfan und Gemcitabin, die auf der Basis von In-vitro-Untersuchungen (Neale et al. 1999) sehr erfolgsversprechend war, zeigte in einer Studie Wirksamkeit und bedarf der weiteren Evaluation (Pfohler et al. 2003). Die Ergebnisse einer multizentrischen Studie mit IL-2 mit oder ohne Histamin-Dihydrochlorid werden derzeit ausgewertet. Ebenso werden die Ergebnisse einer Vakzinierungsstudie mit Tyrosinase, Melan-A und NA17.A2 erwartet (EORTC Study CP99–03).

> **Fazit**
> - Das Aderhautmelanom ist ein sehr seltener Tumor, dessen Behandlung meist mit einem signifikanten Verlust der Sehfunktion und somit hoher Einschränkung der Lebensqualität der Patienten einhergeht. Fast die Hälfte der Patienten entwickeln Metastasen, die sehr chemoresistent sind.
> - Die anatomischen und biologischen Besonderheiten dieses Tumors erfordern eine differenzierte Planung und Durchführung sowohl der primären als auch der palliativen Therapie.
> - Die Behandlung des Aderhautmelanoms stellt eine multidisziplinäre Aufgabe dar. Die Entfernung des Auges wird immer seltener, und heutzutage werden die meisten Tumoren durch Bestrahlung behandelt. Technische Entwicklungen im Bereich der Lasertechnik und der Augenchirurgie haben in der letzten Zeit neue Behandlungsmethoden geprägt.
> - Die Metastasierungsrate bleibt allen Entwicklungen zum Trotz unbeeinflusst hoch, und eine adjuvante Therapie konnte bisher nicht etabliert werden. Bei der Behandlung von Patienten im Stadium IV gibt es in den letzten Jahren partielle Erfolge, die auch im Hinblick auf die Entwicklung einer adjuvanten Therapie Hoffnung machen.

Literatur

Anastassiou G, Tschentscher F, Zeschnigk M (2002) Prognostically relevant markers of malignant melanoma of the uvea. Ophthalmologe 99: 327–332

Anastassiou G, Bornfeld N (2003) Lasers in intraocular tumors. In: Lasers in Ophthalmology Eds. Fankhauser F, Kwasniewska S. Kugler Publications, The Hague

Bechrakis NE, Bornfeld N, Zoller I, Foerster MH (2001) Iodine-125 brachytherapy and trans-scleral tumor resection in large uveal melanomas. Ophthalmologe 98: 736–742

Becker JC, Terheyden P, Kampgen E, Wagner S, Neumann C, Schadendorf D, Steinmann A, Wittenberg G, Lieb W, Brocker EB (2002) Treatment of disseminated ocular melanoma with sequential fotemustine, interferon alpha, and interleukin 2. Br J Cancer 87: 840–845

Bornfeld N, Chauvel P, Sauerwein W, Friedrichs W, Tiburtius T, Wessing A, Foerster MH (1997) Metastatic disease, eye retention and visual function in conservative treatment of uveal melanoma. Front Radiat Ther Oncol 30: 97–110

Bornfeld N, Talies S, Anastassiou G, Schilling H, Schuler A, Horstmann GA (2002) Endoscopic resection of malignant melanomas of the uvea after preoperative stereotactic single dose convergence irradiation with the Leksell gamma knife. Ophthalmologe 99: 338–344

Damato B (1997) Adjunctive plaque radiotherapy after local resection of uveal melanoma. Front Radiat Ther Oncol 30: 123–132

Dieckmann K, Georg D, Zehetmayer M, Bogner J, Georgopoulos M, Potter R (2003) LINAC based stereotactic radiotherapy of uveal melanoma: 4 years clinical experience. Radiother Oncol 67: 199–206

Diener-West M, Earle JD, Fine SL, Hawkins BS, Moy CS, Reynolds SM, Schachat AP, Straatsma BR (2001) The COMS randomized trial of iodine 125 brachytherapy for choroidal melanoma, III: initial mortality findings. COMS Report No. 18. Arch Ophthalmol 119: 969–982

Eskelin S, Pyrhonen S, Hahka-Kemppinen M, Tuomaala S, Kivela T (2003) A prognostic model and staging for metastatic uveal melanoma. Cancer 97: 465–475

Fluehs D, Anastassiou G, Sauerwein W, Bornfeld N (2004) The design and the dosimetry of bi-nuclide radioactive ophthalmic applicators. Med Phys 31 (6): 1481–1488

Gragoudas E, Li W, Goitein M, Lane AM, Munzenrider JE, Egan KM (2002) Evidence-based estimates of outcome in patients irradiated for intraocular melanoma. Arch Ophthalmol 120: 1665–1671

Haas A, Pinter O, Papaefthymiou G, Weger M, Berghold A, Schrottner O, Mullner K, Pendl G, Langmann G (2002) Incidence of radiation retinopathy after high-dosage single-fraction gamma knife radiosurgery for choroidal melanoma. Ophthalmology 109: 909–913

Hsueh EC, Essner R, Foshag LJ, Ye X, Wang HJ, Morton DL (2004) Prolonged survival after complete resection of metastases from intraocular melanoma. Cancer 100: 122–129

Hungerford JL (2003) Current trends in the treatment of ocular melanoma by radiotherapy. Clin Exp Ophthalmol 31: 8–13

Jackel A, Bock M, Deichmann M, Waldmann V, Naher H (2001) Therapy of metastatic malignant uveal melanoma. Hautarzt 52: 98–103

Kaiserman I, Amer R, Pe'er J (2004) Liver function tests in metastatic uveal melanoma. Am J Ophthalmol 137: 236–243

Kath R, Hayungs J, Bornfeld N, Sauerwein W, Hoffken K, Seeber S (1993) Prognosis and treatment of disseminated uveal melanoma. Cancer 72: 2219–2223

Leyvraz S, Spataro V, Bauer J, Pampallona S, Salmon R, Dorval T, Meuli R, Gillet M, Lejeune F, Zografos L (1997) Treatment of ocular melanoma metastatic to the liver by hepatic arterial chemotherapy. J Clin Oncol 15: 2589–2595

Lommatzsch PK, Werschnik C, Schuster E (2000) Long-term follow-up of Ru-106/Rh-106 brachytherapy for posterior uveal melanoma. Graefes Arch Clin Exp Ophthalmol 238: 129–137

Neale MH, Myatt N, Cree IA, Kurbacher CM, Foss AJ, Hungerford JL, Plowman PN (1999) Combination chemotherapy for choroidal melanoma: ex vivo sensitivity to treosulfan with gemcitabine or cytosine arabinoside. Br J Cancer 79: 1487–1493

Pfohler C, Cree IA, Ugurel S, Kuwert C, Haass N, Neuber K, Hengge U, Corrie PG, Zutt M, Tilgen W, Reinhold U (2003) Treosulfan and gemcitabine in metastatic uveal melanoma patients: results of a multicenter feasibility study. Anticancer Drugs 14: 337–340

Shields CL, Shields JA, Milite J, De Potter P, Sabbagh R, Menduke H (1991) Uveal melanoma in teenagers and children. A report of 40 cases. Ophthalmology 98: 1662–1666

Tschentscher F, Husing J, Holter T, Kruse E, Dresen IG, Jockel KH, Anastassiou G, Schilling H, Bornfeld N, Horsthemke B, Lohmann DR, Zeschnigk M (2003) Tumor classification based on gene expression profiling shows that uveal melanomas with and without monosomy 3 represent two distinct entities. Cancer Res 63: 2578–2584

Wächterlymphknotenbiopsie

Rudolf Stadler und Peter M. Schlag

20.1 Einleitung – 234

20.2 Bisherige Ergebnisse zur Wächterlymphknotenbiopsie (SNB) – 235

20.3 Generelle Empfehlungen zur Wächterlymphknotenbiopsie – 240
20.3.1 Darstellung der Wächterlymphknoten – 240
20.3.2 Detektion des radioaktiv markierten Lymphknotens – 240
20.3.3 Detektion des farbstoffmarkierten Lymphknotens – 240
20.3.4 Operatives Vorgehen bei der Wächterlymphknotenbiopsie – 240
20.3.5 Operatives Vorgehen bei radikaler Lymphadenektomie – 242
20.3.6 Histopathologische und immunhistologische Aufarbeitung – 242

20.4 Risiken der SNB und Lymphadenektomie – 243

20.1 Einleitung

Mehr als 90% aller Melanome werden heute im Stadium des Primärtumors diagnostiziert. In dieser Gruppe sind die wichtigsten, unabhängigen Prognosefaktoren die Tumordicke nach Breslow, Invasionslevel nach Clark, Geschlecht, anatomische Lokalisation, klinisch/histologischer Subtyp sowie das Alter des Patienten. Bei dünnen Melanomen <1,0 mm ist durch eine alleinige Exzision mit 1 cm Sicherheitsabstand von einer 5-Jahres-Überlebensrate von 95% auszugehen. Demgegenüber verschlechtert sich die 5-Jahres-Überlebensrate in den Stadien IIA und IIB (klinische Stadieneinteilung nach den Empfehlungen der DDG 1994 und AJCC 2001) des Melanoms drastisch auf ca. 50% (Abb. 20.1).

Mit dem Eintritt einer Metastasierung in die regionären Lymphknoten verändert sich die Prognose noch einmal dramatisch auf ca. 20%. Aufgrund dieser Ergebnisse wurden Melanome mit geringem und solche mit hohem Metastasierungsrisiko definiert, und es wurde weltweit eine prognoseorientierte Vorgehensweise mit abgestufter Radikalität zur Entfernung primärer Melanome angewandt (Tab. 20.1). Bei der primären Exzision invasiver Melanome besteht Einigkeit darüber, dass der Sicherheitsabstand bei dünnen Melanomen 1 cm, bei dickeren bis zu 2 cm betragen sollte. Inwieweit Sicherheitsabstände von 3 cm bei dicken Tumoren zu einer Verbesserung des Gesamtüberlebens beitragen, muss nach dermatologischem Kenntnisstand offen bleiben.

Die operative Behandlung der regionären Lymphknoten bei Hochrisikomelanomen wird bis in die jüngste Zeit hinein sehr kontrovers diskutiert. Die Einführung der elektiven Lymphadenektomie (ELND) geht auf die Jahrhundertwende zurück und beruht auf der Vorstellung, dass die Melanomausbreitung in vorhersehbaren

Tab. 20.1. Abgestufte Exzisionsstrategien in klinischen Stadien I und II. Bei zusätzlichen Risikofaktoren (Ulzeration, Regression) nächst höherer Sicherheitsabstand empfohlen. (Nach Leitlinie der DDG 2004)

Tumordicke	Sicherheitsabstand	Patienten	Evidenzlevel
in situ	0,5 cm		III
≤2 mm	1 cm	40%	II
>2 mm ≤4 mm	2 cm	50%	II
>4 mm	2 cm	10%	III

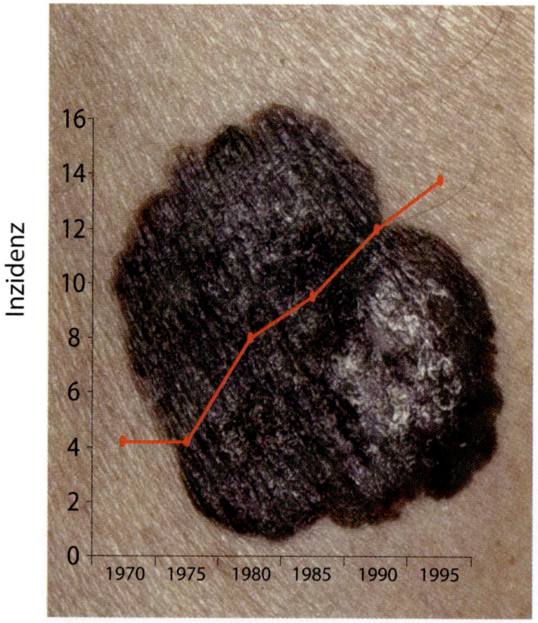

Stadium		5-Jahres-Überlebensrate
IA	T1a (≤ 1,0 mm)	95 %
IB	T1b (≤ 1,0 mm) T2a (1,01 – 2,0 mm)	91 % 89 %
IIA	T2b (1,01 – 2,0 mm) T3a (2,01 – 4,0 mm)	77 % 79 %
IIB	T3a (2,01 – 4,0 mm) T4a (> 4,0 mm)	63 % 67 %
IIC	T4b (> 4,0 mm)	45 %
IIIA	N1a, 2a	67 %
IIIB	N1b, 2b N1a, 2a	54 % 52 %
IIIC	N3 N1b, 2b, 3	28 % 24 %

Abb. 20.1. Inzidenz und 5-Jahres-Überlebensrate beim Melanom

Schritten vom Primärtumor über die regionären Lymphknoten in die Organe abläuft. Demnach könnte eine elektive Lymphadenektomie eine Krankheitsprogression aufhalten. Für die elektive Lymphadenektomie sprachen die kurative Idee und die Kenntnis, dass eine rein klinische Lymphknotenuntersuchung wenig sensitiv ist und dass mit einer regionären Lymphknotenmetastasierung eine deutlich verschlechterte Überlebensrate verbunden ist. Als Nachteile standen dieser Argumentation eine Übertherapie in ca. 80% der Fälle mit einer relativ hohen postoperativen Komplikationsrate von 20% wie auch die Hypothese eines erhöhten Metastasierungsrisikos durch Entfernung immunkompetenten Gewebes gegenüber.

Während in 3 größeren, z. T. älteren, nicht randomisierten, retrospektiven Studien deutliche Verbesserungen der 5- und 10-Jahres-Überlebensrate beschrieben wurden, konnte dies in jüngeren prospektiv randomisierten Studien nicht nachvollzogen werden. Es wurde nach diesen durch kontrollierte Bedingungen erzielten Ergebnissen die Schlussfolgerung gezogen, dass die elektive Lymphknotendissektion nicht zu einer Verlängerung des Überlebens führt und daher in der Routineversorgung des Melanoms nicht mehr zu empfehlen ist.

Anstelle der ELND gewinnt das von Morton et al. entwickelte diagnostische Verfahren der »sentinel node biopsy« (Wächterlymphknotenbiopsie) eine zunehmende Bedeutung, da neueste Studiendaten mit multivariaten Regressionsanalysen zeigen, dass die Mikrometastasierung beim Melanom den Hauptprognoseparameter für das Gesamtüberleben darstellt.

Darüber hinaus zeigten Studien, in denen der Lymphabstrom bei Melanomen mittlerer Tumordicke szintigraphisch unter Verwendung radioaktiv markierter Kolloide untersucht wurde, dass bei 6–58% der Patienten der Lymphabfluss in Abhängigkeit von der Lokalisation in mehr als ein Lymphknotengebiet reicht. Basierend auf diesen Daten sind Studienergebnisse mit der ELND, die sich an der klassischen anatomischen Konzeption der Lymphabstromverhältnisse orientieren, überhaupt in Frage zu stellen.

Das Konzept der Wächterlymphknotenbiopsie wurde Mitte der 1980-er Jahre von Morton und Mitarbeitern propagiert unter der Vorstellung, dass der Primärtumor bei Dissemination ein Zwischenstadium einer Mikrometastasierung im so genannten Wächterlymphknoten aufweist, der der regionären Lymphknotenstation vorgeschaltet ist. Durch die Entnahme und Aufarbeitung dieses/dieser Lymphknoten(s) soll eine Erkennung von Patienten erfolgen, die klinisch fälschlich als Stadium I oder II eingeordnet wurden, histomorphologisch aber bereits dem Stadium III angehören, um ggf. gezielt eine radikale therapeutische Lymphadenektomie anzuschließen. Hiermit handelt es sich im Gegensatz zur ELND um ein gezieltes, befundorientiertes Vorgehen ohne überflüssige Radikalität und unnötige Operationen.

20.2 Bisherige Ergebnisse zur Wächterlymphknotenbiopsie (SNB)

Die bisher durchgeführten monozentrischen Studien zeigen, dass immerhin ca. 20% der mit der Methode der SNB untersuchten Patienten positive Lymphknoten aufweisen. Inzwischen liegen Daten von weit mehr als 5.000 Patienten vor, die belegen, dass das Lymphknotenstaging in Form der Entnahme des ersten drainierenden Lymphknotens eine risikoarme, gering invasive Methode darstellt.

> Weiterhin zeigen die bisher vorliegenden Ergebnisse, dass in bis zu 98% die lymphogene Metastasierung über den ersten drainierenden Lymphknoten erfolgt.

Beim Nachweis von Mikrometastasen im Wächterlymphknoten findet sich in einer angeschlossenen therapeutischen Lymphknotendissektion in maximal 20% eine weitere lymphogene Metastasierung. Die Rezidivrate nach negativer Wächterlymphknotenexzision liegt bei bis zu 13%; die Inzidenzrate von 2% für Lokalrezidive bei Patienten mit negativem Wächterlymphknoten unterstützt das Konzept der lymphatischen Markierung mit nachfolgender Wächterlymphknotenexzision zur Identifizierung einer lokoregionären Mikrometastasierung.

Im Rahmen der Markierung des Wächterlymphknotens wurden ungewöhnliche Drainierungsmuster beschrieben, die sich nicht mit den klassischen anatomischen Vorstellungen decken. Die Verteilung der Drainierungsmuster für den vorderen und hinteren Stamm sowie andere Lokalisationen ist in ◘ Abb. 20.2 aufgeführt.

Repräsentativ für Studienergebnisse aus der jüngsten Literatur sollen die Ergebnisse der größten monozentrischen Wächterlymphknotenstudie der Sydney Melanom Unit, Sydney Cancer Centre, mit den Verlaufsdaten von 846 Melanomen mit negativer Wächterlymphknotenbiopsie erwähnt werden. Die mittlere Tumordicke in diesem Kollektiv lag bei 1,7 mm, 23% waren ulzeriert. Die

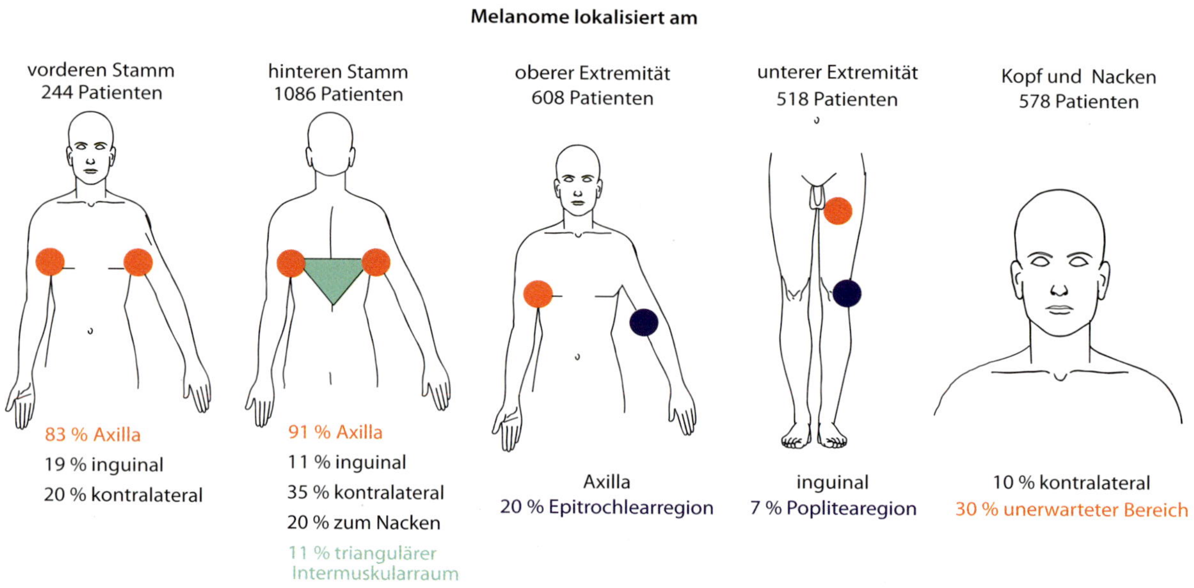

Melanome lokalisiert am

vorderen Stamm	hinteren Stamm	oberer Extremität	unterer Extremität	Kopf und Nacken
244 Patienten	1086 Patienten	608 Patienten	518 Patienten	578 Patienten
83 % Axilla	91 % Axilla	Axilla	inguinal	10 % kontralateral
19 % inguinal	11 % inguinal	20 % Epitrochlearregion	7 % Poplitearegion	30 % unerwarteter Bereich
20 % kontralateral	35 % kontralateral			
	20 % zum Nacken			
	11 % triangulärer Intermuskularraum			

Abb. 20.2. Drainierungsmuster im Rahmen der Markierung des Wächterlymphknotens in verschiedenen Lokalisationen des Körpers. (Nach Uren 2004)

mittlere Nachbeobachtungszeit beträgt 42 Monate. Das melanomspezifische Überleben liegt nach 5 Jahren bei 90% für wächterlymphknotennegative Patienten verglichen mit 56% für wächterlymphknotenpositive Patienten (p<0,01). Basierend auf multivariater Analyse waren Tumordicke und Ulzeration neben dem Wächterlymphknotenstatus die einzigen signifikanten unabhängigen Parameter für das krankheitspezifische Überleben. Die 5-Jahres-Überlebensrate für Patienten mit nicht ulzerierten Tumoren lag bei 94% vs. 78% mit Ulzeration. Die Rezidivrate betrug 9,9% (83 Patienten). 27 Patienten entwickelten ein Rezidiv in der regionären Lymphknotenregion, 58 Patienten entwickelten Fernmetastasen. Die Falsch-negativ-Rate lag bei 13,2%. Die nachfolgende Aufarbeitung der Gewebeblöcke in 18 Fällen mit Rezidiven im Lymphknotengebiet zeigte, dass eine Metastasierung nur in 3 von 18 aufgearbeiteten Lymphknoten nachgewiesen werden konnte.

> ! Insgesamt bestätigt diese größte momonozentrische Studie, dass Patienten mit negativem Wächterlymphknoten eine signifikant bessere Prognose besitzen als Patienten mit positivem Wächterlymphknoten. Bei Patienten mit negativem Wächterlymphknoten sind Tumordicke und Ulzeration unabhängige Faktoren für das krankheitsspezifische Überleben.

Fazit

Es ergeben sich somit zum jetzigen Zeitpunkt folgende Schlussfolgerungen:

- Mit Hilfe der Wächterlymphknotenexzision können subklinische, okkulte Lymphknotenmetastasen ohne komplette Lymphknotendissektion aufgedeckt werden. Die WHO erklärte die Wächterlymphknotenexzision zur neuen **Standardmethode.** Die Durchführung einer Wächterlymphknotenexzision wird ab einer Tumordicke von 1,0 mm empfohlen.
- Die Wächterlymphknotenpositivität ist der **wichtigste prognostische Faktor** für das krankheitsspezifische Überleben. Dennoch bleiben zahlreiche Fragen zum jetzigen Zeitpunkt des medizinischen Erkenntnisstandes offen. Es findet sich eine Reihe von Argumenten, die gegen eine Wächterlymphknotenbiopsie sprechen. Bisher konnte nach den vorläufigen Studiendaten nach Morton kein Gesamtüberlebensvorteil belegt werden (Abb. 20.6).
- Es steht keine adjuvante Therapie für wächterlymphknotenpostive (SN-positive) Patienten mit hohem biologischem Potenzial zur Verfügung.
- Mit der SNB ist durchaus ein iatrogenes Risiko verbunden, und bei ca. 13% der Patienten mit SN-negativem Status folgt innerhalb von 3 Jahren ein Rezidiv.

▼

20.2 · Bisherige Ergebnisse zur Wächterlymphknotenbiopsie (SNB)

> **Cave:** Aus diesen Gründen fordert Thomas (2006), die Wächterlymphknotendissektion nur noch in kontrollierten Studien durchzuführen.
> Dennoch: Die Argumente **für** eine Wächterlymphknotenbiopsie überwiegen nach jetzigem Kenntnisstand.

Die Positivität ist der wichtigste prognostische Faktor für das krankheitsspezifische Überleben beim Melanom. Die Positivität kann zur Selektion für adjuvante Therapien und auch zur Randomisation in Therapiestudien genutzt werden. Es ist das sensitivste Mikrostaging.

! Das Muster der Wächterlymphknotenmetastase hat Voraussagewert für nachgeschaltete Lymphknotenbeteiligung.

Es wurde bisher keine weitere Lymphknotenbeteiligung bei subkapsulärer Mikrometastasierung beobachtet. Die Gesamtbewertung der Wächterlymphknotenbiopsie ist jedoch nur in den laufenden kontrollierten Studien zu beantworten. Die histopathologischen Muster und die Verteilung im Lymphknoten wurden von Murray et al. (2004) zusammenfassend dargestellt. Die häufigste Einzellokalisation der Mikrometastasierung liegt mit über 30% subkapsulär. Diese Lokalisation hat auch prognostische Bedeutung, da bei entsprechender Mikrometastasierung nicht von einem weitergehenden Befall der nachgeschalteten Lymphknotengruppe auszugehen ist.

Es ist daher essenziell, den Lymphknoten in seiner Gesamtarchitektur zu entnehmen, da die Kapselregion von eminenter Bedeutung für die histopathologische Beurteilung ist (◻ Abb. 20.3, Abb. 20.4).

Zurzeit werden mehrere Studien durchgeführt, deren Endergebnisse noch nicht vorliegen. Die folgenden Studien sind besonders wichtig.

Multicenter Selective Lymphadenectomy Trial (MLST-1 Trial)

Sie wird unterstützt vom National Cancer Institute der Vereinigten Staaten: Patienten mit einem Melanom ≥1,0 mm werden in 2 Studienarme (Tumorexzision und Observation der nodalen Basis vs. Tumorexzision und SNB und bei Sentinel-node-Positivität komplette Lymphadenektomie) randomisiert, um zu prüfen, ob die SNB die Rezidivfreiheit und das Gesamtüberleben der Melanompatienten verlängert (◻ Abb. 20.5; ◻ Tab. 20.2 und 20.3).

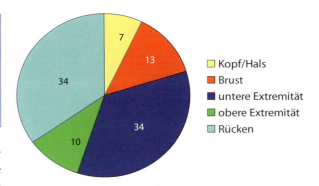

◻ **Abb. 20.3.** Lokalisation der primären Melanome bei Patienten mit positiver Wächterlymphknotenbiopsie

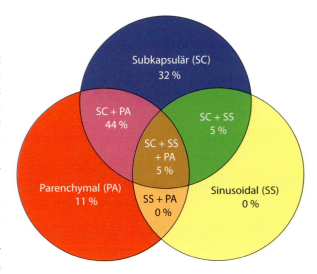

◻ **Abb. 20.4.** Verteilung der metastatischen Foci im Wächterlymphknoten

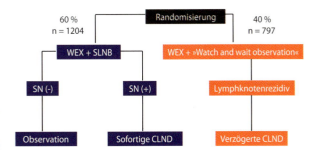

◻ **Abb. 20.5.** Schematische Darstellung des MLST-1-Trial (*WEX* weite Exzision; *SN* »sentinel node«, Wächterlymphknoten; *CLND* »complete lymph node dissection«, komplette Lymphknotendissektion; »*Watch and wait observation*«, beobachtendes Abwarten)

Tab. 20.2. Patientenkollektiv des Multicenter Selective Lymphadenectomy Trial (MLST-1 Trial)

Patienten	Wert
Exzision	n=782
SNB	n=1191
Weiblich	n=494 (41,5%)
Männlich	n=697 (50,5%)
Breslow	2,49±1,83mm
Median	1,90 mm

Tab. 20.3. Wächterlymphknotenidentifikation (SN-Identifikation) im Multicenter Selective Lymphadenectomy Trial (MLST-1 Trial)

SN-Identifikation	Häufigkeit (%)
Inguinal	99,3
Axilla	95,3
Kopf-/Nackenregion	84,5
Komplikationsrate	10,1

Nach den Ergebnissen einer 3-jährigen Nachbeobachtungszeit lassen sich folgende **Schlussfolgerungen** ziehen (Abb. 20.6):
- Die Identifizierung von Mikrometastasen (95–97%) im Wächterlymphknoten ist der wichtigste prognostische Faktor im frühen Melanomstadium.
- Im Vergleich beider Arme ist das Gesamtüberleben nicht signifikant unterschiedlich.
- Sentinel-Node-Positivität gefolgt von sofortiger radikaler Lymphadenektomie verbessert das krankheitsfreie Überleben um 20% (p=0,006).
- Die Inzidenz von Lymphknotenmetastasen korreliert mit der Rezidivrate im Beobachtungsarm (19,8% vs. 20,3%).
- Okkulte Lymphknotenmetastasierung gefolgt von radikaler Lymphadenektomie führt zu verlängertem Überleben im Vergleich zu verzögerter Lymphadenektomie bei palpablen Lymphknoten (p=0,0034).

Sunbelt Melanoma Trial (SBMT)

Bei Patienten mit Melanomen ≥1,0 mm werden Tumorexzision und SNB durchgeführt. Der Wächterlymphknoten wird durch Routinehistologie, Serienschnitt und immunhistochemische Färbungen untersucht. Sollten diese Untersuchungen negativ bleiben, wird eine RT-PCR (»reverse transcriptase polymerase chain reaction«) angeschlossen. Sollte der Wächterlymphknoten histologisch und RT-PCR-negativ sein, wird der Patient weiter beobachtet. Sofern der Wächterlymphknoten histologisch negativ und RT-PCR-positiv ist, wird der Patient in einen von 3 Armen (Beobachtung vs. komplette Lymphadenektomie vs. komplette Lymphadenektomie + adjuvant Interferon) randomisiert, um die klinische Relevanz der RT-PCR und die geeignete Behandlung für diese Patienten zu prüfen.

Nationale Studie zur SNB

Es handelt sich um eine kontrollierte und prospektiv randomisierte Therapiestudie zum Vergleich einer radikalen Lymphadenektomie vs. Beobachtung bei Patienten mit einem Melanom ≥1,0 mm Tumordicke und positiver Wächterlymphknotenbiopsie. Da die vorläufigen Studienergebnisse aus der Morton-Studie noch keine richtungsweisenden Erkenntnisse liefern, hat die nationale SNB-Studie eine herausragende Stellung, die therapeutische Bedeutung des SNB-Konzeptes in einer randomisierten, multizentrischen Studie zu beantworten, die von der Deutschen Krebsgesellschaft großzügig gefördert und unterstützt wird.

Diese kooperative Studie der Arbeitsgemeinschaft Dermatologische Onkologie (ADO), der Chirugischen Arbeitsgemeinschaft Onkologie (CAO) und der Vereinigung Operativer Dermatologen (VOD) wird durchgeführt, um die Frage zu beantworten, ob die radikale Lymphadenektomie bei erkennbarer Mikrometastasierung zu einer Verbesserung der Langzeitprognose führt.

Hauptzielkriterium der vorliegenden Untersuchung ist die Überlebenszeit ohne Fernmetastasierung. Sekundäre Endpunkte sind das rezidivfreie Überleben, das gesamte Überleben, das Auftreten regionärer Lymphknotenrezidive, die Ausdehnung der Mikrometastasierung als prognostischer Faktor bei histologisch positiven Wächterlymphknoten sowie die Evaluation der Lebensqualität bei Patienten mit radikaler Lymphadenektomie im Vergleich zur ausschließlichen SNB.

Es werden insgesamt 4650 Patienten mit Wächterlymphknotenbiopsie dokumentiert. Es wird geschätzt, dass bei 20% der Patienten eine Metastasierung in den Wächterlymphknoten, bei 12% der Patienten eine Mikrometastasierung bis zu 2,0 mm im Durchmesser nachgewiesen werden können. Diese Patienten (n=558) werden

20.2 · Bisherige Ergebnisse zur Wächterlymphknotenbiopsie (SNB)

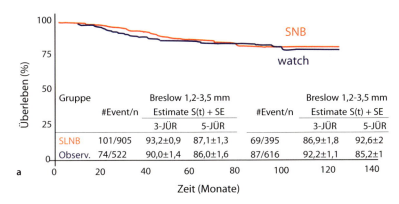

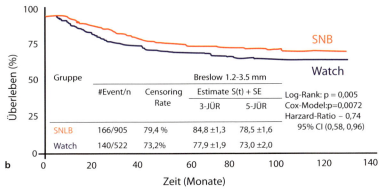

Abb. 20.6a, b. Melanomassoziiertes (**a**) und krankheitsfreies Überleben (**b**) mit SNB vs. »Watch & wait« (beobachtendes Abwarten)

in die randomisierte Studie aufgenommen (Abb. 20.7). Es wird in 2 Arme randomisiert:

- **Arm A:**
  Es wird keine weitere operative Behandlung vorgenommen. Es erfolgt eine engmaschige Nachsorge in 3-monatlichen Abständen.
- **Arm B:**
  Es wird eine radikale Lymphadenektomie des regionären Lymphabflussgebietes vorgenommen. Es erfolgt eine engmaschige Nachsorge in 3-monatlichen Abständen.

Primärer Endpunkt der Studie ist die Überlebenszeit bis zum Eintritt von Fernmetastasierung (Überlebenswahrscheinlichkeit nach Kaplan u. Meier). Die Fallzahlschätzung erfolgte mit dem Ziel, bei einem Vergleich der Studienarme einen Wirksamkeitsunterschied in Form einer um 10 %-Punkte höheren fernmetastasenfreien Überlebenszeit zu vergleichen. Um mögliche Unterschiede zwischen den Kollektiven erkennen zu können, sollen in jedem Studienarm 279 Patienten randomisiert werden. Die Nachsorgeuntersuchungen finden über einen Zeitraum von 3 Jahren statt. Sekundäre Endpunkte der Studie sind das rezidivfreie Überleben, das gesamte Überleben, das Auftreten regionärer Lymphknotenrezidive, die Ausdehnung der Mikrometastasierung als prognostischer Faktor bei positiven Wächterlymphknoten.

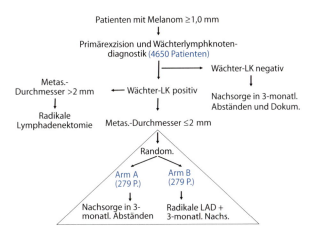

Abb. 20.7. Flow-Chart der nationalen Studie zur SNB

20.3 Generelle Empfehlungen zur Wächterlymphknotenbiopsie

20.3.1 Darstellung der Wächterlymphknoten

Zunächst wird nach Rücksprache mit der Abteilung für Nuklearmedizin ein Termin für die Lymphabstromszintigraphie am Tag bzw. am Vortag des geplanten operativen Eingriffes vereinbart. Bei der Lymphabstromszintigraphie appliziert der Nuklearmediziner 1 ml Lösung Tc-Nanocoll mindestens 40 MBq am Tag des operativen Eingriffes (bzw. 80 MBq am Tag vor dem Eingriff) in mindestens 4 Quaddeln streng intradermal im Abstand von 0,5 cm um die Primärläsion bzw. Tumornarbe. Anschließend erfolgt über 10–30 min eine Sequenzszintigraphie an der Injektionsstelle bis zur Identifizierung der drainierenden Lymphbahnen. Aktivitätsdepots werden dabei mit kleinen Bleiplatten abgedeckt.

Nachgeschaltet wird eine statische Szintigraphie der Lymphknoten für 1–2 h durchgeführt, wobei für jede drainierende Lymphbahn der erste drainierende Lymphknoten identifiziert werden muss. Die Lokalisation des markierten Lymphknotens wird abschließend auf der Haut markiert.

Nach Narkoseeinleitung und entsprechender Lagerung wird als zusätzliche Markierungstechnik Patentblau appliziert. Hierzu erfolgt die intradermale Injektion von 0,5–1,0 ml Patentblau in die Umgebung des Primärtumors bzw. der Tumornarbe. Bedingt durch den schnellen Abtransport von Patentblau kann eine Nachinjektion in 20-minütigen Abständen notwendig sein. Operativ wird dann die Exstirpation des Wächterlymphknotens durchgeführt.

20.3.2 Detektion des radioaktiv markierten Lymphknotens

Mit Hilfe der γ-Sonde wird vor Durchführung des Hautschnittes die szintigraphisch markierte Stelle überprüft. Nach durchgeführtem Hautschnitt und Präparation der Lymphbahn wird erneut mittels der γ-Sonde der Wächterlymphknoten detektiert (mit Hilfe optischer und akustischer Kontrolle der Counts pro Sekunde/punctum maximum). Ebenso erfolgt nach Exstirpation des Wächterlymphknotens ein erneuter Einsatz der γ-Sonde, um weitere Wächterlymphknoten nicht zu übersehen. Als Gegenkontrolle sollte die Aktivität des Lymphknotens nochmals ex vivo gemessen werden.

20.3.3 Detektion des farbstoffmarkierten Lymphknotens

Es wird gezielt der maximal blau gefärbte Lymphknoten, ggf. mit den anhängenden gefärbten Lymphbahnen, zur histopathologischen Aufarbeitung entnommen.

Sollten weitere Lymphknoten eine maximale lymphoszintigraphische Markierung bzw. Blaufärbung zeigen, so werden diese ebenfalls exstirpiert, wobei eine genaue Dokumentation erforderlich ist, um eine Verifizierung des ersten drainierenden Lymphknotens (= Wächterlymphknoten) und ggf. der noch nachgeschalteten Lymphknoten zu erzielen.

20.3.4 Operatives Vorgehen bei der Wächterlymphknotenbiopsie

> ❗ Es wird empfohlen, zwischen der Erstversorgung und der Wächterlymphknotenbiopsie einen Zeitraum von 4 Wochen nicht zu überschreiten.

Aufgrund des schnellen Abtransportes von Patentblau erfolgt zunächst die Entnahme des 1. drainierenden Lymphknotens (bzw. der Lymphknoten). Hierzu wird zunächst die Lokalisationsbestimmung des drainierenden Lymphknotens mit der γ-Sonde unter sterilen Kautelen durchgeführt (◘ Abb. 20.8). An der Lokalisation des punctum maximum erfolgt eine Hautinzision und Präparation des subkutanen Fettgewebes bis zur Darstellung der Lymphknotenbahnen. Anschließend erneuter Einsatz der γ-Sonde, um den Wächterlymphknoten zu selektieren, Präpararation, Anschlingen des Lymphknotens und abschließend Ligatur nach proximal und distal. Nachdem der Lymphknoten exstirpiert wurde, erfolgt zum Abschluss nochmals die Kontrolle mit der γ-Sonde, um einen weiteren Wächterlymphknoten nicht zu übersehen.

Sollte sich im Rahmen des operativen Eingriffes mit Patentblau ein weiterer Lymphknoten mit einer Maximalfärbung zeigen bzw. mit der γ-Sonde ein weiterer Lymphknoten mit einer maximalen Aktivität darstellbar sein, so ist dieser ebenfalls zu entnehmen und nach entsprechender Dokumentation histologisch und immunhistologisch aufzuarbeiten. Es folgt ein schichtweiser Wundverschluss. Anschließend erfolgt die Exzision des Melanoms bzw. der Tumornarbe mit ausreichendem Sicherheitsabstand und Abtragung bis zur Faszie und ggf. der plastische Wundverschluss (◘ Abb. 20.9).

20.3 · Generelle Empfehlungen zur Wächterlymphknotenbiopsie

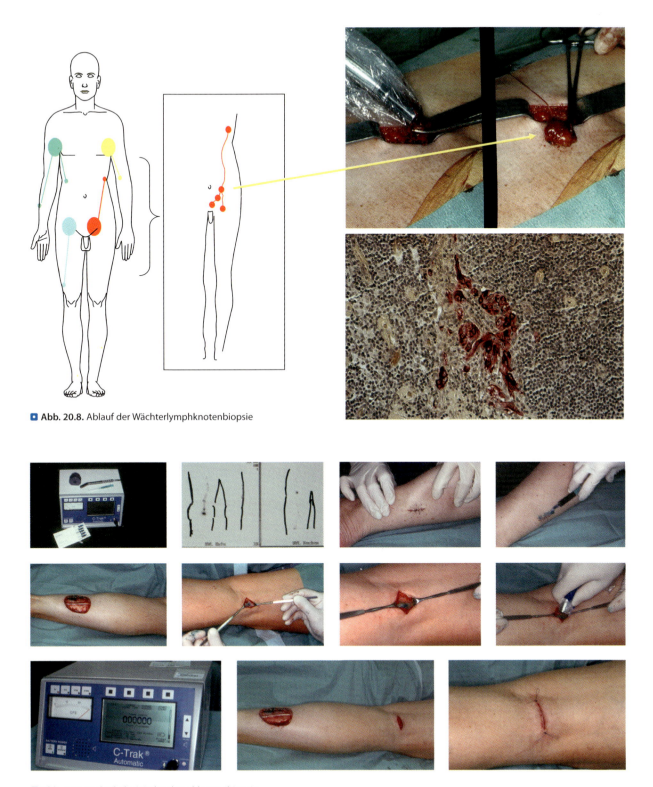

Abb. 20.8. Ablauf der Wächterlymphknotenbiopsie

Abb. 20.9. Technik der Wächterlymphknotenbiopsie

> ❗ Es gibt Patienten, bei denen 2 Wächterlymphknoten in 2 verschiedenen Abflussregionen mikrometastatisch befallen sind. In diesem Fall werden radikale Lymphadenektomien in beiden Regionen vorgenommen.

In der postoperativen histologischen Diagnostik erfolgt neben der Aufarbeitung des exzidierten Melanoms bzw. der Tumornarbe die dermatohistologische Aufarbeitung des Lymphknotens in 1–2 mm dicken Stufenschnitten. Hierbei erfolgt die Anfärbung mit Hämatoxylin-Eosin. In der immunhistologischen Aufarbeitung werden die monoklonalen Antikörper HMB45 und Protein S100 eingesetzt.

20.3.5 Operatives Vorgehen bei radikaler Lymphadenektomie

Axilläre Lymphknotendissektion

Eine komplette axilläre Lymphknotendissektion beinhaltet alle 3 Level der axillären Lymphknotenbahn. Hierzu gehören die axillären Lymphonoduli: Lnn. axillaris lateralis, Lnn. axillaris pectoralis, Lnn. axillaris subscapularis, Lnn. axillaris centralis subpectoralis, Lnn. axillaris apicalis. Die Grenze der Dissektion verläuft somit oben entlang der A. und V. axillaris vom thorakalen Inlet (Halsted-Ligament) bis zum M. latissimus dorsi. Die mittlere Grenze sind die Mm. intercostalii und der M. serratus anterior der Brustwand. Die laterale Grenze stellt der Rand des M. lattisimus dorsi dar, und die inferiore Grenze ist der 4. Interkostalraum. Die Dissektion sollte dabei bis zum subkapsulären Muskel ausgedehnt werden. Hierbei wird das gesamte sich darstellende Fett- und Lymphgewebe unter Schonung wesentlicher Nerven- und Gefäßstrukturen in Allgemeinanästhesie entfernt und histologisch aufgearbeitet. Es sollten mindestens 10–15 Lymphknoten entnommen werden.

Inguinale Dissektion

Eine superfizielle inguinale Lymphknotendissektion sollte entsprechend der axillären Lymphknotendissektion in der Standardtechnik durchgeführt werden. Das Lymphknotenpaket im Bereich der Regio inguinalis umfasst den Tractus horizontalis und Tractus verticalis, die Nodi lymphatici inguinales superficiales. Diese oberflächlichen Lymphknotenstationen geben die Lymphe über die Fascia crebrosa zu den Lnn. inguinales profundi in die Tiefe ab. Die Grenzen der Dissektion sollten dabei sein: nach oben entlang des unteren Abdomens 5 cm über und parallel zum inguinalen Ligament, nach unten bis zum Adduktorenkanal im oberen Oberschenkeldrittel, nach medial entlang der medialen Grenze des M. adductor magnus und lateral zum M. satorius. Hierbei wird das gesamte Fett- und Lymphknotengewebe, das über den femoralen Gefäßen und Nerven liegt, bis zum inguinalen Ligament entfernt und einer histologischen Untersuchung zugeführt. Es sollten mindestens 6 Lymphknoten entnommen werden.

20.3.6 Histopathologische und immunhistologische Aufarbeitung

Die entnommenen Lymphknoten werden zunächst in 4%igem Formalin fixiert. Im weiteren Verlauf erfolgt die Herauspräparation aus dem Fettgewebe mit nachfolgender Aufarbeitung, Lammellierung in approximativ 1–2 mm breite Schnitte, orientierend parallel zur Längsachse des Lymphknotens, sowie vollständige Einbettung. Von jeder Schnittebene werden 3 Paraffinschnitte angefertigt und mit Hämatoxylin-Eosin gefärbt sowie immunhistologisch mit S100 und HMB4 aufgearbeitet. Optional kann auch Melan A zusätzlich eingesetzt werden (◘ Abb. 20.10).

Eine alternative Möglichkeit besteht darin, den Lymphknoten in 2 exakt gleiche Hälften entlang seiner Längsachse zu teilen. Die 2 Hälften werden mit den Schnittflächen nach unten platziert, danach werden 10 Serienschnitte von jeder Hälfte angefertigt. Die Schnitte 1, 3, 5 und 10 werden mit Hämatoxylin-Eosin gefärbt, der Schnitt 2 mit S100 und der Schnitt 4 mit HMB45. Die Schnitte 6 und 7 dienen als Kontrollschnitte. Die Schnitte 8 und 9 werden aufgehoben (◘ Abb. 20.11).

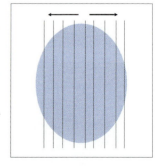

◘ **Abb. 20.10.** Histopathologische und immunhistologische Aufarbeitung nach SNB

20.4 Risiken der SNB und Lymphadenektomie

> ❗ Als positiv werden HMB45-positive Einzelzellen sowie umschriebene Zellhaufen S100-positiver Zellen sowie Metastasen mit einer Größe bis zu 0,2 cm gewertet (◘ Abb. 20.12).

Die immunhistochemische Aufarbeitung des Wächterlymphknotens sollte routinemäßig durchgeführt werden. Es wird empfohlen, die Antikörper gegen S100-Protein und HMB45 – Ergänzung durch MART-1 (Melan-A) – einzusetzen. Der Nachteil von HMB45 ist, dass 20% der Melanome das relvante Epitop nicht exprimieren. Demgegenüber markiert die Anfärbung mit S100-Protein andere Zellen positiv, wie dendritische Leukozyten des Parakortex, Schwann-Zellen und Nävuszellen. Es ist jedoch relativ einfach, in Zusammenschau sämtlicher Schnitte, sowohl der HE-Schnitte als auch der immunhistochemisch bearbeiteten Schnitte, dendritische Leukozyten, Schwann-Zellen und Nävuszellen von Mikrometastasen zu differenzieren.

In der Regel werden Mikrometastasen subkapsulär nachgewiesen. In den bisherigen Untersuchungen werden bis zu 8% Nävuszellen in Wächterlymphknoten nachgewiesen.

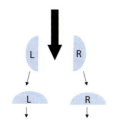

Fixierung in 4%igem Formalin, danach Herauspräparation aus dem Fettgewebe

Teilung in exakt zwei gleiche Hälften entlang der Längsachse
Platzierung mit Schnittfläche nach unten
Anfertigung von 10 Serienschnitten

Histologe
10 - HE   5 - HE
9 - aufheben 4 - HMB45
8 - aufheben 3 - HE
7 - Kontrolle 2 - S100
6 - Kontrolle 1 - HE

◘ **Abb. 20.11.** Histopathologische und immunhistologische Aufarbeitung nach SNB

Es wird empfohlen, die Metastaseneindringtiefe vom Kapselrand bis zum maximalen Invasionslevel anzugeben

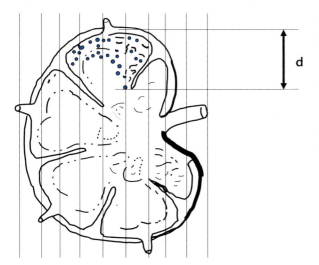

◘ **Abb. 20.12.** Tumordickenangabe (*d* maximaler Abstand der Tumorzellen bis zum inneren Rand der Lymphknotenkapsel)

20.4 Risiken der SNB und Lymphadenektomie

Hier sind besonders Wundheilungsstörungen, Infektion, Bildung von Seromen, Bildung einer Lymphfistel, Lymphödem, persitierende Blauverfärbung der Haut bei Injektion von Patentblau zu nennen. Die Sensibilisierungsrate gegenüber Patentblau in Form einer akuten Urticaria liegt bei 0,17% (2 von 1173 Morton et al. 2005). Die Komplikationsraten liegen für Serome und Hämatome bei ca. 6%, für Infektionen bei 5%, für Ödeme, insbesondere im Bereich der unteren Extremität, bei 1%. Die begleitende Morbidität bei Wächterlymphknotenexzision ist als gering zu werten. Bei Wächterlymphknotenexstirpation inguinal ist auf eine gute postoperative Kompression zu achten, da hier in Einzelfällen am ehesten mit sekundären Lymphödemen zu rechnen ist.

> **Fazit**
>
> Die regionäre Lymphknotenbeteiligung beim Melanom ist einer der wichtigsten prognostischen Faktoren für das Gesamtüberleben. Insofern hat die Einführung der Technik der Wächterlymphknotenexzision (SNB) mit der erzielten hohen diagnostischen Sicherheit in erfahrenen Zentren das therapeutische Management von Melanompatienten nachhaltig beeinflusst. Die Beantwortung der ultimaltiven Frage nach Verlängerung des Gesamtüberlebens von Patienten mit positivem Wächterlymphknotenstatus bleibt jedoch noch den derzeit laufenden randomisierten klinischen Therapiestudien überlassen.
> In jedem Fall wird mit der Durchführung dieser Technik ein Risikokollektiv definiert, das besonderer therapeutischer Aufmerksamkeit bedarf, sei es operativ, sei es medikamentös. Hier sind innovative adjuvante Therapien einzufordern, die über den Einsatz von Inferferon hinausgehen.

Literatur

Abramson LR (1999) Sentinel-lymph-node biopsy. N Engl J Med 340: 317–319

Bachter D, Balda BR, Vogt H, Buchels H (1996) Die »sentinel« Lymphnodektomie mittels Szintillationsdetektor. Eine neue Strategie in der Behandlung maligner Melanome. Hautarzt 47: 754–758

Balch CM, Buzaid AC, Atkins MB, Cascinelli N, Coit DG, Fleming ID, Houghton A Jr., Kirkwood JM, Mihm MF, Morton DL, Reintgen D, Ross MI, Sober A, Soong SJ, Thompson JA, Thompson JF, Gershenwald JE, McMasters KM (2000) A new American Joint Committee on Cancer staging systems for cutaneous melanoma. 88: 1484–1491

Blaheta H-J, Ellwanger U, Schittek B, Sotlar K, Maczey E, Breuninger H, Thelen MH, Bueltmann B, Rassner G, Garber C (2000) Examination of regional lymph nodes by sentinel node biopsy and molecular analysis provides new staging facilities in primary cutaneous melanoma. J Invest Dermatol 114: 637–642

Bland KI (1999) Microstaging of sentinel lymph nodes. Ann Surg Oncol 6: 15–16

Bognar J, Nagy P, Kadar E, Bajtai A, Mayer A, Daroczy J, Jakab F (1997) The current surgical treatment of primary malignant melanoma of the skin. Acta Chir Hung 36: 37–38

Bongers V, Rinkes HMB, Barneveld PC, Caninga van Dijk MR, van Rijk PP, van Vloten WA (1999) Towards quality assurance of the sentinel node procedure in malignant melanoma patients: a single institution evaluation and a European survey. Eur J Nucl Med 26: 84–90

Bostick PJ, Morton DL, Turner RR, Huynh KT, Wang H, Elashoff R, Essner R, Hoon DS (1999) Prognostic significance of occult metastases detected by sentinel lymphadenectomy and reverse transcriptase-polymerase chain reaction in early-stage melanoma patients. J Clin Oncol 17: 3238–3244

Brady MS, Coit DG (1997) Lymphatic mapping in the management of the patient with cutaneous melanoma. Cancer J 10: 87–93

Cascinelli N, Morabito A, Saninami M et al. (1998) Immediate or delayed dissection of regional nodes in patients with melanoma of the trunk: A randomized trial – WHO Melanoma Programme. Lancet 14: 793–796

Gennari R, Stoldt HS, Bartolomei M, Zurrida S, Testori A, Mazzarol G, Paganelli G, Veronesi U (1999) Sentinel node localisation: A new prospective in the treatment of nodal melanoma metastases. Int J Oncol 15: 25–32

Gershenwald JE, Thompson W, Mansfield PF, Lee JE, Colome MI, Tseng CH, Lee JJ, Balch CM, Reintgen DS, Ross MI (1999) Multi-institutional melanoma lymphatic mapping experience: the prognostic value of sentinel lymph node status in 612 stage I or II melanoma patients. J Clin Oncol 17: 976–983

Koller J, Rettenbach L (2000) Sentinel-Lymph-Node Biopsie. Hautarzt 51: 47–56

Morton DL, Chan AD (1999) Current status of intraoperative lymphatic mapping for early stage melanoma. J Am Coll Surg 189: 213–223

Morton DL, Chan AD (2000) The concept of sentinel node localization: how it started. Semin Nucl Med 30: 4–10

Morton DL, Cochran AJ, Thompson JF, Elashoff R, Essner R, Glass EC, Mozzillo N, Nieweg OE, Roses DF, Hoekstra HJ, Karakousis CP, Reintgen DS, Coventry BJ, Wang HJ (2005) Sentinel node biopsy for early-stage melanoma: accuracy and morbidity in MSLT-I, an international multicenter trial. Ann Surg 242: 302–311

Morton DL, Thompson JF, Essner R, Elashoff R, Stern SI, Nieweg OE, Roses DF, Karakousis CP, Mozzillo N, Reintgen D, Wang HJ, Glass EC, Cochran AJ (1999) Validation of the accuracy of intraoperative lymphatic mapping and sentinel lymphadenectomy for early-stage melanoma: a multicenter trial. Multicenter Selective Lymphadenectomy Trial Group. Ann Surg 230: 453–465

Morton DL, Wen DR, Cochran AJ (1992) Management of eary-stage melanoma by intraoperative lymphatic mapping and selective lymphadenectomy. Surg Oncol Clin North Am 1: 247–259

Murray CA, Leong WL, McCready DR, Ghazarian DM (2004) Histopathological patterns of melanoma metastases in sentinel lymph nodes. J Clin Pathol 57: 64–67

Reintgen DS, Brobeil A (1998) Lymphatic mapping and selective lymphadenectomy as an alternativ to elective lymph node dissection in patients with malignant melanoma. Hematol Oncol Clin North Am 12: 807–821

Thomas JM (2006) Caution with sentinel node biopsy in cutaneous melanoma. Br J Surg: 129–130

Uren RF (2004) Lymphatic drainage of the skin. Ann Surg Oncol 11 (3 Suppl): 179S-185S

Yee VS, Thompson JF, McKinnon JG, Scolyer RA, Li LX, McCarthy WH, O'Brien CJ, Quinn MJ, Saw RP, Shannon KF, Stretch JR, Uren RF (2005) Outcome in 846 cutaneous melanoma patients from a single centre after a negative sentinel node biopsy. Ann Surg Oncol 12: 429–439

Zogakis TG, Essner R, Wang HJ, Turner RR, Takasumi YT, Gaffney RL, Lee JH, Morton DL (2005) Melanoma recurrence patterns after negative sentinel lymphadenectomy. Arch Surg 140: 865–871

Nachweis okkulter Melanomzellen im Wächterlymphknoten

Anja Ulmer und Gerhard Fierlbeck

21.1 Einleitung – 246
21.1.1 »Melanompositiver« vs. »melanomnegativer« Wächterlymphknoten – 246
21.1.2 Quantitative Erfassung der Tumorlast im Wächterlymphknoten – 246
21.1.3 Genomische Veränderungen disseminierter Melanomzellen – 246

21.2 Neue Strategien zur Erfassung des Wächterlymphknotenstatus – 247
21.2.1 Histopathologische Untersuchungsmethoden – 247
21.2.2 Molekularbiologische Untersuchungsmethoden – 247
21.2.3 Immunzytologische Untersuchung nach mechanischer Disaggregation des Lymphknotengewebes – 248

21.3 Weitere Methoden zum Nachweis okkulter Melanomzellen – 250

21.4 Klinische Bedeutung okkulter Melanomzellen im Wächterlymphknoten – 250
21.4.1 Nachweis durch histopathologische Untersuchung – 250
21.4.2 Nachweis durch molekularbiologische Untersuchung – 251
21.4.3 Nachweis durch immunzytologische Untersuchung – 251

21.1 Einleitung

Die Metastasierung des Melanoms in den ersten drainierenden Lymphknoten, den so genannten Wächterlymphknoten, beeinflusst das Überleben von Patienten mit klinisch lokalisierter Melanomerkrankung entscheidend (Balch et al. 2001). Techniken zur Identifizierung und zur operativen Entfernung des Wächterlymphknotens sind fest etabliert. Goldstandard zum Nachweis einer möglichen Metastasierung ist die histopathologische Untersuchung des Lymphknotens, die teilweise ergänzt wird durch molekularbiologische Untersuchungsmethoden.

! Ein allgemein akzeptiertes Konzept zur optimalen Evaluierung des Wächterlymphknotenstatus existiert bislang nicht.

Folgende Probleme ergeben sich bei der korrekten Erfassung des Wächterlymphknotenstatus.

21.1.1 »Melanompositiver« vs. »melanomnegativer« Wächterlymphknoten

! Die korrekte Unterscheidung zwischen »melanompositivem« Wächterlymphknoten und »melanomnegativem« Wächterlymphknoten ist kein triviales diagnostisches Problem.

Häufig finden sich kleinste Tumorzellaggregate innerhalb von Millionen von orthotopen Zellen (Starz 2004). Die Suche nach der disseminierten Melanomzelle ähnelt damit der Suche nach der Stecknadel im Heuhaufen. Wie viele Patienten mit klinisch auf den Primärtumor begrenzter Erkrankung tatsächlich eine frühe lymphogene Tumorzelldisseminierung aufweisen, ist letztlich unbekannt. Da bei allen histopathologischen Techniken nur ein kleiner Ausschnitt des Lymphknotengewebes untersucht wird, sind falsch negative Befunde zu erwarten.

21.1.2 Quantitative Erfassung der Tumorlast im Wächterlymphknoten

Die aus der Wächterlymphknotenbiopsie gewonnenen Informationen wurden in die neueste Version des American Joint Committee on Cancer Staging for Cutaneous Melanoma (AJCC 2002) aufgenommen (Balch et al. 2001). Hier wird unterschieden zwischen mikroskopischem und makroskopischem Befall des Wächterlymphknotens.

> **Definition**
>
> — **Makrometastase (AJCC 2002):**
> Klinisch und mikroskopisch-pathologisch nachweisbare Metastasierung.
> — **Mikrometastase (AJCC 2002):**
> Klinisch und radiologisch okkulte, ausschließlich mikroskopisch detektierbare Metastasierung.

Die Überlebensraten dieser beiden Patientengruppen unterscheiden sich signifikant.

> **Cave**
>
> Patienten mit »Mikrometastasen« stellen keine homogene Gruppe dar.

So findet man bei Patienten mit mikroskopisch messbarer ausgedehnter Tumorlast im Wächterlymphknoten häufiger einen Befall der nachgeschalteten Lymphknoten als bei Patienten mit kleinerer Tumorlast (Cochran et al. 2004b; Dewar et al. 2004; Lee et al. 2004; Reeves et al. 2003). Beide Gruppen unterscheiden sich hinsichtlich ihrer Prognose (Cochran et al. 2004a, b; Starz et al. 2001). Bislang besteht kein einheitliches Konzept zur quantitativen Dokumentation einer Mikrometastasierung.

21.1.3 Genomische Veränderungen disseminierter Melanomzellen

Für das maligne Potenzial des Melanoms sind neben quantitativen Aspekten qualitative Merkmale entscheidend. Für Primärtumoren konnte mittels komparativer genomischer Hybridisierung gezeigt werden, dass bestimmte genomische Veränderungen (Amplifikation von Chromosom 6p und 1q) mit einer schlechten Prognose korrelieren (Namiki et al. 2005). Qualitative Aspekte disseminierter Melanomzellen werden bislang routinemäßig nicht erfasst.

21.2 Neue Strategien zur Erfassung des Wächterlymphknotenstatus

21.2.1 Histopathologische Untersuchungsmethoden

❗ Die Detektionsrate von Melanommetastasen kann durch immunhistologische Untersuchungen und durch die Untersuchung zusätzlicher Schnitte erhöht werden.

Immunhistologische Untersuchung

❗ Die Detektionsrate disseminierter Melanomzellen im Wächterlymphknoten kann durch zusätzliche immunhistologische Untersuchungen in Ergänzung zum konventionellen Hematoxylin- und Eosin-gefärbten Präparat (H&E-Schnitt) signifikant erhöht werden (Cochran et al. 1988; Yu et al. 1999).

Hauptsächlich werden 3 Antikörper eingesetzt: S100, HMB45 und Melan A. Das Protein S100 ist im Zytoplasma und in Nucleoli nahezu aller Melanomzellen präsent und eignet sich als Screeningmarker (Starz 2004). Als problematisch kann sich die Unterscheidung von ebenfalls positiven Langerhans-Zellen, dendritischen Zellen des Parakortex, Schwann-Zellen kleiner Nerven und benignen Nävuszellen erweisen. Die Spezifität von Melan A und HMB45 ist im Vergleich zu S100 höher, wobei Melan A regelmäßig und HMB45 nur selten benigne Nävuszellen markiert. Andererseits kann die Expression der relevanten Antigene in Mikrometastasen teilweise oder ganz fehlen.

Untersuchung zusätzlicher Präparate

❗ Nach dem Motto »the more one looks the more one finds« können okkulte Metastasen durch die Untersuchung von mehr Schnitten pro Lymphknoten diagnostiziert werden (Gietema et al. 2004).

Theoretisch optimal wäre die Aufarbeitung des gesamten Wächterlymphknotens mittels Serienschnitten.

❗ Um eine Ansammlung von 10 Tumorzellen sicher zu diagnostizieren, sind 139 Schnitte durch einen durchschnittlich großen Lymphknoten erforderlich (van-Diest 1999).

Dies ist aus Zeit- und Kostengründen in der Praxis nicht realisierbar. Alle von verschiedenen Arbeitsgruppen favorisierten Techniken zur Aufarbeitung des Wächterlymphknotens stellen damit einen Kompromiss dar, können die Detektionsrate disseminierter Melanomzellen jedoch im Vergleich zur Untersuchung eines einzelnen Schnittes signifikant erhöhen. Gietema et al. (2004) befürworten die Durchführung von 5 Schnittstufen im Abstand von je 250 μm nach Halbierung des Lymphknotens in seiner Längsachse und die Untersuchung von jeweils 3 Schnitten. Im Vergleich zur ausschließlichen Untersuchung der zentralen Schnittebene können mit diesem Protokoll 20% mehr positive Befunde erhoben werden.

Cochran et al. (2000) empfehlen im Rahmen des Augsburger Consensustreffens, den Lymphknoten in seiner Längsachse zu teilen und von dieser zentralen Schnittebene jeweils 10 Serienschnitte anzufertigen. Damit soll versucht werden, den Hilusbereich möglichst exakt zu untersuchen. Problematisch an dieser Aufarbeitungstechnik ist, dass ein großer Teil der Lymphknotenkapsel und des peripheren Gewebes nicht untersucht wird und die exakte Erfassung des Hilus bei eher asymmetrisch aufgebauten Lymphknoten schwierig sein kann.

Starz (2004) empfiehlt deshalb die Lamellierung des formalinfixierten Lymphknotens entlang seiner Längsachse in 1 mm dicke Scheiben, von denen jeweils 3 Schnitte angefertigt werden.

Am M.D. Anderson Cancer Center in Houston wird der Lymphknoten nach der so genannten Brotschneidetechnik entlang seiner Querachse in 1–2 mm dicke Scheiben aufgeschnitten (Prieto u. Clark 2002).

21.2.2 Molekularbiologische Untersuchungsmethoden

Mit Hilfe PCR-basierter Untersuchungsmethoden können melanomassoziierte mRNA-Sequenzen wie Tyrosinase, Melan A/Mart1 und gp100 (HMB45) nachgewiesen werden.

Meist wird für PCR-basierte Methoden das gesamte Gewebe lysiert. Auch der Nachweis am paraffinierten Schnitt ist möglich. PCR-basierte Methoden gelten als äußerst sensitiv.

❗ Ein wesentlicher Nachteil PCR-basierter Untersuchungsmethoden ist ihre mangelnde Spezifität.

So können Melanophagen, intranodale Nerven und benigne Nävuszellen die entsprechenden Markergene exprimieren. Falsch positive Befunde werden außerdem durch das Phänomen der »illegitimate gene expression«, d. h. die fehlerhafte Expression melanomassoziierter Gene durch nonmelanozytäre Zellen, erklärt.

Die Definition eines RT-PCR-positiven Wächterlymphknotens wird unterschiedlich gehandhabt. Teilweise wird der positive Nachweis mehrerer Marker gefordert, um den Anteil falsch positiver Befunde zu minimieren. Ein morphologisches Korrelat für RT-PCR-positive, histopathologisch negative Lymphknoten konnte in einer Untersuchung von Blaheta et al. (2001) auch bei aufwändiger retrospektiver Aufarbeitung des Lymphknotens mittels Serienschnitten nur selten nachgewiesen werden.

21.2.3 Immunzytologische Untersuchung nach mechanischer Disaggregation des Lymphknotengewebes

> Seit kurzem steht ein neuer immunzytologischer Ansatz zur Detektion okkulter disseminierter Melanomzellen zur Verfügung (Ulmer et al. 2005)

Beschreibung der Methode

Das native Lymphknotengewebe wird durch standardisierte mechanische Disaggregation in eine Einzelzellsuspension überführt. Nach Dichtegradientenzentrifugation zur Anreicherung der Tumorzellfraktion wird die Zellsuspension auf beschichtete Haftobjektträger aufgetragen (1 Mio. Zellen pro Objektträger). Der Zeitbedarf zur Aufarbeitung von 1–3 mittelgroßen Lymphknoten beträgt ca. 1 h. Die mikroskopische Detektion der Tumorzellen erfolgt nach konventioneller immunzytochemischer Färbungen mit den in der Routinediagnostik des Melanoms etablierten Antikörpern HMB45 und Melan A (Abb. 21.1).

Einzelne Tumorzellen können mithilfe eines Mikromanipulators isoliert werden. Durch Amplifikation der DNA und komparative genomische Hybridisierung können genomische Profile der isolierten Melanomzellen erstellt werden (Abb. 21.2; Klein et al. 1999; Ulmer et al. 2004).

Die Methode zeichnet sich durch einige Vorteile aus.

Sensitivität

> Die Sensitivität der immunzytologischen Untersuchung liegt deutlich über der Sensitivität histopathologischer Untersuchungsmethoden.

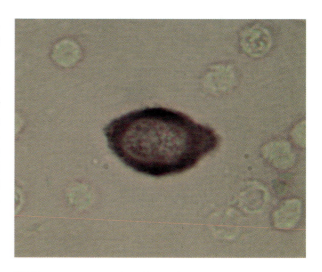

Abb. 21.1. Immunzytologischer Nachweis HMB45-positiver Tumorzellen isoliert aus einem histopathologisch negativen Wächterlymphknoten (APAAP, 5-bromo-4-chloro-3-indolyl phosphat/NBT x 160)

Die immunzytologische Untersuchung nach Disaggregation des Lymphknotengewebes erlaubt die Detektion okkulter Melanomzellen unabhängig von deren Lokalisation im Lymphknoten. So kann durch das mikroskopische Screenen weniger Objektträger ein repräsentatives Bild des gesamten untersuchten Gewebes gewonnen werden. Die histopathologische Untersuchung weniger selektierter Schnitte beschränkt sich dagegen auf einen Ausschnitt, der u. U. nicht repräsentativ für den gesamten Lymphknoten ist.

In einer prospektiven unizentrischen Studie wurden 494 Wächterlymphknoten von 358 Patienten immunzytologisch nach Disaggregation des Lymphknotengewebes und histopathologisch (3 Schnitte: 1x H&E, 2-mal Immunhistochemie) untersucht. 43 der 358 Patienten (12%) wiesen mindestens einen histopathologisch positiven Wächterlymphknoten auf. 42 dieser Patienten zeigten immunzytologisch HMB45-positive Zellen, 1 Patient war immunzytologisch HMB45-negativ, jedoch Melan-A-positiv. Bei 117 Patienten (33%) ließen sich ausschließlich mit der Methode der Immunzytologie HMB45-positive Zellen im Wächterlymphknoten nachweisen (Ulmer et al. 2005).

Die Detektionsraten der immunzytologischen Untersuchung im Vergleich mit PCR-basierten Methoden und der histopathologischen Untersuchung des Wächterlymphknotens sind in Tab. 21.1 zusammengefasst.

21.2 · Neue Strategien zur Erfassung des Wächterlymphknotenstatus

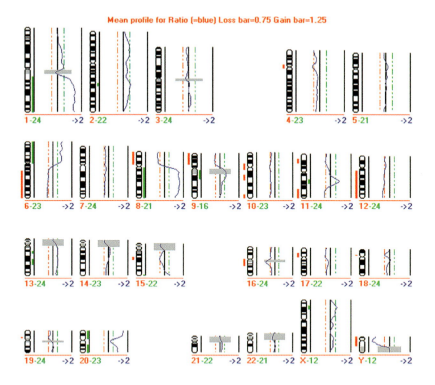

Abb. 21.2. Genomisches Profil einer HMB45-positiven Zelle, isoliert aus einem histopathologisch negativen Wächterlymphknoten. (*rot* Deletion, *grün* Amplifikation)

Tab. 21.1. Vergleich der Detektionsraten der immunzytologischen Untersuchung mit PCR-basierten Methoden und der histopathologischen Untersuchung des Wächterlymphknotens

Untersuchungsmethode	Detektionsrate	
Histopathologie inklusive Immunhistologie	12%	3 Schnitte der zentralen Ebene (Ulmer et al. 2005)
	28%	Median 20 Schnitte von 8 Schnittebenen (Abrahamsen et al. 2004)
	34%	20 Schnitte von 5 Stufenebenen (Cook et al. 2003)
PCR-basierte Methoden	66%	Tyrosinase mRNA-Positivität (Blaheta et al. 1998)
		73% Tyrosinase mRNA-Positivität (Bieligk et al. 1999)
Immunzytologie nach Disaggregation	44%	HMB45-Antikörper (Ulmer et al. 2005)

Spezifität

Die Spezifität der immunzytologischen Untersuchungsmethode wurde 3-fach belegt:
- Keiner der 67 untersuchten Kontrolllymphknoten wies HMB45-positive Zellen auf.
- Die retrospektive histopathologische Aufarbeitung mittels Serienschnitten führte bei 5 von 7 HMB45-immunzytologisch positiven, histopathologisch negativen Lymphknoten zu einer revidierten histopathologischen Diagnose. Eine Metastasierung war dabei meist nur auf wenigen tiefer liegenden Schnittstufen zu diagnostizieren.
- Bei 24 von 30 untersuchten Tumorzellen ließen sich genomische Aberrationen mittels komparativer genomischer Hybridisierung nachweisen, die den neoplastischen Ursprung der isolierten Zellen eindeutig belegten.

Dokumentation der Tumorlast

Durch die Angabe der Anzahl positiver Zellen pro 1 Mio. Lymphozyten erfolgt eine einfache Quantifizierung der Tumorlast. Dabei zeigte sich eine statistisch signifikante Assoziation zwischen der Anzahl HMB45-positiver Zel-

□ **Tab. 21.2.** Vor- und Nachteile der immunzytologischen Untersuchung im Vergleich mit histopathologischen und PCR-basierten Methoden

	Vorteile	Nachteile
Immunzytologie	Hohe Sensitivität bei relativ geringem Arbeitsaufwand Einfache Quantifizierung der Tumorlast Genomische Charakterisierung der Zellen möglich	Eingeschränkte morphologische Beurteilung der Tumorzellen Keine Lokalisationsangabe innerhalb des Lymphknotens möglich
Histologie	Morphologisches Korrelat Hohe Spezifität	Hohe Sensitivität nur bei sehr hohem Arbeits- und Zeitaufwand
PCR-basierte Methoden	Hohe Sensitivität	Kein Nachweis intakter Zellen Mangelnde Spezifität

len pro 1 Mio. Lymphozyten und der Wahrscheinlichkeit eines positiven histopathologischen Ergebnisses im Wächterlymphknoten. Außerdem konnte eine Korrelation zwischen der Tumordicke des Primärtumors und der Anzahl HMB45-positiver Zellen im Lymphknoten nachgewiesen werden.

Genomische Charakterisierung der isolierten Zellen

Erstmals gelang die genomische Charakterisierung einzelner disseminierter Tumorzellen, die aus immunzytologisch HMB45- bzw. Melan-A-positiven Lymphknoten isoliert wurden.

24 von 30 untersuchten Zellen wiesen genomische Aberrationen auf, wie sie typischerweise beim Melanom für Primärtumoren beschrieben wurden. Amplifikationen von Chromosom 1q und 6p, die mit einer schlechten Prognose assoziiert sind, zeigten sich bei 21% bzw. 46% dieser Zellen (Namiki et al. 2005). Die Vor- und Nachteile der immunzytologischen Untersuchung im Vergleich mit histopathologischen und PCR-basierten Methoden sind in □ Tab. 21.2 zusammengefasst.

21.3 Weitere Methoden zum Nachweis okkulter Melanomzellen

Weitere Methoden zum Nachweis einer okkulten Melanomdisseminierung wurden beschrieben. Erwähnt sei an dieser Stelle eine Zellkulturtechnik, die sich jedoch in der Praxis aufgrund des großen Aufwandes nicht durchsetzen konnte (Heller et al. 1993).

Kürzlich wurde ein MRT-basiertes Verfahren zur Untersuchung von Lymphknotenaspiraten publiziert (Lean et al. 2003). Da bei dieser Technik nur ein kleiner Ausschnitt des Lymphknotengwebes in die Untersuchung eingeht, ist ein signifikanter Vorteil im Vergleich zu den erwähnten Methoden unwahrscheinlich.

21.4 Klinische Bedeutung okkulter Melanomzellen im Wächterlymphknoten

21.4.1 Nachweis durch histopathologische Untersuchung

Patienten mit sehr frühem histopathologischem Nachweis einer Mikrometastase in einem einzigen Wächterlymphknoten haben eine bessere Prognose als Patienten mit histopathologisch nachweisbarem fortgeschrittenem Wächterlymphknotenbefall (McMasters et al. 2004). Interessant ist die Beobachtung, dass auch Patienten mit ausschließlich immunhistologischem Nachweis disseminierter Melanomzellen im Wächterlymphknoten einen Befall nachgeschalteter Lymphknoten aufweisen können (McMasters et al. 2004). Der ausschließlich immunhistologische Nachweis einer Disseminierung im Wächterlymphknoten ist damit mit großer Wahrscheinlichkeit prognostisch relevant.

Aufgrund fehlender routinemäßiger Erfassung ist derzeit unklar, ob jede histologisch oder immunhistologisch nachweisbare disseminierte Melanomzelle prognostisch relevant ist oder ob es eine kritische Tumorlast gibt, ab der eine Disseminierung klinisch bedeutsam wird.

21.4.2 Nachweis durch molekularbiologische Untersuchung

In verschiedenen Studien wurde gezeigt, dass Patienten mit histologisch und immunhistologisch negativem, aber RT-PCR positivem Wächterlymphknoten eine schlechtere Prognose bezüglich ihres rezidivfreien Überlebens und Gesamtüberlebens im Vergleich mit RT-PCR-negativen Patienten haben. Im Rahmen des derzeit durchgeführten Florida Melanoma Trials werden diese Patienten deshalb als wächterlymphknotenpositiv (klinisches Stadium III) klassifiziert und randomisiert (Reintgen et al. 2004). Auf der anderen Seite wurde kürzlich gezeigt, dass die ausschließliche RT-PCR-Positivität im Wächterlymphknoten nur bei kürzeren Nachbeobachtungszeiten einen signifikanten prognostischen Faktor darstellt. Die Autoren fordern für Studien mit Nachweis einer minimalen Tumorlast im Wächterlymphknoten eine Nachbeobachtungszeit von mindestens 5 Jahren (Kammula et al. 2004).

21.4.3 Nachweis durch immunzytologische Untersuchung

Die mediane Nachbeobachtung der bislang mittels Immunzytologie untersuchten Patienten liegt bei 30 Monaten (Ulmer et al. 2005). Eine klinische Relevanz immunzytologisch nachweisbarer Tumorzellen im Wächterlymphknoten ist zu erwarten, da die Methode eine quantitative Dokumentation der Tumorlast erlaubt. Mit hoher Wahrscheinlichkeit wird sich ein Grenzwert für eine prognostisch relevante kritische Tumorlast definieren lassen. Ein solcher Grenzwert wurde kürzlich für zirkulierende Melanomzellen im peripheren Blut beschrieben (Ulmer et al. 2004).

> **Fazit**
>
> Die frühere Erkennung einer lymphogenen Disseminierung von Melanomzellen im Wächterlymphknoten stellt eine große Herausforderung dar. Neue Methoden wie die Immunzytologie nach Disaggregation des Wächterlymphknotens können einen wichtigen Beitrag zu einer verfeinerten Klassifikation von Patienten mit klinisch lokalisierter Melanomerkrankung leisten. Zukünftige Studien werden zeigen, ob Patienten mit frühester lymphogener Disseminierung von zusätzlichen chirurgischen Interventionen wie einer kompletten Lymphknotendissektion oder adjuvanten medikamentösen Therapien profitieren.

Literatur

Abrahamsen HN, Hamilton-Dutoit SJ, Larsen J, Steiniche T (2004) Sentinel lymph nodes in malignant melanoma: extended histopathologic evaluation improves diagnostic precision. Cancer 100: 1683–1691

Balch CM, Buzaid AC, Soong SJ, Atkins MB, Cascinelli N, Coit DG, Fleming ID, Gershenwald JE, Houghton AJ, Kirkwood JM, McMasters KM, Mihm MF, Morton DL, Reintgen DS, Ross MI, Sober A, Thompson JA, Thompson JF (2001) Final version of the American Joint Committee on Cancer staging system for cutaneous melanoma. J Clin Oncol 19: 3635–3648

Bieligk SC, Ghossein R, Bhattacharya S, Coit DG (1999) Detection of tyrosinase mRNA by reverse transcription-polymerase chain reaction in melanoma sentinel nodes. Ann Surg Oncol 6: 232–240

Blaheta HJ, Sotlar K, Breuninger H, Bueltmann B, Rassner G, Garbe C, Horny HP (2001) Does intensive histopathological workup by serial sectioning increase the detection of lymph node micrometastasis in patients with primary cutaneous melanoma? Melanoma Res 11: 57–63

Blaheta H-J, Schittek B, Breuninger H, Maczey E, Kroeber S, Sotlar K, Ellwanger U, Thelen MH, Rassner G, Bultmann B, Garbe C (1998) Lymph node micrometastases of cutaneous melanoma: Increased sensitivity of molecular diagnosis in comparison to immunohistochemistry. Int J Cancer 79: 318–323

Cochran AJ, Balda BR, Starz H, Bachter D, Krag DN, Cruse CW, Pijpers R, Morton DL (2000) The Augsburg consensus – Techniques of lymphatic mapping, sentinel lymphadenectomy, and completion lymphadenectomy in cutaneous malignancies. Cancer 89: 236–241

Cochran AJ, Huang RR, Guo J, Itakura E, Wen DR (2004a) Update on the sentinel node procedure. Pigment Cell Res 17: 442–443

Cochran AJ, Roberts A, Wen DR, Huang RR, Itakura E, Luo F, Binder SW (2004b) Optimized assessment of sentinel lymph nodes for metastatic melanoma: implications for regional surgery and overall treatment planning. Ann Surg Oncol 11: 156S–161S

Cochran AJ, Wen DR, Morton DL (1988) Occult tumor cells in the lymph nodes of patients with pathological stage I malignant melanoma. An immunohistological study (see comments). Am J Surg Pathol 12: 612–618

Cook MG, Green MA, Anderson B, Eggermont AM, Ruiter DJ, Spatz A, Kissin MW, Powell BW (2003) The development of optimal pathological assessment of sentinel lymph nodes for melanoma. J Pathol 200: 314–319

Dewar DJ, Newell B, Green MA, Topping AP, Powell BW, Cook MG (2004) The microanatomic location of metastatic melanoma in sentinel lymph nodes predicts nonsentinel lymph node involvement. J Clin Oncol 22: 3345–3349

Gietema HA, Vuylsteke RJ, de Jonge IA, van Leeuwen PA, Molenkamp BG, van dSJ, Meijer S, van Diest PJ (2004) Sentinel lymph node investigation in melanoma: detailed analysis of the yield from step sectioning and immunohistochemistry. J Clin Pathol 57: 618–620

Heller R, King B, Baekey P, Cruse W, Reintgen D (1993) Identification of submicroscopic lymph node metastases in patients with malignant melanoma. Semin Surg Oncol 9: 285–289

Kammula US, Ghossein R, Bhattacharya S, Coit DG (2004) Serial follow-up and the prognostic significance of reverse transcriptase-polymerase chain reaction-staged sentinel lymph nodes from melanoma patients. J Clin Oncol 22: 3989–3996

Klein CA, Schmidt KO, Schardt JA, Pantel K, Speicher MR, Riethmuller G (1999) Comparative genomic hybridization, loss of heterozygosity, and DNA sequence analysis of single cells. Proc Natl Acad Sci USA 96: 4494–4499

Lean CL, Bourne R, Thompson JF, Scolyer RA, Stretch J, Li LX, Russell P, Mountford C (2003) Rapid detection of metastatic melanoma in lymph nodes using proton magnetic resonance spectroscopy of fine needle aspiration biopsy specimens. Melanoma Res 13: 259–261

Lee JH, Essner R, Torisu-Itakura H, Wanek L, Wang H, Morton DL (2004) Factors predictive of tumor-positive nonsentinel lymph nodes after tumor-positive sentinel lymph node dissection for melanoma. J Clin Oncol 22: 3677–3684

McMasters KM, Noyes RD, Reintgen DS, Goydos JS, Beitsch PD, Davidson BS, Sussman JJ, Gershenwald JE, Ross MI (2004) Lessons learned from the Sunbelt Melanoma Trial. J Surg Oncol 86: 212–223

Namiki T, Yanagawa S, Izumo T, Ishikawa M, Tachibana M, Kawakami Y, Yokozeki H, Nishioka K, Kaneko Y (2005) Genomic alterations in primary cutaneous melanomas detected by metaphase comparative genomic hybridization with laser capture or manual microdissection: 6p gains may predict poor outcome. Cancer Genet Cytogenet 157: 1–11

Prieto VG, Clark SH (2002) Processing of sentinel lymph nodes for detection of metastatic melanoma. Ann Diagn Pathol 6: 257–264

Reeves ME, Delgado R, Busam KJ, Brady MS, Coit DG (2003) Prediction of nonsentinel lymph node status in melanoma. Ann Surg Oncol 10: 27–31

Reintgen D, Pendas S, Jakub J, Swor G, Giuliano R, Bauer J, Cassall R, Duhaime L, Alsarrai M, Shivers S (2004) National trials involving lymphatic mapping for melanoma: the Multicenter Selective Lymphadenectomy Trial, the Sunbelt Melanoma Trial, and the Florida Melanoma Trial. Semin Oncol 31: 363–373

Starz H (2004) Pathology of the sentinel lymph node in melanoma. Semin Oncol 31: 357–362

Starz H, Balda BR, Kramer KU, Buchels H, Wang H (2001) A micromorphometry-based concept for routine classification of sentinel lymph node metastases and its clinical relevance for patients with melanoma. Cancer 91: 2110–2121

Ulmer A, Schmidt-Kittler O, Fischer J, Ellwanger U, Rassner G, Riethmuller G, Fierlbeck G, Klein CA (2004) Immunomagnetic enrichment, genomic characterization, and prognostic impact of circulating melanoma cells. Clin Cancer Res 10: 531–537

Ulmer A, Fischer JR, Schanz S, Sotlar K, Breuninger H, Dietz K, Fierlbeck G, Klein CA (2005) Detection of melanoma cells displaying multiple genomic changes in histopathologically negative sentinel lymph nodes. Clin Cancer Res 11: 5425–5432

van-Diest PJ (1999) Histopathological workup of sentinel lymph nodes: how much is enough? J Clin Pathol 52: 871–873

Yu LL, Flotte TJ, Tanabe KK, Gadd MA, Cosimi AB, Sober AJ, Mihm MC, Duncan LM (1999) Detection of microscopic melanoma metastases in sentinel lymph nodes. Cancer 86: 617–627

Operative Therapie des metastasierten Melanoms

Jonas Göhl und Thomas Meyer

22.1 Einleitung – 254

22.2 Lokoregionäre Metastasen – 254
22.2.1 Regionäre Lymphknotenmetastasen – 254
22.2.2 Lokoregionäre Hautmetastasen – 256

22.3 Fernmetastasen – 258
22.3.1 Viszerale Metastasen – 258
22.3.2 Haut- und Fernlymphknotenmetastasen – 258

22.1 Einleitung

Wie bei den meisten Malignomen stellt auch beim Melanom die Metastasierung den wichtigsten Prognosefaktor dar. Die Wahrscheinlichkeit der späteren Metastasierung wird im Wesentlichen vom Primärtumor bestimmt. Die Häufigkeit der Metastasierung schwankt zwischen 10 und 70% und wirkt sich dementsprechend direkt proportional auf das Überleben mit 10-Jahres-Überlebensraten zwischen 25 und 40% aus (Balch 2001a; White 2002).

22.2 Lokoregionäre Metastasen

22.2.1 Regionäre Lymphknotenmetastasen

Diagnostik und Klassifikation

Die Metastasierung beim Melanom erfolgt in über 90% primär lymphogen. Die Häufigkeit korreliert direkt mit der Zunahme der Kategorie des Primärtumors, welche im Wesentlichen vom vertikalen Tumordurchmesser (nach Breslow), der Invasionstiefe in die Schichten der Haut (Clark-Level) sowie vom Nachweis einer Tumorulzeration bestimmt wird (◘ Tab. 22.1).

Während die Rate histologisch nachweisbarer Lymphknotenmetastasen bei Tumoren <2 mm Tumordicke bei 6–10% liegt, steigt diese bei Tumoren mit >2 mm Dicke auf über 15–20% an. Bei Tumoren mit einer vertikalen Tumordicke >4 mm (Breslow) ist bei etwa 1/3 aller Patienten zum Zeitpunkt der Primärtumordiagnose von einem Befall der regionären Lymphknoten auszugehen (Hohenberger 1996; Göhl 2000, 2002; Meyer 2004).

> **!** Bei klinischem Verdacht auf ein Melanom ist die Untersuchung der regionären Lymphknotenstationen obligat.

Bei Lokalisation der Primärtumoren an den Extremitäten ist die korrespondierende Lymphknotenstation in Axilla bzw. Leiste eindeutig definiert (◘ Abb. 22.1).

Bei Lokalisation der Tumoren am Rumpf, v. a. im Mittellinienbereich bzw. in der Horizontalebene in Nabelhöhe, kommen entsprechend der anatomischen Lymphabstromverhältnisse mehrere Abflussregionen in Betracht. Bei den so genannten zentralen Mittellinientumoren (bis zu 5 cm von der horizontalen und vertikalen Trennlinie entfernt) kann es potenziell zu einem Befall aller 4 Lymphknotenstationen von beiden Achselhöhlen und Leisten kommen.

◘ **Tab. 22.1.** Klassifikation des Primärtumors. (Nach Balch 2001b; Wittekind 2002)

pT		Größter vertikaler Tumordurchmesser (Breslow)	Clark-Level	Ulzeration
pT1	pT1a	≤1,0 mm	II/III	Nein
	pT1b		IV/V	Ja
pT2	pT2a	>1,0–2,0 mm	Jedes	Nein
	pT2b			Ja
pT3	pT3a	>2,0–4,0 mm	Jedes	Nein
	pT3b			Ja
pT4	pT4a	>4,0 mm	Jedes	Nein
	pT4b			Ja

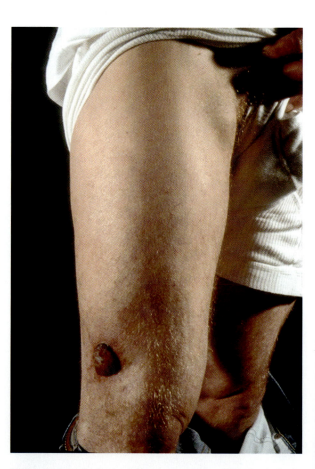

◘ **Abb. 22.1.** Regionäre Lymphknotenmetastasen (klinischer Befund). Indikation zur radikalen Lymphdissektion

Bei Melanomen des Kopf-Hals- und Schulterbereiches ist der lymphatische Abfluss in die verschiedenen zervikalen Lymphknotenkompartimente, nach supraklavikulär oder auch in die Axilla ebenfalls variabel.

> **Praxistipp**
>
> Neben der klinischen Palpation ist als zusätzliche nicht invasive und kostengünstige Untersuchungsmethode die Sonographie Standard. Weiterführende bildgebende diagnostische Verfahren wie CT oder NMR sind bei unauffälligem Palpations- bzw. Sonographiebefund nicht notwendig.

Auf den Stellenwert der Lymphoszintigraphie und selektiven Lymphknotenbiopsie (SNB) im Rahmen der Primärtumorbehandlung und der entsprechend damit verbundenen Stagingmöglichkeit mit der Option weiterer therapeutischer oder adjuvanter Behandlungsschritte wird in ▶ Kap. 20 eingegangen.

Die Kategorisierung des Lymphknotenstatus (UICC 2002, 6. Aufl.) ist in ◘ Tab. 22.2 wiedergegeben. Dabei werden das Ausmaß der Lymphknotenmetastasierung, die Anzahl befallener Lymphknoten sowie das Vorhandensein von Satelliten- bzw. In-transit-Metastasen berücksichtigt.

Die Primärtumor- (pT-), Lymphknoten- (pN-) und Fernmetastasenkategorie (pM) bestimmen zusammen das **Tumorstadium** (◘ Tab. 22.3 und 22.4).

Therapeutische Lymphknotendissektion

Bei klinischem Verdacht auf das Vorliegen von regionären Lymphknotenmetastasen ist die **radikale Dissektion** das Therapieverfahren der Wahl (Meyer 2002). Bei histologisch nachgewiesenem positivem Wächterlymphknoten wird ebenfalls eine Ausräumung der entsprechenden Lymphknotenstationen empfohlen (Essner 1999; Wagner 2000; Meyer 2004). Ein anderes Vorgehen sollte nur nach im Rahmen von kontrollierten klinischen Studien durchgeführt werden. So wird derzeit bei Minimalbefall des Pförtnerlymphknotens (Mikrometastase < 2 mm) der Stellenwert der radikalen Nachoperation in einer multizentrischen Studie überprüft.

Tab. 22.2. Klassifikation der regionären Lymphknoten. (Nach Balch 2001b, Wittekind 2002)

N		Lymphknotenstatus
N0		Keine regionären Lymphknotenmetastasen
N1		Metastase in **1** regionären Lymphknoten
	N1a	Nur mikroskopische Metastase (klinisch okkult)
	N1b	Makroskopische Metastase (klinisch apparent)
N2		Metastasen in **2 oder 3** Lymphknoten **oder** intralymphatische regionäre Metastase
	N2a	Nur mikroskopische Metastasen
	N2b	Makroskopische Metastasen
	N2c	Satelliten- oder In-transit-Metastasen **ohne** regionale Lymphknotenmetastasen
N3		Metastasen in ≥4 regionalen Lymphknoten oder konfluierend **oder** Satelliten- oder In-transit-Metastasen **mit** regionalen Lymphknotenmetastasen

Tab. 22.3. Klassifikation der Fernmetastasen. (Nach Balch 2001b, Wittekind 2002)

M	Befallenes Organ	LDH-Status
M1a	Haut, subkutan, oder Lymphknoten	LDH normal
M1b	Lunge	LDH normal
M1c	Alle anderen Organmetastasen	LDH normal
	Jede Art von Fernmetatasen	LDH erhöht

Tab. 22.4. Stadiengruppierung der Melanome. (Nach Balch 2001b, Wittekind 2002)

Stadium	T	N	M
0	pTis	N0	M0
I	pT1	N0	M0
IA	pT1a		
IB	pT1b		
	pT2a		
II		N0	M0
IIA	pT2b, pT3a		
IIB	pT3b, pT4a		
IIC	pT4b		
III	Jedes TpT1a-4a	N1, N2, N3	M0
IIIA	pT1a-4a	N1a, 2a	
IIIB	pT1a-4a	N1b, 2b, 2c	
IIIC	pT1b-4b	N1a, 2a, 2c	
	pT1b-4b	N1b, 2b	
	Jedes T	N3	
IV	Jedes T	Jedes N	M1

> ❗ Die komplette Ausräumung des Lymphknotenfettpaketes der betroffenen Lymphknotenstationen sollte immer en bloc vorgenommen werden.

Axilladissektion

Die Hautinzision erfolgt bevorzugt ventralseitig am Rand des M. pectoralis major oder durch die Axilla in den Spaltlinien der Haut. Nach Darstellen der V. axillaris erfolgt die komplette Ausräumung des Lymphknotenfettpaketes der Achselhöhle, der lateralen Thoraxwand, zwischen den Mm. pectorales major und minor bis hin zur Apex axillae (Durchtrittstelle der Axillargefäße an der Thoraxwand). Damit beinhaltet die Dissektion die Ausräumung der Lymphknoten des Levels I und II sowie der Level-III-Lymphknoten medial des M. pectoralis minor (Hohenberger 1996; Karakousis CP 1998).

> ❗ Der N. thoracicus longus sowie der N. thoracodorsalis sollten, falls keine Infiltration dieser Strukturen vorliegt, geschont werden.

Leistendissektion

Über einen leicht bogenförmig verlaufenden Hautschnitt unterhalb des Leistenbandes lateral der tastbaren A. femoralis nach distal medial inRichtung V. saphena magna am proximalen Oberschenkel wird zunächst en bloc das Trigonum inguinale (Scarpae) und die untere M.-abdominis-externus-Region vom Tuberculum pubicum bis zur Spina iliaca anterior hin zum Hiatus saphenus und dem Leistenband ausgeräumt (Hohenberger 1996; Karakousis 1998). Die V. saphena magna wird regelhaft mitentfernt. Sind Lymphknoten im Dissektat befallen, so erfolgt die Fortsetzung der Leistendissektion nach iliakal über das Leistenband hinaus unter retroperitonealer Freilegung der Gefäße und Dissektion der Lymphknoten bis in Höhe der A. iliaca communis sowie der Lymphknoten des Foramen obturatorium unter Schonung des N. obturatorius.

> ❗ Da nach einer kompletten Dissektion die Femoralgefäße ungeschützt unter der Haut liegen, sollte eine Sartoriusplastik regelhaft mit durchgeführt werden. Dazu wird der Muskel am Ansatz der Spina iliaca anterior superior abgesetzt, der kraniale Anteil mobilisiert, nach medial über die Femoralgefäße geschwenkt und am Leistenband und den medialen Muskelgruppen fixiert.

Halsdissektion

In der Regel wird eine so genannte modifizierte »neck dissection« vorgenommen unter Erhaltung des M. sternocleidomastoideus und der V. jugularis interna. Ausgeräumt werden die zervikalen, medialen und lateralen Lymphknotenkompartimente. Die okzipitale, prä- und retroaurikuläre Dissektion ist von der Lokalisation des Primärtumors (am behaarten Kopf) sowie der nachgewiesenen Lymphabflussregion abhängig (Robbins 1991; O'Brien 1992; Hohenberger 1996; Meyer 2002).

Elektive (prophylaktische) Lymphknotendissektion

> ❗ Die prophylaktische radikale Ausräumung der regionären Lymphknotenstation ohne klinische Hinweise auf eine metastatische Absiedlung in den Lymphknoten kann nach Etablierung des Verfahrens der Sentinel-node-Biopsie (SNB) nicht mehr empfohlen werden (Meyer 2004).

22.2.2 Lokoregionäre Hautmetastasen

> **Definition**
>
> **Satellitenmetastasen** sind definiert als kutane oder subkutane Absiedlungen in einem Abstand von maximal 2 cm vom Primärtumorrand.
> Handelt es sich um Absiedlungen weiter davon entfernt bis zur regionären Lymphknotenstation, so handelt es sich definitionsgemäß um **In-transit-Metastasen**.
> Bei Vorliegen von multiplen Satelliten- bzw. In-transit-Metastasen an den Extremitäten ist in der Regel ein primär chirurgisches Vorgehen in kurativer Intention nicht möglich (◘ Abb. 22.2).

> ❗ Die isolierte regionale hypertherme Zytostatikaperfusion der Extremitäten stellt eine Möglichkeit der lokoregionären Tumortherapie dar.

Das Prinzip dieser Behandlung liegt darin, dass mit Hilfe einer Herz-Lungen-Maschine eine isolierte extrakorporale Zirkulation der Extremität durch Abriegelung vom Körperkreislauf hergestellt wird (◘ Abb. 22.3).

Unter Vermeidung systemischer Nebenwirkungen ist die Anwendung der zum Einsatz kommenden zy-

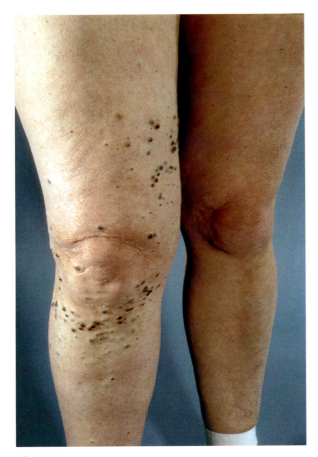

Abb. 22.2. Multiple Satelliten-/In-transit-Metastasen. Indikation zur hyperthermen isolierten Extremitätenperfusion

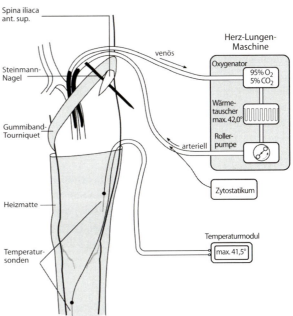

Abb. 22.3. Schema der Extremitätenperfusion

tostatischen Medikamente (Melphalan, Actinomycin D) in bis zu 20-fach höherer Dosierung im Vergleich zur systemischen Applikation möglich. Als weitere wirkungspotenzierende Maßnahme wird aufgrund bekannter synergistischer Effekte von Zytostase und Hyperthermie bei Melanomzellen eine Erwärmung der Gliedmaßen über den externen Herz-Lungen-Maschinenkreislauf auf maximal 41,5 °C vorgenommen. Die Einwirkzeit des Zytostatikums beträgt in der Regel 90 min.

Bei ausgedehnter knotiger Metastasierung und ulzeröser Komponente (»bulky disease«) kann zusätzlich als experimenteller Behandlungsversuch (individueller Heilversuch) die Zugabe von Tumornekrosefaktor α (TNF α) individuell diskutiert werden. Diese Modifikation muss wegen des potenziellen toxisch-septischen Herz-Kreislauf-Versagens mit entsprechenden Sicherheitsvorkehrungen (obligate nuklearmedizinische Messung der Leckagerate, intensivmedizinische Nachbehandlung) kombiniert werden und bedarf einer besonderen Erfahrung in der Perfusionstherapie.

Mit der isolierten Zytostatikaperfusion können komplette Remissionsraten bis zu 75% erzielt werden. Die Langzeitüberlebensraten (5 Jahre) liegen global bei etwa 40% (Meyer 2001).

Die **primäre Exzisionstherapie von Hautmetastasen** kommt sowohl bei einzelnen lokoregionären Metastasen (Satelliten-, In-transit-Metastasen) als auch bei Hautmetastasen in Fernmetastasenlokalisation prinzipiell in Betracht.

> **Praxistipp**
>
> Inwieweit die primäre Exzisionstherapie von Hautmetastasen in Kombination mit systemischer Therapie vorgenommen wird, sollte in interdisziplinären Konferenzen diskutiert und individuell entschieden werden. Alternativ hierzu können auch die Kryotherapie, Lasertherapie, Bestrahlung sowie experimentelle Therapieverfahren (intraläsionale Injektionstherapie, Vakzinetherapie) mit dem Patienten diskutiert werden.

22.3 Fernmetastasen

Das Risiko der Fernmetastasierung korreliert analog der lymphogenen Metastasierung ebenfalls direkt mit der Kategorie des Primärtumors und dabei besonders mit dem vertikalen Tumordurchmesser. Während das Metastasierungsrisiko innerhalb der ersten 5 Jahre bei Breslow-Dicken <2 mm unter 10% liegt, steigt es bei sehr weit fortgeschrittenen Tumoren (>4 mm Dicke) auf bis zu 70% an (McCarthy 1988; Balch 2001a).

> ❗ Prädilektionslokalisationen der Fernmetastasierung des Melanoms sind Lunge (M1b), Gehirn, Skelettsystem, Leber, Gastrointestinaltrakt und Milz (M1c). Außerdem ist häufig ein Befall der nicht regionären Lymphknoten sowie Fernmanifestationen an Haut und Subkutis (M1a) zu beobachten.

> **Praxistipp**
>
> Neben der klinischen Diagnose bei kutaner oder subkutaner Manifestation sind in der Regel bildgebende diagnostische Verfahren wie Sonographie des Abdomens und Thoraxröntgenuntersuchungen sowie Computertomographie bzw. Skelettszintigraphie notwendig. Auch moderne Untersuchungstechniken wie die Positronenemissionstomographie (PET) finden für das Ganzkörperstaging Anwendung.

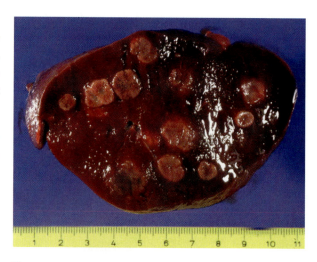

Abb. 22.4. Fernmetastasen in der Milz

22.3.1 Viszerale Metastasen

Ein kurativer operativer Ansatz besteht in der Regel nur dann, wenn es sich um eine singuläre Absiedlung bzw. einen Einorganbefall handelt (Abb. 22.4), der sich chirurgisch durch eine radikale Entfernung des Tumors (R0-Situation) behandeln lässt (Meyer 2000; Wood 2001).

> ❗ Liegt ein Mehrorganbefall vor, so sind nur in Ausnahmefällen chirurgische Maßnahmen zu empfehlen. Diese beschränken sich meist in lediglich palliativer Intention auf die Beseitigung oder Prophylaxe tumorbedingter Komplikationen wie Exulzeration, gastrointestinale Obstruktion, Tumorperforationen, Tumorblutung und neurologische Symptome (z. B. drohender Querschnitt) durch Kompression.

Durch eine kurative R0-Resektion von Fernmetastasen kann eine 5-Jahres-Überlebensrate von etwa 20% erreicht werden (Meyer 2000; Wood 2001). Allerdings liegen die Resektionsraten kurativer Eingriffe in der Regel nur bei 15–25%.

Ist eine komplette Entfernung der Metastasen nicht möglich, so ist die mediane Lebenserwartung auf 6–7 Monate begrenzt (Tab. 22.5).

22.3.2 Haut- und Fernlymphknotenmetastasen

Nicht regionäre kutane/subkutane und Lymphknotenmetastasen (M1a) gehören neben den Lungenmetastasen (M1b) zu den häufigsten Fernlokalisationen.

Auch bei Vorliegen von Haut- und Fernlymphknotenmetastasen ist die Indikation zur Resektion individuell nach sorgfältigem Tumorstaging zu überprüfen. Ein prognostischer Vorteil ist nur nach kurativer Resektion zu erwarten. In vielen Fällen ergibt sich jedoch die Notwendigkeit zur palliativen Exzision v. a. bei drohender Exulzeration, Tumorblutung und Weichteilinfektion.

Nach kompletter Entfernung von Haut- und Fernlymphknotenmetastasen können mediane Überlebenszeiten von bis zu 18 Monaten und 5-Jahres-Überlebenraten von bis zu 20% erreicht werden. Nach lediglich palliativer Behandlung liegen die medianen Überlebenszeiten bei 5–7 Monaten (Meyer 2000).

◻ Tab. 22.5. Überleben bei Fernmetastasierung. (Nach Meyer 2000, n=444)

	Kurative Resektion		Palliative Behandlung	
	Medianes Überleben (Monate)	5-Jahres-Überlebensrate	Medianes Überleben (Monate)	5-Jahres-Überlebensrate
Alle	17	20,8	5	0–4
Lymphknoten	18	20,0	5	0–16,7[a]
Haut/Subkutis	17	17,8	7	0
Lunge	28	50,0	10	0
Leber	12	0	5	0
Gastrointestinal	13	0	6	0
Gehirn	33	0	2	0
Knochen	–	–	13	0
Mehrorganbefall	10	25,0	4	0

[a] Nach palliativer Dissektion (R1/R2).

Literatur

Balch CM Soong SJ, Gershenwald JE, Thompson JF, Reintgen DS, Cascinelli N, Urist M, McMasters K, Ross MI, Kirkwood JM, Atkins MB, Thompson JA, Coit DG, Byrd D, Desmond R, Zhang Y, Liu P, Lyman GH, Morabito A (2001a) Prognostic factors analysis of 17,600 melanoma patients: validation of the American Joint Committee on Cancer melanoma staging system. J Clin Oncol 19: 3622–3634

Balch CM, Buzaid AC, Soong SJ, Atkins MB, Cascinelli N, Coit DG, Fleming ID, Gershenwald JE, Houghton A Jr, Kirkwood JM, McMasters KM, Mihm MF, Morton DL, Reintgen DS, Ross MI, Sober A, Thompson JA, Thompson JF (2001b) Final version of the American Joint Committee on Cancer staging system for cutaneous melanoma. J Clin Oncol 19: 3635–3648

Essner R, Conforti AM, Kelley M, Wanek L, Stern S, Glass E, Morton DL (1999) Efficacy of lymphatic mapping, sentinel lymphadenectomy, and selective complete lymph node dissection as a therapeutic procedure for early-stage melanoma. Ann Surg Oncol 6: 442–449

Göhl J, Driesch PVD, Meyer Th (2000) Zeitgemäße Diagnostik beim malignen Melanom. Chir Prax 57: 391–402

Göhl J, Meyer Th, Hohenberger W (2000) Sentinel-node-Biopsie beim malignen Melanom. Chir Prax 60: 219–230

Hohenberger W, Göhl J, Altendorf-Hofmann A, Meyer T (1996) Lymphknotendissektionen beim malignen Melanom. Chirurg 67: 779–787

McCarthy WH, Shaw HM, Thompson JF, Milton JW (1988) Time and frequency of recurrence of stage I malignant melanoma with guidelines for follow up study. Surg Gynecol Obstet 166: 497–502

Meyer T, Möhrle M, Garbe C, Hohenberger W (2004) Sentinel Lymph Node beim Melanom. Chirurg 75: 774–780

Meyer T, Merkel S, Göhl J, Hohenberger W (2002) Lymph node dissection for clinically evident lymph node metastases of malignant melanoma. Eur J Surg Oncol 28: 424–430

Meyer T, Göhl J (2001) Regionale Chemotherapie – Technik, Ergebnisse und Komplikationen der Extremitätenperfusion. In: Schönleben K (Hrsg) ΠΑΝΤΑ PEI. Umdenken in der Chirurgie. Sonderband zum Chirurgenkongress 2001. Hans Marseille Verlag, München, S 161–175

Meyer T, Merkel S, Goehl J, Hohenberger W (2000) Surgical therapy for distant metastases of malignant melanoma. Cancer 89: 1983–1991

O'Brien C, Gianoutsos MP, Morgan MJ (1992) Neck dissection for cutaneous malignant melanoma. World J Surg 16: 222–226

Robbins KT, Median JE, Wolfe GT, Levine PA, Sessions RP, Pruet ChW (1991) Standardizing neck dissection terminology. Arch Otolaryngol Head Neck Surg 117: 601–605

Wagner JD, Gordon MS, Chuang TY, Coleman JJ, Hayes JT, Junf SH, Love C (2000) Predicting sentinel and residual lymph node disease after sentinel node biopsy for melanoma. Cancer 89: 452–462

White RR, Stanley WE, Johnson JL, Tyler DS, Seigler HF (2002) Long-term survival in 2,505 patients with melanoma with regional lymph node metastasis. Ann Surg 235: 879–887

Wittekind C, Meyer HJ, Bootz F (Hrsg) (2002) TNM-Klassifikation maligner Tumoren, 6. Aufl. Springer, Berlin Heidelberg New York

Wood TF, DiFRonzo A, Rose DM, Haigh PI, Stern SL, Wanek L, Essner R, Morton DL (2001) Does complete resection of melanoma metastatic to solid intra-abdominal organs improve survival? Ann Surg Oncol 8: 658–662

Strahlentherapie des Melanoms

Rolf-Dieter Kortmann, Thomas Hehr, Johannes Claßen, Frank Paulsen, Michael Bamberg

23.1 Einleitung – 262

23.2 Primäres Melanom – 262
23.2.1 Lentigo maligna und Lentigo-maligna-Melanom – 262

23.3 Regionäre Lymphknotenstationen – 262
23.3.1 Postoperative Bestrahlung – 262
23.3.2 Elektive Bestrahlung – 263
23.3.3 Inoperable Lymphknotenmetastasen – 265

23.4 Melanome der Mukosa – 265

23.5 Melanome der Uvea – 266

23.6 Fernmetastasierung – 266
23.6.1 Hautmetastasen – 266
23.6.2 Knochenmetastasen – 266
23.6.3 Hirnmetastasen – 267

23.7 Fraktionierungsschemata – 269

23.8 Thermoradiotherapie – 269

23.1 Einleitung

Der erste Bericht über eine erfolgreiche Strahlentherapie beim Melanom geht auf 1924 zurück. Ein fortgeschrittenes Melanom am Arm konnte mit einer alleinigen Strahlentherapie kontrolliert werden (Owen 1924). Der Patient zeigte keinen Rückfall innerhalb einer Nachbeobachtungszeit von 3 Jahren. In den folgenden 1930-er Jahren wurde über erfolgreiche Strahlenbehandlungen mit größeren Patientenserien berichtet (Evans u. Leucutia 1931; Anderson u. Simpson 1935). Weitere Untersuchungen aus den 1930-er Jahren bis zu den 1950-er Jahren konnten die Wirkung der Strahlentherapie belegen (Ellis 1939; Hellriegel 1963).

23.2 Primäres Melanom

 Die Bestrahlung erreicht eine sehr gute Kontrolle inoperabler Tumoren. Bei Lentigo maligna und Lentigo-maligna-Melanom ist sie hocheffektiv bei sehr gutem kosmetischem Ergebnis.

Die alleinige Strahlentherapie ist als Primärbehandlung beim Melanom nur in den Einzelfällen indiziert, bei denen ein operativer Eingriff unmöglich oder nicht sinnvoll ist (Seegenschmiedt et al. 1999). Johanson bestrahlte noduläre Melanome und erreichte bei postoperativ residuellem Tumor eine langfristige lokale Tumorkontrolle von 82% bei einer Rate kompletter Remissionen von 39% (Johanson et al. 1983). In der Serie von Stevens konnten die lokalen Rückfallraten innerhalb des Strahlentherapiefeldes von 24% auf 11% reduziert werden (Stevens et al. 2000).

23.2.1 Lentigo maligna und Lentigo-maligna-Melanom

Bei älteren Patienten oder für eine Operation ungünstiger Tumorlokalisation sollte eine alleinige Strahlenbehandlung in Betracht gezogen werden, um ein kosmetisch und funktionell gutes Ergebnis zu erreichen. Harwood und Mitarbeiter behandelten 51 Patienten mit Lentigo maligna und Lentigo-maligna-Melanom mit konventionell fraktionierter Strahlentherapie und erreichten bei 18 von 23 Patienten mit Lentigo maligna eine andauernde komplette Remission. Bei Lentigo-maligna-Melanomen lagen die korrespondierenden Remissionsraten bei 23 von 28 Patienten (Harwood 1983).

In der Serie von Tsang et al. (1994) lagen die lokalen Tumorkontrollraten nach 3 Jahren bei 94% und nach 5 Jahren bei 86%. Die lokalen Tumorkontrollraten liegen in einer neueren Serie bei 100% für Lentigo maligna bzw. bei 94% für das Lentigo-maligna-Melanom (Schmid-Wendtner et al. 2000). In einer anderen Serie mit 147 Patienten konnten 93% der Tumoren kontrolliert werden (Farshad et al. 2002). Die kosmetischen Ergebnisse waren in der überwiegenden Mehrheit in beiden Serien sehr gut.

23.3 Regionäre Lymphknotenstationen

 Die postoperative Bestrahlung regionärer Lymphknotenstationen gehört bei Hochrisikopatienten zum integralen Bestandteil der kurativen Primärtherapie und verbessert möglicherweise die Überlebenszeiten.

Den therapeutischen Möglichkeiten sind nach lokoregionärem Rückfall Grenzen gesetzt. Es besteht darüber hinaus eine erhebliche Morbidität bis hin zu Entstellungen und Behinderungen, die v. a. infolge eines Lymphödems besonders schwerwiegend sind. Die Vermeidung lokoregionärer Rückfälle verbessert daher die Lebensqualität.

23.3.1 Postoperative Bestrahlung

Bereits in den 1970-er Jahren konnte in einer prospektiv randomisierten Studie der Vorteil einer adjuvanten Bestrahlung erkannt werden (Creagan et al. 1978). Die mediane Zeit bis zum Rückfall und die medianen Überlebenszeiten konnten durch die Bestrahlung signifikant verbessert werden (9 v. 20 bzw. 22 vs. 33 Monate). Der Befall multipler Lymphknoten oder extrakapsuläres Tumorwachstum ist mit einer hohen lokalen Rückfallrate nach alleiniger Resektion verbunden (Tab. 23.1).

Byers (1986) berichtet über eine 2-jährige regionäre Rückfallrate von 46% nach einer modifizierten »neck dissection«. Das Rückfallrisiko lag zwischen 22% für einen einzigen befallenen Lymphknoten mit einer Größe von <3 cm und über 50%, wenn multiple Lymphknoten befallen waren oder ein extrakapsuläres Tumorwachstum vorlag. In der Serie von Calabro et al. (1989) stieg das regionale Rückfallrisiko von 9% für einen einzigen po-

23.3 · Regionäre Lymphknotenstationen

Tab. 23.1. Regionäre Tumorkontrolle und Überlebensraten nach alleiniger Operation (*JÜL* Jahre Überleben)

Autor	Patienten (n)	Region	Nur Operation
Bowsher et al. 1986	86	Axilla Hals Leiste	Regionäre Tumorkontrolle: 66%
Byers et al. 1986	181	Hals	Elektive und therapeutische Lymphadenektomie Regionäre Tumorkontrolle: 84%
Singletary et al. 1986	287	Hals	Regionäre Tumorkontrolle: 1 LK: 91% 2–4 LK: 90% >4 LK: 74% Kapseldurchbruch: 56% 5-JÜL/10-JÜL: 33%/28%; nach lokalem Rückfall: 13%/7%
Calabro et al. 1989	1001	Axilla Hals Leiste Abdomen	1 LK/kein Kapseldurchbruch: Regionäre Tumorkontrolle: 91%/85%/5-JÜL: 45% Multiple LK/Kapseldurchbruch: Regionäre Tumorkontrolle: 67%/72%/5 JÜL: 3%–37%
Lee et al. 2000	337	Axilla Hals Leiste	10 Jahre lokale Tumorkontrolle: 70% 57% Hals 37% Kapseldurchbruch 64% bei Tumornachweis 10 Jahre DFS: 30% (therapeutische Lymphadenektomie)
O'Brien et al. 1992	397	Hals	Tumornachweis Regionäre Tumorkontrolle: 72% Kein Tumornachweis Regionäre Tumorkontrolle: 87%

sitiven Lymphknoten auf 33% für 10 oder mehr positive Lymphknoten an. Extrakapsuläres Tumorwachstum war mit einer Rückfallrate von 29% verbunden.

Unabhängig von Risikofaktoren erreicht die postoperative Bestrahlung eine Verbesserung der lokalen Tumorkontrolle (◘ Tab. 23.2, 23.3; Fuhrmann et al. 2001; O'Brien et al. 1991,. 1992, 1995, 1997; Stevens et al. 2000; Strom u. Ross 1995). In den Serien von O'Brien und Stevens konnte die lokale Rückfallrate von 23% auf 7% bzw. von 24% auf 11% gesenkt werden (O'Brien et al. 1991; Stevens 2000). In einer konsekutiven, nicht randomisierten prospektiven Serie lag die lokale Rückfallrate in der bestrahlten Gruppe bei 6,5% im Vergleich zu 18,7% in der nicht bestrahlten Gruppe (O'Brien et al. 1997).

Patienten mit Hochrisikokonstellation scheinen von einer postoperativen Bestrahlung besonders zu profitieren. Ballo et al. behandelte 160 Patienten mit einer adjuvanten Strahlentherapie und erreichte lokale und regionale Tumorkontrollraten nach 10 Jahren von 94% bzw. 91% bei einer erkrankungsfreien Überlebensrate von 48% (Ballo et al. 2003).

 Möglicherweise kann durch die Verbesserung der lokalen Tumorkontrolle die Überlebensrate günstig beeinflusst werden.

Patienten, die keinen Rückfall erlitten, zeigten in der Serie von Stevens et al. (2000) eine mediane Überlebenszeit von 35 Monaten im Vergleich zu 13 Monaten mit Rückfall. Eine weitere Analyse zeigte, dass die adjuvante Bestrahlung bei Hochrisikokonstellation einen positiven Einfluss auf das Gesamtüberleben erreichen kann (Lee et al. 2000).

23.3.2 Elektive Bestrahlung

Die Rolle einer elektiven Bestrahlung regionärer Lymphabstromgebiete ist unklar. Die Rationale für den Einsatz einer Strahlenbehandlung beruht darauf, dass eine elektive Lymphknotendissektion, obwohl hocheffektiv bei der Vermeidung regionärer Rückfälle, mit einer ausgeprägten Morbidität verbunden sein kann. In der prospektiven Studie von Ang et al. (1994) wurden Tumorbett und regionäre

Tab. 23.2. Regionäre Tumorkontrolle und Überlebensraten adjuvanter Strahlentherapie regionärer Lymphknotenstationen (*RT* Radiotherapie, *JÜL* Jahre Überleben, *ED* Einzeldosis, DFS »disease-free survival«, *Fr.* Fraktionen)

Autor	Patienten (n)	Region	Operation + RT			Dosierung
Ang et al. 1994	174	Hals	Alle Patienten 5 Jahre lokoregionäre Tumorkontrolle: 88% 5 JÜL: 47%			30 Gy/6 Fr.
				5 Jahre Tumorkontrolle	5 JÜL	
			Elektive RT (n=79)	87%	62%	
			Postoperative RT (n=32)	93%	40%	
			Postoperative RT nach Rückfall (n=63)	88%	33%	
Strom et al. 1995	28	Axilla	Regionäre Tumorkontrolle: 82,2% 5 JÜL: 50,1%			30 Gy/4–7 Fr.
Burmeister et al. 1995	57	Axilla Hals Leiste	3 JÜL: adjuvant: 26% (n=26) Lokale Kontrolle: 74% Inoperabel: 42% (n=31) Lokale Kontrolle: 89%			<30 bis über 30 Gy ED <4/>4 Gy
Corry et al. 1999	42	Axilla Hals Leiste	5 Jahre regionäre Tumorkontrolle: 80% 5 JÜL: 33%, median: 26,6 Monate			30–60 Gy median 50 Gy mediane ED: 2 Gy
Morris et al. 2000	42	Axilla Hals Leiste	Lokoregionäre Tumorkontrolle: 95,2% nach median 22,4 Monaten			30 Gy/6 Fr.
Stevens et al. 2000	174	Hals Axilla Leiste Lokal	Lokoregionäre Tumorkontrolle: 89% 5 Jahre DFS: 41%			30 – 36 Gy/5–7 Fr.
Cooper et al. 2001	40	Axilla Hals Leiste	5 Jahre Kontrolle: 84% 5 JÜL: 39%			36 Patienten: 30 Gy/6 Fr. 4 Patienten: 36 Gy/6 Fr.
Ballo et al. 2002	89	Axilla	5 Jahre regionäre Tumorkontrolle: 87% 5 Jahre DFS: 46%			30 Gy/6 Fr.
Ballo et al. 2003	160	Hals	10 Jahre Kontrolle Lokal: 94% Regionär: 94% Lokoregionär: 94% 10 Jahre DFS: 48%			30 Gy/6 Fr.

Lymphabstromgebiete nach alleiniger lokaler Exzision bestrahlt. Die Behandlung wurde mit einer postoperativen Bestrahlung und einer Bestrahlung nach Rezidiv verglichen. Die lokoregionäre 5-Jahres-Tumorkontrolle betrug für alle Patienten 87% und die 5-Jahres-Gesamtüberlebensrate 63% (Tab. 23.2). Die Bestrahlung wies die gleiche Effektivität wie eine Lymphknotendissektion auf. Nur 3 von 153 Patienten zeigten geringe bis mäßige Spätfolgen im Sinne von Fibrosierungen des subkutanen Gewebes.

Ein schonendes Vorgehen erscheint auch deshalb von Interesse, weil die Gesamtprognose der Patienten v. a. bei ausgedehnterem Lokalbefund begrenzt ist. Obwohl diese Daten sehr eindrücklich den therapeutischen Vorteil einer adjuvanten bzw. elektiven Strahlentherapie belegen,

23.4 · Melanome der Mukosa

◘ Tab. 23.3. Regionäre Tumorkontrolle und Überlebensraten nach alleiniger Operation bzw. zusätzlicher adjuvanter Strahlentherapie regionärer Lymphknotenstationen (*RT* Radiotherapie, *Fr.* Fraktionen, *ÜLZ* Überlebenszeit)

Autor	Patienten (n)	Region	Nur Operation	Operation + RT	Dosierung
Creagan et al. 1978	56	Axilla Hals Leiste	Mediane Zeit bis zum Rückfall: 9 Monate Mediane ÜLZ: 22 Monate	Med. Zeit zum Rückfall 20 Monate Med. ÜLZ: 33 Monate	50 Gy/28 Fr.
O'Brien 1997	152	Hals	n=107 Regionäre Tumorkontrolle: 81,3% (»High risk«: a. 40%; b. 19%)[1]	n=45 Regionäre Tumorkontrolle: 93,5% (»High risk«: a. 65%; b. 48%)[1]	33 Gy/6 Fr.
Fuhrmann et al. 2001	116	Axilla Hals Leiste Abdomen	Regionäre Tumorkontrolle: 72% Mediane ÜLZ: 17 Monate	Regionäre Tumorkontrolle: 85% Mediane ÜLZ: 17 Monate	<50–70 Gy

[1] »High risk«: a. 2 oder mehr beteiligte Lymphknoten; b. extrakapsuläres Tumorwachstum.

können lediglich prospektiv randomisierte Studien den Vorteil absichern.

23.3.3 Inoperable Lymphknotenmetastasen

Unkontrollierte Lymphknotenmetastasen führen häufig zu belastenden Nebenwirkungen, sodass der Tumorkontrolle eine besondere palliative Bedeutung zukommt. Burmeister et al. (1995) bestrahlten 31 Patienten mit inoperablen Lymphknotenmetastasen und erreichten eine Tumorkontrolle in 89% der Fälle. In der Serie von Corry et al. (1999) konnten symptomatische, inoperable Lymphknotenmetastasen in 68% der Fälle (48 von 71 Patienten) kontrolliert werden. 23% der Patienten erreichten sogar eine komplette Remission der Tumormanifestationen.

23.4 Melanome der Mukosa

> ❗ Die Bestrahlung erreicht bei den seltenen Melanomen der Mukosa eine deutlich verbesserte lokale Tumorkontrolle.

Diese Melanomform repräsentiert lediglich wenige Prozent aller Melanome (4 Fälle auf 10 Mio. Einwohner in den Vereinigten Staaten; Tomicic u. Wanebo 2003). Sie werden primär operiert, zeigen jedoch eine lokale Rückfallrate zwischen 40 und 75% (Rogo et al. 1991; Kingdom u. Kaplan 1995). Die zusätzliche Strahlentherapie senkt die lokale Rückfallrate. Kingdom analysierte 17 Patienten mit Melanomen der Mukosa der Nasennebenhöhlen. Die 2 bzw. 5- Jahres-Überlebensraten betrugen 67% bzw. 20%. Patienten, die eine postoperative Strahlentherapie erhielten, zeigten ein besseres erkrankungsfreies und Gesamtüberleben (Kingdom u. Kaplan 1995). Die ausgeprägte Tendenz zur Fernmetastasierung begrenzt jedoch die Wirksamkeit lokaler Therapiemaßnahmen.

In der retrospektiven Analyse von Owens et al. (2003) konnte die zusätzliche postoperative Strahlentherapie bei den Mukosamelanomen des Kopf-Hals-Bereiches zwar eine deutlich verbesserte lokale Tumorkontrolle erreichen (83% nach postoperativer Strahlentherapie gegenüber 55% nach alleiniger Operation). Die 5-Jahre-Überlebensraten unterschieden sich aufgrund einer hohen Fernmetastasierungsrate von 46% jedoch statistisch nicht signifikant (45% bzw. 29%).

Die Erfahrungen zur alleinigen Strahlentherapie sind gering. Harwood u. Cummings (1982) berichteten über eine Rate kompletter Remissionen von 72%, wobei schließlich 11 von 24 Patienten eine andauernde Tumorremission zeigten. Gilligan u. Slevin (1991) bestätigten diese Erfahrungen. Bei 22 Patienten mit Melanomen der Mukosa des Kopf-Hals-Bereiches konnte mit einer alleinigen Strahlentherapie eine komplette Remission (79% der Fälle) erreicht werden. Die lokale 3-Jahres-Tumorkontrollrate lag bei 49%.

Der Erhalt der Sphinkterfunktion ist bei den Melanomen des anorektalen Übergangs von besonderer Bedeutung. Ballo et al. (2002) berichtet über 23 Patienten mit invasiven anorektalen Melanomen, die nach einer sphinktererhaltenden, eingeschränkten lokalen Tumorexzision eine adjuvante Strahlentherapie erhielten. Die

5-Jahres-Gesamtüberlebensrate bzw. erkrankungsfreie Überlebensrate lag bei 31% bzw. 36% bei einer lokalen und regionalen 5-Jahres-Tumorkontrollrate von 74 und 84%, sodass ein sphinktererhaltendes Vorgehen effektiv ist. Nur 4 der Patienten entwickelten nach der Behandlung eine geringe Proktitis (Ballo et al. 2002).

Primäre Melanome der Vagina sind sehr selten und offenbar deutlich aggressiver als kutane Melanome. Nach einem Literaturüberblick von Piura et al. (2002) liegen die 5-Jahres-Überlebensraten zwischen 5 und 25%. Im lokalisierten Stadium konnte nach einem Fallbericht eine lokale Exzision gefolgt von einer Beckenbestrahlung eine Heilung erreichen (Piura et al. 2002).

23.5 Melanome der Uvea

 Die alleinige Bestrahlung ist die Therapie der Wahl beim Melanom der Uvea und erreicht bei Funktionserhalt des Auges eine Heilung in über 80% der Fälle.

Die Melanome der Uvea sind zwar insgesamt selten, gehören jedoch zu den häufigsten okulären malignen Tumoren des Erwachsenenalters. Die Therapie ist auf den Funktionserhalt des Auges ausgerichtet. Die Strahlentherapie ist die Behandlung der Wahl. Sie wird in der Regel in Form einer Brachytherapie mit Plaques oder einer Protonentherapie durchgeführt. Hierdurch werden lokale Tumorkontrollraten zwischen 85 und 90% und 5-Jahres-Überlebensraten zwischen 85 und 95% erreicht.

Die Entscheidung über die Strahlentherapie orientiert sich an der Größe des Melanoms [2,5–10 mm in apikaler Höhe nach den Kriterien der Collaborative Ocular Melanoma Study (COMS) Group; Diener-West et al. 1993]. In einer großen Phase-III-Studie dieser Gruppe, die die Enukleation mit der Brachytherapie verglich, konnte sowohl die ausgezeichnete Tumorkontrolle als auch der Funktionserhalt belegt werden. Es zeigte sich eine 5-Jahres-Überlebensrate von 91% nach Brachytherapie und von 89% nach Enukleation, sodass die Strahlentherapie für umschriebene Uveamelanome als Standard etabliert ist (Hungerford 2003).

Die hohe Effizienz einer alleinigen Protonentherapie konnten 2 große Serien aus Amerika und Europa belegen (Egger et al. 2003; Gragoudas et al. 2002). Bei 2645 Patienten konnten Tumorkontrollraten unter Erhalt des Auges nach 5 und 15 Jahren von 88,9 bzw. 83,7% erreicht werden (Egger et al. 2003). Die Rückfallrate in der amerikanischen Serie mit 1922 Patienten betrug nach 5 und 10 Jahren 3,2 bzw. 4,3% (Gragoudas et al. 2002).

Bei größeren Tumoren, die in der Regel durch eine radikale Operation entfernt werden, bietet die stereotaktische Strahlenbehandlung die Möglichkeit einer hohen Tumorkontrolle bei gleichzeitigem Funktionserhalt. In einer Wiener Serie wurden 90 Patienten mit einer fraktionierten stereotaktischen Strahlentherapie behandelt. Eine lokale Tumorkontrolle wurde in 98% der Fälle erreicht. Eine sekundäre Enukleation war nur bei 7,7% der Patienten erforderlich (Dieckmann et al. 2003).

23.6 Fernmetastasierung

 Die lokale Strahlentherapie erreicht bei den meisten Patienten eine effektive Symptomkontrolle, ohne belastende Nebenwirkungen zu verursachen, und trägt somit maßgeblich zu einer Verbesserung der Lebensqualität bei.

23.6.1 Hautmetastasen

In-transit-Metastasen, die für einen chirurgischen Eingriff zu ausgedehnt sind, können effektiv durch eine alleinige Strahlenbehandlung kontrolliert werden. Bei 120 Patienten mit Metastasen, darunter 33 mit In-transit-Filiae, erreichte die Bestrahlung eine komplette bzw. partielle Remission in allen Fällen (Seegenschmiedt et al. 1999). Eine postoperative Strahlenbehandlung sollte nach Exzision rezidivierender In-transit-Metastasen erfolgen. Je nach Ausdehnung und Lokalisation kann der zusätzliche Einsatz der Hyperthermie erwogen werden (▶ Kap. 23.8; Overgaard et al. 1996).

23.6.2 Knochenmetastasen

Generell stellt sich die Indikation zur palliativen Bestrahlung bei Schmerzen und/oder Statikgefahr bzw. Kompression des Spinalkanals mit oder ohne neurologische Symptomatik (Kortmann et al. 1995). Eine effektive Palliation kann durch eine lokale Strahlentherapie erreicht werden. Die Ansprechraten liegen zwischen 67% und 85%. Eine Schmerzkontrolle wird häufig bereits unter Therapie beobachtet (◘ Tab. 23.4; Kirova et al. 1999; Rate et al. 1988).

Die Strahlentherapie erreicht bei Kompression des Spinalkanals eine Kontrolle der Symptome in 67% der Fälle (Rate et al. 1988). Das Therapieergebnis hängt maßgeblich

23.6 · Fernmetastasierung

Tab. 23.4. Skelettmetastasen/Symptomkontrolle (Besserung/vollständige Rückbildung) durch fraktionierte Strahlentherapie

Autor	Patienten (n)	Kontrolle
Rate et al. 1988	39	85%
Rate et al. 1988	17 (Kompression des Spinalkanals)	65%
Konefal et al. 1988	28	67,8%
Kirova et al. 1999	19	67%
Seegenschmiedt et al. 1999	12	83,3%

Tab. 23.5. Hirnmetastasen/Symptomkontrolle (Besserung/vollständige Rückbildung) durch Ganzhirnbestrahlung

Autor	Patienten (n)	Kontrolle
Stridsklev et al. 1984	12	50,0%
Choi et al. 1985	194	62,9%
Ziegler et al. 1986	72	62,5%
Konefal et al. 1988	23	39,1%
Willner et al. 1995	27	67%
Sampson et al. 1998	180	53,6%
Kirova et al. 1999	7	57%
Seegenschmiedt et al. 1999	22	54,5%
Herfarth et al. 2003	12	41,6%

Tab. 23.6. Hirnmetastasen/medianes Überleben in Monaten nach Ganzhirnbestrahlung (*RT* Radiotherapie)

Autor	Patienten (n)	RT Ganzhirn; medianes Überleben in Monaten
Stridsklev et al. 1984	39	2,0
Bröcker et al. 1996	12	+ Fotemustin – 6,0 (»responder«)
Sampson et al. 1998	702	4,0
Ulrich et al. 1999	12	+ Fotemustin – 8,2 (»responder«)
Seegenschmiedt et al. 1999	23	5,3
Ellerhorst et al. 2001	87	4,7
Buchsbaum et al. 2002	74	2,3
Margolin et al. 2002	31	+ Temozolomide – 6,0
Harrison et al. 2003	65	4,0
Mornex et al. 2003	37	+ Fotemustin – 3,6

vom neurologischen Ausgangsstatus ab, sodass die Ursache neurologischer Ausfälle bei Melanompatienten rasch abgeklärt werden sollte, um anschließend notwendige strahlentherapeutische Maßnahmen nicht zu verzögern.

23.6.3 Hirnmetastasen

> Die stereotaktische Einzeitbestrahlung verdoppelt bei kontrollierter extrakranieller Erkrankung die medianen Überlebenszeiten bei ausgezeichneter Verträglichkeit.

Bei fortgeschrittener Erkrankung entwickeln zwischen 12 und 20% der Patienten Hirnmetastasen, bei Autopsie wird in bis zu 80% der Fälle ein Befall des Zentralnervensystems gefunden.

Unbehandelt sterben fast alle Patienten mit Hirnmetastasen innerhalb von 4 Wochen nach Diagnosestellung. Eine Besserung der neurologischen Ausfälle durch Bestrahlung kann bei 50–70% der Patienten erwartet werden (Tab. 23.5). Die mediane Überlebenszeit kann von 1,5 auf 4 Monate verlängert werden, die Überlebensraten nach einem Jahr liegen zwischen 8 und 15% (Tab. 23.6; Rate et al. 1988; Stevens et al. 1992).

Bei multiplen Hirnmetastasen stellt sich die Indikation zur Strahlentherapie des Ganzhirns. Nach retrospektiven Analysen erreicht die alleinige Ganzhirnbestrahlung bei lokal therapierbaren Metastasen eine mediane Überlebenszeit von ca. 3–4 Monaten im Vergleich zu 9–22 Monaten nach Operation oder stereotaktischer Einzeitbestrahlung (Tab. 23.7, 23.8). Bei solitären bzw. singulären Hirnmetastasen sollte daher eine operative Resektion bzw. stereotaktische Einzeitbestrahlung angestrebt werden. Der Vorteil der stereotaktischen Einzeitbehandlung liegt in der geringen Toxizität.

Die Notwendigkeit einer zusätzlichen Strahlenbehandlung des Ganzhirns ist noch nicht eindeutig geklärt. Die Lokaltherapie (Operation oder stereotaktische Einzeitbestrahlung) kombiniert mit Bestrahlung des Ganz-

Tab. 23.7. Hirnmetastasen/medianes Überleben in Monaten nach Operation/Strahlentherapie oder kombinierter Therapie (*RT* Radiotherapie, *Fr.* Fraktionen)

Autor	Patienten (n)	Operation	RT Ganzhirn	RT Ganzhirn + Operation
Madajewicz et al. 1984	125		Keine RT: 0,7 RT: 2,7	6,2
Choi et al. 1985	194	–	35 Gy/10 Fr.: 4,2 42,5/20 Fr.: 2,3	4,0
Ziegler et al. 1986	72	–	5,0	–
Rate et al. 1988	77	–	3,0 multipel 4,0 solitär	9
Stevens et al. 1992	127	14,0	4,0	9,0
Isokangas et al. 1996	60	–	2,1 (<30 Gy) 9,6 (>30 Gy)	11,9
Sampson et al. 1998	702	6,5	4,0	9,0
Wronski et al. 2000	91	8,3	–	9,5
Buchsbaum et al. 2002	74	4,8	2,3	8,8

Tab. 23.8. Hirnmetastasen/medianes Überleben in Monaten nach stereotaktischer Einzeitradiotherapie (*RT* Radiotherapie)

Autor	Patienten (n)	Einzeit-RT
Somaza et al. 1993	23	9,0 (+ Ganzhirn-RT)
Seung et al. 1998	55	8,7
Mori et al. 1998	10	7,0
Grob et al. 1998	35	22,0 (solitär) 7,5 (singulär)
Lavine et al. 1999	45	8,0
Buchsbaum et al. 2002	74	4,8
Gonzalez-Martinez et al. 2002	24	5,5
Petrovich et al. 2002	231	8,0
Noel et al. 2002	25	8,0
Mingione et al. 2002	45	10,4
Herfarth et al. 2003	64	10,6

hirns kann nach 2 Serien eine Verdoppelung der medianen Überlebenszeiten erreichen (von ca 4 auf 10 Monate; Buchsbaum et al. 2002; Brown et al. 2002). In anderen Serien konnte der Gewinn einer zusätzlichen Ganzhirnbestrahlung jedoch nicht belegt werden (Chen et al. 2000; Wronski u. Arbit 2000; Mingione et al. 2002).

Das Fehlen einer extrakraniellen Tumoraktivität, das Vorliegen eines solitären Herdes sowie die Möglichkeit der Tumorresektion werden als prognostisch günstige Faktoren für eine verbesserte Überlebenszeit angesehen (Grob et al. 1998; Buchsbaum et al. 2002; Douglas u. Margolin 2002; Rate et al. 1988; Stevens et al. 1992). In der Analyse von Grob et al. (1998) lagen die medianen Überlebenszeiten nach stereotaktischer Einzeittherapie bei solitären Hirnmetastasen bei 22 Monaten im Vergleich zu 7,5 Monaten bei singulären Herden mit extrakranialer Tumoraktivität.

Der Vorteil zusätzlicher Systemtherapien wie Fotemustin, DTIC und Temozolomide sind nicht belegt und unterliegen prospektiven Studien. Vorläufige Erfahrungen aus Phase-II-Studien zeigten nur einen begrenzten Effekt von Temozolomide (Margolin et al. 2002). Auch Fotemustin zeigt offenbar keinen Vorteil. Die Kombination erreichte in der prospektiven Studie von Mornex et al. (2003) eine mediane Überlebenszeit von 3,6 Monaten.

> **Cave**
>
> Nach Möglichkeit sollte derzeit die simultane Behandlung mit Interferon-α vermieden werden, da die Kombination möglicherweise mit deutlich erhöhten akuten Nebenwirkungen und Therapiefolgen verbunden sein kann (Hazard et al. 2002).

! Die alleinige palliative Chemotherapie ist unwirksam und war bei 205 Patienten mit einem medianen Überleben von 39 Tagen verbunden (Sampson et al. 1998). Die Ganzhirnbestrahlung hingegen verdreifachte die mediane Überlebenszeit.

23.7 Fraktionierungsschemata

Die Fraktionierungsschemata werden kontrovers diskutiert. Hornsey et al. zeigten ein statistisch verbessertes Ansprechen, wenn Einzeldosierungen von 4–8 Gy eingesetzt werden, im Vergleich zu 2–3 Gy (Hornsey 1978). Burmeister et al. (1995) erreichten eine lokale Tumorkontrolle nach Einzeldosen von >4 Gy in 55% der Fälle im Vergleich zu 22% bei Einzeldosen von <4 Gy. Overgaard et al. (1985) verglichen 3x9 Gy mit 8x5 Gy bei rezidivierendem oder metastatischem Melanom. Eine komplette oder teilweise Remission wurde bei 24 von 35 Tumoren (69%) und eine partielle Remission bei 10 von 35 Tumoren (28,5%) gesehen, ohne dass zwischen beiden Behandlungsschemata ein Unterschied vorlag.

Fenig et al. (1999) konnten in ihrer retrospektiven Analyse keinen Einfluss der Höhe der Einzeldosis auf die Tumorkontrolle erkennen. Bei palliativem Therapieansatz lag die Ansprechrate bei 52% nach Einzeldosierungen von ≤3,0 Gy und 35% bei höheren Einzeldosen. Korrespondierend konnte auch kein Einfluss auf die lokoregionäre Tumorkontrolle gesehen werden. Die Kontrollraten lagen bei 87% bzw. 82%.

In der einzigen, prospektiven randomisierten RTOG-Studie 8305 wurde ein Fraktionierungskonzept von 4-mal 8,0 Gy in 21 Tagen (1x pro Woche) mit einer Standardradiotherapie mit 20-mal 2,5 Gy in 26–28 Tagen (5 Tage pro Woche) verglichen (Sause et al. 1991). Die Ansprechraten waren in beiden Therapiearmen statistisch nicht signifikant unterschiedlich und betrugen 60% bzw. 57%. Hingegen konnte Katz (1981) in einer Serie mit 137 palliativen Fällen einen Vorteil einer höheren Einzeldosis erkennen. Haut- und Lymphknoten- sowie viszerale Metastasen sprachen mit 72% auf Fraktionen mit hoher Einzeldosis deutlich besser an als auf konventionelle Fraktionierung (27%). Lediglich bei Knochenmetastasen lag kein Unterschied vor (79% bzw. 74%).

Konefal et al. (1988) analysierten 35 Patienten mit 67 Tumormanifestationen und konnten diese Erfahrungen nur teilweise bestätigen. Eine Korrelation zwischen Gesamtdosis und Ansprechen konnte nicht gefunden werden, jedoch lag die Rate der kompletten Remissionen bei 9% nach Einzeldosierung von ≤5 Gy im Vergleich zu 50%, wenn Einzeldosierungen >5 Gy appliziert wurden. Die Korrelation zwischen Höhe der Fraktion und Ansprechen war unabhängig von der Größe der Läsion und besonders bei kutanen Tumormanifestationen ausgeprägt. In der palliativen Behandlungssituation zur Symptomkontrolle spielte die Höhe der Einzeldosis keine Rolle. Weder Knochen- noch Hirnmetastasen sprachen unterschiedlich auf unterschiedliche Fraktionierungsschemata an. 68% der Patienten mit Knochenmetastasen und 39% der Patienten mit symptomatischen Hirnmetastasen erlangten eine Symptomkontrolle. Die Autoren schlossen aus ihrer Beobachtung, dass hohe Einzeldosen keinen Vorteil bei der palliativen Radiotherapie zeigen.

 Insgesamt belegen diese zumeist retrospektiven Analysen nicht eindeutig einen Vorteil höherer Einzeldosen gegenüber einer Standardfraktionierung.

23.8 Thermoradiotherapie

Neben einer hyperthermen Perfusion in Kombination mit Chemotherapie bei Melanomen der Extremitäten kann zur Wirkungssteigerung der Strahlenbehandlung eine regionale Hyperthermie eingesetzt werden (»Thermoradiotherapie«). Nach den bisherigen Erfahrungen ist die Hyperthermie nur bei vorliegendem makroskopischem Tumor sinnvoll. Die Ergebnisse von retrospektiven und prospektiven klinischen Studien zeigten übereinstimmend, dass das kombinierte Vorgehen der alleinigen Strahlentherapie überlegen sein kann. Die lokale Tumorkontrollrate scheint sich durch die kombinierte Behandlung, bestehend aus Strahlentherapie und Hyperthermie, zu verbessern (Emami et al. 1988; Engin et al. 1993).

Die kombinierte Strahlentherapie und Hyperthermie kommt in einem Temperaturbereich bis 43°C zur Anwendung. Neben der direkten Abtötung der Tumorzellen wirkt die Hyperthermie strahlensensibilisierend. Die Überwärmung des Tumors verstärkt die Zellabtötung supraadditiv (synergistisch) und erhöht die radiotherapeutische Wirksamkeit um den Faktor 1,4–4,8 (Emami et al. 1988; Engin et al. 1993). Bei oberflächlich gelegenen Läsionen konnte eine langfristige lokale Tumorkontrollrate von 59% nach kombiniertem Verfahren gegenüber 24% nach alleiniger Strahlentherapie erzielt werden (Emami et al. 1988). Diese Erfahrungen konnten bei 134 Patienten in einer multizentrischen randomisierten Studie bestätigt werden (Overgaard et al. 1996). Die zusätzliche Hyperthermie und eine ausreichende radiotherapeutische Dosis gehörten zu den wichtigsten prognostischen Faktoren.

> ❗ In Anbetracht der Verbesserung einer kurativen Chance ergibt sich die Indikation zur kombinierten Behandlung bei inoperablem Primärtumor, Lokalrezidiv oder regionären Lymphknoten.

Fazit

Innerhalb der interdisziplinären Behandlungskonzepte bei der Therapie des Melanoms gehört die Strahlentherapie zu einem integralen Therapiebestandteil. Das Melanom galt in früheren Zeiten als strahlenresistent, jedoch zeigen zahlreiche klinische Serien, aber auch strahlenbiologische Untersuchungen, dass eine klinisch relevante Wirkung vorliegt. Nach vorwiegend retrospektiven Untersuchungsserien ist heute der Stellenwert der Strahlenbehandlung unbestritten. Die Indikation zur Strahlenbehandlung stellt sich bei inoperablem oder R1 reseziertem Primärtumor, Lentigo maligna und bei den seltenen Melanomen der Mukosa. Die adjuvante Bestrahlung regionärer Lymphknotenstationen wird bei Hochrisikokonstellation empfohlen. Bei den Melanomen der Uvea ist die alleinige Bestrahlung in den frühen Stadien die wichtigste Behandlung und erreicht in hohem Maße eine Heilung bei Funktionserhalt des Auges. Die Bestrahlung gehört zum wesentlichen Bestandteil der Palliativtherapie von inoperablen Lymphknotenmetastasen, Knochen- und Hirnmetastasen. Die stereotaktische Einzeittherapie erreicht einen Überlebensvorteil bei solitären bzw. singulären Hirnmetastasen.
Die Verbindung von Bestrahlung mit Hyperthermie (Thermoradiotherapie) ist eine sinnvolle therapeutische Option, um die lokale Tumorkontrolle zu verbessern.

Literatur

Anderson HF, Simpson CA (1935) Pigmented moles and their treatment. Am J Roentgen 33: 54–58

Ang KK, Peters LJ, Weber RS, Morrison WH, Frankenthaler RA, Garden AS, Goepfert H, Ha CS, Byers RM (1994) Postoperative radiotherapy for cutaneous melanoma of the head and neck region. Int J Radiat Oncol Biol Phys 30 (4): 795–798

Ballo MT, Bonnen MD, Garden AS, Myers JN, Gershenwald JE, Zagars GK, Schechter NR, Morrison WH, Ross MI, Kian-Ang K (2003) Adjuvant irradiation for cervical lymph node metastases from melanoma. Cancer 97 (7): 1789–1796

Ballo MT, Gershenwald JE, Zagars GK, Lee JE, Mansfield PF, Strom EA, Bedikian AY, Kim KB, Papadopoulos NE, Prieto VG, Ross MI (2002) Sphincter-sparing local excision and adjuvant radiation for anal-rectal melanoma. J Clin Oncol 20 (23): 4555–4558

Ballo MT, Strom EA, Zagars GK, Bedikian AY, Prieto VG, Mansfield PF, Lee JE, Gershenwald JE, Ross MI (2002) Adjuvant irradiation for axillary metastases from malignant melanoma. Int J Radiat Oncol Biol Phys 52 (4): 964–972

Bowsher WG, Taylor BA, Hughes LE (1986) Morbidity, mortality and local recurrence following regional node dissection for melanoma. Br J Surg 73 (11): 906–908

Brocker EB, Bohndorf W, Kampgen E, Trcka J, Messer P, Tilgen W, Engenhart K, FlentjeM (1996) Fotemustine given simultaneously with total brain irradiation in multiple brain metastases of malignant melanoma: report on a pilot study. Melanoma Res 6 (5): 399–401

Brown PD, Brown CA, Pollock BE, Gorman DA, Foote RL (2002) Stereotactic radiosurgery for patients with »radioresistant« brain metastases. Neurosurgery 51 (3): 656–665

Buchsbaum JC, Suh JH, Lee SY, Chidel MA, Greskovich JF, Barnett GH (2002) Survival by radiation therapy oncology group recursive partitioning analysis class and treatment modality in patients with brain metastases from malignant melanoma: a retrospective study. Cancer 94 (8): 2265–2272

Burmeister BH, Smithers BM, Poulsen M, McLeod GR, Bryant G, Tripcony L, Thorpe C (1995) Radiation therapy for nodal disease in malignant melanoma. World J Surg 19: 369–371

Byers RM (1986) The role of modified neck dissection in the treatment of cutaneous melanoma of the head and neck. Arch Surg 121 (11): 1338–1341

Calabro A, Singletary SE, Balch CM (1989) Patterns of relapse in 1001 consecutive patients with melanoma nodal metastases. Arch Surg 124 (9): 1051–1055

Chang AE, Karnell LH, Menck HR (1998) The National Cancer Data Base report on cutaneous and noncutaneous melanoma: a summary of 84,836 cases from the past decade. The American College of Surgeons Commission on Cancer and the America. Cancer 83 (8): 1664–1678

Chen JC, Petrovich Z, O'Day S, Morton D, Essner R, Giannotta SL, Yu C, Apuzzo ML (2000) Stereotactic radiosurgery in the treatment of metastatic disease to the brain. Neurosurgery 47 (2): 268–79; discussion 279–278

Choi KN, Withers HR, Rotman M (1985) Metastatic melanoma in brain. Rapid treatment or large dose fractions. Cancer 56 (1): 10–5

Cooper JS, Chang WS, Oratz R, Shapiro RL, Roses DF (2001) Elective radiation therapy for high-risk malignant melanomas. Cancer J 7 (6): 498–502

Corry J, Smith JG, Bishop M, Ainslie J (1999) Nodal radiation therapy for metastatic melanoma. Int J Radiat Oncol Biol Phys 44 (5): 1065–1069

Creagan ET, Cupps RE, Ivins JC, Pritchard DJ, Sim FH, Soule EH, O'Fallon JR (1978) Adjuvant radiation therapy for regional nodal metastases from malignant melanoma: a randomized, prospective study. Cancer 42 (5): 2206–2210

Dieckmann K, Georg D C, Hitmayer M, Bogner J, Georgopoulos M, Tata R (2003) Linac based stereotactic radiotherapy of uveal melanoma: 4 years clinical experience. Radiother Oncol 67 199–206

Diener-West M, Hawkins BW, Fine SL (1993) Design and method of a clinical trial for a rare condition. The collaborative ocular melanoma study. Control Clin Trials 14: 362–391

Douglas JG, Margolin K (2002) The treatment of brain metastases from malignant melanoma. Semin Oncol 29 (5): 518–524

Egger E, Zografos L, Schalenbourg A, Beati D, Bohringer T, Chamot L, Goitein G (2003) Eye retention after proton beam radiotherapy for uveal melanoma. Int J Radiat Oncol Biol Phys 55 (4): 867–880

Ellerhorst J, Strom E, Nardone E, McCutcheon I (2001) Whole brain irradiation for patients with metastatic melanoma: a review of 87 cases. Int J Radiat Oncol Biol Phys 49 (1): 93–97

Ellis F (1939) Radiosensitivity of malignant melanomas. Br J Radiol 12: 327–352

Emami B, Perez CA, Konefal J, Pilepich MV, Leybovich L, Straube W, VonGerichten D, Hederman MA (1988) Thermoradiotherapy of malignant melanoma. Int J Hyperthermia 4 (4): 373–381

Engin K, Tupchong L, Waterman FM, Moylan DJ, Nerlinger RE, Leeper DB (1993) Hyperthermia and radiation in advanced malignant melanoma. Int J Radiat Oncol Biol Phys 25 (1): 87–94

Evans WA, Leucutia T (1931) The treatment of metastatic tumours of the skin. Pigmented moles and melanomas. Am J Roentgen 26: 236–259

Farshad A, Burg G, Panizzon R, Dummer R (2002) A retrospective study of 150 patients with lentigo maligna and lentigo maligna melanoma and the efficacy of radiotherapy using Grenz or soft X-rays. Br J Dermatol 146: 1042–1046

Fenig E, Eidelevich E, Njuguna E, Katz A, Gutman H, Sulkes A, Schechter J (1999) Role of radiation therapy in the management of cutaneous malignant melanoma. Am J Clin Oncol 22 (2): 184–186

Fuhrmann D, Lippold A, Borrosch F, Ellwanger U, Garbe C, Suter L (2001) Should adjuvant radiotherapy be recommended following resection of regional lymph node metastases of malignant melanomas? Br J Dermatol 144 (1): 66–70

Gilligan D, Slevin NJ (1991) Radical radiotherapy for 28 cases of mucosal melanoma in the nasal cavity and sinuses. Br J Radiol 64 (768): 1147–1150

Gonzalez-Martinez J, Hernandez L, Zamorano L, Sloan A, Levin K, Lo S, Li Q, Diaz F (2002) Gamma knife radiosurgery for intracranial metastatic melanoma: a 6-year experience. J Neurosurg 97 (5 Suppl): 494–8

Gragoudas ES, Lane AM, Munzenrider J, Egan KM, Li W (2002) Long-term risk of local failure after proton therapy for choroidal/ciliary body melanoma. Trans Am Ophthalmol Soc 100: 43–48; discussion 48–49

Grob JJ, Regis J, Laurans R, Delaunay M, Wolkenstein P, Paul K, Souteyrand P, Koeppel MC; Murraciole X, Perragut JC, Bonerandi JJ (1998) Radiosurgery without whole brain radiotherapy in melanoma brain metastases. Club de Cancerologie Cutanee. Eur J Cancer 34 (8): 1187–1192

Harrison BE, Johnson JL, Clough RW, Halperin EC (2003) Selection of patients with melanoma brain metastases for aggressive treatment. Am J Clin Oncol 26 (4): 354–357

Harwood AR (1983) Conventional fractionated radiotherapy for 51 patients with lentigo maligna and lentigo maligna melanoma. Int J Radiat Oncol Biol Phys 9 (7): 1019–1021

Harwood AR, Cummings BJ (1982) Radiotherapy for mucosal melanomas. Int J Radiat Oncol Biol Phys 1982 8 (7): 1121–6

Hazard LJ, Sause WT, Noyes RD (2002) Combined adjuvant radiation and interferon-alpha 2B therapy in high-risk melanoma patients: the potential for increased radiation toxicity. Int J Radiat Oncol Biol Phys 52 (3): 796–800

Hellriegel W (1963) Radiation therapy of primary and metastatic melanoma. Ann NY Acad Sci 100: 131–141

Herfarth KK, Izwekowa O, Thilmann C, Pirzkall A, Delorme S, Hofmann U, Schadendorf D, Zierhut D, Wannenmacher M, Debus J (2003) Linac-based radiosurgery of cerebral melanoma metastases. Analysis of 122 metastases treated in 64 patients. Strahlenther Onkol 179 (6): 366–371

Hornsey S (1978) The relationship between total dose, number of fractions and fractions size in the response of malignant melanoma in patients. Br J Radiol 51 (611): 905–909

Hungerford JL (2003) Current trends in the treatment of ocular melanoma by radiotherapy. Clin Experiment Ophthalmol 31 (1): 8–13

Isokangas OP, Muhonen T, Kajanti M, Pyrhonen S (1996) Radiation therapy of intracranial malignant melanoma. Radiother Oncol 38 (2): 139–144

Johanson CR, Harwood AR, Cummings BJ, Quirt I (1983) 0-7-21 radiotherapy in nodular melanoma. Cancer 51 (2): 226–232

Katz HP (1981) The results of different fractionation schemes in the palliative irradiation of metastatic melanoma. Int J Radiat Oncol Biol Phys 7: 907–914

Kingdom TT, Kaplan MJ (1995) Mucosal melanoma of the nasal cavity and paranasal sinuses. Head Neck 17 (3): 184–189

Kirova M, Chen J, Rabarijaona LI, Piedbois Y, Le-Bourgeois JP (1999) Radiotherapy as palliative treatment for metastatic melanoma. Melanoma Res: 611–613

Konefal JB, Emami B, Pilepich MV (1988) Analysis of dose fractionation in the palliation of metastases from malignant melanoma. Cancer 61: 243–246

Kortmann RD, Hoffmann W, Schiebe M, Bamberg, M (1995) Radiotherapie bei Tumorschmerz. Onkologe 1: 327–334

Lavine Dr. med. A. Schmid, Petrovich Z, Cohen-Gadol AA, Masri LS, Morton DL, O'Day SJ, Essner R, Zelman V, Yu C, Luxton G, Apuzzo ML (1999) Gamma knife radiosurgery for metastatic melanoma: an analysis of survival, outcome, and complications. Neurosurgery 44 (1): 59–64

Lee RJ, Gibbs JF, Proulx GM, Kollmorgen DR, Jia C, Kraybill WG (2000) Nodal basin recurrence following lymph node dissection for melanoma: implications for adjuvant radiotherapy. Int J Radiat Oncol Biol Phys 46 (2): 467–474

Madajewicz S, Karakousis C, West CR, Caracandas J, Avellanosa AM (1984) Malignant melanoma brain metastases. Review of Roswell Park Memorial Institute experience. Cancer 53 (11): 2550–2552

Margolin K, AtkinsB, Thompson A, Ernstoff S, Weber J, Flaherty L, Clark I, Weiss G, Sosman J, Il-Smith W, Dutcher P, Gollob J, Longmate J, Johnson D (2002) Temozolomide and whole brain irradiation in melanoma metastatic to the brain: a phase II trial of the Cytokine Working Group. J Cancer Res Clin Oncol 128 (4): 214–218

Mingione V, Oliveira M, Prasad D, Steiner M, Steiner L (2002) Gamma surgery for melanoma metastases in the brain. J Neurosurg 96 (3): 544–551

Mori Y, Kondziolka D, Flickinger JC, Kirkwood JM, Agarwala S, Lunsford LD (1998) Stereotactic radiosurgery for cerebral metastatic melanoma: factors affecting local disease control and survival. Int J Radiat Oncol Biol Phys 42 (3): 581–589

Mornex F, Thomas L, Mohr P, Hauschild A, Delaunay MM, Lesimple T, Tilgen W, Bui BN, Guillot B, Ulrich J, Bourdin S, Mousseau M, Cupissol D, Bonneterre ME, De-Gislain C, Bensadoun R, Clavel M (2003) A prospective randomized multicentre phase III trial of fotemustine plus whole brain irradiation versus fotemustine alone in cerebral metastases of malignant melanoma. Melanoma Res 13 (1): 97–103

Morris KT, Marquez CM, Holland JM, Vetto JT (2000) Prevention of local recurrence after surgical debulking of nodal and subcutaneous melanoma deposits by hypofractionated radiation. Ann Surg Oncol 7 (9): 680–684

Noel G, Simon JM, Valere CA, Cornu P, Boisserie G, Ledu D, Hasboun D, Tep B, Delatore JY, Marsault C, Baillet F, Mazeron JJ (2002) Linac radiosurgery for brain metastasis of melanoma. Stereotact-Funct-Neurosurg. 79 (3–4): 245–55

O'Brien CJ, Coates AS, Petersen-Schaefer K, Shannon K, Thompson JF, Milton GW, McCarthy WH (1991) Experience with 998 cutaneous melanomas of the head and neck over 30 years. Am J Surg. 1991 162 (4): 310–314

O'Brien CJ, Gianoutsos MP, Morgan MJ (1992) Neck dissection for cutaneous malignant melanoma. World J Surg 16 (2): 222–6

O'Brien CJ, Petersen-Schaefer K, Ruark D, Coates AS, Menzie SJ, Harrison RI (1995) Radical, modified, and selective neck dissection for cutaneous malignant melanoma. Head Neck 17 (3): 232–21

O'Brien CJ, Petersen-Schaefer K, Stevens GN, Bass PC, Tew P, Gebski VJ, Thompson JF, McCarthy WH (1997) Adjuvant radiotherapy following neck dissection and parotidectomy for metastatic malignant melanoma. Head Neck 19 (7): 589–594

Overgaard J, Gonzalez-Gonzalez D, Hulshof MC, Arcangeli G, Dahl O, Mella O, Bentzen SM (1996) Hyperthermia as an adjuvant to radiation therapy of recurrent or metastatic malignant melanoma. A multicentre randomized trial by the European Society for Hyperthermic Oncology. Int J Hyperthermia 12 (1): 3–20

Overgaard J, von der Maase H, Overgaard M (1985) A randomized study comparing two high-dose per fraction radiation schedules in recurrent or metastatic malignant melanoma. Int J Radiat Oncol Biol Phys 11 (10): 1837–1839

Owen AK (1924) A case of melanosarcoma treated with roentgen rays. Am J Roentgen 11: 335–336

Owens JM, Roberts DB, Myers JN (2003) The role of postoperative adjuvant radiation therapy in the treatment of mucosal melanomas of the head and neck region. Arch Otolaryngol Head Neck Surg 129 (8): 864–868

Petrovich Z, Yu C, Giannotta SL, O'Day S, Apuzzo ML (2002) Survival and pattern of failure in brain metastasis treated with stereotactic gamma knife radiosurgery. J Neurosurg 97 (5 Suppl): 499–506

Piura B, Rabinovich A, Yanai-Inbar I (2002) Primary malignant melanoma of the vagina: case report and review of literature. Eur J Gynaecol Oncol 23 (3): 195–198

Rate WR, Solin LJ, Turrisi AT (1988) Palliative radiotherapy for metastatic malignant melanoma: brain metastases, bone metastases, and spinal cord compression. Int J Radiat Oncol Biol Phys 15: 859–864

Rogo KO, Andersson R, Edbom G, Stendahl U (1991) Conservative surgery for vulvovaginal melanoma. Eur J Gynaecol Oncol. 12 (2): 113–119

Sampson JH, Carter JH Jr, Friedman AH, Seigler HF (1998) Demographics, prognosis, and therapy in 702 patients with brain metastases from malignant melanoma. J Neurosurg 88 (1): 11–20

Sause WT, Cooper JS, Rush S, Ago CT, Cosmatos D, Coughlin CT, JanJan N, Lipsett J (1991) Fraction size in external beam radiation therapy in the treatment of melanoma. Int J Radiat Oncol Biol Phys, 20 (3): 429–432

Schmid-Wendtner MH, Brunner B, Konz B, Kaudewitz P, Wendtner CM, Peter RU, Plewig G, Volkenandt M (2000) Fractionated radiotherapy of lentigo maligna and lentigo maligna melanoma in 64 patients. J Am Acad Dermatol 43 (3): 477–82

Seegenschmiedt MH, Keilholz L, Altendorf-Hofmann A, Urban A, Schell H, Hohenberger W, Sauer R (1999) Palliative radiotherapy for recurrent and metastatic malignant melanoma: prognostic factors for tumor response and long-term outcome: a 20-year experience. Int J Radiat Oncol Biol Phys 44 (3): 607–618

Seung SK, Sneed PK, McDermott MW, Shu HK, Leong SP, Chang S, Petti PL, Smith V, Verhey LJ, Wara WM, Phillips TL, Larson DA (1998) Gamma knife radiosurgery for malignant melanoma brain metastases. Cancer J Sci Am. 4 (2): 103–109

Singletary SE, Byers RM, Shallenberger R, McBride CM, Guinee VF (1986) Prognostic factors in patients with regional cervical nodal metastases from cutaneous malignant melanoma. Am J Surg 152 (4): 371–375

Somaza S, Kondziolka D, Lunsford LD, Kirkwood JM, Flickinger JC (1993) Stereotactic radiosurgery for cerebral metastatic melanoma. J Neurosurg 79 (5): 661–666

Stevens G, Thompson JF, Firth I, O'Brien CJ, McCarthy WH, Quinn MJ (2000) Locally advanced melanoma: results of postoperative hypofractionated radiation therapy. Cancer 88 (1): 88–94

Stevens G, Firth I, Coates A (1992) Cerebral Metastases from malignant melanoma. Radiother Oncol 23: 185–191

Stridsklev IC, Hagen S, Klepp O (1984) Radiation therapy for brain metastases from malignant melanoma. Acta Radiol Oncol. 23 (4): 231–235

Strom EA, Ross MI (1995) Adjuvant radiation therapy after axillary lymphadenectomy for metastatic melanoma: toxicity and local control. Ann Surg Oncol 2 (5): 445–449

Tomicic J, Wanebo HJ (2003) Mucosal melanomas. Surg-Clin-North-Am. 83 (2): 237–52

Tsang, RW, Liu FF, Wells W, Payne DG (1994) Lentigo maligna of head and neck. Results of treatment by radiotherapy. Arch Dermatol 130: 1008–1012

Ulrich J, Gademann G, Gollnick H (1999) Management of cerebral metastases from malignant melanoma: results of a combined, simultaneous treatment with fotemustine and irradiation. J Neurooncol 43 (2): 173–178

Willner J, Bohndorf W (1995) ZNS-Metastasen beim malignen Melanom. Strahlenther Onkol 171 (3): 165–13

Wronski M, Arbit E (2000) Surgical treatment of brain metastases from melanoma: a retrospective study of 91 patients. J Neurosurg 93 (1): 9–18

Ziegler JC, Cooper JS (1986) Brain metastases from malignant melanoma: conventional vs. high-dose-per-fraction radiotherapy. Int J Radiat Oncol Biol Phys 12 (10): 1839–1842

Teil V   Adjuvante Therapie, systemische Therapie und mutimodale Therapiekonzepte

Kapitel 24   **Adjuvante medikamentöse Therapie des Melanoms** – 275
Axel Hauschild, Matthias Volkenandt, Claus Garbe

Kapitel 25   **Systemische Therapie des metastasierten Melanoms** – 285
Dirk Schadendorf und Ulrich Keilholz

Kapitel 26   **Vakzinierungstrategien mit Hilfe der Gentherapie** – 297
Reinhard Dummer und Dirk Schadendorf

Kapitel 27   **Vakzinationskonzepte: Offene Fragen und Perspektiven** – 305
Gerold Schuler

Kapitel 28   **Neue Therapiekonzepte mit molekularen Strategien** – 315
Jürgen C. Becker, David Schrama, Eva-Bettina Bröcker

Kapitel 29   **Therapie bei Haut- und Weichteilmetastasen** – 329
Peter Radny

Kapitel 30   **Therapie von Lungenmetastasen** – 335
Helmut Näher und Alexander Enk

Kapitel 31   **Therapie bei Lebermetastasen** – 343
Thomas K. Eigentler

Kapitel 32   **Therapie bei Hirnmetastasen** – 349
Peter Mohr

Kapitel 33   **Therapie bei Knochenmetastasen** – 363
Anne Kamin

Adjuvante medikamentöse Therapie des Melanoms

Axel Hauschild, Matthias Volkenandt, Claus Garbe

24.1 Einleitung – 276

24.2 Adjuvante Chemotherapie – 277
24.2.1 Lokoregionär – 277
24.2.2 Systemisch – 277

24.3 Adjuvante Immuntherapie – 277
24.3.1 Interleukin-2 – 278
24.3.2 GM-CSF – 278
24.3.3 Misteltherapie (Iscador) – 278
24.3.4 Interferon γ – 278
24.3.5 Interferon α – 278
24.3.6 Adjuvante Behandlung von Patienten mit Primärtumoren – 279
24.3.7 Adjuvante Behandlung von Patienten mit Lymphknotenmetastasierung (Stadium III) – 280
24.3.8 Pegylierte Interferone – 282

24.1 Einleitung

Etwa 90% aller Patienten mit der Erstdiagnose eines Melanoms weisen zum Zeitpunkt der Diagnosestellung keine klinischen Hinweise für eine Metastasierung auf. Durch die in den letzten Jahren auch in Deutschland eingeführte Wächterlymphknotenexstirpation (Sentinelnode-Biopsie) erfahren etwa 20–25% aller Patienten mit einem klinisch unauffälligen Lymphknotenstatus durch den Mikrometastasennachweis am ersten drainierenden Lymphknoten ein Upstaging. Durch dieses Upstaging gehören sie einer höheren Risikokategorie im Hinblick auf später auftretende weitere Metastasen an.

Die neue Melanomklassifikation des American Joint Committee on Cancer (Balch et al. 2001) differenziert nicht nur die verschiedenen Primärtumorstadien (I A/B; II A–C) anhand der Tumordicke nach Breslow (gemessen am histologischen Präparat des Primärtumors), des Clark–Levels und der Ulzeration, sondern gleichzeitig auch nach der Unterscheidung zwischen Mikro- und Makrometastasen am regionären Lymphknoten (III A–C).

Da nach der Entfernung des Primärtumors bzw. evtl. befallener regionärer Lymphknoten i. Allg. eine Tumorfreiheit erreicht wird, handelt es sich hier um die so genannte adjuvante Therapiesituation. Darunter wird verstanden, dass eine medikamentöse Therapie mit dem Ziel zum Einsatz kommt, das weitere Metastasierungsrisiko zu senken. Es handelt sich also um eine prophylaktische Behandlung von Patienten, deren weiterer Krankheitsverlauf unbestimmt ist.

Neuere klinische Studien in der adjuvanten Therapiesituation haben in den letzten Jahren die im Jahr 2001 inaugurierte Melanomklassifikation als Anlass genommen, die Patienten analog der neuen Prognosefaktoren zu stratifizieren. Alle bereits publizierten klinischen Untersuchungen zur adjuvanten Therapie beim Melanom stammen aus einer Zeit, in der andere Tumordickenunterteilungen vorgenommen worden sind, analog der damaligen Melanomklassifikation der UICC. Hier wurde differenziert nach den Tumordicken von <0,75 mm bis zu 1,5 mm bzw. 4,0 mm. In der neuen Klassifikation sind die Tumordicken differenziert nach 1,0, 2,0 und 4,0 mm Tumordicke. In den älteren Studien spielte die Wächterlymphknotenbiopsie noch keine Rolle, da sie nicht routinemäßig durchgeführt wurde. In den neueren Studien (Tab. 24.4) ist die Wächterlymphknotenbiopsie entweder fakultativ oder obligat in das Studiendesign aufgenommen worden. Dies wird dem Umstand gerecht, dass sich die Wächterlymphknotenbiopsie bis zum Jahr 2005 als ein Standard-Staging-Verfahren beim Melanom zumindest in Deutschland durchgesetzt hat, da sie ein hervorragender prognostischer Parameter ist.

Prinzipiell kommen somit alle Patienten, bei denen ein tumorfreier Zustand durch Operation erreicht werden kann, für eine adjuvante medikamentöse Melanomtherapie in Frage. Das höchste Risiko für eine weiter fortschreitende metastasierende Tumorerkrankung weisen dabei die Patienten im Stadium der Fernmetastasierung (Stadium IV) auf, bei denen es nur selten gelingt, durch eine Operation eine vollständige Entfernung aller Metastasen (R0-Resektion) zu erreichen. Ebenfalls ein sehr hohes Rezidivrisiko besitzen auch Patienten mit mehreren klinisch manifesten Lymphknotenmetastasen, selbst wenn eine vollständige operative Ausräumung der gesamten befallenen Lymphknotenstationen gelingt. Das individuelle Risikoprofil für Patienten mit Mikrometastasen im Wächterlymphknoten bzw. Patienten mit verschiedenen Tumordicken ohne positiven Wächterlymphknoten ist Tab. 24.1 zu entnehmen.

Tab. 24.1. 5-Jahres-Überlebensraten für Stadium I–III analog zur neuen Stadieneinteilung des Melanoms der AJCC 2001

Stadium		T	N	M	5-Jahres-Überlebensrate
0		T in situ	0	0	100%
I	A	T1a	0	0	95%
	B	T1b, 2a	0	0	90%
IIA		T2b, 3a	0	0	80%
	B	T3b, 4a	0	0	65%
	C	T4b	0	0	45%
IIIA		T1–4a	N1a, 2a	0	65%
	B	T1–4a	N1b, 2b	0	
		T1–4b	N1a, 2a	0	ca. 50%
		jedes T	N2c	0	
	C	T4b	N1b, 2b, N3	0	25%

24.2 Adjuvante Chemotherapie

24.2.1 Lokoregionär

Eine lokoregionäre Chemotherapie wurde vielfach in Form einer Extremitätenperfusion durchgeführt, bei der zumeist das Zytostatikum Melphalan verwendet wurde. Eine große, prospektiv randomisierte Multicenterstudie ergab, dass die adjuvant durchgeführte Extremitätenperfusion mit Melphalan im Vergleich zu einer ausschließlich abwartenden Haltung (Kontrollgruppe) keinen Vorteil im Hinblick auf die Gesamtüberlebenszeit erbringt (Koops et al. 1998). Die Extremitätenperfusion mit Melphalan und/oder Tumornekrosefaktor α (TNF α) sollte daher heute nicht mehr adjuvant, sondern nur noch in Einzelfällen bei nicht operablen multiplen In-Transit-Metastasen oder großen Weichteilkonglomerattumoren in palliativer Intention durchgeführt werden. Zu bedenken ist auch die hohe Toxizität dieser Therapie.

24.2.2 Systemisch

In zahlreichen prospektiv randomisierten Studien wies die systemische adjuvante Chemotherapie im Gegensatz zu ersten Untersuchungen mit historischen Kontrollkollektiven keinen Vorteil für Behandelte im Vergleich zu Unbehandelten auf (s. Übersicht).

> **Verwendete Therapieschemata in prospektiv randomisierten Studien zur adjuvanten Chemotherapie beim malignen Melanom mit negativen Ergebnissen (Übersicht bei Karg et al. 1990; Kirkwood u. Agarwala 1998; Hauschild et al. 2000)**
> - DTIC über 6 Monate
> - DTIC + Cyclophosphamid
> - BCNU, Hydroxyurea, DTIC (BHD)
> - DTIC, BCNU, Cisplatin, Tamoxifen (DBCT)
> - Bleomycin, Vindesin, CCNU, DTIC (BELD)
> - BCNU, Actinomycin-D, Vincristin
> - DTIC; Vindesin, Cisplatin (CVD)

Die Gesamtüberlebenszeit wurde in keiner Studie signifikant verbessert (Hill et al. 1981; Karg et al. 1990; Kirkwood u. Agarwala 1998; Veronesi et al. 1982). In einzelnen Untersuchungen ergab sich sogar eine Verschlechterung der Prognose durch eine adjuvante Chemotherapie (Induktion chemotherapieresistenter Zellklone?; Hill et al. 1981).

 Eine adjuvante Chemotherapie sollte daher heute außerhalb von Studien nicht mehr durchgeführt werden.

Gelegentlich diskutiert wird eine Studie von Retsas, der in einer nicht randomisierten, monozentrischen Studie 87 Patienten mit 3 mg/ m^2 KOF Vindesin über insgesamt 2 Jahre adjuvant behandelte (Retsas et al. (1994). Nach einer medianen Nachbeobachtungszeit von 8 Jahren wiesen die behandelten Patienten eine Überlebensrate von 49% auf, während von einer Gruppe gleichzeitig in dieser Klinik beobachteter, aber nicht systemisch behandelter Melanompatienten im gleichen Tumorstadium nur 28% überlebten. Diese Untersuchung führte zu einer prospektiv randomisierten Studie der Arbeitsgemeinschaft Dermatologische Onkologie, deren Zwischenauswertung weder signifikante Unterschiede für das rezidivfreie noch für das gesamte Überleben zeigte (Garbe et al. 2002a).

Zusammenfassend lässt sich folgern, dass eine adjuvante Chemotherapie außerhalb von Studien nicht mehr durchgeführt werden sollte.

24.3 Adjuvante Immuntherapie

In den vergangenen Jahrzehnten wurden zahlreiche Therapieversuche mit unspezifischen Immuntherapien durchgeführt. Alle prospektiv randomisierten Studien zur Evaluation unspezifischer adjuvanter Immuntherapien ergaben übereinstimmend keinen Hinweis auf eine signifikante Verlängerung der rezidivfreien oder Gesamtüberlebenszeit (s. Übersicht). Untersucht wurden beispielsweise Impfungen mit BCG (Bacille Calmette Guerin) oder Corynebacterium parvum sowie Misteltherapien (Iscador; Czarnetzki et al. 1993; Kirkwood u. Agarwala 1998; Kleeberg et al. 2004; Veronesi et al. 1982). In der größten adjuvanten Therapiestudie zur BCG-Immunisierung ergab sich weder für die mit BCG behandelten noch für die mit BCG und Dacarbazin behandelten ein Vorteil im Vergleich zu unbehandelten Patienten (Veronesi et al. 1982).

> **Verwendete Therapieschemata in prospektiv randomisierten Studien zur adjuvanten Immuntherapie beim malignen Melanom mit negativen Ergebnissen**
> - BCG-Vakzinierung
> - Corynebacterium-parvum-Vakzinierung
> - Transferfaktor
> - Megestrol
> - Levamisol
> - Vitamin A
> - GM2-Vakzinierung
> - MM-Onkolysat (Allogenvakzinierung)
> - Iscador (Mistellektin)

Seitdem Zytokine rekombinant herstellbar und somit in größeren Mengen verfügbar sind, wurden im Wesentlichen 5 Zytokine im Rahmen von klinischen Studien hinsichtlich ihrer adjuvanten Wirksamkeit bei Melanompatienten untersucht. Es handelt sich hierbei um Interleukin-2, GM-CSF (Granulozyten-Makrophagen-Kolonie-stimulierender Faktor) und die 3 Interferone IFN-α, IFN-β und IFN-γ. Die Ergebnisse der Studien und ihre klinische Bedeutung sollen im Folgenden kurz geschildert werden.

24.3.1 Interleukin-2

Studien zu einer adjuvanten Monotherapie mit Interleukin-2 liegen bisher nicht vor. Eine prospektiv randomisierte Studie zur adjuvanten Therapie von 225 Melanompatienten mit Primärtumoren (Tumordicke >1,5 mm) ohne Lymphknotenmetastasen mit Interleukin-2 und Interferon α2b über 11 Monate zeigte einen Trend zu einem verlängerten Gesamtüberleben der Behandelten (Dummer et al. 1998). Die Endauswertung ergab für die Behandelten jedoch keinen Vorteil im Hinblick auf die rezidivfreie und die Gesamtüberlebensrate (Hauschild et al 2003).

24.3.2 GM-CSF

Mit dem Zytokin GM-CSF (Granulozyten-Makrophagen-Kolonie-stimulierender Faktor) sind vielfältige Studien im Rahmen von Vakzinierungen durchgeführt worden.

Bei der ersten Studie zur adjuvanten Monotherapie mit GM-CSF wurden 48 Patienten über ein Jahr lang phasenhaft mit GM-CSF (135 µg/m² KOF über 14 Tage alle 4 Wochen) behandelt und die Ergebnisse mit unbehandelten Kontrollpatienten verglichen (Spitler et al. 2000). Die mediane Überlebenszeit für die Therapiegruppe betrug 37,5 Monate verglichen mit 12,2 Monaten für die Kontrollen. Allerdings handelt es sich hier um eine nicht randomisierte Studie, deren Ergebnisse zurückhaltend zu beurteilen sind. Erst durch zukünftige prospektiv randomisierte Studien wird der Wert dieser Therapie klar werden.

24.3.3 Misteltherapie (Iscador)

Eine prospektiv randomisierte Studie der EORTC-Melanomgruppe (EORTC 18871/DKG 80–1) zeigte, dass die Behandlung mit dem Mistellektin Iscador M im Vergleich zu ausschließlicher Beobachtung zu keiner Prognoseverbesserung führt. Nach einer medianen Nachbeobachtungszeit von 8,2 Jahren war die Anzahl der rezidivfreien und überlebenden Patienten zwischen dem Iscador-Arm und dem Beobachtungsarm sogar tendenziell niedriger für die Iscador-Therapie, dies führte jedoch nicht zu einer statistischen Signifikanz in der Endanalyse (Kleeberg et al. 2004). Somit ist Iscador M in der adjuvanten Therapie des Melanoms heute bedeutungslos.

24.3.4 Interferon γ

Eine randomisierte Studie der Southwestern Oncology Group (SWOG/USA) mit Interferon γ ergab bei Patienten mit Hochrisikoprimärtumoren und/oder Lymphknotenmetastasen keinen Vorteil für die Behandelten im Vergleich zu Unbehandelten, vielmehr war die Rezidivrate bei den Behandelten sogar höher (Meyskens et al. 1990). Auch in einer EORTC-Studie führte die Therapie mit Interferon γ im Vergleich zu unbehandelten Kontrollen zu keiner Verbesserung der Überlebensraten (Kleeberg et al. 2004).

24.3.5 Interferon α

Interferon α ist die erste Substanz in der adjuvanten Therapie des Melanoms, die in prospektiv randomi-

24.3 · Adjuvante Immuntherapie

Tab. 24.2. Randomisierte prospektive Studien zum Vergleich einer adjuvanten Therapie mit Interferon α gegenüber Beobachtung allein

Autor	Stadium (UICC 1992)	Behandlungsschema	Patienten (IFN vs. Beobachtung)	Rezidivfreies Überleben	Gesamtes Überleben
Creagan 1995	IIB–IIIB	20 MU/m² KOF, 3-mal/Woche, 12 Wochen	131 vs. 131	n.s.	n.s.
Kirkwood 1996	IIB–IIIB	20/10 Mio. IE 12 Monate	143 vs. 137	p=0,0023	p=0,0237
Grob 1998	IIA+IIB	3 Mio. IE 3-mal/Woche, 18 Monate	244 vs. 245	p=0,035	p=0,059
Pehamberger 1998	IIA+IIB	3 Mio. IE 3-mal/Woche, 12 Monate	154 vs. 157	p=0,02	–
Kirkwood 2000	IIB–IIIB	20/10 Mio. IE 12 Monate 3 Mio. IE 3-mal/Woche, 24 Monate	215 vs. 212	p=0,03	n.s.
Hancock 2004	IIB–IIIB	3 Mio. IE 3-mal/Woche, 24 Monate	338 vs. 336	n.s.	n.s.
Cascinelli 2001	IIIB	3 Mio. IE 3-mal/Woche, 36 Monate	218 vs. 209	n.s.	n.s.
Cameron 2001	IIB–IIIB	3 Mio. IE 3-mal/Woche, 6 Monate	47 vs. 49	n.s.	n.s.
Garbe 2002[1] b	IIIB	3 Mio. IE 3-mal/Woche, 24 Monate	146 vs. 147	p=0,018[a]	p=0,0045[a]
Eggermont 2001[2]	IIB–IIIB	10 Mio. IE 5-mal/Woche, 1 Monat + 10 Mio. IE 3-mal/Woche, 12 Monate	565	n.s.; p=0,02[b]	n.s.; n.s.[b]
		vs. 5 Mio. IE 3-mal/Woche 24 Monate	569 vs. 284		n.s.[b]

[a] Hierbei handelt es sich um die Daten der Endauswertung, deren Publikation noch aussteht (Daten nach C. Garbe 2004).
[b] Dies sind Ergebnisse einer Zwischenauswertung der EORTC-18.952-Studie. Die Daten der Endauswertung wurden von A. Eggermont im Oktober 2003 vorgestellt; es fanden sich keine signifikanten Unterschiede zwischen den Studienarmen.
n.s. = nicht signifikant

Tab. 24.3. Behandlungsschemata für die adjuvante Behandlung mit Interferon α beim Melanom

Schema		Dosis	Frequenz	Dauer	Indikation
Niedrigdosisschema		3 Mio. IE s.c.	Tag 1, 3 und 5 jeder Woche	18–24 Monate	Stadium II–III
Hochdosisschema	Initiierung	20 Mio. IE/ m² KOF i.v. als Kurzinfusion	Tag 1–5 jeder Woche	4 Wochen	Stadium III
	Erhaltung	10 Mio. IE/ m² KOF s.c.	Tag 1, 3 und 5 jeder Woche	11 Monate	Stadium III

sierten Studien zu einem signifikanten Vorteil für die Behandelten geführt hat (Tab. 24.2). Die zur Verfügung stehenden Interferone IFN-α2a und IFN-α2b unterscheiden sich in ihrer molekularen Struktur nur in 2 Aminosäuren und sind hinsichtlich ihrer Rezeptorbindung, ihrer Wirksamkeit und ihrer Nebenwirkungen als weitgehend äquivalent anzusehen. Es werden derzeit hauptsächlich 2 verschiedene Therapieschemata verwendet (Tab. 24.3).

24.3.6 Adjuvante Behandlung von Patienten mit Primärtumoren

Bei Patienten mit Melanomen mit einer Tumordicke von >1,5 mm ohne Nachweis von Lymphknotenmetastasen (Stadium I/II) wurden bisher 3 prospektiv randomisierte Studien mit niedrig dosiertem Interferon durchgeführt. In allen Studien wurde mit IFN-α 3-mal 3 Mio. IE/Woche über 6–18 Monate behandelt. Übereinstimmend fand sich eine signifikante Verlängerung der rezidivfreien Überlebenszeit (Cameron et al 2001; Grob et al 1998; Pehamberger et al. 1998). In der größten Studie mit einer Behandlungsdauer von 18 Monaten fand sich auch ein deutlicher Trend zur Verlängerung der Gesamtüberlebenszeit (Grob et al 1998).

Eine Therapie mit IFN-α (3×3 Mio. IE/Woche) über 18 Monate sollte daher Patienten mit einer Tumordicke von >1,5 mm bei fehlenden Kontraindikationen angeboten werden. Ein Therapieoptimierungsprotokoll der Arbeitsgemeinschaft Dermatologische Onkologie (ADO) soll die Frage klären, ob eine verlängerte Therapiedauer (60 Monate vs. 18 Monate) einen Vorteil für die rezidivfreie und/oder die Gesamtüberlebenszeit für die Patienten bedeutet. Das Protokoll hat 850 Patienten aus Deutschland, Österreich und der Schweiz eingeschlossen, die sich jetzt in der Nachbeobachtungsphase bzw. noch unter Therapie befinden. Es handelt sich bei diesem Protokoll um die weltweit einzige Untersuchung zur optimalen Dauer einer Interferon-Therapie in der adjuvanten Situation bei Patienten mit Melanom.

24.3.7 Adjuvante Behandlung von Patienten mit Lymphknotenmetastasierung (Stadium III)

Im Stadium der Lymphknotenmetastasierung (Stadium III) wurden international verschiedene randomisierte Therapiestudien mit unterschiedlichen Interferon-Dosierungen durchgeführt. Alle Patienten waren vor der Interferon-Gabe operativ im Bereich der Lymphknotenregion saniert worden.

Die klarsten Therapieergebnisse liegen derzeit zur Hochdosis-Interferon α2b-Therapie vor. Drei prospektiv randomisierte Studien zeigten übereinstimmend einen Vorteil in Bezug auf die rezidivfreie Überlebenszeit zum jeweiligen Vergleichsarm (in zwei Studien unbehandelte Kontrollpatienten, in einer Studie Patienten mit einer Gangliosid-Vakzinierung).

In der ersten, von Kirkwood und der ECOG in den USA durchgeführten prospektiv randomisierten Studie zur Hochdosis-Interferon-Therapie im Vergleich zu unbehandelten Kontrollpatienten konnte zudem ein positiver Effekt auf die Gesamtüberlebenszeit beobachtet werden (Kirkwood et al. 1996). Dieser Effekt konnte in einer zweiten Studie nicht mehr nachvollzogen werden (Kirkwood et al. 2000). In der dritten Studie wurde nicht mit unbehandelten Kontrollpatienten verglichen, da mittlerweile das Kirkwood-Hochdosistherapieschema in den USA als Standardbehandlung von der FDA zugelassen wurde. In dieser Studie zeigte sich wiederum eine Überlegenheit auch in Bezug auf die Gesamtüberlebenszeit für Patienten, die mit Hochdosis-Interferon behandelt worden waren, diesmal im Vergleich zu vakzinierten Patienten (Kirkwood et al. 2001).

Diese Ergebnisse führten v. a. in den USA und Kanada dazu, dass die Hochdosis-Interferon α2b-Therapie als Therapiestandard im Stadium der Lymphknotenmetastasierung anerkannt wurde. In verschiedenen europäischen Ländern wird aufgrund der relativ hohen Toxizität der Hochdosis-Interferon-Therapie und des Therapievorteils nur für eine begrenzte Subgruppe der behandelten Patienten alternativ auch eine niedrigere Interferon-Dosierung in Betracht gezogen.

Ein Therapieoptimierungsprotokoll der Arbeitsgemeinschaft Dermatologische Onkologie (ADO) untersucht derzeit die Wirksamkeit einer sequenziellen Hochdosistherapie, in der in einem Zeitraum von einem Jahr nur 3-mal eine 4-wöchige Hochdosisgabe intravenös mit IFN-α2b (20 Mio. IE/m² KOF/Tag) vorgesehen ist. Verglichen wird mit der Standardhochdosistherapie nach Kirkwood, die zur Zulassung des Präparates Interferon α2b nicht nur in Deutschland geführt hat. Details des Protokolls sind in ◘ Tab. 24.4 dargestellt.

Zur niedrig dosierten Therapie mit Interferon α2b und Interferon α2a im Stadium III liegen widersprüchliche Ergebnisse aus prospektiv randomisierten Studien vor. Eine Studie der WHO zeigte für eine niedrig dosierte Interferon α-Therapie im Vergleich zu unbehandelten Kontrollpatienten nach einer positiven Zwischenauswertung für das rezidivfreie Überleben in der Endauswertung keine signifikanten Effekte für das rezidivfreie oder Gesamtüberleben (Cascinelli et al. 2001).

Eine relativ kleine, prospektiv randomisierte, schottische Studie verglich eine 6-monatige niedrig dosierte Interferon-Therapie bei Patienten mit mindestens 4 mm dicken Primärtumoren und/oder einer regionalen Lymphknotenmetastasierung mit einer abwartenden Haltung (Beobachtungsarm). Obwohl sich beim medianen Überleben nach einer Nachbeobachtungsphase von 6 Jahren deutliche Unterschiede zugunsten der Interferon-Therapie (Verbesserung von 27 auf 39 Monate) zeigten, konnte aufgrund der geringen Fallzahl keine statistische Signifikanz erreicht werden (Cameron et al. 2001).

24.3 · Adjuvante Immuntherapie

Tab. 24.4. Aktive prospektiv randomisierte Multicenterstudien der ADO und EADO zur adjuvanten Therapie des Melanoms

Leitung	Kontaktadresse	Melanomtadium	Medikamente	Protokoll
Prof. Dr. C. Garbe (ADO)	Hautklinik der Universität Tübingen, Tel.: 07071/298-7110, Fax: 07071/294-117	IIA (T3a) – IIIB	IFN-α2a (Roferon A)	3-mal3 Mio. IE IFN-α2a/Woche s.c. für 2 Jahre
			vs. PegIFN-α2a (Pegasys)	vs. PegIFN-α2a 180 µg s.c./Woche für 2 Jahre
Dr. P. Mohr (ADO)	Hautklinik Elbekliniken Buxtehude, Tel.: 04161/703-0, Fax: 04161/703-6445	IIIA-C	intermittierende Hochdosistherapie mit IFN-α2b (Intron A)	Hochdosis-IFN-α2b-Standardschema nach Kirkwood: 20 Mio. IE/m² KOF i.v. an Tag 1–5 über 4 Wochen, alle 16 Wochen wiederholt für 1 Jahr
			vs. IFN-α2b (Intron A) Hochdosis	vs. 20 Mio. IE/m² KOF i.v. an Tag 1–5 über 4 Wochen, gefolgt von 48 Wochen mit 3-mal 10 Mio. IE/m² KOF s.c./Woche
Prof. Dr. M. Delaunay (EADO); für BRD: Prof. Dr. C. Garbe (EADO)	Hôpital Saint-André, Bordeaux, Frankreich, Tel.: 0033/5/56 79 47 05, Fax: 0033/5/56 79 49 75		PegIFN-α2b (PegIntron A)	100 µg PegIFN-α2b/Woche über 36 Monate
			vs. IFN-α2b (Intron A)	vs. 3-mal 3 Mio. IE IFN-α2b/Woche über 18 Monate

Eine größer angelegte britische Studie mit 674 Patienten zeigte aber ebenfalls keine statistisch signifikanten Unterschiede für eine 2-jährige Niedrigdosis-Interferon-Therapie im Vergleich zu unbehandelten Kontrollpatienten. 50 der 674 Patienten (15%) mussten aufgrund von Nebenwirkungen die Therapie beenden. Die Autoren halten eine Niedrigdosis-Interferon-Therapie bei mehr als 4 mm dicken Primärtumoren mit oder ohne regionale Lymphknotenmetastasierung deshalb für nicht indiziert (Hancock et al. 2004).

Ein Therapieoptimierungsprotokoll der ADO verglich eine 2-jährige Monotherapie mit IFN-α2a (3-mal 3 Mio. IE pro Woche) mit oder ohne die Gabe des Zytostatikums Dacarbazin (DTIC) mit unbehandelten Kontrollpatienten (Garbe et al. 2002b). Die Endauswertung des Protokolls ergab einen statistisch signifikanten Vorteil für das rezidivfreie und Gesamtüberleben für Patienten, die über 2 Jahre ausschließlich mit einer Monotherapie mit Interferon α2a behandelt wurden. Interessanterweise zeigten die Patienten, die zusätzlich eine Dacarbazin-Behandlung erhielten, die gleiche Überlebenswahrscheinlichkeit wie Patienten, die gar keine Therapie erhielten und sich im Beobachtungsarm befanden. International stellt diese Untersuchung der ADO allerdings den einzigen Bericht über positive Wirkungen einer Interferon α-Therapie im Stadium der Lymphknotenmetastasierung dar.

In Zwischenergebnissen einer EORTC-Studie zur mittelhoch dosierten Interferon α-Therapie zeigte sich bislang kein signifikanter Einfluss auf die rezidivfreie oder die Gesamtüberlebenszeit (Eggermont et al. 2001), sodass diese Dosierungsform derzeit in der klinischen Routine keine Rolle spielen sollte.

> Zusammenfassend gibt es im Stadium der lokoregionären Metastasierung (Stadium III) gute Gründe für die Durchführung einer adjuvanten Hochdosistherapie mit IFN-α2b. Da nicht alle Patienten für eine derartige Therapie in Betracht kommen, kann aber aufgrund der Ergebnisse des ADO-Protokolls auch eine niedriger dosierte IFN-α2a-Therapie über etwa 2 Jahre in Betracht gezogen werden.

Die Bedeutung der adjuvanten IFN-α-Therapie wird durch Metaanalysen gestärkt, die eine Senkung des Sterbe- und Rezidivrisikos für die Behandelten zeigten, ohne dass eine stringente Beziehung zu den Dosierungen sicher erkennbar war (Lens u. Dawes 2002, Wheatley et al. 2003).

24.3.8 Pegylierte Interferone

Die Verbindung von klassischen Interferonmolekülen mit Polyethylenglykol (PEG) sorgt für eine deutlich verlängerte Halbwertszeit des pegylierten Interferons im peripheren Blut. Durch die Pegylierung brauchen diese Interferone nur noch 1-mal pro Woche subkutan appliziert zu werden. Dies könnte zu einer Verbesserung der Lebensqualität der Patienten insbesondere bei einer Langzeittherapie führen. Ob pegylierte Interferone zu einer verbesserten klinischen Wirksamkeit bei Melanompatienten führen, wird derzeit innerhalb von klinischen Studien und Therapieoptimierungsprotokollen evaluiert.

Eine Studie der European Organization for Research and Treatment of Cancer (EORTC-Melanomgruppe) untersuchte bei mehr als 1200 Melanompatienten im Stadium der Lymphknotenmetastasierung nach erfolgter operativer Revision der Lymphknotenstationen die adjuvante Wirkung von PegIFN-α2b. Die insgesamt 5-jährige Therapie mit PegIFN-α2b wurde verglichen mit unbehandelten Kontrollpatienten, d. h. Patienten, bei denen eine abwartende Haltung mit regelmäßigen Tumornachsorgeuntersuchungen vorgesehen war. Mit ersten Zwischenergebnissen kann Ende 2006 gerechnet werden.

Eine Studie der European Association of Dermato-Oncology (EADO) schloss bis Dezember 2004 etwa 470 Melanompatienten mit mehr als 1,5 mm dicken Primärtumoren ein. Fakultativ konnte entweder ein klinisch lymphknotennegativer Befund vorliegen oder auch eine Wächterlymphknotenbiopsie veranlasst worden sein (◘ Tab. 24.4). Die Entwicklung dieses Studienprotokolls zeigte eindrucksvoll, wie schwierig es ist, auf europäischer Ebene einen Konsens zur Wächterlymphknotenbiopsie als obligatem Staging-Kriterium für Melanompatienten zu finden. Während in Ländern wie Deutschland, Österreich und der Schweiz die Wächterlymphknotenbiopsie bereits zum klinischen Alltag gehört, steht man dieser Operation in Frankreich und England auch heute noch mit einiger Skepsis gegenüber.

Eine dritte Untersuchung wurde von der Arbeitsgemeinschaft Dermatologische Onkologie (ADO) im November 2004 initiiert. Das ADO-Protokoll sieht eine Verwendung von konventionellem (Roferon A) im Vergleich zu pegyliertem IFN-α2a (Pegasys) bei >2,0 mm dicken Melanomprimärtumoren mit Wächterlymphknotenbiopsie vor. In ◘ Tab. 24.4 findet sich eine Übersicht über die derzeitigen Studienaktivitäten der verschiedenen wissenschaftlichen Gesellschaften.

Fazit

Trotz aller klinisch-wissenschaftlichen Anstrengungen in den vergangenen Jahrzehnten ist die Prognose von Patienten mit Melanomen im Stadium der Fernmetastasierung weiterhin bis auf kasuistische Ausnahmen infaust. Eine adjuvante, vorbeugende Therapie ist daher bei Patienten mit höherem Risiko der Metastasierung von größtem Interesse.

Eine systemische adjuvante Chemotherapie wies in prospektiv randomisierten Studien im Gegensatz zu ersten Untersuchungen mit historischen Kontrollkollektiven übereinstimmend keinen Vorteil für die Behandelten auf.

Die Therapie mit IFN-α ist die erste und bisher einzige adjuvante Therapie, die in kontrollierten Studien zu signifikanten Vorteilen für die Behandelten führte und in der Indikation der adjuvanten Therapie des Melanoms auf dem deutschen Arzneimittelmarkt zugelassen wurde (Übersicht bei Hauschild et al. 2000). Durch derzeit laufende Studien und Therapieoptimierungsprotokolle soll die Standard-Interferon α-Therapie hinsichtlich ihrer optimalen Dosis und Therapiedauer weiterentwickelt werden.

Literatur

Balch CM, Buzaid AC, Soong SJ, Atkins MB, Cascinelli N, Coit DG, Fleming ID, Gershenwald JE, Houghton A Jr, Kirkwood JM, McMasters KM, Mihm MF, Morton DL, Reintgen DS, Ross MI, Sober A, Thompson JA, Thompson JF (2001) Final version of the American Joint Committee on Cancer staging system for cutaneous melanoma. J Clin Oncol 15: 3535–3648

Cameron DA, Cornbleet MC, MacKie RM, Hunter JA, Gore M, Hancock B, Smyth JF (2001) Adjuvant interferon alpha 2b in high risk melanoma – the Scottish study. Br J Cancer 84: 1146–1149

Cascinelli N, Belli F, MacKie RM, Santinami M, Bufalino R, Morabito A (2001) Effect of long-term adjuvant therapy with interferon alpha-2a in patients with regional node metastases from cutaneous melanoma: a randomized trial. Lancet 358: 866–869

Creagan ET, Dalton RJ, Ahmann DL, Jung SH, Morton RF, Langdon RMJ, Kugler J, Rodrigue LJ (1995) Randomized, surgical adjuvant clinical trial of recombinant interferon alfa-2a in selected patients with malignant melanoma. J Clin Oncol 13: 2776–2783

Czarnetzki BM, Macher E, Suciu S, Thomas D, Steerenberg PA, Rumke P (1993) Long-term adjuvant immunotherapy in stage I high risk malignant melanoma, comparing two BCG preparations versus non-treatment in a randomized multicenter study (EORTC protocol 18781). Eur J Cancer 29A: 1237–1242

Dummer R, Hauschild A, Henseler T, Burg G (1998) Combined interferon alpha and interleukin 2 adjuvant treatment for melanoma. Lancet 352: 908–909

Literatur

Eggermont AMM, Kleeberg UR, Ruiter DJ et al. (2001) European Organization for Research and Treatment of Cancer melanoma group trial experience with more than 2000 patients, evaluating adjuvant treatment with low or intermediate doses of interferon alpha-2b. American Society of Clinical Oncology, 37th Annual Meeting 2001, Educational Book: 88–93

Garbe C, Kapp A, Hauschild A, Djawari D, Reinhold D, Linse R, Elsner P (2002a) Adjuvant treatment of patients with cutaneous melanoma and completely resected metastasis with vindesine versus observation alone. Preliminary evaluation of a randomized multicenter DeCOG trial. Melanoma Res 12: A12-A13

Garbe C, Hauschild A, Linse R et al. (2002b) Adjuvant treatment of patients with cutaneous melanoma and regional node metastasis with low dose interferon or interferon plus DTIC versus observation alone. Preliminary evaluation of a randomized multicenter DeCOG trial. Melanoma Res 12: A13-A14

Grob JJ, Dreno B, de la Salmoniere P et al. (1998) Randomized trial of interferon alpha-2b as adjuvant therapy in resected primary melanoma thicker than 1.5 mm without clinically detectable node metastases. Lancet 351: 1905–1910

Hancock BW, Wheatley K, Harris S, Ives N, Harrison G, Horsman JM, Middleton MR, Thatcher N, Lorigan PC, Marsden JR, Burrows L, Gore M (2004) Adjuvant interferon in high-risk melanoma: the AIM HIGH Study – United Kingdom Coordinating Committee on Cancer Research randomized study of adjuvant low-dose extended-duration interferon alfa-2a in high-risk resected malignant melanoma. J Clin Oncol 22: 53–61

Hauschild A, Volkenandt M, Garbe C (2000) Adjuvante medikamentöse Therapie des malignen Melanoms. Aktueller Wissensstand und derzeitige Multicenterstudien in den deutschsprachigen Ländern. Dtsch Med Wochenschr 125: 1272–1278

Hauschild A, Weichenthal M, Balda BR et al. (2003) Prospective-randomized trial of interferon alfa-2b and interleukin-2 as adjuvant treatment for resected intermediate- and high-risk primary melanoma without clinical detectable node metastasis. J Clin Oncol 21: 2883–2888

Hill GJ, Moss SE, Golomb FM et al. (1981) DTIC and combination therapy for melanoma, III: DTIC surgical adjuvant study COG protocol 7040. Cancer 47: 2556–2562

Karg C, Garbe C, Orfanos CE (1990) Chemotherapie des malignen Melanoms – aktueller Stand. Hautarzt 41: 56–65

Kirkwood JM, Strawderman MH, Ernstorff MS et al. (1996) Interferon alfa-2b adjuvant therapy of high-risk resected cutaneous melanoma. The Eastern Cooperative Oncology Group Trial EST 1684. J Clin Oncol 14: 7–17

Kirkwood J, Agarwala SS (1998) Adjuvant systemic therapy. In: Balch CM, Houghton AN, Sober AJ, Soong S (eds) Cutaneous melanoma. Quality Medical Publishing, St. Louis, pp 451–459

Kirkwood JM, Ibrahim JG, Sondak VK et al. (2000) High- and low-dose interferon alfa-2b in high-risk melanoma: first analysis of intergroup trial E 1690. J Clin Oncol 18: 2444–2458

Kirkwood JM, Ibrahim JG, Sosman JA et al. (2001) High-dose interferon alfa-2b significantly prolongs relapse-free and overall survival compared with the GM2-KLH/QS-21 vaccine in patients with resected stage IIb-III melanoma: results of intergroup trial E 1694. J Clin Oncol 19: 2370–2380

Kleeberg UR, Suciu S, Brocker EB et al. (2004) Final results of the EORTC 18871/DKG 80–1 randomized phase III trial: rIFN-α2b versus rIFN-γ versus ISCADOR M versus observation after surgery in melanoma patients with either high-risk primary (thickness>3 mm) or regional lymph node metastasis. Eur J Cancer 40: 390–402

Koops HS, Vaglini M, Suciu S et al. (1998) Prophylactic isolated limb perfusion for localized, high-risk limb melanoma: results of a multicenter randomized phase III trial. J Clin Oncol 16: 2906–2912

Lens MB, Dawes M (2002) Interferon alfa therapy for malignant melanoma: a systematic review of randomized controlled trials. J Clin Oncol 20: 1818–1825

Meyskens FL, Kopecky K, Samson M et al. (1990) Recombinant human interferon gamma: adverse effects in high-risk stage I and II cutaneous malignant melanoma. J Natl Cancer Inst 82: 1071

Pehamberger H, Soyer HP, Steriner A et al. (1998) Adjuvant interferon alfa-2a treatment in resected primary stage II cutaneous melanoma. Austrian Malignant Melanoma Cooperative Group. J Clin Oncol 16: 1425–1429

Retsas S, Quigley M, Pectasides D et al. (1994) Clinical and histologic involvement of regional lymph nodes in malignant melanoma. Adjuvant vindesine improves survival. Cancer 73: 2119–2130

Spitler LE, Grossbard ML, Ernsthoff MS et al. (2000) Adjuvant therapy of stage III and IV malignant melanoma using granulocyte-macrophage colony stimulating factor. J Clin Oncol 18: 1614–1621

Veronesi U, Adamus J, Aubert C (1982) A randomized trial of adjuvant chemotherapy and immunotherapy in cutaneous melanoma. N Engl J Med 307: 913–916

Wheatley K, Ives N, Hancock B, Gore M, Eggermont A, Suciu S (2003) Does adjuvant interferon alpha for high-risk melanoma provide a worthwhile benefit? A meta-analysis of the randomized trials. Cancer Treat Rep 29: 241–252

Systemische Therapie des metastasierten Melanoms

Dirk Schadendorf und Ulrich Keilholz

25.1 Einleitung – 286

25.2 Monotherapie – 286

25.3 Kombinationschemotherapie – 288

25.4 Kombinationstherapien mit Tamoxifen ohne wesentlichen klinischen Effekt – 289

25.5 Zytokine in der Therapie des metastasierten Melanoms – 290

25.6 Chemotherapie mit Zytokinkombinationen: Chemoimmuntherapie – 291

25.1 Einleitung

Das Melanom stellt nach wie vor eine große therapeutische Herausforderung für Onkologen und Dermatologen dar. Auf 100.000 Einwohner in Europa kommen jährlich 10 neu diagnostizierte Melanomerkrankungen. Nur durch eine frühe Diagnose und adäquate chirurgische Exzision kann eine Metastasierung des Tumors verhindert werden. Bei ungefähr 20% der Patienten führt die Erkrankung zur Metastasierung und zum Tod, denn im Stadium IV der Erkrankung gibt es keine kurative Behandlung.

Randomisierte Studien des letzten Jahrzehnts erlauben eine evidenzbasierte Bewertung der gebräuchlichen Medikamente zur Behandlung von Patienten mit metastasiertem Melanom. Allerdings konnte keine der bisher publizierten Studien bezüglich des Gesamtüberlebens eine therapeutische Überlegenheit einer Polychemotherapie und/oder einer Kombination mit Zytokinen gegenüber einer Monochemotherapie mit Dacarbazin (DTIC) allein belegen.

Die Behandlung von Patienten mit metastasiertem Melanom im klinischen Stadium IV ist nach wie vor nicht zufriedenstellend, da die Ansprechraten herkömmlicher Therapieschemata und der Effekt auf die Gesamtüberlebenszeit gering sind. Bis etwa vor 15 Jahren basierten die durchgeführten Therapieschemata überwiegend auf Resultaten aus klinischen Phase-II-Studien. Diese Situation hat sich geändert, da in den letzten 10 Jahren mehrere große randomisierte Phase-III-Studien durchgeführt wurden, deren Ergebnisse jetzt verfügbar sind und einige der lange Zeit kontrovers diskutierten Fragen klären konnten. Dieser Beitrag fasst die aktuelle Datenlage zur Behandlung des metastasierten Melanoms zusammen und diskutiert die Ergebnisse aller publizierten randomisierten Studien der letzten Jahre.

> Kombinationschemotherapie ist der Monochemotherapie bei der Behandlung des metastasierten Melanoms bezüglich der Verlängerung des Überlebens nicht überlegen.

Das Melanom ist generell durch ein schlechtes Ansprechen auf Chemotherapeutika charakterisiert. Die Gründe sind vielfältig, wenngleich bislang kaum verstanden. Substanzen mit nachgewiesener Aktivität sind Dacarbazin (DTIC), Temozolomid, Vindesin, Fotemustin, Cisplatin und bei höher dosierter Gabe auch Melphalan und BCNU (Carmustine). Eine Zulassung für diese Indikation haben in Deutschland nur DTIC, Cisplatin und Vindesin. Mit keiner Substanz konnten bei Patienten mit metastasiertem Melanom reproduzierbare Ansprechraten von mehr als 20% erreicht werden, und keine der Substanzen brachte für den Patienten einen eindeutigen Überlebensvorteil. Dies ist auch einer der Gründe, weshalb bislang keine etablierten Second-line-Therapieprotokolle existieren.

25.2 Monotherapie

Dacarbazin (DTIC) ist die am besten untersuchte Substanz zur Behandlung des metastasierten Melanoms. Nach intravenöser Applikation wird DTIC in der Leber zu Mitozolomid, dem aktiven Metaboliten, transformiert. Die Ansprechrate von bis zu 20% führte zu Zulassungen für die Behandlung des metastasierten Melanoms in vielen Ländern vor mehr als 20 Jahren. Patienten mit Haut-, subkutanen und Lymphknotenmetastasen sprechen häufiger an als Patienten mit viszeralen Metastasen. Die mediane Remissionsdauer beträgt bei Patienten unter fortgesetzter Therapie ca. 6–9 Monate. Komplette Remissionen sind selten und häufig auf subkutane Metastasen und Lymphknotenmetastasen beschränkt. Die 5-Jahres-Überlebensrate beträgt bei Behandlung mit DTIC lediglich ca. 2%.

Temozolomid wird nach oraler Gabe zu 100% resorbiert und in vivo spontan zu Mitozolomid konvertiert, dem gleichen aktiven Metaboliten wie dem des DTIC. Die Konversion erfolgt allerdings nicht in der Leber, sondern in allen Körperflüssigkeiten inkl. des Liquors. Temozolomid durchdringt die Blut-Hirn-Schranke, wodurch es ebenfalls bei Hirnmetastasen klinisch Aktivität hat. In einer randomisierten Studie, in der DTIC und Temozolomid bei Patienten mit fortgeschrittenem Melanom verglichen wurden, ergab sich kein Überlebensunterschied für eine der beiden Substanzen, allerdings einen Trend für eine etwas geringere Frequenz zerebraler Metastasierung für die mit Temozolomid behandelte Gruppe (Abb. 25.1; Middleton et al. 2000).

Ein interessantes neues Therapiekonzept stellt die proapoptotische Sensibilisierung von resistenten Tumorzellen durch die Gabe von inhibitorischen Oligonukleotiden dar. In Abb. 25.1 ist das Prinzip dargestellt: Zytostatika entfalten ihre tödliche Wirkung überwiegend durch die Induktion apoptotischer Signalkaskaden, die allerdings durch die intrinsische bzw. erworbene Überexpression antiapoptischer Moleküle wie z. B. bcl-2 aufgehoben werden kann (Abb. 25.1a). Durch die Infusion von spezifi-

25.2 · Monotherapie

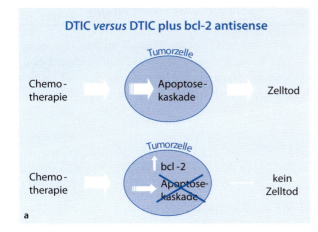

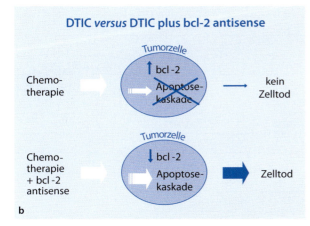

◘ **Abb. 25.1a, b.** Therapie des fortgeschrittenes Melanoms mit DTIC und Temozolomid bei Patienten. **a** DTIC vs. DTIC plus bcl-2 Antisense. **b** DTIC vs. DTIC plus bcl-2 Antisense

schen Nukleinsäuresträngen, die komplementär an diese antiapoptischen Moleküle binden, soll bewirkt werden, dass die Expressionslevel, z. B. von bcl-2, herabreguliert werden und so die Tumorzellen den proapoptotischen Signalen des Chemotherapeutikums gegenüber wieder empfindlich werden (◘ Abb. 25.1b).

Vor kurzem wurde die Rekrutierung in die bislang größte randomisierte Phase-III-Studie mit 771 Patienten beendet. Dabei wurde die Monochemotherapie mit DTIC verglichen mit der Kombination DTIC plus Genasense, einem Oligonukleotid, das spezifisch an bcl-2 bindet. Die Ansprechraten konnten nahezu verdoppelt werden (6,8% DTIC vs. 11,7% DTIC plus Genasense, ebenso das progressionsfreie Intervall (48 Tage vs. 74 Tage). Allerdings war in der ITT-Analyse das Gesamtüberleben für beide Gruppen bei 7,8 Monaten vs. 9,1 Monate für die Kombination nicht signifikant (p=0,183) verlängert, sodass die FDA letztendlich die Zulassung dieser Substanz nicht empfohlen hat (Millward et al. 2004). Eine aktuelle Auswertung der Studie wurde 2004 auf dem ASCO-Kongress von Kirkwood präsentiert (Kirkwood et al. 2005).

Nitroseharnstoffe sind eine weitere Gruppe aktiver zytotoxischer Substanzen beim Melanom mit dem Vorteil, die Blut-Hirn-Schranke zu durchdringen. Die Ansprechraten variieren zwischen 5 und 20%. Der am häufigsten verwandte Nitroseharnstoff ist Fotemustin. In einer kürzlich erschienenen Publikation (Avril et al. 2004) zeigte sich Fotemustin wirksamer als DTIC mit einem Trend zu längeren Überlebenszeiten (5,6 Monate für DTIC vs. 7,3 Monate für Fotemustin; p=0,067; ◘ Tab. 25.1). Interessant war die Beobachtung, dass die mittlere Zeit bis zum Auftreten von Hirnmetastasen in der mit Fotemustin behandelten Gruppe 22,7 Monate betrug, während bei DTIC-behandelten Patienten diese schon nach 7,2 Monaten auftraten. Fotemustin ist allerdings bislang lediglich in Frankreich und der Schweiz, jedoch nicht in Deutschland zugelassen.

> ❗ Die wichtigste Nebenwirkung aller Nitroseharnstoffe ist eine prolongierte und kumulative Hämatotoxizität.

Auch Cisplatin und die Schwestersubstanz Carboplatin sind aktive Substanzen, die vorzugsweise in Kombinationsschemata eingesetzt werden. Die (Nephro-)toxizität von Cisplatin limitiert den Nutzen in Anbetracht der palliativen Situation.

Unter den neueren zytotoxischen Substanzen haben bisher nur Taxane eine geringe Aktivität beim Melanom in kleinen Phase-II-Studien gezeigt. Die Ansprechrate für beide Substanzen (Docetaxel und Paclitaxel) betrug in der Monotherapie unter 20%. Eine kürzlich durch die Arbeitsgemeinschaft Dermatologische Onkologie (ADO) abgeschlossene, zweiarmige Phase-II-Studie (Paclitaxel vs. Paclitaxel/Carboplation als ambulante Therapie) zeigte in der Second-line-Therapie allerdings bei 40 behandelten Patienten nicht ein klinisch relevantes Ansprechen (CR/PR; Zimpfer-Rechner et al. 2003). Auch liposomal verkapseltes Doxorubicin wies als Einzelsubstanz in der Second-line-Situation nur eine geringe Aktivität auf (Fink et al. 2004). Ebenso hat Treosulfan, eine nicht klassische alkylierende Substanz, die seit Jahrzehnten beim Ovarialkarzinom eingesetzt wird, eine geringe Aktivität beim Melanom (Neuber et al. 2003).

Derzeit wird in großen Phase-III-Studien – sowohl in der First-line- als auch in der Second-line-Therapie – eine Kombination des Signaltransduktionshemmers BAY9600-41 mit Carboplatin/Taxol geprüft. Erste Daten von Flaherty et al. (2004) beim ASCO 2004 waren sehr vielversprechend.

25.3 Kombinationschemotherapie

Es gibt eine große Zahl von Phase-II-Studien, die zeigen, dass die Remissionsrate durch eine Kombinationschemotherapie im Vergleich zur Monotherapie erhöht werden kann. Es ist jedoch zu berücksichtigen, dass in all diesen

Tab. 25.1. Randomisierte Studien beim metastasierten Melanom: Chemotherapie

Literatur	Substanzen	Anzahl Patienten (n)	PR+CR (%)	CR (%)	Zeit zur Progression (Median, Monate)	Überlebenszeit (Median, Monate)
Middleton et al. 2000	D	149	12,1	n.a.	1,5	5,7
	Temozolomid	156	13,5	n.a.	1,9	7,9
					p=0,012	p=0,06
Avril et al. 2004	D	117	8	0,9	1,9	5,6
	Fotemustin	112	17	2,7	1,8	7,3
			p=0,043			p=0,067
Millward et al. 2004	D	385	6,8		1,6	7,9
	D/bcl-2 antisense	386	11,7		2,5	9,1
			p=0,0185		p=0,0003	p=0,183
Wittes et al. 1978	D/Cyclophosphamid	29	24	7	n.a.	5,5
	D/V	34	18	6	n.a.	5,0
	D/Procarbazin	32	13	0	n.a.	3,0
Costanzi et al. 1982	BCNU/hydroxurea/D	95	31	9	n.a.	5,0
	BCNU/hydroxurea/D/BCG	161	27	12	n.a.	6,9
	D/BCG	130	18	7	n.a.	7,1
			p(a:c)=0,04			n.s.
			p(b:c)=0,05			
Luikart et al. 1984	D	28	14	7	2,0	4,2
	V/C/Bleomycin	41	10	0	2,0	3,5
Buzaid et al. 1993	D	45	11	0	n.a.	n.a.
	C/V/D	46	24	0	n.a.	n.a.
Jungnelius et al. 1998	D/V	165161	21	10	2,2	5,9
	D/V/C	161	31	16	4,2	7,2
			n.s.	n.s.	p=0,0068	p=0,22
Chapman et al. 1999	D	120	9,9	n.a.	n.a.	6,3
	D/C/T/BCNU	120	16,8	n.a.	n.a.	7,7
Kaufman et al. 2005	Temozolomid	139	13,4	2,2	2,4	8,4
	Temozolomid/IFN-α	143	24,1	8,0	3,3	9,7

D Dacarbazin; *C* Cisplatin; *V* Vindesin oder Vinblastin; *T* Tamoxifen; *n.a.* nicht angegeben, *n.s.* nicht signifikant.

Studien die komplette Remissionsrate sehr gering war und die Remissionsrate insgesamt, sofern nach WHO-Kriterien evaluiert wurde, ebenfalls nur zwischen 10 und 30% lag. In keiner der größeren randomisierten Studien konnte durch eine Polychemotherapie die Überlebenszeit von Patienten mit metastasiertem Melanom im Vergleich zur Monochemotherapie verbessert werden (Eigentler et al. 2003).

> **Fazit**
>
> Zusammengefasst muss die Chemotherapie der Patienten mit metastasiertem Melanom als rein palliativ angesehen werden. Die Rate objektiver Remissionen ist gering, und es gibt keinen Nachweis für eine Verlängerung der Überlebenszeit.
> Standard ist wegen der geringen Toxizität die Monotherapie mit DTIC. Bei Patienten mit erheblicher, tumorbedingter Symptomatik kann der palliative Versuch einer Polychemotherapie gerechtfertigt sein. Diese ist jedoch nur dann sinnvoll fortzuführen, wenn eine prompte Remission mit Besserung der Symptome erreicht wird und die Behandlung ausreichend gut vertragen wird.

25.4 Kombinationstherapien mit Tamoxifen ohne wesentlichen klinischen Effekt

Eine große Phase-II-Studie der EORTC zeigte, dass bei postmenopausalen Frauen mit einer Tamoxifen-Monotherapie eine Remissionsrate von 5% erreicht werden kann (Rumke et al. 1992). In mehreren Phase-I- und -II-Studien wurden durch die Zugabe von Tamoxifen, insbesondere zu Cisplatin-basierter Chemotherapie, relativ hohe Remissionsraten beobachtet. In einer randomisierten Studie mit kleiner Fallzahl ergab sich tatsächlich eine signifikant erhöhte Remissionsrate und Überlebenszeit durch Zugabe von Tamoxifen zu DTIC (Cocconi et al. 1992). Dieser Effekt konnte jedoch in keiner der nachfolgenden, größeren randomisierten Studie nachvollzogen werden (Tab. 25.2; Rusthoven et al. 1996; Falkson et al. 1998).

> **Fazit**
>
> Aufgrund dieser Datenlage mag bei postmenopausalen Frauen ein Therapieversuch mit Tamoxifen zu rechtfertigen sein, in Kombination mit Chemotherapie hat diese Substanz jedoch keinen Platz.

Tab. 25.2. Randomisierte Studien beim metastasierten Melanom: Tamoxifen

Literatur	Substanzen	Anzahl Patienten (n)	PR+CR (%)	CR (%)	Zeit zur Progression (Median, Monate)	Überlebenszeit (Median, Monate)
Cocconi et al. 1992	D	52	12	6	n.a.	6
	D/T	60	28	7	n.a.	11
			p=0,03	n.s.		p=0,02
Rusthoven et al. 1996	Carmustine/D/C	100	21	6	3	6
	Carmustine/D/C/T	104	30	3	3	6
Falkson et al. 1998	D	66	15	2	2,3	10,0
	D/IFN-α	60	21	6	3,0	9,3
	D/T	62	18	2	1,9	8,0
	D/IFN-α/T	62	19	3	2,6	9,5
Agarwala et al. 1999	C/D	28	11	4	n.a.	7,0
	C/D/T	28	14	4	n.a.	4,6
						n.s.

D Dacarbazin; *C* Cisplatin; *T* Tamoxifen; *n.a.* nicht angegeben, *n.s.* nicht signifikant.

25.5 Zytokine in der Therapie des metastasierten Melanoms

Es liegen zahlreiche Studien zur adjuvanten Behandlung des primären Melanoms mit Interferon-α (IFN-α) vor (▶ Kap. 24), aber nur wenige Studien mit IFN-α als Einzelsubstanz beim metastasierten Melanom (Creagan et al. 1987). Da einige objektive Remissionen im metastasierten Stadium mit IFN-α beobachtet wurden, wurde IFN-α anschließend mit Chemotherapie kombiniert.

In einer ersten kleineren randomisierten Studie wurde eine deutliche Erhöhung der Remissionsrate und der Überlebenszeit durch Zugabe von IFN-α zu DTIC festgestellt (Falkson et al. 1991). Dieser Effekt konnte jedoch durch keine der drei nachfolgenden, wesentlich größeren Studien bestätigt werden (◘ Tab. 25.3; Falkson et al. 1998; Bajetta et al. 1994; Thomson et al. 1993). Auch im Vergleich zwischen Temozolomid als Mono- und der Kombinationstherapie aus Temozolomid und IFN-α konnte keine signifikante Verlängerung des Überlebens gezeigt werden (Kaufmann et al. 2005).

In einer jüngsten Metaanalyse durch Huncharek et al. (2001) wird auch lediglich ein geringer additiver Effekt der Kombination auf die Remissionsrate und nicht

◘ **Tab. 25.3.** Kombinationstherapie mit IFN-α, randomisierte Studien

Literatur	Substanzen	Anzahl Patienten (n)	PR+CR (%)	CR (%)	Zeit zur Progression (Median, Monate)	Überlebenszeit (Median, Monate)
Falkson et al. 1991	D	32	20	6	2,53	9,6
	D/IFN-α	32	53	35	8,96	17,6
			p=0,007		p<0,01	p<0,01
Thomson et al. 1993	D	83	17	2	n.a.	8,8
	D/IFN-α	87	21	7	n.a.	7,5
Bajetta et al. 1994	a) D	82	20	5	3	11
	b) D/IFN-α: 9 MIU,3x/wk	76	28	8	7,6	13
	c) D/IFN-α: 3 MIU,3x/wk	84	23	7	5,5	11
					p(a:b)=0,02	
					p(a:c)=0,09	
Falkson et al. 1998	D	66	15	2	2,3	10,0
	D/IFN-α	60	21	6	3,0	9,3
	D/T	62	18	2	1,9	8,0
	D/IFN-α/T	62	19	3	2,6	9,5
Sparano et al. 1993	IL-2	44	5	0	n.a.	10,2
	Il-2/IFN-α	41	10	0	n.a.	9,7
Dorval et al. 1999	C/IL-2	57	16	6	n.a.	10,4
	C/IL-2/IFN-α	60	25	3	n.a.	10,6
			n.s.			n.s.
Kaufman et al. 2005	Temozolomid	139	13,4	2,2	2,4	8,4
	Temozolomid/IFN-α	143	24,1	8,0	3,3	9,7

D Dacarbazin; *C* Cisplatin; *T* Tamoxifen; *n.a.* nicht angegeben, *n.s.* nicht signifikant.

auf die Überlebenszeit der Patienten gezeigt, sodass die Zugabe von IFN-α zu DTIC außerhalb von Studien nicht empfohlen wird.

Interleukin-2 (IL-2) ist ein starker Immunstimulator, der insbesondere zur Expansion und Steigerung der Zytotoxizität von T-Lymphozyten und NK-Zellen führt. Die Behandlung mit IL-2 als Einzelsubstanz kann bei hochdosierter intravenöser Gabe bei bis zu 25% der Patienten objektive Remissionen induzieren (Legha et al. 1996). Diese Remissionsrate liegt in einer ähnlichen Größenordnung wie diejenige zytostatischer Substanzen. Lange herrschte die Meinung vor, dass im Gegensatz zur Chemotherapie ein Teil der IL-2-vermittelten Remissionen dauerhaft sei. Daher wurde IL-2 in einigen Ländern, u. a. den USA, zur Behandlung des fortgeschrittenen Melanoms zugelassen. In Europa erfolgte diese Zulassung nicht, da randomisierte Studien fehlten. Allerdings zeigen neuere Langzeituntersuchungen, dass diese beobachteten Langzeitremissionen eher auf die Patientenselektion als auf den IL-2 Effekt zurückzuführen sind.

Die Kombination von IL-2 und IFN-α basiert auf ihrem synergistischen Effekt, der in vitro und tierexperimentell gezeigt werden konnte. In größeren Phase-II-Studien wurden durch die Kombination von IL-2 und IFN-α objektive Remissionsraten zwischen 15 und 44% erreicht (Kruit et al. 1991; Keilholz et al. 1993). Die einzige randomisierte Studie durch Sparano et al. (1993), in welcher die Zugabe von IFN-α zu IL-2 untersucht werden sollte, wurde jedoch wegen niedriger Remissionsraten in beiden Behandlungsarmen vorzeitig geschlossen. In dieser Studie wurde eine relativ niedrige Dosierung von IL-2 gegeben.

25.6 Chemotherapie mit Zytokinkombinationen: Chemoimmuntherapie

In mehreren Phase-II-Studien wurden durch die Kombination von Zytostatika und IL-2 mit oder ohne IFN-α Remissionsraten von über 50% beobachtet. Dies wurde v.a. mit Schemata, die die 3 Substanzen Cisplatin, IFN-α und IL-2 enthielten, erreicht (Legha et al. 1997). Auf dieser Grundlage wurden mehrere Phase-III-Studien initiiert, um in randomisierten Studien den Effekt unterschiedlicher Chemoimmuntherapiekomponenten zu überprüfen. In der ersten innerhalb der EORTC durchgeführten Studie, die durch Keilholz et al. (1997) publiziert wurde, erhielten Patienten entweder IL-2 und IFN-α allein oder in Kombination mit Cisplatin. Die Zugabe von Cisplatin zu der Zytokinkombination führte zu einer Erhöhung der Remissionsrate von 18 auf 33% ($p=0{,}04$) und zu einer Verlängerung der Zeit bis zur Progression von 1,7 auf 3,0 Monate ($p=0{,}02$). Die Gesamtüberlebenszeit betrug jedoch in beiden Armen identisch 9,2 Monate.

Kürzlich wurde diese Studie mit einer nunmehr langen Nachbeobachtungszeit von über 6 Jahren re-analysiert. Es zeigte sich weiterhin kein Effekt von Cisplatin auf die Gesamtüberlebenszeit der Patienten, jedoch lieferte die Reanalyse einige generell interessante Ergebnisse: Nach 5 Jahren lebten noch 8% der Patienten, zumeist tumorfrei. Die Mehrzahl dieser Patienten hatte durch die initiale Behandlung entweder eine komplette Remission erreicht oder eine gute partielle Remission, die durch nachfolgende Operation in eine komplette Remission überführt werden konnte.

> ! Insofern bestätigte sich hier die Beobachtung aus Phase-II-Studien, dass durch Zytokinbehandlungen im Gegensatz zur Chemotherapie langanhaltende Remissionen, auch bei Patienten mit viszeralen Metastasen, erzielt werden können. Günstige prognostische Faktoren waren normale Serum-LDH-Werte und guter Allgemeinzustand zum Zeitpunkt des Therapiebeginns.

In insgesamt 9 randomisierten Studien (Johnston et al. 1998; Rosenberg et al. 1999; Hauschild et al. 2001; Dorval et al. 1999; Ridolfi et al. 2002; Atkins et al. 2002; Atzpodien et al. 2002; Eton et al. 2002; Keilholz et al. 2005) wurde untersucht, ob die Zugabe von IL-2 in unterschiedlichsten Dosierungsprotokollen zur Monochemotherapie mit DTIC oder zur Kombinationschemotherapie die Überlebenszeit der Melanompatienten verlängert (Tab. 25.4). Insgesamt zeigte keine dieser Studien bislang eine Verbesserung der medianen Überlebenszeit durch IL-2. Es ist jetzt klar, dass die ursprünglich in die Chemoimmuntherapie gesetzten Hoffnungen nicht bestätigt werden können und diese Therapieform außerhalb von Studien nicht empfohlen werden kann.

Die Kombination von IL-2 mit Histamin zeigte in einer ersten randomisierten Studie unter Leitung von Agarwala (Agarwala et al. 2002) einen Trend für eine Verlängerung der Überlebenszeit in der mit Histamindihydrochlorid behandelten Patientengruppe. Dieser Effekt war in der Subgruppe der Patienten mit Leber-

Tab. 25.4. Immuntherapie und Chemoimmuntherapie mit IL2, randomisierte Studien

Literatur	Substanzen	Anzahl Patienten (n)	PR+CR (%)	CR (%)	Zeit zur Progression (Median, Monate)	Überlebenszeit (Median, Monate)
Keilholz et al. 1997	IFN-α/IL-2	66	18		1,7	9,2
	IFN-α/IL-2/C	60	33		3,0	9,2
			p=0,04		0,02	n.s.
Johnston et al. 1998	BCNU/D/C/T	30	27	02	32	5,5
	BCNU/D/C/T/IFN-α/IL-2	35	22	2	2	5,0
Rosenberg et al. 1999	C/D/T	52	27	8	n.a.	15,8
	C/D/T/IFN-α/IL-2	50	44	6	n.a.	10,7
			p=0,071			p=0,052
Keilholz et al. 2000	D/C//IFN-α	179	24	5	n.a.	8,2
	D/C/IFN-α/IL-2	183	22	3	n.a.	8,2
Hauschild et al. 2001	D/IFN-α	144	18	8	n.a.	11
	D/IFN-α/IL-2	137	22	7	n.a.	11
Ridolfi et al. 2002	D/C/BCNU	89	20	3	n.a.	9,5
	D/C/BCNU/IFN-α/IL-2	87	25	3	n.a.	11,0
Atzpodien et al. 2002	D/C/BCNU//T	60	30	14	4	13
	D/C/BCNU/T/IFN-α/IL-2	64	34	12	0	12
Eton et al. 2002	C/V/D	91	25		2,4	9,2
	C/V/D/IFN-α/IL-2	92	48		4,9	11,9
					p=0,008	p=0,06
Atkins et al. 2002	C/V/D	192	n.a.	n.a.	n.a.	8,7
	C/V/D/IFN-α/IL-2	196				8,1
Agarwala et al. 2002	IL-2	153		1	n.a.	8,2
	IL-2/Histamin	152		1	n.a.	9,1
						p=0,125
	Nur Patienten mit Lebermetastasen					
	IL-2	74		0	n.a.	5,1
	IL-2/Histamin	55		0	n.a.	9,4
						p=0,008
Keilholz et al. 2005	D/C/IFN					
	D/C/IFN+IL-2					

D Dacarbazin; *C* Cisplatin; *V* Vindesin oder Vinblastin; *T* Tamoxifen; *n.a.* nicht angegeben, *n.s.* nicht signifikant.

metastasen statistisch signifikant. Eine zweite große internationale randomisierte Studie wurde daher initiiert, um die Bedeutung von Histamindihydrochlorid bei der IL-2-Therapie von Patienten mit Lebermetastasen zu klären. Die Rekrutierung von mehr als 200 Patienten mit Lebermetastasen wurde im Herbst 2003 abgeschlossen. Allerdings ließ sich der initial beobachtete Effekt nicht reproduzieren, wenngleich die erhobenen Daten bislang nicht publiziert wurden.

> Die meisten Patienten mit fernmetastasiertem Melanom befinden sich initial in einem guten Allgemeinzustand. Die Prognose und die therapeutischen Optionen bei Patienten mit metastasiertem Melanom werden durch die Krankheitskinetik, die Lokalisation der Metastasen, den Allgemeinzustand und zusätzlich durch die Serum-LDH bestimmt. In der Regel besteht bereits nur noch eine palliative Zielsetzung. Grundsätzlich ist eine Behandlung in klinischen Studien von Beginn an anzustreben, um die unbefriedigende Behandlungssituation beim fortgeschrittenen Melanom allmählich zu verbessern.

Die Standardtherapie, unabhängig von Metastasenlokalisation und LDH, ist eine Chemotherapie mit DTIC als Monosubstanz. Bei erhöhter Serum-LDH und viszeraler Metastasierung (Ausnahme Lunge) ist diese allerdings selten erfolgreich. Wenn initial keine viszeralen Metastasen vorliegen und die LDH nicht erhöht ist, kann eine langsamere Wachstumskinetik erwartet werden. Dann sind experimentelle immunologische Ansätze (e. g. Tumorvakzine; ▶ Kap. 26) vor dem Versuch einer Chemotherapie gerechtfertigt. Eine weitere experimentelle Alternative, v. a. für jüngere Patienten, ist die initiale Behandlung mit hochdosiertem IL-2, evtl. kombiniert mit IFN-α, da hiermit bei selektierten Patienten (guter Allgemeinzustand, normale Laktatdehydrogenase) eine bis zu 15- bis 20%ige Rate von Langzeitremissionen erreicht werden kann.

Bei Patienten mit bereits initial tumorbedingter Allgemeinsymptomatik ist die Lebenserwartung in der Regel relativ kurz und eine Verlängerung der Lebenserwartung durch Chemotherapie nicht belegt. Insofern muss individuell abgewogen werden, ob eine Chemotherapie sinnvoll ist oder ob nur symptomatische Behandlungsmaßnahmen durchgeführt werden sollten. Wenn eine Chemotherapie indiziert erscheint, sollte diese rasch eingeleitet und die Fortführung der Behandlung von der Balance zwischen palliativer Wirksamkeit und individueller Toxizität bestimmt werden. Ein rascherer Wirkungseintritt ist von einer Polychemotherapie zu erwarten, allerdings für den Preis einer höheren Toxizität.

Wenn einzelne oder regional begrenzte Metastasen mit geringer Morbidität resektabel sind, sollte eine Operation durchgeführt werden. Es gibt hierzu keine randomisierten Daten, lediglich Ergebnisse aus kleinen Patientenserien. Diese Beobachtungen belegen bei einem Teil der Patienten anhaltende Remissionen. Auch eine palliative Strahlentherapie kann zur lokalen Tumorkontrolle indiziert sein. Melanomzellen sind zwar nur mäßig strahlensensibel, wenn die Lokalisation jedoch eine ausreichend hohe Strahlendosis erlaubt, kann dies v. a. bei isolierten Skelettmetastasen, umschriebener flächenhafter In-Transit-Metastasierung oder inoperablen rezidivierenden regionären Lymphkknotenmetastasen sinnvoll sein.

Ein großes Problem stellen ZNS-Metastasen dar. Singuläre ZNS-Metastasen sollten reseziert werden. Alternativ steht eine Einzeitkonvergenzbestrahlung zu Verfügung. Wesentlich häufiger treten jedoch multiple zerebrale Metastasen auf. Als Therapieoptionen ergeben sich dann entweder eine fraktionierte Ganzhirnbestrahlung oder eine systemische Chemotherapie mit ZNS-gängigen Substanzen [Temozolomid (Agarwala et al. 2004) oder Fotemustin (Mornex et al. 2003)]. Die Entscheidung zwischen Ganzhirnbestrahlung oder stereotaktischer Einzeitkonvergenzbestrahlung hängt von der Anzahl (maximal 3–5) und Größe der Metastasen ab. Eine systemische Chemotherapie mit ZNS-wirksamen Zytostatika ist bei Patienten mit gleichzeitig bestehenden extrazerebralen Manifestationen vorzuziehen, allerdings ist die Wirksamkeit begrenzt (Schadendorf et al. 2006). Die simultane Radiochemotherapie wird aufgrund erhöhter Hämatotoxizität und der erhöhten Einblutungsgefahr außerhalb von Studien nicht empfohlen.

Bei Versagen der systemischen Erstbehandlung sollten Folgetherapien nach Möglichkeit ebenfalls im Rahmen kontrollierter klinischer Studien durchgeführt werden.

Mehr Informationen zum Thema
- Arbeitsgemeinschaft Dermatologische Onkologie (www.ado-homepage.de)
- EORTC Melanomgruppe (www.eortc.be)

Literatur

Agarwala SS, Ferri W, Gooding W, Kirkwood JM (1999) A phase III randomized trial of dacarbazine and carboplatin with and without tamoxifen in the treatment of patients with metastatic melanoma. Cancer 85 (9): 1979–1984

Agarwala SS, Glaspy J, O'Day SJ, Mitchell M, Gutheil J, Whitman E et al. (2002) Results from a randomized phase III study comparing combined treatment with histamine dihydrochloride plus interleukin-2 versus interleukin-2 alone in patients with metastatic melanoma. J Clin Oncol 20 (1): 125–133

Agarwala SS, Kirkwood JM, Gore M, Dreno B, Thatcher N, Czarnetski B et al. (2004) Temozolomide for the treatment of brain metastases associated with metastatic melanoma: a phase II study. J Clin Oncol 22 (11): 2101–2107

Atkins MB, Gollob JA, Sosman JA, McDermott DF, Tutin L, Sorokin P et al. (2002) A phase II pilot trial of concurrent biochemotherapy with cisplatin, vinblastine, temozolomide, interleukin 2, and IFN-alpha 2B in patients with metastatic melanoma. Clin Cancer Res 8 (10): 3075–3081

Atzpodien J, Neuber K, Kamanabrou D, Fluck M, Brocker EB, Neumann C et al. (2002) Combination chemotherapy with or without s.c. IL-2 and IFN-alpha: results of a prospectively randomized trial of the Cooperative Advanced Malignant Melanoma Chemoimmunotherapy Group (ACIMM). Br J Cancer 86 (2): 179–184

Avril MF, Aamdal S, Grob JJ, Hauschild A, Mohr P, Bonerandi JJ et al. (2004) Fotemustine compared with dacarbazine in patients with disseminated malignant melanoma: a phase III study. J Clin Oncol 22 (6): 1118–1125

Bajetta E, Di Leo A, Zampino MG, Sertoli MR, Comella G, Barduagni M et al. (1994) Multicenter randomized trial of dacarbazine alone or in combination with two different doses and schedules of interferon alfa-2a in the treatment of advanced melanoma. J Clin Oncol 12 (4): 806–811

Chapman PB, Einhorn LH, Meyers ML, Saxman S, Destro AN, Panageas KS et al. (1999) Phase III multicenter randomized trial of the Dartmouth regimen versus dacarbazine in patients with metastatic melanoma. J Clin Oncol 17 (9): 2745–2751

Cocconi G, Bella M, Calabresi F, Tonato M, Canaletti R, Boni C et al. (1992) Treatment of metastatic malignant melanoma with dacarbazine plus tamoxifen. N Engl J Med 327 (8): 516–523

Costanzi JJ, Al Sarraf M, Groppe C, Bottomley R, Fabian C, Neidhart J et al. (1982) Combination chemotherapy plus BCG in the treatment of disseminated malignant melanoma: a Southwest Oncology Group Study. Med Pediatr Oncol 10 (3): 251–258

Creagan ET, Ahmann DL, Frytak S, Long HJ, Chang MN, Itri LM (1987) Three consecutive phase II studies of recombinant interferon alfa-2a in advanced malignant melanoma. Updated analyses. Cancer 59 (3 Suppl): 638–646

Dorval T, Negrier S, Chevreau C, Avril MF, Baume D, Cupissol D et al. (1999) Randomized trial of treatment with cisplatin and interleukin-2 either alone or in combination with interferon-alpha-2a in patients with metastatic melanoma: a Federation Nationale des Centres de Lutte Contre le Cancer Multicenter, parallel study. Cancer 85 (5): 1060–1066

Eigentler TK, Caroli UM, Radny P, Garbe C (2003) Palliative therapy of disseminated malignant melanoma: a systematic review of 41 randomised clinical trials. Lancet Oncol 4 (12): 748–759

Eton O, Legha SS, Bedikian AY, Lee JJ, Buzaid AC, Hodges C et al. (2002) Sequential biochemotherapy versus chemotherapy for metastatic melanoma: results from a phase III randomized trial. J Clin Oncol 20 (8): 2045–2052

Falkson CI, Falkson G, Falkson HC (1991) Improved results with the addition of interferon alfa-2b to dacarbazine in the treatment of patients with metastatic malignant melanoma. J Clin Oncol 9 (8): 1403–1408

Falkson CI, Ibrahim J, Kirkwood JM, Coates AS, Atkins MB, Blum RH (1998) Phase III trial of dacarbazine versus dacarbazine with interferon alpha-2b versus dacarbazine with tamoxifen versus dacarbazine with interferon alpha-2b and tamoxifen in patients with metastatic malignant melanoma: an Eastern Cooperative Oncology Group study. J Clin Oncol 16 (5): 1743–1751

Fink W, Zimpfer-Rechner C, Thoelke A, Figl R, Kaatz M, Ugurel S et al. (2004) Clinical phase II study of pegylated liposomal doxorubicin as second-line treatment in disseminated melanoma. Onkologie 27 (6): 540–544

Flaherty KT, Brose M, Schuchter L, Tuveson D, Lee R, Schwartz B et al. (2004) Phase I/II trial of BAY 43-9006, carboplatin (C) and paclitaxel (P) demonstrates preliminary antitumor activity in the expansion cohort of patients with metastatic melanoma. J Clin Oncol, 2004 ASCO Annual Meeting Proceedings (Post-Meeting Edition) 22 (14S): 7507

Hauschild A, Garbe C, Stolz W, Ellwanger U, Seiter S, Dummer R et al. (2001) Dacarbazine and interferon alpha with or without interleukin 2 in metastatic melanoma: a randomized phase III multicentre trial of the Dermatologic Cooperative Oncology Group (DeCOG). Br J Cancer 84 (8): 1036–1042

Huncharek M, Caubet JF, McGarry R (2001) Single-agent DTIC versus combination chemotherapy with or without immunotherapy in metastatic melanoma: a meta-analysis of 3273 patients from 20 randomized trials. Melanoma Res 11 (1): 75–81

Johnston SR, Constenla DO, Moore J, Atkinson H, A'Hern RP, Dadian G et al. (1998) Randomized phase II trial of BCDT [carmustine (BCNU), cisplatin, dacarbazine (DTIC) and tamoxifen] with or without interferon alpha (IFN-alpha) and interleukin (IL-2) in patients with metastatic melanoma. Br J Cancer 77 (8): 1280–1286

Jungnelius U, Ringborg U, Aamdal S, Mattsson J, Stierner U, Ingvar C et al. (1998) Dacarbazine-vindesine versus dacarbazine-vindesine-cisplatin in disseminated malignant melanoma. A randomised phase III trial. Eur J Cancer 34 (9): 1368–1374

Kaufmann R, Spieth K, Leiter U, Mauch C, von den Driesch P, Vogt T et al. (2005) Temozolomide in combination with interferon-alfa versus temozolomide alone in patients with advanced metastatic melanoma: a randomized, phase III, multicenter study from the Dermatologic Cooperative Oncology Group. J Clin Oncol 23 (35): 9001–9007

Keilholz U, Scheibenbogen C, Tilgen W, Bergmann L, Weidmann E, Seither E et al. (1993) Interferon-alpha and interleukin-2 in the treatment of metastatic melanoma. Comparison of two phase II trials. Cancer 72 (2): 607–614

Keilholz U, Goey SH, Punt CJ, Proebstle TM, Salzmann R, Scheibenbogen C et al. (1997) Interferon alfa-2a and interleukin-2 with or without cisplatin in metastatic melanoma: a randomized trial of the European Organization for Research and Treatment of Cancer Melanoma Cooperative Group. J Clin Oncol 15 (7): 2579–2788

Literatur

Keilholz U, Punt CJ, Gore M et al. (2005) Dacarbazine, cisplatin and interferon-alfa-2b with or without interleukin-2 in metastatic melanoma: a randomized phase III trial (18951) of the European Organisation for Research and Treatment of Cancer Melanoma Group. J. Clin Oncol 23: 6747–6755

Kirkwood JM, Bedikian A, Millward MJ, Conry RM, Gore ME, Pehamberger H, Sterry W, Pavlick AC, Deconti RC, Itri LM (2005) Long-term survival results of a randomized multinational phase 3 trial of dacarbazine (DTIC) with or without Bcl-2 antisense (oblimersen sodium) in patients (pts) with advanced malignant melanoma (MM). www.asco.org/ac/1,1003,_12-002643-00_18-0034-00_19-0033321,00.asp Abstract-Nr.: 7506

Kruit WH, Goey SH, Monson JR, Stahel RA, Calabresi F, Mertelsmann R et al. (1991) Clinical experience with the combined use of recombinant interleukin-2 (IL2) and interferon alfa-2a (IFN alpha) in metastatic melanoma. Br J Haematol 79 Suppl 1: 84–86

Legha SS, Gianan MA, Plager C, Eton OE, Papadopoulous NE (1996) Evaluation of interleukin-2 administered by continuous infusion in patients with metastatic melanoma. Cancer 77 (1): 89–96

Legha SS, Ring S, Eton O, Bedikian A, Plager C, Papadopoulos N (1997) Development and results of biochemotherapy in metastatic melanoma: the University of Texas M.D. Anderson Cancer Center experience. Cancer J Sci Am 3 Suppl 1: 9–15

Luikart SD, Kennealey GT, Kirkwood JM (1984) Randomized phase III trial of vinblastine, bleomycin, and cis-dichlorodiammine-platinum versus dacarbazine in malignant melanoma. J Clin Oncol 2 (3): 164–168

Middleton MR, Grob JJ, Aaronson N, Fierlbeck G, Tilgen W, Seiter S et al. (2000) Randomized phase III study of temozolomide versus dacarbazine in the treatment of patients with advanced metastatic malignant melanoma. J Clin Oncol 18 (1): 158–166

Millward MJ, Bedikian A, Conry RM, Gore M, Pehamberger H, Sterry W et al. (2004) Randomized multinational phase 3 trial of dacarbazine (DTIC) with or without Bcl-2 antisense (oblimersen sodium) in patients (pts) with advanced malignant melanoma (MM): Analysis of long-term survival. J Clin Oncol 2004 ASCO Annual Meeting Proceedings (Post-Meeting Edition) 22 (14S): 7505

Mornex F, Thomas L, Mohr P, Hauschild A, Delaunay MM, Lesimple T et al. (2003) A prospective randomized multicentre phase III trial of fotemustine plus whole brain irradiation versus fotemustine alone in cerebral metastases of malignant melanoma. Melanoma Res 13 (1): 97–103

Neuber K, Reinhold U, Deutschmann A, Pfohler C, Mohr P, Pichlmeier U et al. (2003) Second-line chemotherapy of metastatic malignant melanoma with intravenous treosulfan: a phase II multicentre trial. Melanoma Res 13 (1): 81–85

Ridolfi R, Chiarion-Sileni V, Guida M, Romanini A, Labianca R, Freschi A et al. (2002) Cisplatin, dacarbazine with or without subcutaneous interleukin-2, and interferon alpha-2b in advanced melanoma outpatients: results from an Italian multicenter phase III randomized clinical trial. J Clin Oncol 20 (6): 1600–1607

Rosenberg SA, Yang JC, Schwartzentruber DJ, Hwu P, Marincola FM, Topalian SL et al. (1999) Prospective randomized trial of the treatment of patients with metastatic melanoma using chemotherapy with cisplatin, dacarbazine, and tamoxifen alone or in combination with interleukin-2 and interferon alfa-2b. J Clin Oncol 17 (3): 968–975

Rumke P, Kleeberg UR, MacKie RM, Lejeune FJ, Planting AS, Brocker EB et al. (1992) Tamoxifen as a single agent for advanced melanoma in postmenopausal women. A phase II study of the EORTC Malignant Melanoma Cooperative Group. Melanoma Res 2 (3): 153–156

Rusthoven JJ, Quirt IC, Iscoe NA, McCulloch PB, James KW, Lohmann RC et al. (1996) Randomized, double-blind, placebo-controlled trial comparing the response rates of carmustine, dacarbazine, and cisplatin with and without tamoxifen in patients with metastatic melanoma. National Cancer Institute of Canada Clinical Trials Group. J Clin Oncol 14 (7): 2083–2090

Schadendorf D, Ugurel S, Schuler-Thurner B (2006) Dacarbacine (DTIC) versus vaccination with antologous peptide-pulsed dendritic cells (DC) in the first-line treatment of patients with metastatic melanoma: a randomized phase III trial of the DC study group of the DeCoG. Ann Oncol 17: 563–70

Sparano JA, Fisher RI, Sunderland M, Margolin K, Ernest ML, Sznol M et al. (1993) Randomized phase III trial of treatment with high-dose interleukin-2 either alone or in combination with interferon alfa-2a in patients with advanced melanoma. J Clin Oncol 11 (10): 1969–1977

Thomson DB, Adena M, McLeod GR, Hersey P, Gill PG, Coates AS et al. (1993) Interferon-alpha 2a does not improve response or survival when combined with dacarbazine in metastatic malignant melanoma: results of a multi-institutional Australian randomized trial. Melanoma Res 3 (2): 133–138

Wittes RE, Wittes JT, Golbey RB (1978) Combination chemotherapy in metastatic malignant melanoma: a randomized study of three DTIC-containing combination. Cancer 41 (2): 415–421

Zimpfer-Rechner C, Hofmann U, Figl R, Becker JC, Trefzer U, Keller I et al. (2003) Randomized phase II study of weekly paclitaxel versus paclitaxel and carboplatin as second-line therapy in disseminated melanoma: a multicentre trial of the Dermatologic Co-operative Oncology Group (DeCOG). Melanoma Res 13 (5): 531–536

Vakzinierungstrategien mit Hilfe der Gentherapie

Reinhard Dummer und Dirk Schadendorf

26.1 Einleitung – 298

26.2 Gentherapieansätze – 298

26.3 Virale Vektoren – 299

26.4 Retrovirale Vektoren – 299

26.5 Adenovirale Vektoren – 300

26.6 Pockenviren – 301

26.7 Adenoassoziierte Viren (AAV) – 301

26.8 Weitere virale Vektoren – 302

26.9 Replizierende onkolytische Viren – 302

26.10 Perspektive – 302

26.1 Einleitung

Das Melanom gehört zu den immunologischen Modelltumoren, von denen Tumorantigene gut charakterisiert und zahlreiche Peptide bekannt sind. Trotz der zahlreichen Tumorantigene und effizienter Präsentation in den Transplantationsantigenen sind viele Immunantworten gegen melanozytäre Antigene, insbesondere melanozytäre Differenzierungsantigene, nur sehr schwach ausgeprägt, was wahrscheinlich mit einer Toleranzinduktion bzw. einer peripheren Anergie erklärbar ist.

> ! Vakzinierungsansätze zielen darauf ab, T-Zell-vermittelte Immunantworten gegenüber HLA-Klasse 1 präsentierte Tumorantigene zu induzieren.

Dabei gibt es zahlreiche verschiedene Ansätze: Sie reichen von allogenen und autologen Tumorzelllinien, die immunologisch durch die Zugabe von Adjuvanzien über Proteine bis zu Peptiden, die entweder allein appliziert werden oder in komplizierteren Arbeitsschritten auf dendritische Zellen geladen werden und dann den Patienten injiziert werden, besser sichtbar gemacht werden.

Im Rahmen von Tumorzellvakzinen wurden auch gentherapeutische Ansätze evaluiert, z. B. mit In-vitro-Modifikation von Tumorzellen durch die Transduktion von Tumorzellpopulationen mit verschiedenen Vektorsystemen (z. B. adenovirale oder retrovirale Vektoren). Theoretisch ist es auch möglich, Tumorzellverbände in vivo zu transduzieren und dadurch neben lokalen Effekten auch systemische Immunantworten zu induzieren. Die Applikation von Peptiden allein oder in Kombination mit Zytokinen wie Interleukin-2 oder GM-CSF hat in kleineren Studien immer wieder positive Ergebnisse gezeigt. Werden jedoch größere Patientenpopulationen analysiert, liegen die objektiven Ansprechraten solcher Therapieansätze deutlich unter 10%.

Ähnlich stellt sich die Situation für den Einsatz dendritischer Zellen dar, die entweder mit Tumorextrakten oder Peptiden beladen werden. Initiale Untersuchungen haben hier sehr erfolgversprechende Ergebnisse gezeigt. Die kürzlich vorgestellten Daten einer prospektiv randomisierten Phase-III-Studie sind jedoch ernüchternd. Im Rahmen dieser Multicenterstudie erreichte die Vakzinierung mit peptidgepulsten dendritischen Zellen nur Ansprechrate im Bereich der Therapie des Standardchemotherapeutikums Dacarbazin (jeweils um 5% Ansprechrate).

Ähnlich stellen sich die Ergebnisse verschiedener Vakzinierungsansätze im National Cancer Institute (NCI) dar. In einem detaillierten Übersichtsartikel über all die Patienten, die mit Vakzinierungsansätzen im NCI vakziniert wurden, zeigte sich eine Gesamt-Response-Rate von 2,6%.

Die Ergebnisse der einzigen prospektiv randomisierten doppelblinden Studie zum Melanom in den Stadien III und IV der Firma CancerVax, die in Zusammenarbeit mit dem National Cancer Institute durchgeführt wird, waren ebenfalls negativ. Hierbei wurden in Patienten mit Stadium III oder IV in kompletter Remission nach operativer Entfernung bestrahlte Tumorzelllinien in Kombination mit BCG intradermal wiederholt appliziert. Die Untersuchung zum Stadium III ist inzwischen mit negativem Ausgang abgeschlossen. Die Rekrutierung dieses therapeutischen Ansatzes im Vergleich zu BCG allein im Stadium IV wurde vorzeitig wegen mangelnder Effektivität gestoppt.

> **Fazit**
> Zusammenfassend muss festgehalten werden, dass Vakzinierungsansätze zum Melanom immunologisch sehr gut begründet sind. Jedoch ist die klinische Wirksamkeit noch unbefriedigend belegt.

26.2 Gentherapieansätze

1990 wurden die ersten Patienten im Rahmen einer Gentherapiestudie behandelt. Damals wurden retrovirale Vektoren zur Behandlung von Kindern mit Adenosindeaminidasedefizienz, einem »severe combined immunodeficiency syndrome« behandelt. Schon ein Jahr später wurden Patienten mit metastasierendem Melanom im Rahmen einer Phase-I-Studie mit transduzierten Lymphozyten therapiert. In der Zwischenzeit sind mehrere tausend Patienten in Gentherapiestudien eingeschlossen worden. Einen herben Rückschlag erlitt die Gentherapie mit viralen Vektoren mit dem Tod eines jungen Freiwilligen, der im Rahmen einer klinischen Studie in Philadelphia, University of Pennsylvania, starb, als ihm intraarteriell ein adenoviraler Vektor gespritzt wurde. Heute wird dieser Todesfall auf eine unkontrollierte Immunantwort gegen das verwendete Virus zurückgeführt.

Etwa 2/3 aller bisher initiierten Protokolle setzen die Gentherapie zur Behandlung von Krebskrankheiten ein. Sie bietet neue Behandlungsoptionen für maligne Erkrankungen, die zur Zerstörung von Tumorzellen bei Patienten mit soliden Tumoren, aber auch von hämatopoietischen Erkrankungen beitragen können. Die überwiegende Mehrzahl der Ansätze zielt direkt auf eine genetische Veränderung der Tumorzellen ab. Zum Einsatz kommen Chemosensibilisierung, Zytokingentransfer, Inaktivierung der Expression von Protoonkogenen, der Ersatz von fehlenden oder ineffizienten Tumorsuppressorgenen und die Transduktion mit onkolytischen Viren.

> **Fazit**
> Bis heute ist kein gentherapeutisches Verfahren für die routinemäßige klinische Anwendung zugelassen, jedoch wird intensiv an solchen Methoden gearbeitet. Mögliche Indikationen könnten Infektionskrankheiten, Krebserkrankungen oder Herzerkrankungen darstellen.

26.3 Virale Vektoren

Virale Vektoren wie Adenoviren oder Retroviren sind immer noch die am meisten verbreiteten Vektoren bei Laboruntersuchungen und klinischen Studien. Diese Viren sind ausgezeichnet für die Genübertragung geeignet, da sie in der Lage sind, in bestimmte Zielgewebe einzudringen, dort Zellen zu infizieren und deren Metabolismus so zu manipulieren, dass virale Proteine abgelesen werden. Jedoch können sie in vielen Fällen nur 1-mal oder 2-mal in ein Individuum injiziert werden, bevor eine starke Immunantwort klinisch Probleme bereitet. Dabei ist die Immunantwort auch in der Lage, den viralen Vektor zu zerstören, bevor er in die Zielzellen eindringt.

26.4 Retrovirale Vektoren

Bis heute verwendeten die meisten Gentherapieprojekte retrovirale Vektoren zur Übertragung des jeweiligen Transgens. Retroviren gehören zu einer Virusgruppe, deren RNA in der infizierten Zelle in DNA umgewandelt wird. Das Genom von Retroviren beinhaltet 3 Gene, die gag, pol und env genannt und mit so genannten LTR-Elementen (»long terminal repeat«) flankiert werden. Die LTR werden für die Integration in das Genom der infizierten Zelle benötigt. Sie definieren den Beginn und das Ende des viralen Genoms. Die LTR dienen auch als Enhancer-/Promotersequenzen, was bedeutet, dass sie die Expression der viralen Gene kontrollieren.

Retrovirale Vektoren werden hergestellt, indem virale Gene durch Transgene ersetzt werden, z. B. durch das Gen für den Faktor IX bei der Behandlung von Hämophiliepatienten oder für den Low-density-lipoprotein-Rezeptor für die Behandlung der familiären Hypercholesterinämie. Die Transkription der Transgene ist dann entweder unter der Kontrolle der viralen LTR, oder es werden zusätzliche Enhancer-/Promoterelemente eingebaut, was sich in vielen Fällen bewährt hat. Das so produzierte chimere Genom wird dann in eine Verpackungslinie transfiziert, die die übrigen viralen Proteine, wie die Genprodukte von gag, pol und env, produziert, wobei diese von den LTR und den Verpackungssequenzen getrennt werden. Somit werden nur die chimeren viralen Genome zusammengebaut und als umhüllte RNA-Abschnitte freigesetzt. Die Überstände können dann zur Transfektion von der gewünschten Zielzelle verwendet werden.

Eine wesentliche Begrenzung für die Verwendung retroviraler Vektoren ist ihre Eigenschaft, nur Zellen in Zellteilung infizieren zu können. Deshalb können viele Gewebe mittels retroviraler Vektoren nicht erreicht werden. Dazu gehören Muskelgewebe, Gehirn-, Lungen- oder Lebergewebe. Deshalb wurden retrovirale Vektoren überwiegend in so genannten Ex-vivo-Gentherapieprotokollen eingesetzt. Dabei wurden Zielzellen wie z. B. Leberzellen in vitro kultiviert und in der Wachstumsphase in vitro mit rekombinanten retroviralen Vektoren transduziert. Danach wurde die Zellsuspension wieder transplantiert. Das hämatopoietische System könnte für solche Ex-vivo-Gentherapieansätze besonders geeignet sein, denn so genannte Stammzellen können in vitro zur Proliferation angeregt und transduziert werden, wenn effiziente Enhancer-/Promotorkombinationen identifiziert werden, die eine langanhaltende Produktion der Transgene in diesen Zellen erlauben. Dieser Ansatz wird z. B. für die Behandlung des »severe compound immunodeficiency syndrome« verwendet. Dabei wird das Gen für die Adenosindeaminase (ADA) in Stammzellen übertragen.

> **Vor- und Nachteile retroviraler Vektoren**
> — **Vorteile**
> - Relativ hohe Transfektionseffizienz
> - Stabile Integration in das Genom der Zielzelle mit lang dauernder Expression
> - Fehlen von Immunogenen und viralen Proteinbestandteilen in der Zielzelle
> - Relativ niedrigtitrige Virussuspensionen verfügbar

> **Nachteile**
> – Nur Zellen in der Zellteilung sind transduzierbar
> – Nur relativ kleine DNA-Abschnitte (maximal 7,5 kb) als Transgene möglich
> – Unkontrollierte Integration in das Genom: Risiko für eine maligne Transformation
> – Homologe Rekombination des therapeutischen Vektors mit endogenen Retroviren: Gefahr eines replikationsfähigen neuen Virus

Inzwischen sind mehr als 1000 Patienten mit retroviralen Vektoren behandelt worden. Es wurde bis heute nicht über das Entstehen von replikationskompetenten Retroviren berichtet. Allerdings sind bei 2 Säuglingen nach Gentherapie Leukämien aufgetreten, die auf die gezielte Insertion von viralem Genom vor ein definiertes Onkogen zurückzuführen waren. Ob dies durch den sehr frühen Gentransfer oder andere Faktoren bedingt ist, ist derzeit Gegenstand der Untersuchungen.

26.5 Adenovirale Vektoren

Adenoviren werden ebenfalls sehr häufig in klinischen Protokollen angewendet. Adenoviren sind eine Familie von DNA-Viren, die sowohl Zellen in Zellteilung als auch ruhende Zellen infizieren können. Diese Virusgruppe ist verantwortlich für relativ harmlos verlaufende Infektionen der oberen Luftwege beim Menschen. Antikörper gegen Adenoviren können im Serum bei den meisten Personen nachgewiesen werden. Das Genom von Adenoviren beinhaltet über ein Dutzend Gene. Dieses Genom wird üblicherweise nicht in die DNA der Zielzelle integriert. Stattdessen replizieren Adenoviren episomal, also außerhalb der Chromosomen, im Zellkern der Zielzelle.

Für gentherapeutische Anwendungen wurden replikationsdefiziente Adenoviren hergestellt, wobei die so genannte E1-Region, die für die virale Replikation unabdingbar ist, mit dem jeweiligen Transgen ersetzt wurde, in der Regel gemeinsam mit Enhancer-/Promoterelementen. Diese rekombinanten Vektoren werden dann in Verpackungszelllinien eingebracht, die das E1-Gen exprimieren. Somit werden Überstände der entsprechenden adenoviralen Vektoren in hoher Konzentration produziert.

Ein entscheidender Parameter für die effiziente Expression des Transgens ist die Fähigkeit der Adenoviren, in die Zielzelle einzudringen. Hier ist wesentlich, ob die Zielzelle den primären Adenovirusrezeptor und Korezeptoren (Integrine des α-v β-3- und α-v β-5-Typs) exprimieren. Der primäre Rezeptor ist verantwortlich für das Andocken des Virus. Diese Funktion wird vom so genannten Human-Coxsackie- und Adenovirusrezeptor (HCAR) übernommen. Für Melanomzellen, die in vielen Gentherapieprotokollen die Zielzellen darstellen, konnte gezeigt werden, dass nur 1/3 der Melanome diesen Rezeptor exprimieren. In diesem Fall sind wesentlich geringere Virustiter zur effizienten Transduktion notwendig.

In den von uns untersuchten Zelllinien waren für HCAR-negative Melanomzellsubkulturen 20- bis 40-fach höhere virale Titer notwendig, um eine vergleichbare Expression verschiedener Transgene zu erzielen. Die Expressionsintensität war weitgehend unabhängig von verschiedenen Promotoren und von der Expression von HLA-Klasse-1-Molekülen oder der oben genannten Integrine.

Die Transduktion verschiedener Zielzellen einschließlich zahlreicher verschiedener humaner Zellen führt zur Expression des therapeutischen Gens ohne eine virale Replikation. Diese Vektoren werden erfolgreich in vivo eingesetzt. Jedoch ist diese Expression zeitlich begrenzt (5–10 Tage post infectionem). Diese Begrenzung kommt v. a. durch immunologische Antworten gegen die adenoviralen Vektoren zustande. Beteiligt sind zytotoxische Zellen sowie Antikörperantworten. Durch die humorale Antikörperantwort werden adenovirale Vektoren gebunden und verhindern so die Infektion der Zielzellen. Im Gegensatz dazu eliminieren zytotoxische Zellen bereits transduzierte Zielzellen, die virale Epitope in Assoziation mit HLA-Molekülen präsentieren. Diese Probleme werden aktuell angegangen, indem zusätzliche Gene, die in der viralen Replikation eine Rolle spielen, deletiert wurden. Damit werden längere Expressionszeiten erreicht.

An unserer Klinik werden diese modernen adenoviralen Vektoren in zwei Gentherapieprotokollen eingesetzt:
- Ein Gentherapieprotokoll verwendet ein modifiziertes Adenovirus der 2. Generation mit Interleukin-2 als Transgen. Dieses Virus wird intraläsional injiziert. In höheren Dosisbereichen führt dies zu ausgeprägten entzündlichen Reaktionen im Bereich der injizierten Metastasen, aber auch in nicht injizierten Metastasen. Im Rahmen dieses Behandlungsprotokolls soll nicht nur die eine lokale Regression erzielt werden. Vielmehr hoffen wir, über die Induktion einer Immunantwort, die durch zytotoxische CD8+-Zellen und natürliche Killerzellen getragen wird, eine systemische

Immunität gegen den Tumor zu erreichen, der zur Regression von nicht injizierten Metastasen führt. Dies wurde für die Behandlung von etablierten Tumoren in Mäusen gezeigt.

- Im zweiten Protokoll verwenden wir adenovirale Vektoren mit dem Transgen Interferon-γ für die Behandlung von kutanen T- und B-Zell-Lymphomen. Durch die Injektion mit dem Interferon tragenden Virus hoffen wir, ähnliche klinische Ergebnisse erzielen zu können wie mit der wiederholten Injektion mit Interferonproteinen.

26.6 Pockenviren

Insbesondere das Kanarienvogelpockenvirus (ALVAC) wird häufig in klinischen Studien zur Induktion einer Immunantwort gegen virale Infektionen wie HIV oder Hepatitis oder zur intraläsionalen Therapie von soliden Tumoren, wie z. B. Melanom, eingesetzt. Dabei handelt es sich um ein sehr großes (325 kbp) hoch attenuiertes Virus, dessen Replikation nur in Vogelzelllinien erfolgen kann. In den meisten Fällen wird das Transgen (z. B. GM-CSF, IL-2, IL-12 oder z. B. HIV-Antigene) durch einen Vakziniapromoter gesteuert. Dieser virale Vektor ist in der Lage, zahlreiche verschiedene Zelltypen zu infizieren, wobei hohe Expressionslevel für das Transgen erreicht werden, sowohl unter Bedingungen in vitro als auch unter in vivo.

Dieses Vektorsystem ist in der Lage, große Gene zu transportieren, die über mehrere Tage in verschiedene Zellen exprimiert werden können. In Tierversuchen hatte beispielsweise die Anwendung von Kanarienvogelpockenvirus mit dem Transgen Interleukin-12 zur Etablierung von potenten Immunantworten gegen verschiedene Tumoren geführt.

Verschiedene klinische Studien konnten zeigen, dass das Kanarienvogelpockenvirussystem auch in Menschen sicher eingesetzt werden kann. Wir führten zwei Gentherapiestudien mit Kanarienvogelpockenviren durch. In einem Protokoll fand IL-2 als Transgen Anwendung, im anderen wurde GM-CSF eingesetzt. Vergleicht man die Ergebnisse dieser beiden Studien, so lässt sich festhalten, dass IL-2 die intensiveren klinischen und histologischen Veränderungen verursachte. Bei diesem Transgen fand sich eine stärkere lokale und systemische entzündliche Reaktion – dokumentiert durch einen Anstieg des CRP (C-reaktives Protein) – bei intratumoraler Applikation in Melanommetastasen als mit GM-CSF. Die lokale entzündliche Reaktion war deutlich ausgeprägter nach IL-2, und es kam bei höheren Dosisspiegeln zum deutlichen Rückgang von Melanommetastasen, während dies bei ALVAC GM-CSF injizierten Metastasen nicht zu beobachten war.

Histologische Untersuchungen konnten auch Unterschiede in der Zusammensetzung des entzündlichen Infiltrates nach Injektion zeigen. So fanden sich Makrophagen und Eosinophile häufig nach Anwendung von ALVAC GM-CSF, während Histiozyten und Lymphozyten das entzündliche Infiltrat nach ALVAC IL-2 dominierten. Aktuell werden v. a. klinische Studien durchgeführt, die dieses Vektorsystem zur Induktion einer Immunantwort gegen melanozytäre Antigene oder andere Tumorantigene beinhalten.

26.7 Adenoassoziierte Viren (AAV)

Humane adenoassoziierte Viren sind einfach aufgebaute, nicht pathogene, Einzelstrang-DNA-Parvoviren. Das Genom von AAV beinhaltet nur 4679 Basen. Es kodiert 2 Proteine, die Rep und Cap genannt werden. Während das Rep-Protein in der Replikation des AAV beteiligt ist, bildet das Cap-Protein die Hülle für die Verpackung des AAV-Genoms. Im Genom des AAV-Virus wurden 3 verschiedene Promotoren identifiziert, die aufgrund von »alternate splicing« verschiedene Gruppen von Rep-Proteinen und Capsid-Proteinen erzeugen.

Das Cap-Gen kodiert für 3 verschiedene Capsid-Proteine, die VP-1, VP-2 und VP-3 genannt werden. Aufgrund verschiedener Initiierungscodes entstehen daraus 3 verschiedene Capsid-Proteine, wobei VP-3 am häufigsten zu finden ist und ca. für 90% der Capsid-Zusammensetzung verantwortlich zeichnet. Verschiedene AAV-Serotypen wurden identifiziert, die Variationen in der Aminosäuresequenz des Capsid-Proteins aufweisen.

Neben den Rep- und Cap-Genen beinhaltet das AAV-Genom am Ende und am Anfang je eine »inverted terminal repeat sequence« (ITR), die jeweils eine Größe von 145 Basen aufweisen. Diese ITR sind wichtige Elemente für die Verpackung und die Integration des AAV. Adenoassoziierte Viren benötigen zusätzliche Gene, um replizieren zu können, die typischerweise von anderen Viren, besonders Adenoviren oder Herpes-simplex- oder Vakziniaviren zur Verfügung gestellt werden. Das Virus kann eine ganze Reihe von Zelltypen infizieren und integriert bevorzugt in das menschliche Chromosom Nr. 19.

Obwohl diese Vektorsysteme einige Vorteile bieten, sind sie in jüngster Zeit in die Kritik geraten. So wurden

Spuren von AAV im Sperma eines Mannes gefunden, der zur Behandlung einer Hämophilie B mit diesem Vektorsystem behandelt wurde. Es dürfte sich jedoch kaum um Veränderungen an der Keimbahn gehandelt haben, sondern vielmehr um ein Shedding des Vektors in diese Körperflüssigkeit.

In Tierexperimenten an Mäusen, die an einer Speicherkrankheit leiden (Mukopolysaccharidose Typ VII), traten nach Behandlung mit adenoassoziierten Vektoren ungewöhnliche Leber- und Blutgefäßtumoren auf. Es wird in diesem Zusammenhang geprüft, ob diese Tumoren mit der Grundkrankheit oder mit der Behandlung mit dem Vektorsystem zusammenhängen.

Ende 2001 wurde an der Dermatologischen Klinik des Universitätsspitals Zürich ein Gentherapieprotokoll mit AAV initiiert. Hierbei werden Tumorzellen von Melanomhautmetastasen kultiviert. Nach Erreichen einer entsprechenden Zellzahl werden diese in vitro mittels AAV transfiziert. Das verwendete Vektorsystem beinhaltet das kostimulatorische Molekül B7.2, das in der Lage ist, eine vorbestehende Immunantwort von CD8+- und CD4+-T-Lymphozyten zu verstärken sowie das Zytokin GM-CSF. Dieses Zytokin soll zur Aktivierung von professionell antigenpräsentierenden Zellen beitragen, die dann apoptotische Tumorzellen aufnehmen, deren Proteine verarbeiten und in einem lokoregionalen Lymphknoten präsentieren, um damit vorhandene Immunantworten zu verstärken und neue Immunantworten zu induzieren. Im gegenwärtig aktiven Protokoll ist es geplant, die transduzierten Tumorzellen zu bestrahlen und danach intrakutan zu applizieren.

26.8 Weitere virale Vektoren

Neben den oben genannten werden noch eine ganze Reihe weiterer Vektoren eingesetzt, die auf verschiedenen Viren beruhen können, wie z. B. Epstein-Barr-Virus, Herpesvirus, Simian-Virus 40, Lentiviren oder Hepatitisviren. Es gibt allerdings jeweils nur wenige Gentherapieprotokolle, die den Einsatz dieser Vektorsysteme beinhalten.

26.9 Replizierende onkolytische Viren

Die heute angewandten Gentherapieansätze für die Behandlung von Krebskrankheiten, die auf eine Reduktion der Tumorlast abzielen, sind in ihrer Wirksamkeit durch einen ungenügenden »By-stander-Effekt« des therapeutischen Gens und durch eine suboptimale Transduktionseffizienz der gegenwärtig verfügbaren Vektorsysteme begrenzt. Ein in dieser Situation hilfreicher Ansatz ist die Verwendung von Viren, die innerhalb des Tumorgewebes replikationsfähig sind, was zum Zelltod durch Zytolyse führt. Idealerweise sollte ein solches Virussystem auch eine potente Immunantwort gegen den Tumor auslösen.

Bis heute haben zahlreiche Studien die lytischen Effekte verschiedener Viruszellpräparationen auf verschiedene humane und murine Tumorzellen belegt. Aufbauend auf In-vitro-Untersuchungen wurden zahlreiche klinische Studien zum Einsatz solcher onkolytischen Virussysteme allein oder in Kombination mit Chemotherapie initiiert. Aktuell werden verschiedene onkolytische Systeme wie humane Adenoviren, Herpesviren und Vesikularstomatitisviren sowie das ONYX-015-Virus untersucht. Bei dem ONYX-015-Adenovirus handelt es sich um ein Adenorussystem, das nur in p53-defizienten Zellen replizieren kann und somit weitgehend selektiv abtötet. Jedoch sind die Replikationseigenschaften dieses Virus doch komplexer als bisher angenommen. Dennoch ist eine Strategie, die auf selektive Replikation innerhalb von p53-defizienten Tumorzellen abzielt, sehr vielversprechend.

Interessanterweise sind p53-defekte Zellen ideale Zielzellen für die Behandlung mit adenoassoziierten Viren. Denn die DNA dieser Viren ähnelt beschädigter DNA. Zellen mit mutierten p53 können den p53-abhängigen »Checkpoint« nicht aktivieren und treten in den programmierten Zelltod ein. Dieser Ansatz könnte evtl. eine Alternative zum ONYX-015-Virus darstellen.

26.10 Perspektive

Zahlreiche gentherapeutische Studien haben bis heute gezeigt, dass gentherapeutische Ansätze in den meisten Fällen sicher anwendbar sind und dass das Ziel, ein Protein lokal zu exprimieren, mehr oder weniger gut erreicht werden kann.

Sicherlich müssen die heute existierenden Vektoren weiter an die aktuellen klinischen Bedürfnisse angepasst werden. Insbesondere fehlen Vektoren, die spezifisch an einzelne Zelltypen wie z. B. Leberzellen oder Muskelzellen binden können. Hier sind variable Regionen von Antikörpern oder Liganden von zellspezifischen Rezeptoren realisierbare Möglichkeiten. Diese Möglichkeiten werden derzeit systematisch untersucht. Ein verbessertes Verständnis der Gentranskription der Vektoren wird auch dazu beitragen, dass regulatorische Elemente in Vektoren eingeschleust werden, die gewebsspezifische Enhancer-/Promoterelemente tragen, was zu einer gewebsspezifischen Expression des Transgens führen wird.

Zahlreiche Probleme gilt es auch im Bereich der Virusimmunologie zu lösen. Hier könnte man natürliche Mechanismen übernehmen, die während der Evolution entwickelt wurden, um die Immunantwort zu umgehen. Dies würde zu einer verlängerten Expression der entsprechenden Transgene führen.

Weitere Probleme liegen im Bereich der Zellbiologie, da bei vielen therapeutischen Ansätzen die Zielzelle eine vollständig differenzierte Zelle ist, wie z. B. eine Epithelzelle bei der zystischen Fibrose oder Lymphozyten beim Adenosindeaminasemangel. Hier müssen noch Technologien entwickelt werden, die die Stammzellen sicher identifizieren und isolieren. Danach können sie gentechnologisch manipuliert werden.

> **Fazit**
> Die Lösung dieser Probleme wird entscheiden, wann gentherapeutische Ansätze als Routinemethode in der medizinischen Versorgung verwendet werden.

Literatur

Donsante A, Vogler C, Muzyczka N et al. (2001) Observed incidence of tumorigenesis in long-term rodent studies of rAAV vectors. Gene Ther 8: 1343–1346

Dummer R, Bergh J, Karlsson Y et al. (2000) Biological activity and safety of adenoviral vector-expressed wild-type p53 after intratumoral injection in melanoma and breast cancer patients with p53-overexpressing tumors. Cancer Gene Ther 7: 1069–1076

Dummer R, Davis-Daneshfar A: Döhring C et al. (1995) Strategien zur Gentherapie des Melanoms. Hautarzt 46: 305–308

Grote D, Russell SJ, Cornu TI et al. (2001) Live attenuated measles virus induces regression of human lymphoma xenografts in immunodeficient mice. Blood 97: 3746–3754

Hemmi S, Geertsen R, Mezzacasa A et al. (1998) The presence of human coxsackievirus and adenovirus receptor is associated with efficient adenovirus-mediated transgene expression in human melanoma cell cultures. Hum Gene Ther 9: 2363–2373

Ponnazhagan S, Curiel DT, Shaw DR et al. (2001) Adeno-associated virus for cancer gene therapy. Cancer Res 61: 6313–6321

Puisieux I, Odin L, Poujol D et al. (1998) Canarypox virus-mediated interleukin 12 gene transfer into murine mammary adenocarcinoma induces tumor suppression and long-term antitumoral immunity. Hum Gene Ther 9: 2481–2492

Raj K, Ogston P, Beard P (2001) Virus-mediated killing of cells that lack p53 activity. Nature 412: 914–917

Rochlitz CF (2001) Gene therapy of cancer. Schweiz Med Wochenschr 131: 4–9

Rosenberg SA, Yang JC, Restifo NP (2004) Cancer Immunotherapy: moving beyond current vaccines. Nat. med. 10: 909–15

Schadendorf D, Ugurel S, Schuler-Thurner B (2006) Dacarbacine (DTIC) versus vaccination with antologous peptide-pulsed dendritic cells (DC) in the first-line treatment of patients with metastatic melanoma: a randomized phase III trial of the DC study group of the DeCoG. Ann Oncol 17: 563–70

Slos P, De Meyer M, Leroy P et al. (2001) Immunotherapy of established tumors in mice by intratumoral injection of an adenovirus vector harboring the human IL-2 cDNA: induction of CD8(+) T-cell immunity and NK activity. Cancer Gene Ther 8: 321–332

Verma IM, Somia N (1997) Gene therapy – promises, problems and prospects. Nature 389: 239–242

Vogelstein B, Kinzler KW (2001) Achilles' heel of cancer? Nature 412: 865–866

Vakzinationskonzepte: Offene Fragen und Perspektiven

Gerold Schuler

27.1 Einleitung – 306

27.2 Immunologische Basis der Tumorvakzination – 306

27.3 Fähigkeit des Immunsystems, auch große Tumormassen zu eliminieren – 307

27.4 Roadmap zur Entwicklung einer effektiven Tumorvakzine – 308
27.4.1 Optimierung von Vakzinestrategien zur effektiven Induktion tumorspezifischer T-Zellen – 308
27.4.2 Identifikation von protektiven T-Zell-antworten und Abstoßungsantigenen – 310
27.4.3 Aktivierung auch der »innate immunity« – 311
27.4.4 Blockade von Escape- und Suppressionsmechanismen – 311
27.4.5 Design von Studien und Wahl geeigneter Patienten-Subsets – 312

27.1 Einleitung

Nicht selten werden folgende Fragen gestellt:
- Warum gibt es trotz der erstaunlichen Erfolge der Grundlagenforschung und zahlreicher Impfstudien noch keine einzige zugelassene Tumorvakzine?
- Sollte man angesichts dieser Erfolge der Antikörpertherapien (z. B. Rituximab) und der Wirksamkeit der adoptiven T-Zelltherapie die teure Entwicklung von Tumorvakzinen überhaupt noch weiter vorantreiben?

Als Antwort auf diese Fragen muss man folgende Fakten anführen:
- Es wurde gezeigt, dass das Immunsystem auch große Tumormassen zerstören kann.
- Man versteht zunehmend die Gründe für die bislang nur beschränkte Wirksamkeit von Tumorvakzinen (i. e. zu geringe Induktion von tumorspezifischen T-Zellen und deren Blockade im Tumormikromilieu).
- Es gibt klare Ansätze zur Optimierung und Überwindung der Schwachstellen.
- Eine antikörperbasierte Therapie gegen das Melanom existiert noch nicht (und würde eine Ergänzung zur Vakzination darstellen).
- Die adoptive T-Zelltherapie kann zwar große Melanommetastasen zur Rückbildung bringen, ist aber nur bei wenigen Patienten einsetzbar.

Die vielversprechendsten experimentellen T-Zell-basierten Immuntherapien sind daher die Tumorvakzinen, die auf die Induktion tumorspezifischer T-Zellen durch aktive Immunisierung direkt im Patienten abzielen. Ziel ist es hierbei, sowohl
- tumorspezifische Effektorzellen zu induzieren, welche die Tumormassen gezielt und nebenwirkungsarm reduzieren/eliminieren können, als auch
- langlebige tumorspezifische Gedächtniszellen (»memory«) zu generieren, die einen Rückfall verhindern bzw. kontrollieren können.

Tumorvakzinen werden wegen der hohen Spezifität (»targeted therapy«) und der Gedächtnisfunktion des erworbenen Immunsystems, die eine lang dauernde medikamentöse Therapie überflüssig machen würde, die ultimative biologische Therapie darstellen.

27.2 Immunologische Basis der Tumorvakzination

Das zur Abwehr von Mikroben entstandene Immunsystem stützt sich auf zwei wesentliche Säulen (Schuler 2004). Die so genannte angeborene, antigenunspezifische Immunität (»innate immunity«) basiert auf Fresszellen bzw. Phagozyten (z. B. Makrophagen, Neutrophile) sowie phylogenetisch jüngeren Immunzellen (NK, NKT, γ-/δ-T-Zellen), die körpereigene Zellen lysieren, welche als Folge einer intrazellulären Infektion oder malignen Transformation ihre Oberflächenmerkmale ändern und dann über spezialisierte Rezeptoren der Immunzellen erkannt werden können. NK-Zellen tragen z. B. eine Mischung verschiedener inhibierender und aktivierender Rezeptoren [»killer inhibitory« (KIR) bzw. »killer activating receptors«(KAR)]. Sie lysieren Zellen, welche MHC-Klasse-I-Moleküle herunterregulieren, weil die KIR nicht mehr an ihren Bindungspartner – die MHC-I-Moleküle – binden und die NK-Zellen somit »enthemmt« werden. NK-Zellen können aber sogar noch MHC-Klasse-I-tragende Zellen lysieren, wenn diese Stressmoleküle an der Oberfläche exprimieren (wie z. B. die MIC-A/B-Moleküle), die an KAR binden, die dann ein Aktivierungssignal ins Innere der NK-Zellen abgeben.

Die erworbene, antigenspezifische Immunität (»acquired immunity«) unterscheidet sich in mehrfacher Hinsicht von der angeborenen Form. So dauert es beim Erstkontakt etliche Tage, bis sich diese von T-und B-Lymphozyten getragene erworbene Immunität aufgebaut hat (Sensibilisierungsphase bzw. »priming« genannt). Der große Vorteil ist aber, dass sich im Gegensatz zur angeborenen Immunität ein Gedächtnis entwickelt (»memory«), sodass bei erneutem Kontakt mit demselben Antigen das Immunsystem rasch reagieren (»recall or memory response«) und das Antigen spezifisch entfernen kann.

Zwei »Waffen« stehen dem antigenspezifischen System zur Verfügung. Antikörper (von terminal differenzierten B-Zellen, i. e. Plasmazellen, sezerniert), die u. a. frei schwimmende Antigene spezifisch binden können. Im Gegensatz dazu können T-Zellen mittels ihres T-Zellrezeptors zellgebundene Antigenbruchstücke (i. e. aus dem Antigen entstandene Peptide, welche in die Gruben der MHC- bzw. HLA-Moleküle eingelagert sind wie ein Würstchen in das Brötchen eines Hot Dogs) erkennen und nach Stimulation Zytokine freisetzen oder Target-Zellen lysieren.

Ein Großteil der T-Zellrezeptoren, die körpereigene Substanzen (»self«) erkennen, werden während der T-

Zellentwicklung (bei der durch Rearrangement von Genelementen eine Vielzahl von T-Zellrezeptoren generiert wird) bereits im Thymus deletiert (»negative Selektion«). Die verbleibenden T-Zellrezeptoren erkennen solche »reinen« Selbstantigene (d. h. Antigene mit unveränderter Aminosäurensequenz) daher zumeist nur mit geringer Affinität. Dies stellt eine vorgegebene Limitation dar bei der Vakzination gegen die meisten definierten Tumorantigene, die ja als Autoantigene in diese Kategorie fallen. Ein weiteres Problem ist die antigenspezifische Toleranz gegen diese Selbstantigene (s. unten). Mit hoher Affinität erkennen die verbleibenden T-Zellrezeptoren hingegen in den Körper eindringende »Non-self-Antigene« (wie z. B. Mikroben und Allotransplantate) oder »Altered-self-Antigene« (wie z. B. haptenisierte Proteine oder **mutierte** Tumorantigene).

Heute ist es klar, dass die Anwesenheit eines Antigens nur dann zur antigenspezifischen Immunantwort – d. h. der Entwicklung entsprechender Effektorzellen – führt, wenn es von den so genannten dendritischen Zellen (DZ; Rossi et al. 2005) präsentiert wird und diese zudem durch so genannte Gefahrensignale aktiviert wurden. Die in Geweben lokalisierten DZ nehmen Antigene auf, prozessieren sie in immunogene Peptide, wandern in die Lymphknoten und können selbst naive T-Zellen stimulieren, weil sie nach Aktivierung in einem als »Reifung« bezeichneten Prozess auch kostimulatorische Moleküle (z. B. membranständiges CD86 und lösliches IL-12) exprimiert haben.

Gefahrensignale sind entsprechend der Entstehungsgeschichte des Immunsystems in erster Linie mikrobielle Produkte, die als Liganden mit den so genannten »toll-like receptors« (TLR; Pasare u. Medzhitov 2005) auf Immunzellen interagieren. Diese TLR stellen sozusagen die Sinnesorgane des Immunsystems dar (zu vergleichen mit Augen, Ohren etc.). DZ werden über TLR direkt getriggert oder auch indirekt durch Aktivierung von Zellen der »innate immunity«. Werden z. B. NK-Zellen (über TLR 9-Aktivierung oder durch Erkennung von Tumorzellen, welche MHC-Klasse I verloren haben) aktiviert, können sie selbst wiederum unreife DZ aktivieren, die dann von den NK-Zellen zerstörte Tumorzellen aufnehmen und tumorspezifische Immunantworten einleiten können. Die reifen DZ können ihrerseits aber wieder NK-Zellen aktivieren.

> ❗ Dieser »cross talk« zwischen »innate immunity« und »acquired immunity« findet also in beiden Richtungen statt und wird zunehmend als bedeutsam erkannt.

Bis zu einem gewissen Grad können auch endogene, körpereigene Produkte als »danger signals« fungieren. Ein Beispiel sind die als Folge von Stress induzierten und aus nekrotischen Zellen freigesetzten Hitzeschockproteine (HSP).

Ein weiterer wichtiger und als Verstärker fungierender endogener Stimulus ist das CD40L-Molekül, das von aktivierten Helfer-T-Zellen exprimiert wird und das über das auf reifen DZ exprimierte CD40-Molekül auf die DZ aktivierend wirkt. Dies ist eine Erklärung dafür, dass bei gleichzeitiger Helfer-T-Zellaktivierung (»T cell help«) die DZ viel besser zytotoxische T-Zellen aktivieren können. Die Reifung von DZ als Voraussetzung für die Induktion von Immunität unterstreicht die Bedeutung der Entwicklung von geeigneten Adjuvanzien, welche die DZ so aktivieren, dass Immunantworten der erwünschten Art resultieren (z. B. zytotoxische T-Zellen und IFN-γ produzierende Helfer-T-Zellen vom Typ 1 statt IL-4 produzierende Typ-2-Zellen).

Eine adäquate Reifung bzw. Aktivierung von DZ ist auch wichtig, da die Präsentation von Antigen auf nicht oder nicht vollständig aktivierten DZ zur Induktion so genannter regulatorischer T-Zellen führt, das »Antigen« wird zum »Tolerogen«. Das erklärt auch, dass die Induktion effektiver Immunantworten gegen Selbstantigene relativ schwer möglich ist, da laufend unter nicht entzündlichen Steady-state-Bedingungen – wenn durch spontanen Zelltod entstandenes apoptotisches Material von unreifen DZ aufgenommen wird – regulatorische T-Zellen gegen Selbstantigene zur Verhinderung von Autoimmunität entstehen. Leider entstehen aber (zusätzliche) regulatorische T-Zellen auch während des Wachstums von Tumoren und erschweren deren Immunabwehr, weil sie auch einerseits im Lymphknoten der Induktion tumorspezifischer T-Zellen entgegenwirken und andererseits in das Mikromilieu des Tumors (sogar präferenziell) attrahiert werden und bereits vorhandene Effektor-T-Zellen und sogar Effektorzellen der angeborenen Immunität (z. B. NK-Zellen) hemmen (Shevach 2004).

27.3 Fähigkeit des Immunsystems, auch große Tumormassen zu eliminieren

Das Immunsystem spielt bei der Überwachung und laufenden Elimination (»immune surveillance«) entarteter Zellen eine gewisse Rolle, wie die stark erhöhte Inzidenz von Tumoren bei Knock-out-Mäusen, denen für das Funktionieren des Immunsystems kritische Gene entfernt wurden, klar gezeigt hat. Obzwar die durch Mutation entstandenen Tumorzellen so z. T. in Schach gehalten werden, kann die zunehmende genetische Instabilität zur Selektion von aggressiveren (z. B. erhöhte Proliferation und/oder Apoptoseresistenz) und immunologisch schlechter bekämpfbaren Tumorzellvarianten (z. B. Herabregulation von MHC-Klasse-I-Molekülen, Antigenverlust, Verlust von NK- oder NKT-Zellen aktivierenden Liganden etc.) und letztlich nach längerer Zeit leider zum klinisch manifesten Tumor führen (Dunn et al. 2004). Weder beim Tier noch beim Menschen wird dann aber – von seltenen Ausnahmen abgesehen – ein klinisch manifest gewordener Tumor vom Immunsystem ohne äußeres Zutun erfolgreich bekämpft.

Dies gilt auch für das »immunogene« Melanom, welches trotz der häufigen Regressionsareale nicht mehr völlig eliminiert wird. Die spontan entstandenen Immunantworten sind einfach zu schwach. Zudem werden sie im Mikromilieu des Tumors durch regulatorische T-Zellen und über zahlreiche andere Mechanismen supprimiert. oder der Tumor ist durch Verlust der Erkennungsstrukturen (Antigene und MHC-Moleküle) nicht mehr attackierbar. Eine Depletion regulatorischer T-Zellen kann in Tierexperimenten allerdings auch ohne exogene Vakzination zu therapeutisch effektiven Immunantworten gegen den Tumor führen, leider aber auch zur Autoimmunattacke auf normale Organe.

Ähnliche Effekte sind beim Tier und beim Menschen nach Gabe eines anti-CTL-A4-Antikörpers (CTL = zytotoxische T-Zellen) zu beobachten, die aber nicht auf einer Blockade oder Elimination von regulatorischen T-Zellen beruhen. Das CTL-A4 ist ein erst nach der Aktivierung auf normalen T-Zellen exprimiertes negatives Regulatormolekül, welches die Proliferation hochaffiner T-Zellen hintanhält. Seine Blockade fördert die Proliferation hochaffiner T-Zellen, und zwar sowohl bei der Induktion im Lymphknoten als auch in der Effektorphase am Tumor. Diese T-Zellen können auch beim Menschen zu Tumorregressionen führen, allerdings im Wesentlichen nur bei den Patienten, die auch Autoimmunphänomene als u. U. lebensbedrohliche Nebenwirkung entwickeln (Phan et al. 2003).

Diese Beobachtungen zeigen, dass entgegen einer verbreiteten Meinung im T-Zellrepertoire vieler Tumorpatienten durchaus ausreichend affine T-Zellvorläufer vorhanden sind, die prinzipiell Tumoren erkennen und zerstören können. Tierexperimente haben auch gezeigt, dass die wahrscheinlich durch »cross presentation« von Tumormaterial durch unreife DZ entstandenen tumorspezifischen T-Zellen nicht irreversibel toleriert sind, sondern durch Hemmung der Blockademechanismen (wie Gabe von anti-CTL-A4 oder Depletion regulatorischer T-Zellen) oder DZ-Aktivatoren reaktiviert werden können.

Die zusätzliche lokale Zerstörung von Tumorzellen (z. B. mittels Radiofrequenzablation oder onkolytischer Viren) kann dann die endogene Antwort noch verstärken und erweitern. Es bleibt abzuwarten, ob die (isolierte) Anwendung dieser Strategien nach Optimierung (u. a. auch Erarbeitung prädiktiver Parameter für gehäuftes Auftreten starker Autoimmunreaktionen) ein akzeptables Wirkungs-Nebenwirkungs-Verhältnis erreichen und breiten Eingang in die klinische Routine finden wird.

> Eine vielversprechende Möglichkeit ist die Kombination mit einer spezifischen Vakzination, da in diesem Fall wahrscheinlich nur eine kurzfristige Blockade nötig ist und weniger autoreaktive T-Zellen entstehen dürften.

Die zumindest in der derzeitigen Art nicht breit anwendbare adoptive T-Zellimmuntherapie hat in kleinen Serien zur Rückbildung auch großer Melanommetastasen und zu objektiven klinischen Regressionen bei 50% der Patienten geführt (Dudley et al. 2005).

Diese Studien haben aber auch klar gezeigt, dass die intravenöse Injektion selbst einer enorm hohen Zahl an tumorspezifischen CD8+-zytotoxischen und CD4+-Helfer-T-Zellen für eine Tumorrückbildung trotz nachgewiesener Migration in die Metastasen allein nicht ausreicht, sondern eine gleichzeitige IL-2-Gabe und eine vorangehende nicht myeloablative Chemotherapie erforderlich ist. Letztere führt zu einer Lymphodepletion und damit auch zur Entfernung von regulatorischen T-Zellen. Zudem kommt es auch zur Induktion homeostatischer, die T-Zellproliferation unterstützender Zytokine (IL-7 und IL-15), deren exogene Gabe auch eine im Kontext von Vakzinationen vielversprechende Amplifikationsstrategie darstellt.

27.4 Roadmap zur Entwicklung einer effektiven Tumorvakzine

27.4.1 Optimierung von Vakzinestrategien zur effektiven Induktion tumorspezifischer T-Zellen

Die derzeitigen Impfstrategien induzieren noch nicht die bei chronischen, von T-Zellen kontrollierten Virusinfektionen beobachte Stärke und müssen verbessert werden. Neben der Testung der verschiedenen Strategien sind auch Variationen des Impfschemas (Dosis, Frequenz, Route; Prime-boost-Ansätze etc.) wichtig, um herauszufinden, ob der Impfstoff im Prinzip wirkt, aber z. B. die Dosis noch unzureichend ist. Erst wenn T-Zellantworten reproduzierbar induziert werden können und als Variable wegfallen, können natürlich auch nachgeschaltete Fragen und Probleme im klinischen Versuch gut adressiert werden (wie Homing von T-Zellen in die Tumoren oder Identifikation protektiver T-Zellen und Abstoßungsantigene).

> ! DZ regulieren die T-Zellimmunität und sind daher die entscheidenden Vektoren für jegliche Vakzination (Banchereau u. Palucka 2005) und der Schlüssel für eine effektive Tumorvakzine.

Eine optimale Impfung erfordert ein Targeting des Antigens an die DZ bzw. die optimalen DZ-Subsets und deren adäquate Reifung bzw. Aktivierung, damit diese die für die Induktion der gewünschten Immunantwort erforderlichen Moleküle exprimieren und in ausreichender Zahl in die drainierenden Lymphknoten wandern, um die Immunantwort einzuleiten.

Bei der »**konventionellen Impfung«,** bei der Antigen (in Form von Tumorzellen, Peptiden, Proteinen oder DNA – nackt, als Minigene oder in viralen Vektoren – ± Adjuvans) in die Haut injiziert und »zufällig« von den lokalen DZ aufgenommen wird, ist das nicht der Fall. Mit solchen suboptimalen Vakzinen werden in der Regel nur schwache T-Zellantworten induziert. Trotzdem können sie auch klinische Regressionen bewirken, wenn die induzierten T-Zellen »zufällig« qualitativ hochwertig sind (Migrationskapazität, hochaffiner T-Zellrezeptor, Resistenz der T-Zellen gegen regulatorische T-Zellen). Dadurch kann eine initiale Zerstörung von Tumorzellen induziert werden, die dann in einem Kaskadeneffekt zur intratumoralen Entzündung mit Durchbrechen des suppressiven Mikromilieus und Induktion weiterer Immunantworten führt (Germeau et al. 2005; Lurquin et al. 2005). Es scheint also weniger auf die Quantität als auf die Qualität der induzierten T-Zellen anzukommen.

Durch repetitive lang dauernde Vakzination ließen sich zumindest im Fall eines modifizierten, stark an HLA-A2 bindenden analogen gp100-Peptids sehr hohe T-Zellfrequenzen im Blut erreichen, allerdings ohne sichtbaren klinischen Effekt (Qualität der T-Zellen und Immigration in Tumoren insuffizient?; Rosenberg et al. 2005). Die Verwendung analoger Peptide mit höherer Affinität zu HLA-Molekülen hat nicht den erwarteten durchschlagenden Erfolg gebracht, zudem zeigte sich, dass die induzierten T-Zellen natürlich prozessierte und vom Tumor präsentierte Antigene dann u. U. gar nicht erkannten.

Derzeit stellt die Entwicklung neuer Adjuvanzien zur Aktivierung von DZ zwecks Induktion stärkerer und qualitativ besserer T-Zellen einen Schwerpunkt dar und zeigt erste Erfolge (Speiser et al. 2005, Davis et al. 2004). Eine ganze Reihe bereits vorhandener synthetischer TLR-Liganden muss klinisch noch erprobt werden, auch in Kombination (z. B. TLR 4- oder TLR 3-Ligand + TLR 7/8-Ligand), da dies zu einer DZ-Superaktivierung führt, sodass die so gereiften DZ zumindest in vitro selbst in Anwesenheit von regulatorischen T-Zellen massiv zytotoxische und Typ-1-Helfer-T-Zellen induzieren.

Die Vakzination durch intraepidermale Applikation von RNA gilt als vielversprechender neuer Ansatz (Carralot et al. 2004). Die RNA kodiert für bestimmte definierte Antigene oder bei Verwendung von »total tumor RNA« für das ganze Antigenrepertoire des Tumors, aktiviert aber gleichzeitig durch Triggering des TLR 7/8 auch die DZ und wirkt so zudem als Adjuvans.

Die bestechend einfach anmutende, aber nach rezenten tierexperimentellen Daten wahrscheinlich sehr ineffektive Vakzinationsstrategie mit ganzen bestrahlten Tumorzellen/Tumorzellpräparationen in die Haut (Melacine, Canvaxin) hat in Phase-III-Studien nicht einmal in der adjuvanten Situation Effekte gezeigt, leider fehlt auch die Information, ob überhaupt spezifische T-Zellen induziert wurden. Aus autologen Tumoren isolierte Hitzeschockproteine enthalten Tumorpeptide und aktivieren auch DZ (Rivoltini et al. 2003). Präliminäre Daten einer Phase-III-Studie, die auf der ASCO 2006 präsentiert werden sollen, zeigen in der adjuvanten Situation einen positiven Trend, aber (noch?) keinen statistisch signifikanten klinischen Effekt.

> ! Eine vielversprechende Strategie, die im Tierexperiment allen anderen Verfahren weit überlegen ist und in den nächsten Jahren klinisch erprobt werden wird, ist das gezielte »**in vivo DZ targeting«,** bei dem Antigene über spezifische Rezeptoren an der Oberfläche gezielt an eine große Zahl von DZ/DZ-Subsets im Körper herangebracht werden (Bonifaz et al. 2004; Heit et al. 2005).

Die Tatsache, dass die verschiedenen DZ-Subsets die diversen TLR differenziell exprimieren (z. B. TLR 9 auf plasmazytoiden, TLR 4 auf myeloiden und TLR 7/8 auf beiden DZ-Typen) als auch unikale Lektine tragen (LC exprimieren Langerin, interstitielle DZ hingegen DC-SIGN und plasmazytoide DZ das BDCA2-Lektin), wird in Zukunft die gezielte differenzielle Aktivierung und auch Antigenbeladung von bestimmten DZ-Subsets und somit die Induktion bestimmter erwünschter Immunantworten erlauben.

Die **DZ-Vakzination**, i. e. die aktive Immunisierung mit ex vivo (aus CD34+-Vorläufern oder häufiger aus Monozyten) generierten DZ erscheint manchen Autoren im Vergleich zur konventionellen Vakzination als unnötig kompliziert (Banchereau u. Palucka 2005). Die DZ-Vakzination hat aber einige unikale und für die Entwicklung effektiver Impfverfahren potenziell sehr bedeutsame Vorteile:

— Nur die Verwendung einer ex vivo generierten DZ-Vakzine eröffnet die Möglichkeit, wichtige Aspekte der DZ-Biologie, die entscheidend sind für eine optimierte Immunogenität (z. B. den Reifungsstatus), exakt zu monitoren und gezielt zu manipulieren, sodass die DZ-Vakzination wichtige Informationen für die Vakzineentwicklung liefern wird, selbst für den Fall, dass sie sich nicht als Standardtherapie etablieren wird können.
— Ex vivo DZ-Vakzinen können kontrolliert mit zahlreichen Tumorantigenen inklusive ganzer Tumorzellen beladen werden [apoptotischen Zellen oder – praktikabler und besser validierbar – mit (PCR-amplifizierter) »total tumor RNA«].
— DZ erlauben auch die Aktivierung von NK- und NKT-Zellen.

Diese Strategie steht trotz etlicher (leider oft suboptimal durchgeführter) klinischer Studien erst am Anfang der Entwicklung, da selbst einfache kritische Variable (DZ-Zahl, Route und Frequenz der Vakzinationen; Typ und Reifung der DZ; Antigenbeladung) erstaunlicherweise noch nicht ausreichend adressiert wurden, ganz abgesehen von den Möglichkeiten der sich aus rezenten Resultaten der Grundlagenforschung ergebenden Optimierungsansätze.

In den wenigen klinischen Studien, bei denen ein quantitativ verwertbares Immunomonitoring durchgeführt wurde, erschienen die über die DZ-Vakzination induzierbaren Immunantworten stärker als bei anderen Vakzinationsstrategien. Eine Vakzination mit DZ, die mit apoptotischen autologen Melanomzellen beladen waren, zeigte erstaunliche Regressionen (O'Rourke et al. 2003). Das derzeit laufende Immunomonitoring deutet ebenso wie die Analyse von Langzeitüberlebern (Lennerz et al. 2005) auf die Bedeutung tumorspezifischer, mutierter Antigene hin.

In einer Phase-III-Studie der Firma Dendreon zeigte eine DZ-Vakzine (Provenge) bei Prostatakarzinom offenbar Wirksamkeit und könnte daher bei positiv ausfallender Prüfung durch das FDA Advisory Committee von der FDA vielleicht bald als erste Tumorvakzine zugelassen werden.

Eine randomisierte Studie der ADO beim Melanom konnte allerdings keinen Überlebensvorteil im Vergleich zu einer DTIC-Standardchemotherapie als Erstbehandlung aufzeigen, wobei jedoch hier eine suboptimale Vakzine der 1. Generation zum Einsatz kam. Interessanterweise zeigte aber eine Subgruppenanalyse ausschließlich innerhalb der mit DZ behandelten Patienten einen signifikanten Überlebensvorteil für Patienten mit einem HLA-A2+-Subtyp, was einen starken Hinweis auf immunologische Effekte darstellt und das Design zukünftiger Impfstudien beeinflussen wird (Schadendorf et al. 2006).

27.4.2 Identifikation von protektiven T-Zellantworten und Abstoßungsantigenen

Die weitere Optimierung der Vakzinestrategien zur Erreichung starker und v. a. hochqualitativer T-Zellantworten wird im Verein mit der genauen Analyse der Quantität und Qualität der Immunantworten bei klinischem Ansprechen (klassische Tumorregression und/oder Langzeitüberleben) ermöglichen, die relevanten Abstoßungsantigene und die Art der effektiven T-Zellantwort einzugrenzen. Es ist unbestritten, dass CTL wichtig sind, aber wie viele nötig sind und wie (stark) sie differenziert sein müssen, ist noch weitgehend unklar.

Wichtig scheint insbesondere die effektive Induktion der so genannten »central memory cells« (Klebanoff et al. 2005), die offenbar als proliferationsfähige Stammzellen für Effektorzellen dienen und für eine langfristige T-Zellantwort wichtig sind. Die ausschließliche Induktion von Effektorzellen dürfte im Sinne eines Strohfeuers wenig Effekt bringen, da die ausdifferenzierten CTL im Mikromilieu des Tumors rasch verbraucht und apoptotisch werden, ohne dass Nachschub geliefert werden kann.

Die Impfverfahren und DZ-Reifungsstimuli für die gezielte Induktion von CTL in diversen Differenzierungsstufen müssen erst noch identifiziert werden. Neben CTL sind wahrscheinlich auch Helfer-T-Zellen nötig, da T-Zellhilfe nicht nur für die Induktion von (Gedächtnis-)CTL mit hoher proliferativer Kapazität benötigt wird, sondern IFN-γ-produzierende Typ-1-Helfer-T-Zellen auch wichtige, bei manchen Tumormodellen sogar den CTL überlegene Effektorzellen sind (Gerloni u. Zanetti 2005). Solche Helfer-T-Zellen können z. B. über das von ihnen produzierte Interferon-γ die Angiogenese im Tumor hemmen, aber auch direkt Tumorzellen lysieren, sofern diese Klasse-II-positiv sind. Zudem sind solche tumorspezifischen Helfer-T-Zellen im Mikromilieu des Tumors auch wichtig, um das Überleben und das Funktionieren der CTL zu fördern.

Organspezifische Autoimmunerkrankungen werden nach neuester Erkenntnis durch ein spezielles, IL-17 produzierendes Helfer-T-Zell-Subset mediiert (Wynn 2005). Es ist noch unbekannt, ob solche Zellen bei der Tumorabstoßung, die ja auch eine Autoimmunreaktion darstellt, eine Rolle spielen. Sollte dies der Fall sein, wird man Impfstrategien dahingehend optimieren müssen.

Mit verbesserten Vakzinen können dann auch die Antigene leichter identifiziert werden, die eine Abstoßung vermitteln können und damit wirklich relevante Targets darstellen. Wahrscheinlich handelt es sich um für den onkogenen Phänotyp funktionell wichtige Antigene, entweder definierte (wie z. B. das universelle Antigen Survivin) oder mutierte, oft nur im jeweiligen Tumor exprimierte und gar nicht bekannte Antigene. (Trotzdem können sie bei Verwendung von autologem Tumorzellmaterial als Antigenquelle erfasst werden, s. oben.) Diese mutierten, nicht definierten Antigene sind potenziell besonders immunogen, weil die sie erkennenden hochaffinen T-Zellrezeptoren im Thymus nicht deletiert wurden.

Inwieweit ein Targeting von (für den Tumor ja wichtigen) Stromazellantigenen (inklusive Endothelzellen im Sinne einer »Angioimmunotherapie«) oder von »cancer stem cells« (bei soliden Tumoren noch wenig erforscht) notwendig ist, wird sich erst zeigen, bietet aber weitere Optimierungsmöglichkeiten.

27.4.3 Aktivierung auch der »innate immunity«

Kritisch erscheint insbesondere die Aktivierung der NK-Zellen, damit auch MHC-Klasse-I-defiziente Tumorzellen (ca. 50% der Melanomzellen!) eliminiert werden und der synergistische »cross talk« mit DZ stattfinden kann.

Bislang war diese an und für sich sehr effektive Form der Tumorabwehr kaum steuerbar, aber dies scheint sich durch neue Ansätze zu ändern (z. B. TLR 9-Liganden). Ein anderer Ansatz zur Elimination von MHC-/tumorantigennegativen Tumorzellen ist das Targeting von Stromaantigenen, da die Zerstörung von Stromazellen »dem Tumor den Boden entzieht« und auch zur »Bystander-Zerstörung« von durch CTL nicht mehr attackierbaren Tumorzellen führen kann.

27.4.4 Blockade von Escape- und Suppressionsmechanismen

Trotz Induktion und Expansion tumorreaktiver T-Zellen kommt es bislang selten zur Rückbildung von Metastasen. Ein Grund ist die oft insuffiziente Migration in das Mikromilieu des Tumors, welche meist erst nach Induktion von Entzündung erfolgt. Die Verwendung von »Onkomäusen« mit endogen langsam und ohne Entzündung wachsenden Tumoren (statt den mit einer Entzündung einhergehenden und die reale humane Situation schlecht abbildenden Transplantationstumoren) hat dies auch experimentell aufgezeigt.

Selbst nach Einwandern von induzierten (oder tierexperimentell in hoher Zahl und bester Qualität adoptiv transferierten) T-Zellen werden diese im Mikromilieu des Tumors oft nicht wirksam, weil der Tumor kein Target mehr darstellt (Verlust der MHC-Moleküle und/oder Tumorantigene) oder ihre Funktion dort aktiv auf verschiedene Weise unterdrückt wird (Ganss et al. 2004; Zou 2005). Dies kann einerseits direkt durch den Tumor erfolgen (viele Tumoren exprimieren z. B. »programmed death receptor ligand 1« – PD-L1, auch B7-H1 genannt – der über Interaktion mit dem PD-1 Rezeptor auf T-Zellen diese herabreguliert) oder durch das Tumorstroma. Dort befinden sich in oft hoher Frequenz die CD4+-regulatorischen T-Zellen, aber auch andere suppressive Zellen, insbesondere die diversen so genannten »myeloiden Suppressorzellen« und regulatorisch wirkende Subsets von IL-13 produzierenden NKT-Zellen.

Als Resultat einer komplexen Interaktion kommt es u. a. zur Produktion von TGF β und NO, welche beide direkt CD8+-CTL supprimieren. Von Tumor- oder Stromazellen wird auch häufig das Tryptophan abbauende Enzym Indoleamin 2,3-dioxygenase (IDO) produziert (wobei dies bei Melanomen weniger relevant zu sein scheint) mit konsekutiver Apoptose von T-Zellen als

Folge von Tryptophanmangel und toxischen Abbauprodukten.

Die Liste neu identifizierter, der effektiven Immunantwort entgegenwirkender Mechanismen wächst weiter. Deren unterschiedliche Ausprägung in verschiedenen Metastasen eines Tumors erklärt zwanglos die für die Immuntherapie geradezu typischen »mixed responses« mit Rückbildung nur mancher Tumoren.

> ❗ Es ist keine Frage, dass die suppressiven Mechanismen zumindest teilweise ausgeschaltet werden müssen, damit die durch Vakzination induzierten Immunantworten zum Tragen kommen können.

Zahlreiche entsprechende Ansätze (inkl. Antikörper gegen Zytokine, kleinmolekulare Inhibitoren) sind in Entwicklung. Die geschickte Kombination von Strategien könnte für die Erreichung eines günstigen Kosten-Nutzen-Verhältnisses entscheidend sein, damit die am Beispiel der anti-CTL-A4-Therapie deutlich gewordene **Gefahr der Induktion von Autoimmunerkrankungen** minimiert wird.

27.4.5 Design von Studien und Wahl geeigneter Patienten-Subsets

Das Problem besteht derzeit v. a. darin, dass viele Variablen und Strategien getestet werden müssen. Die Identifikation aussichtsreicher Impfverfahren, die dann in großen teuren Phase-III-Studien hinsichtlich klinischer Effektivität getestet werden müssen, kann nur durch kleinere, aber auch bereits randomisierte bzw. zweiarmige Phase-II-Studien erfolgen, die wissenschaftlich intensiv evaluiert werden. Hier sind koordiniert arbeitende Netzwerke mit zentralen (Immunmonitoring etc.) Facilities und professioneller Unterstützung bei der Bewältigung der großen regulatorischen Hürden unabdingbar. Es zeichnet sich auch ab, dass eine Kombination von Verfahren nötig sein wird. Hier sind neue Formen der Zusammenarbeit zwischen Academia und Industrie, aber auch zwischen den Pharmafirmen untereinander zu entwickeln.

Das Design von effektiven zellulären Immuntherapien muss auch berücksichtigen, dass der Aufbau tumorspezifischer Immunantworten und das Erreichen klinischer Effekte Zeit benötigt und daher rasch progressive Tumoren »davongaloppieren«. Daher werden Kombinationstherapien zur Einbremsung und partiellen Zerstörung bei Melanompatienten mit hoher Tumorlast und rapider Progression nötig sein. Dies können z. B. antikörperbasierte Strategien (sobald verfügbar) und/oder nicht immunologische Ansätze wie z. B. Kombination von Chemotherapie mit Kinaseinhibitoren wie Sorafenib sein.

> ❗ Eine Verlängerung des Überlebens durch Erreichen eines neuen Gleichgewichts zwischen Tumor und Wirt ist biologisch auch ohne rasche Rückbildung von Tumormassen vorstellbar und wird auch zunehmend beobachtet. Neue Paradigmen der Evaluation des Ansprechens müssen daher ins Kalkül gezogen werden (Revision der simplen Regel »stop upon progression«; Überleben statt drastische Metastasenrückbildung als primärer Endpunkt).

Ein Erfolg einer Immuntherapie beim Melanom wird natürlich auch entscheidend davon abhängen, ob es gelingt, mittels Biomarkern Patienten-Subsets zu identifizieren, die von einer Immuntherapie auch profitieren können (z. B. durch Transkriptom-, Proteom-, Single-nucleotide-polymorphism-Analyse). Mit wachsender Kenntnis des (bislang geringen) Nebenwirkungsspektrums von Tumorvakzinen können dann zunehmend auch Patienten mit geringerer Tumorlast behandelt werden, sei es in adjuvanter Situation (»minimal residual disease«) oder gar in prophylaktischer Absicht bei Hochrisikopatienten. Auf diesem Gebiet liegt naturgemäß eine große potenzielle Stärke der Tumorvakzination, die aber noch viel Forschung benötigt, da die biologischen und antigenen Eigenschaften der wenigen verbleibenden oder einzelnen gerade entstandenen Tumor- (Stamm-?)zellen noch unklar sind.

> **Fazit**
>
> Die Entwicklung von effektiven Tumorvakzinen ist ohne Frage ein komplexes Unterfangen, welches Zeit benötigen und zudem Unterschiede bei soliden und hämatologischen Tumoren und den einzelnen Tumorentitäten zeigen wird. Eine schrittweise rationale Entwicklung, die auch auf der Messung von Immunantworten im Blut und den Geweben basiert, erscheint aber machbar. Die rezente Erkenntnis, dass eine effektive Vakzine neben der Induktion von tumorspezifischen T-Zellen auch Strategien zur Blockade der suppressiven Mechanismen erfordert, hat die bislang beschränkten Errungenschaften erklärt und den (wahrscheinlich langen) Weg zum Erfolg aufgezeigt.

Literatur

Banchereau J, Palucka AK (2005) Dendritic cells as therapeutic vaccines against cancer. Nat Rev Immunol 5: 296–306

Bonifaz LC, Bonnyay DP, Charalambous A et al. (2004) In vivo targeting of antigens to maturing dendritic cells via the DEC-205 receptor improves T cell vaccination. J Exp Med 199: 815–824

Carralot JP, Probst J, Hoerr I, Scheel B, Teufel R, Jung G, Rammensee HG, Pascolo S (2004) Polarization of immunity induced by direct injection of naked sequence-stabilized mRNA vaccines. Cell Mol Life Sci 61: 2418–2424

Davis ID, Chen W, Jackson H, Parente P et al. (2004) Recombinant NY-ESO-1 protein with ISCOMATRIX adjuvant induces broad integrated antibody and CD4(+) and CD8(+) T cell responses in humans. Proc Natl Acad Sci USA 101: 10697–10702

Dudley ME, Wunderlich JR, Yang JC et al. (2005) Adoptive cell transfer therapy following non-myeloablative but lymphodepleting chemotherapy for the treatment of patients with refractory metastatic melanoma. J Clin Oncol 23: 2346–2357

Dunn GP, Old LJ, Schreiber RD (2004) The immunobiology of cancer immunosurveillance and immunoediting. Immunity 21: 137–148

Ganss R, Arnold B, Hammerling GJ (2004) Mini-review: overcoming tumor-intrinsic resistance to immune effector function. Eur J Immunol 34: 2635–2641

Gerloni M, Zanetti M (2005) CD4 T cells in tumor immunity. Springer Seminars in Immunopathology 27:37–48

Germeau C, Ma W, Schiavetti F, Lurquin C et al. (2005) High frequency of antitumor T cells in the blood of melanoma patients before and after vaccination with tumor antigens. J Exp Med 201: 241–248

Heit A, Schmitz F, O'Keeffe M, Staib C, Busch DH, Wagner H, Huster KM (2005) Protective CD8 T cell immunity triggered by CpG-protein conjugates competes with the efficacy of live vaccines. J Immunol 174: 4373–4380

Klebanoff CA, Gattinoni L, Torabi-Parizi P et al. (2005) Central memory self/tumor-reactive CD8+ T cells confer superior antitumor immunity compared with effector memory T cells. Proc Natl Acad Sci USA 102: 9571–9576

Lennerz V, Fatho M, Gentilini C, Frye RA, Lifke A, Ferel D, Wolfel C, Huber C, Wolfel T (2005) The response of autologous T cells to a human melanoma is dominated by mutated neoantigens. Proc Natl Acad Sci USA 102: 16013-16018

Lurquin C, Lethe B, De Plaen E, Corbiere V, Theate I, van Baren N, Coulie PG, Boon T (2005) Contrasting frequencies of antitumor and antivaccine T cells in metastases of a melanoma patient vaccinated with a MAGE tumor antigen. J Exp Med 201: 249–257

O'Rourke MG, Johnson M, Lanagan C et al. (2003) Durable complete clinical responses in a phase I/II trial using an autologous melanoma cell/dendritic cell vaccine. Cancer Immunol Immunother 52: 387–395

Pasare C, Medzhitov R (2005) Toll-like receptors: linking innate and adaptive immunity, Adv Exp Med Biol 560: 11–18

Phan GQ, Yang JC, Sherry RM et al. (2003) Cancer regression and autoimmunity induced by cytotoxic T lymphocyte-associated antigen 4 blockade in patients with metastatic melanoma. Proc Natl Acad Sci USA 100: 8372-8377

Rivoltini L, Castelli C, Carrabba M, Mazzaferro V et al. (2003) Human tumor-derived heat shock protein 96 mediates in vitro activation and in vivo expansion of melanoma- and colon carcinoma-specific T cells. J Immunol 171: 3467–3474

Rosenberg SA, Sherry RM, Morton KE et al. (2005) Tumor progression can occur despite the induction of very high levels of self/tumor antigen-specific CD8+ T cells in patients with melanoma. J Immunol 1: 175(9) 6169–6176

Rossi M, Young JW (2005) Human dendritic cells: potent antigen-presenting cells at the crossroads of innate and adaptive immunity. J Immunol 175: 1373–1381

Schadendorf D, Ugurel S, Schuler-Thurner B et al. (2006) Dacarbazine (DTIC) versus Vaccination with Autologous Peptide-pulsed Dendritic Cells (DC) in First-line Treatment of Patients with Metastatic Melanoma: a Randomized Phase III Trial of the DC Study Group of the DeCOG. Annals Oncol 17: 563–570

Schuler G (2004) Grundlagen der Immunologie und Allergologie. In: Dermatologie und Venerologie, 2. Aufl. Springer, Berlin Heidelberg New York, S 43–64

Shevach EM (2004) Fatal attraction: tumors beckon regulatory T cells. Nat Med 10: 900–901

Speiser DE, Lienard D, Rufer N (2005) Rapid and strong human CD8+ T cell responses to vaccination with peptide, IFA, and CpG oligodeoxynucleotide 7909. J Clin Invest 115: 739–746

Wynn TA (2005) T(H)-17: a giant step from T(H)1 and T(H)2. Nat Immunol 6: 1069-1070

Zou W (2005) Immunosuppressive networks in the tumour environment and their therapeutic relevance. Nat Rev Cancer 5: 263–274

Neue Therapiekonzepte mit molekularen Strategien

Jürgen C. Becker, David Schrama, Eva-Bettina Bröcker

28.1 Einleitung – 316

28.2 Inhibitoren des RAS-MAPK-Signaltransduktionsweges – 316

28.3 Inhibitoren des PI3K/AKT-Signaltransduktionsweges – 319

28.4 Proteasominhibitoren – 320

28.5 Derepression von Tumorsuppressorgenen – 322

28.6 Antiangiogenese – 323

28.7 Ausblick – 326

28.1 Einleitung

Es steht außer Frage, dass sich die Behandlung des Melanoms in den nächsten Jahren deutlich verändern wird. Wie in den Kapiteln der Sektion I dieses Buches dargestellt, hat die grundlagenwissenschaftliche und translationale Forschung bahnbrechende Erkenntnisse zu den Ursachen und Mechanismen der Entwicklung des Melanoms erbracht. Das Verständnis für die Entstehung dieses Tumors ist durch moderne biochemische und molekulare Techniken differenzierter geworden (Thompson et al. 2005). Diese Erkenntnisse liefern eine Reihe von »druggable« Zielstrukturen zur Behandlung der Melanomerkrankung.

Die bisherige »Standardtherapie« des inoperablen, metastasierten Melanoms basiert im Wesentlichen auf zytotoxischen und zytostatischen Substanzen (Eigentler et al. 2003). Diese Substanzen, die – relativ unselektiv – auf alle proliferierenden Zellen wirken, haben zwar die Heilungs- und Überlebensraten einiger maligner Erkrankungen wesentlich verbessert, für die Behandlung des Melanoms aber weitgehend enttäuscht.

Die zunehmende Aufklärung der molekularen Pathogenese maligner Erkrankungen und differenzierte Analysen der verschiedenen Signal- und Regulationswege innerhalb und außerhalb der malignen Zelle sowie Untersuchung der an der Tumorentstehung beteiligten Strukturen brachte neue, relativ spezifische Ansatzpunkte, um in den malignen Prozess einzugreifen (Ross et al. 2004).

> ❗ Diese Interventionen zielen auf einzelne Moleküle ab, die mit der malignen Grunderkrankung assoziiert sind oder sie sogar induzieren, weshalb diese Interventionen auch als »targeted therapy« bezeichnet werden.

Diese neuen Therapeutika geben Anlass zu der Hoffnung, dass durch ihren Einsatz eine Verbesserung der Prognose des Melanoms erreicht werden kann (◘ Tab. 28.1). Allerdings stehen aktuell die klinischen Forschungen erst am Beginn, und es muss sich zeigen, ob die »targeted therapy« die in sie gesetzten Erwartungen erfüllen kann.

28.2 Inhibitoren des RAS-MAPK-Signaltransduktionsweges

In allen mehrzelligen Organismen wird durch ein komplexes interzelluläres Kommunikationssystem gewährleistet, dass Zellwachstum, Zelldifferenzierung und Stoffwechsel aufeinander abgestimmt den jeweiligen Anforderungen entsprechend verlaufen (Vogelstein u. Kinzler 2004). Zu diesem Zweck kommunizieren die Zellen mit Hilfe extrazellulärer Signalmoleküle (Hormone, Wachstumsfaktoren, Zytokine) miteinander. Diese Stoffe lösen nur in solchen Zellen eine spezifische Reaktion aus, die für die Signalmoleküle entsprechende Rezeptoren (mit einer Bindungs- und Wirkungsspezifität) besitzen. Die für eine Kontrolle notwendige Signaltransduktion lässt sich in mehrere Einzelschritte aufteilen, zu denen die Synthese und Freisetzung des Signalmoleküls durch die Ausgangszelle gehört sowie dessen Transport zur Zielzelle. Dort kommt es zur Erkennung und Bindung des Signalmoleküls durch ein spezifisches Rezeptorprotein. Die Bindung führt dann zu einer Veränderung der Stoffwechselaktivität, bis durch das Entfernen des Signals die Reaktion der Zelle beendet wird.

Zahlreiche Rezeptoren verfügen über eigene Enzymaktivitäten, die durch Bindung des Liganden angeschaltet werden. So katalysieren bestimmte aktivierte Rezeptoren die cGMP-Bildung aus GTP oder wirken als Proteinphosphatasen, die Phosphatgruppen von Phosphotyrosinresten bestimmter Substratproteine ablösen und dadurch deren Aktivität verändern.

Die Rezeptoren für zahlreiche Wachstumsfaktoren (EGF, VEGF, PDGF usw.) verhalten sich wie ligandenabhängige Proteinkinasen. Zumeist wird der Ligand als Dimer gebunden und ermöglicht damit eine Dimerisierung des Rezeptors, wodurch eine Proteinkinase aktiviert wird. Diese auch als Rezeptor-Serin-/Threoninkinasen oder Rezeptor-Tyrosinkinasen bezeichneten Rezeptoren katalysieren die Phosphorylierung bestimmter Aminosäurereste, die sich in der zytosolischen Domäne des eigenen Rezeptorproteins befinden.

Eine weitere wichtige Gruppe von Rezeptoren, die so genannten tyrosinkinasegekoppelten Rezeptoren, verfügen über keine eigene katalytische Aktivität. Nach der Bindung des Liganden dimerisiert jedoch der Rezeptor und geht mit einem oder mehreren zytosolischen tyrosinspezifischen Proteinkinasen Wechselwirkungen ein, wobei diese Kinasen jeweils aktiviert werden. Ein typisches Beispiel für eine nachgeschaltete Signaltransduktionskette ist das RAS/RAF/MEK/ERK-System. An Rezeptoren dieses Typs werden viele Zytokine, Interferone und Wachstumsfaktoren gebunden (Vogelstein u. Kinzler 2004).

In Tumorzellen liegen häufig Störungen dieser Signaltransduktion vor, sodass die Abläufe der einzelnen Phasen nicht eingehalten werden, da Signale/Reaktionen nicht abgeschaltet werden können.

28.2 · Inhibitoren des RAS-MAPK-Signaltransduktionsweges

Tab. 28.1. Wirkprinzipien neuer molekularer Therapiestrategien in der Behandlung des Melanoms

Wirkprinzip	Substanz	Substanzklasse	Referenz
Inhibitoren des RAS-MAPK-Signaltransduktionsweges	Sorafenib (BAY 43-9006)	RAF-, VEGF-R2-Inhibitor	Strumberg et al. (2005)
	Gefitinib (Iressa), Erlotinib (Tarceva)	Rezeptor-Tyrosinkinase-Inhibitor	Vogelstein u. Kinzler (2004)
	Zarnestra (R115777); Lonafarnib (SCH66336)	Farnesyltransferaseinhibitor	Khuri et al. (2004)
Inhibitoren des PI3K/AKT-Signaltransduktionsweges	Ly294002	PI3K-Inhibitor	Bedogni et al. (2004)
	CCI-779	mTOR-Inhibitor	Rowinsky (2004)
Verminderter Abbau von IκB, p53	Bortezomib	Proteasominhibitor	Adams (2004)
Derepression von Tumorsuppressorgenen	Suberoylanilide-hydroxamic-acid (SAHA); MS275; Valproinsäure	Histondeacetylaseinhibitor	Piekarz u. Bates (2004)
	Decitabine; 5-aza-2′-deoxycytidine	Hemmstoffe der DNA-Methylierung	Karpf u. Jones (2002)
Antiangiogenese	Bevacizumab	anti-VEGF-Antikörper	Hurwitz et al. (2004)
	Cilengitide (EMD-121974)	Zyklische Peptide gegen αvβ3 und αvβ5	Eskens et al. (2003)
	Vitaxin	Antikörper gegen αvβ3	Patel et al. (2001)
	Endostatin; Tumstatin	Endogene Angiogeneseinhibitor	Eder et al. (2002)

So zeigte die systematische genomweite Suche nach Krebsgenen im Zuge des im Jahr 2000 gestarteten Cancer Genome Project, dass 2/3 der Melanome Mutationen in einem einzigen Gen aufweisen, das für B-RAF kodiert (Davies et al. 2002). Die Mehrzahl dieser Mutationen bewirken eine Änderung der Proteinsequenz, d. h. dem Austausch des Valin an Position 600 mit Glutamat (V600E), welche zu einer konstitutiven Aktivierung der RAS/RAF/MEK/ERK-Signaltransduktionskette führt (Houben et al. 2004). Die daraus resultierenden Änderungen im Verhalten der Zelle sind in ◘ Abb. 28.1 skizziert und machen klar, warum die Entdeckung von Davies et al. (2002) großes Aufsehen erregt hat.

Die Relevanz des RAS/RAF/MEK/ERK-Systems für die maligne Transformation wird noch weiter dadurch hervorgehoben, dass Melanomzellen, sofern B-RAF nicht mutiert ist, eine aktivierende Mutation in dem »upstream« gelegenen RAS-Molekül aufweisen (Houben et al. 2004). Bei der häufigsten beschriebenen RAS-Mutation erfolgt wiederum nur ein einziger Aminosäurenaustausch (Ersatz von Glycin in Position 12 durch eine beliebige Aminosäure). Hierdurch wird die GTPase-Aktivität des Moleküls, die die GTP-Hydrolyse mit der RAS-Aktivität koppelt, vermindert. Durch die Mutation erfolgt eine geringfügige Änderung der dreidimensionalen Struktur von RAS, die jedoch ausreicht, um RAS konstitutiv zu aktivieren. Ebenso führt die ektope Produktion von Wachstumsfaktoren bzw. die Expression der Rezeptoren durch Melanomzellen zu einer autokrinen Stimulation der entsprechenden Rezeptoren und damit auch zu einer Aktivierung dieses Signaltransduktionsweges. Diese zur malignen Transformation führenden intrazellulären Signaltransduktionskaskaden waren daher das Ziel therapeutischer Entwicklungen (◘ Abb. 28.2).

Es werden derzeit verstärkt Tyrosinkinaseinhibitoren (TKI) entwickelt, die relativ spezifisch verschiedene intrazelluläre Signalkaskaden inhibieren können. Die meisten aktiven TKI sind Verbindungen von kleiner Molekülgröße (»small molecule«) wie Sorafenib (BAY 43-9006), Imatinib (Gleevec), Gefitinib (Iressa) und Erlotinib (Tarceva; ◘ Tab. 28.1).

Aufgrund der hohen Rate von aktivierenden B-RAF-Mutationen in Melanomen bietet sich das ursprünglich als C-RAF-Inhibitor entwickelte Sorafenib zur Behandlung des Melanoms an, insbesondere, da gezeigt werden konnte, dass die gezielte Inhibition von V600E B-RAF bereits in Zellen, die lediglich heterozygot für diese Mutation sind, einen programmierten Zelltod (Apoptose) auslöst (Karasarides et al. 2004). In der Tat wurden Mitte 2004 die ersten Ergebnisse vorgestellt, die eine therapeutische Aktivität von Sorafenib für fortgeschrittene Melanome nahe legen (Strumberg et al. 2005).

Im Rahmen einer Phase-I/II-Studie wurden 35 Patienten behandelt, die bereits eine erfolglose Chemotherapie hinter sich hatten. Die Behandlung wurde während 21 Tagen, kombiniert mit Sorafenib, Carboplatin und Paclitaxel durchgeführt. 14 Patienten sprachen auf die Behandlung teilweise an, und bei weiteren 14 Patienten stabilisierte sich die Erkrankung. Erwartungsgemäß fand sich bei ca. 60% der Tumorgewebeproben die V600E B-RAF-Mutation, allerdings korrelierte das klinische Ansprechen nicht mit dem B-RAF-Mutationsstatus (Bayes et al. 2004). Demzufolge zeigte diese Medikamentenkombination eine Wirkung, die nicht allein von einer Mutation im B-RAF-Gen abhängig war; ein Ergebnis, welches nicht weiter überrascht, wenn man bedenkt, dass Sorafenib auch weitere Tyrosinkinasen wie z. B. C-RAF oder VEGFR-2 z. T. mit höherer Aktivität hemmt.

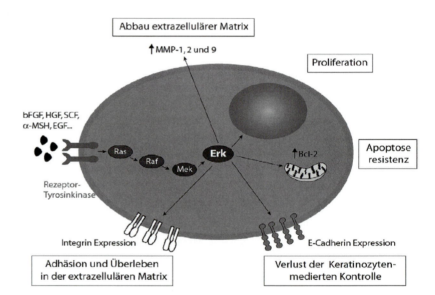

Abb. 28.1. RAS-MAPK-Signaltransduktionsweg

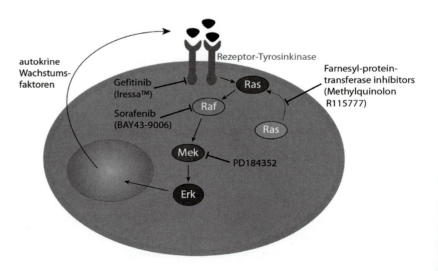

Abb. 28.2. Inhibitoren des RAS-MAPK-Signaltransduktionswegs

Auch RAS kann selektiv inhibiert werden, dabei wird ausgenutzt, dass RAS normalerweise an der Innenseite der Plasmamembran mit Hilfe der kovalent gebundenen Farnesylgruppe verankert wird. Für seine Signalübertragungsfunktion ist essenziell, dass es an der Zellmembran fixiert ist. Hemmstoffe der Farnesyltransferase verhindern die Immobilisierung von RAS an der Membran und so dessen Funktion. Diese Hemmstoffe verhindern das anomale Wachstum kultivierter Zellen, die durch das RAF-RAS-Onkogen transformiert worden sind (End et al. 2001).

Die monotherapeutischen Therapieergebnisse der klinischen Prüfung von den oral zu verabreichenden Farnesyltransferaseinhibitoren Zarnestra (R115777) und Lonafarnib (SCH66336, Sarasar) demonstrierten hingegen lediglich eine geringe Aktivität (◘ Tab. 28.1; Khuri et al. 2004).

28.3 Inhibitoren des PI3K/AKT-Signaltransduktionsweges

Durch mehrere Wachstumsfaktoren kann zusätzlich zum RAS-MAPK-System der Phosphatidylinositol-3-phosphat-Kinase (PI3K)/AKT-Signalweg in Tumorzellen aktiviert werden. Zusätzlich findet sich in Melanomen eine Störung der Regulation dieses Signaltransduktionswegs.

PTEN ist eine Lipid-Protein-Phosphatase mit den Eigenschaften eines Tumorsuppressorgenproduktes und dient als negativer Feedbackmechanismus für den PI3K/AKT-Signalweg. Deletionen und Mutationen von PTEN wurden in ca. 30% der Melanome gefunden.

Ein Verlust der PTEN-Aktivität geht mit einer erhöhten Aktivität von AKT einher (◘ Abb. 28.3; Sansal u. Sellers 2004).

Die antiapoptotische Wirkung des PI3K/AKT-Signalweges beruht u. a. auf der Phosphorylierung und Inaktivierung des Pro-Apoptose-Proteins BAD oder der Inhibition der katalytischen Aktivität von Caspase-9. Des Weiteren bewirkt AKT eine verstärkte Progression durch den Zellzyklus. Dies resultiert einerseits aus dem verzögerten Abbau von Cyclin D1, vermittelt durch die Inhibition der Glykogen-Synthase-Kinase 3, und andererseits aus einer verminderten Expression oder Aktivität von Inhibitoren des Zellzyklus, wie KIP1/p27 und WAF1/p21 (Vogelstein u. Kinzler 2004).

Die Überexpression von konstitutiv-aktiven AKT-Konstrukten führt in Tumorzellen zu verstärkter Proliferation und Apoptoseresistenz, während eine Hemmung der PI3-Kinase durch pharmakologische Inhibitoren oder dominant negative Konstrukte die proliferationsfördernden und antiapoptotischen Effekte von Wachstumsfaktoren blockiert (◘ Abb. 28.3).

Leider zeichnen sich die aktuell zur Verfügung stehenden PI3K/AKT-Inhibitoren durch eine recht geringe Spezifität aus. Erste präklinische Versuche in murinen

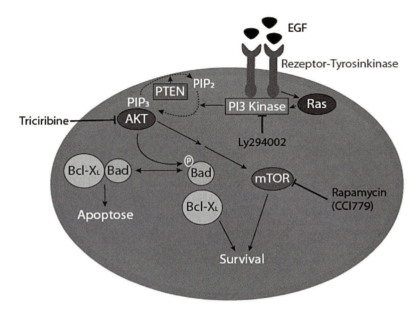

◘ Abb. 28.3. Inhibitoren des PI3K/AKT-Signaltransduktionsweges

Xenotransplantationsmodellen zeigten aber eine gute Aktivität eines PI3K-Inhibitors Ly294002 gegen etablierte Melanome – nach topischer Applikation zeigte sich ein deutlicher tumorhemmender Effekt (Bedogni et al. 2004). Klinische Evaluierungen stehen noch aus (Tab. 28.1).

Downstream von AKT findet sich mTOR (»mammalian target of Rapamycin«). mTOR ist Mitglied einer erst kürzlich identifizierten Familie von Proteinkinasen, die als PIKK (PI3K and related kinases) bezeichnet werden. Diese spielen eine wichtige Rolle bei der Regulation des Zellzyklus. mTOR reguliert die Interaktion von Wachstumssignalen und die Progression von der G1-Phase zur Synthesephase im Zellzyklus.

Die Aktivierung des mTOR-Signalwegs durch Hypoxie bewirkt 2 unabhängige zelluläre Antworten. Einerseits wird die Zellteilung beschleunigt, und andererseits werden über die Aktivierung von HIF (»hypoxia inducible factor«)-1α Gene angeschaltet, die das Gewebe an den Sauerstoffmangelzustand anpassen. Beide Eigenschaften von mTOR sind wesentlich für die Neoangiogenese (Abb. 28.3).

Interessanterweise zeigen aktuelle Daten aus den Datenbanken der US-amerikanischen Organspendeorganisationen OPTN/UNOS (Organ Procurement and Transplant Network/United Network for Organ Sharing), dass das Posttransplantationskrebsrisiko bei Patienten, die auf mTOR-Hemmern basierende Behandlungsmethoden zur Immunabwehrunterdrückung erhalten haben, wesentlich geringer ist als bei Patienten, die einer Behandlung mit traditionellen Calcineurin-Inhibitoren unterzogen wurden. Herkömmliche Behandlungen zur Immunabwehrhemmung, z. B. mit Ciclosporin oder Tacrolimus, können mit hohen Krebsraten einhergehen und für den Tod von Transplantatempfängern verantwortlich sein (Rowinsky 2004).

Das Präparat CCI-779 (Whyet Earl) hemmt relativ spezifisch mTOR und wirkt somit antiproliferativ. Phase-I-Studien wurden erfolgreich abgeschlossen, nun laufen Phase-II-Studien bei verschiedenen Tumorerkrankungen (Tab. 28.1). In einer von Chan (2004) veröffentlichten Studie, in der 109 Patientinnen mit fortgeschrittenem Mammakarzinom behandelt wurden, zeigte sich bei relativ guter Verträglichkeit ein klinischer Benefit (PR und SD für mehr als 2 Monate) bei 1/3 der Patientinnen. Es sollte angemerkt werden, dass Patientinnen, deren Tumoren eine PTEN-Mutation oder eine Überexpression von Her-2/neu aufwiesen, eine höhere Wahrscheinlichkeit hatten, auf CCI-779 anzusprechen.

In der Mehrzahl der klinischen Studien wird CCI-779 auf seine unmittelbare Wirkung auf Tumorzellen getestet, da mTOR über die Kontrolle der Proteinsynthese den Zellzyklus in der Anfangsphase reguliert. Darüber hinaus könnte eine mTOR-Hemmung aber auch die Tumorangiogenese und damit das Tumorwachstum abbremsen (Rowinsky 2004). Daher lassen laufende Studien interessante Ergebnisse erwarten, die CCI-779 mit anderen potenziell antiangiogenetischen Substanzen, wie z. B. Interferon, kombinieren.

28.4 Proteasominhibitoren

Das Proteasom ist ein hochselektiver, im Zytoplasma und im Zellkern lokalisierter, multikatalytischer Proteinasekomplex, der intrazelluläre Proteine degradiert und damit inaktiviert (Adams 2004). Das Proteasom besteht aus 2 komplexen Teilkomponenten, dem zylindrischen 20S-Kernkomplex (oder auch 20S-Proteasom) sowie einem 19S-Kappenkomplex, der an die Enden des Kernkomplexes andockt. Der Gesamtkomplex, das so genannte 39S-Proteasom, wird als die biologisch aktive Einheit innerhalb der Zelle angesehen. Der 20S-Kernkomplex des Proteasoms besteht selbst wieder aus insgesamt 28 Untereinheiten, wobei 2 Typen von Untereinheiten, α und β genannt, eine zylindrische Struktur mit 4 Ringen ausbilden.

Der proteasomale Abbau beginnt mit der Markierung des abzubauenden Proteins durch die Konjugation mit mehreren Ubiquitinmolekülen (Polyubiquitinierung). Ubiquitin ist ein kleines Protein, 76 Aminosäuren lang, dessen Name von der Tatsache herrührt, dass es in allen Eukaryontenzellen, also Zellen mit einem Zellkern, vorkommt. Es hat sich im Laufe der Evolution nur minimal verändert – das Ubiquitin von Hefe und Mensch unterscheidet sich lediglich um 3 Aminosäuren.

Ubiquitin wird zunächst mit Hilfe von ATP aktiviert, bevor es durch die so genannte Ubiquitinligase, die das abzubauende Protein bereits hochspezifisch erkennt, an eben dieses Protein gebunden wird. Dieser Vorgang kann sich mehrmals wiederholen, sodass eine Ubiquitinkette entsteht. Je länger die Kette ist, desto schneller soll das Protein abgebaut werden. Die so markierten Proteine werden an den 19S-Komplex gebunden, unter Energieverbrauch entfaltet und in die Öffnung des 20S-Proteasomzylinders gezogen, wo sie dann in unterschiedlich lange Peptide (3–22 Aminosäuren) zerschnitten werden. Die energieabhängige Entfaltung des Proteins gewährleistet die hohe Spezifität des Enzymkomplexes.

28.4 · Proteasominhibitoren

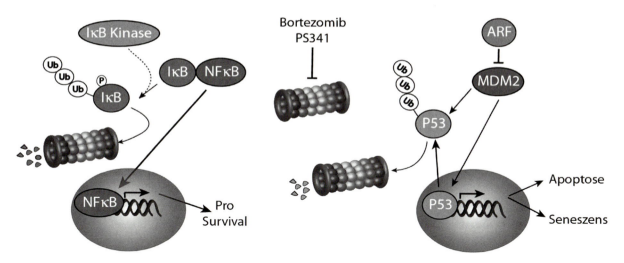

Abb. 28.4. Zielstrukturen der Proteasominhibition. (Mod. nach Adams 2004)

Es hat sich herausgestellt, dass das Proteasom essenziell für das Leben der Zelle ist und die Aufgabe hat, eine Vielzahl von Proteinen auf bestimmte Signale hin abzubauen. Dieser dann eintretende Proteinabbau ist für die Zelle lebensnotwendig. So werden auf genau regulierte Weise metabolische Enzyme, Transkriptionsfaktoren oder den Zellzyklus und die Apoptose regulierende Proteine wie Zykline, CDK-Inhibitoren oder p53 abgebaut (Abb. 28.4).

> Der geregelte Abbau dieser essenziellen Proteine macht das Proteasom zu einem zentralen Schalter innerhalb der Zelle und somit zu einem Zielmolekül für die Therapie des Melanoms.

Als wesentliche Zielstrukturen der Proteasominhibition zur Therapie von Tumoren gelten die Aktivierung von NFκB und der Abbau von p53 (Adams 2004).

NFκB ist ein Transkriptionsfaktor, der die Expression einer Reihe von Genen aktiviert, deren Produkte Zellproliferation und Apoptoseblockade vermitteln. Der Gegenspieler von NFκB ist IκB, der NFκB im Zytoplasma bindet und damit seine Translokation in den Nukleus verhindert. Dieser Inhibitor wird im Proteasom abgebaut. Eine Vermehrung von IκB im Zytoplasma als Folge der Proteasominhibition reduziert damit sowohl die Tumorzellproliferation als auch die Resistenz gegenüber Zelltodprogrammen und erhöht die proapoptotische Wirkung konventioneller Chemotherapeutika und ionisierender Strahlung (Vogelstein u. Kinzler 2004).

Das p53 wird als Wächter des Genoms angesehen. Das p53-Gen kodiert ein Phosphoprotein, welches als Reaktion auf verschiedene Formen von Stress, besonders bei DNA-Schäden, im Zellkern akkumuliert. In diesem Kontext agiert p53 als transkriptionaler Regulator, indem es die Expression von bestimmten Genen erhöht oder reduziert. Die p53-regulierten Gene sind an der Apoptoseinduktion, der DNA-Reparatur und an der Kontrolle der Zelldifferenzierung beteiligt. Bei geringfügigen Genomschäden führt die p53-Aktivierung zu einer Zellzyklusarretierung, die eine Reparatur der Schäden erlaubt. Intensiver genotoxischer Stress hingegen führt zur Apoptose mit dem Ziel, Zellen mit potenziell onkogenen Veränderungen zu eliminieren (Vogelstein u. Kinzler 2004).

Bortezomib (Velcade), ein boroniertes Dipeptid, ist ein synthetisch hergestellter Proteasominhibitor, der eine hohe Affinität und Spezifität für die katalytische Aktivität des Proteasoms zeigt (Tab. 28.1). Die Substanz wirkt in vitro wachstumshemmend auf eine Vielzahl von Tumorzelllinien und zeigte in Mäusen mit (xeno)transplantierten humanen Tumoren einen wachstumshemmenden Effekt, in einigen Modellen auch ein deutlich verlängertes Überleben der Versuchstiere. Eine Hypoxie verstärkt in vitro die proapoptotische Wirkung von Bortezomib. Zusätzlich zeigte sich, dass ein Teil der In-vivo-Aktivität auf der ausgeprägten antiangiogentischen Wirkung von Proteasominhibitoren beruht.

In mehreren Phase-I-Studien zeigte sich eine klinische Aktivität von Bortezomib gegen fortgeschrittene

Stadien des Melanoms, sodass aktuell in mehren Studien dessen Wirksamkeit in Monotherapie oder in Kombination mit zytotoxischen Substanzen überprüft wird (Aghajanian et al. 2002).

28.5 Derepression von Tumorsuppressorgenen

Histone stellen den Proteinteil des Chromatins dar. Sie setzen sich aus oktameren Histonproteinen zusammen und bilden mit der um sie herum gewundenen DNA die Nukleosome. Etwa alle 200 Basenpaare wird ein Nukleosom gebildet, wobei 146 Basen um das Histon gewickelt sind und 54 Basenpaare die Verbindung zum nächsten Nukleosom bilden. Die Nukleosome bilden durch Interaktion miteinander wiederum eine übergeordnete Spirale. Die N-Termini der Histone sind durch die Evolution hindurch stark konserviert und enthalten mehrere Lysinreste. Durch enzymatische Acetylierung und Desacetylierung an der ε-Aminogruppe der Seitenketten der Lysine wird die Struktur des Chromatins und damit auch das Ablesen der Gene reguliert (McLaughlin u. La Thangue 2004).

Die gegensätzlichen Aktivitäten zweier Enzyme, der Histonacetyltransferase (HAT) und der Histondeacetylase (HDAC), kontrollieren das Ausmaß der Histonacetylierung. In normalen Zellen besteht eine Balance zwischen HAT- und HDAC-Aktivität, was zu einem zellspezifischen Genexpressionsmuster führt. Störungen dieser Balance führen zu Änderungen der Genexpression. Man nimmt an, dass durch Acetylierung und Deacetylierung die Chromatinarchitektur bezüglich übergeordneter Strukturen verändert wird bzw. Signale für Transkriptionsfaktoren gesetzt werden. Die Hemmung der Deacetylierung und damit die Hyperacetylierung des Chromatins führen meist zu einer Genaktivierung, die in Differenzierung und/oder Apoptose resultieren kann (◻ Abb. 28.5).

Eine Vielzahl von prämalignen oder malignen Erkrankungen gehen mit Mutationen der HAT oder mit aberranter Rekrutierung der HDAC einher. Darüber hinaus sind in einigen Tumoren Korepressoren, die die hemmende Wirkung der Deacetylasen auf die RNA-Synthese lenken, verändert, was zu einer dauerhaften unphysiologischen Unterdrückung bestimmter Proteinbiosyntheseprozesse führen kann (McLaughlin u. La Thangue 2004).

Die hieraus resultierenden Änderungen der Genexpression können u. a. zu einer Herunterregulation von Tumorsuppressorgenen führen sowie von Genen, die an der Induktion von Apoptose, Zellzykluskontrolle und Differenzierungsinduktion beteiligt und deshalb pathogenetisch bedeutsam sind (Insinga et al. 2005). Beispielhaft sei hier nur die verminderte Expression des Tumorsuppressorproteins p21/WAF1/CIP1 genannt, eines endogenen Hemmstoffs cyclinabhängiger Kinasen, der zum Anhalten des Zellzyklus führt (Stromblad et al. 1996).

Es wurde postuliert, dass durch HDAC-Inhibitoren die Apoptose wieder aktiviert und so das Tumorwachstum gestoppt werden kann (McLaughlin u. La Thangue 2004). Die klinischen Prüfungen von HDAC-Inhibitoren beim Menschen befinden sich vorwiegend in der Phase I/II; einzelne Kasuistiken mit beeindruckender Aktivität ge-

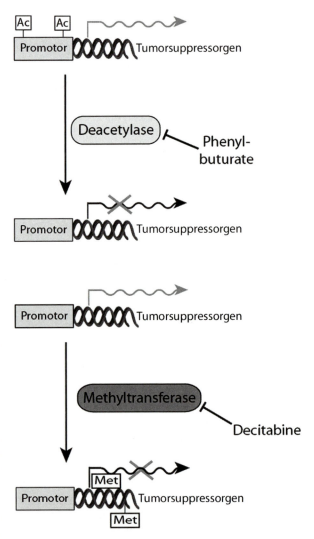

◻ Abb. 28.5. Derepression von Tumorsuppressorgenen

genüber Leukämien wurden berichtet, wobei die Aktivität gegen solide Tumoren einschließlich des Melanoms eher gering zu sein scheint.

Die größten klinischen Erfahrungen für die HDAC-Blockade liegen für die Inhibitoren Suberoylanilide-hydroxamic-acid (SAHA), Valproinsäure und das Benzamidederivat MS275 vor (Piekarz u. Bates 2004). SAHA war bereits seit längerer Zeit als Wirkstoff mit zelldifferenzierender Aktivität bekannt, wurde jedoch erst im Jahr 2000 als Hemmstoff der HDAC erkannt und befindet sich aktuell in einer klinischen Phase-II/III-Studie (◘ Tab. 28.1; Marks et al. 2004).

Auch von der seit Jahrzehnten als Medikament zur Behandlung von Epilepsien eingesetzten Valproinsäure ist erst seit kurzem bekannt, dass sie auch HDAC hemmt (Gottlicher 2004). Diese Erkenntnis basierte auf der detaillierten Analyse einer der wesentlichen Nebenwirkungen von Valproinsäure: Es induziert Missbildungen im Embryo wie z. B. einen fehlerhaften Schluss des Rückenmarkkanals oder eine unproportionierte Ausbildung des Gesichtsschädels. Diese embryotoxische Wirkung beruht auf der Hemmung der HDAC. Sonstige Nebenwirkungen, aber auch Wirkungen sind relativ moderat, und es ist anzunehmen, dass eine ausreichende therapeutische Effektivität dieser Substanzklasse nur durch geeignete Kombinationstherapien zu realisieren sein wird, z. B. mit Zytostatika, Differenzierungsinduktoren oder Proteasominhbitoren (Denlinger et al. 2004).

DNA-Methylierung ist eine epigenetische Modifikation, die eine wesentliche Funktion bei der Kontrolle der Genexpression hat (Leonhardt u. Cardoso 2000). Das hieran beteiligte Enzym ist die DNA-Methyltransferase, die den Transfer einer Methylgruppe auf Cytosinreste katalysiert und zur Bildung von 5-Methylcytosin führt. Die methylierte Base ist in der Lage, die Bindung von Transkriptionsfaktoren oder anderen DNA-bindenden Proteinen zu behindern und so die Transkription von Genen zu blockieren.

Bei verschiedenen Tumorarten wurde eine aberrante Methylierung in den Promotorregionen zahlreicher Gene nachgewiesen, deren Expression unterdrückt war. Zu den betroffenen Genen gehören u. a. Tumorsuppressorgene, Gene für antiangiogenetische Proteine oder Proteine, die an der DNA-Reparatur beteiligt sind. Die beiden am meisten untersuchten effektiven Inhibitoren der DNA-Methylierung, Decitabine und 5-aza-2'-deoxycytidine, sind in der Lage, die Expression zahlreicher Tumorsuppressorgene zumindest in Tumorzelllinien zu reaktivieren (◘ Tab. 28.1). Diese Gene sind möglicherweise interessante Ziele einer Therapie mit Methylierungsinhibitoren (Karpf u. Jones 2002).

Von zunehmendem Interesse ist auch die Kombination von demethylierenden Substanzen mit HDAC-Inhibitoren. Die Art der funktionellen Interaktion zwischen Histonacetylierung und DNA-Methylierung ist noch nicht im Detail geklärt; bedeutsam ist jedoch der Nachweis, dass die partielle Demethylierung einiger Gene durch 5-aza-2'-deoxycytidine synergistisch mit HDAC-Inhibitoren eine Aktivierung von Genen bewirken kann, die zuvor gegenüber HDAC-Inhibitoren unempfindlich waren.

28.6 Antiangiogenese

Die Bildung neuer Blutgefäße ist essenziell für Tumorwachstum und Metastasierung (Kerbel u. Folkman 2002). Die Entwicklung eines neuen Gefäßnetzwerkes durch Neoangiogenese ist ein stufenweiser Prozess, der durch verschiedene Stimulatoren und Inhibitoren reguliert und kontrolliert wird.

Das Wachstum von Blutgefäßen wird durch eine feine Balance einer Vielzahl von angiostimulatorischen und angioinhibitorischen Molekülen kontrolliert. Tumorinduzierte Angiogenese kommt in erster Linie durch die verstärkte Produktion und Sekretion angiogener Faktoren durch den Tumor selbst oder durch Stromazellen wie Makrophagen, Mastzellen, Lymphozyten und Fibroblasten zustande.

> ❗ Aufgrund der Beobachtung, dass die Progression von soliden Tumoren von einer adäquaten Versorgung mit Blutgefäßen abhängt, deren Wachstum vom Tumor selbst induziert wird, besteht seit den 1970-er Jahren die Hypothese, dass es möglich sein sollte, antiangiogene Therapien zu entwickeln, die in der Lage sind, einem wachsenden Tumor die Versorgung mit Sauerstoff und Nährstoffen zu entziehen und ihn damit »auszuhungern«.

Der Therapieansatz der Antiangiogenese besticht auch dadurch, dass die eingesetzten Verbindungen direkt aus den Gefäßen verfügbar sind. Es verwundert daher nicht, dass mittlerweile mehr als 50 Substanzen auf ihre antiangiogene Wirkung untersucht werden. Antiangiogenetisch wirksame Verbindungen können entweder Aktivatoren der Angiogenese (Bevacizumab: Avastin) bzw. deren Rezeptoren (PTK787/ZK222584, SU11248, Sorafenib) blockieren, die endotheliale Zellen direkt (TNP470, Thalidomid, CC-5013) oder das »integrin survival signalling«

(Cilengitide: EMD121974, Vitaxin, Tumstatin) hemmen (Abb. 28.6; Sparano et al. 2004).

Darüber hinaus kann die Antiangiogenese auch indirekt über eine Beeinflussung der Tumorzellen, z. B. durch Inhibition der RAS-MAPK- oder PI3K/AKT-Signaltransduktionswege und der damit verbundenen Inhibition der Produktion von VEGF-A, bzw. des Tumorstromas, z. B. durch Blockade von MMP-9 in tumorständigen Histiozyten durch Zoledronat (Zometa) und der damit fehlenden Freisetzung von VEGF aus der extrazellulären Matrix, erfolgen.

Im Weiteren sollen einige wenige Substanzen näher besprochen werden:

Von den zahlreichen angioregulatorischen Molekülen verdienen 3 Gruppen, die VEGF, die Angiopoietine und die Ephrine, besondere Erwähnung, da sie präferenziell oder sogar weitgehend selektiv auf das Gefäßsystem wirken und damit als Schlüsselmoleküle der angiogenen Kaskade betrachtet werden müssen.

Der am besten untersuchte Vertreter dieser angiogenen Faktoren ist der vaskuläre endotheliale Wachstumsfaktor (»vascular endothelial growth factor«; VEGF). VEGF gehört einer Familie von struktur- und funktionsverwandten Proteinen an. Die zentrale Rolle spielt hierbei das VEGF-A, welches die beiden Rezeptoren VEGFR-1 (Flt-1) und VEGFR-2 (Flk-1/KDR) aktiviert, während VEGF-B lediglich an den VEGFR-1 bindet. VEGF-A kommt beim Menschen in 5 verschiedenen Isoformen vor (VEGF121, VEGF145, VEGF165, VEGF189 und VEGF206) und vermittelt seine Signale primär via VEGF-R2, während VEGF-R1 eher als Korezeptor zu fungieren scheint. Die erhöhte Expression von VEGF bzw. dessen Zirkulation im Serum ist mit Angiogenese, Malignität und schlechter Prognose bei verschiedenen menschlichen Tumoren assoziiert.

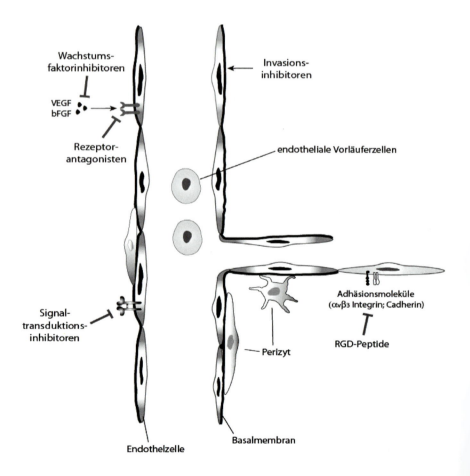

Abb. 28.6. Antiangiogenese

Der rekombinante humanisierte monoklonale Antikörper Bevacizumab ist gegen VEGF gerichtet. Mit Bevacizumab in der First-line-Therapie des metastasierten kolorektalen Karzinoms erbrachte eine große Phase-III-Studie jetzt erstmals den Beweis, dass das Konzept der Antiangiogenese ein **wirksames Antitumorprinzip** darstellt (Hurwitz et al. 2004).

Nun stellt sich die Frage, wie der Anti-VEGF-Antikörper Bevacizumab seine Antitumorwirkung bei bereits etablierten Tumoren entfaltet, da diese bereits ein ausgebildetes Gefäßsystem besitzen. Bei fortgeschrittenen Tumorerkrankungen ist der Stellenwert von Bevacizumab v. a. darin zu sehen, dass die Wirksamkeit der Chemotherapie gesteigert wird. Entscheidend dabei ist wahrscheinlich die Senkung des interstitiellen Drucks im Tumor (Willett et al. 2004). Tumorgefäße besitzen eine erhöhte Permeabilität, und deshalb steigt der interstitielle Druck im Tumor an. Unter dem Einfluss von Bevacizumab wird die Permeabilität der Blutgefäße normalisiert, und der interstitielle Druck sinkt, was wiederum die Konzentration des Zytostatikums im Tumor erhöht.

Wie effizient die Kombination von Bevacizumab und Chemotherapie ist, wurde bereits in mehreren Studien gezeigt (Hurwitz et al. 2004). Insgesamt 925 Patienten mit nicht vorbehandeltem, metastasiertem kolorektalem Karzinom wurden randomisiert und erhielten doppelblind entweder eine Kombinationschemotherapie, bestehend aus Irinotecan plus 5-Fluorouracil als Bolus plus Placebo oder die gleiche Kombinationschemotherapie plus Bevacizumab. Primärer Endpunkt war die Überlebenszeit. Diese betrug im Median unter Bevacizumab 20,3 Monate, ohne Bevacizumab dagegen nur 15,6 Monate. Damit konnte durch die Kombination mit Bevacizumab eine Überlebensverlängerung um fast 5 Monate erzielt werden – ein hochsignifkanter Unterschied gegenüber der alleinigen Kombinationschemotherapie (p=0,00003). Die Gesamtansprechrate lag bei 44,9% unter Bevacizumab vs. 34,7% in der Kontrollgruppe (p=0,0029).

Eine gewisse Sorge bereitet die Beobachtung, dass die Therapie mit Bevacizumab mit schweren Blutungen und Thrombembolien einhergehen kann. In der Phase-III-Studie entwickelten 2,3% der Patienten Grad-3- und 0,8% Grad-4-Blutungen. Dies ist besonders schwerwiegend, da auch 1,5% der Patienten eine Perforation im Gastrointestinaltrakt aufwiesen. Eine weitere unerwünschte Wirkung von Bevacizumab ist offenbar eine Hypertension (10,9% der Patienten mit Grad-3-Hypertension).

Trotz seiner zentralen Bedeutung für die Prozesse der Angiogenese muss VEGF in Kooperation mit anderen Faktoren wirken, um ein funktionsfähiges und ausgereiftes Gefäßbett heranwachsen zu lassen (Patan 2004). Die Angiopoietine besitzen eine kritische Rolle für die Remodellierung und Ausreifung wachsender Gefäßnetze.

Eine weitere wichtige Familie vaskulär morphogener Moleküle sind die Ephrine und ihre Rezeptoren, die Eph-Moleküle. Diese Moleküle wurden ursprünglich als Wegweiser auswachsender Axone im Gehirn identifiziert. Im Gefäßsystem steuern sie das Auswachsen von sprossenden Kapillaren und die asymmetrische Differenzierung in Arterien und Venen. Ephrin-B2 wird selektiv von arteriellen Endothelzellen und von Endothelzellen während der Angiogenese exprimiert. Eph-B4 hingegen wird weitgehend selektiv von venösen Endothelzellen exprimiert. Inhibitoren der Angiopoietin/Tie-2- und Ephrin/Eph-Signaltransduktionssysteme befinden sich derzeit in vorklinischer Prüfung. Da die Angiopoietine und Ephrine spezifisch die Ausreifung und Differenzierung des Gefäßsystems beeinflussen, ist es wahrscheinlich, dass sie weniger für die Behandlung von Tumoren als für vaskuläre Erkrankungen von Bedeutung sein werden.

Angiogene Endothelzellen aktivieren ein komplexes Genexpressionsprogramm. Sie synthetisieren ihre eigene spezifische Basalmembran, sie formen ihr Zytoskelett um und verschieben ihre proteolytische Balance zugunsten eines proinvasiven Phänotyps. Das invasive Aussprossen ist mit der Expression eines spezifischen Zelladhäsionsphänotyps verbunden, der u. a. durch die Expression der Integrinheterodimere $\alpha v\beta 3$ und $\alpha v\beta 5$ und des endothelialen Zell-Zell-Adhäsionsmoleküls VE-Cadherin gekennzeichnet ist. Diese Integrine vermitteln die Wechselwirkung der Tumorendothelien mit der extrazellulären Matrix.

Die Manipulation dieser Zell-Zell- und Zell-Matrix-Interaktionen kann zur therapeutischen Intervention dienen. Antagonisten des Integrinheterodimers $\alpha v\beta 3$ stören die Interaktion von angiogenen Endothelzellen mit ihrer extrazellulären Matrix und führen zum Ablösen der Zellen mit der Folge der Apoptose. Antikörper gegen $\alpha v\beta 3$ (Vitaxin II) sowie zyklische Peptide gegen $\alpha v\beta 3$ und $\alpha v\beta 5$ (EMD-121974), die in vitro und im Tiermodell antiangiogene Wirkung gezeigt haben, sind derzeit in der klinischen Prüfung (Eskens et al. 2003; Patel et al. 2001; Posey et al. 2001).

Die Beobachtung, dass Patienten mit Trisomie 21 zwar häufiger Leukämie, jedoch eine deutlich verringerte Inzidenz von soliden Tumoren aufweisen und dass sie aufgrund ihres genetischen Defekts einen konstitutiv erhöhten Spiegel des endogenen Angiogeneseinhibtors Endostatin aufweisen, führte dazu, dass diese physiologischen Angiogeneseinhibitoren intensiv auf ihr therapeutisches Potenzial hin untersucht werden (Patterson u. Costa 2005, Zorick et al. 2001).

Derzeit am weitesten fortgeschritten in der klinischen Entwicklung sind die Moleküle Endostatin, Thrombospondin und Tumstatin. Diese Moleküle haben eine lange Halbwertszeit im Körper, weshalb sie insbesondere für Langzeittherapien von Interesse sind. In ersten klinischen Studien für Patienten mit soliden Tumoren, einschließlich Melanomen, zeigte sich eine moderate klinische Aktivität (Eder et al. 2002). Für alle physiologischen endogenen Angiogeneseinhibitoren gilt jedoch, dass ihr Wirkmechanismus nur unzureichend bekannt ist.

Medikamente, die mehrere für das Wachstum von Tumorgefäßen notwendige Komponenten hemmen bzw. Kombinationen entsprechender Wirkstoffe, sind möglicherweise effektiver als Verbindungen, die auf nur einem Wirkmechanismus basieren. Durch die gleichzeitige Hemmung mehrerer Schlüsselsignale könnte den Adaptationsprozessen der Tumoren Rechnung getragen werden. Die Ergebnisse einer Phase-I-Studie mit SU11248 an Patienten mit soliden Tumoren sprechen für diese Hypothese (Tuma 2004). SU11248 hemmt den vaskulären endothelialen Wachstumsfaktorrezeptor, den »platelet-derived growth factor receptor«, c-Kit und FLT3. Alle Angriffspunkte sind für die Tumorangiogenese relevant. PDGFR z. B. ist in hohen Konzentrationen auf Perizyten präsent, die reife Blutgefäße »markieren«.

28.7 Ausblick

Die Therapie des Melanoms im Stadium IV hat sich in den letzten Jahren insgesamt nicht wesentlich verbessert. Es besteht weiterhin ein dringender Bedarf an neuen Therapieansätzen. Aufgrund der immensen Fortschritte der molekularen Medizin zeichnen sich eine Reihe neuer Konzepte ab. Erste klinische Erfahrungen sind ermutigend, doch müssen einige entscheidende Fragen beantwortet werden:
- Sind die neuen Strategien den etablierten chemotherapeutischen Therapien überlegen?
- Sind die Nebenwirkungen weniger ausgeprägt?
- Können die neuen Therapieansätze mit den derzeit praktizierten erfolgreich kombiniert werden?

Die Antworten auf diese Fragen können nur aus der Klinik kommen, daher ist es von größter Bedeutung, dass die neuen Konzepte rasch ihren Weg von »bench to bed side« finden und dort in kontrollierter Weise, d. h. in Form von klinischen Studien, evaluiert werden. Die Arbeitsgemeinschaft dermatologische Onkologie (ADO) dient dieser Aufgabe; auf der Homepage der ADO (http://www.ado-homepage.de/) können Informationen über aktuelle Therapieprotokolle sowie die in der ADO organisierten Kliniken abgerufen werden.

Literatur

Adams J (2004) The proteasome: a suitable antineoplastic target. Nat Rev Cancer 4: 349–360

Aghajanian C, Soignet S, Dizon DS, Pien CS, Adams J, Elliott PJ, Sabbatini P, Miller V, Hensley ML, Pezzulli S, Canales C, Daud A, Spriggs DR (2002) A phase I trial of the novel proteasome inhibitor PS341 in advanced solid tumor malignancies. Clin Cancer Res 8: 2505–2511

Bayes M, Rabasseda X, Prous JR (2004) Gateways to clinical trials. Meth Find Exp Clin Pharmacol 26: 473–503

Bedogni B, O'Neill MS, Welford SM, Bouley DM, Giaccia AJ, Denko NC, Powell MB (2004) Topical treatment with inhibitors of the phosphatidylinositol 3′-kinase/AKT and Raf/mitogen-activated protein kinase kinase/extracellular signal-regulated kinase pathways reduces melanoma development in severe combined immunodeficient mice. Cancer Res 64: 2552–2560

Chan S (2004) Targeting the mammalian target of rapamycin (mTOR): a new approach to treating cancer. Br J Cancer 91: 1420–1424

Davies H, Bignell GR, Cox C, Stephens P, Edkins S, Clegg S, Teague J, Woffendin H, Garnett MJ, Bottomley W, Davis N, Dicks E, Ewing R, Floyd Y, Gray K, Hall S, Hawes R, Hughes J, Kosmidou V, Menzies A, Mould C, Parker A, Stevens C, Watt S, Hooper S, Wilson R, Jayatilake H, Gusterson BA, Cooper C, Shipley J, Hargrave D, Pritchard-Jones K, Maitland N, Chenevix-Trench G, Riggins GJ, Bigner DD, Palmieri G, Cossu A, Flanagan A, Nicholson A, Ho JW, Leung SY, Yuen ST, Weber BL, Seigler HF, Darrow TL, Paterson H, Marais R, Marshall CJ, Wooster R, Stratton MR, Futreal PA (2002) Mutations of the BRAF gene in human cancer. Nature (London) 417: 949–954

Denlinger CE, Rundall BK, Jones DR (2004) Proteasome inhibition sensitizes non-small cell lung cancer to histone deacetylase inhibitor-induced apoptosis through the generation of reactive oxygen species. J Thorac Cardiovasc Surg 128: 740–748

Eder JP, Jr., Supko JG, Clark JW, Puchalski TA, Garcia-Carbonero R, Ryan DP, Shulman LN, Proper J, Kirvan M, Rattner B, Connors S, Keogan MT, Janicek MJ, Fogler WE, Schnipper L, Kinchla N, Sidor C, Phillips E, Folkman J, Kufe DW (2002) Phase I clinical trial of recombinant human endostatin administered as a short intravenous infusion repeated daily. J Clin Oncol 20: 3772–3784

Eigentler TK, Caroli UM, Radny P, Garbe C (2003) Palliative therapy of disseminated malignant melanoma: a systematic review of 41 randomised clinical trials. Lancet Oncol 4: 748–759

End DW, Smets G, Todd AV, Applegate TL, Fuery CJ, Angibaud P, Venet M, Sanz G, Poignet H, Skrzat S, Devine A, Wouters W, Bowden C

(2001) Characterization of the antitumor effects of the selective farnesyl protein transferase inhibitor R115777 in vivo and in vitro. Cancer Res 61: 131–137

Eskens FA, Dumez H, Hoekstra R, Perschl A, Brindley C, Bottcher S, Wynendaele W, Drevs J, Verweij J, van Oosterom AT (2003) Phase I and pharmacokinetic study of continuous twice weekly intravenous administration of Cilengitide (EMD 121974), a novel inhibitor of the integrins alphavbeta3 and alphavbeta5 in patients with advanced solid tumours. Eur J Cancer 39: 917–926

Gottlicher M (2004) Valproic acid: an old drug newly discovered as inhibitor of histone deacetylases. Ann Hematol 83 Suppl 1: S91-S92

Houben R, Becker JC, Kappel A, Terheyden P, Brocker EB, Goetz R, Rapp UR (2004) Constitutive activation of the Ras-Raf signaling pathway in metastatic melanoma is associated with poor prognosis. J Carcinog 3: 6

Hurwitz H, Fehrenbacher L, Novotny W, Cartwright T, Hainsworth J, Heim W, Berlin J, Baron A, Griffing S, Holmgren E, Ferrara N, Fyfe G, Rogers B, Ross R, Kabbinavar F (2004) Bevacizumab plus irinotecan, fluorouracil, and leucovorin for metastatic colorectal cancer. N Engl J Med 350: 2335–2342

Insinga A, Monestiroli S, Ronzoni S, Gelmetti V, Marchesi F, Viale A, Altucci L, Nervi C, Minucci S, Pelicci PG (2005) Inhibitors of histone deacetylases induce tumor-selective apoptosis through activation of the death receptor pathway. Nat Med 11: 71–76

Karasarides M, Chiloeches A, Hayward R, Niculescu-Duvaz D, Scanlon I, Friedlos F, Ogilvie L, Hedley D, Martin J, Marshall CJ, Springer CJ, Marais R (2004) B-RAF is a therapeutic target in melanoma. Oncogene 23: 6292–6298

Karpf AR, Jones DA (2002) Reactivating the expression of methylation silenced genes in human cancer. Oncogene 21: 5496–5503

Kerbel R, Folkman J (2002) Clinical translation of angiogenesis inhibitors. Nat Rev Cancer 2: 727–739

Khuri FR, Glisson BS, Kim ES, Statkevich P, Thall PF, Meyers ML, Herbst RS, Munden RF, Tendler C, Zhu Y, Bangert S, Thompson E, Lu C, Wang XM, Shin DM, Kies MS, Papadimitrakopoulou V, Fossella FV, Kirschmeier P, Bishop WR, Hong WK (2004) Phase I study of the farnesyltransferase inhibitor lonafarnib with paclitaxel in solid tumors. Clin Cancer Res 10: 2968–2976

Leonhardt H, Cardoso MC (2000) DNA methylation, nuclear structure, gene expression and cancer. J Cell Biochem Suppl Suppl 35: 78–83

Marks PA, Richon VM, Kelly WK, Chiao JH, Miller T (2004) Histone deacetylase inhibitors: development as cancer therapy. Novartis Found Symp 259: 269–281

McLaughlin F, La Thangue NB (2004) Histone deacetylase inhibitors open new doors in cancer therapy. Biochem Pharmacol 68: 1139–1144

Patan S (2004) Vasculogenesis and angiogenesis. Cancer Treat Res 117: 3–32

Patel SR, Jenkins J, Papadopolous N, Burgess MA, Plager C, Gutterman J, Benjamin RS (2001) Pilot study of vitaxin – an angiogenesis inhibitor – in patients with advanced leiomyosarcomas. Cancer 92: 1347–1348

Patterson D, Costa AC (2005) Down syndrome and genetics – a case of linked histories. Nat Rev Genet 6: 137–147

Piekarz R, Bates S (2004) A review of depsipeptide and other histone deacetylase inhibitors in clinical trials. Curr Pharm Des 10: 2289–2298

Posey JA, Khazaeli MB, DelGrosso A, Saleh MN, Lin CY, Huse W, LoBuglio AF (2001) A pilot trial of Vitaxin, a humanized anti-vitronectin receptor (anti alpha v beta 3) antibody in patients with metastatic cancer. Cancer Biother Radiopharm 16: 125–132

Ross JS, Schenkein DP, Pietrusko R, Rolfe M, Linette GP, Stec J, Stagliano NE, Ginsburg GS, Symmans WF, Pusztai L, Hortobagyi GN (2004) Targeted therapies for cancer 2004. Am J Clin Pathol 122: 598–609

Rowinsky EK (2004) Targeting the molecular target of rapamycin (mTOR). Curr Opin Oncol 16: 564–575

Sansal I, Sellers WR (2004) The biology and clinical relevance of the PTEN tumor suppressor pathway. J Clin Oncol 22: 2954–2963

Sparano JA, Gray R, Giantonio B, O'Dwyer P, Comis RL (2004) Evaluating antiangiogenesis agents in the clinic: the Eastern Cooperative Oncology Group Portfolio of Clinical Trials. Clin Cancer Res 10: 1206–1211

Stromblad S, Becker JC, Yebra M, Brooks PC, Cheresh DA (1996) Suppression of p53 activity and p21WAF1/CIP1 expression by vascular cell integrin alphaVbeta3 during angiogenesis. J Clin Invest 98: 426–433

Strumberg D, Richly H, Hilger RA, Schleucher N, Korfee S, Tewes M, Faghih M, Brendel E, Voliotis D, Haase CG, Schwartz B, Awada A, Voigtmann R, Scheulen ME, Seeber S (2005) Phase I clinical and pharmacokinetic study of the Novel Raf kinase and vascular endothelial growth factor receptor inhibitor BAY 43-9006 in patients with advanced refractory solid tumors. J Clin Oncol 23: 965–972

Thompson JF, Scolyer RA, Kefford RF (2005) Cutaneous melanoma. Lancet 365: 687–701

Tuma RS (2004) Three molecularly targeted drugs tested in kidney cancer clinical trials. J Natl Cancer Inst 96: 1270–1271

Vogelstein B, Kinzler KW (2004) Cancer genes and the pathways they control. Nat Med 10: 789–799

Willett CG, Boucher Y, di Tomaso E, Duda DG, Munn LL, Tong RT, Chung DC, Sahani DV, Kalva SP, Kozin SV, Mino M, Cohen KS, Scadden DT, Hartford AC, Fischman AJ, Clark JW, Ryan DP, Zhu AX, Blaszkowsky LS, Chen HX, Shellito PC, Lauwers GY, Jain RK (2004) Direct evidence that the VEGF-specific antibody bevacizumab has antivascular effects in human rectal cancer. Nat Med 10: 145–147

Zorick TS, Mustacchi Z, Bando SY, Zatz M, Moreira-Filho CA, Olsen B, Passos-Bueno MR (2001) High serum endostatin levels in Down syndrome: implications for improved treatment and prevention of solid tumours. Eur J Hum Genet 9: 811–814

Therapie bei Haut- und Weichteilmetastasen

Peter Radny

29.1 Einleitung – 330

29.2 Chirurgie – 330

29.3 Kryochirurgie – 330

29.4 Laserchirurgie – 331

29.5 Photodynamische Therapie (PDT) – 331

29.6 Radiotherapie – 331

29.7 Lokoregionale Immun-/Chemotherapien – 331
29.7.1 Isolierte hypertherme Extremitätenperfusion – 331
29.7.2 Immunstimulation durch DNCB (2,4-dinitrochlorobenzol) – 332
29.7.3 Intraläsionale Therapie mit Interleukin-2 (IL-2) – 332
29.7.4 Elektrochemotherapie (ECT) – 333

29.1 Einleitung

Die Behandlung von Haut- und Weichteilmetastasen (◘ Abb. 29.1) kann in jedem klinischen Stadium der Melanomerkrankung eine Rolle spielen. Damit gewinnt die Behandlung eine weitreichende Bedeutung.

> ❗ Die Therapie von Haut- und Weichteilmetastasen hat keinen Einfluss auf die Überlebenszeit des Patienten, doch zählen sie zu den ungünstigen prognostischen Faktoren (Brand et al. 1997). Die Erfahrungen aus der Behandlung zahlreicher Patienten vermitteln den Eindruck einer verlängerten Lebenszeit für die Patienten, deren klinische Tumorlast komplett saniert werden konnte (Essner 2003; Loquai et al. 2004; Strobbe et al. 1997).

Die Indikation für eine Behandlung von Haut- und Weichteilmetastasen richtet sich nicht nur nach der medizinischen, stadiengerechten Einschätzungen des behandelnden Arztes im Hinblick auf den Gesamtstatus des Patienten. Vielmehr ist auch der psychologische und pflegerische Aspekt seitens des Patienten bei der Therapieentscheidung mit einzubeziehen.

> ❗ Ein Patient kann unter einer ihm sehr unangenehmen Lokalisation mit sichtbaren, schmerzhaften, ulzerierenden Haut- und oder Weichteilmetastasen einen erheblich höheren Leidensdruck und damit eine geringere Lebensqualität haben als z. B. mit symptomlosen solitären oder multiplen Lungen- oder Lebermetastasen.

Die Therapiemöglichkeiten erstrecken sich über chirurgische Interventionen, Kryochirurgie, Radiotherapie in lokoregionaler Hyperthermie, lokale Bio-, Immun- oder Chemotherapie, je nach klinischer Situation die Elektroporation oder die Kombination mehrerer Behandlungsoptionen. Dabei gilt es, die Indikation für eine Therapie recht zeitnah an das Geschehen der Metastasierung zu stellen. Systemische Therapieansätze mit Mono- oder Polychemotherapie ohne lokale Behandlung sind weniger erfolgreich und oftmals eher mit frustranen Ergebnissen verbunden.

29.2 Chirurgie

Die Behandlung der Wahl ist bei allen Haut- und Weichteilmetastasen zunächst die operative Sanierung, vorausgesetzt, die Anzahl und Größe der Metastasen, deren Lokalisation und der Allgemeinzustand des Patienten lassen das Vorgehen zu. Ein Sicherheitsabstand bei einzelnen Metastasen ist nicht indiziert. Die Erfahrung des Operateurs bezüglich der Indikation zur operativen Sanierung von Haut- und Weichteilmetastasen ist entscheidend für den weiteren Verlauf. Der Zeitpunkt für ein nicht operatives Management von Haut- und Weichteilmetastasen darf nicht durch Überschätzung der operativen Optionen und Unterschätzung des Krankheitsverlaufs verpasst werden.

> **Cave**
> Eine Indikation zur Tumormassenreduktion besteht nur in seltenen Ausnahmefällen und bedarf einer anschließenden Zweittherapie, wie einer geplanten anschließenden Radiotherapie in Hyperthermie.

Je besser der Operateur über das Krankheitsbild des Melanoms und nicht operatives Management von Haut- und Weichteilmetastasen informiert ist, desto wahrscheinlicher wird der Patient der richtigen symptomorientierten Therapieoption zugeführt.

29.3 Kryochirurgie

Die kryochirurgische Behandlung von Hautmetastasen ist ambulant durchführbar. Es stehen zwei Verfahren zur Auswahl. Das offene Sprayverfahren mit flüssigem Stickstoff oder mit Lachgas (N_2O) im geschlossenen Kontaktverfahren bis −86°C. Beide Verfahren sind kostengünstig und beliebig wiederholbar und durch den in der Kryotherapie erfahrenen Arzt einzusetzen. Bei obligat sehr unangenehmen Nebenwirkungen wie Hämorrhagie, Blasenbildung, Ulzerationen und teils langwierigem Hei-

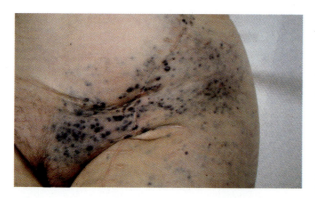

◘ Abb. 29.1. Multiple kutane/subkutane Metastasen bei einer jungen Frau ohne Organmetastasen

lungsverlauf wird die Kryochirurgie in der Praxis kaum noch eingesetzt. Abgesehen von wenigen Einzelfallberichten fehlen evidenzbasierte Studien zu Praktikabilität und Effektivität dieses Verfahrens (Grotmann et al. 1991).

29.4 Laserchirurgie

Neo-Dym-Yak-Laser, Argonlaser oder CO_2-Laser kommen bei Hautmetastasen zur Anwendung (Essner 2003). Diese haben den Vorteil der punktgenauen Anwendung und in der Folge eine kleine Narbenfläche. Sie sind an schwierigen Lokalisationen gut einzusetzen.

Von Nachteil sind lange Abheilungszeiten, hoher apparativer Aufwand und die Beschränkung auf kleine oberflächliche Tumoren. Die Laserchirurgie findet bei kutanen Metastasen in der Praxis kaum Anwendung. Auch zu diesem Verfahren fehlen evidenzbasierte Studien.

29.5 Photodynamische Therapie (PDT)

PDT ist keine Therapieoption bei Melanommetastasen. Die Eindringtiefe der photodynamischen Therapie limitiert die Anwendung auf einen epithelialen Fokus.

29.6 Radiotherapie

Weichteilmetastasen, die weder primär operativ noch durch intraläsionale Therapie oder Elektrochemotherapie behandelbar sind, stellen eine Indikation für eine Radiotherapie (RT) in Hyperthermie dar (◘ Abb. 29.2). Hierbei wird ca. 60 min bei 42°C eine Dosis von 24–27 Gy unter kontinuierlichem Temperaturmonitoring appliziert.

Die Überlegenheit dieser Technik gegenüber der konventionellen RT-Technik ohne Hyperthermie mit dem Ziel der lokalen Tumorkontrolle konnte durch klinische Studien belegt werden (Overgaard et al. 1996). Auch für das Debulking bei symptomatischen Metastasen besteht diese Behandlungsoption.

29.7 Lokoregionale Immun-/Chemotherapien

Zu den klassischen lokoregionalen Immun-/Chemotherapien gehören
- die Extremitätenperfusion (z. B. mit Melphalan ± TNF α; Noorda et al. 2004),
- die Kombinationstherapie von systemischer Chemotherapie (z. B. Dacarbazin) mit lokaler Immunstimulation durch DNCB (2,4-dinitrochlorobenzol; Wack et al. 2002) oder durch Imiquimod und pegyliertes IFN-α (Loquai et al. 2004),
- die intraläsionale Immuntherapie (z. B. mit IFN-β oder IL-2; Radny et al. 2003),
- die intraläsionale Chemotherapie (z. B. mit Cisplatin und Bleomycin; Burris et al. 1998).

Die intratumorale Injektion von tumorassoziierter RNA wird derzeit in monozentrischen Studienansätzen (Phase I–II) überprüft. Der Einsatz physikalischer Effekte (Elektroporation) in Kombination mit intraläsionaler Chemo- (Bleomycin) oder Immuntherapie (IL-2) wurde in kleineren klinischen Studien bereits mit positiven Ergebnissen überprüft (Burris et al. 1998; Heller et al. 1997). Aktuelle prospektive multizentrische Studien zur Validierung der Effektivität werden weltweit durchgeführt.

Auch über Therapieansätze mit lokaler Applikation von Immiquimod als Creme wurde in jüngster Zeit berichtet. Diese Behandlungsform ist jedoch bisher nur kasuistisch beschrieben, evidenzbasierte Studien fehlen.

29.7.1 Isolierte hypertherme Extremitätenperfusion

Die Indikation zur isolierten hyperthermen Extremitätenperfusion stellt sich bei multiplen Satelliten- und In-transit-Metastasen, nach Ausschluss von Lymphknotenmeta-

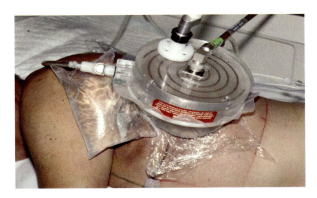

◘ **Abb. 29.2.** Lokale Radiotherapie in Hyperthermie, große Weichteilmetastase, primär nicht operabel

stasen. Dabei dürfen die Metastasen nicht im proximalen Drittel der jeweiligen Extremität lokalisiert sein.

> ❗ Die isolierte hypertherme Extremitätenperfusion beinhaltet die Kombination aus einer radikalen lokoregionären Lymphknotendissektion und der isolierten Perfusion der jeweiligen Extremität mit einem Zytostatikum ± Immunstimulans in Hyperthermie (42°C) für ca. 1 h. Diese technisch und logistisch aufwändige Behandlung ist nur wenigen Zentren mit großer Erfahrung in Indikationsstellung und praktischer Ausführung vorbehalten.

Als effektive und gängige Medikamente haben sich dabei Melphalan und TNF α bewährt. Neuere Studien berichten über eine Synergie der Kombination von Melphalan mit TNF α gegenüber einer Monotherapie mit Melphalan. Durch die Hyperthermie (ca. 42°C) wird eine verbesserte Gewebsperfusion erreicht, und durch die isolierte Perfusion kann gegenüber einer systemischen Applikation die Dosis der zytostatischen Therapie um den Faktor 10 erhöht werden. Es sind Ansprechraten von 95% mit kompletter Remission in 82% der Fälle im Stadium IIIA und 64% im Stadium IIIAB publiziert (Eggermont et al. 2004).

29.7.2 Immunstimulation durch DNCB (2,4-dinitrochlorobenzol)

Die Indikation zur Immunstimulation durch DNCB kann bei rezidivierenden Satelliten- und In-transit-Metastasen in Arealen gestellt werden, die eine isolierte hypertherme Extremitätenperfusion nicht zulassen oder der Allgemeinzustand des Patienten diese invasive Behandlung verbietet (Burris et al. 1998; Heller et al. 1997; Wack et al. 2002).

Iatrogen wird eine Typ-IV Sensibilisierung durch kleinflächiges Auftragen von DNCB 2% in Vaseline unter Okklusion provoziert. Wöchentlich wird 0,1–1% DNCB in Vaseline aufgetragen, wahlweise erfolgt die i.v. Gabe von Darcabazin (850 mg/28 Tage). Die Behandlungsdauer ist mit 6–10 Wochen sehr lang.

> **Cave**
> Es besteht eine hohe Sensibilisierungsgefahr für das behandelnde Personal. Absolute Sorgfalt im Umgang mit DNCB ist obligat.

Die Therapie wird in wenigen Zentren praktiziert, größere klinische Studien zu dieser Methode fehlen.

29.7.3 Intraläsionale Therapie mit Interleukin-2 (IL-2)

Die Indikation zur lokalen Immuntherapie mit IL-2 kann bei rezidivierenden Satelliten- und In-transit-Metastasen gestellt werden, wenn operative Maßnahmen und eine isolierte hypertherme Extremitätenperfusion nicht indiziert sind (Radny et al.).

Die intraläsionale Applikation mit IL-2 ist ambulant durchführbar. Metastasen bis zur einer Größe von 1 cm sind sehr gut zu behandeln, Tumoren mit einer Tumordicke >2 cm sind nur im Einzelfall für diese Behandlung geeignet. Für multiple kutane Metastasen ist die intraläsionale IL-2 Therapie eine gute Alternative. IL-2 ist in Deutschland mit 18 Mio. Einheiten je Vial auf dem Markt und gut in 1ml-Spritzen a 3 Mio. Einheiten zu injizieren.

> ❗ IL-2 wird bei intraläsionaler Applikation am besten in Albumin-Glukose-Lösung vom Patienten toleriert, die üblichen Lösungsmittel für i.v. Applikation sind deutlich schmerzhafter. Luer-Lock-Spritzen sind mit ihrem Schraubgewinde besonders geeignet.

Die Verträglichkeit der intraläsionalen Applikation ist u.a. von der Lokalisation abhängig, Metamizol und Paracetamol haben sich als suffiziente Supportivmaßnahme erwiesen. Die Therapie sollte ca. 3x/Woche für die Dauer von ca. 3–12 Wochen erfolgen, 4 Wochen sind in der Regel ausreichend. Der Behandlungserfolg sollte durch Stanzbiopsien 2–3 Wochen nach Therapieende erfolgen. Eine monozentrische Studie mit 24 Patienten im Stadium III und IV konnte eine Ansprechrate von über 80% und komplette Remission von über 60% zeigen (Radny et al. 2003).

> **Fallbeispiel**
> Eine 67-jährige Patientin stellt sich in der Sprechstunde mit >150 Metastasen kutan/subkutan am linken Oberschenkel vor (Abb. 29.3). Vorausgegangen war eine 2-monatige Episode mit rezidivierenden Hautmetastasen am Oberschenkel und Übergang in die Leiste. Eine operative oder radiologische Sanierung war nicht möglich, eine isolierte hypertherme Extremitätenperfusion nicht indiziert. Die Patientin wurde über 4 Wochen mit IL-2 intraläsional behandelt. Nach Abschluss der Therapie sind seit einem Jahr keine weiteren kutanen oder subkutanen Metastasen mehr aufgetreten.

29.7.4 Elektrochemotherapie (ECT)

Für subkutane und kutane Metastasen, die weder operativ noch mit anderen Therapien behandelbar sind, ist eine Elektrochemotherapie (synonym Elektroporation; ◘ Abb. 29.4) eine alternative Behandlungsform (Heller et al. 1997).

Bei der Elektrochemotherapie wird ein Gleichstromimpuls (Mikrosekunden) durch hexagonal angeordnete Nadeln intratumoral appliziert, der eine temporäre (ca. 10 min) Porenöffnung der Zellmembran durch eine Depolarisation induziert. Nach erfolgter Elektroporation nimmt die Zelle das Makromolekül (z. B. Bleomycin), welches wenige Minuten vor der Elektroporation intralä-

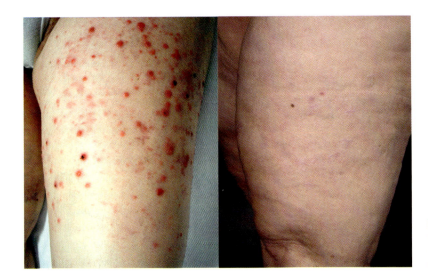

◘ **Abb. 29.3.** 67-jährige Patientin mit >150 kutanen und subkutanen Metastasen, unter 4-wöchiger intraläsionaler IL-2-Therapie komplette Remission

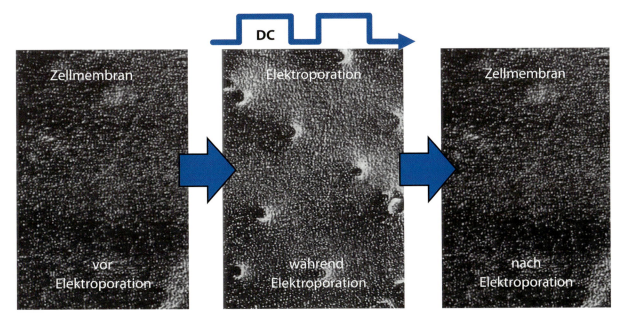

◘ **Abb. 29.4.** Elektroporation

sional injiziert wurde, auf. Der Elektroimpuls erreicht ca. 1000 V, mit einer sehr geringen Stromstärke, sodass keine wesentliche thermische Energie entsteht.

Durch die hohe Frequenz kommt es aber für den Patienten zu unangenehmen Muskelkontraktionen. Daher sollte die Behandlung in Kopfnähe und am oberen Thorax nur in Intubationsnarkose erfolgen. Prinzipiell ist eine Tumeszensanästhesie denkbar.

> ! Untersuchungen zur Effektivität konnten zeigen, dass Bleomycin ohne ECT lediglich zu 3–5% in die Zellen aufgenommen wird. Unter ECT werden >90% des Zytostatikums aufgenommen.

In den letzten 10 Jahren sind sowohl zu epithelialen Tumoren als auch zu Melanommetastasen internationale Studien, die eine gute Effektivität der ECT zeigen konnten, publiziert worden. Derzeit werden international mehrere Phase-II--IV-Studien durchgeführt, sowohl auf dermatologischem Sektor als auch in der HNO- und MKG-Chirurgie. Für den Patienten mit »austherapierten« Metastasen >1 cm Durchmesser (sowohl chirurgisch als auch radiotherapeutisch) ist die ECT eine Alternative.

Fazit

Kutane- und Weichteilmetastasen können bei multiplem Auftreten oder ungünstiger Lokalisation auch ohne unmittelbare Lebensgefahr eine dringliche Indikation zur Behandlung darstellen. Die Therapiewahl richtet sich nach Anzahl, Größe und Lokalisation der Metastasen. Die Effektivität der einzelnen Therapieoptionen hängt sowohl von dem zeitnahen Erfassen der Metastasierung und von der Erfahrung des behandelnden Therapeuten ab.
Eine Kombination verschiedener Verfahren, z. B. isolierte hypertherme Extremitätenperfusion, intraläsionale IL-2-Therapie und Elektrochemoporation, kann im Einzelfall synergetisch wirken und damit sinnvoll sein.
Im Gegensatz zu den Ansprechraten, die durch Mono- und Multicenterstudien belegt sind, konnte eine Lebensverlängerung für keines dieser Verfahren durch eine prospektive Multicenterstudie gezeigt werden. Dies sollte bei der Therapiewahl für Haut- und Weichteilmetastasen in jedem Fall berücksichtigt werden, unabhängig vom klinischen Stadium.

Literatur

Brand CU, Ellwanger U, Stroebel W, Meier F, Schlagenhauff B, Rassner G, Garbe C (1997) Prolonged survival of 2 years or longer for patients with disseminated melanoma. An analysis of related prognostic factors. Cancer 79: 2345–2353

Burris HA, Vogel CL, Castro D, Mishra L, Schwarz M, Spencer S, Oakes DD, Korey A, Orenberg EK (1998) Intratumoral cisplatin/epinephrine-injectable gel as a palliative treatment for accessible solid tumors: a multicenter pilot study. Otolaryngol Head Neck Surg 118: 496–503

Eggermont AM, Brunstein F, Grunhagen D, ten Hagen TL (2004) Regional treatment of metastasis: role of regional perfusion. State of the art isolated limb perfusion for limb salvage. AnnOncol 15 Suppl 4: iv107–iv112

Essner R (2003) Surgical treatment of malignant melanoma. Surg Clin North Am 83: 109–156

Grotmann PM, Ernst K, Hundeiker M (1991) Kryochirurgie bei multiplen kutanen Melanommetastasen. Z Hautkr 66: 385–389

Heller R, Gilbert R, Jaroszeski MJ (1997) Electrochemotherapy: an emerging drug delivery method for the treatment of cancer. Adv Drug Deliv Rev 26: 185–197

Loquai C, Nashan D, Metze D, Beiteke U, Ruping KW, Luger TA, Grabbe S (2004) [Imiquimod, pegylated interferon-alpha-2b and interleukin-2 in the treatment of cutaneous melanoma metastases.] Hautarzt 55: 176–181

Noorda EM, Vrouenraets BC, Nieweg OE, van Geel BN, Eggermont AM, Kroon BB (2004) Isolated limb perfusion for unresectable melanoma of the extremities. Arch Surg 139: 1237–1242

Overgaard J, Gonzalez GD, Hulshof MC, Arcangeli G, Dahl O, Mella O, Bentzen SM (1996) Hyperthermia as an adjuvant to radiation therapy of recurrent or metastatic malignant melanoma. A multicentre randomized trial by the European Society for Hyperthermic Oncology. Int J Hypertherm 12: 3–20

Radny P, Caroli UM, Bauer J, Paul T, Schlegel C, Eigentler TK, Weide B, Schwarz M, Garbe C (2003) Phase II trial of intralesional therapy with interleukin-2 in soft-tissue melanoma metastases. Br J Cancer 89: 1620–1626

Strobbe LJ, Hart AA, Rumke P, Israels SP, Nieweg OE, Kroon BB (1997) Topical dinitrochlorbenzene combined with systemic dacarbazine in the treatment of recurrent melanoma. Melanoma Res 7: 507–512

Wack C, Kirst A, Becker JC, Lutz WK, Brocker EB, Fischer WH (2002) TI – Chemoimmunotherapy for melanoma with dacarbazine and 2 4-dinitrochlorbenzene elicits a specific T cell-dependent immune response. Cancer Immunol Immunother 51 (8): 431–439

Therapie von Lungenmetastasen

Helmut Näher und Alexander Enk

30.1 Epidemiologie – 336

30.2 Klinik – 336

30.3 Verteilungsmuster – 336

30.4 Diagnostik – 337

30.5 Prognose – 337

30.6 Therapie – 338
30.6.1 Operation – 338
30.6.2 Chemotherapie – 340
30.6.3 Immuntherapie oder Chemoimmuntherapie – 340
30.6.4 Bestrahlung – 341

30.1 Epidemiologie

> Bei der Metastasierung des Melanoms kommt der Lunge eine herausgehobene Bedeutung zu. Zum einen ist die Lunge das innere Organ, das bei der Disseminierung des Tumors bei der Mehrzahl der Patienten zuerst befallen wird, und zum anderen ist die Lunge auch insgesamt von der Metastasierung am häufigsten betroffen.

Zum Zeitpunkt der Entdeckung lassen sich Metastasen beim überwiegenden Teil (86%) der Patienten nur in einem Organ oder einer Lokalisation nachweisen (Barth et al. 1995). Nach der Studie von von Balch et al. (1983) sind diese erstbefallenen Lokalisationen am häufigsten Haut und Lymphknoten, gefolgt von der Lunge. Die Bedeutung der Lungenfiliae als frühe Metasierungslokalisation wurde in weiteren Studien bestätigt. Barth et al. (1995) berichteten, dass Lungenfiliae mit 31% als erste Lokalisation Haut und Lymphknoten noch übertrafen, die nur eine Häufigkeit von 18% bei der Erstmanifestation aufwiesen. Von Karakousis et al. (1994) wurden vergleichbare Zahlen mitgeteilt.

Im Verlauf des Stadiums IV entwickelt ein großer Teil aller Patienten Lungenmetastasen, wie Autopsiebefunde belegen. Bei Patienten, die am Melanom gestorben sind, werden Lungenmetastasen in 70–82% gefunden (Das-Gupta et al. 1964; Nathanson et al. 1967). In klinischen Untersuchungen wird die Häufigkeit deutlich niedriger angegeben (Balch et al. 2003). Dies hat unterschiedliche Ursachen. Zum einen beziehen sich die Angaben zur Häufigkeit von Lungenmetastasen meist auf den Zeitpunkt, an dem die Metastasierung erstmals nachgewiesen wird. Zum anderen werden bei der klinischen Diagnostik nicht alle Metastasen erfasst, weil die Filiae zu klein bzw. das Auflösungsvermögen des gewählten darstellenden Verfahrens zu gering ist, und/oder die Ausbreitung des Tumors erfolgt sehr rasch. Schließlich wird mit weiterem Fortschreiten der Metastasierung in der Regel auf diagnostische Maßnahmen verzichtet, und spät im Verlauf der Erkrankung auftretende Filiae werden klinisch nicht mehr erfasst.

Morton et al. (1999) haben auf der Grundlage des Vorherrschens von Lungenmetastasen bei der Ausbreitung des Melanoms zwei Typen von Metastasierungsverläufen postuliert: Ein Muster, bei dem es zum synchronen Befall mehrerer Organe unter Einbeziehung der Lunge kommt, und ein zweites Muster, bei dem es asynchron zunächst nur zur Metastasierung in ein Organ – die Lunge – kommt, und dann andere Organe befallen werden. Letzteres Metastasierungsmuster ermöglicht ein operatives Vorgehen.

30.2 Klinik

Zum Zeitpunkt der Entdeckung sind Lungenfiliae meist asymptomatisch. Sie werden beim turnusmäßigen Staging im Rahmen der Nachsorge entdeckt. Die Häufigkeit dieser Konstellation ist vom Stadium abhängig und nimmt mit dem Stadium zu. Asymptomatische Lungenmetastasen werden auch bei Staging-Untersuchungen gefunden, die veranlasst werden, wenn in anderen Organen eine Filialisierung festgestellt wurde. Die Häufigkeit, mit der Lungenmetastasen aufgrund von Symptomen entdeckt werden, wird mit 12–22% angegeben (Karp et al. 1990; Marincola et al. 1990; Wornom et al. 1986).

Charakteristischerweise, wenngleich nicht spezifisch, treten ein anhaltender, anderweitig nicht zu erklärender, trockener und unproduktiver Husten, Kurzatmigkeit (Dyspnoe) und Brustschmerzen auf. Aufgrund ulzerierender submukosaler bronchialer Absiedlungen, oder in einen Bronchus durchbrechender größerer extrabronchialer Tumormassen, kann es zu Hämoptysis und Abhusten von blutigem, schwarzem Tumordebris kommen. Extrabronchiale Raumforderungen ohne oder mit Invasion der Tumormassen in einen Hauptbronchus können den Kollaps eines Lungenlappens bedingen. Hämatothorax, Pneumothorax und die von Schmerzen begleitete Infiltration der Pleura stellen weitere klinische Manifestationen der Tumorausbreitung dar, ebenso wie der Pleuraerguss oder in die Brustwand infiltrierende Metastasen (Gibbons et al. 1978; Harpole et al. 1992; Yeung et al. 1977).

30.3 Verteilungsmuster

Das Verteilungsmuster von Melanommetastasen im Thorax wurde von Chen et al. (1981) ausführlich beschrieben. Ein isolierter (7%) oder kombinierter Befall hilärer und/oder mediastinaler Lymphknoten trat bei 23% der Patienten mit Metastasen im Thorax auf. Webb et al. (1979) gaben den Anteil metastatisch veränderter Lymphknoten an intrathorakalen Metastasen mit 55% an. Übereinstimmend waren die hilären Lymphknoten häufiger und stärker betroffen als die mediastinalen. In der Regel lag eine asymmetrische Beteiligung vor.

Bei 15% der Patienten bestand ein Pleuraerguss. Die Hälfte dieser Patienten wies multiple Metastasen im Parenchym auf, und bei ca. 30% wurde eine hiläre und/oder mediastinale Lymphknotenbeteiligung festgestellt.

Metastasen im Lungenparenchym, ausschließlich (62%) oder in Kombination, bestanden bei 78% der Patienten. 51% davon hatten multiple pulmonale Knoten und 26% solitäre Knoten, bei 2% bestand eine miliare Aussaat. Bei 21% ging der Parenchymbefall mit einem Pleuraerguss einher. Die Knoten erreichten eine Größe bis zu 12 cm Durchmesser und waren bei multiplem Befall in 85% der Fälle auf beide Lungenhälften gleich verteilt. Der linke untere Lungenlappen war mit 30% am häufigsten betroffen, der rechte untere mit 4% am geringsten, und bei den übrigen lag die Mitbeteiligung zwischen 19 und 23%.

Extrapleurale Metastasen traten bis auf einen Fall in Kombination (11%) mit anderen Absiedlungen im Thorax auf. Nahezu regelmäßig bestanden sie zusammen mit Knochenmetastasen benachbarter Rippen. Bei 2/3 dieser Patienten lagen außerdem ein Pleuraerguss und multiple Filiae im Lungenparenchym vor.

30.4 Diagnostik

Zum Nachweis von Lungenmetastasen, insbesondere im Rahmen der Nachsorge, ist in der Regel eine Übersichtsaufnahme der Lunge ausreichend. Wie von Buzaid et al. (1995) gezeigt wurde, konnten bei insgesamt 89 Patienten nur in 1 von 7 Fällen pulmonale Metastasen, die mit der Computertomographie (CT) nachweisbar waren, mit der Übersichtsaufnahme nicht entdeckt werden.

Die Computertomographie ist indiziert, wenn der Nachweis von Lungenmetastasen entscheidend für die Art der Behandlung ist. Die Indikation zum operativen Vorgehen hängt wesentlich davon ab, in welchem Ausmaß die Lunge befallen ist. Um dies zu klären, muss das Verfahren mit der höchsten Nachweisrate eingesetzt werden. Wie von Krug et al. (2000) gezeigt wurde, ist bei der Diagnostik von Lungenmetastasen die CT der Positronen-Emissions-Tomographie (PET) überlegen.

Allerdings kommen bei CT-Aufnahmen auch falsch postive pulmonale Veränderungen in nicht unerheblichem Maße zur Darstellung. In der Studie von Buzaid et al. (1995) lag der Anteil von radiologischen Auffälligkeiten, die sich bei Verlaufskontrollen von mindestens einem halben Jahr nicht änderten oder sich als histologisch gutartig erwiesen, bei 22%.

Einen noch höheren Anteil von 33% benigner Läsionen, die, weil der Großteil neu aufgetreten war, mit der Indikation Metastasektomie entfernt wurden, berichteten Pogrebniak et al. (1988). Da bei der letztgenannten Studie ein CT-Scanner der 1. Generation eingesetzt wurde, ist anzunehmen, dass technische Faktoren das Ergebnis beeinflusst haben. Auch entspricht der hohe Anteil falsch positiver Befunde bezüglich Metastasen nicht der klinischen Erfahrung. Dennoch sollten pulmonale Läsionen, die in der CT zur Darstellung kommen, insbesondere, wenn die Entscheidung für ein bestimmtes Behandlungskonzept davon abhängt, entweder durch Verlaufskontrollen verifiziert oder durch Feinnadelbiopsie gesichert werden. In der Studie von Harpole et al. (1992) wurde für den Nachweis einer pulmonalen Metastasierung bei 945 Melanompatienten in 13% der Fälle eine Feinnadelbiopsie vorgenommen.

30.5 Prognose

 Die Lokalisation der Fernmetastasen stellt den wichtigsten prognostischen Faktor im Stadium IV dar.

Balch et al. (1983) zeigten, dass Patienten mit Metastasen der Lunge einen günstigeren Krankheitsverlauf aufweisen als Patienten mit Befall anderer viszeraler Organe. Lungenmetastasen erwiesen sich jedoch prognostisch deutlich schlechter als Haut- oder Lymphknotenfiliae. Dies wurde in einer multivariaten Studie von Barth et al. (1995) bestätigt. Für eine isolierte Lungenbeteiligung wurde eine mediane Überlebenszeit von 8,3 Monaten ermittelt. Im Vergleich betrug die mediane Überlebenszeit bei nicht viszeralem Befall 12,5 Monate gegenüber 4,4 Monaten bei viszeraler Metastasierung ausgenommen den Befall der Lunge. Die prognostische Sonderstellung von Lungenmetastasen wurde in der Studie von Manola et al. (2000) erneut gezeigt.

Dieser Effekt ist jedoch nur zeitlich begrenzt im 1. Jahr der Fernmetastasierung nachweisbar, wie in der Validierungsstudie (Balch et al. 2001) zur AJCC-Klassifikation gezeigt wurde. In dieser umfangreichen Studie betrug die 1-Jahres-Überlebensrate bei nicht viszeraler Metastasierung 59% und 57% bei Lungenmetastasen gegenüber 41% bei viszeraler Ausbreitung. Nach Ablauf des 2. Jahres betrug die Überlebensrate für nicht viszerale Filiae 38%; pulmonale und übrige viszerale Metastasen lagen gleichauf bei 23%.

30.6 Therapie

Die Behandlung pulmonaler Metastasen erfolgt nach den allgemeinen Grundsätzen der Therapie von metastasierten Malignomen. Zur Behandlung von Lungenmetastasen stehen wie für Melanommetastasen in anderen Organen (und Filiae anderer Tumorentitäten) prinzipiell Operation, Chemotherapie, Immuntherapie, Chemoimmuntherapie und Bestrahlung zur Verfügung.

30.6.1 Operation

Bei vielen malignen Tumorarten ist die operative Entfernung von Lungenmetastasen in den Fällen zum Standardverfahren geworden, in denen es keinen Hinweis auf Metastasen in anderen Organen gibt. Während bei einigen Tumoren die pulmonale Metastasektomie mit kurativer Zielsetzung erfolgt, zeigte sich in den diesbezüglichen Studien, dass beim Melanom die Überlebenszeiten nach operativer Entfernung von Lungenmetastasen im Vergleich deutlich kürzer waren.

Dies wurde bereits früh in Studien mit kleinen Patientenkollektiven beschrieben (McCormack et al. 1979; Morrow et al. 1980) und später in einer umfangreichen, 4572 Patienten mit Lungenmetastasen unterschiedlicher Tumoren umfassenden Studie bestätigt. In dieser Studie zeigten Buyse et al. (1997), dass die 5- und 10-Jahres-Überlebensraten im günstigsten Fall (beim Keimzellkarzinom) 68% bzw. 63% betragen, während im ungünstigsten Fall (beim Melanom) nur 21% bzw. 14% erreicht werden.

Dabei wurde die kürzere Überlebensrate nicht durch eine hohe Anzahl lokaler Rezidive in der Lunge verursacht, sondern dadurch, dass beim Melanom häufiger Metastasen in anderen Organen auftraten. Beim Melanom betrug die Wahrscheinlichkeit, dass ein weiteres Organ befallen wird, 64% – im Vergleich: beim Keimzellkarzinom 26%. Offensichtlich breiten sich die Metastasen beim Melanom umfassender aus als bei anderen Malignomen, die, nachdem sie die Lunge befallen, erst mit längerer Latenz und wahrscheinlich erst durch die Lungenmetastasen gespeist, in andere Organe absiedeln.

Aufgrund der signifikant schlechteren Ergebnisse der Metastasektomie von Lungenmetastasen beim Melanom als bei anderen Malignomen war die Frage nach dem Nutzen dieses Vorgehens lange Zeit ungeklärt. In wenigen, frühen Studien (Mathisen et al. 1979; Merlier et al. 1978; Wilkins et al. 1978) wurde kein Einfluss des operativen Vorgehens auf die Überlebenszeit festgestellt. In der Mehrheit der bis Anfang der 1990-er Jahre durchgeführten Studien ging die operative Entfernung von Lungenmetastasen jedoch mit einer Verbesserung der Überlebensparameter einher. Die 5-Jahres-Überlebensrate lag zwischen 5 und 21% bei medianen Überlebenszeiten von 9–24 Monaten (Tab. 30.1). Die untersuchten Patientenkollektive waren klein und heterogen im Hinblick auf die Ausbreitung der Lungenmetastasen, den ein- oder beidseitigen Befall und die Anzahl der Filiae sowie die Unterschiede im Anteil der vollständig oder nur teilweise entfernten Metastasen.

Tab. 30.1. Überlebensparameter bei Resektion pulmonaler Melanommetastasen

Literatur	Anzahl der Patienten	5-Jahres-Überlebensrate (%)	Mediane Überlebenszeit (Monate)
McCormack u. Martini (1979)	40	19	k.A.
Morrow et. al. (1980)	8	12	k.A.
Thayer et al. (1984)	18	11	16
Overett et al. (1984)[a]	17	k.A.	19
Wornom et al. (1986)	17	21	9
Pogrebniak et al. (1988)	31	k.A.	13
Wong et al. (1988)[a]	38	31	24
Marincola u. Mark (1990)	9	12	k.A.
Karp et al. (1990)[a]	22	5	11
Gorenstein et al. (1991)	56	25	18
Harpole et al. (1992)[a]	98	k.A.	21
Wong et al. (1993)	46	19	25
Karakousis et al. (1994)	39	14	14
Tafra et al. (1995)	104	27	23
Buyse et al. (1997)[a]	282	21	19
Meyer et al. 2000)[a]	10	50	28
Leo et al. 2000)[a]	282	22	19

k.A. = keine Angaben.
[a] Ausschließlich vollständige Resektion.

Aufgrund dieser Datenlage blieb die Indikation zur Operation von Lungenmetastasen kontrovers, bis ab Anfang der 1990-er Jahre in umfangreichen Studien ein Nutzen der Metastasektomie bei Melanomfiliae der Lunge gezeigt werden konnte. In den 4 umfangreichsten Studien (Buyse et al. 1997; Harpole et al. 1992; Leo et al. 2000; Tafra et al. 1995) wurden übereinstimmend 5-Jahres-Überlebensraten zwischen 21 und 27% gefunden, und die medianen Überlebenszeiten betrugen zwischen 19 und 21 Monate. Damit kann als belegt gelten, dass es auch für den Melanompatienten von Vorteil ist, wenn bei Lungenmetastasen ein operatives Vorgehen gewählt werden kann.

Auf der Grundlage der umfangreicheren Studien ließ sich auch die Frage nach dem Einfluss einer vollständigen gegenüber einer unvollständigen Resektion der Lungenfiliae auf das Überleben beantworten. Entgegen der Studie von Pogrebniak et al. (1988) geht eine R0-Resektion mit einer Verdoppelung bis Verdreifachung des medianen Überlebens einher, gemessen an einer R1- oder R2-Resektion. In den Studien von Karp et al. (1990), Wong et al. (1993) und Leo et al. (2000) überlebte keiner der Patienten die unvollständige Resektion 5 Jahre, während die 5-Jahres-Überlebensraten für Patienten, bei denen die Metastasen vollständig entfernt werden konnten, 4 bzw. 22 bzw. 31% betrugen (Tab. 30.2).

Weniger eindeutig lässt sich die Frage beantworten, ob die Anzahl der entfernten Filiae die Überlebensparameter beeinflusst. Karp et al. (1990) konnten mit der Unterscheidung zwischen einer Filia vs. zwei Filiae keinen Unterschied finden. Auch wenn die Resektion einer Metastase mit der von zwei und mehr verglichen wurde, konnten Gorenstein et al. (1991) keine signifikante Veränderung des Überlebens feststellen. Tafra et al. (1995) legten die gleichen Kriterien zugrunde und zeigten, dass bei nur einer resezierten Filia die mediane Überlebenszeit 29 Monate betrug gegenüber 17 Monaten bei zwei und mehr entfernten Filiae. Dieser Unterschied war bei univariater Betrachtung signifikant, jedoch nicht bei multivariater.

> ❗ Es ist anzunehmen, dass für eine Verbesserung der Überlebensparameter nicht die Anzahl der Filiae entscheidend ist, sondern dass die Prognose davon abhängt, ob die Metastasen vollständig entfernt sind.

Trifft beides zusammen, eine solitäre Metastase und ihre vollständige Entfernung, kann eine 5-Jahres-Überlebenszeit von 39% erreicht werden (Tafra et al. 1995).

Die Bedeutung von kombinierten intra- und extrapulmonalen thorakalen vs. intrapulmonalen Metastasen für das Überleben wird in der Studie von Tafra et al. (1995) untersucht. Nach Resektion betragen das mediane Überleben für extrapulmonale Filiae 18 und für intrapulmonale 26 Monate sowie die entsprechenden 5-Jahres-Überlebensraten 11 bzw. 30%. Die Unterschiede erwiesen sich bei univariater und multivariater Betrachtung als signifikant.

Morton et al. (1973) und Joseph et al. (1971) untersuchten als erste die Tumorverdopplungszeit (TVZ) als prognostischen Parameter für den Erfolg des operativen Vorgehens bei Lungenmetastasen. Für unterschiedliche Tumorentitäten zeigten sie, dass alle Patienten mit einer TVZ von <40 Tagen 2,5 Jahre nach der Metastasektomie gestorben waren, während bei einer TVZ >40 Tage die

Tab. 30.2. Überlebensparameter bei vollständiger vs. unvollständiger Resektion pulmonaler Melanommetastasen

Literatur	5-Jahres-Überlebensrate (%)		Mediane Überlebenszeit (Monate)	
	R1/2 (n)	R0 (n)	R1/2 (n)	R0 (n)
Overett et al. (1985)			6 (30)	19 (17)
Karp et al. (1990)	0 (7)	4 (22)	5 (7)	11 (22)
Wong et al. (1991)	0 (9)	31 (28)	6 (9)	24 (38)
Harpole et al. (1992)			8 (14)	21 (98)
Tafra et al. (1995)			11 (9)	25 (63)
Meyer et al. (2000)			10 (73)	28 (10)
Leo et al. (2000)	0 (46)	22 (282)	11 (46)	19 (282)

5-Jahres-Überlebensrate 63% betrug. Ollila et al. (1998) fanden beim Melanom für TVZ <60 Tage eine mediane Überlebenszeit von 16 Monaten und eine 5-Jahres-Überlebensrate von 0 gemessen an einer medianen Überlebenszeit von 29 Monaten und einer 5-Jahres-Überlebensrate von 21% bei einer TVZ >60 Tage. Obschon auch Tafra et al. (1995) diese Zahlen dem Prinzip nach bestätigen konnten, setze sich die TVZ als Kriterium für die Entscheidung zur Operation nicht allgemein durch.

> ❗ Offensichtlich kann durch ein operatives Vorgehen bei Lungenmetastasen beim Melanom in Abhängigkeit vom Muster der Absiedlung eine Lebensverlängerung erreicht werden.

Voraussetzungen, unter denen die Indikation zur Resektion pulmonaler Filiae gegeben ist (Karp et al. 1990; Marincola et al. 1990)
- Es darf keinen Hinweis auf eine Absiedlung in weitere Organe geben. CT von Thorax, Schädel und Abdomen sowie Knochenszintigramm sollten durchgeführt werden.
- Die Metastase(n) muss/müssen vollständig entfernbar sein. Es sollte in der Regel nicht an mehr als 2 Lokalisationen reseziert werden.
- Der Primärtumor muss unter Kontrolle sein. Dieses Kriterium rührt von anderen Tumorentitäten her und ist beim Melanom bis auf seltene Situationen gegeben.
- Der Gesundheitszustand des Patienten muss eine Resektion zulassen.

Die Mortalität bei der Resektion von Lungenmetastasen unterschiedlicher Tumorarten lag in der Studie von Buyse et al. (1997), die insgesamt 5206 Eingriffe umfasste, bei 1%. Bei 67% der Patienten war eine vollständige Metastasektomie durch Keilresektion zu erreichen, und eine Lobektomie wurde bei 21% der Patienten notwendig. Der Anteil der Segmentektomien betrug 9% und der der Pneumonektomien 3%. Von Tafra et al. (1995) wurden für die Resektion von pulmonalen Filiae bei 106 Melanompatienten vergleichbare Zahlen genannt.

Neben der Intention, durch die Resektion pulmonaler Metastasen die Überlebenszeit des Melanoms zu verbessern, hat das operative Vorgehen seinen Platz bei der Palliation symptomatischer Verläufe. Die Indikationenstellung wird individuell erfolgen. Verlegung eines Hauptbronchus oder ein Hämothorax stellen mögliche Indikationen dar.

30.6.2 Chemotherapie

Es gibt bisher keine Hinweise, dass die Wahl eines bestimmten Zytostatikums oder der Einsatz einer bestimmten Zytostatikawirkgruppe Lungenmetastasen beim Melanom anders, in günstiger oder ungünstiger Weise, beeinflusst als Metastasen in anderen Organen. Für Lungenmetastasen gilt somit auch, dass mit der Chemotherapie beim Melanom generell keine signifikante Verlängerung des Überlebens erreicht werden kann.

Wie bei der Chemotherapie anderer viszeraler Melanommetastasen lassen sich jedoch durchaus, je nach Wahl des Protokolls, ob Mono- oder Polychemotherapie, unterschiedliche Remissionsraten erzielen. Bei einer deutlich höheren Toxizität der Polychemotherapie ist eine Verlängerung des Überlebens nicht belegt. Die Wahl einer Polychemotherapie kann bei Lungenmetastasen gerechtfertigt sein, wenn eine starke Beeinträchtigung des Patienten durch Kurzatmigkeit und Brustschmerzen vorliegt.

30.6.3 Immuntherapie oder Chemoimmuntherapie

Auch der systemische Einsatz von Immunmodulatoren wie IL-2 oder Interferon-α, allein oder in Kombination mit Zytostatika, führt generell zu keiner signifikanten Verlängerung des Überlebens.

Allerdings konnte durch Enk et al. (2000) gezeigt werden, dass durch eine lokale Immuntherapie mit IL-2 eine Remission von pulmonalen Metastasen erreicht werden kann. Die Patienten inhalierten beginnend mit 18 Mio. IE in 3-Mio.-IE-Schritten aufsteigend bis auf 36 Mio. IE täglich IL-2. Bei 5 von 27 Patienten trat eine vollständige Remission der Lungenfiliae ein, bei 8 eine partielle Remission, bei 5 stabilisierte sich die Situation, und bei 8 Patienten waren die Lungenfiliae progredient. Die Entwicklung extrapulmonaler Metastasen wurde durch die Inhalationstherapie nicht beeinflusst. Die Behandlung wurde ohne große Nebenwirkungen gut toleriert.

Obschon durch die zeitgleiche Gabe von Chemotherapeutika ein synergistischer Effekt nicht auszuschließen ist und die Wirksamkeit der inhalativen IL-2-Applikation ohne eine Chemotherapeutikagabe evaluiert werden muss, stellt diese Therapieform eine zusätzliche Option bei Lungenmetastasen dar.

30.6.4 Bestrahlung

Die Strahlentherapie kann beim fortgeschrittenen Melanom generell zur Palliation eingesetzt werden. Indikationsstellungen wären die von Schmerzen begleitete Infiltration der Pleura oder die Brustwand infiltrierende Metastasen. Nach der Studie von Seegenschmiedt et al. (1999) kann 3 Monate nach dem Ende der Bestrahlung von Melanommetastasen in 17% der Fälle mit einer kompletten Remission und in 49% mit einer kompletten oder teilweisen Remission gerechnet werden.

> **Fazit**
>
> Eine der wenigen Möglichkeiten, das Leben von Melanompatienten im Stadium IV zu verlängern, liegt im operativen Vorgehen. Bei auschließlichem Befall der Lunge kann unter definierten Bedingungen durch die Metastasektomie eine signifikante, z. T. erhebliche Verlängerung des Überlebens erreicht werden. Bevor beim Nachweis von Lungenmetastasen andere Therapiemodalitäten in Erwägung gezogen werden, ist zunächst die Frage zu beantworten, ob nicht eine Operation indiziert ist.
> Mit Chemotherapien oder Chemoimmuntherapien kann, Einzelfälle ausgenommen, keine Lebensverlängerung erreicht werden. Wie die Bestrahlungstherapie werden die systemischen Behandlungsarten palliativ eingesetzt. Angesichts geringer Aussicht auf Behandlungserfolge ist die Behandlungsstrategie sorgfältig abzuwägen und auf dem Hintergrund auszuwählen, dem Patienten möglichst viel Lebensqualität in der ihm verbleibenden Zeit zu erhalten.

Literatur

Balch CM, Houghton AN, Sober AJ (eds) (2003) Cutaneous melanoma, 4th edn. Quality Medical Publishing, St. Louis, p 545

Balch CM, Soong SJ, Gershenwald JE et al. (2001) Prognostic factors analysis of 17,600 melanoma patients: Validation of the American Joint Committee on cancer melanoma staging system. J Clin Oncol 19: 3622–3634

Balch CM, Soong SJ, Murad TM et al. (1983) A multifactorial analysis of melanoma. IV. Prognostic factors in 200 melanoma patients with distant metastases (stage III). J Clin Oncol 1: 126–134

Barth A, Wanek LA, Morton DL. (1995) Prognostic factors in 1,521 melanoma patients with distant metastases. J Am Coll Surg 181: 193–201

Buyse M, Friedel G, Ginsberg RJ. et al. (1997) Long-term results of lung metastasectomy: Prognostic analyses based on 5206 cases. J Thorac Cardiovasc Surg 113: 37–49

Buzaid AC, Tinoco L, Ross MI et al. (1995) Role of computed tomography in the staging of patients with local- regional metastases of melanoma. J Clin Oncol 13: 2104–2108

Chen JTT, Dahmash NS, Ravin CE et al. (1981) Metastatic melanoma to the thorax. Report of 130 patients. AJR 137: 293–98

DasGupta T, Brasfield R (1964) Metastatic melanoma: A clinico-pathological study. Cancer 17: 1323–39

Enk AH, Nashan D, Rübben A et al. (2000) High dose inhalation Interleukin-2 therapy for lung metastases in patients with malignant melanoma. Cancer 88: 2042–46

Gibbons JA, Devig PM (1978) Massive hemothorax due to metastatic malignant melanoma. Chest 73: 123

Gorenstein LA, Putnam JB, Natarajan G et al. (1991) Improved survival after resection of pulmonary metastases from malignant melanoma. Ann Thorac Surg 52: 204–210

Harpole DH, Johnson CM, Wolfe WG et al. (1992) Analysis of 945 cases of pulmonary metastatic melanoma. J Thorac Cardiovasc Surg 103: 743–750

Joseph WL, Morton DL, Adkins PC (1971) Prognostic significance of tumor doubling time in evaluating operability in pulmonary metastatic disease. J Thorac Cardiovasc Surg 61: 23–32

Karakousis CP, Velez A, Driscoll DL et al. (1994) Metastasectomy in malignant melanoma. Surgery 115: 295–302

Karp NS, Boyd A, DePan HJ et al. (1990) Thoracotomy for metastatic malignant melanoma of the lung. Surgery 107: 256–261

Krug B, Dietlein M, Groth W et al. (2000) Fluor-18-fluorodeoxyglucose positron emission tomography (FDG-PET) in malignant melanoma. Diagnostic comparison with conventional imaging methods. Acta Radiol 41: 446–452

Leo F, Cagini L, Rocmans P et al. (2000) Lung metastases from melanoma: when is surgical treatment warranted? Br J Cancer 83: 569–572

Marincola FM, Mark JBD (1990) Selection factors resulting in improved survival after surgical resection of tumors metastatic to the lungs. Arch Surg 125: 1387–1393

Manola J, Atkins M, Ibrahim J, Kirkwood J (2000) Prognostic factors in metastatic melanoma: a pooled analysis of Eastern Cooperative Oncology Group trials. J Clin Oncol 18: 3782–93

Mathisen DJ, Flye MW, Peabody J (1979) The role of thoracotomy in the management of pulmonary metastases from malignant melanoma. Ann Thorac Surg 27: 295–299

McCormack PM, Martini N (1979) The changing role of surgery for pulmonary metastases. Ann Thorac Surg 28: 139–145

Merlier M, Houssin D, Rojas-Miranda A (1978) Traitement chirurgical des métastases pulmonaires des m'lanomes malins. Chirurgie 104: 965–967

Meyer T, Merkel S, Goehl J et al. (2000) Surgical therapy for distant metastases of malignant melanoma. Cancer 89: 1983–91

Morrow CE, Vassilopoulos PP, Grage TB (1980) Surgical resection for metastatic neoplasms of the lung: Experience at the University of Minnesota Hospitals. Cancer 45: 2981–2985

Morton DL, Joseph WL, Ketcham AS et al. (1973) Surgical resection and adjunctive immunotherapy for selected patients with multiple pulmonary metastases. Ann Surg 178: 360–6

Morton DL, Ollila DW, Hsueh EC et al. (1999) Cytroreductive surgery and adjuvant immunotherapy: A new management paradigm for metastatic melanoma. CA Cancer J Clin 49: 101–16

Nathanson L, Hall TC, Farger S (1967) Biological aspects of human malignant melanoma. Cancer 20: 650–655

Ollila DW, Stern SL, Morton DL (1998) Tumor doubling time: A selection factor for pulmonary resection of metastatic melanoma. J Surg Oncol 69: 206–211

Overett TK, Shiu MH (1985) Surgical treatment of distant metastatic melanoma. Cancer 56: 1222–1230

Pogrebniak, HW, Stovroff M, Roth JA et al. (1988) Resection of pulmonary metastases from malignant melanoma: Results of a 16-year experience. Ann Thorac Surg 46: 20–3

Seegenschmiedt MH, Keilholz L, Altendorf-Hofmann A et al. (1999) Palliative radiotherapy for recurrent and metastatic malignant melanoma: prognostic factors for tumor response and long-term outcome: a 20-year experience. Int J Radiat Oncol Biol Phys 44: 607–18

Tafra L, Dale PS, Wanek LA et al. (1995) Resection and adjuvant immunotherapy for melanoma metastatic to the lung and thorax. J Thorac Carciovasc Surg 110: 119–29

Thayer JO, Overholt RH (1985) Metastatic melanoma to the lung: Long-term results of surgical excision. Am J Surg 149: 558–562

Webb RW (1979) Hilar and mediastinal lymph node metastases in malignant melanoma. AJR 133: 805–810

Wilkins EW, Head JM, Burke JF (1978) Pulmonary resection for metastatic neoplasms in the lung: experience at the Massachusetts General Hospital. Am J Surg 135: 480–483

Wong JH, Euhus DM, Morton DL (1988) Surgical resection for metastatic melanoma to the lung. Arch Surg 123: 1091–1095

Wong JH, Skinner KA, Kim KA et al. (1993) The role of surgery in the treatment of nonregionally recurrent melanoma. Surgery 113: 389–394

Wornom IL, Soong SJ, Urist MM et al. (1986) Surgery as palliative treatment for distant metastases of melanoma. Ann Surg 204: 181–185

Yeung KY, Bonet JD (1977) Spontaneous pneumothorax with metastatic malignant melanoma. Chest 71: 435–6

Therapie bei Lebermetastasen

Thomas K. Eigentler

31.1 Epidemiologie – 344

31.2 Chirurgische Metastasenresektion – 344

31.3 Hepatische intraarterielle Chemotherapie – 344

31.4 Hepatische intraarterielle Chemoembolisation – 344

31.5 Isolierte hepatische Perfusion – 345

31.6 Thermoablationsverfahren – 345

31.7 Systemische Therapien – 346

31.8 Leberkapselschmerzen – 346

31.1 Epidemiologie

Eine Metastasierung der Leber kommt bei Patienten mit viszeralen Metastasen in rund 20% der Fälle vor und stellt eine Palliativsituation dar (Bedikian et al. 1995). In Autopsieserien wurden hepatische Filiae in bis zu 77% der Patienten mit viszeraler Metastasierung nachgewiesen (◘ Abb. 31.1). Speziell das Uveamelanom zeigt eine eindeutige Prädilektion zur Metastasierung in die Leber. Dies hängt mit der Tatsache zusammen, dass das Auge kein Lymphabflusssystem besitzt und damit primär eine hämatogene Metastasierung erfolgt. Das Uveamelanom ist die häufigste primäre intraokuläre Neoplasie beim Erwachsenen und repräsentiert 5–6% der Melanome. 40–60% dieser Patienten entwickeln im Krankheitsverlauf Metastasen in die Leber (Seregard et al. 1995). Nach der Erstdiagnose hepatischer Filiae liegt das mediane Überleben bei 2–7 Monaten, die 1-Jahres-Überlebensrate liegt bei etwa 10% (Gragoudas et al. 1991).

31.2 Chirurgische Metastasenresektion

Beim fernmetastasierten Melanom hat die operative Therapie einen begrenzten Stellenwert. Da das kutane Melanom ein sekundär hämatogen metastasierender Tumor ist, muss bei der Mehrzahl der Patienten davon ausgegangen werden, dass, im Gegensatz zur hepatischen Metastasierung des Kolonkarzinoms, durch eine alleinige Operation keine Heilung erreicht werden kann. Bei metastatischem Befall der Leber sollte dennoch die Indikation zu einer chirurgischen Resektion geprüft werden, wobei diese nur dann gegeben ist, wenn eine komplette Resektion (R0-Situation) angestrebt werden kann. Bei Patienten mit singulärem Organbefall stellt die chirurgische Komplettresektion wahrscheinlich die Methode mit dem größten Einfluss auf die Prognose dar. Leider kommen für eine solche R0-Resektion nur rund 10% der Patienten mit Lebermetastasen in Frage (Untersuchung an Patienten mit Aderhautmelanomen).

Neben der Operationsindikation mit potenziell kurativer Intention gibt es auch eine palliative Operationsindikation. Diese muss im Einzelfall geprüft werden und kann zur Linderung von Beschwerden oder zum Funktionserhalt erwogen werden.

31.3 Hepatische intraarterielle Chemotherapie

Durch die direkte Applikation eines Zytostatikums in eine Metastasen-versorgende Arterie der Leber kann im Vergleich zur systemischen Gabe eine um den Faktor 10–25 höhere Dosierung erreicht werden. Eine gebräuchliche Methode stellt die Einlage eines Katheters mittels Laparoskopie dar, der perkutan an eine Infusionspumpe gekoppelt wird.

Erfahrungen zur hepatischen intraarteriellen Chemotherapie (HIAC) liegen zu Schemata mit Fotemustin und Cisplatin vor (◘ Tab. 31.1). So behandelten Leyvraz et al. (1997) 30 Patienten mit Lebermetastasen eines Aderhautmelanoms mittels HIAC mit Fotemustin und konnten 4 Voll- und 8 partielle Remissionen beobachten (40% objektive Ansprechrate, medianes Überleben: 14 Monate). Ein Cisplatin-basiertes Therapieschema setzten Cantore et al. (1994) ein. Sie erreichten eine Ansprechrate von 38% bei einem medianen Überleben von 15 Monaten. Bei beiden Protokollen war die Myelosuppression die dominierende Toxizität.

> **Cave**
>
> Trotz lokaler Applikation des Zytostatikums ist die Myelosuppression oftmals die limitierende Toxizität.

31.4 Hepatische intraarterielle Chemoembolisation

Die hepatische intraarterielle Chemoembolisation (HACE) verbindet die Möglichkeit einer lokalen hochdosierten Chemotherapie mit einer durch die Embolisation in-

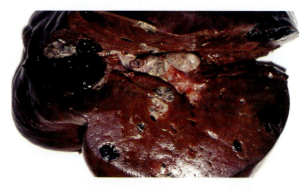

◘ Abb. 31.1. Multiple, teils pigmentierte, teils amelanotische Metastasen der Leber, Sektionsfall (◘ Abb. von Frau Prof. H.V. Gärtner, Institut für Pathologie, Universität Tübingen, mit freundlicher Genehmigung)

Tab. 31.1. Überblick über die lokoregionäre Therapie bei Lebermetastasen

Literatur	Methode	Zytostatika	Auswertbare Patienten	Ansprechrate (%)	Gesamtüberleben (Monate)
Leyvraz et al. (1997)	HAIC	Fotemustin	30	40	14
Egerer et al. (2001)	HAIC	Fotemustin	7	28,6	24
Becker et al. (2002)	HAIC	Fotemustin (+IL-2 +IFN-α s.c.)	23	21,7	12,3
Cantore et al. (1994)	HAIC	Carboplatin	8	38	15
Agarwala et al. (2004)	HAIC	Cisplatin	9	11,1	8,5[a]
Mavligit et al. (1988)	HACE	Carboplatin + Polyvinyl Schwamm	30	46	11
Agarwala et al. (2004)	HACE	Cisplatin + Polyvinyl Schwamm	8	25	8,5[a]
Alexander et al. (2000)	IHP	Melphalan ± TNF α	21	62	11
Alexander et al. (2003)	IHP+Hyperthermie	Melphalan	29	62	12,1

[a] Für die Gesamtpopulation von 17 Patienten.

duzierten Tumorischämie. Zunächst wird durch einen perkutanen Katheter das Chemotherapeutikum injiziert, anschießend kann der efferente Schenkel der Blutzufuhr zum Tumor embolisiert werden.

Die Konzentration des Chemotherapeutikums kann im Gegensatz zur systemischen Anwendung um das 10- bis 25-fache gesteigert sein. Ebenso ist die Verweildauer des Chemotherapeutikums in der Leber durch die eingeschränkte Blutzufuhr zum Tumor deutlich elongiert. Die systemische Toxizität ist ziemlich gering, da rund 85% des Chemotherapeutikums in der Leber verbleiben und vor Ort metabolisiert werden.

31.5 Isolierte hepatische Perfusion

Die isolierte hepatische Perfusion (IHP) ist ein Verfahren, bei dem die hepatische Blutzirkulation durch einen extrakorporalen Kreislauf vom systemischen Blutkreislauf entkoppelt wird. Die meisten Erfahrungen liegen zur IHP mit Melphalan (±TNF α) vor. So konnten Alexander et al. (1998) bei 22 Patienten mit okulärem Melanom ein Gesamtansprechen von 62% bei 2 Komplettremissionen erreichen. Neuerdings kann die Methode der IHP mit einer Hyperthermie kombiniert werden (Tab. 31.1; Alexander et al. 2003).

Die perkutane hepatische Perfusion ist eine vielversprechende Variante der IHP, bei der ein Chemotherapeutikum durch einen perkutan gelegten Katheter in die entsprechende Leberarterie appliziert wird. Die venöse hepatische Blutversorgung wird durch einen in die V. cava inferior gelegten doppelseitigen Ballonkatheter unterbunden und das Blut, durch ein Aktivkohlefiltersystem filtriert, über die V. jungularis dem systemischen Kreislauf wieder zugeführt.

31.6 Thermoablationsverfahren

Bei perkutanen oder interstitiellen Thermoablationsverfahren wird durch die Applikation von Radiofrequenz (RFA)-, Laser (LITT)-, Mikrowellen (MW)- oder fokussierter Ultraschallenergie (FUS) gezielt Tumorgewebe mittels einer Noxe (Wärme) destruiert. Dabei wird die Sonde unter Zuhilfenahme bildgebender Verfahren (CT, Sonographie) im Zentrum der Metastasen platziert. Die Positionierung kann entweder perkutan, laparaskopisch oder intraoperativ erfolgen.

Bei der Radiofrequenzablation (Abb. 31.2) – weltweit die derzeit am weitesten verbreitete Methode – wird mittels eines Radiofrequenzgenerators ein hochfrequenter Wechselstrom induziert, der im Tumorgewebe eine

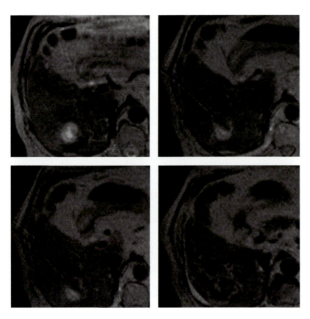

Abb. 31.2. MRT-gesteuerte, perkutane Radiofrequenzablation einer Melanommetastase

Temperatur von bis zu 120°C erzeugt. Die Temperaturerhöhung führt zu einer Koagulationsnekrose und zur Destruktion der Metastase.

❗ Geeignet ist das Verfahren der Radiofrequenzablation für solitäre oder wenige Metastasen mit einem Durchmesser von <3,5 cm (multifokal) bzw. <5 cm (unifokal).

31.7 Systemische Therapien

Die systemische Therapie bei Lebermetastasen stellt sich ähnlich dar wie bei einer Metastasierung in andere viszerale Organe. Bei Lebermetastasen zeigt eine systemische Zytostatiktherapie lediglich in 5% der Fälle einen Therapieerfolg im Sinne einer Remission. Anhand von Chemosensitivitätstestungen wurde neuerdings eine relativ hohe Sensitivität der Uveamelanome auf eine Polychemotherapie mit Treosulfan und Gemcitabin ermittelt (Pföhler et al. 2003). Eine Bestätigung der Ergebnisse an größeren Kollektiven steht allerdings noch aus.

Eine experimentelle, subkutan applizierte Therapie mit Histamindehydrochlorid (Ceplene) und Interleukin-2 bei Patienten mit Lebermetastasen zeigte nach inital ermutigenden Ergebnissen weder ein signifikant besseres Ansprechen noch ein verlängertes Gesamtüberleben gegenüber einer Monotherapie mit Interleukin-2 (Agarwala et al. 2002).

31.8 Leberkapselschmerzen

Bei Auftritt von Leberkapselschmerzen hat sich die Anwendung von potenten Kortikoiden als äußerst wirksam erwiesen. Sie reduzieren das perifokale Ödem der Lebermetastasen. Bevorzugt werden Kortikoide mit geringer mineralokortikoider Wirkung eingesetzt.

❗ Je nach Indikation kann die Tagesdosis 8–32 mg (initial) und 1,5–3 mg (Erhaltungsdosis) Dexamethason schwanken. Bei entsprechenden Dosen ist mit einer Cushing-Symptomatik zu rechnen. Prophylaktisch sollte eine Kalzium- und Vitamin-D-Substitution erfolgen.

Eine Radiatio kann bei ausgeprägter diffuser, inoperabler Metastasierung der Leber mit Kapselspannungsschmerz als palliative Therapie in Erwägung gezogen werden.

> **Fazit**
> Die hepatische Metastasierung beim Melanom bleibt eine Palliativsituation.
> Im Gegensatz zu Erfahrungen bei Lebermetastasen des Kolonkarzinoms ist die chirurgische Metastasenresektion oftmals nicht das Mittel der Wahl, da die Filialisierung häufig diffus und multifokal auftritt. Die systemische Chemo- und/oder Immuntherapie hat einen limitierten Effekt. Interventionsmöglichkeiten wie die hepatische intraarterielle Chemotherapie oder Chemoembolisationsstrategien zeigen teils vielversprechende Ansprechraten, wobei das Gesamtüberleben nicht verlängert wird. Eine relativ hohe therapiebedingte Mortalitätsrate ist zu beachten. Lokoregionäre Therapien wie die Radiofrequenzablation stellen gut verträgliche, wenig eingreifende Verfahren einer Metastasenbehandlung dar, allerdings wirken auch sie nicht lebensverlängernd.

Literatur

Agarwala SS, Glaspy J, O'Day SJ, Mitchell M, Gutheil J, Whitman E, Gonzalez R, Hersh E, Feun L, Belt R, Meyskens F, Hellstrand K, Wood D, Kirkwood JM, Gehlsen KR, Naredi P (2002) Results from a randomized phase III study comparing combined treatment with histamine dihydrochloride plus interleukin-2 versus interleukin-2 alone in patients with metastatic melanoma. J Clin Oncol 20: 125–133

Literatur

Agarwala S S, Panikkar R, Kirkwood J M (2004) Phase I/II randomized trial of intrahepatic arterial infusion chemotherapy with cisplatin and chemoembolization with cisplatin and polyvinyl sponge in patients with ocular melanoma metastatic to the liver. Melanoma Res 14: 217–222

Alexander H R, Jr, Bartlett D L, Libutti S K (1998) Isolated hepatic perfusion: a potentially effective treatment for patients with metastatic or primary cancers confined to the liver. Cancer J Sci Am 4: 2–11

Alexander H R, Libutti S K, Bartlett D L, Puhlmann M, Fraker D L, Bachenheimer L C (2000) A phase I–II study of isolated hepatic perfusion using melphalan with or without tumor necrosis factor for patients with ocular melanoma metastatic to liver. Clin Cancer Res 6: 3062–3070

Alexander H R, Jr, Libutti S K, Pingpank J F, Steinberg S M, Bartlett D L, Helsabeck C, Beresneva T (2003) Hyperthermic isolated hepatic perfusion using melphalan for patients with ocular melanoma metastatic to liver. Clin Cancer Res 9: 6343–6349

Becker J C, Terheyden P, Kampgen E, Wagner S, Neumann C, Schadendorf D, Steinmann A, Wittenberg G, Lieb W, Brocker E B (2002) Treatment of disseminated ocular melanoma with sequential fotemustine interferon alpha, interleukin 2. Br J Cancer 87: 840–845

Bedikian A Y, Legha S S, Mavligit G, Carrasco C H, Khorana S, Plager C, Papadopoulos N, Benjamin R S (1995) Treatment of uveal melanoma metastatic to the liver: a review of the MD Anderson Cancer Center experience and prognostic factors. Cancer 76: 1665–1670

Cantore M, Fiorentini G, Aitini E, Davitti B, Cavazzini G, Rabbi C, Lusenti A, Bertani M, Morandi C, Benedini V (1994) Intra-arterial hepatic carboplatin-based chemotherapy for ocular melanoma metastatic to the liver. Report of a phase II study. Tumori 80: 37–39

Egerer G, Lehnert T, Max R, Naeher H, Keilholz U, Ho A D (2001) Pilot study of hepatic intraarterial fotemustine chemotherapy for liver metastases from uveal melanoma: a single-center experience with seven patients. Int J Clin Oncol 6: 25–28

Gragoudas E S, Egan K M, Seddon J M, Glynn R J, Walsh S M, Finn S M, Munzenrider J E, Spar M D (1991) Survival of patients with metastases from uveal melanoma. Ophthalmology 98: 383–389

Leyvraz S, Spataro V, Bauer J, Pampallona S, Salmon R, Dorval T, Meuli R, Gillet M, Lejeune F, Zografos L (1997) Treatment of ocular melanoma metastatic to the liver by hepatic arterial chemotherapy. J Clin Oncol 15: 2589–2595

Mavligit G M, Charnsangavej C, Carrasco C H, Patt Y Z, Benjamin R S, Wallace S (1988) Regression of ocular melanoma metastatic to the liver after hepatic arterial chemoembolization with cisplatin and polyvinyl sponge. JAMA 260: 974–976

Pföhler C, Cree I A, Ugurel S, Kuwert C, Haass N, Neuber K, Hengge U, Corrie P G, Zutt M, Tilgen W, Reinhold U (2003) Treosulfan and gemcitabine in metastatic uveal melanoma patients: results of a multicenter feasibility study. Anticancer Drugs 14: 337–340

Seregard S, Kock E (1995) Prognostic indicators following enucleation for posterior uveal melanoma A multivariate analysis of long-term survival with minimized loss to follow-up. Acta Ophthalmol Scand 73: 340–344

Therapie bei Hirnmetastasen

Peter Mohr

32.1 Einleitung – 350

32.2 Epidemiologie und Prognosefaktoren – 350

32.3 Diagnostik – 351

32.4 Klinische Symptomatik und allgemeine medikamentöse Therapiemaßnahmen – 351
32.4.1 Chemotherapie – 352
32.4.2 Chemotherapie kombiniert mit Ganzhirnbestrahlung (WBRT) – 354
32.4.3 Ganzhirnbestrahlung (WBRT) – 355
32.4.4 Stereotaktische Einzeitkonvergenzbestrahlung/Radiochirurgie – 356
32.4.5 Neurochirurgische Therapie – 357

32.1 Einleitung

Das Melanom hat in seinen fortgeschrittenen Stadien der Metastasierung eine schlechte Prognose mit einer medianen Überlebenszeit zwischen 6 und 9 Monaten. Nach dem Bronchialkarzinom und dem Mammakarzinom ist das Melanom die dritthäufigste Ursache für Hirnmetastasen (Douglas u. Margolin 2002). 20% der Patienten mit einem Melanom im Stadium IV (American Joint Committee on Cancer, AJCC) weisen initial Hirnmetastasen auf (Cattel et al. 2002).

In klinischen Studien konnte im weiteren Verlauf eine Hirnmetastasierungsrate von bis zu 40% beobachtet werden, die in pathologischen Untersuchungen von gestorbenen Patienten noch weiter übertroffen wird (Sampson et al. 1998; Amer et al. 1979; Budman et al. 1978; Johnson u. Young 1996; Saha et al. 1994).

Hirnmetastasen sind beim Melanom eine der Hauptursachen für Morbidität und Mortalität. In bis zu 95% sterben die Patienten an diesen ZNS-Metastasen (Sampson et al. 1998; Budman et al. 1978). In einigen Untersuchungen konnten jedoch bestimmte Prognosefaktoren, wie z. B. Anzahl der Hirnmetastasen, Kontrolle des Primärtumors, Alter (unter 60–65 Jahre), gleichzeitiges Auftreten von weiteren systemischen Metastasen und das Allgemeinbefinden, identifiziert werden (Sampson et al. 1998; Saha et al. 1994; Lagerwaard et al. 1999; Gaspar et al. 1997).

Besonders in den USA werden Patienten im Stadium IV oft mit sehr aggressiven Therapieschemata, wie Hochdosisbolus-Interleukin-2 oder kombinierten Chemo- und Immuntherapien (Biochemotherapie) therapiert. Es ist ein ernüchternder Faktor, dass Patienten, die unter diesen Therapien Langzeitremission erfahren, zu 50% und mehr Hirnmetastasen als die einzige Lokalisation eines Rezidivs haben (Tarhini u. Agarwala 2004). Die meisten in der Therapie des metastasierten Melanoms gängigen chemotherapeutischen Substanzen sind also nicht in der Lage, die Blut-Hirn-Schranke zu überwinden, und die Blut-Hirn-Schranken-gängigen Medikamente wie Temozolomid und Fotemustin weisen nur eine Liquorgängigkeit von 30–35% auf.

Das Management von Hirnmetastasen des Melanoms kann grob unterteilt werden in Therapien, die sich gegen Symptome wenden, und Therapien, die einen Versuch darstellen, das Überleben zu verlängern. Letzteres ist eine Herausforderung, die häufig eine interdisziplinäre Zusammenarbeit von Dermatologen oder Onkologen, Neurochirurgen sowie Strahlentherapeuten und Radiologen erfordert. Die therapeutischen Möglichkeiten in dieser Situation beinhalten Therapieverfahren wie Neurochirurgie, Radiochirurgie, Ganzhirnbestrahlung und die systemische Chemotherapie.

32.2 Epidemiologie und Prognosefaktoren

Mit der Entwicklung von neuen Therapieverfahren für die Behandlung von Hirnmetastasen wird die Frage nach prognostischen Faktoren und Faktoren zur Indikationsstellung dieser Therapien zunehmend wichtiger. So haben sich in den letzten Jahren eine Reihe von Arbeitsgruppen mit dieser Thematik beschäftigt.

In einer Serie von 702 Patienten konnten eine Reihe von Faktoren für eine gehäufte Assoziation mit Hirnmetastasen gefunden werden (Sampson et al. 1998). Die mediane Überlebenszeit dieser Patienten betrug 113 Tage, aber einige dieser Patienten überlebten länger als 3 Jahre, sodass sich ebenfalls die Frage nach Prognosefaktoren bei Vorliegen von Hirnmetastasen des Melanoms stellt.

> **Faktoren des primären Melanoms mit einer erhöhten Assoziation von Hirnmetastasen**
> - Männliches Geschlecht
> - Schleimhautmelanome
> - Melanome mit der Lokalisation Oberkörper, Hals und Kopf
> - Dicke und ulzerierte Melanome
> - Akrale lentiginöse oder akrale noduläre Melanome

Für Patienten mit Hirnmetastasen unterschiedlicher Tumoren hat sich eine Klassifikation der Radiation Therapy Oncology Group (RTOG) bewährt. Diese »Recursive Partitioning Analysis« (RPA) klassifiziert die Patienten in 3 Prognosegruppen ein. (Gaspar et al. 1997; Nieder et al. 1998, 2003; Gaspar et al. 2000):

- **Klasse 1**
Patienten mit einem Kanowsky-Index über 70%, Alter <65 Jahre mit kontrolliertem Primärtumor ohne extrakranielle Metastasen,
- **Klasse 2**
Alle übrigen Patienten mit einem Kanowsky-Index über 70%.
- **Klasse 3**
Patienten mit einem Kanowsky-Index unter 70%,

Diese Klassifikation wurde bei der Erarbeitung von Prognosefaktoren bezüglich der Hirnmetastasen beim Melanom bis jetzt nicht berücksichtigt.

Bei einer Untersuchung von 125 Patienten konnte gezeigt werden, dass 73% der Patienten multiple Melanommetastasen im Hirn aufwiesen (Madajewicz et al. 1984). Multivariate Analysen dokumentieren Überlebensvorteile sowohl für den Ausbreitungsgrad der Hirnmetastasen als auch für einzelne Therapieformen (Mayer et al. 2004; Panagiotou et al. 2005).

32.3 Diagnostik

Beim Vorliegen eines primären Melanoms und Fehlen eines anderen Primärtumors ist die Diagnose bei Auftreten von Hirnmetastasen i. Allg. klar. Treten klinisch-neurologische Symptome im Rahmen des bekannten Grundleidens auf, muss eine weiterführende, bildgebende Diagnostik zur Abklärung intrakranieller Metastasen vorgenommen werden. In sehr seltenen Fällen kommt es zum Auftreten von symptomatischen, intrakraniellen Metastasen, ohne dass ein Primärtumor bzw. ein Melanom bekannt ist.

Die Methode der Wahl stellt die Magnetresonanztomographie (MRT) dar. Mit Sequenzen hoher Detail- und Kontrastauflösung ohne und mit intravenösem Kontrastmittel können Metastasen im gesamten ZNS mit der derzeit größten diagnostischen Sicherheit nachgewiesen oder ausgeschlossen werden. Wenn ein MRT nicht zur Verfügung steht oder bei Patienten, die nicht mit der MRT untersucht werden können, kann ein Computertomogramm (CT) wertvolle Informationen liefern, jedoch können insbesondere kleinere Metastasen dem Nachweis entgehen, sodass bei der Fragestellung zu neurochirurgischen oder neuroradiologischen Interventionen generell ein MRT vorliegen sollte. Einblutungen und Tumorverkalkungen sind jedoch mittels einer CT im Gegensatz zum MRT besser nachweisbar.

Das MRT- oder CT-Bild selbst kann stark variieren. Meist ist ein perifokales Ödem relativ ausgedehnt, es kann jedoch auch völlig fehlen.

Die Differenzialdiagnose ergibt sich aus der bildgebenden Darstellung und den allgemeinen klinischen Parametern. Bei solitären Hirnmetastasen ohne das Vorliegen weiterer Körperherde sind primäre Hirntumore auszuschließen. Ist kein Primärtumor bekannt oder besteht eine solitäre Hirnmetastase, kann eine direkte Exstirpation des Tumors oder die histologische, stereotaktische oder navigationsgestützte Diagnostik indiziert sein.

Die Inspektion der Haut sowie die zusätzlichen bildgebenden Verfahren, wie CT-Thorax, CT-Abdomen, Lymphknotensonographie und ggf. Knochenszintigraphie und bei Bedarf weitere endoskopische Spezialuntersuchungen sollten das klinisch-diagnostische Bild abrunden. Bei dem Verdacht des Vorliegens einer Meningiosis carcinomatosa kann eine diagnostische Lumbalpunktion für die Zytologie nötig sein. Bei Liquorzirkulationsstörungen ist diese diagnostische Maßnahme jedoch evtl. kontraindiziert.

32.4 Klinische Symptomatik und allgemeine medikamentöse Therapiemaßnahmen

Zum Zeitpunkt der Erstdiagnose einer Hirnmetastase liegen bei 50–75% der Patienten bereits multiple Hirnmetastasen vor (Madajewicz et al. 1984). Zu den Initialsymptomen können Hirndruckzeichen (Kopfschmerzen, Übelkeit, Erbrechen), neurologische Herdsymptome oder Anfälle gehören. Als neurologische Herdsymptome zeigen sich Hemiparesen, Aphasie, Ataxie oder Hirnstammsyndrome. Epileptische Anfälle können fokal oder generalisiert in Erscheinung treten (Schakert et al. 2006). Seltener findet sich beim Melanom ein hirnorganisches Psychosyndrom. Eine Hirndrucksymptomatik entwickelt sich häufig als Initialsymptom bei Absiedlung in funktionell stummen Hirnarealen. In dieser Lokalisation können die Tumoren eine beträchtliche Größe erreichen.

Bei Metastasenlokalisation im Kleinhirn sowie in der Nachbarschaft ableitender Hirnliquorwege ist ein Hydrocephalus occlusus zu fürchten. Bei ca. 10–20% der Patienten mit Hirnmetastasen kommt es zu epileptischen Anfällen. Sie sind in der Regel fokal, können aber später generalisiert vorkommen.

Bei raumfordernden Prozessen mit Ödemen ist eine antiödematöse Therapie indiziert. Kortikosteroide helfen, Kopfschmerzen, den veränderten mentalen Status und z. T. fokal neurologische Defizite durch die Bekämpfung des Hirnödems zu vermindern (Caimcross u. Posner 1983). Am wirksamsten ist Dexametason mit einer Dosierung bis zu 24 mg/Tag. Bei akuter Hirndrucksymptomatik kann initial ein Bolus von 20 mg verabreicht werden. Die Dosis sollte jedoch wegen der bereits nach wenigen

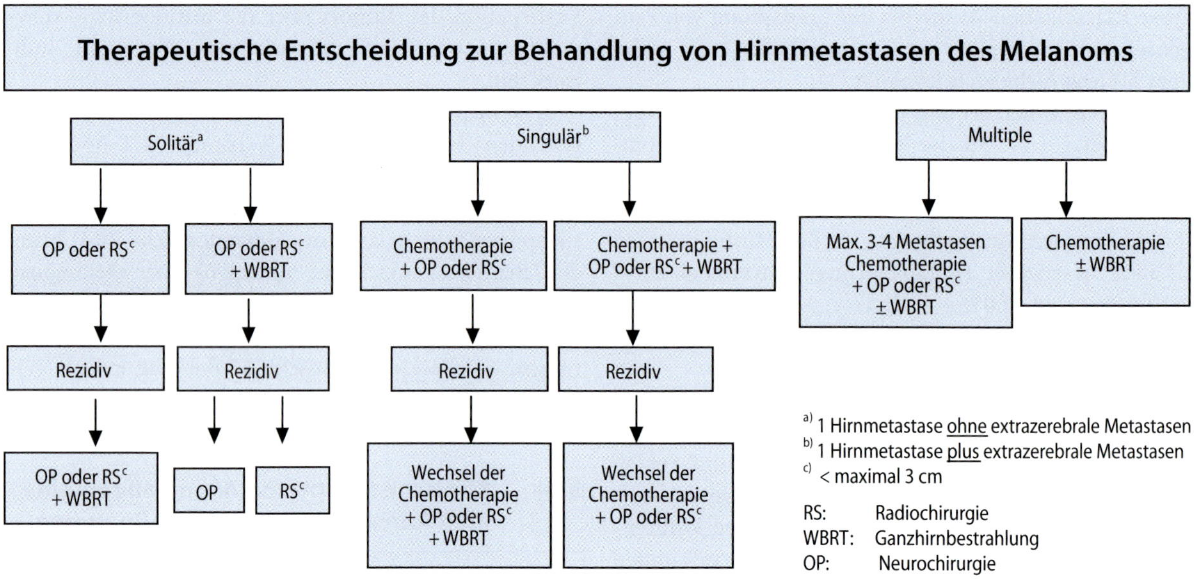

Therapeutische Entscheidung zur Behandlung von Hirnmetastasen des Melanoms

Solitär[a]
- OP oder RS[c] → Rezidiv → OP oder RS[c] + WBRT
- OP oder RS[c] + WBRT → Rezidiv → OP / RS[c]

Singulär[b]
- Chemotherapie + OP oder RS[c] → Rezidiv → Wechsel der Chemotherapie + OP oder RS[c] + WBRT
- Chemotherapie + OP oder RS[c] + WBRT → Rezidiv → Wechsel der Chemotherapie + OP oder RS[c]

Multiple
- Max. 3–4 Metastasen Chemotherapie + OP oder RS[c] ± WBRT
- Chemotherapie ± WBRT

[a] 1 Hirnmetastase <u>ohne</u> extrazerebrale Metastasen
[b] 1 Hirnmetastase <u>plus</u> extrazerebrale Metastasen
[c] < maximal 3 cm

RS: Radiochirurgie
WBRT: Ganzhirnbestrahlung
OP: Neurochirurgie

Abb. 32.1. Algorithmus bei der therapeutischen Entscheidung zur Behandlung von Hirnmetastasen des Melanoms. (Mod. nach Schakert et al. 2006)

Wochen einsetzenden Cushing-Nebenwirkungen möglichst bald reduziert werden. Ferner ist die Begünstigung von Magenulzera und Thrombosen zu berücksichtigen und ggf. medikamentös vorzubeugen.

Sind Steroide kontraindiziert, können zur Ödemtherapie zunächst osmotisch wirksame Substanzen (z. B. Manit, Sorbit, Glycerol) verabreicht werden. Sie sind jedoch weniger wirksam als Dexametason. Bei nicht beherrschbarer Hirndrucksymptomatik kann Dexametason mit osmotisch wirksamen Substanzen kombiniert werden.

Beim Auftreten von fokalen oder generalisierten symptomatischen epileptischen Anfällen ist eine längerfristige antikonvulsive Behandlung indiziert, da symptomatische Krampfanfälle ein hohes Wiederholungsrisiko haben. Diese Medikamente werden häufiger prophylaktisch gegeben, aber Untersuchungen haben gezeigt, dass sie nur bei Symptomen indiziert sind (Cohen et al. 1988; Glantz et al. 1996).

Für die langfristige Einstellung kommen in erster Linie Valproinsäure, Carbamazepin oder Phenetoin in Frage. Valproinsäure und Phenetoin sind auch intravenös applizierbar. Phenetoin kann wegen der pharmakologischen Interaktion bei paralleler Chemotherapie ungünstig sein. Bei akuten Anfällen kann zunächst die Verwendung von Benzodiazepinen (z. B. Clonazepam) wichtig sein, da ein antikonvulsiver Spiegel der vorher genannten Substanzen erst später erreicht wird (Schakert et al. 2006).

Einen Algorithmus bei der therapeutischen Entscheidung zur Behandlung von Hirnmetastasen zeigt Abb. 32.1.

32.4.1 Chemotherapie

Ein wichtiges Prinzip besteht darin, dass für die chemotherapeutische Behandlung von Hirnmetastasen das gleiche Regime zum Einsatz kommen sollte wie für die Behandlung von extrazerebralen Metastasen. Dabei ist die Bedeutung der Blut-Hirn-Schranke umstritten. Einerseits haben Untersuchungen gezeigt, dass polychemotherapeutische Schemata (Richard et al. 1998) ineffektiv bei Hirnmetastasen sind, andererseits zeigen experimentelle Untersuchungen, dass Zytostatika bei systemischer Anwendung höhere Konzentrationen in Hirnmetastasen als im Liquorraum erreichen (Lesser 1996). Bei großen Metastasen im Hirn kann häufiger beobachtet werden, dass diese in gleicher Weise Kontrastmittel aufnehmen wie Organmetastasen.

Chemotherapeutische Strategien zur Behandlung des metastasierten Melanoms sind primär auf der Basis von Darcabazin (DTIC), einer alkylierenden Substanz mit einer Ansprechrate zwischen 12% und 20%, entwickelt worden. DTIC wird in der Leber in den aktiven Metaboliten Monomethyltriazenoimidazol-Carboxamid umgewandelt. Dieser Metabolit penetriert die Blut-Hirn-Schranke nur ungenügend, sodass die Substanz im Hirn nicht wirksam ist. Die meisten anderen Substanzen, für die eine Aktivität bei systemischer Metastasierung nachgewiesen wurde, sind ebenfalls im ZNS ineffektiv.

Die erste Substanz mit nennenswerter Aktivität im zentralen Nervensystem war Fotemustin. Fotemustin ist ein Phosphoalanin-modifiziertes Nitrose-Harnstoff-Derivat. Initial gab es eine Reihe von Phase-II-Studien mit viel versprechender Aktivität bei Patienten mit Hirnmetastasen. Eine randomisierte französisch-deutsche Studie bei 76 Patienten zeigte jedoch nur Ansprechraten zwischen 7 und 10% (Mornex et al. 2003).

> **Multivareate Prognosefaktoren bei Patienten mit Hirnmetastasen des Melanoms**
> - Anzahl der Hirnmetastasen
> - Neurochirurgie
> - Radiotherapie
> - Zusätzliche Organmetastasen
> - Chemotherapie
> - Ganzhirnbestrahlung
> - Breslow-Index >10 mm
> - Männliches Geschlecht

Eine randomisierte Studie mit Fotemustin im Vergleich zu Darcabazin dokumentierte einen signifikanten Unterschied der Remissionsraten. Interessant war der Unterschied bei Patienten ohne Hirnmetastasen bis zum Auftreten von Hirnmetastasen: DTIC 7,2 Monate, Fotemustin 22,7 Monate (p=0,059). Hiernach besteht die Möglichkeit, dass Fotemustin das Auftreten von Hirnmetastasen verzögert. Die Remissionsrate der Hirnmetastasen war bei dieser Untersuchung deutlich geringer als in den initialen Phase-II-Studien.

In einer retrospektiven Analyse von 293 mit Fotemustin therapierten Patienten wurden insgesamt 134 Patienten mit Hirnmetastasen behandelt. 58 der Patienten erhielten Fotemustin als zweite oder dritte Chemotherapie. Die Gesamtansprechrate lag bei 10,4% (Mohr et al; noch unveröffentlichte Daten; Tab. 32.1).

Des Weiteren gibt es eine Reihe von Phase-II-Studien in der Kombination Fotemustin plus Darcabazin. Die größte Studie (n=34) zeigte eine Ansprechrate von 12%, sodass diese Kombination bei Hirnmetastasen keinen Vorteil gegenüber der Monotherapie zeigt, aber mit zusätzlicher Toxizität verbunden ist (Chang et al. 1994).

Bis heute hat sich die Therapie mit Fotemustin bei Hirnmetastasen des Melanoms weltweit nicht durchgesetzt, da einerseits die Substanz nur in einigen Ländern Europas und auch nicht in den USA zugelassen ist und andererseits unter Fotemustin z. T. gehäuft hämatologische Grad-III- und -IV-Toxizitäten auftreten (Bröcker et al. 1996; Ulrich et al. 1999).

Eine weitere Blut-Hirn-Schranken-gängige Substanz, die bei der Behandlung von Hirnmetastasen des Melanoms Anwendung findet, ist das DTIC-Derivat Temozolomid (TMZ). TMZ ist ein Imidazotetrazin-Derivat,

Tab. 32.1. Ergebnisse von Studien mit Fotemustin-Monochemotherapie bei matastasiertem Melanom

Literatur		Jaquillat et al. (1990b)	Calabresi et al. (1991)	Mohr (noch unveröffentlicht)	Jaquillat et al. (1990a)
Patientenzahl		153	30	40	39
Ansprechrate (%)		24,2	20	27,5	28,2
CR+PR		3/34	2/4	3/8	2/9
Lokalisation der Remission:	Hirn (%)	25,0	14,3	11,1	28,2
	Viszeral (%)	19,3	13,3	19,3	0
	Nicht viszeral (%)	31,8	37,5	26,0	0
Mediane Ansprechdauer (Wochen)		24 (16–35)	22 (7–80)	20 (12–34+)	21 (7–142)

das in den gleichen aktiven Metaboliten wie Darcabazin umgewandelt wird. TMZ hat den Vorteil einer exzellenten oralen Bioverfügbarkeit, hoher Lipophilität und damit einer ZNS-Penetration (Agarwala u. Kirkwood 2000). In einer großen Studie mit 305 Patienten zeigte TMZ eine äquivalent hohe Aktivität beim Melanom im Stadium IV wie DTIC (Middleton et al. 2000). Patienten mit Hirnmetastasen waren hier jedoch ausgeschlossen.

Die Aktivität und verschiedene Therapieschemata von TMZ sind derzeit Gegenstand klinischer Forschung beim Melanom. Die größte bisher publizierte internationale Multicenterstudie mit TMZ als First-line-Therapie bei Hirnmetastasen zeigte eine Ansprechrate von 7% bei chemonaiven Patienten und eine Stabilisierung bei 29% der Patienten (150–200 mg/m^2 KOF pro Tag über 5 Tage, Wiederholung alle 28 Tage; Margolin et al. 2002).

In der letzten Zeit sind auch andere Therapieschemata mit TMZ getestet worden. Hierzu gehört eine Phase-I-Studie mit TMZ (75 mg/m^2 KOF pro Tag über 6–7 Wochen, gefolgt von 2- bis 4-wöchigen Therapiepausen), die die Möglichkeit eröffnet, die Therapie mit einer Ganzhirnbestrahlung zu kombinieren. Ein anderes Therapieschema wurde in der Arbeitsgemeinschaft Dermatologische Onkologie (ADO) getestet: 125–150 mg/m^2 KOF pro Tag, Tag 1–7 und Tag 15–21, wiederholt alle 28 Tage. Die Ansprechrate war jedoch bei 45 Patienten mit insgesamt 3 Remissionen nicht höher als in Studien mit konventioneller Dosierung (Schadendorf et al. im Druck).

Zur Frage der Prävention von Hirnmetastasen durch TMZ sind 2 Publikationen mit differierenden Ergebnissen erschienen. In einer Publikation zeigt sich ein deutlicher Trend in der Vermeidung von Hirnmetastasen durch TMZ. In der anderen Studie mit ebenfalls etwa 50 Patienten entwickelten sich in der DTIC-Gruppe und Temozolomid-Gruppe bei gleich vielen Patienten Hirnmetastasen (Paul et al. 2002; Concill et al. 2004).

TMZ ist in anderen Studien z. T. mit vielversprechenden Ergebnissen kombiniert angewendet worden. Die Patientenzahlen sind jedoch für eine klare Beurteilung deutlich zu klein. Die Kombination mit Docetaxel CDDP (Gogas) sowie eine andere Kombination mit Thalidomid, das ebenfalls die Blut-Hirn-Schranke überwindet, sind in Phase-II-Studien beim Melanom mit Ansprechraten bis zu 32% untersucht worden (Hwu et al. 2003). Auch eine Kombination von TMZ und Cisplatin, die zu einer Remissionsrate von 48% führte, könnte bei Patienten mit Hirnmetastasen eine vielversprechende Alternative darstellen (Daponte et al. 2005).

32.4.2 Chemotherapie kombiniert mit Ganzhirnbestrahlung (WBRT)

Die Rationale für den Einsatz einer Radiochemotherapie beim Melanom beruht auf 5 beobachteten Phänomenen, die auch bei anderen Tumoren eine entscheidende Rolle für den Einsatz der Kombinationstherapie spielen:
- additive antitumorale Wirkung,
- differente Angriffspunkte der Therapien,
- Radiosensibilisierung,
- Spreizung der Toxizität,
- Intensivierung der Therapie durch eine verkürzte Gesamtbehandlungszeit im Vergleich zur sequenziellen Radiochemotherapie.

In erster Linie sind in Studien die Chemotherapeutika Fotemustin und Temozolomid (TMZ) mit einer Ganzhirnbestrahlung kombiniert worden (Dunst et al. 1997).

Bezüglich der Frage der Effektivität einer Chemotherapie mit TMZ und einer gleichzeitigen Ganzhirnbestrahlung gibt es bis dato zwei publizierte Phase-II-Studien und eine retrospektive Analyse (Margolin et al. 2002; Conill et al. 2004; Hofmann et al. 2006). In den beiden Phase-II-Studien, die jeweils 31 bzw. 35 Patienten beinhalteten, wurden verschiedene Therapieschemata benutzt. Zum einen TMZ mit 75 mg/m^2 KOF täglich für 6 Wochen, wiederholt alle 10 Wochen (Margolin et al. 2002). In der anderen Studie 200 mg/m^2 KOF TMZ über 5 Tage, wiederholt alle 28 Tage. In beiden Phase-II-Studien wurden jeweils eine komplette Remission und zwei partielle Remissionen dokumentiert. Das mediane Überleben betrug 6 bzw. 8 Monate.

In der retrospektiven Studie (Conill et al. 2004) wurden 10 Patienten nur mittels Ganzhirnbestrahlung behandelt und 16 Patienten in einer Kombinationstherapie mit TMZ. Das mediane Überleben in der ersten Gruppe betrug lediglich 1 Monat, in der Kombinationsgruppe 6 Monate.

In den Kombinationsstudien (Ganzhirnbestrahlung mit TMZ) werden somit Ansprechraten von ca. 10% mit einer relativ langen medianen Überlebenszeit zwischen 6 und 8 Monaten verzeichnet.

Für die Beurteilung der Effektivität von Fotemustin in Kombination mit einer Ganzhirnbestrahlung gibt es zwei kleinere Phase-II-Studien und eine größere, multinationale, randomisierte Phase-III-Studie (Bröcker et al. 1996; Ulrich et al. 1999; Mornex et al. 2003). Während in diesen drei Studien die Dosis der Fotemustin-Chemotherapie 100 mg/m^2 KOF an Tag 1, 8, 15 gefolgt von einer 4-wöchigen Pause identisch war, differierten die Dosierungen der

Ganzhirnbestrahlung zwischen 37,5 Gy bei der Phase-III-Studie und 40–60 Gy bei den Phase-II-Studien.

Die Phase-II-Studien zeigten ein medianes Überleben von 4 bzw. 5 Monaten. In einer Studie konnten 4 komplette und 2 partielle Remissionen erzielt werden (Ulrich et al. 1999), während in der zweiten Studie 4 partielle Remissionen auftraten (Bröcker et al. 1996).

Von 105 Patienten in der französisch-deutschen Phase-III-Studie konnten im Arm A (Fotemustin) 39 Patienten und im Arm B (Fotemustin plus Ganzhirnbestrahlung) 37 Patienten evaluiert werden. Die Ansprechraten waren mit 7,4% bzw. 10% deutlich schlechter, sodass kein signifikanter Unterschied zwischen den beiden Behandlungsgruppen detektiert werden konnte. Die zusätzliche Ganzhirnbestrahlung erbrachte lediglich ein verlängertes Zeitintervall bis zur Progression der Hirnmetastasierung (p=0,028). Das Gesamtüberleben war mit 86 Tagen (Arm A) und 105 Tagen (Arm B) nicht signifikant unterschiedlich.

> **Fazit**
> Zusammenfassend scheint die Kombination einer Ganzhirnbestrahlung mit den Chemotherapeutika Fotemustin oder Temozolomid keine wesentlichen Vorteile gegenüber der Monochemotherapie bei Hirnmetastasen des Melanoms zu besitzen. Die Ansprechraten der Monotherapien differieren (5–10%) nur unwesentlich von denen der Kombinationstherapien (ca. 10%).

32.4.3 Ganzhirnbestrahlung (WBRT)

Ganzhirnbestrahlungen werden bei Patienten mit Hirnmetastasen des Melanoms weltweit nach wie vor eingesetzt. In der Tat ist die Ganzhirnbestrahlung jahrzehntelang als Standardtherapie für diese Patienten verstanden worden. Man muss jedoch heute in Betracht ziehen, dass die meisten Daten über die Effektivität der Ganzhirnbestrahlung bei Melanompatienten in retrospektiven, nicht randomisierten Studien erhoben wurden (Tab. 32.2).

Radiobiologische Studien von Melanomzellen in vitro zeigen, dass Melanomzellen besser in der Lage sind, Strahlenschäden zu reparieren, als andere Zelllinien (Little et al. 1973; Elkind et al. 1965). Diese Daten legen ebenfalls nahe, dass höhere Dosierungen pro Fraktion gebraucht werden, um effektiv Melanomzellen zu töten (Doss u. Memula 1982; Overgaard 1986; Strauss et al. 1981; Adam et al. 1982; Overgaard 1980; Geara u. Ang 1996). In zwei randomisierten In-vitro-Untersuchungen kamen höhere Dosierungen als die Standarddosis pro Fraktion zum Einsatz. Die erste verglich zwei verschiedene hochdosierte Therapiepläne und zeigte eine Ansprechrate von 97% (Overgaard et al. 1985). Die zweite Studie verglich die Standardfraktionierung mit einer Hochdosisfraktionierung und zeigte ähnliche Ansprechraten in beiden Armen. Die Remissionsrate war niedriger als die der vorherigen Studie (Sause et al. 1991).

Klinisch gesehen wird die Ganzhirnbestrahlung durch bestimmte Nebenwirkungen charakterisiert. Dazu gehören eine meist reversible Alopezie und kognitive Störungen bei Langzeitüberlebenden, insbesondere, wenn die Dosis pro Fraktion höher als 2 Gy liegt. Trotzdem haben sich bei Melanompatienten Schemata mit einer Fraktionierung von 3 Gy über 10 Tage bei einer Gesamtdosis von 30 Gy etabliert.

In klinischen Studien bei Melanompatienten hat die Ganzhirnbestrahlung bis dato keinen Einfluss auf die Überlebenszeit zeigen können. Es gibt aber eine Reihe von Hinweisen auf die Verbesserung von neurologischen Defiziten unter dieser Therapie.

In einer Studie (n=91), in der die Patienten mit Hirnmetastasen postoperativ bestrahlt wurden, ergab sich nach der Ganzhirnbestrahlung keine signifikante Verbesserung

Tab. 32.2. Hirnmetastasen/medianes Überleben in Monaten nach Ganzhirnbestrahlung

Literatur	Patientenzahl	Radiotherapie Ganzhirn
Stridsklev et al. (1984)	39	2
Bröcker et al. (1996)	12	+ Fotemustin 6,0 (»responder«)
Sampson et al. (1998)	702	4
Ulrich et al. (1999)	12	+ Fotemustin 8,2 (»responder«)
Ellerhorst et al. (2001)	87	4,7
Buchsbaum et al. (2002)	74	2,3
Margolin et al. (2002)	31	+ Temozolomid 6,0
Harrison et al. (2003)	65	4
Mornex et al. (2003)	37	+ Fotemustin 3,6
Broadbent et al. (2004)	198	3,6

im Überleben oder im Auftreten von neuen Hirnmetastasen. Jedoch wurden die Symptome bei den meisten Patienten verbessert (Wronski u. Arbit 2000).

Eine andere Studie mit 35 Patienten, die postoperativ bestrahlt wurden, zeigte bei den Patienten eine Reduktion der Wahrscheinlichkeit, an Hirnmetastasen zu sterben, obwohl sich das Gesamtüberleben in beiden Gruppen nicht unterschied (Hagen et al. 1990). Der palliative Effekt der Radiotherapie wurde ebenfalls in einer Reihe von Studien (Kirova et al. 1999; Gupta et al. 1997) demonstriert. In neueren Untersuchungen (Mornex et al. 2003) wird jedoch klar, dass die Ganzhirnbestrahlung nur vereinzelt zu partiellen Remissionen führt und einen deutlich niedrigeren Effekt als bei Hirnmetastasen anderer Tumoren aufweist.

! Remissionsraten der Ganzhirnbestrahlung von 0–10% sind für Melanommetastasen des Hirns realistisch.

Tab. 32.3 zeigt vergleichende Studienergebnisse von Chemotherapie und Chemotherapie kombiniert mit Ganzhirnbestrahlung.

32.4.4 Stereotaktische Einzeitkonvergenzbestrahlung/Radiochirurgie

Mit der Einführung der Radiochirurgie (stereotaktische Einzeitbestrahlung mittels Gamma-Knife oder Linearbeschleuniger) haben sich die Behandlungsmöglichkeiten von Patienten mit Hirnmetastasen deutlich erweitert. Hirnmetastasen dürfen dabei eine maximale Ausdehnung von 3–3,5 cm im Durchmesser haben. Besondere Beachtung findet die Tatsache, dass die Strahlenintensität außerhalb des Zielareals sehr schnell abfällt und das umgebende Gewebe somit geschont wird (Harsh et al. 1999; Brada u. Foord 2002).

Hirnmetastasen werden als ideale Ziele für die Radiochirurgie angesehen, weil sie bestimmte physikalische und biologische Eigenschaften wie kleines Zielvolumen, sphärische Formen und minimale Invasion in das umgebende Gewebe besitzen. Über Nekrosen im ZNS als Spätkomplikation durch diese Form der Bestrahlung wurde bei 5–10% der Fällen berichtet (Loeffler et al. 1999; Flickinger et al. 1994; Firzkall et al. 1998; Shiau et al. 1997; Alexander et al. 1995; Maor et al. 2000; Hasegawa et al. 2003).

Bei Patienten mit Hirnmetastasen wird durch eine Einzeitkonvergenzbestrahlung eine lokale Kontrolle von 80–96% mit einem medianen Überleben von 7–12 Monaten erreicht. Im Gegensatz zur Ganzhirnbestrahlung scheinen Patienten mit Hirnmetastasen des Melanoms im Vergleich mit anderen Hirnmetastasen auf die radiochirurgische Therapie gleich gut anzusprechen. In einer Studie mit 45 Patienten, die sich einer Gamma-Knife-Behandlung unterzogen, wurde eine lokale Tumorkontrollrate von 97% erzielt. Bei 28% der Hirnmetastasen konnte eine komplette Remission erzielt werden (Levine et al. 1999).

In einer weiteren Studie (n=35) mit Melanommetastasen wurde nach 3 Monaten eine lokale Kontrollrate von 98% berichtet (Grob et al. 1998). Interessant an dieser Studie erscheint, dass Patienten mit solitären Metastasen eine mediane Überlebenszeit von 22 Monaten und Patienten mit singulären Metastasen, d. h. mit zusätzlichen Metastasen im Körper, eine mediane Überlebenszeit von 7,5 Monaten aufwiesen. Mediane Überlebenszeiten von Patientenkollektiven, die mit einer Einzeitkonvergenzbestrahlung behandelt werden konnten, liegen zwischen 4,8 und 22 Monaten.

Radiochirurgie allein oder in Kombination mit einer Ganzhirnbestrahlung scheint bei Hirnmetastasen anderer Primärtumoren der konventionellen Ganzhirnbestrahlung in Bezug auf lokale Kontrolle, Überlebenszeit und Lebensqualität überlegen zu sein (Li et al. 2000).

Tab. 32.3. Chemotherapie vs. Chemotherapie + Ganzhirnbestrahlung

Therapieschema	Patientenzahl	CR	PR	Überleben (Monate)	Literatur
Fotemustin 100 mg/m² KOF + Radiatio 40 Gy (2,5 Gy)	13	–	4	4,0	Bröcker et al. (1996)
Fotemustin 100 mg/m² KOF an Tag 1, 8, 25 + Radiatio 25–60 Gy (2–3 Gy)	9	4	2	5,0	Ulrich et al. (1999)
Fotemustin 100 mg/m² KOF an Tag 1, 8, 15 + Radiatio 37,5 Gy (2,5 Gy)	37	–	2	3,5	Mornex et al. (2003)

Ein additiver Effekt der Ganzhirnbestrahlung zur Einzeitkonvergenzbestrahlung ist bei Patienten mit Melanommetastasen umstritten.

Von 46 Patienten, die sich einer Gamma-Knife-Bestrahlung unterzogen, erhielten etwa die Hälfte eine radiochirurgische Maßnahme allein. Die lokale Kontrollrate nach 6 Monaten betrug 86%, nach 12 Monaten 76%. Das mediane Überleben bei multiplen Hirnmetastasen betrug 33 Wochen, bei solitären Metastasen 35 Wochen. Die zusätzlichen Ganzhirnbestrahlung konnte das Auftreten neuer Hirnmetastasen im Vergleich zu den rein radiochirurgisch behandelten Patienten nicht vermindern (Seung et al. 1998).

Auch in einer weiteren Studie erwies sich die zusätzliche Ganzhirnbestrahlung zur Radiochirurgie in Bezug auf das Gesamtüberleben nicht als vorteilhaft (Tab. 32.4; Sperduto et al. 2001).

Die stereotaktische Radiochirurgie allein scheint vergleichbare Ergebnisse wie eine neurochirurgische Behandlung zu erzielen (Nussbaum et al. 1996; Muacevic et al. 1999; Auchter et al. 1996; O'Neill et al. 2003). Die Frage der Inzidenz von Lokalrezidiven nach Einzeitkonvergenzbestrahlung im Vergleich zu einer operativen Therapie von Hirnmetastasen wird kontrovers diskutiert.

In einer Studie wurde eine geringere Zahl von Lokalrezidiven nach neurochirurgischer Operation im Vergleich zur Radiochirurgie festgestellt (Bindal et al. 1996). In einer anderen retrospektiven Studie (n=91) traten bei 58% der operierten Patienten Lokalrezidive auf, während bei keinem der radiochirurgisch behandelt Patienten ein Lokalrezidiv nachzuweisen war (Nussbaum et al. 1996; Muacevic et al. 1999; Auchter et al. 1996; O'Neill et al. 2003).

> **Fazit**
> Die Frage einer zusätzlichen Ganzhirnbestrahlung zur radiochirurgischen Behandlung sollte bei gleichzeitiger Analyse der zusätzlichen Toxizität dringend in prospektiv randomisierten Studien untersucht werden.

32.4.5 Neurochirurgische Therapie

Die neurochirurgische Entfernung von Hirnmetastasen eines Melanoms ist primär meist eine palliative Therapiemaßnahme, die bei Patienten zur Anwendung kommt, deren Metastasen resektabel erscheinen (Brega et al. 1990; Salvati et al. 1996). Eine Reihe von Voraussetzungen, die sich anhand von Prognosefaktoren aus einer Vielzahl von Studien erarbeiten ließen, sind an eine operative Entfernung der Hirnmetastasen zu knüpfen (Nussbaum et al. 1996; Wronski u. Arbit 2000; Sampson et al. 1998; Lagerwaard et al. 1999; Gaspar et al. 2000). Zu diesen Prognosefaktoren gehören:
- Kontrolle des Primärtumors,
- Anzahl der zerebralen Metastasen,
- Ausmaß der extrazerebralen Metastasierung,
- Kanowsky-Index,
- Größe und Lokalisation der Metastasen,
- Präsenz von Symptomen oder neurologischen Defiziten.

! Die operative Therapie wird für Patienten mit solitären Hirnmetastasen als beste Therapiemodalität angesehen.

Hier sind bei den Patienten keine weiteren Metastasen nachweisbar und somit besteht bei kompletter Resektion die Möglichkeit einer langen Überlebenszeit (Sampson et al. 1998). Im Gegensatz dazu lassen sich bei singulären Hirnmetastasen weitere Organmetastasen finden. Diese Form der Metastasierung ist weitaus häufiger als die der solitären Hirnmetastasierung beim Melanom (Oishi et al. 1997).

Tab. 32.4. Hirnmetastasen und medianes Überleben in Monaten nach stereotaktischer Einzeittherapie

Literatur	Patientenzahl	Einzeitradiotherpie	
Somaza et al. (1993)	23	9	(+ Ganzhirn-RT)
Seung et al. (1998)	55	8,7	
Mori et al. (1998)	10	7,0	
Grob et al. (1998)	35	22,0	(solitär)
		7,5	(singulär)
Lavine et al. (1999)	45	8,0	
Buchsbaum et al. (2002)	74	4,8	
Gonzalez-Martinez et al. (2002)	24	5,5	
Petrovich et al. (2002)	231	8,0	
Noel et al. (2002)	25	8,0	
Mingione et al. (2002)	45	10,4	
Herfarth et al. (2003)	64	10,6	

Auch bei singulären Hirnmetastasen kann eine Operation Therapie der Wahl sein, sofern die extrazerebrale Metastasierung nicht rasch progredient ist und der zerebrale Tumor ohne Gefahr neurologischer Ausfälle entfernt werden kann.

> ❗ Eine Reihe von Untersuchungen, unabhängig von der Art des Primärtumors, haben zeigen können, dass eine operative Therapie bei singulären Hirnmetastasen gefolgt von einer Ganzhirnbestrahlung verglichen mit einer alleinigen Ganzhirnbestrahlung deutliche Vorteile hat (Patchell et al. 1990; Vecht et al. 1993; Smalley et al. 1992; Sause et al. 1990).

Von diesen drei Studien haben zwei randomisierte Studien eine signifikante Verlängerung des Gesamtüberlebens bei der Kombinationstherapie aus Chirurgie und Ganzhirnbestrahlung zeigen können (Patchell et al. 1990; Vecht et al. 1993), jedoch beinhalteten beide Studien selektierte Patienten mit hauptsächlich limitierter extrazerebraler Erkrankung. Im Gegensatz dazu beinhaltete die dritte randomisierte Studie eine höhere Anzahl von Patienten mit äußerst ungünstigen prognostischen Parametern. In dieser Studie konnte keinerlei Vorteil in der Kombination von chirurgischem Eingriff mit einer Ganzhirnbestrahlung gegenüber der alleinigen Ganzhirnbestrahlung gesehen werden (Mintz et al. 1996).

Eine Reihe von nicht randomisierten Studien zur Rolle der Ganzhirnbestrahlung nach einem neurochirurgischen Eingriff (zwei Studien mit Melanompatienten) zeigten einen Trend zu einer verkürzten Überlebenszeit, wenn nach der neurochirurgischen Therapie keine Ganzhirnbestrahlung durchgeführt wurde (Skibber et al. 1996; Hagen et al. 1990; Nieder et al. 1998).

In einer weiteren großen Studie zur neurochirurgischen Therapie bei Patienten mit singulären Hirnmetastasen (n=9) erbrachte die anschließende Ganzhirnbestrahlung gegenüber den nicht bestrahlten Patienten keinen Vorteil. Bei den Patienten mit einer singulären Hirnmetastase betrug das mediane rezidivfreie Überleben nach dem neurochirurgischen Eingriff 14 Monate. Die 5-Jahres-Überlebensrate lag bei 7%, wobei 49 dieser Patienten nach chirurgischem Eingriff mit einer Ganzhirnbestrahlung versorgt wurden. Die Bestrahlung hatte jedoch keinen Einfluss auf die Entstehung von Lokalrezidiven oder Gesamtüberleben.

Die vorliegenden limitierten Daten sprechen überwiegend dafür, dass eine operative Therapie, unabhängig davon, ob solitäre oder multiple Hirnmetastasen vorliegen, von einer Ganzhirnbestrahlung begleitet werden sollte, jedoch ist hierfür die Auswahl der Patienten unter Berücksichtigung der Rahmenparameter von entscheidender Bedeutung.

Selbst bei Patienten mit multiplen Hirnmetastasen kann eine chirurgische Therapie von Vorteil sein, wenn die Patienten für die operative Therapie sorgsam ausgesucht werden. Dabei sollte sich die operative Therapie auf alle chirurgisch resektablen Läsionen beziehen (Sampson et al. 1998; Ewend et al. 1996). Patienten mit multiplen Hirnmetastasen, in denen alle Läsionen exzidiert werden können, haben eine ähnliche Prognose wie Patienten mit solitären Hirnmetastasen (Ewend et al. 1996).

Eine wichtige Frage zur Auswahl des Therapieverfahrens ist die Größe der Hirnmetastase. Metastasen <3 cm Größe können auch radiochirurgisch (s. oben) behandelt werden. Hierbei können ebenfalls mehrere Metastasen gleichzeitig oder sequenziell therapiert werden.

> ❗ Bei gutem Allgemeinzustand des Patienten und mutmaßlich verlaufsbestimmender Symptomatik kommt auch die operative Entfernung einer bereits voroperierten und bestrahlten Metastase in Frage.

Eine operative Therapie kann auch eine rein palliative Maßnahme darstellen, da Symptome wie Kopfschmerzen, Übelkeit, Erbrechen, Schwindel und herdförmige, durch Ödeme bedingte Symptome sich nach Metastasenentfernung meist schnell bessern und sich die Patienten von der Operation rasch erholen.

Fazit

Das Management von Patienten mit Hirnmetastasen stellt nach wie vor in der Onkologie und insbesondere beim Melanom eine große Herausforderung für den behandelnden Arzt dar. Mögliche Therapieoptionen und deren Nebenwirkungen müssen mit dem Progress der Erkrankung, der Lokalisation und Anzahl der Hirnmetastasen und der zu erwartenden Symptome und Komplikationen bezüglich der Entscheidung zu einem Therapieverfahren sorgfältig abgewogen werden. Hierbei sind in vielen Grenzfällen auch mehrere Entscheidungen möglich. Unabhängig von diesen Therapieverfahren werden zur Symptomkontrolle häufig Kortikosteroide, osmotisch wirksame Substanzen, Antiepileptika, Schmerzmittel und ggf. Sedativa vonnöten sein. Prinzipiell steht für solitäre und singuläre Hirnmetastasen der neurochirurgische und radiochirurgische

▼

Eingriff an erster Stelle. Die radiochirurgischen Möglichkeiten sind bei Lokalisationen beispielsweise im Kleinhirn und Hirnstamm deutlich zu bevorzugen, bei Größenausdehnung >3 cm hat wiederum die Neurochirurgie Vorteile. Ob eine anschließende Ganzhirnbestrahlung von vorteilhaft ist, scheint nicht abschließend geklärt zu sein, jedoch sind hierzu mehrere noch laufende Studien konzipiert worden. Es besteht insgesamt ein Trend zu einem verbesserten Überleben bei zusätzlicher Ganzhirnbestrahlung nach chirurgischen Eingriffen.

Bei singulären Metastasen wird man in der Regel, auch zur Behandlung der extrazerebralen Metastasierung, ein Blut-Hirn-Schranken-gängiges Chemotherapeutikum auswählen. Hierfür stehen sowohl Temozolomid als auch Fotemustin zur Verfügung, die beide Remissionsraten zwischen 5 und 10% im Hirngewebe zeigen konnten. Eine Chemotherapie kombiniert mit der Ganzhirnbestrahlung scheint in Anbetracht der geringen Überlebenszeit der Patienten und des hohen Zeitbindungsfaktors der Bestrahlung für die meisten Patienten nicht indiziert zu sein.

Bei multiplen Hirnmetastasen kann in Einzelfällen sowohl eine chirurgische Therapie als auch eine radiochirurgische Therapie durchgeführt werden. Meist ist die Voraussetzung, dass die Anzahl der Metastasen 3–4 nicht überschreitet. Gleichzeitig kann eine Chemotherapie oder eine anschließende Ganzhirnbestrahlung verabreicht werden, wobei die mediane Überlebenszeit dieser Patienten häufig nur wenige Monate beträgt.

Literatur

Adam JS, Habeshaw T, Kirk J (1982) Response rate of malignant melanoma to large fraction irradiation. Br J Radiol 55: 605–607

Agarwala SS, Kirkwood JM (2000) Temozolomide, a novel alkylating agent with activity in the central nervous system may improve the treatment of advanced metastatic melanoma. Oncologist 5: 144–151

Agarwala SS, Kirkwood JM, Gore M et al. (2004) Temozolomide for the treatment of brain metastases associated with metastatic melanoma: a phase II study. J Clin Oncol 22 (11): 2101–2107

Alexander E III, Moriarty TM, Davis RB, et al. (1995) Stereotactic radiosurgery for the definitive, non-invasive treatment of brain metastases. J Natl Cancer Inst 87: 34–40

Amer MH, Al-Sarraf M, Valtkevicius VK (1979) Cklinical presentation, natural history and prognostic factors in advanced malignant melanoma. Surg Gynecol Obstet 149: 687–692

Atkins M, Gollob (2002) Concurrent biochemotherapy with cisplatin, vinblastine, temozolomide, interleukin 2 and ifn-a-2b in patients with metastatic melanoma. Clin Cancer Res 8: 3075–3081

Auchter RM, Lamond JP, Alexander E et al. (1996) A multiinstitutional outcome and prognostic factor analysis of radiosurgery for resectable single brain metastasis. Int J Radiat Oncol Biol Phys 35: 27–35

Balch CM, Buziad AC, Soong SJ et al. (2001) Final version of the American Joint Committee on Cancer staging systems for cutaneous melanoma. J Clin Oncol 19: 3635–3648

Bindal AK, Bindal RK, Hess KR et al. (1996) Surgery versus radiosurgery in the treatment of brain metastasis. J Neurosurg 84: 748–754

Bossberg PD, O'Day SJ, Kristedja TS et al. (2003) Biochemotherapy for metastatic melanoma with limited central nervous system involvement. Oncology 64: 328–335

Brada M, Foord T (2002) Radiosurgery for brain metastases. Clin Oncol 14: 28–30

Brega K, Robinson WA, Winston K et al. (1990) Surgical treatment of brain metastases in malignant melanoma. Cancer 66: 2105–2110.

Broadbent A, Hruby G, Momo M et al. (2004) Survival following whole brain radiation treatment for cerebral metastases: an audit of 474 patients. Radiother Oncol 72: 259–265

Bröcker EB, Bohndorf W, Kampgen E et al. (1996) Fotemustine given simultaneously with total brain irradiation in multiple brain metaseses of malignant melanoma: report on a pilot study. Melanoma Res 6: 399–401

Brook CS, Newlands ES, Wedge SR et al. (1998) Phase I trial of ternozolomide using an extended continuous oral schedule. Cancer Res 56: 4363–4367

Buchsbaum JC, Suh JH, Lee SY et al. (2002) Survival by radiation therapy oncology group recursive partitioning analysis class and treatment modality in patients with brain metastases from malignant melanoma: a retrospective study. Cancer 94 (8): 2265–2272

Budman DR, Camacho E, Wittes RE (1978) The current causes of death in patients with malignant melanoma, Eur J Cancer 14: 327–330

Caimcross J, Posner J (1983) The management of brain metastases. In: Walker M (ed) Oncology of the nervous system. Martinus Nijhoff, Boston, pp 342–377

Calabresi F, Aapro M, Becquart D et al. (1991) Multicenter phase II trial of the single agent fotemustine in patients with advanced malignan melanoma. Ann Oncol 2 (5): 377–378

Cattell E, Kelly C, Middleton MR (2002) Brain metastasis melanoma: European Prospective, Sem Oncol 29: 513–517

Chang J, Atkinson H, A'Hern R et al. (1994) A phase II study of the sequential administration of dacarbazine and fotemustine in the treatment of cerebral metastases from malignant melanoma. Eur J Cancer 30: 2093–2095

Choi KN, Withers HR, Rotman M (1985) Metastatic melanoma in brain. Rapid treatment or large dose fractions. Cancer 56: 10–15

Cohen N, Strauss G, Lew R et al. (1988) Should prophylactic anticonvulsants be administered to patients with newly-diagnosed cerebral metastases? A retrospective analysis. J Clin Oncol 6: 1621–1624.

Concill C, González-Cao M, Jorcano S et al. (2004) Temozolomide as prophylaxis for melanoma brain metastases. Melanoma Res 1473–1474

Conill C, Fernández-Ibiza J, Malvehy J et al. (2004) Temozolomida en pacientes con metástasis cerebrales de melanoma tratados irradiación holocraneal. Med Clin (Barc) 122 (11): 413–415

Daponte A, Ascierto A, Gravina A et al. (2005) Temozolomide and cisplatin in advanced malignant melanoma. Anticancer Research 25: 1441–1448

Doss LL, Memula N (1982) The radioresponsiveness of melanoma. Int J Radiat Oncol Biol Phys 8: 1131–1134

Douglas JG, Margolin K (2002) The treatment of brain metastases from malignant melanoma. Sem Oncol 29: 518–524

Dunst J, Becker A., Fleig W et al. (1997) Simultane Radiochemotherapie. Dtsch Ärztebl 94: 2656–2659

Elkind MM, Sutton-Gilbert H, Moses WE et al. (1965) Radiation response of mammalian cells grown in culture: V. Temperature dependence of the repair of x-ray damage in surviving cells (aerobic and hypoxic). Radiat Res 25: 359–376

Ellerhorst J, Strom E, Nardone E et al. (2001) Whole brain irradiation for patients with metastatic melanoma: a review of 87 cases. Int J Radiat Oncol Biol Phys 49 (1): 93–97

Ewend MG, Carey LA, Brem H (1996) Treatment of melanoma metastases in the brain. Semin Surg Oncol 12: 429–435

Falkson CI, Falkson G, Falkson HC (1994) Phase II trial of fotemustine in patients with metastatic malignant melanoma. Invest New Drugs 12: 251–254

Firzkall A, Debus J, Lohr F et al. (1998) Radiosurgery alone or in combination with whole-brain radiotherapy for brain metastases. J Clin Oncol 16: 3563–3569

Flickinger JC, Kondziolka D, Lunsford LD et al. (1994) A multi-institutional experience with stereotactic radiosurgery for solitary brain metastasis. Int J Radiat Oncol Biol Phys 28: 797–802

Franciosi V, Cocconi G, Michiara M et al. (1999) Front-line chemotherapy with cisplatin and etoposide for patients with brain metastases from breast carcinoma, nonsmall cell lung carcinoma, or malignant melanoma: a prospective study. Cancer 85: 1599–1605

Gaspar L, Scott C, Robman M et al. (1997) Recursive partitioning analysis (RPA) of prognostic factors in three Radiation Therapy Oncology Group (RTOG) brain metastasis trials. Int J Radiat Oncol Biol Phys 37: 745–751

Gaspar LE, Scott C, Murray K, Kuran W (2000) Biolycal physics. Int J Radiat Oncol Biol Phys 47: 1001–1006

Geara FB, Ang KK (1996) Radiation therapy for malignant melanoma. Surg Clin North Am 76: 1383–1398

Glantz MJ, Cole BF, Friedberg MH et al. (1996) A randomized, blinded, placebo-controlled trial of divalproex sodium prophylaxis in adults with newly diagnosed brain tumors. Neurology 46: 985–991.

Gogas H, Christodoulou C, Molfeta A et al. Cerebral metastases from melanoma. The effect of temozolomide-based chemotherapy. Clin J Europe SOC Med Oncol 14: 97

Gonzalez-Martinez J, Hernandez L et al. (2002) Gamma knife radiosurgery for intracranial metastatic melanoma: a 6-year experience. J Neurosurg 97 (5 Suppl): 494-498

Grob JJ, Regis J, Laurens R et al. (1998) Radiosurgery without whole brain radiotherapy in melanoma brain metastases. Club de Cancerologie Cutanee. Eur J Cancer 34: 1187–1192

Gupta G, Robertson AG, MacKle RM (1997) Cerebral metastases of cutaneous melanoma. Br J Cancer 76: 256–259

Hagen NA, Cirrincione C, Thaler HT (1990) Cranial irradiation after surgical excision of brain metastasis in melanoma patients. Neurology 40: 158–160

Hagen NA, Cirrinclone C, Thaler HT et al. (1990) The role of radiation therapy following resection of single brain metastasis from melanoma. Neurology 40: 158–160

Harrison BE, Johnson JL, Clough RW et al. (2003) Selection of patients with melanoma brain metastases for aggressive treatment. Am J Clin Oncol (4): 354-357

Harsh G, Loeffler JS, Thornton A et al. (1999) Stereotactic proton radiosurgery. Neurosurg Clin North Am 10: 243–256

Hasegawa T, Knodziolka D, Flickinger JC (2003) Brain metastases treated with radiosurgery alone: an alternative to whole brain radiotherapy? J Neurosurg 53: 1318–1326

Herfarth KK, Izwekowa O, Thilmann C et al. (2003) Linac-based radiosurgery of cerebral melanoma metastases. Analysis of 122 metastases treated in 64 patients. Strahlenther Onkol 179 (6): 366-371

Hofmann M, Kiecker F, Wurm R et al. (2006) Temozolomide with or without radiotherapy in melanoma with unresectable brain metastases. J Neurooncol 76 (1): 59–64

Hwu WJ, Panageas KS, Krown SE (2001) Phase I study of temozolomide and thalidomide in the treatment of metastatic melanoma. Proc Am Clin Oncol 20: 357a

Hwu WJ, Krown SE, Menell JH et al. (2003) Phase II study of temozolomide plus thalidomide for the treatment of metastatic melanoma. J Clin Oncol 21: 3351–3356

Isokangas OP, Muhonen T, Kajanti et al. (1996) Radiation therapy of intracranial malignant melanoma. Radiother Oncol 38: 139–144

Jacquillat C, Khayat D, Banzet P et al. (1990a) Chemotherapy by fotemustine in cerebral metastases of disseminated malignant melanoma. Cancer Chemother Pharmacol. 25 (4): 263–266

Jaquillat C, Khayat D, Banzet P et al. (1990b) Final report of the French multicenter phase II study of the nitrosourea fotemustine in 153 evaluable patients with disseminated malignant melanoma including patients with cerebral metastases. Cancer 66: 1873–1878

Jemal A, Thomas A, Murray T et al. (2002) Cancer statistics, 2002. CA Cancer J Clin 52: 23–47

Johnson JD, Young B (1996) Demographics of brain metastasis. Neurosurg Clin North Am 7: 337–344

Khayat D, Giroux B, Berilla J et al. (1994) Fotemustine in the treatment of brain primary tumors and metastases. Cancer Invest 12: 414–420

Kirkwood JM, Agarwala SS (1993) Systemic cytotoxic and biologic therapy of melanoma, principles and practice of oncology updates, vol 7 number 8, 1–16. Lippincott, Philadelphia

Kirova YM, Chen J, Rabarijaona LI et al. (1999) Radiotherapy as palliative treatment for metastatic melanoma. Melanoma Res 9: 611–613

Kleeberg UR, Engel E, Israels P et al. (1995) Palliative therapy of melanoma patients with fotemustine: Inverse relationship between tumour load and treatment effectiveness. A multicenter phase II trial of the EORTC-Melanoma Cooperative Group (MCG). Melanoma Res 5: 195–200

Kortmann RD, Hehr T, Classen J et al. (2004) Strahlentherapie des Melanoms. Onkologe 10: 717–728

Lagerwaard FJ, Lenvendag PC, Nowak PJ et al. (1999) Identification of prognostic factors in patient with brain metastases: A review of 1292 patients. Int J Radiat Oncol Biol Phys 43: 795–803

Lesser DJ (1996) Chemotherapy of cerebral metastases from solid tumors. Neurosurg Clin NA MER 7: 527–536

Literatur

Levine SD, Petrovich Z, Cohen-Gadol AA (1999) Gamma knife radiosurgery for metastatic melanoma: an analysis of survival, outcome and complications. Neurosurgery 44: 59–64

Li B, Suntharalingam M, Kennedy AS et al. (2000) Comparison of three treatment options for single brain metastasis from lung cancer. Int J Cancer 90: 37–45

Little JB, Hahn GM, Frindel E et al. (1973) Repair of potentially lethal radiation damage in vitro and in vivo. Radiology 106: 689–694

Loeffler JS, Barker FG, Chapman PH (1999) Role of radiosurgery in the management of central nervous system metastases. Cancer Chemother Pharmacol 43 (Suppl): S11–S14

Madajewicz S, Karakusis C, West CR, Karakardas J et al. (1984) malignant melanoma brain metastases, review of Roswell Park Memorial Institute experience. Cancer 53: 2550–2552

Manola J, Atkins M, Ibrahim J et al. (2000) Prognostic factors in metastatic melanoma: A pooled analysis of Eastern Cooperative Oncology Group trials. J Clin Oncol 18 (22):3782–3793

Maor MH, Dubey P, Tucker SL et al. (2000) Stereotactic radiosurgery for brain metastases: results and prognostic factors. Int J Cancer 90: 157–162

Margolin K, Atkins B, Thompson A et al. (2002) Temozolomide and whole brain irradiation in melanoma metastatic to the brain: a phase II trial of the Cytokine Working Group. J Cancer Res Clin Oncol 126: 214–216

Mayer S, Baumbert BG et al. (2004) Survival and prognostic factors in patients with brain metastases from malignant melanoma. Onkologie 27: 145–149

Middleton MR, Grob JJ, Aaronson N et al. (2000) Randomized phase III study of temozolomide versus dacarbazine in the treatment of patients with advanced metastatic malignant melanoma. J Clin Oncol 18: 158–166

Mingione V, Oliveira M, Prasad D et al. (2002) Gamma surgery for melanoma metastases in the brain. J Neurosurg 96 (3): 544–551

Mintz AH, Kestle J, Rathbone MP et al. (1996) A randomized trial to assess the efficacy of surgery in addition to radiotherapy in patients with a single cerebral metastasis. Cancer 76: 1470–1476.

Mohr P, Makki A, Breitbart EW et al. (1998) Combined treatment of stage IV melanoma patients with amifostine and fotemustine – a pilot study. Melanoma Res 8: 166–169

Mori Y, Kondziolka D, Flickinger JC et al. (1998) Stereotactic radiosurgery for cerebral metastatic melanoma: factors affecting local disease control and survival. Int J Radiat Oncol Biol Phys 42 (3): 581–589

Mornex F, Thomas L, Mohr P et al. (2003) A prospective randomized multicenter phase III trial of fotemustine plus whole brain irradiation versus fotemustine alone in cerebral metastases of malignant melanoma. Melanoma Research 13: 97–103

Muacevic A, Kreth FW, Horstmann GA et al. (1999) Surgery and radiotherapy compared with gamma knife radiosurgery in the treatment of solitary cerebral metastases of small diameter. J Neurosurg 91: 35–43

Nieder C, Andratschke N, Grosu A, Molls M (2003) Recursive partitioning analysis (RPA) class does not predict survival in patients with four or more brain metastases. J Strahlenther Onkol 179: 16–20

Nieder C, Schwerdtfeger K, Steudel WI et al. (1998) Patterns of relapse and late toxicity after resection and whole-brain radiotherapy for solitary brain metastases. Strahlenter Onkol 174: 275–278

Noel G, Simon JM, Valery CA et al. (2002) Linac radiosurgery for brain metastasis of melanoma. Stereotact Funct Neurosurg 79 (3–4): 245-255

Nussbaum ES, Djalilian HR, Cho KH et al. (1996) Brain metastases: histology, multiplicity, surgery and survival. Cancer 78: 1781–1788

Oishi M (1997) Handbook of Neurology. River Edge, NJ: World Sci 402

O'Neill BP, Iturria NJ, Link MJ et al. (2003) A comparison of surgical resection and stereotactic radiosurgery in the treatment of solitary brain metastases. Int J Radiat Oncol Biol Phys 55: 1169–1176

Overgaard J (1980) Radiation treatment of malignant melanoma. Int J Radiat Oncol Biol Phys 6: 41–44

Overgaard J (1986) The role of radiotherapy in recurrent and metastatic malignant melanoma: a clinical radiobiological study. Int J Radiat Oncol Biol Phys 12: 867–872

Overgaard J, von der Maase H, Overgaard M (1985) A randomized study comparing two high-dose per fraction radiation schedules in recurrent or metastatic malignant melanoma. Int J Radiat Oncol Biol Phys 11: 1837–1839

Panagiotou JE, Brountzos EN, Kelekis DA et al. (2005) Cerebral metastases of malignant melanoma: contemporary treatment, modalities and survival outcome. Neoplasma 52: 150–158

Patchell RA, Tibbs PA, Walsh JW et al. (1990) A randomized trial of surgery in the treatment of single metastases to the brain. N Engl J Med 322: 494–500

Paul et al. (2002) Temozolamid bei Hirnmetastasen des Melanoms. Melanoma Res 12: 175–178

Petrovich Z, Yu C, Giannotta SL, O'Day S et al. (2002) Survival and pattern of failure in brain metastasis treated with stereotactic gamma knife radiosurgery. J Neurosurg 97 (5 Suppl): 499–506

Rate WR, Solin LJ, Turrisi AT (1988) Palliative radiotherapy for metastatic malignant melanoma: brain metastases, bone metastases, and spinal cord compression. Int J Radiat Oncol Biol Phys 15 (4): 859-858.

Reigel D, Carrucci J (2000) Malignant Melanoms: prevention, early detection and treatment in the 21st century. CA Cancer J Clin 50: 215–236

Richard MA, Grob GG, Zarrour H et al. (1998) Combined treatment with dacarbzine, cisplatin, fotemustine and tamoxifen in metastatic malignant melanoma. Melanoma Res 6: 170–174

Saha S, Meyer M, Krementz ET et al. (1994) Prognostic evaluation of intracranial metastases in malignant melanoma. Ann Surg Oncol 1: 38–44

Salvati M, Cerveni L, Caruso R et al. (1996) Solitary cerebral metastasis from melanoma; value of the 'en block' resection. Clin Neurol Neurosurg 98: 12–14.

Sampaio EP, Sarno EN, Galilly R et al. (1991) Thalidomide selectively inhibits tumor necrosis factor alpha production by stimulated human monocytes. J Exp Med 173: 699–703

Sampson JH, Carter JH Jr, Friedman AH et al. (1998) Dermographics, prognosis, and therapy in 702 patients with brain metastases from malignant melanoma; J Neurosurg 88: 11–20

Sause WT, Cooper JS, Rush S et al. (1991) Fraction size in external beam radiation therapy in the treatment of melanoma. Int J Radiat Oncol Biol Phys 20: 429–432

Sause WT, Crowley JJ, Morantz R et al. (1990) Solitary brain metastasis: results of an RTOG/SWOG protocol evaluation surgery + RT versus RT alone. Am J Clin Oncol 13: 427–432

Schadendorf D, Hauschild A, Ugurell S et al. (2006) A phase-II-study of Temozolomide administered biweekly in the treatment of patients with asymptomatic brain metastases from malignant melanoma. A study of DeCOG/ADO

Schakert G, Weller M et al. (2006) Leitlinienpapier zur Diagnostik und Therapie zerebraler Hirnmetastasen. NOA

Seung SK, Sneed PK, McDermott MW et al. (1998) Gamma knife radiosurgery for malignant melanoma brain metastases. Cancer J Sci Am 4: 103–109

Shiau CY, Sneed PK Shu HK et al. (1997) Radiosurgery for brain metastases: relationship of dose and pattern of enhancement to local control. Int J Radiat Oncol Biol Phys 37: 375–383

Skibber JM, Ssoong SJ, Austin L et al. (1996) ranial irradiation after surgical excision of brain metastases in melanoma patients. Ann Surg Oncol 3: 118–123

Smalley SR, Laws ER Jr, O'Fallon JR et al. (1992) Resection for solitary brain metastasis: role of adjuvant radiation and prognostic variables in 229 patients. J Neurosurg 77: 531–540

Somaza S, Kondziolka D, Lunsford LD et al. (1993) Stereotactic radiosurgery for cerebral metastatic melanoma. J Neurosurg 79 (5): 661–666

Sperduto P, Scott C, Andrews D (2001) Preliminary report of RTOG 9508: a phase of III trial comparing whole brain irradiation alone versus whole brain irradiation plus stereotactic radiosurgery for patients with two or three unresected brain metastases. Int J Radiat Oncol Biol Phys 48: 113

Stevens G, Firth I, Coates A (1992) Cerebral metastases from malignant melanoma. Radiother Oncol 23: 185-191

Strauss A, Dritschilo A, Nathanson L et al. (1981) Radiation therapy of malignant melanomas: an evaluation of clinically used fractionation schemes. Cancer 47: 1262–1266

Stridsklev IC, Hagen S, Klepp O (1984) Radiation therapy for brain metastases from malignant melanoma. Acta Radiol Oncol 23 (4): 231-235.

Tarhini AA, Agarwala SS (2004) Management of brain metastases in patients with melanoma. Curr Opinions Oncol 16: 161–166

Ulrich J, Gademann G, Gollnick H (1999) Management of cerebral metastases from malignant melanoma: results of a combined, simultaneous treatment with fotemustine and irradiation. J Neurooncol 43: 173–178

Vecht CJ, Haaxma-Reiche H, Noordijk EM et al. (1993) Treatment of single brain metastasis: radiotherapy or combined with neurosurgery? Ann Neurol 33: 583–590

Wronski M, Arbit E (2000) Surgical treatment of brain metastases from melanoma: a retrospective study of 91 patients. J Neurosurg 93: 9–18

Ziegler JC, Cooper JS (1986) Brain metastases from malignant melanoma: conventional vs. high-dose-per-fraction radiotherapy. Int J Radiat Oncol Biol Phys 12 (10): 1839–1842

Therapie bei Knochenmetastasen

Anne Kamin

33.1 Einleitung – 364

33.2 Strahlentherapie – 364
33.2.1 Indikation und Behandlungsziele – 364
33.2.2 Behandlungsschemata – 364
33.2.3 Wirkung/Nebenwirkung – 365

33.3 Operative Therapie – 365

33.4 Bisphosphonate – 366
33.4.1 Wirkung – 366
33.4.2 Indikation/Kontraindikation – 366
33.4.3 Nebenwirkungen – 367

33.5 Medikamentöse Schmerztherapie – 368

33.1 Einleitung

Knochenmetastasen treten bei ca. 20% der Patienten mit Melanom im Stadium IV auf. In den meisten Fällen handelt es sich um osteolytische Knochenmetastasen; selten treten gemischt osteolytisch-osteoblatische Metastasen auf (Patten et al. 1990; Gokaslan et al. 2000). Knochenmetastasen bilden sich v. a. im Achsenskelett aus, da dort beim Erwachsenen das blutbildende Knochenmark sitzt. Sie entstehen durch hämatogene Tumorzelldissemination und sind zunächst Metastasen des Knochenmarks (Krempien 1995). Die dort wachsenden Tumorzellen können sekundär Knochenveränderungen hervorrufen.

Im Vordergrund der Beschwerden steht der ossäre Schmerz. Zu den Komplikationen zählt die pathologische Fraktur, die zu einer Nerven- oder Gefäßkompression und Funktionsstörung des betroffenen Skelettanteils führen kann. Nur 1,1% der Patienten mit Knochenmetastasen des Melanoms entwickeln eine tumorinduzierte Hyperkalzämie, die Funktionsstörungen in diversen Organen hervorrufen kann (des Grottes et al. 2001).

> ❗ Die Behandlung von Knochenmetastasen des Melanoms ist rein palliativ. Therapie der Wahl ist die Radiatio.

In einigen Situationen ist eine Operation indiziert, dann oft in Kombination mit einer postoperativen Radiatio. Eine medikamentöse Schmerztherapie nach dem WHO-Schema ist sinnvoll. Zusätzlich wird die Gabe von Bisphosphonaten empfohlen. Um eine adäquate Behandlung zu gewährleisten, sollte interdisziplinär ein Konzept für den jeweiligen Patienten festgelegt werden.

33.2 Strahlentherapie

Das Melanom galt jahrelang als wenig strahlensensibel, da In-vitro-Studien zur Radiobiologie von Melanomzellen in den 1980-er Jahren eine ungewöhnlich breite Schulter in der Dosis-Wirkungs-Kurve gezeigt hatten (Selby u. Courtenay 1982). Daher wurde das Melanom über einen langen Zeitraum mit hohen Einzeldosen behandelt. Eine klinische Studie konnte dagegen nachweisen, dass kein Unterschied bezüglich Remissionsrate und -dauer zwischen der Behandlung mit hohen, hypofraktionierten Einzeldosen (z. B. 1-mal 8 Gy/Woche bis zu einer Gesamtdosis von 32 Gy) und niedrigen Einzeldosen (z. B. 5-mal 2,5 Gy/Woche bis zu einer Gesamtdosis von 50 Gy) besteht (Sause et al. 1991).

Die Strahlentherapie ist eine kausale Therapieoption und ermöglicht eine gezielte, lokal begrenzte Anwendung. Sie sollte daher symptomatischen Maßnahmen wie z. B. einer rein medikamentösen Schmerztherapie vorgezogen werden. Durch die Bestrahlung kommt es zu einer Degeneration und Nekrose der Tumorzellen mit anschließender Kollagenproliferation und Ausbildung eines Geflechtknochens.

33.2.1 Indikation und Behandlungsziele

Die Indikationen zur perkutanen Radiatio von Knochenmetastasen sind Schmerzen, Frakturgefahr und eine manifeste Fraktur mit vorhandener/drohender Kompression von Nerven oder Gefäßen. Auch nach operativer Stabilisierung einer Fraktur ist eine anschließende Strahlenbehandlung indiziert, um Lokalrezidive zu verhindern und durch Tumorkontrolle die Remineralisation des Knochens zu erleichtern (Ford u. Yarnold 1983).

> ❗ Zu den Behandlungszielen der rein palliativen Radiatio von Knochenmetastasen zählen Schmerzlinderung, lokaler Tumorwachstumsstillstand und Stabilisierung durch Remineralisation. Im Vordergrund der Therapie steht der Erhalt der Lebensqualität des Patienten durch Mobilitätsgewinn, Funktionsverbesserung und v. a. durch Schmerzreduktion (Hoederath 1996).

33.2.2 Behandlungsschemata

Es werden derzeit sehr unterschiedliche Fraktionierungsschemata angewendet. In zwei prospektiv randomisierten Studien, die die Einzeitbehandlung mit der protrahierten Form verglichen, konnte kein Unterschied bezüglich Ansprechrate, Eintritt und Dauer der Schmerzlinderung über einen Zeitraum von 3 Monaten unabhängig von Tumorlokalisation und- entität beobachtet werden (Price et al. 1986; 1999). Die Reanalyse einer randomisierten Studie der Radiation Therapy Oncology Group (RTOG) zeigte retrospektiv für die mehrzeitige Behandlung eine höhere Rate an kompletten Remissionen (Schmerzfreiheit und Absetzen der Analgetika) und eine geringere Frequenz einer erneut erforderlichen Radiatio (Blitzer 1985). In einer weiteren Studie konnte Koswig beobachten, dass die Remineralisation des Knochens häufiger nach der fraktionierten Behandlung als nach der Einzeitbestrahlung eintritt (Koswig et al. 1999).

Die vorhandenen Daten zur Bestrahlung von Knochenmetastasen lassen derzeit keine Fraktionierung als allgemeingültigen Standard erkennen. Besteht das Behandlungsziel bei einem Patienten mit sehr kurzer Lebenserwartung in einer reinen Schmerzlinderung bei vorhandener Stabilität, kann eine hochdosierte Einzeitbestrahlung durchgeführt werden (z. B. 1-mal 8 Gy). Bei höheren Dosen als 8 Gy im Bereich der Wirbelsäule sind Paraparesen beschrieben worden (Madsen 1983).

Die anderen Patienten sollten eher niedrige Einzeldosen über eine längere Behandlungsdauer erhalten, da so die Spättoxizität niedrig ist und die Fraktionierung laut den oben genannten Studien mögliche Vorteile gegenüber der Einzeitbestrahlung bietet (z. B. 10-mal 3 Gy, 4-mal 5 Gy, 20-mal 2 Gy).

33.2.3 Wirkung/Nebenwirkung

Die Ansprechraten der Schmerzsymptomatik liegen bei 80–90%. Eine komplette Remission erreichen ca. 50% der Patienten (Blitzer 1985; Ford u. Yarnold 1983). Die Wirkung tritt etwa 1–3 Wochen nach Behandlungsbeginn ein (Hoederath 1996; Rieden et al. 1989). Knochenmetastasen der Extremitäten zeigen ein besseres Ansprechen als Metastasen der Wirbelsäule (Konefal et al. 1988). Eine Rekalzifizierung kann erst nach einigen Wochen bis Monaten radiographisch nachgewiesen werden (◘ Abb. 33.1). Die Rate der Rekalzifizierung liegt für alle Tumorentitäten zusammen bei bis zu 70% (Rieden et al. 1989).

Zum Ausschluss einer tumorbedingten oder iatrogenen Zytopenie durch vorausgegangene Chemotherapien muss vor Bestrahlungsbeginn das Blutbild untersucht werden. Bei ausgeprägter Knochenmetastasierung empfiehlt sich zusätzlich eine Kontrolle der Serumelektrolyte wegen möglicher Hyperkalzämie. Während der Bestrahlung sollte regelmäßig das Blutbild kontrolliert werden, um eine mögliche Zytopenie früh zu erfassen.

33.3 Operative Therapie

Obwohl die Operation von Knochenmetastasen einen rein palliativen Charakter hat, gibt es einige Fälle, die den Aufwand und die Risiken einer Operation rechtfertigen.

> **Indikationen für die Operation von Knochenmetastasen**
> - Drohende oder manifeste Fraktur mit Gefahr der Destabilisierung
> - Drohende oder manifeste Fraktur mit Gefahr von neurologischen Defiziten oder mit akut aufgetretenen Defiziten durch Rückenmark- oder Nervenwurzelkompression
> - Therapieresistenter Schmerz
> - Tumorwachstum trotz Bestrahlung

Die Ziele der Operation sind Schmerzbeseitigung, Stabilisation, Funktionserhalt, Belastbarkeit, Mobilisation und dadurch Erhalt der Lebensqualität des Patienten. Da keine kurative Operation möglich ist, sollten vorab verschiedene Faktoren bedacht werden. Je kürzer die wahrscheinliche

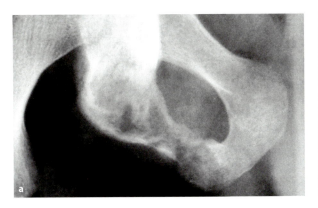
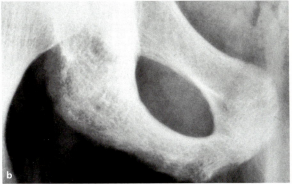

◘ Abb. 33.1a, b. Osteolytische Knochenmetastase Os ischii rechts. a Vor Bestrahlung. b Rekalzifizierung der Osteolyse nach Bestrahlung. (Abb. von Herrn Dr. med. R.-D. Kortmann, Strahlentherapie Universitätsklinikum Leipzig, mit freundlicher Genehmigung)

Überlebenszeit des Patienten ist, umso strenger muss die Operationsindikation gestellt werden. Die Prognose kann anhand des Ausmaßes der Metastasierung in andere Organe und durch die Progressionsgeschwindigkeit der Erkrankung beim einzelnen Patienten eingeschätzt werden. Unter Berücksichtigung von Alter und Allgemeinzustand sollten vorab die Narkosefähigkeit und Kompensationsmöglichkeiten des Patienten nach einem operativen Eingriff beurteilt werden. Auch mögliche Alternativen wie eine Radiatio oder rein medikamentöse Schmerzbehandlung müssen in die Überlegungen einbezogen werden.

Im Bereich der Extremitäten empfiehlt sich meist eine frühzeitige Operation, da auf diese Art schnell eine Stabilisierung erreicht wird und die Funktion (obere Extremität) und Belastbarkeit (untere Extremität) erhalten bleibt. Eine diffuse Metastasierung eines ganzen Skelettabschnittes oder eine ausgeprägte Osteoporose können die Stabilisierung technisch unmöglich machen, da das Material nicht verankert werden kann.

Das operative Vorgehen beinhaltet, wenn möglich, eine Tumorresektion und eine Defektrekonstruktion mit Stabilisierung. Als Techniken kommen dabei in Frage:
- intramedulläre Schienung,
- Verbundosteosynthese,
- Prothese,
- Spondylodese,
- ventrodorsale Dekompression,
- Amputation,
- Exartikulation.

Zur Vermeidung eines Lokalrezidivs oder des Befalls anliegender Knochenanteile durch Verschleppung von Tumorzellen bei Materialverankerung sollte eine Strahlenbehandlung angeschlossen werden.

Bei akut aufgetretenen neurologischen Defiziten hängt der Therapieerfolg vom Ausgangsbefund, d. h. der noch vorhandenen Restfunktion, ab. Im Fall einer akut aufgetretenen Myelonkompression durch z. B. pathologische Fraktur erreicht man gemessen am Erhalt der Gehfähigkeit signifikant bessere Ergebnisse, wenn Operation und Strahlentherapie kombiniert angewendet werden (Patchell 2003).

33.4 Bisphosphonate

Bisphosphonate sind potente Osteoklasteninhibitoren. Durch Hemmung der Osteoklastenaktivität und Stabilisierung des Hydroxylapatits im Knochen bewirken sie eine Senkung des Serumkalziums und eine Rekalzifizierung von Osteolysen (Body et al. 1998). Sie sind daher bei Osteoporose, M. Paget, Hyperkalzämie und Tumorerkrankungen mit Knochenmetastasen indiziert. Seit den 1970-er Jahren wurde die Potenz der Bisphosphonate ständig verbessert. Die Bisphosphonate der 1. Generation erfordern sehr hohe Konzentrationen, um eine klinische Wirksamkeit zu zeigen. Die neuen Bisphosphonate der 3. Generation enthalten Stickstoff und verhindern eine Knochenresorption schon in mikromolarer Konzentration, sodass sie in wesentlich geringeren Dosen unter weniger Nebenwirkungen verabreicht werden können (Abb. 33.2).

33.4.1 Wirkung

Bisphosphonate werden bei Knochenmetastasen zur Prävention von Skelettkomplikationen eingesetzt. Zu den Komplikationen wurden in klinischen Studien zur Wirksamkeit der Bisphosphonate Knochenschmerz, pathologische Frakturen mit/ohne Rückenmark- oder Nervenwurzelkompression, tumorinduzierte Hyperkalzämie und die Notwendigkeit einer palliativen Radiatio oder stabilisierenden/entlastenden Operation gezählt. Bisphosphonate können signifikant die Anzahl der oben genannten Komplikationen senken und die Zeit bis zum ersten Auftreten von Komplikationen verlängern (Ross et al. 2003).

In einer klinischen Studie wird eine Überlegenheit diesbezüglich von Zoledronat gegenüber Pamidronat beobachtet (Rosen et al. 2004a). Eine Schmerzreduktion durch Bisphosphonatgabe ist oft nur vorübergehend vorhanden. Bisher wurde lediglich für Zoledronat eine anhaltende Schmerzlinderung über eine Beobachtungszeitraum von nun 2 Jahren beschrieben (Saad et al. 2004).

In vitro induzieren Bisphosphonate die Apoptose von Tumorzellen und verhindern Zelladhäsion und -proliferation (Green 2004; Riebeling et al. 2002).

33.4.2 Indikation/Kontraindikation

Bisphosphonate sind bei Diagnosestellung von Knochenmetastasen des Melanoms indiziert. Zoledronat (Zometa) ist bisher das einzige Bisphosphonat, für das eine Wirksamkeit und Verträglichkeit bei Knochenmetastasen diverser solider Tumorerkrankungen gezeigt wurde (Rosen et al. 2004b). Die Anwendung von Zometa ist bei Patienten

33.4 · Bisphosphonate

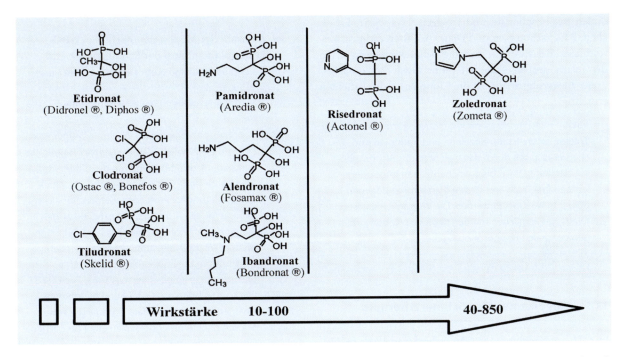

Abb. 33.2. Zunahme der Wirkstärke der Bisphosphonate. (Abb. von Herrn PD Dr. med. J. Ulrich, Universitätshautklinik Magdeburg, mit freundlicher Genehmigung)

mit schwerer Nieren- oder Leberinsuffizienz und bei Kindern eingeschränkt, da hier keine klinischen Erfahrungen vorliegen. Eine Hypokalzämie sollte vor Therapiebeginn mittels Kalzium-/Vitamin-D-Präparaten korrigiert werden. Vorsicht ist geboten bei Kombination mit Arzneimitteln, die die Nierenfunktion beeinträchtigen können.

33.4.3 Nebenwirkungen

Bisphosphonate können oral oder intravenös verabreicht werden. Nach der ersten intravenösen Gabe kommt es bei ca. 1/3 der Patienten zu grippeähnlichen Symptomen mit Fieber, Schüttelfrost, Müdigkeit und Knochenschmerzen. Gelegentlich treten Fälle von Arthralgie und Myalgie auf. Wenige Patienten klagen nach intravenöser Zufuhr über gastrointestinale Beschwerden wie Übelkeit und Erbrechen. Der Serumkalziumspiegel kann unter oraler und intravenöser Gabe auf hypokalzämische Werte abfallen. In diesem Fall empfiehlt sich die regelmäßige Gabe von Vitamin D und Kalzium (500 mg/Tag).

Die intravenöse Zufuhr von Bisphosphonaten kann in Abhängigkeit von Dosis und Infusionsdauer zu Nierenfunktionsstörungen führen. Bei Einhalten der Anwendungsvorschriften konnte in verschiedenen Studien gezeigt werden, dass über einen Beobachtungszeitraum von 2 Jahren eine Nierenfunktionsstörung in der Bisphosphonatgruppe genau so selten wie in der Placebogruppe auftritt (Saad et al. 2004; Rosen et al. 2004b). Zur Sicherheit sollte vor jeder Gabe das Serumkreatinin bestimmt werden. In den bisherigen Studien wurde bei einem Kreatininanstieg die Behandlung erst dann wieder aufgenommen, wenn die Kreatininwerte nur noch maximal 10% über dem Ausgangswert lagen. Da für Patienten mit Kreatinin >3 mg/dl pharmakokinetische Daten fehlen, sollten hier Bisphosphonate sehr zurückhaltend einsetzt werden.

Die oralen Bisphosphonate werden sehr schlecht resorbiert (<5% der Dosis). Daher sind hohe Dosen notwendig. Zur Verbesserung der Bioverfügbarkeit und Verringerung von gastrointestinalen Nebenwirkungen muss der Patient die Tabletten nüchtern mit wenig Wasser einnehmen. Anschließend sollte er für mindestens 30 min weiterhin nüchtern bleiben und eine aufrechte Haltung einnehmen, um einen Reflux mit der Folge einer Ösophagitis zu vermeiden. Die typischen Nebenwirkungen der oralen Bisphosphonate sind Übelkeit, Dyspepsie, Erbrechen, Bauchschmerzen und Diarrhö. Durch die gastrointestinalen Beschwerden und die Schluckschwierigkeiten der relativ großen Tabletten (hohe Dosis bei niedriger oraler Bioverfügbarkeit) ist die Compliance der Patienten erniedrigt.

> **Fazit**
> Zolderonsäure ist bei einzelnen und multiplen Knochenmetastasen durch das Melanom das Bisphosphonat der Wahl. Die 3- bis 4-wöchentlichen Infusionen können innerhalb von 15 min (Pamidronat dagegen über 2 h) verabreicht werden. Die Verträglichkeit ist relativ gut verglichen mit den täglichen Nebenwirkungen der oralen Bisphosphonatgabe.

33.5 Medikamentöse Schmerztherapie

Vor Therapiebeginn muss der schmerzauslösende Mechanismus (z. B. Knochenmetastase mit Weichteilinfiltration/Nervenkompression etc.) abgeklärt und eine exakte Anamnese bezüglich Schmerzcharakteristik, bisheriger Medikation und anderer Grunderkrankungen (Magen-Darm-Ulzera, eingeschränkte Nierenfunktion etc.) erhoben werden. Bei der Auswahl der Medikation sollten die Empfehlungen der WHO berücksichtigt werden.

> **Empfehlungen der WHO zur medikamentösen Schmerztherapie**
> - **Verabreichung der Analgetika auf nicht invasivem Weg, d. h. oral/transdermal.**
>   So bleibt die Selbstständigkeit des Patienten gewährleistet. Andere Applikationsformen sind die kontinuierliche subkutane Infusion mittels Schmerzmittelpumpe, die intravenöse Verabreichung oder eine Spinalanalgesie (epiduraler/intrathekaler Katheter).
> - **Fester Zeitplan und genaue Anleitung für die Medikamenteneinnahme.**
>   Bei konstant vorhandenen Schmerzen sollten Analgetika regelmäßig und nicht nur bei Bedarf eingenommen werden, um eine durchgehende Beschwerdefreiheit zu gewährleisten.
> - **Auswahl der Medikation nach dem WHO-Stufenplan anhand der Schmerzintensität:**
>   1. Peripheres Analgetikum + Konanalgektika und Adjuvanzien)
>   2. Peripheres Analgetikum + niederpotentes Opioid
>   3. Peripheres Analgetikum + hochpotentes Opioid
>   Durch die zusätzliche Gabe eines Nichtopioids in wirksamer Dosierung rund um die Uhr in Stufe 2 und 3 können Opioide eingespart und Opioidnebenwirkungen vermieden werden. Vor allem nichtsteroidale Antirheumatika (NSAR) zeigen eine gutes Ansprechen bei Knochenschmerzen, da der Prostaglandinstoffwechsel an der Schmerzentstehung bei Knochenmetastasen eine wichtige Rolle spielt (Twycross 1983; Zech 1991). Die Kombination aus Opioid und peripherem Analgetikum führt bei dem Großteil der Patienten mit Knochenmetastasen zu einer deutlichen Schmerzlinderung.
> - **Bedarfsmedikation anbieten.**
>   Zur Behandlung von akuten Schmerzspitzen benötigt der Patient eine rasch wirksame Bedarfsmedikation neben dem Retardpräparat (Basismedikation). Die Schmerzspitzen treten bei Knochenmetastasen v. a. nach Bewegung oder Belastung auf.
> - **Begleittherapie/Koanalgetika ergänzen.**
>   Die häufigsten Nebenwirkungen einer Opioidtherapie sind initiale Übelkeit und Erbrechen sowie chronisch anhaltende Obstipation. Antiemetika sollten daher prophylaktisch eingesetzt werden, können aber oft nach wenigen Tagen/Wochen abgesetzt werden, da die emetische Wirkung der Opioide einer Toleranzentwicklung unterliegt. Die Gabe von Laxanzien ist bei Opioidtherapie obligat.
>   Zur Prophylaxe gastrointestinaler Nebenwirkungen unter NSAR-Behandlung empfiehlt sich eine antazide Begleitmedikation. Kortikosteroide werden als Koanalgetikum bei Knochenmetastasen mit Weichteilinfiltration zur Abschwellung und damit Schmerzlinderung eingesetzt. Bei neuropathischen Schmerzen sind Antikonvulsiva oder Antidepressiva indiziert. Bisphosphonate scheinen ebenfalls eine schmerzlindernde Wirkung zu haben und sind daher im Bereich der medikamentösen Schmerztherapie als weiteres Koanalgetikum anzusehen.

Literatur

Anonymous (1999) 8 Gy single fraction radiotherapy for the treatment of metastatic skeletal pain: randomised comparison with a multifraction schedule over 12 months of patient follow-up. Bone Pain Trial Working Party. Radiother Oncol 52: 111–121

Blitzer P.H. (1985) Reanalysis of the RTOG study of the palliation of symptomatic osseous metastasis. Cancer 55: 1468–1472

Body JJ, Bartl R, Burckhardt P, Delmas PD, Diel IJ, Fleisch H, Kanis JA, Kyle RA, Mundy GR, Paterson AH, Rubens RD (1998) Current use of bisphosphonates in oncology. International Bone and Cancer Study Group. J Clin Oncol 16: 3890–3899

des Grottes JM, Dumon JC, Body JJ (2001) Hypercalcaemia of melanoma: incidence, pathogenesis and therapy with bisphosphonates. Melanoma Res 11: 477–482

Ford HT, Yarnold JR (1983) Radiation Therapy – pain relief and recalcification. In: Stoll BA (ed) Bone metastases: monitoring and treatment. Raven, New York

Gokaslan ZL, Aladag MA, Ellerhorst JA (2000) Melanoma metastatic to the spine: a review of 133 cases. Melanoma Res 10: 78–80

Green JR (2004) Bisphosphonates: preclinical review. Oncologist 9 Suppl 4: 3–13

Hoederath A (1996) Palliative Strahlentherapie. In: Scherer E, Sacks H (Hrsg) Strahlentherapie. Springer, Berlin Heidelberg New York, S 897–920

Konefal JB, Emami B, Pilepich MV (1988) Analysis of dose fractionation in the palliation of metastases from malignant melanoma. Cancer 61: 243–246

Koswig S, Buchali A, Bohmer D, Schlenger L, Budach V (1999) [Palliative radiotherapy of bone metastases. A retrospective analysis of 176 patients.] Strahlenther Onkol 175: 509–514

Krempien B (1995) [Pathogenesis of bone metastasis and tumor osteopathies.] Radiologe 35: 1–7

Madsen EL (1983) Painful bone metastasis: efficacy of radiotherapy assessed by the patients: a randomized trial comparing 4 Gy × 6 versus 10 Gy × 2. Int J Radiat Oncol Biol Phys 9: 1775–1779

Patchell R (2003) A randomized trial of direct decompressive surgical resection in the treatment of spinal cord compression caused by metastasis. Proc Am Soc Clin Oncol 22: 1

Patten RM, Shuman WP, Teefey S (1990) Metastases from malignant melanoma to the axial skeleton: a CT study of frequency and appearance. Am J Roentgenol 155: 109–112

Price P, Hoskin PJ, Easton D, Austin D, Palmer SG, Yarnold JR (1986) Prospective randomised trial of single and multifraction radiotherapy schedules in the treatment of painful bony metastases. Radiother Oncol 6: 247–255

Riebeling C, Forsea AM, Raisova M, Orfanos CE, Geilen CC (2002) The bisphosphonate pamidronate induces apoptosis in human melanoma cells in vitro. Br J Cancer 87: 366–371

Rieden K, Adolph J, Lellig U, zum WK (1989) [The radiotherapeutic effect on bone metastases in relation to the frequency of metastases, sites of metastases and histology of the primary tumor.] Strahlenther Onkol 165: 380–385

Rosen LS, Gordon D, Tchekmedyian NS, Yanagihara R, Hirsh V, Krzakowski M, Pawlicki M, De Souza P, Zheng M, Urbanowitz G, Reitsma D, Seaman J (2004a) Long-term efficacy and safety of zoledronic acid in the treatment of skeletal metastases in patients with nonsmall cell lung carcinoma and other solid tumors: a randomized, phase III, double-blind, placebo-controlled trial. Cancer 100: 2613–2621

Rosen LS, Gordon D, Tchekmedyian NS, Yanagihara R, Hirsh V, Krzakowski M, Pawlicki M, De Souza P, Zheng M, Urbanowitz G, Reitsma D, Seaman J (2004b) Long-term efficacy and safety of zoledronic acid in the treatment of skeletal metastases in patients with nonsmall cell lung carcinoma and other solid tumors: a randomized, phase III, double-blind, placebo-controlled trial. Cancer 100: 2613–2621

Ross JR, Saunders Y, Edmonds PM, Patel S, Broadley KE, Johnston SR (2003) Systematic review of role of bisphosphonates on skeletal morbidity in metastatic cancer. BMJ 327: 469

Saad F, Gleason DM, Murray R, Tchekmedyian S, Venner P, Lacombe L, Chin JL, Vinholes JJ, Goas JA, Zheng M (2004) Long-term efficacy of zoledronic acid for the prevention of skeletal complications in patients with metastatic hormone-refractory prostate cancer. J Natl Cancer Inst 96: 879–882

Sause WT, Cooper JS, Rush S, Ago CT, Cosmatos D, Coughlin CT, JanJan N, Lipsett J (1991) Fraction size in external beam radiation therapy in the treatment of melanoma. Int J Radiat Oncol Biol Phys 20: 429–432

Selby PJ and Courtenay VD (1982) In vitro cellular radiosensitivity of human malignant melanoma. Int J Radiat Oncol Biol Phys 8: 1235–1237

Twycross RG (1983) Analgesics and relief of bone pain. In: Stoll BA (ed) Bone metastases: monitoring and treatment. Raven, New York

Zech D (1991) Schmerzbehandlung. In: Pichlmaier H (Hrsg) Palliative Krebstherapie. Springer, Berlin Heidelberg New York, S 223–269

Teil VI Nachsorge und palliative Therapie

Kapitel 34 Melanomnachsorge: Welche Untersuchungen sind sinnvoll? – 373
Claus Garbe

Kapitel 35 Serummarker des Melanoms – 383
Selma Ugurel

Kapitel 36 Psychische Belastung bei der Melanomdiagnose und in der Nachsorge – 395
Andreas Blum und Dorothea Blum

Kapitel 37 Sozialmedizinische Maßnahmen nach Melanomdiagnose – 401
Ulrike Leiter und Waltraud Stroebel

Kapitel 38 Nachsorge und Behandlung des Melanoms in der dermatologischen Praxis – 405
Uwe Reinhold

Kapitel 39 Management von Nebenwirkungen und supportive Therapiemaßnahmen – 411
Peter Brossart

Kapitel 40 Komplementäre und alternative Therapien – 421
Ulrich R. Kleeberg

Kapitel 41 Das Melanom im Internet – 425
Charis Papavassilis

Melanomnachsorge: Welche Untersuchungen sind sinnvoll?

Claus Garbe

34.1 Epidemiologische Entwicklungen und neue Anforderungen an die Nachsorge – 374

34.2 Relevanz der Früherkennung von Rezidiven für die Prognose des Melanoms – 374

34.3 Nachsorgestrategien beim Melanom – 375

34.4 Bedeutung technischer Untersuchungsmethoden für die Entdeckung von Metastasen – 375

34.5 Stellenwert von Blutuntersuchungen für die Diagnostik von Metastasen – 377

34.6 Neue bildgebende Untersuchungen – 378

34.7 Nachsorgestudie des Zentralregisters Malignes Melanom – 378

34.8 Aktuelle Empfehlungen zur Nachsorge – 379

34.1 Epidemiologische Entwicklungen und neue Anforderungen an die Nachsorge

Die Epidemiologie des Melanoms ist in den letzten 20 Jahren hauptsächlich durch zwei Trends geprägt: Zum einen findet sich eine Zunahme der Inzidenz in den Industrienationen mit weißer Bevölkerung, die stärker ausgeprägt ist als bei jedem anderen Tumor (Garbe u. Blum 2001; Salopek et al. 1995). Die Inzidenz des Melanoms liegt heute im deutschsprachigen Raum bei ca. 12 Fällen pro 100.000 Einwohner und Jahr, sie ist in den skandinavischen Ländern und in den USA um 50–100% höher, und die höchsten Inzidenzraten werden aus Australien gemeldet, wo z. T. Zahlen von 50 Fällen pro 100.000 Einwohner und Jahr überschritten wurden (Übersicht bei Garbe 1997). In Deutschland und in den meisten anderen westlichen Industrieländern ist in den nächsten Jahrzehnten mit einem weiteren Anstieg der Inzidenzraten zu rechnen. Derzeit werden in Deutschland jährlich ca. 10.000 Melanome neu diagnostiziert (Garbe u. Blum 2001).

Der zweite wichtige Trend beim Melanom ist eine deutliche Verbesserung der Früherkennung im deutschsprachigen Raum, die sich in einer erheblichen Abnahme der Tumordicke widerspiegelte (Garbe et al. 2000). Seit Beginn der 1980-er Jahre bis heute sank die mediane Tumordicke von ca. 1,5 mm auf 0,75 mm. Heute kommen etwa 50% aller Patienten mit Melanomen mit einer Tumordicke mit <0,75 mm zur ersten Diagnose. Die Patienten mit Melanomen dünnerer Tumordicke haben insgesamt eine exzellente Prognose mit einer 10-Jahres-Überlebensrate von ca. 97%. Alle neu diagnostizierten Melanompatienten haben heute eine Überlebenswahrscheinlichkeit von 75–80%.

Diese beiden prägenden Entwicklungen in der Epidemiologie des Melanoms haben erhebliche Auswirkungen auf die Nachsorge. Zum einen wird eine schnelle Zunahme der Patientenzahlen verzeichnet. In der Universitäts-Hautklinik in Tübingen befinden sich derzeit mehr als 3.000 Patienten in der Nachsorge. Jährlich kommen ca. 500 neue Melanompatienten hinzu. Bei einem Teil der Patienten besteht Krankheitsprogression, hier werden zunehmend aufwändigere Screening- und Therapiekonzepte realisiert.

Die Nachsorge des Melanoms wird in Deutschland überwiegend von dermatologischen Kliniken in Nachsorgesprechstunden durchgeführt. Von der Deutschen Dermatologischen Gesellschaft wurde 1994 ein Schema empfohlen, in dem Nachsorgeuntersuchungen während der ersten 5 Jahre alle 3 Monate, danach bis zum 10. Jahr alle 6 Monate vorgenommen werden sollen. Eine Ausbreitungsdiagnostik mit bildgebenden Verfahren wurde einmal jährlich empfohlen (Orfanos et al. 1994). Angesichts stark steigender Patientenzahlen sahen sich viele Zentren kaum noch in der Lage, diese umfangreichen Untersuchungen durchzuführen. Die Nachsorge von Melanompatienten in den Kliniken hat längst die zur Verfügung stehenden Kapazitäten ausgelastet und überschritten. In der Universitäts-Hautklinik Tübingen wurde bereits vor Jahren ein kooperatives Nachsorgemodell mit niedergelassenen Ärzten verwirklicht, in dem Patienten mit dünnen Melanomen einmal jährlich in der Klinik und zwischenzeitlich bei niedergelassenen Ärzten nachuntersucht werden.

Eine weitere wichtige Entwicklung besteht darin, dass eine wachsende Zahl von Patienten mit Niedrigrisikomelanomen nachgesorgt wird. Die Tübinger Nachsorgestudie zeigte, wie aufgrund der epidemiologischen Entwicklung zu erwarten, dass mehr als 50% aller Patienten in der Nachsorge Tumoren ≤0,75 mm aufweisen, die eine äußerst günstige Prognose haben (Garbe et al. 2003b).

34.2 Relevanz der Früherkennung von Rezidiven für die Prognose des Melanoms

Die ersten Rezidive bei primären Melanomen finden sich in ca. 70% im lokoregionären Bereich, bei ca. 30% der Patienten erfolgt eine erste Metastasierung bereits als Fernmetastasierung (Meier et al. 2002).

Bei der lokoregionären Metastasierung, insbesondere bei der Lymphknotenmetastasierung, ist bekannt, dass das Ausmaß der Tumormasse einen erheblichen Einfluss auf die Prognose besitzt. In der früheren TNM-Klassifikation wird daher das N-Stadium anhand der Zahl der befallenen Lymphknoten eingeordnet, und es ist aus Studien bekannt, dass die Zahl der befallenen Lymphknoten im Stadium der regionären Metastasierung der wichtigste prognostische Faktor ist (Stadelmann et al. 1998). Nach eigenen, bisher unveröffentlichten Auswertungen zeigt sich, dass bei einer intensiven Nachsorgestrategie das Vorkommen mehrerer befallener Lymphknoten selten ist und dass in diesem Fall das Volumen des ersten befallenen Lymphknotens ein relevanter, prognostischer Faktor ist. Die Prognose bei Lymphknotenmetastasierung variiert bei einer 5-Jahres-Überlebensrate zwischen ca. 20 und 40%.

> Das bedeutet, dass eine Früherkennung in diesem Kollektiv die Überlebenschance verdoppeln kann.

Die Situation ist weniger klar im Stadium der Fernmetastasierung. Es wurde anhand von zwei sehr gut dokumentierten Patientenkollektiven in Tübingen und Berlin untersucht, welche Patienten bei Fernmetastasierung 2 Jahre und länger überleben. In der ersten Untersuchung zeigte sich, dass es Patienten sind, die entweder durch chirurgische Eingriffe im Stadium der Fernmetastasierung tumorfrei wurden oder durch eine systemische Therapie komplette Remissionen erfuhren (Garbe 1996). In der zweiten Studie – an einem Patientenkollektiv aus Tübingen – zeigte sich, dass der wesentliche Faktor in der Möglichkeit zur chirurgischen Ausräumung aller Tumormassen bestand. Allerdings wurden hier keine eingreifenderen systemischen Therapien durchgeführt (Brand et al. 1997).

Das Ansprechen auf Chemotherapien ist beim Melanom nach den vorliegenden Erfahrungen ebenfalls abhängig von der vorhandenen Tumormasse. Sobald diese eine bestimmte Größe überschreitet, ist ein Ansprechen nicht mehr zu erwarten.

> Die Früherkennung von Rezidiven scheint daher auch im Stadium der Fernmetastasierung für die Überlebenschancen der Patienten von relevanter Bedeutung zu sein.

34.3 Nachsorgestrategien beim Melanom

Zur Nachsorgestrategie beim Melanom gibt es heute in verschiedenen Ländern unterschiedliche Empfehlungen. In Frankreich und in den Niederlanden wurden für die Nachsorge primärer Melanome keine technischen Untersuchungen empfohlen, sondern es wurden nur klinische Untersuchungen vorgeschlagen (Anonymus 1995a, Anonymus 1995b, Rümke u. van-Everdingen 1992). In den USA fand eine Konsensuskonferenz des National Institute of Health (NIH) 1992 zu Melanomen bis zu 1 mm Tumordicke statt, die für diese Tumoren keine Untersuchungen zur Ausbreitungsdiagnostik empfahl (NIH 1992a, b). Nachuntersuchungen der Patienten werden generell für sinnvoll gehalten, über die Rolle von Blutuntersuchungen und bildgebenden Verfahren in diesem Zusammenhang bestehen aber unterschiedliche Ansichten. In Deutschland und in der Schweiz wird dagegen ein intensiviertes Vorgehen empfohlen (Dummer et al. 2005; Garbe et al. 2003b).

Von Provost et al. wurde 1997 eine Studie publiziert, in der 30 weltweit bekannte Experten zum Melanom insbesondere aus den Fächern Chirurgie und Dermatologie zum praktischen Vorgehen in der Ausbreitungsdiagnostik und Nachsorge befragt wurden. Unter diesen Experten waren 23 aus den USA, 2 aus Australien und 5 aus Europa. Die Befragung zeigte, dass in der Praxis unterschiedlich vorgegangen wurde. Nur etwa die Hälfte der Befragten nahmen eine initiale Ausbreitungsdiagnostik bei Melanomen bis zu 0,75 mm Tumordicke vor. Technische Untersuchungen in der Nachsorge wurden nur etwa von 1/3 der Befragten bei dem Kollektiv mit Niedrigrisikotumoren durchgeführt. Bei Tumoren mit 0,76–1,5 mm Tumordicke wurde eine initiale Ausbreitungsdiagnostik von ca. 80% der Befragten vorgenommen. 50–80% der Befragten wandten Blutuntersuchungen und bildgebende Verfahren in der Nachsorge an. Bei dickeren Tumoren steigt der Prozentsatz der Experten, die bildgebende Verfahren in der Nachsorge verwenden (Provost et al. 1997).

Diese Befragung zeigt, dass nicht nur unterschiedliche Empfehlungen in verschiedenen Ländern gegeben werden, sondern dass auch innerhalb eines Landes das praktische Vorgehen in der Nachsorge deutlich variiert. In der Tat gibt es wenige Daten, die die unterschiedlichen Vorgehensweisen stützen können. Die Autoren weisen darauf hin, dass die Datenlage verbessert werden müsste.

34.4 Bedeutung technischer Untersuchungsmethoden für die Entdeckung von Metastasen

Thoraxröntgenuntersuchung

In der bereits zitierten Untersuchung über das praktische Vorgehen von 30 Experten in der Nachsorge des Melanoms war die Thoraxröntgenuntersuchung das häufigste bildgebende Verfahren, das verwendet wurde. Die wenigen systematischen Untersuchungen, die zur Überprüfung der Bedeutung der Thoraxröntgenuntersuchung durchgeführt worden sind, zeigten, dass durch sie nur selten Metastasen entdeckt werden können.

Weiss et al. (1995) analysierten die Daten von 261 Patienten mit Melanomen mit mehr als 1,7 mm Tumordicke und z. T. mit regionären Lymphknotenmetastasierungen. 145 Patienten entwickelten Tumorrezidive. 68% wurden aufgrund ihrer anamnestischen Angaben diagnostiziert, 26% aufgrund einer körperlichen Untersuchung und nur 6% durch Thoraxröntgenuntersuchung (Weiss et al.

1995). Eine ähnlich angelegte Studie zeigte, dass von 49 Patienten mit Rezidiven 47 aufgrund der Anamnese oder körperlichen Untersuchung gefunden wurden und nur 2 (5%) aufgrund der Thoraxröntgenuntersuchung.

Abdomensonographie

Auch die Anzahl positiver Befunde in der Abdomensonographie wurde ähnlich niedrig angegeben (Ardizzoni et al. 1987).

In einer französischen Untersuchung wurden die Ergebnisse der Nachsorge bei 528 Patienten mit primären Melanomen ausgewertet, die 2-mal jährlich mittels Thoraxröntgenuntersuchung und Abdomensonographie untersucht worden waren. Von 528 Patienten entwickelten 115 Patienten Tumorrezidive, 30 davon Fernmetastasen. 6 Fernmetastasierungen wurden mittels Thoraxröntgenuntersuchung und 6 mittels Abdomensonographie entdeckt. Angesichts der Vielzahl der durchgeführten Untersuchungen sehen die Autoren ein ungünstiges Verhältnis zwischen Untersuchungsaufwand und Ergebnis für die Patienten (Basseres et al. 1995).

Die Ausbreitungsdiagnostik zur Entdeckung von Metastasierungen bei primären Melanomen zum Zeitpunkt der Diagnosestellung ist ebenfalls fraglich. So wurden die Thoraxröntgenuntersuchung von 876 konsekutiven, asymptomatischen Patienten mit primären kutanen Melanomen in den Stadien I und II ausgewertet. Es fanden sich richtig positive Metastasierungen bei einem Patienten (0,1%; Terhune et al. 1998). Bei 393 Patienten mit primären Melanomen in den Stadien I und II wurde der prädiktive Wert einer Routineausbreitungsdiagnostik untersucht, die Blutuntersuchungen, Thoraxröntgenuntersuchung und bei einem Teil der Patienten auch Computertomographien, Leberszintigraphien und Knochenszintigraphien umfassten. Nur bei 9 Patienten wurden Metastasierungen erkannt, in 8 Fällen durch die körperliche Untersuchung. Nur bei einem Patienten wurde eine Metastasierung aufgrund der bildgebenden Verfahren gefunden. Dagegen wurden bei 15 Patienten durch die bildgebenden Verfahren falsch positive Befunde erhoben (Iscoe et al. 1987). Bei Untersuchungen an kleineren Kollektiven wurden ähnliche Ergebnisse erzielt.

Auch die Untersuchung von Hofmann et al. (2002) aus Mannheim zeigte, dass die Detektionsraten von Metastasen durch Thoraxröntgenuntersuchungen bei 5–7% aller Diagnosen lagen und durch die Abdomensonographie nur bei 1–2% (Hofmann et al. 2002). Demgegenüber steht eine relativ hohe Rate falsch positiver Befunde, die zu weiteren diagnostischen Abklärungen und Untersuchungen führten. Die Kosten für diese bildgebenden Untersuchungen, die für die Erkennung eines einzelnen Rezidivs auflaufen, liegen im Bereich zwischen 300,00 und 36.000,00 €.

Lymphknotensonographie

Etwas günstiger war die Detektionsrate einer Metastasierung durch die Lymphknotensonographie, die in einer Größenordnung von 10–13% lag. Mit dieser Technik konnte etwa in 1/3 aller Fälle eine Lymphknotenmetastasierung erkannt werden, bevor sie palpabel wurde (Blum et al. 2000; Prayer et al. 1990).

 Da im Stadium des Primärtumors 70% der Metastasierungen lokoregionär sind (Häffner et al. 1992), hat die Lymphknotensonographie einen wichtigen Stellenwert unter den technischen Untersuchungen.

Auch hier lagen die Kosten in einer ähnlichen Größenordnung. Da die Detektionsraten bei dünnen Melanomen mit niedrigem Rezidivrisiko besonders klein sind, sind hier auch die Kosten für die Ausbreitungsdiagnostik pro gefundener Metastasierung mit bildgebenden Verfahren besonders hoch. Bei Tumoren mit einer Tumordicke <0,75 mm betrugen die Kosten pro gefundener Metastasierung 35.900,00 €, dagegen waren sie bei dickeren Tumoren deutlich geringer (Tumordicke 1,51–4 mm 3331,00 €. Tumoren >4 mm 2326,00€.)

Computertomographien

Computertomographien erwiesen sich im Rahmen der primären Ausbreitungsdiagnostik Melanome als wenig geeignet, da die Befunde selten richtig positiv waren. Somit waren sie nicht hilfreich für die Identifizierung von Patienten, die später eine Metastasierung entwickelten. Darüber hinaus führten sie bei 17% der Befunde zu falsch positiven Beurteilungen, die eine weitere z. T. kostspielige Abklärung erforderlich machten (Buzaid et al. 1993). Bei Patienten mit regionärer Lymphknotenmetastasierung betrug die Rate richtig positiver Befunde immerhin 7%. Dagegen wurden aber bei 22% der Patienten mittels Ganzkörpercomputertomographie falsch positive Befunde erhoben, die mittels weiterer Untersuchungen oder durch Kontrolluntersuchungen abgeklärt werden mussten.

Computertomographien wurden für Patienten mit lokoregionärer Metastasierung empfohlen (Buzaid et al.

1995). Mittels Computertomographien können auch bei Patienten im Stadium des Primärtumors Metastasen entdeckt werden. Hier liegt die Rate nur bei ca. 0,5%. Bei Patienten im Stadium des Primärtumors ist allerdings die Rate der falsch positiven Ergebnisse im Vergleich zu den richtig positiven Ergebnissen als besonders hoch anzusehen (Khansur et al. 1989). Bei Patienten mit lokoregionärer Metastasierung berichteten Kuvshinoff et al. (1997) in einer Auswertung von 788 Computertomographieuntersuchungen über 4,2% richtig positive Befunde und 8,4% falsch positive Befunde.

In einer ähnlichen Untersuchung fanden Johnson et al. (1997) mit der Computertomographie bei 127 Patienten mit lokoregionärer Metastasierung 16% richtig positive und 12% falsch positive Ergebnisse.

! Computertomographische Untersuchungen sind offenbar am besten geeignet, um frühzeitig Metastasierungen im Stadium der lokoregionären Metastasierung zu erkennen (Berman u. Reintgen 1993, Johnson et al. 2004).

34.5 Stellenwert von Blutuntersuchungen für die Diagnostik von Metastasen

LDH

Die LDH wurde als nützlicher Marker für die Erkennung von Lebermetastasen beschrieben (Finck et al. 1983). obgleich auch ihre Erhöhung für diese Metastasierung nicht sehr spezifisch ist. Bei den meisten Patienten mit Fernmetastasierung fanden Khansur et al. (1989) erhöhte Serum-LDH-Werte. LDH-Erhöhungen können allerdings auch durch andere Erkrankungen oder durch eine Operation ausgelöst werden. Eine Erhöhung der LDH wurde in bis zu 12% aller Fälle als erster Hinweis auf eine Metastasierung gefunden (Finck et al. 1983). Insgesamt erweist sich die LDH allerdings als eine Untersuchungsmethode mit niedriger Sensitivität für die Entdeckung von Fernmetastasen.

Blutbild

Untersuchungen des Blutbildes geben kaum Hinweise auf eine sich entwickelnde Metastasierung (Hauschild et al. 1999b). Auch biochemische Untersuchungen für 5-S-Cysteinyldopa, 6-Hydroxy-5-Methoxyindol-2-Carboxylsäure, L-Dopa, α-MSH erwiesen sich nicht als geeignete Marker für die Erkennung einer Metastasierung im Blut.

Polymerasekettenreaktion

Es wurde auch die Polymerasekettenreaktion verwendet, um zirkulierende Tumorzellen im Blut zu entdecken. Hier wird der Effekt genutzt, dass Melanomzellen in der Regel Gene exprimieren, die für die Pigmentsynthese erforderlich sind und in anderen Blutzellen nicht exprimiert werden. Mittels reverser Transkriptase wird die mRNA des Schlüsselenzyms Tyrosinase in cDNA umgeschrieben und mittels Polymerasekettenreaktion amplifiziert und dargestellt. Positive Befunde weisen auf zirkulierende Melanomzellen im Blut hin (Curry et al. 1996, 1998).

Dieselbe Technik wurde inzwischen auch verwendet, um Mikrometastasierung in Lymphknoten nachzuweisen (Blaheta et al. 1999; Shivers et al. 1998, 2004). Es fanden sich positive Befunde mit RT-PCR-Untersuchungen im Blut bei etwa der Hälfte aller Patienten, die eine bekannte disseminierte Metastasierung aufwiesen (Keilholz et al. 1998; Schittek et al. 1999a, b).

Auch ein Teil der Patienten mit früheren Tumorstadien weisen positive Befunde auf, allerdings haben diese offenbar keine prognostische Bedeutung (Garbe et al. 2003a). Möglicherweise ist der Nachweis einzelner Tumorzellen ohne Relevanz für das weitere Metastasierungsrisiko der Patienten. Die RT-PCR-Diagnostik im Blut für das Monitoring von Patienten in der Nachsorge ist ohne sichere diagnostische Aussagekraft und für die Nachsorge ohne Bedeutung (Gläser et al. 1997, Gläser 1997).

Tumormarker Protein S100β

In den letzten Jahren wurden verstärkte Anstrengungen unternommen, Tumormarker für das Melanom zu entwickeln. Hier erwies sich das Protein S100β als ein interessanter Marker, der insbesondere bei Patienten mit disseminierter Erkrankung positiv werden kann (Guo et al. 1995; Hauschild et al. 1999a; Henze et al. 1997). Untersuchungen bei Melanompatienten in verschiedenen Stadien der Erkrankung zeigten, dass die Zahl der positiven Befunde in höheren Stadien zunimmt. Der Nachweis des erhöhten Wertes ist mit einer deutlich ungünstigeren Prognose verbunden (Garbe et al. 2003a).

! Der Tumormarker Protein S100β ist die inzwischen etablierte Tumormarkerbestimmung beim Melanom, die auch in den aktuellen Nachsorgeempfehlungen für den routinemäßigen Einsatz vorgesehen ist (Garbe 2005; Garbe et al. 2005).

34.6 Neue bildgebende Untersuchungen

Positronenemissionstomographie (PET)

Unter den bildgebenden Verfahren ist die Positronenemissionstomographie (PET) eines der interessantesten Verfahren für die Diagnostik von Metastasierungen, insbesondere in der Kombination mit der Computertomographie (PET-CT). Die PET-Untersuchung zeigt eine erhöhte metabolische Aktivität an und gibt damit einen wichtigen Hinweis für die Malignität des dargestellten Prozesses. Die gleichzeitige Zuordnung des Befundes zu einer Computertomographie erlaubt die detaillierte Darstellung der Lokalisation des malignen Tumors.

Diese Technik bietet zwei entscheidende Vorteile: Zum einen wird ein recht zuverlässiger Überblick über alle aufgetretenen Metastasierungen geboten, sodass bei Stellung der Indikation für eine operative Metastasektomie davon ausgegangen werden kann, dass nichts Wesentliches übersehen wurde. Zum anderen ist aufgrund der Kombination mit dem CT eine genaue anatomische Zuordnung der Metastasen möglich, sodass die mögliche chirurgische Exzision exakt vorgenommen werden kann (Kluetz et al. 2000; Yap et al. 2004).

Ganzkörpermagnetresonanztomographie (MRT)

Eine hohe Sensitivität erreicht auch die Ganzkörpermagnetresonanztomographie (MRT). Besonders im Bereich der Weichteile und der Knochen ist die Auflösung der Ganzkörper-MRT höher als die der Computertomographie. Auch diese Methode kann eingesetzt werden, um sich einen vollständigen Überblick über alle vorhandenen Metastasierungen zu verschaffen und um eine gut abgesicherte Indikation für die operative Entfernung von Metastasen zu stellen (Muller-Horvat et al. 2005; Schlemmer et al. 2005).

34.7 Nachsorgestudie des Zentralregisters Malignes Melanom

Das Zentralregister Malignes Melanom führte 1996–1998 in Tübingen eine prospektive Studie zu den Ergebnissen der Nachsorge bei 2008 Patienten mit dem Ziel durch, eine deskriptive Analyse der derzeitigen Nachsorgestrategie beim Melanom vorzunehmen. Insbesondere sollte herausgefunden werden, mit welchen Mitteln und wie früh Rezidive erkannt werden. Es wurde auch untersucht, wer Zweitmelanome entdeckt hatte (Garbe et al. 2003b).

In dieser prospektiven monozentrischen Studie wurden alle Nachsorgeuntersuchungen an der Universitäts-Hautklinik in Tübingen im Zeitraum von August 1996 bis August 1998 dokumentiert. Mittels eines speziell dafür entwickelten Computerprogramms wurden die Ergebnisse aller körperlichen Untersuchungen, Blutuntersuchungen und bildgebender Verfahren standardisiert erfasst. Neu erkannte Tumorrezidive wurden detailliert analysiert (Garbe et al. 2003b).

Bei 2.008 Patienten wurden im untersuchten Zeitraum 3.800 klinische Untersuchungen, ca. 3.000 Blutuntersuchungen und ca. 9.400 Untersuchungen mit bildgebenden Verfahren ausgewertet. Bei 112 Patienten traten im Beobachtungszeitraum 233 Tumorrezidive auf. Zusätzlich wurden 62 Zweitmelanome entdeckt. 84% der Tumorrezidive wurden in den Nachsorgeuntersuchungen erstdiagnostiziert. In 17% aller Fälle gab der Patient selbst den ersten Hinweis auf das Vorliegen einer Metastasierung. Etwa die Hälfte wurde zuerst durch klinische Untersuchungen erkannt.

In den Stadien des Primärtumors wurden zusätzlich etwa 20% der Rezidive durch Lymphknotensonographie gefunden. In den Stadien der Metastasierung hatte unter den bildgebenden Verfahren die gezielte Computertomographie den größten Stellenwert, mit der ca. 28% der Rezidive erkannt wurden. Im Stadium des Primärtumors wurden in 1.981 Thoraxröntgenuntersuchungen 4 Rezidive erkannt und in 2.034 Abdomensonographien 1 Rezidiv.

Etwa 50% aller Rezidive wurden in einem frühen Wachstumsstadium erkannt. Dadurch entstand für die Patienten ein prognostischer Vorteil. Die übrigen 50% wurden trotz der umfangreichen Nachuntersuchungen erst spät erkannt, dies gilt insbesondere für Fernmetastasen und für die Befunde mit Thoraxröntgenuntersuchung, Abdomensonographie und Computertomographie. Die Gruppe mit frühzeitiger Erkennung der Rezidive zeigte ein medianes Überleben von 18 Monaten, während die Gruppe mit später Erkennung ein medianes Überleben von 12 Monaten zeigte (p<0,01). In den Stadien I und II betrugen die 2-Jahres-Überlebensraten für die beiden Untergruppen mit früher und später Diagnose von Rezidiven ca. 80 vs. 30%.

Die vorliegende Untersuchung stellt bei weitem die größte Untersuchung zur Nachsorge des Melanoms dar, die bisher durchgeführt wurde. Die größten bisher publizierten Untersuchungen haben in der Regel nicht mehr als ca. 500 Patienten eingeschlossen und auch wesentlich geringere Zahlen klinischer und technischer Untersuchungen ausgewertet (Ardizzoni et al. 1987; Basseres et al. 1995; Kersey et al. 1985; Weiss et al. 1995).

Mit Hilfe dieser Nachsorgestrategie konnten bei ca. 3% der Patienten in einem Zeitraum von 2 Jahren Zweitmelanome erkannt werden. Sie führte auch zu einer frühzeitigen Erkennung von sich entwickelnden Metastasen in etwa der Hälfte der Fälle. Die Effektivität der Nachsorgestrategie wurde dadurch verdeutlicht, dass 84% der Rezidive in Nachsorgeuntersuchungen erkannt wurden. Die Lymphknotensonographie trug ab dem Stadium II zur Entdeckung von Tumorrezidiven bei, während die übrigen bildgebenden Verfahren erst ab dem Stadium III vermehrt zur Entdeckung von Tumorrezidiven führten.

Die vorliegenden Ergebnisse legen eine Änderung der alten Nachsorgestrategie mit folgenden Schwerpunkten nahe:
- Reduktion technischer Untersuchungen mit bildgebender Verfahren in den frühen Stadien des Melanoms,
- Stärkung der Selbstverantwortung des Patienten durch Anleitung zur Selbstuntersuchung und intensivierter Aufklärung über die Zielsetzung der Nachsorge,
- Verlagerung der Untersuchungen bei Patienten mit niedrigem Rezidivrisiko aus der Klinik in die Praxis,
- Intensivierung der Nachsorgeuntersuchungen bei Patienten mit erhöhtem Rezidivrisiko.

34.8 Aktuelle Empfehlungen zur Nachsorge

Die in Tab. 34.1 dargestellten Empfehlungen zur Nachsorge basieren auf folgenden Prämissen:
- Für dünne Melanome mit niedrigem Rezidivrisiko (≤1 mm Tumordicke, Stadium IA). kann auf bildgebende Diagnostik und Blutdiagnostik verzichtet werden. Hier werden 6-monatliche Untersuchungsintervalle in den ersten 5 Jahren für ausreichend angesehen. Die Nachsorgeuntersuchungen sollten vorzugsweise beim niedergelassenen Hautarzt durchgeführt werden. Da 2/3 aller Melanompatienten zum Zeitpunkt der Erstdiagnose im Stadium IA eingeordnet werden, wird durch die Verschiebung zum niedergelassenen Hautarzt in den Kliniken eine wesentliche Entlastung erreicht. Die Kliniken konzentrieren sich auf die Patienten mit höherem Risiko.
- Der Einsatz von bildgebenden Untersuchungen und Blutuntersuchungen soll risikoadaptiert vorgenommen werden. Thoraxröntgenuntersuchungen und Abdomensonographien (oder CT) werden in der regulären Nachsorge erst ab dem Stadium der lokoregionären Metastasierung empfohlen. Lymphknotensonographien und Blutuntersuchungen unter Einschluss des Tumormarkers Protein S-100 werden auch bei Primärtumoren ab 1 mm Tumordicke empfohlen.
- Eine eingehende Aufklärung der Patienten über die Möglichkeiten, selbst frühzeitig Rezidive zu erkennen, sollte Bestandteil jeder Nachsorgeaufklärung sein. Es wird empfohlen, dazu auch Broschüren zu verwenden.
- Im Stadium der lokoregionären Metastasierung ist es sinnvoll, die Nachsorgeuntersuchungen zu intensivieren.
- Eine prospektive Überprüfung von Nachsorgeschemata ist notwendig, um evidenzbasierte Empfehlungen zu verbessern.

Tab. 34.1. Empfehlungen für die Nachsorge kutaner maligner Melanome (Intervalle in Monaten)

Stadium und Tumordicke	Körperliche Untersuchung im 1.–5. Jahr	Körperliche Untersuchung im 6.–10. Jahr	Lymphknotensonographie im 1.–5. Jahr	Blutuntersuchung[b] Protein S100 im 1.–5. Jahr	Bildgebende Untersuchung[c] im 1.–5. Jahr
I (≤1 mm)	6	12	Keine	Keine	Keine
I+II (>1 mm)	3	6–12	6	3–6	Keine[d]
III[a]	3	6	3–6	3–6	6
IV	Individuell				

[a] Das Stadium III umfasst alle Formen der lokoregionären Metastasierung. Das neue AJCC-Stadium IIC (>4 mm Tumordicke + Ulzeration) sollte wie Stadium III behandelt werden, da die Prognose vergleichbar ist.
[b] Für die Rezidiverkennung ist allein Protein S100 geeignet.
[c] Abdomensonographie und Thoraxröntgenuntersuchung, oder CT bzw. MRT oder PET.
[d] Im Rahmen adjuvanter Therapien werden bildgebende Untersuchungen in 6- bis 12-monatlichen Abständen empfohlen.

Aufgrund der vorgelegten Untersuchungsergebnisse wurde ein revidiertes Nachsorgeschema für das Melanom vorgeschlagen, das in ◘ Tab. 34.1 zusammengefasst ist. Dieses Nachsorgeschema ist jetzt Bestandteil der Deutschen Leitlinie: Malignes Melanom (Garbe et al. 2003b, 2005).

In Deutschland praktizieren die Sozialversicherungsträger Anschlussheilbehandlungen (AHB), Anschlussrehabilitationsverfahren (AR) und Anschlussgesundheitsmaßnahmen (AGM) im Anschluss an die Akutbehandlung von bösartigen Geschwulsterkrankungen der Haut. Im Rahmen der psychosozialen Nachsorge kann bei Patienten auch eine Rehabilitationsmaßnahme in entsprechenden Fachkliniken durchgeführt werden. Die »Rehabilitationsnachsorge« hat das Ziel, den richtigen Umgang mit der Tumorerkrankung selbst und den damit verbundenen körperlichen und psychischen Störungen zu vermitteln, um einer Desintegration im sozialen und beruflichen Umfeld vorzubeugen. Darüber hinaus sollen funktionelle Störungen durch entsprechende Maßnahmen in der Rehabilitation verbessert oder beseitigt werden.

Literatur

Anonymus (1995a) Conférence de consensus. Suivi des patients opérés d'un mélanome de stade I. Ann Dermatol Venereol 122: 250–258

Ardizzoni A, Grimaldi A, Repetto L, Bruzzone M, Sertoli MR, Rosso R (1987) Stage I–II melanoma: the value of metastatic work-up. Oncology 44: 87–89

Basseres N, Grob JJ, Richard MA, Thirion X, Zarour H, Noe C, Collet VA, Lota I, Bonerandi JJ (1995) Cost-effectiveness of surveillance of stage I melanoma. A retrospective appraisal based on a 10-year experience in a dermatology department in France. Dermatology 191: 199–203

Berman C, Reintgen D (1993) Radiologic imaging in malignant melanoma: a review. Semin Surg Oncol 9: 232–238

Blaheta HJ, Ellwanger U, Schittek B, Sotlar K, Maczey E, Breuninger H, Thelen MH, Bueltmann B, Rassner G, Garbe C (2000) Examination of regional lymph nodes by sentinel node biopsy and molecular analysis provides new staging facilities in primary cutaneous melanoma. J Invest Dermatol 114:637-42

Blum A, Schlagenhauff B, Stroebel W, Breuninger H, Rassner G, Garbe C (2000) Ultrasound examination of regional lymph nodes significantly improves early detection of locoregional metastases during the follow-up of patients with cutaneous melanoma: results of a prospective study of 1288 patients. Cancer 88: 2534–2539

Brand CU, Ellwanger U, Stroebel W, Meier F, Schlagenhauff B, Rassner G, Garbe C (1997) Prolonged survival of 2 years or longer for patients with disseminated melanoma. An analysis of related prognostic factors. Cancer 79: 2345–2353

Buzaid AC, Sandler AB, Mani S, Curtis AM, Poo WJ, Bolognia JL, Ariyan S (1993) Role of computed tomography in the staging of primary melanoma. J Clin Oncol 11: 638–643

Buzaid AC, Tinoco L, Ross MI, Legha SS, Benjamin RS (1995) Role of computed tomography in the staging of patients with local-regional metastases of melanoma. J Clin Oncol 13: 2104–2108

Curry BJ, Myers K, Hersey P (1998) Polymerase chain reaction detection of melanoma cells in the circulation: relation to clinical stage, surgical treatment, and recurrence from melanoma. J Clin Oncol 16: 1760–1769

Curry BJ, Smith MJ, Hersey P (1996) Detection and quantitation of melanoma cells in the circulation of patients. Melanoma Res 6: 45–54

Dummer R, Panizzon R, Bloch PH, Burg G (2005) Updated Swiss guidelines for the treatment and follow-up of cutaneous melanoma. Dermatology 210: 39–44

Finck SJ, Giuliano AE, Morton DL (1983) LDH and melanoma. Cancer 51: 840–843

Garbe C (1996) Verlängertes Überleben bei fernmetastasiertem Melanom und der Einfluss von Behandlungen: Analyse des Krankheitsverlaufs von 22 Patienten mit einer Überlebenszeit von zwei Jahren und länger. Hautarzt 47: 35–43

Garbe C (1997) Epidemiologie des Hautkrebses. In: Garbe C, Dummer R, Kaufmann R, Tilgen W (Hrsg) Dermatologische Onkologie. Springer, Berlin Heidelberg New York, Tokio, S 40–56

Garbe C (2005) Cutaneous melanoma: baseline and ongoing laboratory evaluation. Dermatol Ther 18: 413–421

Garbe C, Blum A (2001) Epidemiology of cutaneous melanoma in Germany and worldwide. Skin Pharmacol Appl Skin Physiol 14: 280–290

Garbe C, McLeod GR, Buettner PG (2000) Time trends of cutaneous melanoma in Queensland, Australia and Central Europe. Cancer 89: 1269–1278

Garbe C, Leiter U, Ellwanger U, Blaheta HJ, Meier F, Rassner G, Schittek B (2003a) Diagnostic value and prognostic significance of protein S-100beta, melanoma-inhibitory activity, and tyrosinase/MART-1 reverse transcription-polymerase chain reaction in the follow-up of high-risk melanoma patients. Cancer 97: 1737–1745

Garbe C, Paul A, Kohler-Späth H, Ellwanger U, Stroebel W, Schwarz M, Schlagenhauff B, Meier F, Schittek B, Blaheta HJ, Blum A, Rassner G (2003b) Prospective evaluation of a follow-up schedule in cutaneous melanoma patients: Recommendations for an effective follow-up strategy. J Clin Oncol 21: 520–529

Garbe C, Hauschild A, Volkenandt M, Schadendorf D, Stolz W, Reinhold U, Kortmann RD, Kettelhack C, Frerich B, Keilholz U, Dummer R, Sebastian G, Tilgen W, Schuler G, Mackensen A, Kaufmann R (2005) Deutsche Leitlinie: Malignes Melanom. In: Garbe C (Hrsg) Interdisziplinäre Leitlinien zur Diagnostik und Behandlung von Hauttumoren. Thieme, Stuttgart New York, S 23–55

Gläser R (1997) Tumormarker des malignen Melanoms. In: Garbe C, Dummer R, Kaufmann R, Tilgen W (eds) Dermatologische Onkologie. Springer, Berlin, Heidelberg, New York, Tokio: 324–329

Gläser R, Rass K, Seiter S, Hauschild A, Christophers E, Tilgen W (1997) Detection of circulating melanoma cells by specific amplification of tyrosinase complementary DNA is not a reliable tumor marker in melanoma patients: a clinical two-center study. J Clin Oncol 15: 2818–2825

Guo HB, Stoffel WB, Bierwirth T, Mezger J, Klingmüller D (1995) Clinical significance of serum S100 in metastatic malignant melanoma. Eur J Cancer 31A: 1898–1902

Häffner AC, Garbe C, Burg G, Büttner P, Orfanos CE, Rassner G (1992) The prognosis of primary and metastasising melanoma. An evaluation of the TNM classification in 2,495 patients. Br J Cancer 66: 856–861

Hauschild A, Engel G, Brenner W, Gläser R, Mönig H, Henze E, Christophers E (1999a) S100B protein detection in serum is a significant prognostic factor in metastatic melanoma. Oncology 56: 338–344

Hauschild A, Michaelsen J, Brenner W, Rudolph P, Gläser R, Henze E, Christophers E (1999b) Prognostic significance of serum S100B detection compared with routine blood parameters in advanced metastatic melanoma patients. Melanoma Res 9: 155–161

Henze G, Dummer R, Joller JH, Böni R, Burg G (1997) Serum S 100 –a marker for disease monitoring in metastatic melanoma. Dermatology 194: 208–212

Hofmann U, Szedlak M, Rittgen W, Jung EG, Schadendorf D (2002) Primary staging and follow-up in melanoma patients – monocenter evaluation of methods, costs and patient survival. Br J Cancer 87: 151–157

Iscoe N, Kersey P, Gapski J, Osoba D, From L, DeBoer G, Quirt I (1987) Predictive value of staging investigations in patients with clinical stage I malignant melanoma. Plast Reconstr Surg 80: 233–239

Johnson TM, Bradford CR, Gruber SB, Sondak VK, Schwartz JL (2004) Staging workup, sentinel node biopsy, and follow-up tests for melanoma: update of current concepts. Arch Dermatol 140: 107–113

Johnson TM, Fader DJ, Chang AE, Yahanda A, Smith JW, Hamlet KR, Sondak VK (1997) Computed tomography in staging of patients with melanoma metastatic to the regional nodes. Ann Surg Oncol 4: 396–402

Keilholz U, Willhauck M, Rimoldi D, Brasseur F, Dummer W, Rass K, de Vries T, Blaheta J, Voit C, Lethe B, Burchill S (1998) Reliability of reverse transcription-polymerase chain reaction (RT-PCR)-based assays for the detection of circulating tumour cells: a quality-assurance initiative of the EORTC Melanoma Cooperative Group. Eur J Cancer 34: 750–753

Kersey PA, Iscoe NA, Gapski JA, Osoba D, From L, DeBoer G, Quirt IC (1985) The value of staging and serial follow-up investigations in patients with completely resected, primary, cutaneous malignant melanoma. Br J Surg 72: 614–617

Khansur T, Sanders J, Das SK (1989) Evaluation of staging workup in malignant melanoma. Arch Surg 124: 847–849

Kluetz PG, Meltzer CC, Villemagne VL, Kinahan PE, Chander S, Martinelli MA, Townsend DW (2000) Combined PET/CT Imaging in Oncology. Impact on Patient Management. Clin Positron Imag 3: 223–230

Kuvshinoff BW, Kurtz C, Coit DG (1997) Computed tomography in evaluation of patients with stage III melanoma. Ann Surg Oncol 4: 252–258

Meier F, Will S, Ellwanger U, Schlagenhauff B, Schittek B, Rassner G, Garbe C (2002) Metastatic pathways and time courses in the orderly progression of cutaneous melanoma. Br J Dermatol 147: 62–70

Muller-Horvat C, Radny P, Eigentler TK, Schafer J, Pfannenberg C, Horger M, Khorchidi S, Nagele T, Garbe C, Claussen CD, Schlemmer HP (2006) Prospective comparison of the impact on treatment decisions of whole-body magnetic resonance imaging and computed tomography in patients with metastatic malignant melanoma. Eur J Cancer 42: 342–350

NIH (1992a) Diagnosis and treatment of early melanoma. NIH Consensus Development Conference. January 27–29, 1992. Consens Statement 10: 1–25

NIH (1992b) NIH Consensus conference. Diagnosis and treatment of early melanoma. JAMA 268: 1314–1319

Orfanos CE, Jung EG, Rassner G, Wolff HH, Garbe C (1994) Stellungnahme und Empfehlungen der Kommission malignes Melanom der Deutschen Dermatologischen Gesellschaft zur Diagnostik, Behandlung und Nachsorge des malignen Melanoms der Haut. Stand 1993/94. Hautarzt 45: 285–291

Prayer L, Winkelbauer H, Gritzmann N, Winkelbauer F, Helmer M, Pehamberger H (1990) Sonography versus palpation in the detection of regional lymph-node metastases in patients with malignant melanoma. Eur J Cancer 26: 827–830

Provost N, Marghoob AA, Kopf AW, DeDavid M, Wasti Q, Bart RS (1997) Laboratory tests and imaging studies in patients with cutaneous malignant melanomas: a survey of experienced physicians. J Am Acad Dermatol 36: 711–720

Rümke P, van-Everdingen JE (1992) Consensus on the management of melanoma of the skin in The Netherlands. Dutch Melanoma Working Party. Eur J Cancer 28: 600–604

Salopek TG, Marghoob AA, Slade JM, Rao B, Rigel DS, Kopf AW, Bart RS (1995) An estimate of the incidence of malignant melanoma in the United States. Based on a survey of members of the American Academy of Dermatology. Dermatol Surg 21: 301–305

Schittek B, Blaheta HJ, Flörchinger G, Sauer B, Garbe C (1999a) Increased sensitivity for the detection of melanoma cells in peripheral blood by an improved reverse transcription-polymerase chain reaction protocol. Br J Dermatol 141: 37–43

Schittek B, Bodingbauer Y, Ellwanger U, Blaheta HJ, Garbe C (1999b) Amplification of MelanA messenger RNA in addition to tyrosinase increases sensitivity of melanoma cell detection in peripheral blood and is associated with prognosis. Br J Dermatol 141: 30–36

Schlemmer HP, Schafer J, Pfannenberg C, Radny P, Korchidi S, Muller-Horvat C, Nagele T, Tomaschko K, Fenchel M, Claussen CD (2005) Fast whole-body assessment of metastatic disease using a novel magnetic resonance imaging system: initial experiences. Invest Radiol 40: 64–71

Shivers S, Alsarraj M, Guiliano R, Jakub J, Pendas S, Reintgen D (2004) Molecular staging of melanoma. Ann Surg Oncol 11: 953–954

Shivers SC, Wang X, Li W, Joseph E, Messina J, Glass LF, DeConti R, Cruse CW, Berman C, Fenske NA, Lyman GH, Reintgen DS (1998) Molecular staging of malignant melanoma: correlation with clinical outcome. JAMA 280: 1410–1415

Stadelmann WK, Rapaport D. P., Soong SJ, Reintgen DS, Buzaid AC, Balch CM (1998) Prognostic clinical and pathologic features. In: Balch CM, Houghton AN, Sober AJ, Soong SJ (eds) Cutaneous melanoma. Quality Medical Publishing, St. Luis, pp 11–50

Terhune MH, Swanson N, Johnson TM (1998) Use of chest radiography in the initial evaluation of patients with localized melanoma. Arch Dermatol 134: 569–572

Weiss M, Loprinzi CL, Creagan ET, Dalton RJ, Novotny P, O'Fallon JR (1995) Utility of follow-up tests for detecting recurrent disease in patients with malignant melanomas. JAMA 274: 1703–1705

Yap JT, Carney JP, Hall NC, Townsend DW (2004) Image-guided cancer therapy using PET/CT. Cancer J 10: 221–233

Serummarker des Melanoms

Selma Ugurel

35.1 Einleitung – 384

35.2 Klassifikation – 384
35.2.1 Differenzierungsantigene – 384
35.2.2 Proangiogene Faktoren – 384
35.2.3 Adhäsionsmoleküle – 385
35.2.4 Zytokine und Zytokinrezeptoren – 385
35.2.5 HLA-Moleküle – 385
35.2.6 Sonstige – 385

35.3 Klinische Einsatzgebiete – 385
35.3.1 Screening/Diagnostik – 385
35.3.2 Prognostik – 386
35.3.3 Verlaufskontrolle/Therapiemonitoring – 386

35.4 S100β – 386

35.5 MIA – 389

35.6 LDH – 390

35.7 Empfehlungen zur Serummarkerdiagnostik – 391

35.8 Diskussion und Ausblick – 391

35.1 Einleitung

> **Definition**
>
> Unter Tumormarkern versteht man Moleküle, deren Expressionsqualität und -quantität mit einer malignen Erkrankung assoziiert sind.

Es handelt sich zumeist um Proteine, seltener um Kohlenhydrate oder Lipide, die im Regelfall von den Tumorzellen selbst, in einzelnen Fällen auch von anderen Zelltypen exprimiert werden. Tumormarker sind somit primär zell- bzw. gewebeständig, werden jedoch sekundär entweder aktiv in den Interzellularraum abgegeben oder erreichen diesen passiv nach Zerfall der exprimierenden Zellen. Die meisten Tumormarkermoleküle sind daher in den großen Körperflüssigkeitsräumen wie dem peripheren Blut oder Urin nachweisbar und somit für diagnostische Zwecke leicht und wiederholbar zugänglich.

Aufgrund der routinemäßigen Entnahme im Rahmen klinisch-chemischer Untersuchungen sowie der labortechnisch unkomplizierten Aufarbeitung hat sich insbesondere das Serum des peripheren Blutes als Untersuchungsmaterial für die klinische Tumormarkerdiagnostik durchgesetzt. Im Serum detektierbare Markermoleküle, auch als Serummarker bezeichnet, können für unterschiedliche Zwecke genutzt werden.

> ! Bei malignen Erkrankungen lässt sich ein Serummarker idealerweise zum Screening, zur Diagnosestellung, zur Einschätzung der Prognose sowie für die Verlaufskontrolle und das Therapiemonitoring einsetzen.

In der Realität werden aber von einem einzelnen Marker meist nur wenige, wenn nicht sogar nur eines dieser Gebiete abgedeckt. Des Weiteren sollten Serummarker wünschenswerterweise für eine spezielle Tumorentität spezifisch und unter physiologischen Bedingungen, d. h. in Geweben ohne maligne Transformation, nicht oder nur in geringem Maße exprimiert sein. Für den klinischen Einsatz in Verlaufskontrolle und Therapiemonitoring maligner Erkrankungen sollte die Serumkonzentration des Markermoleküls mit der Tumorlast, d. h. mit der Summe der im Körper des Patienten vorhandenen Tumormassen, korrelieren. Für andere Fragestellungen wie beispielsweise die der Prognostik ist dies nicht notwendig. Schließlich sollte der Marker unter möglichst geringem labortechnischem Aufwand mittels standardisierbarer Verfahren reproduzierbar messbar sein, um einen möglichst breiten klinischen Einsatz zu gewährleisten.

35.2 Klassifikation

Die bislang als potenziell nutzbare Serummarker des Melanoms untersuchten Moleküle lassen sich in die folgenden Gruppen untergliedern:

35.2.1 Differenzierungsantigene

Diese Moleküle werden im Rahmen der Differenzierung eines Zelltyps exprimiert und sind daher meist spezifisch für einen oder wenige Zelltypen bzw. Gewebe (Beispiel: Enzyme der Melaninsynthese für melanozytäre Zellen, ◘ Abb. 35.1: Tyrosinase). Differenzierungsantigene werden meist sowohl in benignen als auch in malignen Zellen eines Typs exprimiert.

Beispiele: S100β, MIA, Tyrosinase, 5-S-Cysteinyldopa, L-Dopa, L-Tyrosin.

35.2.2 Proangiogene Faktoren

Proangiogene Faktoren spielen eine Rolle in der Neovaskularisation von gutartigen Geweben sowie Tumorzellverbänden und werden daher sowohl von benignen als auch von malignen Zelltypen produziert und ak-

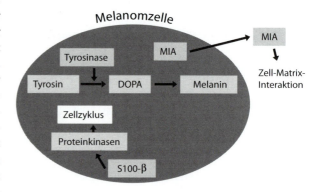

◘ Abb. 35.1. Schematische Darstellung der Funktion der Tumormarker S100β, Tyrosinase und »melanoma inhibitory activity« *(MIA)*

tiv freigesetzt. Sie sind somit nicht zelltyp- bzw. gewebespezifisch. Aufgrund der starken Wachstumskapazität bösartiger Zellverbände bilden Tumorzellen i. Allg. vergleichsweise größere Mengen proangiogener Proteine als gutartige Zellen.

Beispiele: VEGF, bFGF, IL-8.

35.2.3 Adhäsionsmoleküle

Moleküle dieser Gruppe kommen sowohl auf der Oberfläche von Tumorzellen unterschiedlicher Herkunft als auch auf gutartigen Zelltypen vor. Adhäsionsmoleküle dienen der Anheftung an umgebende Strukturen und sind somit von Bedeutung für die Migration und Metastasierung von Tumorzellen. Durch Abscherung oder Abspaltung von der Zelloberfläche gelangen lösliche Formen dieser Moleküle in das Serum des peripheren Blutes. Adhäsionsmoleküle sind nicht zelltyp- bzw. gewebespezifisch.

Beispiele: sICAM-1, sVCAM.

35.2.4 Zytokine und Zytokinrezeptoren

Zytokine sind Botenstoffe des Immunsystems, die proinflammatorische, proliferationsfördernde sowie zahlreiche weitere regulatorische Funktionen ausüben können. Sie werden hauptsächlich von den mononukleären Zellen des Immunsystems, aber auch von anderen Zellarten produziert und aktiv sezerniert. Die Rezeptoren für Zytokine befinden sich oberflächenständig auf Zellen verschiedener Typen, werden jedoch auch aktiv in Form löslicher Isoformen in die Umgebung der Zellen abgegeben. Zytokine und ihre Rezeptoren sind nicht zelltyp- bzw. gewebespezifisch und werden von benignen wie auch von malignen Zelltypen exprimiert.

Beispiele: IL-6, IL-8, IL-10, sIL-2R.

35.2.5 HLA-Moleküle

HLA (humane Leukozytenantigene)-Moleküle dienen der Erkennung fremder Strukturen auf der Oberfläche verschiedener Zellarten, beispielsweise nach maligner Transformation oder viraler Infektion, durch die Effektorzellen des Immunsystems. HLA-Moleküle kommen als von den Zelloberflächen abgescherte Moleküle oder auch als aktiv sezernierte lösliche Isoformen im Serum vor, sind jedoch nicht zelltyp- bzw. gewebespezifisch und werden sowohl von benignen als auch von malignen Zelltypen exprimiert.

Beispiele: sHLA-DR, sHLA-Klasse-I-Moleküle.

35.2.6 Sonstige

Zahlreiche Moleküle, die mit tumorspezifischen Stoffwechselfunktionen oder entzündlichen Vorgängen im Rahmen einer Tumorerkrankung assoziiert sind, wurden als Serummarker bei Melanompatienten beschrieben. Diese Moleküle sind in ihrer Gesamtheit nicht zelltyp- bzw. gewebespezifisch und werden sowohl von benignen als auch von malignen Zelltypen exprimiert.

Beispiele: LDH, CRP.

35.3 Klinische Einsatzgebiete

> Im klinischen Alltag werden hauptsächlich 3 der aufgeführten Serummarker des Melanoms eingesetzt: S100β, MIA und LDH.

Alle weiteren erwähnten Markermoleküle sind in ihrer Verwendung bislang als rein experimentell anzusehen. Für die verschiedenen Einsatzgebiete der Serummarker beim Melanom kann Folgendes festgehalten werden:

35.3.1 Screening/Diagnostik

Cave

Keiner der bislang untersuchten Serummarker eignet sich zum Screening oder zur primären Diagnostik bei Patienten mit Verdacht auf ein Primärmelanom ohne Metastasierung.

Hierzu wäre ein Marker notwendig, der mit ausreichender Sensitivität und Spezifität bereits zum Zeitpunkt der Erstdiagnose erhöhte Serumwerte bei erkrankten Patienten anzeigt (Prototyp: PSA beim Prostatakarzinom). Möglicherweise ist dies in der zu geringen Tumorlast eines Patienten mit Primärmelanom oder in der in diesem Stadium der Erkrankung ungenügenden Anbindung des Tumors an umgebende Blutgefäße begründet.

35.3.2 Prognostik

> ❗ In der prognostischen Einschätzung der Gesamtüberlebenswahrscheinlichkeit bzw. des progressionsfreien Intervalls von Melanompatienten muss zwischen metastasierten Patienten mit nachweisbarer Tumorlast und tumorfreien Patienten, beispielsweise nach operativer Entfernung von Primärmelanom oder Lymphknotenmetastasen, unterschieden werden.

Da die Überlebensprognose von Patienten mit metastasiertem Melanom in kritischer Weise von der Tumorlast abhängig ist, kommen für diese Patientengruppe theoretisch alle Serummarker, die von den Tumorzellen selbst exprimiert und freigesetzt werden und somit in ihrer Serumkonzentration von der Tumorlast abhängig sind, als potenzielle prognostische Indikatoren in Betracht (Beispiele: S100β, MIA, LDH). Bei tumorfreien Patienten können diese Marker entsprechend nicht verwendet werden. Abgesehen von wenigen Markermolekülen aus dem experimentellen Bereich (Beispiel: sHLA-DR), die zudem nicht gewebespezifisch und somit nicht erkrankungsspezifisch sind, gibt es aktuell für die große Gruppe tumorfreier Melanompatienten keine prognostisch relevanten Serummarker.

35.3.3 Verlaufskontrolle/Therapiemonitoring

> ❗ Im Rahmen der Verlaufkontrolle von Patienten mit Melanom ist die Früherkennung eines Erkrankungsrezidivs bei klinisch tumorfreien Patienten von entscheidender Bedeutung. Zu diesem Zweck kommen Serummarker mit starker Assoziation zur Tumorlast in Betracht, die nach Möglichkeit melanomspezifisch exprimiert werden (Beispiele: S100β, MIA).

Diese Markermoleküle sind auch zum Therapiemonitoring metastasierter Patienten geeignet (beispielsweise fernmetastasierter Patienten unter Chemotherapie), da auch hier eine Widerspiegelung der Tumorlast durch den Serummarker erwünscht ist. Für tumorfreie Patienten, beispielsweise unter adjuvanter Therapie mit Interferon-α, sind derzeit entsprechend den obigen Ausführungen keine Serummarker bekannt, die sinnvoll zum Monitoring des Therapieerfolgs eingesetzt werden könnten.

35.4 S100β

> ❗ S100β konnte sich für das Melanom als die im klinischen Einsatz am weitesten verbreitete Tumormarkerbestimmung aus dem Serum durchsetzen.

Das Protein S100 wurde erstmals 1965 aus dem Rinderhirn isoliert und mit kalziumbindenden Eigenschaften beschrieben (Moore 1965). Es wurde aufgrund seiner Löslichkeit (»solubility«) in 100%iger Ammoniumsulfatlösung als S100 bezeichnet und spielt eine übergeordnete Rolle in der Signaltransduktion zur Regulation des Zellzyklus (Abb. 35.1). In den folgenden Jahrzehnten zeigte sich, dass S100 nicht nur von verschiedenen Zellarten des Nervensystems, sondern auch von Monozyten, Makrophagen, Knorpelzellen, Muskelzellen, verschiedenen Drüsenzellen, Melanozyten und Melanomzellen exprimiert wird (Haimoto et al. 1987; Nakajima et al. 1982). Hierbei spielt die gewebespezifische Zusammensetzung der S100-Moleküle eine besondere Rolle.

> **Definition**
>
> S100 ist ein dimeres Molekül, das aus α- und/oder β-Untereinheiten in jeglicher Kombination (α/α; α/β; β/β) bestehen kann.

Die Expression von S100α ist weit verbreitet, während S100β ausschließlich von Zellen des Nervensystems, Knorpelzellen, Fettzellen sowie Zellen melanozytären Ursprungs exprimiert wird (Haimoto et al. 1987). Aufgrund der Expression von S100β in Zellen des zentralen Nervensystems wurden erhöhte S100β-Konzentrationen in Serum oder Liquor bereits frühzeitig als Indikator eines akuten Hirnschadens eingesetzt (Persson et al. 1987), bevor S100β erstmals vor ca. 10 Jahren als Serummarker des Melanoms beschrieben wurde (Guo et al. 1995).

S100β-Moleküle gelangen in das periphere Blut hauptsächlich durch den Zerfall von Melanomzellen (Ghanem et al. 2001). Die Serumkonzentration des S100β ist daher stark von der Tumorlast abhängig, wobei ein Anstieg der Serumkonzentration eine Zunahme der Tumorlast anzeigt. Begründet auf diesem Zusammenhang lässt sich die S100β-Serumkonzentration für die folgenden klinischen Einsatzgebiete nutzen:

- Bei tumorfreien Patienten stellt ein Anstieg des Serum-S100β von normwertigen Ausgangskonzentrationen auf Werte oberhalb des Referenzbereiches einen

35.4 · S100β

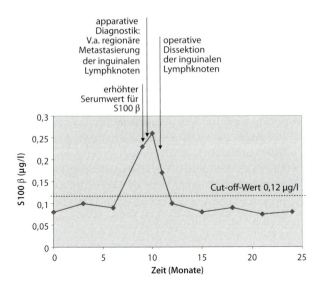

Abb. 35.2. Beispielhafter zeitlicher Verlauf der S100β-Serumkonzentration eines Melanompatienten. Zunächst unauffällige Serumwerte unterhalb des Cut-off im Rahmen der Kontrolluntersuchungen zur Tumornachsorge bei Zustand nach Exzision eines Primärmelanoms von 2,35 mm Tumordicke am linken Unterschenkel (Stadium II). Im 9. Monat der Nachsorge fällt ein Anstieg der S100β-Serumkonzentration auf Werte oberhalb des Cut-off auf. Die anschließend durchgeführte apparative Diagnostik ergibt den Verdacht auf eine Metastasierung der linksseitigen inguinalen Lymphknoten. 3 Wochen später wird diese Region operativ komplett disseziert; die Histologie ergibt den Nachweis mehrerer Lymphknotenmetastasen (Stadium III). Im weiteren Verlauf fällt die S100β-Serumkonzentration wieder unter den Cut-off zurück und bleibt während der folgenden Nachsorgeuntersuchungen normwertig (Nachweissystem: LIAISON Sangtec 100)

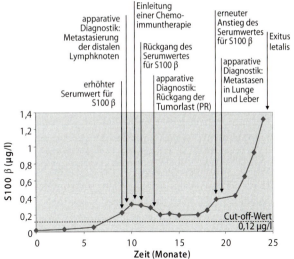

Abb. 35.3. Beispielhafter zeitlicher Verlauf der S100β-Serumkonzentration einer Melanompatientin. Zunächst unauffällige Serumwerte unterhalb des Cut-off im Rahmen der Kontrolluntersuchungen zur Tumornachsorge bei Zustand nach Exzision eines Primärmelanoms von 4,52 mm Tumordicke am Rücken (Stadium II). Im 9. Monat der Nachsorge fällt ein Anstieg der S100β-Serumkonzentration auf Werte oberhalb des Cut-off auf. Die anschließende apparative Diagnostik ergibt eine ausgedehnte Metastasierung der mediastinalen Lymphknoten (Stadium IV). 2 Wochen später wird eine Chemoimmuntherapie mit Temozolomid und Interferon-α eingeleitet. Eine Blutuntersuchung 14 Tage nach Therapiebeginn zeigt einen leichten Rückgang der S100β-Serumkonzentration. Nach 2 Therapiezyklen (8 Wochen nach Therapiebeginn) wird eine erneute Ausbreitungsdiagnostik durchgeführt: Es zeigt sich ein partieller Rückgang der Tumormassen (PR). Es werden 2 weitere Therapiezyklen angeschlossen. Währenddessen sinkt die S100β-Serumkonzentration weiter ab, erreicht jedoch nicht den Normbereich. Nach weiteren 2 Therapiezyklen ergibt die Serumanalyse erneut einen starken Anstieg der S100β-Konzentration. Die apparative Diagnostik zeigt ein erneutes Tumorwachstum mit Leber- und Lungenmetastasen. Die Patientin stirbt wenige Monate später an ihrem Tumorleiden (Nachweissystem: LIAISON Sangtec 100)

Hinweis auf ein Tumorrezidiv dar. Die Bestimmung der Serumkonzentration des S100β ist daher besonders zur Früherkennung einer Erkrankungsprogression in der Nachsorge klinisch tumorfreier Melanompatienten geeignet (◘ Abb. 35.2; Garbe et al. 2003; Jury et al. 2000; Schlagenhauff et al. 2000).

- Des Weiteren kann S100β verwendet werden, um den Erkrankungsverlauf fernmetastasierter Patienten unter Therapie zu monitorieren (Hamberg et al. 2003; Hauschild et al. 1999). Ein Therapieansprechen und die assoziierte Tumormassenreduktion gehen hierbei mit einer Abnahme der S100β-Serumkonzentration einher, ein fehlendes Therapieansprechen und ein daraus resultierendes Tumorwachstum dementsprechend mit einem weiteren Anstieg des S100β Serumwertes (◘ Abb. 35.3).
- Aufgrund der starken Abhängigkeit der Überlebenswahrscheinlichkeit fernmetastasierter Melanompatienten vom Ausmaß der Tumorlast lässt sich die S100β-Serumkonzentration bei dieser Patientengruppe auch für die Einschätzung der Überlebensprognose einsetzen. Patienten mit deutlich über den Referenzbereich erhöhten Serumwerten haben hierbei eine gegenüber Patienten mit normwertigen Serumkonzentrationen deutlich eingeschränktere Prognose (◘ Abb. 35.4; Hauschild et al. 1999; Martenson et al. 2001; Schultz et al. 1998). Im Falle einer Tumorfreiheit der Patienten nach operativen Eingriffen kann die S100β-Serumkonzentration aufgrund der fehlenden Tumorlast nicht als prognos-

tischer Indikator des Überlebens verwendet werden. Dies trifft insbesondere für die große Gruppe klinisch tumorfreier Patienten nach erfolgter Exzision des Primärtumors (Stadium I/II) oder regionärer Lymphknotenmetastasen (Stadium III) zu, die ca. 85–90% der an einem Melanom erkrankten Patienten umfasst.
- Bei Patienten mit einer Mikrometastasierung des Melanoms, beispielsweise im Bereich der regionären Lymphknoten, ist die Tumorlast zu gering, um zu einem signifikanten Anstieg der S100β-Serumkonzentration zu führen. So konnten bei Patienten vor operativer Entfernung nachweislich mikrometastatisch befallener Wächterlymphknoten (»sentinel nodes«) keine über den Referenzbereich erhöhten Serumwerte für S100β nachgewiesen werden (Acland et al. 2002).
- Des Weiteren eignet sich S100β im Serum nicht zum Screening oder zur Diagnostik von Patienten mit Primärtumoren, insbesondere nicht zur Differenzierung zwischen Nävus und Melanom.

Einfach anwendbare Kits unter Nutzung verschiedener Nachweismethoden (LIA, ELISA) sind für die Messung der S100β-Konzentration im Serum kommerziell erhältlich und für diagnostische Zwecke zugelassen (LIA: LIAISON Sangtec 100, Diasorin, Saluggia, Italien; ELISA: Sangtec 100 ELISA, Diasorin oder Elecsys S100, Roche Diagnostics, Basel, Schweiz). Von den jeweiligen Herstellern werden »Cut-off-Werte« angegeben, die den Schwellenwert zwischen »normal« und »pathologisch erhöht« darstellen.

In der klinischen Praxis hat sich das folgende Vorgehen zur Interpretation von Messwerten der S100β-Serumkonzentration bewährt:
- Serumwerte für S100β unterhalb des Cut-off-Wertes (0,12 µg/l, LIAISON Sangtec 100; 0,105 µg/l, Elecsys S100) gelten als Normalbefund.
- Oberhalb des Cut-off-Wertes existiert eine Grauzone (z. B. 0,12–0,20 µg/l, LIAISON Sangtec 100); für Patienten mit Serumwerten innerhalb dieses Bereiches stellt sich der Verdacht auf ein Tumorwachstum oder -rezidiv. Diese Patienten sollten innerhalb von 4 Wochen erneut einer Serumanalyse des S100β unterzogen werden. Zeigt sich erneut ein oberhalb des Cut-off-Wertes gelegener Messwert, sollte mittels apparativer Diagnostik (Ultraschall, Röntgen, CT) nach einem Rezidiv bzw. einer Metastasierung gesucht werden.
- Liegt der gemessene S100β-Serumwert primär oberhalb der Grauzone (z. B. >0,20 µg/l, LIAISON Sangtec 100), sollte umgehend eine apparative Ausbreitungsdiagnostik (Tumorstaging) eingeleitet werden. Zuvor kann eine erneute Bestätigungsmessung des Serum-S100β erfolgen. Dieses Vorgehen sollte für Patienten, die von der Primärdiagnose an eine habituelle Erhöhung ihres S100β-Serumwertes aufweisen (s. unten), entsprechend angepasst werden.

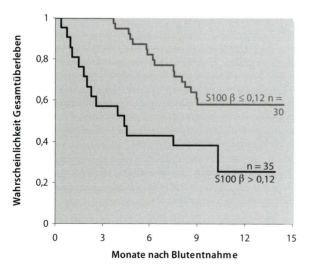

Abb. 35.4. Kaplan-Meier-Kurven zur Darstellung der Überlebenswahrscheinlichkeit von 65 Melanompatienten im fernmetastasierten Stadium (Stadium IV). Patienten mit normwertigem Serum-S100β zeigen eine deutlich günstigere Überlebensprognose als Patienten mit über den Cut-off erhöhten S100β-Konzentrati,12 µg/l

Folgende Besonderheiten und Probleme sind bei der Interpretation gemessener S100β-Serumwerte zu beachten:

> **Cave**
>
> Die aus dem Serum bestimmte S100β-Konzentration kann nach längerer (>3 h) Lagerung der Proben bei Raumtemperatur als fälschlicherweise erhöht gemessen werden (Djukanovic et al. 2000). Es wird daher empfohlen, die Serumproben bis zum Zeitpunkt der Messung gekühlt zu lagern (2–8°C, bis zu 24 h) oder einzufrieren (–20°C, Monate bis Jahre).

- Schädigungen des ZNS – z. B. Kontusion des Gehirns (de Kruijk et al. 2001) oder Rückenmarks (Marquardt et al. 2004) – sowie Störungen der Blut-Hirn-Schranke (Kapural et al. 2002) können zu einer Erhöhung der S100β-Serumkonzentration bei betroffenen Patienten führen.

- Zweitneoplasien wie Gliome (Vos et al. 2004) oder Histiozytome (Ugurel et al. 2000) können eine S100β-Serumwerterhöhung bewirken.
- Patienten mit Leber- oder Nierenfunktionsstörungen können erhöhte Serumspiegel von S100β aufweisen (Molina et al. 2002). Hierbei können die Leberfunktionsstörungen sowohl durch gutartige (Leberzirrhose) als auch durch bösartige (primäres Leberkarzinom, sekundäre Lebermetastasen) Erkrankungen verursacht werden.

> **Cave**
>
> Zwischen 2 und 5% gesunder Testpersonen weisen über den Normbereich erhöhte Serumwerte für S100β auf.

Dies kann habituell bedingt sein; jedoch sind auch kurzfristige Anstiege der S100β-Serumkonzentration nach UV-Exposition beschrieben (Tronnier et al. 1998). Um Patienten mit habituell erhöhten S100β-Serumspiegeln frühzeitig zu identifizieren, empfiehlt es sich, zum Zeitpunkt der Erstdiagnose des Melanoms eine erste Serumbestimmung durchzuführen. Der so erhobene Messwert kann als individueller Referenzwert für die Beurteilung weiterer im Krankheitsverlauf bestimmter Serumwerte dienen.

> **Cave**
>
> Erfahrungsgemäß existiert eine Subgruppe von Melanompatienten (ca. 5% aller fernmetastasierten Patienten), deren S100β-Serumwerte bei klinisch nachweislicher Metastasierung nicht über den Normwert ansteigen.

Dies kann durch einen Verlust der S100-Expression im Metastasengewebe bedingt sein. Bei diesen Patienten kann die S100β-Serumkonzentration nicht zur Früherkennung eines Erkrankungsrezidivs genutzt werden. Es sollten also, auch für Verlaufskontrolle und Therapiemonitoring, andere Serummarker wie z. B. LDH oder MIA eingesetzt werden.

Es gibt Hinweise darauf, dass Kinder erhöhte Normwerte der Serum-S100β-Konzentration aufweisen. Bbeschrieben wurde ein oberer Schwellenwert von 0,35 µg/l in einer Gruppe gesunder Kleinkinder im Alter von 1–5 Jahren im Vergleich zum regulären Schwellenwert für Erwachsene von 0,12 µg/l (Hunzelmann et al. 2002).

35.5 MIA

Ein weiterer gut untersuchter Serummarker des Melanoms ist »melanoma inhibitory activity« (MIA).

> **Definition**
>
> Das Protein konnte erstmals 1989 im Zellkulturüberstand einer Melanomzelllinie nachgewiesen werden (Bogdahn et al. 1989) und zeigte sich in späteren Untersuchungen als bedeutsam für die Zell-Matrix-Interaktion und Metastasierung (Blesch et al. 1994; ◘ Abb. 35.1).

Im Gegensatz zu S100β wird MIA überwiegend von Melanomzellen und in geringerem Ausmaß von Melanozyten exprimiert. Des Weiteren ist die Expression von MIA bei Zelltypen außerhalb der melanozytären Linie weniger weit verbreitet als die von S100β und wurde in gutartigen Normalgeweben bislang lediglich in Knorpelzellen nachgewiesen (Dietz u. Sandell 1996). Im Falle nicht melanozytärer Malignome ist eine Expression beim Gliom (Hau et al. 2004), beim Chondrosarkom (Bosserhoff u. Buettner 2002) sowie bei verschiedenen Adenokarzinomen (Perez et al. 2000) beschrieben.

Erste Untersuchungen der MIA-Serumspiegel bei Melanompatienten zeigten eine eindeutige Korrelation der Serumkonzentration mit dem Erkrankungsstadium (Bosserhoff et al. 1997). In diesen frühen Studien fanden sich für MIA im Gegensatz zu S100β erhöhte Serumwerte bei Patienten im Primärtumorstadium (zwischen 13% in Stadium I und 23% in Stadium II), die mit einer ungünstigen Prognose für das progressionsfreie Überleben dieser Patienten assoziiert waren (Bosserhoff et al. 1997). Basierend auf diesen Ergebnissen wurde vermutet, dass sich MIA anders als S100β möglicherweise als prognostischer Marker für tumorfreie, nicht metastasierte Melanompatienten eignen würde. Spätere Untersuchungen zeigten jedoch, dass MIA als prognostischer Serumindikator für diese Patientengruppe ähnlich ungeeignet ist wie S100β (Stahlecker et al. 2000). Auch für fernmetastasierte Patienten mit teilweise hoher Tumorlast zeigte sich MIA dem S100β als prognostischer Indikator der Erkrankungsprogression nicht überlegen (Deichmann et al. 1999).

Für die Bestimmung der MIA-Konzentration im Patientenserum ist ein Testkit im ELISA-Format kommerziell erhältlich (MIA ELISA, Roche Diagnostics, Basel,

Schweiz), das allerdings bislang nur für Forschungszwecke zugelassen ist. Der Cut-off-Wert wird vom Hersteller mit 8,80 ng/ml angegeben.

> ❗ Im klinischen Einsatz ist die Bestimmung der Serumkonzentration des MIA deutlich weniger weit verbreitet als die des S100β.

Das Procedere bei erhöhten MIA-Serumwerten kann analog dem für S100β beschriebenen durchgeführt werden. Auch für MIA ist ähnlich wie für S100β eine erhöhte Produktion unter UV-Bestrahlung beschrieben (Marr et al. 2004). In klinischen Studien zeigte sich MIA im Serum als deutlich stabiler als S100β. MIA kann daher ohne Probleme aus bis zu mindestens 3 h bei Raumtemperatur gelagerten Serumproben bestimmt werden (Djukanovic et al. 2001).

35.6 LDH

> **Definition**
> Die Laktatdehydrogenase (LDH) ist eines der Schlüsselenzyme der Glykolyse und katalysiert den Umsatz von Pyruvat zu Laktat.

Die LDH ist ein tetrameres Molekül aus 2 unterschiedlichen Untereinheiten, es liegt daher in 5 verschiedenen Isoformen vor, deren Expression jedoch nur teilweise gewebespezifisch ist. Die LDH wird von praktisch allen Körperzellen exprimiert und gelangt daher bei Gewebeschädigungen verschiedenster Art in das periphere Blut. Aus dem Serum ist die LDH mittels standardisierter, meist photometrischer Verfahren messbar. Diese Messsysteme sind für diagnostische Zwecke zugelassen.

> **Erkrankungen, bei denen erhöhte Serumwerte der LDH vorliegen:**
> - Vorangegangene Gewebeschädigung oder Hämolyse (Beispiel: Trauma)
> - Herzmuskel- oder Leberschädigung (Beispiel: Myokardinfarkt)
> - Muskelerkrankung/Muskelschädigung (Beispiel: Myositis)
> - Maligne Neoplasien

Die Serumkonzentration der LDH ist ein starker prognostischer Indikator für verschiedene hämatologische und solide Malignomerkrankungen (Leukämien, Lymphome, Bronchialkarzinom, Prostatakarzinom, Melanom). Erhöhte Serumwerte sind hierbei stets mit einer ungünstigen Überlebensprognose der betroffenen Patienten assoziiert. Der Serumspiegel der LDH korreliert stark mit der Tumorlast. Es wird angenommen, dass bei Vorliegen einer erhöhten Tumorlast auch vermehrt Tumorzellen zugrunde gehen, die für die erhöhten Serum-LDH-Werte verantwortlich sind.

> **Konstellationen, bei denen fälschlicherweise erhöhte Serumwerte der LDH vorliegen können**
> - Nach starker körperlicher Betätigung (Beispiel: Kraftsport am Vortag der Blutentnahme)
> - Erythrozyten enthalten hohe Konzentrationen an LDH; daher kann eine hämolytische Blutprobe zur Messung einer deutlich über die Norm erhöhten Serum-LDH führen (aus hämolytischen Blutproben gewonnenes Serum sollte daher nicht für eine Bestimmung der LDH-Konzentration verwendet werden)

Bei erhöhten Serumwerten der LDH wird empfohlen, die Bestimmung nach frühestens 24 h aus einer neuen Blutprobe des Patienten zu wiederholen, um falsch positive Werte auszuschließen (Balch et al. 2001).

Für das Melanom zeigte sich die Serumkonzentration der LDH als ein derart **potenter prognostischer Indikator** für die Überlebenswahrscheinlichkeit metastasierter Patienten (Deichmann et al. 1999; Eton et al. 1998; Keilholz et al. 1998; Sirott et al. 1993), dass sie als Klassifikationsparameter in das aktuelle System zur Stadieneinteilung des Melanoms des American Joint Committee on Cancer (AJCC) aufgenommen wurde (Balch et al. 2001). Fernmetastasierte Patienten (Stadium IV) mit einem über den laboreigenen Normwert erhöhten Serumspiegel der LDH werden hierbei unabhängig von der Lokalisation der Metastasen als Subgruppe M1c mit einer besonders ungünstigen Überlebensprognose eingestuft (Balch et al. 2001).

Für auf internationaler Ebene durchgeführte randomisierte Multicenterstudien beim metastasierten Melanom gilt aus diesem Grund die Serum-LDH als wichtiger Stratifikationsfaktor.

35.7 Empfehlungen zur Serummarkerdiagnostik

Einen Überblick über das empfohlene Vorgehen in der klinischen Serummarkerdiagnostik beim Melanom zeigt ◘ Tab. 35.1. Es stützt sich auf Empfehlungen für die Nachsorge des Melanoms (Garbe u. Schadendorf 2003) sowie auf die aktuell überarbeiteten Leitlinien der Arbeitsgemeinschaft Dermatologische Onkologie (abzurufen über http://www.ado-homepage.de).

> **Fazit**
>
> S100β empfiehlt sich gegenwärtig als der am besten geeignete Serummarker des Melanoms. Für S100β existiert die breiteste Datenlage, es ist ein nachweislich gut geeigneter Parameter für die Früherkennung einer Metastasierung tumorfreier Patienten, und es ist verwendbar zur prognostischen Einschätzung und Therapieverlaufskontrolle metastasierter Patienten. Des Weiteren liegt für die S100β-Nachweissysteme eine Zulassung für die klinische Diagnostik vor.
> Im Stadium der Fernmetastasierung empfiehlt sich zusätzlich die Bestimmung der Serum-LDH als prognostischer Parameter und Indikator des Therapieverlaufs. Eine Bestimmung weiterer Serummarker wie z. B. MIA kann optional durchgeführt werden.

35.8 Diskussion und Ausblick

In der Zusammenschau kann festgehalten werden, dass für das Melanom zum gegenwärtigen Zeitpunkt kein Serummarker verfügbar ist, der für die Ansprüche Screening, Diagnostik, Prognostik und Verlaufskontrolle gleichermaßen sinnvoll einsetzbar wäre.

- S100β stellt nach heutigem Wissensstand einen guten Serumindikator der Tumorlast dar und ist daher zur Früherkennung eines Tumorrezidivs bei tumorfreien Patienten sowie für Prognostik, Verlaufsbeurteilung und Therapiemonitoring fernmetastasierter Patienten verwendbar.
- Die Serum-LDH als unspezifischer Tumormarker kann ebenfalls in der Prognostik fernmetastasierter Patienten eingesetzt werden.
- MIA wird aufgrund der fehlenden Zulassung für die klinische Anwendung sowie der Gleichwertigkeit zu S100β seltener eingesetzt.

Im Rahmen klinisch-experimenteller Studien untersuchte neue Markermoleküle im Serum von Melanompatienten haben bislang noch keinen Einsatz in die Patientendiagnostik gefunden. Hier sind insbesondere proangiogene Faktoren, Interleukine und ihre Rezeptoren, Proteine der Zelladhäsion sowie lösliche Formen der HLA-Moleküle zu nennen. Die fehlende Weiterentwicklung dieser Markerproteine ist hauptsächlich darin begründet, dass zumeist kein Vorteil gegenüber dem etablierten Marker S100β besteht.

◘ **Tab. 35.1.** Klassifikation der Erkrankungsstadien nach den Kriterien des American Joint Committee on Cancer (AJCC) *(TD Tumordicke nach Breslow)*

	S100β		LDH	Weitere Serummarker
	Verwendung	Häufigkeit		
Bestimmung zum Zeitpunkt der Erstdiagnose				
	Ausgangswert für Verlaufsbestimmungen	1-mal	Nicht empfohlen	
Verlaufsbestimmungen				
Stadium I/II *(Primärtumor)*	Früherkennung einer Metastasierung	TD ≤1 mm: nicht empfohlen TD >1 mm: alle 3–6 Monate	Nicht empfohlen	Optional
Stadium III *(regionäre Metastasierung)*	Früherkennung einer Rezidivmetastasierung	Alle 3–6 Monate	Nicht empfohlen	

Insbesondere in der Prognostik postoperativ tumorfreier Patienten, die den überwiegenden Anteil der Melanompatienten stellen, zeigen diese neuen Markerproteine keine prädiktive Relevanz. Hier könnte durch die kürzlich entwickelte Methodik der vergleichenden Serumproteomanalyse mittels massenspektrometrischer Verfahren ein entscheidender Fortschritt erzielt werden. Diese Methodik befindet sich aktuell noch in einer frühen experimentellen Phase; erste Daten zeigen jedoch vielversprechende Ergebnisse (Mian et al. 2005).

Literatur

Acland K, Evans AV, Abraha H, Healy CM, Roblin P, Calonje E, Orchard G, Higgins E, Sherwood R, Russell-Jones R (2002) Serum S100 concentrations are not useful in predicting micrometastatic disease in cutaneous malignant melanoma. Br J Dermatol 146: 832–835

Balch CM, Buzaid AC, Soong SJ, Atkins MB, Cascinelli N, Coit DG, Fleming ID, Gershenwald JE, Houghton A Jr, Kirkwood JM, McMasters KM, Mihm MF, Morton DL, Reintgen DS, Ross MI, Sober A, Thompson JA, Thompson JF (2001) Final version of the American Joint Committee on Cancer staging system for cutaneous melanoma. J Clin Oncol 19: 3635–3648

Blesch A, Bosserhoff AK, Apfel R, Behl C, Hessdoerfer B, Schmitt A, Jachimczak P, Lottspeich F, Buettner R, Bogdahn U (1994) Cloning of a novel malignant melanoma-derived growth-regulatory protein, MIA. Cancer Res 54: 5695–5701

Bogdahn U, Apfel R, Hahn M, Gerlach M, Behl C, Hoppe J, Martin R (1989) Autocrine tumor cell growth-inhibiting activities from human malignant melanoma. Cancer Res 49: 5358–5363

Bosserhoff AK, Buettner R (2002) Expression, function and clinical relevance of MIA (melanoma inhibitory activity). Histol Histopathol 17: 289–300

Bosserhoff AK, Kaufmann M, Kaluza B, Bartke I, Zirngibl H, Hein R, Stolz W, Buettner R (1997) Melanoma-inhibitory activity, a novel serum marker for progression of malignant melanoma. Cancer Res 57: 3149–3153

de Kruijk JR, Leffers P, Menheere PP, Meerhoff S, Twijnstra A (2001) S-100B and neuron-specific enolase in serum of mild traumatic brain injury patients. A comparison with health controls. Acta Neurol Scand 103: 175–179

Deichmann M, Brenner A, Bock M, Jäckel A, Uhl K, Waldmann V, Näher H (1999) S100-beta, melanoma-inhibiting activity and lactate dehydrogenase discriminate progressive from non-progressive American Joint Committee on Cancer stage IV melanoma. J Clin Oncol 17: 1891–1896

Dietz UH, Sandell LJ (1996)Cloning of a retinoic acid-sensitive mRNA expressed in cartilage and during chondrogenesis. J Biol Chem 271: 3311–3316

Djukanovic D, Hofmann U, Sucker A, Rittgen W, Schadendorf D (2000) Comparison of S100 protein and MIA protein as serum marker for malignant melanoma. Anticancer Res 20: 2203–2207

Djukanovic D, Hofmann U, Sucker A, Schadendorf D (2001) Melanoma tumour markers S100B and MIA, evaluation of stability in serum and blood upon storage and processing. Br J Dermatol 145: 1030–1031

Eton O, Legha SS, Moon TE, Buzaid AC, Papadopoulos NE, Plager C, Burgess AM, Bedikian AY, Ring S, Dong Q, Glassman AB, Balch CM, Benjamin RS (1998) Prognostic factors for survival of patients treated systemically for disseminated melanoma. J Clin Oncol 16: 1103–1111

Garbe C, Leiter U, Ellwanger U, Blaheta HJ, Meier F, Rassner G, Schittek B (2003) Diagnostic value and prognostic significance of protein S-100beta, melanoma-inhibitory activity, and tyrosinase/MART-1 reverse transcription-polymerase chain reaction in the follow-up of high-risk melanoma patients. Cancer 97 1737–1745

Garbe C Schadendorf D (2003) Malignes Melanom – Neue Daten und Konzepte zur Nachsorge. Dtsch Ärztebl 100: 1804–1808

Ghanem G, Loir B, Morandini R, Sales F, Lienard D, Eggermont A, Lejeune F, Group EM (2001) On the release and half-life of S100B protein in the peripheral blood of melanoma patients. Int J Cancer 94: 586–590

Guo HB, Stoffel-Wagner B, Bierwirth T, Mezger J, Klingmuller D (1995) Clinical significance of serum S100 in metastatic malignant melanoma. Eur J Cancer 31A: 924–928

Haimoto H, Hosoda S, Kato K (1987) Differential distribution of immunoreactive S100–alpha and S100–beta proteins in normal nonnervous human tissues. Lab Invest 57: 489–498

Hamberg AP, Korse CM, Bonfrer JM, de Gast GC (2003) Serum S100B is suitable for prediction and monitoring of response to chemoimmunotherapy in metastatic malignant melanoma. Melanoma Res 13: 45–49

Hau P, Ruemmele P, Kunz-Schughart LA, Doerfelt A, Hirschmann B, Lohmeier A, Koch H, Mueller A, Bogdahn U, Bosserhoff AK (2004) Expression levels of melanoma inhibitory activity correlate with time to progression in patients with high-grade glioma. Oncol Rep 12: 1355–1364

Hauschild A, Engel G, Brenner W, Glaeser R, Moenig H, Henze E, Christophers E (1999) Predictive value of serum S100B for monitoring patients with metastatic melanoma during chemotherapy and/or immunotherapy. Br J Dermatol 140: 1065–1071

Hauschild A, Engel G, Brenner W, Glaeser R, Monig H, Henze E, Christophers E (1999) S100B protein detection in serum is a significant prognostic factor in metastatic melanoma. Oncology 56: 338–344

Hunzelmann N, Kurschat P, Hani N, Jarisch A, Mauch C (2002) Applicability of reference values for the determination of serum S100 protein as a marker of malignant melanoma in children. Br J Dermatol 146: 536–537

Jury CS, McAllister EJ, MacKie RM (2000) Rising levels of serum S100 protein precede other evidence of disease progression in patients with malignant melanoma. Br J Dermatol 143: 269–274

Kapural M, Krizanac-Bengez L, Barnett G, Perl J, Masaryk T, Apollo D, Rasmussen P, Mayberg MR, Janigro D (2002) Serum S-100beta as a possible marker of blood-brain barrier disruption. Brain Res 940: 102–104

Keilholz U, Conradt C, Legha SS, Khayat D, Scheibenbogen C, Thatcher N, Goey SH, Gore M, Dorval T, Hancock B, Punt CJ, Dummer R, Avril MF, Brocker EB, Benhammouda A, Eggermont AM, Pritsch M (1998) Results of interleukin-2–based treatment in advanced melanoma, a case record-based analysis of 631 patients. J Clin Oncol 16: 2921–2929

Marquardt G, Setzer M, Seifert V (2004) Protein S-100b as serum marker for prediction of functional outcome in metastatic spinal cord compression. Acta Neurochir (Wien) 146: 449–452

Literatur

Marr DG, Poser I, Shellman YG, Bosserhoff AK, Norris DA (2004) Ultraviolet radiation induces release of MIA, a new mechanism for UVR-induced progression of melanoma. Int J Oncol 25: 105–111

Martenson ED, Hansson LO, Nilsson B, von Schoultz E, Mansson Brahme E, Ringborg U, Hansson J (2001) Serum S-100b protein as a prognostic marker in malignant cutaneous melanoma. J Clin Oncol 19: 824–831

Mian S, Ugurel S, Parkinson E, Schlenzka I, Dryden I, Lancashire L, Ball G, Creaser C, Rees R, Schadendorf D (2005) Serum proteomic fingerprinting discriminates between clinical stages and predicts disease progression in melanoma patients. J Clin Oncol 1; 23 (22): 5088–5093

Molina R, Navarro J, Filella X, Castel T, Ballesta AM (2002) S-100 protein serum levels in patients with benign and malignant diseases, false-positive results related to liver and renal function. Tumour Biol 23: 39–44

Moore BW (1995) A soluble protein characteristic of the nervous system. Biochem Biophys Res Commun 19: 739–744

Nakajima T, Watanabe S, Sato Y, Kameya T, Hirota T, Shimosato Y (1982) An immunoperoxidase study of S-100 protein distribution in normal and neoplastic tissues. Am J Surg Pathol 6: 715–727.

Perez RP, Zhang P, Bosserhoff AK, Buettner R, Abu-Hadid M (2000) Expression of melanoma inhibitory activity in melanoma and non-melanoma tissue specimens. Hum Pathol 31: 1381–1388

Persson L, Hardemark HG, Gustafsson J, Rundstrom G, Mendel-Hartvig I, Esscher T, Pahlman S (1987) S-100 protein and neuron-specific enolase in cerebrospinal fluid and serum, markers of cell damage in human central nervous system. Stroke 18: 911–918

Schlagenhauff B, Schittek B, Ellwanger U, Stroebel W, Blum A, Schwarz M, Rassner G, Garbe C (2000) Significance of serum protein S100 levels in screening for melanoma metastasis, does protein S100 enable early detection of melanoma recurrence? Melanoma Res 10: 451–459

Schultz ES, Diepgen TL, Von Den Driesch P (1998) Clinical and prognostic relevance of serum S-100 beta protein in malignant melanoma. Br J Dermatol 138: 426–430

Sirott MN, Bajorin DF, Wong GY, Tao Y, Chapman PB, Templeton MA, Houghton AN (1993) Prognostic factors in patients with metastatic malignant melanoma. A multivariate analysis. Cancer 72: 3091–3098

Stahlecker J, Gauger A, Bosserhoff A, Buettner R, Ring J, Hein R (2000) MIA as a reliable tumor marker in the serum of patients with malignant melanoma. Anticancer Res 20: 5041–5044

Tronnier M, Missler U, Grotrian K, Kock N (1998) Does ultraviolet radiation exposure influence S100 beta protein plasma levels? Br J Dermatol 138: 1098–1100

Ugurel S, Pföhler C, Tilgen W, Reinhold U (2000) S100–beta serum protein - a new marker in the diagnosis and monitoring of Langerhans cell histiocytosis? Br J Dermatol 143: 201–202

Vos MJ, Postma TJ, Martens F, Uitdehaag BM, Blankenstein MA, Vandertop WP, Slotman BJ, Heimans JJ (2004) Serum levels of S-100B protein and neuron-specific enolase in glioma patients, a pilot study. Anticancer Res 24: 2511–2514

Psychische Belastung bei der Melanomdiagnose und in der Nachsorge

Andreas Blum und Dorothea Blum

36.1 Einleitung – 396

36.2 Hornheider Fragebogen – 396

36.3 Empfehlungen zum Vorgehen bei der Betreuung von Melanompatienten – 397

36.1 Einleitung

Die psychologischen Probleme können je nach Krankheitsverlauf und Persönlichkeit des Krebspatienten vielfältig und komplex sein. Neben der medizinischen Behandlung hat die Frage nach der Lebensqualität bei Tumorpatienten in den letzten Jahren immer mehr an Bedeutung gewonnen. Die Lebenszeit und die Überlebensdauer der Patienten wird nicht nur von der medizinischen Betreuung, sondern auch von der Lebensqualität beeinflusst (Blum et al. 2003; Phyllis et al. 1999).

Zu Bestimmung eines »Belastungsrisikopatienten« ist die Erhebung der subjektiven psychosozialen Belastung, das subjektive Erleben und die Zufriedenheit von Melanompatienten im Rahmen der ambulanten oder stationären Therapie und Nachsorge in Abhängigkeit der Prädiktoren (medizinische Faktoren, psychologische Variablen, soziodemographische Daten) nötig.

36.2 Hornheider Fragebogen

Speziell für Melanompatienten wurde von Strittmatter und Mitarbeitern aus der Fachklinik Hornheide bei Münster ein valider und reliabler Fragebogen (Cronbach Alpha=0,8980) zur Erfassung der Lebensqualität von stationären Patienten mit Hauttumoren entwickelt (Strittmatter 1997; Tilkorn et al. 1990). Dieser Fragebogen lässt Rückschlüsse auf die Therapiebedürftigkeit der stationären Patienten zu.

Zur Bestimmung der Lebensqualität und zur Förderung der behandlungsintegrierten Rehabilitationsarbeit ist die Erfassung der subjektiven Belastung durch die Erkrankung und die Behandlung notwendig. Dies wurde bei der Entwicklung des Hornheider Fragebogens berücksichtigt, in dem sowohl strukturierte Interviews und Befragungen der Patienten und Behandelnden als auch ausführliche Literaturstudien in der Konzeption berücksichtigt und integriert wurden (Blum et al. 2003; Strittmatter 1997; Tilkorn et al. 1990).

Der Hornheider Fragebogen besteht aus 8 Teilen:
- 51 problemorientierte Fragen aus 14 verschiedenen Lebensbereichen,
- 3 offene Fragen zu besonderen Belastungen und Störfaktoren in der Klinik und zum Fragebogen,
- Fragen zum Krankheitsbewältigungsverhalten,
- demographische Angaben,
- Befindlichkeitsskala,
- medizinische Angaben,
- Fremdeinschätzung durch den jeweiligen Stationsarzt mit 3 Fragen zur körperlichen und psychischen Verfassung und zur psychosozialen Prognose.

Der in dieser Befragung verwendete Hornheider Fragebogen liegt in verkürzter Form mit 35 Fragen vor (Blum et al. 2003, Strittmatter 1997, Tilkorn et al. 1990). Auf die Fremdeinschätzung der Patienten durch den behandelnden Arzt wurde verzichtet, da die Patienten zur ambulanten Untersuchung kamen und es dem Arzt daher schwer möglich war, valide Angaben zur psychischen Verfassung oder zur psychosozialen Prognose zu machen.

Der Hornheider Fragebogens teilt sich in verschiedene Belastungsdimensionen auf:
- Unruhe: Hierunter versteht man die innere Anspannung und Ruhelosigkeit des Patienten, verbunden mit Schlaflosigkeit.
- Körperbefinden: Beinhaltet Schwierigkeiten in der Fortbewegung und eine reduzierte Leistungsfähigkeit. Der Patient empfindet Schmerzen, fühlt sich kaputt und abgeschlagen.
- Psychisches Befinden: Entspricht einem Gefühl der Niedergeschlagenheit und Traurigkeit. Der Patient macht sich verstärkt Sorgen und muss für die nächsten Angehörigen stark sein.
- Tumorangst: Diese Dimension entspricht der Angst, mit der Krankheit zu leben, und der Angst eines progredienten Krankheitsverlaufs.
- Mangelnde soziale Unterstützung: Der Patient fühlt sich zu wenig von seinen nächsten Angehörigen in seiner Erkrankung unterstützt. Er ist nicht in der Lage, über seine Sorgen und Ängste mit ihnen zu sprechen.
- Selbstunsicherheit: Es fällt dem Patienten schwer, mit seiner Erkrankung umzugehen. Er zieht sich sozial zurück, kann nicht über seine Erkrankung sprechen und befürchtet eine Ablehnung durch andere Menschen aufgrund der Krankheit.
- Mangelnde ärztliche Unterstützung: Der Patient fühlt sich über seine Erkrankung nicht richtig informiert und empfindet insgesamt, dass der Arzt sich zu wenig Zeit für ihn nimmt.
- Probleme bei Arbeit und Finanzen: Aufgrund der Erkrankung hat sich die berufliche Situation verschlechtert, und es wird der Verlust der Arbeitsstelle befürchtet. Aber es erfolgt auch eine Einschätzung

der Fähigkeiten, mit der Erkrankung seiner Arbeit nachkommen zu können. Gezielt wird gefragt, ob der Patient sich durch die Erkrankung finanziell einschränken muss.

Bei den soziodemographischen Daten konnten stärkere Belastungen bei den Geschiedenen und den getrennt lebenden Verheirateten in verschiedenen Dimensionen aufgezeigt werden. Patienten ohne Schulabschluss fühlten sich in den Dimensionen »Probleme bei Arbeit und Finanzen« aufgrund der Erkrankung und durch »mangelnde ärztliche Unterstützung« besonders stark belastet. Bei Arbeitslosen zeigte sich eine Erhöhung der Gesamtbelastung über alle Dimensionen hinweg. Die Belastung war bei der Erstbefragung am höchsten und nahm vor der Entlassung in den meisten Bereichen ab, nach 6 Monaten verringerte sich die Belastung deutlich.

> **Cave**
>
> Aufgrund der Ergebnisse eigener Untersuchungen ließ sich ein »Risikopatient« definieren, der aufgrund seines hohen Betreuungsbedarfes besondere Beachtung im Rahmen der Nachsorge beim Melanom finden sollte (Blum et al. 2003):
> - weibliches Geschlecht,
> - Alter zwischen 40 und 59 Jahren,
> - geschieden oder verwitwet, getrennt und allein lebend,
> - eine Tumordicke >4,00 mm,
> - im Kopf-/Halsbereich,
> - Diagnose weniger als 3 Jahre zurückliegend,
> - Vorhandensein von Metastasen.

Diese Risikofaktoren fanden sich auch bei der Ausprägung von Angst und Depression; d. h. dieser »Risikopatient« litt verstärkt unter Angst bzw. Depression.

36.3 Empfehlungen zum Vorgehen bei der Betreuung von Melanompatienten

Die Diagnosestellung des Melanoms und die Nachsorge stellt nicht per se für jeden Patienten eine Belastung dar (Blum et al. 2003; Söllner et al. 1996; Strittmatter 1997; Tilkorn et al. 1990; Zoschke et al. 1996). Mit Hilfe der gefunden Risikofaktoren lassen sich jedoch schon im Vorfeld Patienten herausfiltern, die ein hohes Belastungsrisiko aufweisen können. Hierbei scheint der routinemäßige Einsatz des weiter entwickelten »Hornheider Fragebogens« zur Identifizierung von psychosozialer Belastung sinnvoll, um individuell gezielt auf die konkreten Belastungen des Patienten eingehen zu können (Abb. 36.1 und 36.2). Abhängig von den einzelnen Belastungsdimensionen können dem Patienten Angebote im Rahmen der erweiterten Nachsorge gemacht werden.

- Bei Belastungen durch »mangelnde ärztliche Unterstützung« sind zusätzliche ärztliche Gespräche notwendig. Die Einführung einer Patienteninformationsbroschüre hat sich hier als hilfreich erwiesen.
- Belastungen im Bereich »mangelnde soziale Unterstützung« lassen sich durch die Einbeziehung der Angehörigen von der Diagnose über die Therapie bis in den Nachsorgeprozess durch gemeinsame Gespräche (Paar- bzw. Familiengespräche) reduzieren.
- Die »Tumorangst« und das herabgesetzte »psychische Befinden« lassen sich durch zusätzliche Aufklärungsgespräche, unterstützende kognitive Maßnahmen zur Verbesserung der Krankheitsbewältigung, Entspannungstechniken und, falls notwendig, durch Kriseninterventionen reduzieren.
- Die »innere Unruhe« kann durch Entspannungstechniken (z. B. autogenes Training, progressive Muskelentspannung, Imaginationsübungen) gemildert werden.
- Problemlösestrategien und Selbstsicherheitstraining helfen bei Belastungen in der Dimension »Selbstunsicherheit«.
- Bei »körperlichen Beschwerden« können physiotherapeutische Maßnahmen oder auch Schmerztherapie hilfreich sein.
- Die beruflichen und finanziellen Probleme können durch gezielte Beratung von Sozialarbeitern angegangen werden.
- Der Angst und der Depression kann man mit adäquaten verhaltenstherapeutischen Interventionen begegnen.

Da die psychosoziale Belastung der Melanompatienten mit einer Reduzierung der Lebensqualität einhergeht, die Lebensqualität aber einen Einfluss auf den Krankheitsverlauf haben kann, besteht Handlungsbedarf, eine notwendige Kooperation zwischen Ärzten, Psychologen und Sozialarbeiter auf- und auszubauen.

Hornheider Fragebogen

Kurzform

Die folgenden Aussagen beziehen sich auf die letzte Woche!

Datum:..............................

	trifft nicht zu	trifft zu und belastet mich			
		kaum		stark		sehr
1. Ich mache mir häufig Sorgen.	⓪	①	②	③	④	⑤
2. Ich kann nicht entspannen und zur Ruhe kommen.	⓪	①	②	③	④	⑤
3. Ich habe Angst vor dem Leben mit der Krankheit.	⓪	①	②	③	④	⑤
4. Ich traue mir nicht zu, meine gewohnte Arbeit wieder aufzunehmen bzw. ihr nachzugehen.	⓪	①	②	③	④	⑤
5. Ich fühle mich körperlich weniger leistungsfähig als vor der Erkrankung.	⓪	①	②	③	④	⑤
6. Der Gedanke, dass der Tumor weitergehen könnte, macht mir Angst.	⓪	①	②	③	④	⑤
7. Ich befürchte, dass andere Menschen mich aufgrund des veränderten Aussehens ablehnen könnten.	⓪	①	②	③	④	⑤
8. Es fällt mir schwer, mit meinen nächsten Angehörigen über meine Sorgen und Ängste zu sprechen.	⓪	①	②	③	④	⑤
9. Ich fühle mich über Krankheit und Behandlung nicht ausreichend informiert.	⓪	①	②	③	④	⑤

	sehr gut			sehr schlecht		
10. Ich fühlte mich körperlich in den letzten drei Tagen	⓪	①	②	③	④	⑤
11. Ich fühlte mich seelisch in den letzten drei Tagen	⓪	①	②	③	④	⑤

12. Wenn Sie eine Mitteilung oder Beschwerde zu Ihrer derzeitigen stationären Behandlung oder zur Klinik allgemein machen möchten, haben Sie hier die Möglichkeit dazu:

Bitte überprüfen Sie nochmals, ob Sie zu allen Aussagen dieses Fragebogens Stellung genommen haben.

Abb. 36.1. Hornheider Fragebogen (Kurzform) zur Identifizierung von psychosozialen Belastungen bei Krebspatienten. (Mit freundlicher Genehmigung von Herrn Dr. G. Strittmatter, Abteilung für Psychosoziale Onkologie, Fachklinik Hornheide, 48157 Münster, Tel.: 0251/3287 328, Fax: 0251/3287 6021, E-mail: gerhard.strittmatter@fachklinik-hornheide.de)

Hornheider Fragebogen

Auswertungsanleitung

Zur Klärung der Betreuungsbedürftigkeit eines Patienten sind seine Selbsteinschätzungen von »0« bis »5« in den nachfolgenden Kästchen anzukreuzen.
Bei Item Nr. 3 und 6 wird der Summenwert beider Ratings angekreuzt.
Befindet sich mindestens ein Kreuz innerhalb der fettgedruckten Bezirke, ist der Patient betreuungsbedürftig.
Für den Gesamtscore werden alle Ratings summiert. Ist der Summenwert 16, ist der Patient ebenfalls betreuungsbedürftig.

Item Nr.	Item	Ratings					
1	Ich mache mir häufig Sorgen.	0	1	2	3	**4**	**5**
2	Ich kann nicht entspannen und zur Ruhe kommen.	0	1	2	**3**	**4**	**5**
4	Ich traue mir nicht zu, meine gewohnte Arbeit wieder aufzunehmen bzw. ihr nachzugehen.	0	1	**2**	**3**	**4**	**5**
5	Ich fühle mich körperlich weniger leistungsfähig als vor der Erkrankung.	0	1	2	**3**	**4**	**5**
7	Ich befürchte, dass andere Menschen mich aufgrund des veränderten Aussehens ablehnen könnten.	0	1	**2**	**3**	**4**	**5**
8	Es fällt mir schwer, mit meinen nächsten Angehörigen über meine Sorgen und Ängste zu sprechen.	0	1	**2**	**3**	**4**	**5**
9	Ich fühle mich über Krankheit und Behandlung nicht ausreichend informiert.	0	1	**2**	**3**	**4**	**5**

3	Ich habe Angst vor dem Leben mit der Krankheit.	Summe aus 3. und 6.:	
6	Der Gedanke, dass der Tumor weitergehen könnte, macht mir Angst.		

0	1	2	3	4	5	6	**7**	**8**	**9**	**10**

Gesamtscore: Summe aller Items: ☐ wenn 16 liegt auch Betreuungsbedarf vor

Abb. 36.2. Auswertungsanleitung zum Hornheider Fragebogen zur Identifizierung von psychosozialen Belastungen bei Krebspatienten. (Mit freundlicher Genehmigung von Herrn Dr. G. Strittmatter, Abteilung für Psychosoziale Onkologie, Fachklinik Hornheide, 48157 Münster, Tel.: 0251/3287 328, Fax: 0251/3287 6021, E-mail: gerhard.strittmatter@fachklinik-hornheide.de)

Danksagung

Wir danken Herrn Dr. G. Strittmatter, Abteilung für Psychosoziale Onkologie, Fachklinik Hornheide in Münster, für die freundliche Übersendung und Erlaubnis, den Hornheider Fragebogen abzudrucken.

Literatur

Blum A, Blum D, Stroebel W, Rassner G, Garbe C, Hautzinger M (2003) Psychosoziale Belastung und subjektives Erleben von Melanompatienten in der ambulanten Nachsorge. Psychother Psychosom Med Psychol 53: 258–266

Phyllis N, Coates S, Stewart M, Dunn D (1999) Psychosocial predictors of survival in metastatic melanoma. J Clin Oncol 17: 2256–2263

Strittmatter G (1997) Psychoonkologische Betreuung von Hauttumoren. In: Garbe C, Dummer R, Kaufmann R, Tilgen W (Hrsg) Dermatologische Onkologie. Springer, Berlin Heidelberg New York, S 617–629

Söllner W, Mairinger D, Zingg-Schir M, Fritsch P (1996) Krankheitsprognose, psychosoziale Belastung und Einstellung von Melanompatienten zu unterstützenden psychotherapeutischen Maßnahmen. Hautarzt 47: 200–205

Tilkorn M, Mawick R, Sommerfeld S, Strittmatter G (1990) Lebensqualität von Patienten mit bösartigen Gesichts- und Hauttumoren. Entwicklung eines Fragebogens und erste Ergebnisse einer Studie. Rehabilitation 29: 134–139

Zoschke I, Augustin M, Muthny FA (1996) Krankheitsverarbeitung bei Patienten mit malignem Melanom in verschiedenen Krankheitsphasen. Psychomed 8: 83–88

Sozialmedizinische Maßnahmen nach Melanomdiagnose

Ulrike Leiter und Waltraud Stroebel

37.1 Einleitung – 402

37.2 Rehabilitation – 402
37.2.1 Medizinische Rehabilitation und Rehabilitationsmaßnahmen – 402
37.2.2 Psychische Betreuung und psychologische Therapie – 403
37.2.3 Sozialmedizinische Beratung und berufliche Rehabilitation – 403

37.1 Einleitung

In diesem Kapitel sollen die Möglichkeiten der Rehabilitation, eine mögliche Berentung sowie die Beurteilung nach dem Schwerbehindertengesetz bei Melanompatienten erläutert werden.

37.2 Rehabilitation

Aufgabe der Rehabilitation bei onkologischen Patienten ist die Wiedererlangung des körperlichen, seelischen und sozialen Wohlbefindens, wodurch es dem Kranken ermöglicht wird, eine eventuelle Behinderung zu akzeptieren und sein Leben gestalterisch zu führen (Aulbert 1993).

Die 3 Aufgabenbereiche einer Rehabilitationsmaßnahme bei Tumorpatienten
- Medizinische Rehabilitation (Behandlung von tumor- sowie therapiebedingten Beschwerden, allgemeine Informationen zur Krebserkrankung, spezielle Informationen zur eigenen Tumorerkrankung)
- Psychische Betreuung (Hilfe bei der Krankheitsverarbeitung)
- Sozialmedizinische Beratung und berufliche Rehabilitation

In der Regel sind Rehabilitationsmaßnahmen bei Melanompatienten in frühen Tumorstadien nur im Ausnahmefall indiziert, da die Letalität im Vergleich zu anderen Tumoren hier niedrig ist. Anders ist dies im fortgeschrittenen Stadium mit ausgeprägter Morbidität. Hier sollte die Rehabilitationsbedürftigkeit klar dargestellt werden, Rehabilitationsziele sollten erkennbar sein.

37.2.1 Medizinische Rehabilitation und Rehabilitationsmaßnahmen

Nach dem Sozialgesetzbuch (SGB IV § 31 Abs. 1 Satz 1 Nr. 3) können die Träger der Rentenversicherung als Rehabilitationsleistungen Nach- und Festigungskuren erbringen. Als sonstige Leistungen zur Rehabilitation können nach § 31 Abs. 1 Satz 1 Nr. 3 SGB VI onkologische Nachsorgeleistungen bei malignen Geschwulst- und Systemerkrankungen durch die Träger der Rentenversicherung geleistet werden. Die Leistungen nach Abs. 1 werden bis zum Ablauf eines Jahres nach einer beendeten Primärbehandlung gewährt (Bundesversicherungsanstalt für Angestellte 2004).

Darüber hinaus können spätestens bis zum Ablauf von zwei Jahren nach beendeter Primärbehandlung Maßnahmen im Einzelfall erbracht werden, wenn erhebliche Funktionsstörungen entweder durch die Tumorerkrankung selbst oder durch Komplikationen bzw. Therapiefolgen vorliegen (Bundesversicherungsanstalt für Angestellte 2004).

Ziel ist die Wiederherstellung oder Besserung der Erwerbsfähigkeit. Somatische, psychische, soziale und berufliche Hilfen werden je nach individueller Bedürftigkeit gewichtet und durchgeführt. Sowohl tumorfreie Patienten als auch solche mit noch vorhandener Tumoraktivität können von Rehabilitationsmßnahmen profitieren.

Ein Gutachter stellt fest, ob die durch die Erkrankung bedingten Behinderungen positiv beeinflussbar sind. Eine ausreichende Belastbarkeit ist erforderlich. Der Rehabilitand muss in der Lage sein, aktiv am Rehabilitationsprozess teilzunehmen. Die Primärtherapie muss abgeschlossen sein. Adjuvante und/oder additive Therapien (wie Immun- oder Chemotherapien) können die Rehabilitation begleiten (Bundesarbeitsgemeinschaft für Rehabilitation 2004; Delbrück 1997). Wird durch diese Therapien die Rehabilitationsleistung in ihrer Effektivität beeinträchtigt, so ist die Rehabilitation zeitlich zu verschieben, da dann zu diesem Zeitpunkt keine Rehabilitationsfähigkeit besteht.

Die Regeldauer für die Rehabilitationsmaßnahme beträgt 3 Wochen, kann aber ggf. verlängert werden. Auch können Rehabilitationsmaßnahmen im unmittelbaren Anschluss an die Krankenhausbehandlung (und bis zu 2 Wochen danach) als Anschlussheilbehandlungen stationär in einer geeigneten Spezialklinik durchgeführt werden. Beantragt wird diese direkt vom primär behandelnden Krankenhaus.

Ambulante Leistungen zur medizinischen Rehabilitation sind inhaltlich und konzeptionell sowie qualitativ ähnlich denen der stationären onkologischen Rehabilitation. Sie haben jedoch den Vorteil, dass durch die gegebene Wohnortnähe flexibler auf die Bedürfnisse des Rehabilitanden eingegangen werden kann. Ambulante Leistungen werden ebenfalls von Rehabilitationskliniken und Rehabilitationszentren erbracht.

Vor Beginn der Rehabilitation sollte die onkologische Diagnostik einschließlich des Rezidivausschlusses und der Ausbreitungsdiagnostik abgeschlossen sein. Ebenso sollte eine adäquate Diagnostik der Begleiterkrankungen erfolgt sein. Es müssen jedoch grundsätzlich die Voraussetzungen zur Durchführung einer Diagnostik vorhanden sein, um auch im Verlauf des Rehabilitationsverfahrens bei Bedarf zeitnah eine diagnostische Abklärung herbeizuführen. Dies kann im ambulanten Bereich bevorzugt durch ein Kooperationsnetz verschiedener Fachdisziplinen erfolgen (Bundesarbeitsgemeinschaft für Rehabilitation 2004).

37.2.2 Psychische Betreuung und psychologische Therapie

Nach der Diagnose der Krebserkrankung besteht neben der primären Traumatisierung durch die Diagnose zusätzlich die Angst vor Rezidiven und vor Metastasen. Diese Angst kann über Jahre und nicht selten ein ganzes Leben anhalten. Oft kommen ein verändertes Körperbild sowie eine ggf. reduzierte körperliche Leistungsfähigkeit hinzu. Angst vor therapieresistenten Schmerzen, Angst, nicht mehr für die Familie sorgen zu können, sowie Angst vor Arbeitslosigkeit und sozialem Abstieg sind zusätzliche häufige Belastungsfaktoren.

Die ärztliche und psychologische Betreuung sollte sich individuell an die Bedürfnisse und Ängste des Patienten anpassen. (Bundesarbeitsgemeinschaft für Rehabilitation 2004; Schmid 2000). In der Auseinandersetzung mit der Erkrankung und der unmittelbaren Lebensbedrohung gibt es verschiedene Formen der Bewältigung (Coping). Unter Coping versteht man die »Gesamtheit der Prozesse, um die bestehenden oder erwarteten Belastungen in Zusammenhang mit der Krankheit emotional, kognitiv und aktional aufzufangen, auszugleichen und zu meistern« (Muthny 1994)

Psychoonkogische Therapieelemente zielen daher darauf ab, die Eigenkontrolle des Rehabilitanden zu erhöhen, die Krankheitsverarbeitung zu unterstützen und die Lebensqualität zu verbessern (Bundesarbeitsgemeinschaft für Rehabilitation 2004). Dies kann in Form von Gruppen- oder Einzeltherapie, Entspannungstechniken, Gestaltungs-/Musiktherapie oder auch im Rahmen von Selbsthilfegruppen erfolgen. Entlastung und seelische Stabilisierung führt in der Regel auch zu einer Zunahme der körperlichen Leistungsfähigkeit.

37.2.3 Sozialmedizinische Beratung und berufliche Rehabilitation

Sozialmedizinische Beratung

Hier gelten im Wesentlichen dieselben gesetzlichen Bestimmungen der Rentenversicherung wie bei der Begutachtung von Patienten mit anderen Erkrankungen (Schmid 2000). Die sozialmedizinische Beratung umfasst häufig die folgenden Inhalte:
- Informationen über sozialmedizinische Angebote,
- Beantragung eines Schwerbehindertenausweises,
- Beratung zum Schwerbehindertenrecht (Kündigungsschutz, steuerliche Vergünstigungen),
- Fragen zur Sozialversicherung (Krankenkassenleistungen, Krankengeld, Leistungen zur Arbeitsverwaltung, Rentengelder),
- Beratung bei Problemen am Arbeitsplatz.

Schwerbehindertengesetz

Das Schwerbehindertengesetz geht von einer Heilungsbewährung aus, d. h. bei der Festlegung des Grades der Behinderung (GdB) werden die Heilungsaussichten bei der Tumorerkrankung sowie das jeweilige Ausbreitungsstadium berücksichtigt, sodass eine prognoseorientierte Beurteilung nach einer erfolgreichen Krebsbehandlung vorliegt.
- Bei Tumorstadien mit günstigerer Prognose – nach Entfernung eines Melanoms im Stadium I (pT1–2 pN0 M0) bis zu 50% Heilungschance – beträgt der GdB (Grad der Behinderung) 50%,
- für die Stadien mit ungünstigerer Prognose (<50% in anderen Stadien) zwischen 60–80% (Bundesministerium für Gesundheit und Soziale Sicherung 2004).

Der GdB wird hier auf eine Zeit der Heilungsbewährung von 2–5 Jahren festgesetzt.

Nach Ablauf dieser Heilungsbewährung wird dann eine individuelle Einschätzung vorgenommen. Bei prognostisch günstigen Fällen ohne Folgeerkrankung wird evtl. bis auf 0% reduziert, bei prognostisch ungünstigeren Fällen wird der GdB halbiert (Sauer 1997).

Ab einem GdB von 50% gilt der Schwerbehindertenstatus. Hierdurch erhält der Patient zusätzliche Rechte, die gemäß dem Grad der Behinderung unterschiedlich sind. Hierzu gehören zusätzlicher Urlaub (5 Tage), verbesserter Kündigungsschutz (Kündigung nur mit Zustimmung der Hauptfürsorgestelle möglich), Befreiung von Mehrarbeit (auf Antrag), steuer- und versicherungsrechtliche Vergünstigungen und weitere Nachteilsausgleiche. Da der Schwerbehindertenstatus bei Arbeitgeberwechsel oder Arbeitsplatzsuche auch einen entscheidenden Nachteil mit sich bringen kann, ist eine individuelle Beratung z. B. durch einen Sozialdienst unbedingt zu empfehlen.

Sozialmedizinische Beurteilung und Berentung

Bei Progression der Erkrankung oder wenn sich nach Abschluss der Rehabilitationsmaßnahmen herausstellt, dass die zuletzt ausgeübte versicherungspflichtige Tätigkeit oder die Tätigkeit in einem anderen zumutbaren Beruf fortdauernd auf weniger als 6 h täglich vermindert ist, kann eine Rente wegen Berufsunfähigkeit (wegen teilweiser Erwerbsminderung) beantragt werden. Voraussetzung dafür ist, dass das Geburtsdatum vor dem 02.01.1961 liegt, dass in den letzten 5 Jahren vor Eintritt der Berufsunfähigkeit 3 Jahre Pflichtbeiträge bezahlt wurden und dass die allgemeine Wartezeit von 5 Jahren erfüllt ist.

Lässt das Restleistungsvermögen die Tätigkeit von weniger als 6 h, aber mindestens 3 h auf dem allgemeinen Arbeitsmarkt zu, ist eine Rente wegen teilweiser Erwerbsminderung zu beantragen. Es gelten dieselben Einschränkungen wie bei Berufsunfähigkeit, allerdings nicht die des Lebensalters. Können weniger als 3 h gearbeitet werden, sind die gesetzlichen Voraussetzungen für eine volle Erwerbsunfähigkeit gegeben. Es gelten dieselben Einschränkungen wie bei der teilweisen Erwerbsunfähigkeit (Schmid 2000; Sauer 1997; Bundesversicherungsanstalt für Angestellte 2002).

Die Erwerbsunfähigkeitsrente wird grundsätzlich »auf Zeit« bewilligt (Schmid 2000). Bei manifesten progredienten und nur palliativ behandelbaren Erkrankungen sollte eine Dauerrente beantragt werden.

Die Diagnose eines Melanoms sollte allerdings nicht mit einer Aufhebung der Leistungsfähigkeit gleichgesetzt werden. Prognostische Faktoren sind für die Beurteilung der Dauer einer Leistungseinschränkung und für Erfolgsaussichten der Rehabilitationsleistungen nicht von ausschlaggebender Bedeutung. Die sozialmedizinische Beurteilung hat sich vielmehr am aktuellen Zustand des Patienten zu orientieren (Schmid 2000; Sauer 1997).

Berufliche Rehabilitation

 Prinzipiell gilt der Grundsatz (wenn immer möglich): Rehabilitation vor Rente.

Sind Umschulungen geplant, ist es von Bedeutung, dass die Patienten tumorfrei bzw. rezidivfrei sind und keine schlechte prognostische Situation aufweisen. Bei Wiederaufnahme der beruflichen Tätigkeit müssen im Rahmen der Erkrankung oder der Therapie aufgetretene Beeinträchtigungen Berücksichtigung finden. Gegebenenfalls ist eine Umgestaltung des Arbeitsplatzes oder eine Umsetzung im Arbeitsteam zu erwägen.

Es ist wichtig, mit den Sozialarbeitern der Rentenversicherung, dem Betriebsarzt oder dem Arbeitsmediziner und ggf. dem Arbeitgeber Kontakt aufzunehmen.

Literatur

Aulbert E (1993) Bewältigungshilfen für den Krebskranken. Thieme, Stuttgart New York

Bundesarbeitsgemeinschaft für Rehabilitation (2004) Rahmenempfehlung zur ambulanten onkologischen Rehabilitation. Broschüre der Bundesarbeitsgemeinschaft für Rehabilitation 1 (1): 1–26

Bundesministerium für Gesundheit und Soziale Sicherung (2004) Anhaltspunkte für die ärztliche Gutachtertätigkeit. BMGS.Bund 1: 1–288

Bundesversicherungsanstalt für Angestellte (2002) BfA Nachschlagewerke Rentenlexikon. Bundesversicherungsanstalt für Angestellte www.bfa.de/ger/ger_nachschlagewerke.6/ger_lexikon.60/ger_lexikon_e.603/ger_603_erwerbsunfaehigkeit.shtml – 12

Bundesversicherungsanstalt für Angestellte (2004) Richtlinien für Leistungen zur Rehabilitation – Gemeinsame Richtlinien der Träger der Rentenversicherung nach § 31 Abs. 1, Satz 1 Nr. 3 SGB VI für die Erbringung von onkologischen Nachsorgeleistungenbei malignen Geschwulst- und Systemerkrankungen (Ca-Richtlinien). Beschluss des Gesundheitsausschusses der Vertreterversammlung der BfA vom 22.4.1998. Broschüre der Bundesversicherungsanstalt für Angestellte, 9. Aufl. Berlin 06-2004. Ruksaldruck, Berlin

Delbrück H (1997) Standards und Qualitätskriterien in der onkologischen Rehabilitation. Zuckschwerdt, München

Muthny FA (1994) Forschung zur Krankheitsverarbeitung und psychosomatische Anwendungsmöglichkeiten. Dtsch Ärztebl 91: 2282–2290

Sauer H (1997) Begutachtung bei malignen Erkrankungen. Urologe 37: 614–625

Schmid L (2000) CChGM. Medizinische Rehabilitation und psychosoziale Betreuung. Manual Maligne Melanome, S 133–139

Nachsorge und Behandlung des Melanoms in der dermatologischen Praxis

Uwe Reinhold

38.1 Einleitung – 406

38.2 Onkologie-Vereinbarung – 406

38.3 Onkologisch verantwortlicher Arzt – 406

38.4 Fachliche Befähigung des onkologisch verantwortlichen Arztes – 407

38.5 Intravasale zytostatische Chemotherapie – 407

38.6 Onkologische Behandlung – 407

38.7 Organisatorische Maßnahmen – 408

38.8 Onkologische Kooperationsgemeinschaft, onkologischer Arbeitskreis bzw. Qualitätszirkel – 408

38.9 Dokumentation – 409

38.10 Bedarf an onkologisch verantwortlichen Dermatologen – 409

38.1 Einleitung

Die optimale Versorgung von Krebspatienten ist eine der größten Herausforderungen an die moderne Medizin. Neben der stationären Versorgung im Krankenhaus hat sich in den letzten Jahren in zunehmendem Maße die ambulante, wohnortnahe Betreuung von Tumorpatienten etabliert. Die ambulante Behandlung von onkologischen Patienten bietet für die betroffenen Patienten besondere Vorteile:

- Die Patienten bleiben in ihrem vertrauten häuslichen und sozialen Umfeld.
- Von Beginn der Therapie an, d. h. von der Erstellung des Therapiekonzeptes an, hat der Patient den gleichen Facharzt als Ansprechpartner, der ihn während der gesamten Behandlung und Nachsorge über viele Jahre hinweg kontinuierlich betreut.
- Da an der Versorgung krebskranker Menschen in der Regel verschiedene ärztliche Disziplinen beteiligt sind, wird größter Wert auf die interdisziplinäre Zusammenarbeit der beteiligten Ärzte gelegt.
- Zur Sicherstellung einer qualitätsgesicherten Versorgung onkologischer Patienten im ambulanten Bereich stehen Fachärzte zur Verfügung, die auf die Diagnostik und Behandlung von Tumorerkrankungen spezialisiert sind.

Kaum ein Teilgebiet der Dermatologie hat sich in den letzten Jahrzehnten so rasant entwickelt wie die Dermatoonkologie. Grundlage für diese Entwicklung ist der enorme Inzidenzanstieg der Hauttumoren, der sich für nahezu alle Entitäten beobachten lässt.

Während Patienten mit Hauttumoren in den früheren Jahrzehnten ganz überwiegend in den Krankenhäusern versorgt wurden, ist dies seit den 1990-er Jahren nicht mehr möglich. Die Kapazitäten reichen bei weitem nicht mehr aus, die komplexen Aufgaben der Diagnostik, Therapie und Nachsorge von Patienten mit Hautkrebs zu erfüllen. Gerade in der dermatologischen Onkologie ist deshalb ein stark wachsender Bedarf für die Teilnahme von Vertragsärzten an der Versorgung von Hautkrebspatienten vorhanden. Diese Ärzte sollen nicht nur Routineleistungen in der Nachsorge erfüllen, sondern darüber hinaus auch die fachliche Kompetenz besitzen, die entsprechende Betreuung der Patienten in der therapeutischen sowie palliativen Situation heimatnah zu übernehmen. Diese komplexe ambulante Versorgung von dermatoonkologischen Patienten sollte gemäß der Onkologie-Vereinbarung von »onkologisch verantwortlichen Ärzten« übernommen werden.

38.2 Onkologie-Vereinbarung

Im Rahmen der Anlage 7 zum Bundesmantelvertrag Ärzte/Ersatzkassen (Onkologie-Vereinbarung) wurden fachliche und organisatorische Anforderungen definiert, die die Förderung einer qualifizierten ambulanten Behandlung krebskranker Patienten in der vertragsärztlichen Versorgung zum Ziel haben. Dadurch sollen in der onkologischen Diagnostik und Therapie eine Alternative zur stationären Behandlung angeboten, Versorgungsengpässe vermieden und die vertragsärztliche onkologische Versorgung verbessert werden. Die Durchführung und Koordination der onkologischen Behandlung soll von dafür besonders qualifizierten Vertragsärzten in einem umfassenden Versorgungskonzept wahrgenommen werden.

Dazu gehören insbesondere auch eine enge und dauerhafte Kooperation mit anderen an der Behandlung direkt oder indirekt beteiligten Ärzten sowie ein ständiger Erfahrungsaustausch mit Tumorzentren und onkologischen Fachabteilungen an Krankenhäusern. So soll gesichert werden, dass krebskranke Patienten nach wissenschaftlich anerkannten, dem jeweiligen Stand der medizinischen Entwicklung entsprechenden Diagnose- und Therapieplänen ambulant versorgt werden können.

38.3 Onkologisch verantwortlicher Arzt

Gemäß der Onkologie-Vereinbarung kann die diagnostische und therapeutische Versorgung von Krebskranken nur von solchen Vertragsärzten übernommen werden, die nicht nur die ambulante Behandlung ganz oder teilweise selbst durchführen, sondern zusätzlich die Gesamtbehandlung entsprechend einem einheitlichen Therapieplan unabhängig von notwendigen Überweisungen leiten und mit den durch die Überweisung hinzugezogenen Vertragsärzten koordinieren. Diese Tätigkeit als onkologisch verantwortlicher Arzt ist unabhängig von der Teilnahme an der hausärztlichen oder fachärztlichen Versorgung.

Durch die besonderen Anforderungen an die ambulante Behandlung krebskranker Patienten ergeben sich für den onkologisch verantwortlichen Arzt nicht nur besondere Belastungen durch erhöhten Zeitaufwand, sondern auch beträchtliche Kosten für die Beschäftigung besonders qualifizierten Personals und zusätzliche Praxiseinrichtung speziell zur Versorgung krebskranker Patienten. Wegen der sich daraus ergebenden Belastung wird eine besondere Regelung zur Kostenerstattung für den onkologisch verantwortlichen Arzt getroffen.

38.4 Fachliche Befähigung des onkologisch verantwortlichen Arztes

Der onkologisch verantwortliche Arzt hat seine besondere fachliche Befähigung durch eine mindestens 2-jährige praktische Tätigkeit im Rahmen der Weiterbildung oder berufsbegleitend in der Diagnostik und Therapie maligner Erkrankungen nachzuweisen, die sich insbesondere auf die Anwendung zytostatischer Substanzen, Zytokine und Hormonpräparate erstrecken muss. Die fachliche Befähigung muss der Kassenärztlichen Vereinigung durch Vorlage von Zeugnissen und Bescheinigungen nachgewiesen werden, aus denen zu entnehmen ist, dass Kenntnisse und praktische Erfahrungen auf folgenden Gebieten erworben wurden:
- Durchführung und Beurteilung diagnostischer Maßnahmen bei neoplastischen Erkrankungen einschließlich der Diagnostik von Begleit- und Folgeerkrankungen,
- Pharmakologie, Toxikologie und Pharmakodynamik der medikamentösen Krebstherapie,
- Therapie neoplastischer Erkrankungen einschließlich Langzeitbehandlungen unter Anwendung wissenschaftlich anerkannter Therapieverfahren,
- Therapie mit Blutbestandteilen,
- Therapie von Begleit- und Folgeerkrankungen, insbesondere Behandlung von Infektionen, thromboembolischen Komplikationen und Schmerztherapie,
- psychosoziale Betreuung.

38.5 Intravasale zytostatische Chemotherapie

Zur Durchführung der intravasalen (intravenös/intraarteriell) zytostatischen Chemotherapie im Rahmen der Onkologie-Vereinbarung ist der Nachweis einer besonderen Befähigung zu führen. Für Fachärzte für Dermatologie zählt hierzu die Vorlage der anonymisierten Dokumentation von 200 Therapiezyklen für das Organgebiet Haut. Weiterhin ist durch eine entsprechende Bescheinigung nachzuweisen, dass diese Therapien an Abteilungen oder Stationen mit jährlich mindestens 400 Therapiezyklen selbstständig durchgeführt wurden. Die Dokumentation der Therapiezyklen muss die Beurteilung des Behandlungserfolges und Aussagen zu den Nebenwirkungen enthalten sowie Angaben zu den supportiven Behandlungsverfahren einschließen. Als Therapiezyklus gilt ein zusammenhängender Behandlungsabschnitt von mindestens 3-wöchiger Dauer.

38.6 Onkologische Behandlung

Die vertragsärztliche Behandlung krebskranker Patienten durch den onkologisch verantwortlichen Arzt umfasst die Durchführung folgender Maßnahmen:
- Ausarbeitung eines umfassenden Therapieplanes (Gesamttherapieplan),
- Information, Beratung und Motivation des Patienten und ggf. seiner Angehörigen,
- fachliche Beratung mitbehandelnder Ärzte,
- Durchführung der Tumortherapie einschließlich der Überwachung und Dokumentation der akuten Therapietoxizität, der Nebenwirkungen und Zwischenfälle,
- intravasale zytostatische Chemotherapie bei malignen hämatologischen Systemerkrankungen oder bei soliden Tumoren,
- endokrine Behandlung sowie die orale zytostatische Behandlung und die Behandlung mit Zytokinen,
- intrakavitäre (intravesikal, intrapleural, intraabdominell, intrathekal) zytostatische Behandlung,
- Verlaufsbeobachtung und Dokumentation zur Kontrolle des Therapieerfolges,
- Kontrolle und Behandlung therapiebedingter Nebenwirkungen und Erkrankungen,
- Sicherstellung einer ständigen Hausbesuchsbereitschaft,
- die Durchführung und/oder Koordination folgender Maßnahmen: operative und/oder strahlentherapeutische Behandlung, supportive Therapie (z. B. Schmerztherapie, Transfusionen).

Zur intensiven Betreuung von Krebskranken durch den onkologisch verantwortlichen Arzt gehört auch die Einleitung und/oder Koordination von Maßnahmen der Rehabilitation wie die psychosoziale Betreuung, häusliche Krankenpflege und Mitwirkung bei der Einleitung und Durchführung der medizinischen, sozialen und beruflichen Rehabilitation.

38.7 Organisatorische Maßnahmen

Der onkologisch verantwortliche Arzt hat sicherzustellen, dass die Anforderungen an die Versorgung von Krebskranken erfüllt werden. Der zuständigen Kassenärztlichen Vereinigung ist deshalb nachzuweisen:
- die ständige Zusammenarbeit mit den behandelnden Ärzten, insbesondere dem Arzt, der neben der onkologischen Versorgung die übrige häusliche Versorgung übernimmt,
- die ständige Zusammenarbeit mit Tumorzentren und onkologischen Abteilungen von Krankenhäusern,
- die Organisation einer ständigen Rufbereitschaft zur Beratung und Übernahme der Behandlung von Patienten sowie zur konsiliarischen Beratung weiterer für den Patienten zuständiger Ärzte,
- die Transportmöglichkeiten in die Praxisräume, auch für bettlägerige Patienten,
- die Dokumentation der Krebserkrankung und ihres Verlaufs, insbesondere der histologischen Befunde, Operations- und der Strahlentherapieberichte sowie der systemischen medikamentösen Therapie, ggf. in Zusammenarbeit mit einer Leitstelle,
- bei der Zubereitung der Zytostatikalösung das Vorhalten eines Arbeitsplatzes gemäß den Richtlinien der Arbeitsschutz- und Unfallversicherungsträger,
- die fachgerechte Abfallentsorgung nach den Richtlinien der zuständigen Gesundheits- und Umweltbehörden.

Für die Durchführung der intravasalen zytostatischen Chemotherapie hat der onkologisch verantwortliche Arzt zusätzlich spezielle Behandlungsplätze einzurichten. Ferner ist dafür die Beschäftigung qualifizierten Personals (staatlich geprüftes Pflegepersonal mit onkologischer Erfahrung) sicherzustellen. In begründeten Ausnahmen können als Assistenz qualifizierte Arzthelferinnen hinzugezogen werden.

> **Praxistipp**
>
> Die Konferenz Onkologische Kranken- und Kinderkrankenpflege (KOK), eine Arbeitsgemeinschaft der Deutschen Krebsgesellschaft e. V., reagierte bereits 1993 auf diese Entwicklung und verfasste in Anlehnung an das Curriculum der Bundesärztekammer ein entsprechendes Fortbildungsprogramm. Die Vereinbarung über besondere Maßnahmen zur Verbesserung der onkologischen Versorgung schreibt in § 4, Abs. 2 vor, dass für die Durchführung der intravasalen zytostatischen Chemotherapie in onkologischen Schwerpunktpraxen die Beschäftigung qualifizierten Personals sicherzustellen ist. Für Arzthelferinnen werden in der oben genannten Vereinbarung 120 h (80 h fachtheoretisch, 40 h fachpraktisch) in 3 Jahren in Form eines berufsbegleitenden Lehrgangs gefordert. Ziel der Vereinbarung ist es, dass die Arzthelferinnen den Arzt bei der Versorgung onkologischer Patienten qualifiziert unterstützen.
> Im Curriculum der Bundesärztekammer sind die folgenden Lehrgangsziele für Arzthelferinnen aufgeführt:
> - gute Kenntnisse in den medizinischen Grundlagen,
> - gute Kenntnisse der therapeutischen und pflegerischen Maßnahmen,
> - Unterstützung des Arztes in der Durchführung der intravasalen zytostatischen Chemotherapie,
> - Unterstützung des Arztes bei der psychosozialen Betreuung des Patienten und der Angehörigen,
> - situationsgerechte Kommunikation mit Patienten und Angehörigen während des Aufenthaltes in der Praxis und bei Hausbesuchen.
>
> Einen essenziellen Bestandteil der Ausbildung stellt die Hospitation in einer onkologisch/hämatologischen Praxis oder in einer Ambulanz mit überwiegend Tumorkranken und in einem ambulanten Pflegedienst oder Hospiz dar.
> Am Ende der Seminare und Hospitationen findet ein qualifiziertes Abschlussgespräch statt. Danach erhalten die Teilnehmerinnen ein Abschlusszertifikat der Deutschen Krebsgesellschaft. Dieses gilt gegenüber der Kassenärztlichen Vereinigung (KV) als Nachweis für eine qualifizierte onkologische Fortbildung der Arzthelferin.

38.8 Onkologische Kooperationsgemeinschaft, onkologischer Arbeitskreis bzw. Qualitätszirkel

Da möglichst die gesamte ambulante Diagnostik und Therapie der Tumorkrankheit durch den onkologisch verantwortlichen Arzt wohnortnah sichergestellt werden soll, hat er zur umfassenden Planung der Therapie eine onkologische Kooperationsgemeinschaft zu bilden. In dieser sollen die folgenden Fachbereiche vertreten sein:
- Pathologie,
- Radiologie,

- Strahlentherapie,
- Chirurgie, Gynäkologie, Urologie oder Dermatologie,
- innere Medizin,
- Allgemeinmedizin.

Es ist wünschenswert, dass auch weitere Fachgebiete in der onkologischen Kooperationsgemeinschaft vertreten sind. Onkologisch verantwortliche Ärzte können auch gemeinsam Kooperationsgemeinschaften bilden.

Der onkologisch verantwortliche Arzt hat sicherzustellen, dass durch die onkologische Kooperationsgemeinschaft folgende Aufgaben erfüllt werden:
- Erstellung, Überprüfung und Anpassung der Diagnose- und Therapiepläne,
- regelmäßig patientenorientierte Fallbesprechungen,
- onkologische Konsiliardienste.

Neben der Bildung einer onkologischen Kooperationsgemeinschaft hat der onkologisch verantwortliche Arzt in einem interdisziplinären onkologischen Arbeitskreis oder Qualitätszirkel (z. B. beim Tumorzentrum) regelmäßig (mindestens 6-mal jährlich) mitzuarbeiten

38.9 Dokumentation

Der onkologisch verantwortliche Arzt führt eine vollständige Verlaufsdokumentation über alle von ihm behandelten Patienten (Tumorstatus mit Histologie, Strahlen- und Chemotherapie inklusive Dosen). Diese Daten sind allen weiter- oder mitbehandelnden Ärzten auch außerhalb der Sprechstundenzeiten unter Berücksichtigung der datenschutzrechtlichen Bestimmungen im notwendigen Umfang zur Verfügung zu stellen. Der Inhalt der Dokumentation muss mindestens folgendem Muster entsprechen:
- Dokumentation (Berichte):
  - nach Abschluss der onkologischen Untersuchung und Beratung,
  - nach Abschluss der Tumortherapie,
  - einmal pro Behandlungsfall (Quartal),
- Inhalt und Gliederung der Dokumentation:
  - Tumordiagnose mit Stadium (gemäß ICD-Schlüssel),
  - Primärtherapie (Operation, Strahlentherapie mit Feldern und Dosis, systemische Chemotherapie),
  - Verlauf, Erfolgsbeurteilung (Remissionen), Komplikationen,
  - Folgetherapie,
- Histologie (Pathologie-Nr., Herkunft, Datum, ggf. Rezeptorstatus),
- Nebendiagnosen,
- Anamnese (spezielle onkologische Familien- und Eigenanamnese),
- Untersuchungsbefunde mit allgemein klinischem wie speziellem onkologischem Status (inkl. Labordiagnostik, bildgebenden Verfahren),
- epikritische Begutachtung unter Berücksichtigung der aktuell erhobenen Befunde,
- Therapievorschlag,
- Nachsorgevorschlag,
- Nachfolgebericht (Zwischenbericht) mit Zwischenanamnese, aktuellem Status, epikritischer Begutachtung einschließlich Therapie- und Nachsorgevorschlag,
- Abschlussbericht (nach dem Tod des Patienten mit Zeitpunkt, Ursache und relevanten Hinweisen).

38.10 Bedarf an onkologisch verantwortlichen Dermatologen

Prinzipiell gilt die Onkologie-Vereinbarung neben onkologisch tätigen Internisten auch für alle anderen Facharztgruppen mit onkologischem Tätigkeitsfeld (z. B. Urologen, Gynäkologen, Dermatologen). Allerdings sind die Dermatologen im Vergleich zu allen anderen Facharztgruppen in der Umsetzung der Onkologie-Vereinbarung bisher drastisch unterrepräsentiert. Nach den aktuellen Erhebungen der Arbeitsgemeinschaft Dermatologische Onkologie ADO im Februar 2004 sind bei den Kassenärztlichen Vereinigungen bundesweit nur 73 onkologisch verantwortliche Dermatologen zugelassen. Aufgrund der enormen Zunahme von Hautkrebspatienten in den letzten Jahrzehnten ist daher ein stark wachsender Bedarf für die Teilnahme von onkologisch qualifizierten Dermatologen an der vertragsärztlichen Versorgung von Hautkrebspatienten vorhanden.

Literatur

Anlage 7 zum Bundesmantelvertrag Ärzte/Ersatzkassen (Onkologie-Vereinbarung) (1995) Dtsch Ärztebl 92, 28/29 (67): A-2025–2028

Arzthelferinnen in onkologischen Schwerpunktpraxen – eine Bilanz. Info Onkol 6: 82–85

Laupert A, Bodenmüller-Kroll R, Böttcher M., Overkamp F, Wiedemann GJ (2003) Fortbildung für Reinhold U (2004) Patientenversorgung in dermato-onkologischen Schwerpunktpraxen. Akt Dermatol 30: 229–230

Management von Nebenwirkungen und supportive Therapiemaßnahmen

Peter Brossart

39.1 Einleitung – 412

39.2 Therapieinduzierte Übelkeit und Erbrechen – 412

39.3 Therapie der tumor- und therapieassoziierten Anämie – 414

39.4 Therapie mit hämatopoetischem Wachstumsfaktor G-CSF (»granulocytes colony stimulating factor«) – 416

39.5 Bisphosphonate in der Therapie von Osteolysen und tumorbedingter Hyperkalziämie – 417

39.1 Einleitung

Supportive Maßmahmen stellen einen zentralen und wichtigen Aspekt bei der Behandlung von Patienten mit malignen Erkrankungen dar. Sie leisten einen entscheidenden Beitrag zur Reduktion der Nebenwirkungen und somit zur Akzeptanz und Durchführbarkeit einer systemischen Chemotherapie bzw. Strahlentherapie.

Durch die Einführung von neuen Substanzen zur Behandlung von tumor- und therapierassoziierten Symptomen konnten viele von Patienten gefürchtete Nebenwirkungen auf ein Minimum reduziert werden. Es stehen nicht nur sehr effiziente, sondern auch gut verträgliche Medikamente zur Verfügung, die zudem durch verbesserte orale Bioverfügbarkeit bzw. veränderte Pharmakokinetik eine für den Patienten angenehmere Applikation ermöglichen.

39.2 Therapieinduzierte Übelkeit und Erbrechen

Emetogene Potenz von Chemotherapeutika, die beim Melanom eingesetzt werden

- **Hohe emetogene Potenz:**
  - Cisplatin (mit verzögerter Wirkung), Dauer von 2–5 Tagen
  - Dacarbazin
  - Temozolomid
- **Mittlere emetogene Potenz:**
  - BCNU (Carmustin)
  - CCNU (Lomustin)
  - Fotemustin
  - Hydroxyurea
- **Geringe emetogene Potenz:**
  - Vincristin
  - Vinblastin
  - Vindesin
  - Bleomycin

Neben tumorbedingten Schmerzen stellen chemotherapieinduzierte Übelkeit und Erbrechen eine der am meisten gefürchteten Nebenwirkungen dar. Eine inadäquate Behandlung kann in einer erhöhten Mortalität, Morbidität und nicht zuletzt erhöhten gesundheitsökonomischen Folgekosten resultieren.

Die Therapie und Beherrschung dieser Symptome ist weiterhin trotz erheblicher wissenschaftlicher und klinischer Entwicklungen der letzten Jahre, die zur Einführung hoch potenter antiemetisch wirksamer Medikamente geführt hatten (Tab. 39.1), eine große therapeutische Herausforderung. Die **5-Hydroxytryptamin-Rezeptorantagonisten (Serotoninantagonisten, 5-HT3-Rezeptorantagonisten)** werden als die am stärksten wirksamen Antiemetika, die heute erhältlich sind, angesehen. Sie werden in Kombination mit Glukokortikoiden als **Therapie der 1. Wahl** betrachtet. Eine weitere Verbesserung der antiemetischen Therapie ist durch die Einführung der ersten Neurokinin-1-Rezeptorantagonisten in Kombination mit 5-Hydroxytryptamin-Rezeptorantagonisten zur Therapie des akuten sowie verzögert auftretenden Erbrechens erreicht worden (Shama et al. 2005; Kris et al. 2005).

Pathophysiologisch werden 3 Formen des chemotherapieinduzierten Erbrechens unterschieden:
- akutes Erbrechen,
- verzögert auftretendes Erbrechen sowie
- antizipatorisches Erbrechen.

Tab. 39.1. Medikamente in der antiemetischen Therapie

Substanz	Präparat	Dosierung
Mittelstarke Antiemetika		
Dimenhydrinat	Vome-mal	3–4 Supp./Tag, 1–2 Amp. i.v.
Metoclopramid	Paspertin	50 mg i.v., 30° p.o. 1- bis 3-mal tgl.
5-Hydro-malytryptamin-3-Rezeptorantagonisten		
Granisetron	Kevatril	1–3 mg i.v
Ondansetron	Zofran	16–32 mg i.v oder p.o
Tropisetron	Navoban	5 mg i.v. oder p.o.
Neurokinin 1-Rezeptor-Antagonist		
Aprepitant	Emend	125 mg p.o. Tag 1, 80 mg p.o. Tag 2 und 3
Kortikosteroid		
Dexamethason	Fortecortin	20 mg/Tag, in Kombination mit 5HT3-RA

Bei dem **akuten Erbrechen**, das innerhalb der ersten 24 nach Chemotherapieapplikation auftritt, spielt die Aktivierung von Rezeptoren im Brechzentrum in einer Region der Medulla oblongata (Area postrema, Nucleus tractus solitarii) eine wichtige Rolle. Man geht derzeit davon aus, dass das durch die Zytostatikagabe freigesetzte Serotonin (meist als Folge der Schädigung bzw. Aktivierung der enterochromaffinen Zellen im Dünndarm) spezifische zentrale Serotoninrezeptoren aktiviert. Des Weiteren spielt die Substanz P, die zu einer Familie biologisch aktiver Peptide (Tachykinine) zählt, eine wichtige Rolle (Navarj et al. 2004).

In einer Reihe von Untersuchungen konnte gezeigt werden, dass Dopamin D2-Rezeptoren, die ebenfalls im Bereich der Area postrema nachgewiesen werden konnten, beim Auslösen des Brechreflexes beteiligt sind und eine Hemmung der dopaminergen Signalübertragung ein Erbrechen verhindern kann.

Das **verzögert auftretende Erbrechen** tritt definitionsgemäß >24 nach Durchführung einer Chemotherapie auf und wird meist nach einer Cisplatin-haltigen Therapie beobachtet.

Das Auftreten von **antizipatorischem Erbrechen** wird hauptsächlich bei Patienten beobachtet, bei denen es im Rahmen einer zuvor durchgeführten Therapie zu Übelkeit und Erbrechen gekommen war. Man vermutet hier eine zugrunde liegende klassische Konditionierung. Sie zeigt eine deutliche Abhängigkeit von der Art und Dauer einer vorausgegangenen Chemotherapie sowie der Ausprägung von chemotherapieinduzierter Übelkeit und Erbrechen.

Zytostatische Therapien werden in Abhängigkeit von ihrer emetogenen Potenz in 5 Schweregrade eingeteilt. Zu den Substanzen mit dem höchsten emetogenen Potenzial zählen Cisplatin und DTIC (Grad V), die häufig bei der systemischen Therapie des metastasierten Melanoms eingesetzt werden. Die Verabreichung dieser Chemotherapeutika führt bei bei mehr als 90% der Patienten ohne adäquate begleitende Antiemese zum Erbrechen. Substanzen wie die Vinca-Alkaloide oder Taxane zählen zu den weniger emetogenen Substanzen (Grad I–II). Hier liegt die Rate der durch Chemotherapie ausgelösten Übelkeit und Erbrechen zwischen 10 und 30%.

Die meisten Chemotherapeutika verursachen ein akutes Erbrechen, das entweder unmittelbar oder häufig erst nach einem Intervall von 4–10 hauftritt und von Dosis und Frequenz der durchgeführten Chemotherapie abhängt. Substanzen wie Cisplatin, Carboplatin, Mitomycin, Cyclophosphamid oder Daunorubicin können jedoch auch verzögert auftretende Übelkeit und Erbrechen (mit einer Dauer von bis zu 120 h nach einer Cisplatin-haltigen Chemotherapie) auslösen.

Zur **Behandlung** von chemotherapieinduzierter Übelkeit und Erbrechen stehen mehrere Substanzklassen zur Verfügung. Neben den 5-Hydroxytryptamin-(5-HT3)-Rezeptorantagonisten und Kortikosteroiden finden Antihistaminika, Neuroleptika sowie Benzodiazepine Anwendung im klinischen Alltag. Während 5-Hydroxytryptamin-Rezeptorantagonisten eine sehr hohe antiemetogene Potenz besitzen, haben Antihistaminika bzw. Benzodiazepine nur eine geringe antiemetische Aktivität. Bei hoch emetogenen Substanzen wie Cisplatin bzw. DTIC werden die 5-HT3-Rezeptorantagonisten in Kombination mit Kortikosteroiden (Dexamethason) als Therapie der 1. Wahl angesehen (Kris et al. 2005).

In mehreren Studien konnte gezeigt werden, dass eine zusätzliche Verabreichung von Aprepitant zur Standardtherapie mit 5-HT3-Rezeptorantagonist und Dexamethason bei Patienten, die eine hoch emetogene Chemotherapie erhalten haben, eine Verbesserung bzw. vollständige Behebung des akuten chemotherapieinduzierten Erbrechens zur Folge hat.

So verhindern 5-HT3-Rezeptorantagonisten bei 50–70% der Patienten mit Cisplatin-haltiger Chemotherapie akutes Erbrechen während des 1. Zyklus. Die zusätzliche Verabreichung von Dexamethason führt zu einer weiteren Besserung bei 10–15% der Patienten. In der späten Phase leiden aber durch das Auftreten des verzögerten Erbrechens immer noch etwa 50% der Patienten an Erbrechen.

Aprepitant ist ein hoch selektiver Antagonist am Neurokinin-1-Rezeptor. In klinischen Studien konnte gezeigt werden, dass die orale Gabe von Aprepitant in einer Kombination mit einem Serotoninrezeptorantagonisten plus Dexamethason am Tag 1 und mit Dexamethason allein an Tag 2 und 3 akutes und verzögertes Erbrechen bei hoch emetogenen Cisplatin-haltigen Chemotherapien verhindern kann.

In zwei weiteren multizentrischen randomisierten Phase-III-Studien ist bei Patienten, die mit einer hoch dosierten Cisplatin-haltigen Chemotherapie behandelt wurden, demonstriert worden, dass Aprepitant die Prävention der akuten Emesis in Kombination mit einem Serotoninantagonisten und Dexamethason verbessern kann und Ansprechraten von fast 90% erreicht werden. Aprepitant verbesserte auch die Prävention des verzögert auftretenden Erbrechens mit Ansprechraten bis zu 70% (de Witt et al. 2004; Warr et al. 2005; Gralla et al. 2005).

> **Fazit**
>
> Wichtig ist, dass die Substanzen in einer ausreichend wirksamen Dosis verabreicht werden. Ziel ist es, Übelkeit und Erbrechen vollständig zu verhindern, um einem zusätzlich auftretenden antizipatorischen Erbrechen vorzubeugen.
> Falls diese Medikation sich als unzureichend herausstellt, können zusätzlich neuere Substanzen aus der Klasse der Neurokinin (NK)-1-Rezeptorantagonisten wie z. B. Aprepitant verabreicht werden. Aprepitant ist jedoch kein Ersatz für die Serotoninrezeptorantagonisten, sondern eine zusätzliche Therapie, die mit Verbesserung der Ansprechraten einhergeht.

39.3 Therapie der tumor- und therapieassoziierten Anämie

Anämie als Folge einer Tumorerkrankung oder einer systemischen Chemotherapie vermindert die Lebensqualität von Patienten, ist assoziiert mit dem Auftreten eines den Patienten subjektiv sehr belastenden Fatigue-Syndroms sowie anderer Anämiesymptome (Tachykardie, Dyspnoe, Schlafstörungen, kognitive Defizite und Depressionen) und geht mit einem verkürzten Überleben sowie schlechterem Ansprechen auf die Therapie einher. Deshalb stellt die Korrektur einer Anämie einen wesentlichen Faktor in der Therapie von Patienten mit malignen Erkrankungen dar (Birgegard et al. 2005).

Die Ätiologie der Anämie bei Patienten mit malignen Erkrankungen ist häufig multifaktoriell. Sie kann durch Blutungen, Mangelernährung, Eisen-, bzw. Vitamin-B_{12}- und Folsäuremangel, Hämolyse, Hypersplenismus, Infiltration des Knochenmarks durch maligne Zellen, Schilddrüsenfunktionsstörungen oder Toxizität durch Medikamente, Chemotherapie und Strahlentherapie verursacht sein. Tumorbedingte Anämien werden zur Krankheitsgruppe der Anämien chronischer Erkrankungen zusammengefasst und sind durch eine gestörte Eisenverwertung, relativen Erythropoietinmangel, vermindertes Ansprechen der Progenitorzellen auf das Erythropoietin sowie eine verkürzte Lebensdauer der Erythrozyten gekennzeichnet. Eine zentrale Rolle spielen hierbei u. a. Zytokine, die von aktivierten Makrophagen und Lymphozyten sezerniert werden.

Substanzen wie Interleukin-1, TNF α oder Interferon-γ können direkt die Erythropoese hemmen, indem sie die Proliferation und Differenzierung von Progenitorzellen im Knochenmark inhibieren oder die Synthese von Erythropoietin bzw. des Erythropoietinrezeptors vermindern. Zusätzlich reduzieren sie die Empfindlichkeit des synthetisierten Erythropoietinrezeptors auf seinen Liganden.

Laborchemisch findet sich in der Regel eine normozytäre, normochrome (seltener mikrozytäre) Anämie mit erniedrigten Transferrinwerten und eingeschränkter Eisenbindungskapazität. Als Ausdruck der Eisenverwertungsstörung und überladener Eisenspeicher werden erhöhte Serumferritinspiegel gemessen. Die Erythropoietinspiegel sind häufig erhöht, im Verhältnis zum Schweregrad der Anämie meistens jedoch zu niedrig. Es ist zu beachten, dass Ferritin als Akutphaseprotein infolge der Tumorerkrankung oder einer begleitenden Infektion erhöht sein kann. Sein Wert muss deshalb in Korrelation mit anderen Laborparametern wie CRP beurteilt werden.

Zur Therapie der tumor- bzw. chemotherapieinduzierten Anämie stehen neben den Bluttransfusionen, die eine rasche, aber keine dauerhafte Anhebung der Hämoglobinwerte bedingen (und daher vor allem bei lebensbedrohlichen Anämien indiziert sind), rekombinant hergestellte Erythropoietinpräparationen zur Verfügung (Tab. 39.2). Der Nachteil der Erythropoietinbehandlung liegt in einem verzögerten Wirkungseintritt, der in der Regel nach 4–6 Wochen messbar ist (Bohius et al. 2005; Bokemeyer et al. 2004).

Tab. 39.2. Medikamente für die Behandlung der tumorassoziierten Anämie

Substanz	Präparat	Dosierung
Erythropoietin-α	Erypo	40.000 Einheiten 1-mal pro Woche
Erythropoietin-β	NeoRecormon	30.000 Einheiten 1-mal pro Woche
Darbepoetin-α	Aranesp	2,25 µg/kg KG 1-mal pro Woche 6,75 µg/kg KG 1-mal alle 3 Wochen

> ❗ Vor jeder Therapie mit Erythropoietinen müssen andere mögliche Ursachen der Anämie (Blutung, Hämolyse, Vitamin-B$_{12}$- und Folsäuremangel) evaluiert und ausgeschlossen werden.

Hauptziele der Therapie mit Erythropoietinen sind die Verbesserung der Lebensqualität und die Verhinderung von Bluttransfusionen, die nur einen temporären Effekt besitzen und mit einer erhöhten Rate an Komplikationen (Infektionen, Transfusionszwischenfällen, allergischen Reaktionen, Eisenüberladung, Volumenbelastung) einhergehen können.

Basierend auf den Empfehlungen der EORTC und ASCO soll eine Therapie mit Erythropoietinen bei Hb-Werten zwischen 9 und 11 g/dl bzw. bei Auftreten einer Anämiesymptomatik begonnen werden. Die Behandlung soll fortgesetzt werden, bis Hb-Werte von 12–13 g/dl erreicht werden. Die Verabreichung von Erythropoietin sollte zunächst über 4 Wochen durchgeführt werden. Falls es zu keinem signifikanten Anstieg des Hb-Wertes in diesem Zeitraum kommt, kann die Erythropoietindosis für weitere 4 Wochen in doppelter Dosis gegeben werden. Bei erneut fehlendem Ansprechen muss die Therapie als unwirksam angesehen und abgesetzt werden.

In Abhängigkeit von der Grunderkrankung und durchgeführter Therapie ist mit einem Ansprechen in 50–70% der Fälle zu rechnen. Einen empfohlenen prädiktiven Parameter für das Ansprechen auf die Therapie gibt es derzeit nicht. Patienten mit stark erhöhten endogenen Erythropoietinspiegeln scheinen von dieser Therapie weniger zu profitieren (Bokemeyer et al. 2004).

Zur Behandlung der Anämie stehen derzeit 3 Erythropoietinpräparationen zur Verfügung: Erythropoietin-α (Erypo), Erythropoietin-β (NeoRecormon) und Darbepoetin-α (Aranesp). Die Verabreichung von Erythropoietin-α bzw. Erythropoietin-β in einer Dosis von 10.000 Einheiten 3-mal pro Woche wurde zugunsten einer wöchentlichen Therapie mit 40.000 Einheiten (Erythropoietin-α, Erypo) 1-mal pro Woche bzw. 30.000 Einheiten Erythropoietin-β (NeoRecormon) 1-mal pro Woche verlassen. In randomisierten Studien konnte gezeigt werden, dass die 1-mal wöchentliche Gabe der 3-wöchentlichen Applikation äquivalent ist (Pujade-Lauraine et al. 2005).

Seit einigen Jahren gibt es Berichte, dass es nach Verabreichung von Erythropoietin-α (Erypo, Eprex) zum Auftreten einer Aplasie der erythrozytären Zellreihe (»pure red cell aplasia«) kommen kann. Bislang ist von über 200 Patienten, die Erythropoietin-α außerhalb der Vereinigten Staaten erhalten haben, berichtet worden. Vermutet wird, dass diese Nebenwirkung möglicherweise aufgrund der galenischen Formulierung ausgelöst wird. Die Häufigkeit einer Eythrozytenaplasie durch dieses Präparat wird auf 19 pro 100.000 Patientenjahre geschätzt. Offenbar beruht die Entwicklung der »pure red cell aplasia« auf der Entwicklung von Antikörpern gegen das endogene Erythropoietin. Unter Erythropoietin-β (NeoRecormon) wurde diese Nebenwirkung bisher nicht beobachtet.

Darbepoetin-α ist ein neues die Erythropoese stimulierendes Protein, das mit dem humanen Erythropoietin eng verwandt ist und den gleichen Wirkmechanismus besitzt. Seine Primärstruktur unterscheidet sich von der des humanen Erythropoietins, da das Molekül einen höheren Gehalt an Kohlenhydraten und Sialinsäuren besitzt, was zu einer etwas verminderten Affinität zum Erythropoietinrezeptor, aber zu einer deutlich längeren terminalen Halbwertszeit führt.

Daten aus den klinischen Phase-II- und -III-Studien zeigen, dass subkutanes Darbepoetin-α, das 1-mal wöchentlich oder alle 3 Wochen verabreicht wird, wirksam ist und generell gut vertragen wird. In keiner der bisher durchgeführten Studien wurde die Bildung von Antikörpern gegen das endogene Erythropoietin bzw. gegen Darbepoetin beobachtet.

> ❗ Durch die verlängerte Halbwertszeit kann Darbepoetin in längeren Intervallen appliziert werden. Die empfohlene Anfangsdosis liegt bei 2,25 μg/kg KG bei Anwendung 1-mal pro Woche und 6,75 μg/kg KG 1-mal alle 3 Wochen.

Basierend auf der derzeitigen Datenlage hinsichtlich Effektivität und Nebenwirkungen stellt die wöchentliche Gabe von Erythropoietinen eine wirksame Therapie der chemotherapieinduzierten Anämie dar und führt zur Verbesserung der Hämoglobinwerte und der Lebensqualität von anämischen Patienten. In mehreren randomisierten Studien sowie Metaanalysen konnte gezeigt werden, dass die Erythropoietin-Therapie zu einem leicht erhöhten thromboembolischen Risiko sowie zu geringfügig ausgeprägter Hypertonie führen kann. In zahlreichen Studien konnte bislang kein negativer Einfluss der Erythropoietinbehandlung auf das Gesamtüberleben der Patienten mit malignen Erkrankungen nachgewiesen werden.

39.4 Therapie mit hämatopoetischem Wachstumsfaktor G-CSF (»granulocytes colony stimulating factor«)

Eine Neutropenie bei Patienten nach zytostatischer Chemotherapie ist mit dem Auftreten von Infektionen assoziiert, v.a. wenn die Granulozytenzahl unter 1.000/µl abfällt. Diese erhöhte Anfälligkeit korreliert mit dem Allgemeinzustand des Patienten, der zusätzlichen Beeinträchtigung des Immunsystems durch Lymphopenien oder Antikörpermangelsyndrome sowie durch Art und Dauer der Chemotherapie. Die Immunität des Patienten kann auch durch den Tumor selbst beeinträchtigt werden. Tumorzellen sezernieren eine Reihe immunsuppresiver Substanzen und Zytokine wie VEGF, Interleukin-10, TGF-β oder Ceramide, die die Differenzierung und Funktion immunologischer Effektorzellen sowie Antigen präsentierender Zellen beeinträchtigen und inhibieren.

Eine toxische Schädigung der Schleimhäute im Mund und Magen-Darm-Trakt durch die Chemo- bzw. Strahlentherapie stellt einen erheblichen Risikofaktor für die Entstehung von Infektionen sowie eine Eintrittspforte für die Keimeinschwemmung in Lymph- und Blutgefäße dar.

Die Regeneration der neutrophilen Granulozyten kann durch die Verabreichung von G-CSF (»granulocytes colony stimulating factor«) beschleunigt werden. G-CSF stimuliert die Differenzierung und Proliferation von hämatopoetischen Vorläuferzellen der Granulopoese im Knochenmark. G-CSF verkürzt die Generationszeit für die Neutrophilenvorstufen, beschleunigt die Ausreifung sowie Freisetzung der Neutrophilen aus dem Knochenmark und wirkt antiapoptotisch. Zusätzlich wird die Funktion der Granulozyten beeinflusst, indem die Chemotaxis, Phagozytose sowie die antikörpervermittelte zelluläre Zytotoxizität gesteigert werden.

G-CSF (Filgrastim: Neupogen, Amgen, sowie Lenograstim: Granozyte, Chugai; Tab. 39.3) ist zugelassen für die Verkürzung der Neutropenie sowie zur Verhinderung von neutropenischem Fieber nach myelosuppressiver oder myeloablativer Chemotherapie. Ein weiteres Anwendungsgebiet von G-CSF stellt die Mobilisierung von autologen Progenitorzellen im Rahmen einer Stammzelltransplantation dar.

> ❗ Die prophylaktische Verabreichung von G-CSF zur Verkürzung der neutropenischen Phase nach einer Chemotherapie sowie bei Patienten mit neutropenischem Fieber stellen zwei der wichtigsten Indikationen dar.

Die prophylaktische Applikation von G-CSF wurde in mehreren randomisierten prospektiven Studien untersucht. Bei Patienten mit akuten myeloischen Leukämien, die eine myeloablative Therapie erhalten hatten, führte die Behandlung zu einer verkürzten Dauer der Neutropenie und des neutropenischen Fiebers und resultierte in einer Reduktion der notwendigen Antibiotikatherapien und Verkürzung des Krankenhausaufenthaltes. Die Rate an Infektionen und die Inzidenz lebensbedrohlicher Infektkomplikationen war jedoch nicht signifikant minimiert.

In einer anderen Studie bei Patienten mit Bronchialkarzinomen konnte G-CSF die Dauer der Neutropenien und des stationären Aufenthaltes verkürzen und die Gefahr von Infektionen reduzieren. Im Rahmen von onkologischen Therapien, die mit einer kurzen Neutropeniephase einhergehen, hat die prophylaktische G-CSF-Gabe nur einen moderaten positiven Effekt und führt zur Verkürzung der Neutropenie um etwa 2 Tage. Sie hat jedoch keinen Einfluss auf die Infektionsgefahr, die Verweiltage im Krankenhaus oder die Dauer der antibiotischen Therapie.

> ❗ Die prophylaktische Gabe von G-SCF sollte daher nur beim Vorliegen von erhöhten Risikofaktoren für infektiöse Komplikationen bei besonders gefährdeten Patienten durchgeführt werden.

Zu diesen zählen ältere Patienten, große Tumorlast, reduzierter Allgemeinzustand, wiederholte Fieberepisoden oder Infektkomplikationen in den vorherigen Chemotherapiezyklen, Komorbidität sowie Chemotherapien mit einer Neutropeniedauer von mehr als 7 Tagen oder einem Risiko für neutropenisches Fieber von über 40%.

Die prophylaktische G-CSF-Applikation ist außerdem indiziert bei intensiven, multimodalen Therapieverfahren zur Verminderung der Knochenmarktoxizität und Verbesserung des Therapieerfolges. Sie soll die Einhaltung

Tab. 39.3. Medikamente für die Behandlung der chemotherapie assoziierten Neutropenie

Substanz	Präparat	Dosierung
Filgratim	Neupogen	5 µg/kg KG/Tag
Lenograstim	Granocyte	150 µg/m² KOF 1-mal tgl.
Pegfilgrastim	Neulasta	6 mg s.c. 1-mal pro Therapiezyklus

von Chemotherapiedosierungen und Therapieintervallen gewährleisten (Glapsy 2003).

Seit einigen Jahren steht eine weitere Präparation des G-CSF zur Verfügung. Pegfilgrastim (Neulasta, Amgen) ist ein kovalentes Konjugat des rekombinanten humanen G-CSF mit einem Polyethylenglykol (PEG)-Molekül, was in einer längeren Halbwertszeit durch verminderte renale Clearance resultiert. Die Substanz wurde vor kurzem in den USA und Europa zur Verkürzung der Dauer von Neutropenien sowie Verminderung der Häufigkeit des neutropenischen Fiebers bei Patienten mit maligner Erkrankung nach einer zytotoxischen Chemotherapie zugelassen. Pro Chemotherapiezyklus wird eine Dosis von 6 mg Neulasta als subkutane Injektion verabreicht.

Zwei große Phase-III-Studien bei Patientinnen mit Mammakarzinomen haben gezeigt, dass eine 1-mal wöchentliche Pegfilgrastimgabe äquieffektiv mit Filgrastim in Bezug auf die Reduktion der Neutropeniedauer und Inzidenz von neutropenischem Fieber ist. Die Gesamtrate für das Auftreten von neutropenischem Fieber war in den beiden Studien bei den mit Pegfilgrastim behandelten Patienten jedoch signifikant niedriger (7% und 9% vs. 20% und 18%). Die Verfügbarkeit von Pegfilgrastim vereinfacht durch seine 1-mal wöchentliche Gabe die prophylaktische Verabreichung von G-CSF, was zu einer höheren Akzeptanz bei Patienten führt (Wolf et al. 2004).

39.5 Bisphosphonate in der Therapie von Osteolysen und tumorbedingter Hyperkalziämie

Knochenmetastasen entstehen durch hämatogene Einschwemmung von Tumorzellen in die Knochenmarksinus sowie Bildung und Sekretion von Faktoren durch die malignen Zellen, die die Regulation des Knochenstoffwechsels stören. Dies geschieht v. a. durch Bildung systemisch wirksamer Tumorfaktoren wie das Parathormon »realated peptide« sowie osteoklastenaktivierender Faktoren wie TNF α, EGF, TGF-β, Interleukin-1, Postaglandin E_2 oder RankL/OPG. Diese vom Tumor produzierten Substanzen führen zur Aktivierung von Osteoklasten und damit zur Zerstörung des Altskeletts und Neubildung von pathologischen Knochen mit reduzierter funktioneller Struktur. Knochenmetastasen können bei diffusem oder polytopem Befall zu ausgedehnten Knochenveränderungen führen, die als Tumorosteopathie bezeichnet wird. Aufgrund der meist gesteigerten Knochenzellaktivität, der fehlenden lamillären Knochenstruktur sowie der mangelhaften Mineralisation wird die Tumorosteopathie als eine so genannte High-turn-over-Osteopathie bezeichnet, die zugleich eine strukturelle und dynamische Instabilität der betroffenen Skelettareale darstellt.

Eine ganze Reihe von zytostatischen Substanzen kann zusätzlich durch Störung der gonadalen Hormonproduktion (Hypogonadismus) in die Regulation des Knochenstoffwechsels eingreifen. Chemotherapeutika wie Cisplatin, Metothrexat oder Ifosfamid können aber auch direkt unabhängig von der Wirkung auf den Sexualhormonstatus negative Auswirkungen auf den Knochenstoffwechsel haben. Diese im Krankheitsverlauf auftretenden Veränderungen präsentieren sich dann in einer chemotherapieinduzierten Osteoporose, die mit Auftreten entsprechender Symptome assoziiert ist.

> Knochenschmerzen, pathologische Frakturen, Verformungen und Hyperkalzämie in Folge unkontrollierter Kalziumfreisetzung sind häufige Komplikationen bei ossärem Tumorbefall.

Bisphosphonate (Tab. 39.4) sind Analoga des natürlich vorhandenen anorganischen Pyrophosphats. Sie inhibieren die durch Osteolysen auftretende Knochenresorption, indem sie die Aktivität der Osteoklasten durch den Eingriff in den Mevalonat-Stoffwechsel und Induktion von Apoptose hemmen. Des Weiteren verändern sie die Mineralisation und Kalziumeinlagerung in den Knochen. Es gibt Hinweise, dass Bisphosphonate offenbar eine direkte inhibierende Wirkung auf die Tumorzellen bzw. ihr Metastasenverhalten haben können.

Bisphosphonate der 1. Generation wie Clodronat und Etidronat sowie die Substanzen der 2. und 3. Generation wie Pamidronat bzw. Ibandronat und Zolendronat unterscheiden sich in ihrer klinischen Effektivität und renaler Toxizität. Insgesamt sind Biphosphonate sehr nebenwir-

Tab. 39.4. Bisphosphonate in der Therapie der Tumorosteopathie

Substanz	Präparat	Dosierung
Zolendronat	Zometa	4 mg/15 min
Pamidronat	Aredia	90 mg/4 h
Ibandronat	Bondronat	6 mg i.v.
Ibandronat	Bondronat	50 mg p.o./Tag

kungsarme Substanzen. Sie werden im Körper nicht metabolisiert, sondern zu 50–60% in den Knochen absorbiert, gefolgt von einer langsamen renalen Ausscheigung. Die restlichen 40–50% werden relativ rasch über die Nieren ausgeschieden (Krempien et al. 2005; Lipton 2005; Coleman et al. 2004).

> ❗ Eine frühe und konsequente Therapie mit Bisphosphonaten kann das Fortschreiten von Osteolysen bzw. der Tumorosteopathie hemmen und eine Besserung der durch die Osteolysen ausgelösten Schmerzen bewirken. Zusätzlich sind die Bisphosphonate sehr effektiv in der Behandlung der tumorinduzierten Hyperkalzämie.

Bisphosphonate werden entweder oral oder intravenös verabreicht. Orale Bisphosphonate besitzen eine geringe Bioverfügbarkeit, die zudem in Abhängigkeit vom Zeitpunkt der Nahrungsaufnahme starken Schwankungen unterworfen sein kann. Dies gilt insbesondere für die Bisphosphonate der 1. Generation wie Chlodronat, das in sehr hohen oralen Dosen appliziert werden muss, um effektive therapeutische Spiegel zu erzielen, was in einer verminderten gastrointestinalen Verträglichkeit und Compliance bei Patienten resultiert.

Die intravenöse Infusion von Bisphoshonaten ist in Abhängigkeit von der Dosis und der Infusionsgeschwindigkeit mit renalen Nebenwirkungen assoziiert. Deshalb werden höherdosierte Biphosphonate wie Chlodronat (1.500 mg) oder Pamidronat (90 mg) über mehrere Stunden langsam infundiert. Im Gegensatz dazu können die neueren Bisphosphonate der 3. Generation (Aminobisphosphonate) wie Zolendronat (Zometa) in vergleichsweise niedrigen Dosierungen (4 mg) sicher über 15 min infundiert werden. In seiner sehr kurzen Infusionsdauer zeichnet sich Zolendronat durch eine Reduktion der Inzidenz sowie Verzögerung des Auftretens von ossären Komplikationen bei Patienten mit osteolytischen und osteoplastischen Läsionen aus (Coleman et al. 2004).

> ❗ Während einer Bisphosphonat-Therapie müssen regelmäßige Kontrollen der Nierenfunktion (Kreatininwerte) erfolgen.

Ibandronat besitzt im Vergleich zu den anderen Bisphosphonaten die geringsten renalen Nebenwirkungen und kann bei Patienten mit eingeschränkter Nierenfunktion verabreicht werden. Es steht inzwischen auch ein oral verfügbares Ibandronat (50 mg/Tag) zur Verfügung. In einer randomisierten Studie zeigte sich die orale Applikation der intravenösen als gleichwertig.

Die intravenöse Applikation von Bisphosphonaten kann mit Veränderungen der Elektrolytspiegel sowie dem Auftreten von Akute-Phase-Reaktionen (»flu-like symptoms«) einhergehen. Diese Akute-Phase-Reaktion ist durch Fieber, Arthralgien, Myalgien, Übelkeit und Knochenschmerzen gekennzeichnet. Sie tritt bei etwa 30% der Patienten meist nach der Erstgabe auf, ist in der Regel selbstlimitierend, transient und scheint alle Bisphosphonatgruppen zu betreffen (Body et al. 2004).

Nach Langzeittherapie mit Bisphosphonaten wurde über ein gehäuftes Auftreten von Osteonekrosen im Bereich der Kieferknochen berichtet. Obwohl die Inzidenz sehr gering ist und eine eindeutige Assoziation nicht endgültig belegt werden konnte, wird empfohlen, einen Zahnstatus vor Beginn einer Bisphosphonattherapie zu erheben sowie invasive Eingriffe im Zahn-Mund-Kiefer-Bereich zu vermeiden (Migliorati et al. 2005; Maerevoet et al. 2005).

Literatur

Shama R, Tobin P, Clarke SJ (2005) Management of chemotherapy-induced nausea, vomiting, oral mucositis, and diarrhoea. Lancet Oncol 6: 93–102

Kris MG, Hesketh PJ, Herstedt J, Rittenberg C, Einhom LH, Grunberg S, Koeller J, Oliver I, Borjeson S, Ballatori E (2005) Consensus proposals for the prevention of acute and delayed vomiting and nausea following high-emetic-risk chemotherapy. Support Care Cancer 13: 85–96

Navarj RM (2004) Role of neurokinin-1 receptor antagonists in chemotherapy-induced emesis: summary of clinical trials. Cancer Invest 22: 569–576

Warr DG, Hesketh PJ, Gralla RJ, Muss HB, Herrstedt J, Eisenberg PD, Raftopoulos H, Grunberg SM, Gabriel M, Rodgers A, Bohidar N, Klinger G, Hustad CM, Horgan KJ, Skobieranda F (2005) Efficacy and tolerability of aprepitant for the prevention of chemotherapy-induced nausea and vomiting in patients with breast cancer after moderately emetogenic chemotherapy. J Clin Oncol 23: 2822–2830

de Wit R, Herrstedt J, Rapoport B, Carides AD, Guoguang-Ma J, Elmer M, Schmidt C, Evans JK, Horgan KJ (2004) The oral NK(1) antagonist, aprepitant, given with standard antiemetics provides protection against nausea and vomiting over multiple cycles of cisplatin-based chemotherapy: a combined analysis of two randomised, placebo-controlled phase III clinical trials. Eur J Cancer 40: 403–410

Gralla RJ, de Witt R, Herrstedt J, Carides AD, Janus J, Guoguang-Ma J, Evans JK, Horgan KJ (2005) Antiemetic efficacy of the neurokinin-1 antagonist, aprepitant, plus a 5HT(3) antagonist and a corticosteroid in patients receiving anthracyclines or cyclophosphamide in addition to high-dose cisplatin. Cancer 15;104 (4): 864–868

Birgegard G, Aarpo MS, Bokemeyer C, Dicato M, Drings P, Hornedo J, Krzakowski M, Ludwig H, Pecorelli S, Schmoll H, Schneider M, Schri-

Literatur

jvers D, Shsha D, Van Belle S (2005) Cancer-related anemia: pathogenesis, prevalence and treatment. Oncology 68 Suppl 1: 3–11

Bohlius J, Langensiepen S, Schwarzer G, Seidenfeld J, Piper M, Bennett C, Engert A (2005) Recombinant human erythropoietin and overall survival in cancer patients: results of a comprehensive meta-analysis. J Natl Cancer Inst 97: 489–498

Bokemeyer C, Aarpo MS, Courdi A, Fourbet J, Link H, Osterborg A, Repetto L, Soubeyran P (2004) EORTC guidelines for the use of erythropoietic proteins in anaemic patients with cancer. Eur J Cancer 40: 2201–2216

Pujade-Lauraine E, Topham C (2005) Once-weekly treatment of anemia in patients with cancer: a comparative review of epoetins. Oncology 68: 122–129

Glapsy JA (2003) Hematopoietic management in oncology practice., pt 1. Myeloid growth factors. Oncology (Williston Park) 17: 1593–603

Wolf T, Densmore JJ (2004) Pegfilgrastim use during chemotherapy: current and future applications. Curr Hematol Rep 3: 419–423

Krempien R, Niethammer A, Hans Debus J (2005) Bisphosphonates and bone metastases: current status and future directions. Expert Rev Anticancer Ther 5: 295–305

Lipton A (2005) Management of bone metastases in breast cancer. Curr Treat Options Oncol 6: 161–71

Coleman RE (2004) Bisphosphonates: clinical experience. Oncologist 4: 14–27

Body JJ, Diele I, Bell R (2004) Profiling the safety and tolerability of bisphosphonates. Semin Oncol 31 (5 Suppl 10): 73–78

Migliorati CA, Schubert MM, Peterson DE, Seneda LM (2005) Bisphosphonate-associated osteonecrosis of mandibular and maxillary bone: an emerging oral complication of supportive cancer therapy. Cancer 104: 83–93

Maerevoet M, Martin C, Duck L (2005) Osteonecrosis of the jaw and bisphosphonates. N Engl J Med 353: 99–102

Komplementäre und alternative Therapien

Ulrich R. Kleeberg

40.1 Evidenzbasierte Medizin versus komplementäre und alternative Therapien – 422

40.2 Mistelpräparate – 422

40.3 Wann muss eine Methode als Quacksalberei angesehen werden? – 423

> Sickness is neither a blessing nor a punishment but, rather, an objective, usually random occurence that must be faced with logic and science and truth. (Sontag 1990)

40.1 Evidenzbasierte Medizin versus komplementäre und alternative Therapien

Einen logischen, wahrhaftigen und wissenschaftlich fundierten Zugang zur Krankheit zu finden, Kranke vor Schaden zu bewahren, ist Grundlage und Verpflichtung ärztlichen Handelns.

Betroffenheit verleitet leicht zu spirituellen Fehlschlüssen, so u. a. bezüglich Krankheitsursache und Widerstandsvermögen, oft gepaart mit der Überzeugung, durch einen eigenen Beitrag die Genesung effektiv unterstützen zu können.

Statt dies aktiv durch Lebensführung und Ernährung zu realisieren, ist der passive Griff zu »komplementären und alternativen Methoden« (KAM) bequemer, noch dazu wenn dies von einem irregeleiteten Parlament in Gesetzesform sanktioniert (Gesundheitsstruktur-Gesetz des Deutschen Bundestages 1992 zu besonderen Heilmethoden), europaweit als Unikum zu Lasten der Solidargemeinschaft finanziert und aggressiv beworben wird. Pluralismus in der Medizin zu erhalten wird in Deutschland höher bewertet, als die Wirksamkeit von Medikamenten wissenschaftlich korrekt nachzuweisen.

»Evidenzbasierte Medizin (EBM)« solle durch »erkenntnisbasierte Medizin (»cognition-based medicine«; CBM)« ergänzt und Patientenpräferenzen in den Vordergrund gestellt werden (Jachertz 2005). Untersuchungen hierzu zeigen international ein einheitliches Bild: Tumorpatienten und deren Angehörige, die sich mit dem Schicksal der Erkrankung nicht abfinden und nichts unversucht lassen wollen, aber auch wegen unerwünschter Begleiteffekte der »Schulmedizin« hinsichtlich deren kurativer und palliativer Zielsetzung skeptisch sind, fordern »natürliche« Alternativen zur »Stärkung des Immunsystems« (Moran et al. 1991). Dies geschieht nicht selten mit forderndem Unterton, verbunden mit irrationalen Vorstellungen über die Vorenthaltung wirksamer Behandlungsoptionen und über sich vermeintlich kontrovers gegenüberstehende medizinische Lager gleichwertiger Effektivität (Kaiser et al. 1998).

Je nach Altersgruppe, Geschlecht, Tumorentität und Nation sucht ein substanzieller Anteil der Krebskranken Kontakt zu unkonventionellen Therapieverfahren umstrittener Wirksamkeit, wobei – im kuriosen Gegensatz zur Bewertung der evidenzbasierten Maßnahmen – die Risiken der KAM verharmlost werden (Ernst 1999; Sparreboom et al. 2004). Nur ein kleiner Teil der Tumorkranken sieht die KAM als echte Alternative zur naturwissenschaftlichen Behandlung (Muthny u. Bertsch 1997). Indizien für den zusätzlichen Bedarf an KAM sind v. a. die mit Krankheit und Behandlung verbundene Pein, von Sorgen über Angst bis zur (latenten) Depression reichend, weibliches Geschlecht, gestörte Partnerschaft sowie höhere Bildung und ein höherer Sozialstatus (Muthny u. Bertsch 1997; Burstein et al. 1999; Weis et al. 1998; Dy et al. 2004).

Ärztlicherseits werden mangelnde Zuwendung und eine Therapie des Tumors statt der Behandlung des kranken Menschen beobachtet (Holland 1999). Bemühungen, die Wirksamkeit von KAM gemäß den Prinzipien der EBM zu belegen, blieben ohne nachvollziehbaren bzw. reproduzierbaren Effekt, abgesehen von subjektiv empfundener Besserung der Lebensqualität (Nagel et al. 1980; Kaufmann et al. 1989; Ernst 2001; Edler 2004). Dies schließt zahllose Publikationen zu Mistelpräparaten mit ein.

40.2 Mistelpräparate

Gegründet auf die religionsphilosophischen Überlegungen von R. Steiner (1861–1925) wird der seit Jahrtausenden als Panazeum genützte Saprophyt zur anthroposophischen Medizin gegen Krebs und chronische Erkrankungen eingesetzt: »Die Mistel übernimmt als äußere Substanz dasjenige, was wuchernde Äthersubstanz beim Karzinom ist, verstärkt dadurch, dass sie die physische Substanz zurückdrängt, die Wirkung des astralischen Leibes, und bringt dadurch den Tumor des Karzinoms zum Abbröckeln, zum In-sich-zerfallen.« (Steiner 1985)

Untersuchungen zum Wirksamkeitsnachweis von Mistelpräparaten sind nahezu ausschließlich retrospektive oder seltener prospektive Beobachtungsstudien sowie retrospektive Datensammlungen. Die Auswertungen erfolgten überwiegend von den Präparateherstellern und schlossen vielfach bereits zuvor publizierte Ergebnisse mit ein. Überprüfungen der Datenflut zeigten, dass adjuvante und palliative Indikationen, Tumorentitäten und deren Stadien unkontrolliert zusammengeführt und die Misteltherapie teils allein, teils simultan zu operativen, strahlen- und chemotherapeutischen Maßnahmen eingesetzt wurden (Nagel et al. 1980; Kaufmann et al. 1989; Ernst 2001; Edler 2004). Unerwünschte Arzneimittelwir-

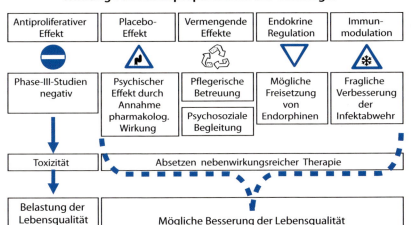

◨ **Abb. 40.1.** Wirkung von Mistelpräparaten in der Onkologie (variiert nach H. Heimpel für die Deutsche Gesellschaft für Hämatologie und Onkologie 1998)

kungen (UAW) wurden verharmlost (Ernst 2001). In den Hunderten von Publikationen finden sich lediglich zwei prospektiv randomisierte und kontrollierte Studien zur Wirksamkeit in der adjuvanten Indikation.

Die Arbeitsgruppe Melanom der EORTC (Kleeberg et al. 2004) führte von 1987–1992 eine internationale prospektive, randomisierte Phase-III-Studie durch, um den Effekt einer adjuvanten Therapie mit Interferon-α, Interferon-γ oder Iscador im Vergleich zu einer unbehandelten Kontrollgruppe zu überprüfen. Nach einer medianen Beobachtungszeit von über 8 Jahren an 830 Patienten mit prognostisch ungünstigen Melanomen nach Resektion des Primärtumors (>3 mm Tumordicke) oder regionaler Tumorlymphonodektomie in kurativer Intention bestand kein signifikanter Unterschied: Die Zeit bis zum Tumorprogress (TTP) sowie die gesamten Überlebensraten unterschieden sich nicht signifikant voneinander, allerdings ergab sich ein grenzwertig ungünstiger Trend bei der Mistelgruppe.

Entsprechende Ergebnisse fanden sich bei Patienten mit Plattenepithelkarzinomen der Kopf-Hals-Region: 477 in kurativer Intention operierte und nachbestrahlte Patienten wurden prospektiv in eine mit Mistellektin-1 behandelte und eine unbehandelte Kontrollgruppe randomisiert. Die krankheitsfreien und Gesamtüberlebensraten nach 5 Jahren waren identisch (Steuer-Vogt 2001).

Es fanden sich auch keine Unterschiede hinsichtlich der Lebensqualität oder zellulärer Immunreaktionen; Parameter, die in der Mistelwerbung besonders betont werden.

In der palliativen Situation Misteln zur Besserung der Lebenserwartung (TTP bzw. Überlebensdauer) einzusetzen, wird inzwischen auch von deren Protagonisten verneint. Hersteller verweigern daher eine entsprechende Teilnahme an wissenschaftlich kontrollierten, prospektiv randomisierten Phase-II-Studien. Die günstigen Auswirkungen, wie sie immer wiederholt werden, lassen sich durch unspezifische Effekte erklären, wie sie in ◨ Abb. 40.1 erläutert werden.

Für Patienten mit Melanomen und Kopf-Hals-Karzinomen bestehen insbesondere auch bei malignen Hämoblastosen Kontraindikationen für den Einsatz von Mistelpräparaten. Bei letzteren insbesondere wegen möglicherweise proneoplastischer immunologischer Effekte (Sencer et al. 2004). Hinzufügen sind wegen der ontogenetischen Verwandtschaft von Nävozyten zu Zellen des Neuralrohrs auch Patienten mit primären Hirntumoren. Nicht zuletzt auch wegen relevanter UAW ist beim Einsatz von Mistelpräparaten wie anderer unspezifischer Immunmodulatoren grundsätzlich bei Tumorkranken Zurückhaltung geboten (Ernst 2001). In jedem Fall sollte eine simultane Anwendung von KAM neben Endokrinologika und Chemotherapeutika wegen möglicher Interaktionen der behandelnde Onkologe und kooperierende klinische Pharmazeut informiert und konsultiert werden.

40.3 Wann muss eine Methode als Quacksalberei angesehen werden?

Die 10 Indizien für Quacksalberei sind in der Übersicht aufgeführt (Arznei-Telegramm 2003). Der Verdacht wird umso wahrscheinlicher, je mehr der Beschreibungen zutreffen.

> **10 Indizien für Quacksalberei**
>
> Die Methode bzw. ein Produkt
> - wird durch Hinweise auf exotische Herkunft interessant gemacht
> - soll Heilung bringen, wenn die Schulmedizin in auswegloser Situation versagt
> - soll durch umfangreiche Erfahrungen »untermauert« sein, ohne dass nachvollziehbare Daten aus kontrollierten, klinischen Studien zugänglich gemacht werden
> - soll gegen die Vielzahl verschiedener Erkrankungen, die nichts miteinander zu tun haben, universell wirksam sein
> - soll regelmäßig zum Erfolg führen, wobei Misserfolge der Schulmedizin angelastet werden
> - ist an einzelne Personen bzw. Institutionen gebunden, die die Therapie entwickelt haben und daran verdienen
> - soll keine Nebenwirkungen haben oder die Nebenwirkung von Verfahren der Schulmedizin reduzieren oder aufheben
> - ist kompliziert, sodass Misserfolge auf Anwendungsfehler zurückgeführt werden
> - soll schon seit Jahren/Jahrzehnten verwendet werden, ohne offiziell anerkannt zu sein
> - ist den Behauptungen zur Folge so gut, dass unverständlich bleibt, warum keine Zulassung als Arzneimittel existiert

Wissenschaftliche Integrität und Ehrlichkeit gegenüber unseren Patienten fordern ein Eingehen auf deren Not (Kleeberg 1998). Hoffnung zu schaffen, auch in ausweglosen Situationen, sich um die Bedürfnisse der Kranken und ihrer Angehörigen zu kümmern, zeichnet den qualifizierten Onkologen aus.

Literatur

Arznei-Telegramm (2003) Die zehn Indizien für Quacksalberei. Arznei-Telegramm 34: 10

Burstein HJ, Gelber S, Guadanoli E, Weeks JC (1999) Use of alternative medicine by women with early-stage breast cancer. New Engl J Med 340: 1733–1739

Dy GH, Bekele L, Hanson LJ, Furth A, Mandrekar S, Sloan JA, Adjei AA (2004) Complementary and alternative medicine use by patients enrolled on to phase i clinical trials. J Clin Oncol 22: 4758–4763

Edler L (2004) Mistel in der Krebstherapie. Fragwürdige Ergebnisse neuerer klinischer Studien. Dtsch Ärztebl 101: A 44–47

Ernst E (1999) Phytotherapeutika: Wie harmlos sind sie wirklich? Dtsch Ärztebl 96: A13107–13109

Ernst E (2001) Mistletoe for cancer? Eur J Cancer 37: 9–11

Holland JC (1999) Use of alternative medicine – a marker for distress? New Engl J Med 340: 1758–1759

Jachertz N (2005) Bewertung von Therapien. »Korridor der Vernunft«. Gibt es die faire Methode, Wirksamkeit wissenschaftlich korrekt nachzuweisen und zugleich den Pluralismus in der Medizin zu erhalten? Symp Dialogforum Pluralismus in der Medizin, Berlin, 23./24.01.2004. Dtsch Ärztebl 102: A 268–269

Kaiser G, Birgmann S, Büschel G, Horneber M, Kappauf H, Gallmeier WM (1998) Unkonventionelle, alternative Heilverfahren in der Onkologie. Internist 39: 1159–1167

Kaufmann M, Kleeberg UR, Schenk R (1989) Neue Wege einer an der Lebensqualität orientierten ambulanten Krebstherapie. Aktuelle Onkologie 47. Zuckschwerdt, München

Kleeberg UR (1998) Hoffnung erhalten beim unheilbar Krebskranken. Med Klinik 93: 322–327

Kleeberg UR, Suciu S, Bröcker EB, Ruiter DJ, Chartier C, Liénard D, Marsden J, Schadendorf D, Eggermont AMM (2004) for the EORTC Melanoma Group in cooperation with the German Cancer Society (DKG).: rIFN-A 2b versus rIFN-Gamma versus Iscador M® versus observation after Surgery in melanoma patients with either high-risk primary (thickness >3 mm) or regional lymphnode metastasis. Eur J Cancer 40: 390–402

Moran FR, Jungi WF, Koehli C, Senn HJ (1991) Warum benutzen Tumorpatienten Alternativmedizin? Schweiz Med Wochenschr 121: 1029–1034

Muthny FA, Bertsch C (1997) Why some cancer patients use unorthodox treatment and why others do not. Onkologie 20: 320–325

Nagel GA, Sauer R, Schreiber HW (Hrsg) Kleeberg UR et al (1980) Krebsmedikamente mit fraglicher Wirksamkeit. Aktuelle Onkologie 11. Zuckschwerdt, München

Sencer SF, Kelly MM, Jacuone J (2004) Complementary and alternative medicine in pediatric oncology. In: Altman AJ (ed) Supportive care of children with cancer. 3rd edn. Johns Hopkins University Press Baltimore, pp 370 – 378

Sontag S (1990) Illnes as Metaphor and AIDS and its metaphors. Picador, New York

Sparreboom A, Cox MC, Acharya MR, Figg WD (2004) Herbal remedies in the United States: Potential adverse interactions with anticancer agents. J Clin Oncol 22: 2489–2503

Steiner R (1985) Anthroposophical spiritual science and medicine. Rudolf Steiner Verlag, Dornach

Steuer-Vogt MH, Bonkowsky V, Ambrosch P, Scholz M, Neiß A, Strutz J, Henning M, Lenarz T, Arnold W (2001) The effect of adjuvant mistletoe treatment-programme in resected head and neck cancer patients: a randomised controlled clinical trial. Eur J Cancer 37: 23–31

Weis J, Bartsch HH, Hennies F, Rietschel M, Hein M, Adam G, Gärtner U, Ammon A (1998) Complementary Medicine in cancer patients: demand, patients' attitudes and psychological beliefs. Onkologie 21: 144–149

Das Melanom im Internet

Charis Papavassilis

41.1 Einleitung – 426

41.2 Das Melanom: Informationen für Fachleute – 426

41.3 Das Melanom: Informationen für Laien – 427

41.4 Folgen der neuen Informationsmöglichkeiten – 427

41.1 Einleitung

Ich denke, es gibt einen Weltmarkt für vielleicht fünf Computer. (Thomas J. Watson, Vorstandsvorsitzender von IBM, 1943; de.wikipedia.org/wiki/IBM)

Das Internet ist ein relativ junges Informationsmedium. Noch im Jahr 1992 erschien ein damals bahnbrechendes Buch, das seinen Titel »The Whole Internet« mit einiger Berechtigung führen durfte (Krol 1992). Nach den Hochleistungsrechnern von der Größe einer Schrankwand hatte sich der Personal Computer erst ungefähr 10 Jahre zuvor etabliert. Diese ersten PCs standen meist an den Universitäten und waren hauptsächlich für Forschungszwecke angeschafft worden. Einige von ihnen waren bereits mit Modems ausgerüstet, die die früheren Akustikkoppler als Kommunikationsmittel abgelöst hatten. Damit war erstmals eine einfache Kontaktaufnahme zwischen Rechnern an weit voneinander entfernten Standorten möglich. Die Bedienung war jedoch kompliziert, denn die meisten Programme zur Kommunikation waren DOS-basiert, und zur Bedienung waren fortgeschrittene Kenntnisse nötig.

Erst mit der flächendeckenden Einführung der graphischen Benutzeroberflächen (X-Window/Unix, MS-Windows) und dem Internet-Programm Mosaic *(http://en.wikipedia.org/wiki/Mosaic_web_browser)* Mitte der 1990-er Jahre vereinfachte sich die Kommunikation. Dies war die wahre Geburtsstunde des World Wide Web. Die intuitive Benutzung dieser Anwendungen ermöglichte die Verwendung auch ohne Programmierkenntnisse, sodass sich die Anzahl der Nutzer exponentiell vermehrte.

Entsprechend veränderte sich auch das Spektrum der angebotenen Informationen. Wurden anfänglich hauptsächlich wissenschaftliche Daten und Computerprogramme transferiert, kamen jetzt schnell mehr oder weniger seriöse Informationen aller Interessengebiete hinzu. Zu Beginn waren diese Informationen weitgehend kostenlos nutzbar. Inzwischen sind viele Angebote kostenpflichtig. Die Umgebung des Internet mit ihrer Virtual Reality näherte sich damit immer mehr der Alltagswelt an. Gleichzeitig setzten sich die geschickten Mittler zwischen den Welten durch: Händler verkaufen im Internet, die Waren werden in der realen Welt geliefert. Diese Durchdringung der Welten führte dazu, dass heute buchstäblich auf jedem Margarinebecher eine Internet-Adresse angegeben wird.

Neben den gewinnorientierten Angeboten hatten sich schon frühzeitig nicht kommerzielle Gruppen zusammengefunden, die sich über gemeinsame Interessen austauschten. Aus den Anfängen des Internet Relay Chat (IRC) entwickelten sich schnell große Kommunikationsplattformen. Der Kontakt zu Gleichgesinnten war so einfach und gleichzeitig kostengünstig, dass sich die Nutzung des Internet für Selbsthilfegruppen geradezu anbot. Entsprechend gibt es heute zu fast jeder Erkrankung eine Webseite, wo sich Betroffene austauschen *(www.selbsthilfe-forum.de; www.selbsthilfe-online.de)*. Nachteil dieser Plattformen ist auch heute noch die häufig ungefilterte Verbreitung von Informationen. Nachrichten werden nicht erst auf ihre Glaubwürdigkeit überprüft wie in einer professionellen Redaktion, sondern sie werden in Sekundenschnelle massenhaft verbreitet. Die Nutzer lernten mit der Zeit, dass dieser Nachteil einen Ausgleich benötigte.

Entsprechend der zunehmenden Unübersichtlichkeit [Anfrage »Melanom« bei der Suchmaschine Google Mai 2006: ca. 544.000 Verweise *(www.google.de)*] stieg gleichzeitig die Nachfrage nach seriöser Information. Daher gibt es heute eine Vielzahl professioneller Anbieter von Informationen aus allen Sektoren, die ihre Nachrichten online verbreiten.

Auch medizinischen Fachgesellschaften sind als Informationsanbieter gefragt. Im Jahr 2006 hat praktisch jede medizinische Fachgruppe ihre eigene Homepage *(www.awmf-online.de; www.uni-duesseldorf.de/AWMF/membfram.htm)*. Dort werden regelmäßig Informationen für Fachleute, aber auch für Laien angeboten.

41.2 Das Melanom: Informationen für Fachleute

Wenn sich Mediziner im Internet über das Melanom informieren möchten, stehen ihnen grundsätzlich drei verschiedene Quellen zur Verfügung: Webseiten von Fachgesellschaften, die Homepages der Pharmaunternehmen und professionelle wissenschaftliche Angebote übergeordneter Anbieter.

Unter den Fachgesellschaften hat die Arbeitsgemeinschaft Dermatologische Onkologie (ADO) die umfangreichste Homepage zum Thema Hautkrebs aufgebaut *(www.ado-homepage.de)*. Dort finden sich neben den üblichen Angaben zur Gesellschaft selbst (Satzung, Mitgliederverzeichnis etc.) auch die aktuellen Leitlinien zum Melanom und anderen Hauttumoren. Sie stehen zum Download zur Verfügung. Auch über die aktuellen Studien, die von der ADO durchgeführt werden, kann man sich informieren. Schließlich bietet diese Homepage auch die größte kommentierte Sammlung von Links (Querverweisen im Internet) zum Thema Hautkrebs an.

Ein weiteres sehr attraktives Angebot bietet die Arbeitsgemeinschaft Dermatologische Prävention *(www.unserehaut.de)*. Hier wird Ärzten wichtiges Informationsmaterial zu Kampagnen der Krebsvorsorge angeboten. Auch informative Broschüren, die an Patienten ausgehändigt werden können, können geladen werden.

Seitens der Pharmaunternehmen sind die meisten Informationen erhältlich von Herstellern von Präparaten, die zur Behandlung des Melanoms zugelassen sind (Stand 2005). Alle Unternehmen bieten ausführliche Fachinformationen, die aber in Deutschland wie gesetzlich vorgeschrieben nur nach Eingabe eines Passwortes zugänglich sind *(www.essex.de/index01.php?link=24&r=1; www.medac.de/doccheck/indexDC.htm; www.roche.de/pharma/reg_arzt.htm)*. Die Anmeldung erfolgt entweder direkt über das Pharmaunternehmen oder über eine indirekte Beglaubigung. Für letztere Methode ist derzeit die Zugangskontrolle über DocCheck *(www.doccheck.com)* das gebräuchlichste Verfahren, bei dem die Informationen über den Benutzer dem Pharmaunternehmen (oder sonstigem Betreiber einer Homepage) nicht mitgeteilt werden; die Anmeldung erfolgt also anonym.

Die online erhältlichen Informationen sind stets auf dem neusten Stand und damit der Buchform der Roten Liste in dieser Hinsicht überlegen. Fast alle Pharmaunternehmen sind außerdem als Sponsoren für andere Homepages aktiv; ein Einfluss auf den Inhalt den geförderten Webseiten ist jedoch nicht üblich.

Es gibt eine Reihe übergeordneter Organisationen, die für den Fachmann interessante Informationen zur Verfügung stellen. Die wahrscheinlich gebräuchlichste Quelle ist die Möglichkeit der kostenlosen PubMed-Recherche *(www.pubmed.gov)*. Die wissenschaftlichen Journale werden i. Allg. monatlich indiziert.

Über den Stand von internationalen Studien zum Melanom (und anderen Arten von Hautkrebs) kann man sich in der Suchmaschine des National Cancer Institute (NCI, USA) informieren (cancernet.nci.nih.gov/Search/SearchClinicalTrialsAdvanced.aspx). Die Suche lässt sich auch auf einzelne Länder beschränken. Die umfangreichsten Informationen zu organisatorischen Aspekten von Studien liefert die Homepage des Cancer Therapy Evaluation Program (CTEP, USA), wo alle Aspekte der Organisation, Durchführung und Dokumentation intensiv beleuchtet werden (ctep.cancer.gov/).

41.3 Das Melanom: Informationen für Laien

Seitens der medizinischen Fachgesellschaften bietet v. a. die Arbeitsgemeinschaft Dermatologische Prävention (ADP) sehr gut verständliche Informationen für Betroffene und Angehörige sowie sonstige Interessierte an. Gerade zur Verhütung von Hautkrebs findet sich hier Nützliches *(www.unserehaut.de)*.

Weitere nützliche Informationen bieten z. B. die Deutsche Hautkrebsstiftung *(www.hautkrebsstiftung.de)* und das Informationsnetz für Krebspatienten und Angehörige (INKA, *www.inkanet.de)*, die beide nichtkommerziell betrieben werden.

Auch die größeren Pharmaunternehmen bieten Informationen für Laien an. Dies gilt v. a. für die Hersteller von Interferon-α, Hoffmann-La Roche *(www.roche.de/pharma/indikation/onkologie/melanom/index.html)* und Schering-Plough/Essex *(www.melanom.de)*. Neben nützlichen Hinweisen zur Verwendung der Medikamente finden sich auch grundlegende Informationen über das Melanom. Diese Informationen sind meist anschaulich bebildert. Die Informationen der Pharmaunternehmen zu anderen Arten von Hautkrebs sind allerdings ausbaufähig.

Obwohl sich zu sehr vielen anderen Krankheiten bereits Selbsthilfegruppen online positioniert haben und dort einen regen Gedankenaustausch ermöglichen, gibt es im Januar 2005 im deutschsprachigen Internet nur zwei Selbsthilfegruppen zum Thema Hautkrebs *(www.melanom-hilfe.at; www.selbsthilfe-hautkrebs.de)*.

41.4 Folgen der neuen Informationsmöglichkeiten

Der einfache und schnelle Zugang zu Informationen über Erkrankungen hat zu einer erheblichen Zunahme der Informiertheit besonders der jüngeren Patienten und Angehörigen geführt. Die Betroffenen haben sich oft schon vor dem Arztbesuch kundig gemacht und haben beim Aufklärungsgespräch entsprechend viele Fragen. Durch die meist fehlende Filterung der online verfügbaren Informationen haben die Patienten oft ein unstrukturiertes Halbwissen, welches regelmäßig von falschen Vorstellungen über die Erkrankung und die möglichen Therapien geprägt ist. Besonders problematisch können Statistiken zur Prognose der Erkrankungen sein, weil den Patienten nur schwer der Unterschied zwischen statistischen Berechnungen und individuellen Verläufen zu erklären ist.

Diese Verunsicherung erschwert manchmal die Aufklärung, in jedem Fall wird das Gespräch verlängert.

Die Patienten haben ein ernst zu nehmendes Recht auf eine angemessene Aufklärung. Entsprechend groß ist die Herausforderung an die medizinischen Fachgesellschaften, verständliche und geordnete Informationsportale zu errichten und bekannt zu machen.

> **Fazit**
>
> Das Internet bietet für Fachleute und für Patienten eine Vielzahl von Informationen zum Thema Melanom. Die Angaben sind schnell und leicht erhältlich. Gut strukturierter und aufbereiteter Information kommt dabei eine besondere Bedeutung zu. Hier sind besonders die medizinischen Fachgesellschaften gefragt.

Literatur

Unter den hier angegebenen Zitaten finden sich dem Thema entsprechend überwiegend Links aus dem Internet. Weil sich das Angebot im World Wide Web ständig ändert, kann es vorkommen, dass die hier angegebenen Verbindungen nicht mehr an ihr Ziel führen (»toter Link«). In diesen Fällen wird empfohlen, die übergeordnete Homepage aufzurufen (z. B. www.ado-homepage.de statt www.ado-homepage.de/unterseite/unterseite/text.htm) und sich über die Kapitelangaben zur gewünschten Information vorzuarbeiten.

http://archive.ncsa.uiuc.edu/SDG/Software/Mosaic/
http://cancernet.nci.nih.gov/Search/SearchClinicalTrialsAdvanced.aspx
http://ctep.cancer.gov/
http://de.wikipedia.org/wiki/IBM
http://en.wikipedia.org/wiki/Mosaic_web_browser
www.ado-homepage.de
www.awmf-online.de
www.essex.de/index01.php?link=24&r=1
www.google.de
www.hautkrebsstiftung.de
www.inkanet.de
www.medac.de/doccheck/indexDC.htm
www.melanom.de
www.melanom-hilfe.at
www.pubmed.gov
www.roche.de/pharma/reg_arzt.htm
www.roche.de/pharma/indikation/onkologie/melanom/index.html
www.selbsthilfe-forum.de
www.selbsthilfe-hautkrebs.de
www.selbsthilfe-online.de
www.uni-duesseldorf.de/AWMF/membfram.htm
www.unserehaut.de
www.doccheck.com
Krol E (1992) The whole internet – user's guide & catalog. O'Reilly & Associates, Sebastobol, Ca, USA

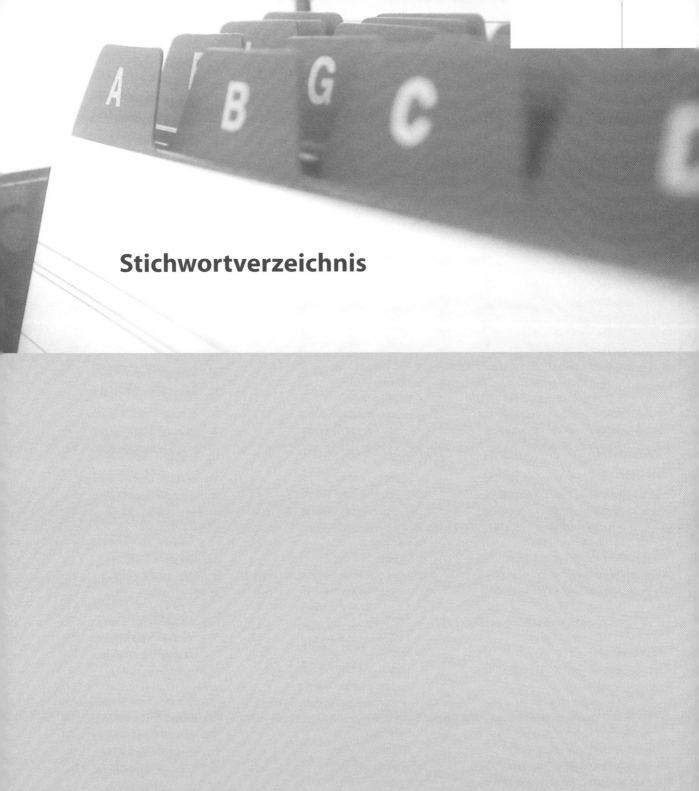

Stichwortverzeichnis

A

ABCD-Regel   107
– Dermatoskopiepunktwert   132
– nach Friedmann   108
ABCDE-Regel   98, 99
Abdomensonographie   158, 164, 175, 376
acquired immunity   306
Aderhautmelanom
– Brachytherapie   226
– Nachsorge   229
– Prognose   230
– Protonenbestrahlung   227
– Therapie   224, 230
– Thermotherapie   225
– transretinale Endoresektion   229
– transsklerale Resektion   228
Adhäsionsmoleküle   385
Adjuvante Chemotherapie   277
Adjuvante Immuntherapie   277
Adjuvante Therapie
– Interferon α   278
– pegylierte Interferone   282
Adjuvante Therapiesituation   276
Akrolentiginöses Melanom   113
– Differenzialdiagnose   121
– Histologie   144
Aktivierende Mutationen   14
Alternative Therapien   422
Amelanotische Tumoren   217
Anämie   414
Anatomische Lokalisation des Melanoms   56
Angiom   121
Angiopoietine   325
Anoikis   22
Anorektale Melanome   218
Anschlussheilbehandlungen   402
Anti-CTL-A4-Antikörper   308
Antiangiogenese   323
Antiemetischen Therapie   412
Antigenpräsentierende Zellen   38
Apoptose   22, 32
– Hauptsignalwege   33
Apoptotic protease-activating factor-1   34
Atypisches Nävussyndrom   69
Atypische melanozytäre Nävi   71, 118
Ausbreitungsdiagnostik   158
– Kosten   176
– Sinn und Nutzen   172
– stadiengerechte Empfehlungen   177
Autoimmunphänomene   308
Autoimmunreaktion   43
Autoreaktive T-Zellen   308
Axilladissektion   256

B

B-RAF-Kinase   14
Ballonzellmelanom   148
BANS-Regionen   183
Basalzellkarzinom   120
BAY 9600-41   288
BAY 43-9006   317
BAY 43-9006   26
BCG-Immunisierung   277
Bcl-2-Protein   34, 286
Berufliche Rehabilitation   404
Bestrahlung   262
Bevacizumab   325
Bildgebende Diagnostik
– Haut, Subkutangewebe, Muskulatur und Lymphknoten   161
– Leber und Milz   164
– Lunge   162
– Magen-Darm-Trakt und Mesenterium   166
– Nieren und Nebennieren   165
– Skelettsystem   166
– zentralnervöses System   163
Bisphosphonate   417
– Indikation   366
– Nebenwirkungen   367
Blauer Nävus   121
Bortezomib   321
Brachytherapie   226
Brn-2-Protein   17
Brn-2-Transkriptionsfaktor   25

C

Cancer/Testis-Antigene   40
Caspasen   32
β-Catenin   23
β-Cateninsignalweg   22
CD95-Todesrezeptor   32
CDK4-Onkogen   7
CDKN2A-Tumorsuppressorgen   4
Chemoimmuntherapie   291
Chromosom s3, Disomie   230
Cisplatin   287
Computertomographie   158, 376
Coping   403
CTLA4   44

D

Dacarbazin   286
Dachdokumentation Krebs   50
Decitabine   43, 323
Dendritische Zellen   298, 307
Dermales Melanom   149
Dermatoskopie   99
– ABCD-Regel   132
– akraler melanozytärer Nävus   136
– Geschichte   128
– Lentigo maligna   135
– Lentigo senilis   135
– mehrstufiger Algorithmus   129
– Musteranalyse   132
– Strukturkomponenten   136
– superfiziell spreitendes Melanom   134, 135
Dermatoskopiepunktwert   132, 133
Dermatoskopische Strukturkomponenten   136
Desmoplastisches Melanom   122
– Histopathologie   147
Differenzierungsantigene   40
Diffuse leptomeningeale Melanome   219
DNCB   332
Drainierungsmuster   236
DZ-Vakzination   310

Stichwortverzeichnis

E

E-Cadherin 18, 20
Elektive Lymphadenektomie 234
Elektrochemotherapie 333
Elektroporation 333
Endgliedresektion 210
Enukleation 224
Ephrine 325
Epidemiologie 55
Epileptische Anfälle 352
Erwerbsunfähigkeitsrente 404
Erythropoietin 415
Escapemechanismen 311
Extrakutane Melanome 216
Extremitätenperfusion 257, 277

F

Familiäres Melanom 4
Faszienexzision 202
FDG-PET 159
Fernmetastasen
– Chemotherapie 286
– Klassifikation 255
– operative Therapie 258
– Prädilektionslokalisationen 258
– Strahlentherapie 266
Fibroblast growth factor-2 16
Fotemustin 231, 287, 353
Fraktionierungsschemata 269
Früherkennung 91, 98
– amelanotisches Melanom 99
– Dermatoskopie 99
– Rezidive 374

G

Gallenblasenmelanome 218
Gamma-Knife 356
Ganzhirnbestrahlung
– Kombination mit Chemotherapie 354

– medianes Überleben 355
Ganzkörper-MRT 158
Gemcitabin 231
Genasense 287
Genitale Schleimhautmelanome 217
Gentherapie 298
Gesichtsmelanome 211
Granuloma teleangiectaticum 121
Granulozyten-Makrophagen-Kolonie-stimulierender Faktor 278

H

3D-Histologie 208
– Gesichtsmelanom 211
– rezidivfreies Überleben 211
– subunguales Melanom 209
Halsdissektion 256
Hämatopoetischer Wachstumsfaktor G-CSF 416
Harnwegsmelanome 218
Hautkrebsfrüherkennung 99
Hautkrebsscreening 91, 93
Hautmetastasen
– Histologie 150
– Therapie 330
Hepatische intraarterielle Chemoembolisation 344
Hepatocyte growth factor 16, 24
Hirndrucksymptomatik 351
Hirnmetastasen
– Ganzhirnbestrahlung 355
– neurochirurgische Therapie 357
– Radiochirurgie 356
Histographische Chirurgie 208
Histologische Subtypen
– akral-lentiginöses Melanom 144
– Lentigo-maligna-Melanom 143
– noduläres Melanom 142
– superfiziell spreitendes Melanom 142
Histondeacetylase-Inhibitoren 322
Histopathologie 140
– Befundbericht 153
HLA-Moleküle 385

HMB-45 151
Hornheider Fragebogen 396, 398
– aktuelle Empfehlungen 379
Human-Coxsackie- and Adenovirus-rezeptor (HCAR) 300
Humorale Immunantwort 39
Hutchinson-Zeichen 116
Hybridisierung, komparative genomische 246

I

Immunescapemechanismen 42
Immunhistologie 150
Immunhistologische Marker 151
Immunhistologische Untersuchung, Wächterlymphknoten 247
Immunität
– angeborene 306
– erworbene 306
Immunogenes Melanom 308
Immunologie 38
Immuntherapie 42
In-transit-Metastasen 256
innate immunity 306
Insulin-like growth factor-1 16
αvβ3-Integrin 20
β3-Integrin 18
Integrinheterodimere 325
Interferon α
– Hochdosisschema 279
– Niedrigdosisschema 279
Interferon γ 278
Interleukin-2
– adjuvante Therapie 278
– Chemoimmuntherapie 291
– intraläsionale Applikation 332
Internet 426
Interventionsprogramme 87
Intraepidermale RNA-Vakzination 309
Invasionslevel nach Clark 152
Invasives Melanom
– Histopathologie 140
– Majorzeichen 108
– Minorzeichen 108

Inzidenz des Melanoms 50
- Geschlecht 53
- histologischer Subtyp 54
- Lokalisation 54
- Süddeutschland 53
Inzisionsbiopsie 198
Isolierte hepatische Perfusion 345
Isolierte hypertherme Extremitätenperfusion 331

K

Kaminobodies 146
Kanarienvogelpockenvirus 301
Knochenmetastasen
- Bisphosphonate 366
- medikamentöse Schmerztherapie 368
- operative Therapie 365
- Strahlentherapie 364
Knochenszintigraphie 167
Kombinationschemotherapie 288
Komplementäre Therapien 422
Komplettremission 38
Kongenitale melanozytäre Riesennävi, Entartungsrisiko 123
Krankheitsverlauf invasiver Melanome 60
Krebsfrüherkennungsprogramm 92
Krebsregistrierung des Melanoms 51
Kryochirurgie 330

L

Laserchirurgie 331
LDH 377, 390
Leberkapselschmerzen 346
Lebermetastasen
- bildgebende Diagnostik 164
- Epidemiologie 344
- hepatische intraarterielle Chemoembolisation 344
- hepatische intraarterielle Chemotherapie 344

- isolierte hepatische Perfusion 345
- Operation 344
- systemische Therapie 346
- Thermoablationsverfahren 345
Lentiginöse Melanozytenhyperplasie 143
Lentigo-maligna-Melanom 53, 113, 143
- Strahlentherapie 262
Lentigo maligna, Inzisionsbiopsie 198
Lichtschutz 76
Lokalrezidive 198
Lokoregionale Immun-/Chemotherapien 331
Lokoregionäre Hautmetastasen
- isolierte regionale hypertherme Zytostatikaperfusion 256
Lokoregionäre Metastasen 254
- primäre Exzisionstherapie 257
Lungenmetastasen
- Bestrahlung 341
- bildgebende Diagnostik 162
- Chemotherapie 340
- Diagnostik 337
- Epidemiologie 336
- Klinik 336
- Operation 338
- Prognose 337
- Verteilungsmuster 336
Lymphabstrom 235
Lymphabstromszintigraphie 240
Lymphknotendissektion, elektive 256
- axilläre 242
- inguinale 242
Lymphknotenmetastasen, adjuvante Therapie 280
- bildgebende Diagnostik 161
- operative Therapie 254
Lymphknotensonographie 173, 376

M

Maligner blauer Nävus 124, 149
MAPK-Signaltransduktionsweg 14
Matrix metalloproteinase-2 18
MC1R-Gen 8

MelanA/MART1 151
Melaninbiosynthese 41
Melanom, histopathologische Befundung 150
Melanom-Haupttypen, superfiziell spreitendes Melanom 109
Melanomassoziierte Antigene 40
Melanomassoziierte Retinopathie 192
Melanoma in situ 107
- histologische Merkmale 140
Melanomdiagnose 106
- histologische Kriterien 141
Melanome mit unbekanntem Primärtumor 150
Melanomfamilien 4
- Keimbahnmutationen 6
- Pankreaskarzinominzidenz 6
Melanomhaupttypen
- akrolentiginöses Melanom 113
- Differenzialdiagnose 116
- Lentigo-maligna-Melanom 113
- noduläres Melanom 111
Melanomnachsorge
- aktuelle Empfehlungen 379
- epidemiologische Entwicklungen 374
- Untersuchungsmethoden 375
Melanomsuszeptibilitätsgene 4
Melanomwachstum
- radiale Wachstumsphase 107
- vertikale Wachstumsphase 107
Melanonychia 144
Melanophagen 148
Melanozytäre Nävi 68, 70, 74
- genetische Faktoren 75
- Sonnenexposition 75
Membrane-type matrix metalloproteinase-1 18
Meningeale Melanome 219
Metastasiertes Melanom, Chemotherapie 286
Metastasierungen bei Erstdiagnose 60
MHC-I-Molekül 38, 43
MIA 389
Microphthalmia-associated transcription factor 17, 25, 151

Mikrographische Chirurgie 208
Mikrometastasen 235, 246
Mikrophtalmieassoziierter Transkriptionsfaktor 17, 25, 151
Mistelpräparate 422
Misteltherapie 278
MITF 17, 25, 151
Molekulare Therapiestrategien 317
Monochemotherapie 286
Monoklonale Antikörper 40
Monosomie 3 230
Mortalität des Melanoms 54
Multidrug-resistance 1-Gen 24
Multifokale Melanome, Kopf-Hals-Region 217
Myxoides Melanom 149

N

N-Cadherin 21
Nachsorgestrategien 375
Naevi coerulei 219
Naevus Ota 219
Nävoides Melanom 145
neck dissection 217, 256
Neuralleiste 216
Neurokutane Melanose 219
Neutropenie 416
NF-κB-Protein 20
Nodales Staging 184
Noduläres Melanom 53, 111, 142
Nuclear factor 20

O

Oblimersen 34
Okkultes Melanom 123
Onkologie-Vereinbarung 406
Onkologische Kooperationsgemeinschaft 408
Onkolytische Viren 302
ONYX-015-Adenovirus 302
Operative Therapie, Inzisionsbiopsie 198

Optikusneuropathie, strahleninduziert 227
Orale Melanome 217
Ösophagusmelanome 218
Osteogenes Melanom 148
Osteoklasteninhibitoren 366

P

$p14^{ARF}$-Protein 5
$p16^{INK4A}$-Protein 5
p53-Tumorsupressorgen 34
Pagetoide Durchwanderung 141
Paraneoplastische Syndrome 192
Pathologisches Staging 188
Pegylierte Interferone 282
PET-CT 176, 378
PET-CT-Scanner 160
Phakomatose 219
Photodynamische Therapie 331
PI3K/AKT-Signaltransduktionsweg 19
– Inhibitoren 319
Pigmentnetzwerk 130
Polychemotherapie 288
Polymerasekettenreaktion 377
Polypoides Melanom 149
Positronen-Emissions-Tomographie 159, 176, 378
Prävention
– Interventionsprogramme 86
– Lebensphasenprogramm 88
– primäre Prävention 85
– sekundäre 91
Präventionskampagnen
– Australien 100
– Deutschland 101
– Großbritannien 100
– USA 100
Proangiogene Faktoren 384
Proapoptotische Sensibilisierung 286
Prognosefaktor
– Anzahl der befallenen Lymphknoten 184
– Fernmetastasen 185
– histologischer Subtyp 183
– Lokalisation 183

– melanomassoziierte Retinopathie 194
– Tumordicke 182
– Ulzeration 182
– Wächterlymphknoten 184
Proteasominhibition, Zielstrukturen 321
Proteasominhibitoren 320
Protein S100-β 176, 386
– cut-off-Wert 388
Protonenbestrahlung 228
Psychische Betreuung 403
Psychologische Probleme 396
Psychosoziale Belastung 397
PTEN-Protein 20
Pulmonale Metastasektomie
– Indikation 340
– Überlebensparameter 338

Q

Quacksalberei 423

R

Radikale Lymphadenektomie 242
Radiochirurgie 356
RAS-Kinase 14
RAS-MAPK-Signaltransduktionsweg, Inhibitoren 316
RAS-RAF-MEK-ERK-Signaltransduktionsweg 14
Reed-Spindelzellnävus 119
Regionale Hyperthermie, Thermoradiotherapie 269
Regionäre Lymphknoten
– elektive Bestrahlung 263
– Klassifikation 255
– postoperative Bestrahlung 262
Regression 153
Rehabilitation 402
Rente 404
Resektionsabstand 200
Retinopathie, strahleninduziert 227

Retrovirale Vektoren 299
Risikofaktoren
– aktinische Lentigines 72
– atypisches Nävussyndrom 71
– Pigmentsystem 68
– Sommersprossen 72
– Sonnenexposition 66
Röntgen-Thorax 158, 174
RT-PCR-positive Wächterlymph-
   knoten 248

S

S100β-Protein 386
Sartoriusplastik 256
Satellitenmetastasen 256
Scatter factor 24
Schädel-CT 163
Schleimhautmelanome 122, 149
– anorektale Melanome 218
– Gallenblasenmelanome 218
– Harnwegsmelanome 218
– Histopathologie 216
– Klassifikation 216
– meningeale Melanome 219
– Ösophagusmelanome 218
Schnittrandkontrolle 208
Schwerbehindertengesetz 403
Sehstörungen 192
Selbsthilfegruppen 427
Sentinel node biopsy 235
SEREX-Analyse 40
Serummarker 384
– Empfehlungen 391
Sicherheitsabstand 199
– ADO-Leitlinie 203
– Hauttransplantation 201
– Lokalrezidiv 198
– Melanome des Kopf-Hals-
   Bereichs 211
– Prognose 200
– sozioökonomische Faktoren 203
Siegelringzellmelanom 149
Skelettmetastasen, bildgebende
   Diagnostik 166
Skelettszintigraphie 167, 176

Slug-Gen 25
Solarien 67, 88
Sonnenexposition 66
Sonnenschutz 89
Sonnenschutzmittel 67
Sorafenib 317
Sozialmedizinische Beratung 403
Spitz-Nävus 145
Spitzoides Melanom 145
– Histopathologie 146
Spontanregression 38
Stadieneinteilung 185
– 10-Jahres-Überlebensrate 188
– TNM-Klassifikation 186
Stereotaktische Einzeitkonvergenz-
   bestrahlung, Radiochirurgie 356
Strahlentherapie 262
– adjuvante 264
– Fraktionierungsschemata 269
– Hautmetastasen 266
– Hirnmetastasen 267
– inoperable Lymphknotenmetas-
   tasen 265
– Knochenmetastasen 266
– Melanome der Mukosa 265
– Thermoradiotherapie 269
– Uveamelanom 266
Subkapsuläre Mikrometastasierung 237
Subunguale Melanome 144
– Amputation 209
Superfiziell spreitendes Melanom 53,
   57, 109, 142
Supportive Maßnahmen 412
Suppressionsmechanismen 311
Systemische Therapie
– Chemoimmuntherapie 291
– Kombinationschemotherapie 288
– Kombinationstherapie mit
   IFN-α 290
– Monotherapie 286
– Zytokine 290

T

T-Zellimmunität 309
Tamoxifen 289

TANS-Regionen 183
Taxane 287
Temozolomid 286, 353, 354
– Chemotherapie 352
Thermoablationsverfahren 345
Thermoradiotherapie 269
TNF-related apoptosis-inducing
   ligand 17
TNF-Rezeptorsuperfamilie 32
TNM-Klassifikation 186
– AJCC 2001 187
Toleranzmechanismen 44
toll-like receptors 307
Transpupilläre Thermotherapie
   (TTT) 225
Transretinale Endoresektion
   229
Transsklerale Resektion 228
Treosulfan 231
Tumorarchitektur 141
Tumorassoziierte Antigene 38
Tumorausbreitung bei Erst-
   diagnose 59
Tumorausbreitung im Verlauf 59
Tumorausläufer 209
Tumordicke nach Breslow 58, 152,
   182
Tumormarker 384
Tumormarker Protein S100β 377, 386
Tumornekrosefaktor α 257
Tumorosteopathie 417
Tumorspezifische T-Zellen 308
Tumorsuppressorgene,
   Derepression 322
Tumorvakzination 306
Tumorzellvakzine 298
Typ-IV Sensibilisierung 332
Tyrosinkinaseinhibitoren 317

U

Übelkeit bei Chemotherapie 412
Ulzeration 153, 182
Unspezifische Tumorzellabwehr 39
Urokinase plasminogen activator 18
UV-Licht 66

UV-Schutzkleidung 76
Uveamelanom
- Strahlentherapie 266
- Therapie 224

Weichteilmetastasen
- Radiotherapie 331
- Therapie 330
Wnt-Signalweg 22

Vakzinierungstrategien 298
Valproinsäure 323
Varianten des Melanoms 148
Vascular endothelial growth factor$_{165}$ 20
Virale Vektoren
- adenoassoziierte Viren 301
- adenovirale Vektoren 300
- Pockenviren 301
- retrovirale Vektoren 299
Vitiligo 38

Zentralregister Malignes Melanom 50
- Nachsorgestudie 378
Zerebrale Metastasen, bildgebende Diagnostik 163
Zytokine 385

Wachstumsfaktor, vaskulärer endothelialer 324
Wächterlymphknoten 184
- immunhistologische Untersuchung 247
- molekularbiologische Untersuchungsmethoden 247
- okkulte Melanomzellen 250
Wächterlymphknotenbiopsie
- Ablauf 241
- Drainierungsmuster 236
- immunhistologische Untersuchung 242
- immunzytologische Untersuchung 248
- Markierungstechnik 240
- Mikrometastasierung 235
- Multicenter Selective Lymphadenectomy Trial 237
- nationale Studie 238
- Risiken 243
- Sunbelt Melanoma Trial 238
Wangenrotationslappenplastik 212